Hefte zur Zeitschrift „Der Unfallchirurg"

Herausgegeben von:
L. Schweiberer und H. Tscherne

257

Springer
*Berlin
Heidelberg
New York
Barcelona
Budapest
Hong Kong
London
Mailand
Paris
Santa Clara
Singapur
Tokio*

59. Jahrestagung

der Deutschen Gesellschaft
für Unfallchirurgie e.V.

22.-25. November 1995, Berlin

Kongreßthemen: Wissenschaftliches Programm – Frakturen mit
Weichteilschaden an der unteren Extremität – Das stumpfe Thoraxtrauma –
Arthrolysen, Arthrodesen und Arthroplastiken nach Gelenktraumen –
Innovation – Metaphysäre Trümmerbrüche an der unteren Extremität –
Der Diabetische Fuß – Der Operationszeitpunkt: Wer bestimmt ihn? –
Das Berufsgenossenschaftliche Heilverfahren: Ein altes Konzept im neuen
Europa – Forum: Experimentelle Unfallchirurgie I–V – Arbeitsgemeinschaften –
Vorlesungen – Sonderforum – Schlußveranstaltung – Fortbildungskurse

Präsident: G. Muhr
Zusammengestellt von K.E. Rehm

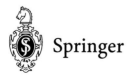 Springer

Reihenherausgeber

Professor Dr. Leonhard Schweiberer
Direktor der Chirurgischen Universitätsklinik München-Innenstadt
Nußbaumstraße 20, D-80336 München

Professor Dr. Harald Tscherne
Medizinische Hochschule, Unfallchirurgische Klinik
Konstanty-Gutschow-Straße 2, D-30625 Hannover

Deutsche Gesellschaft für Unfallchirurgie

Geschäftsführender Vorstand 1995:

Präsident: Prof. Dr. G. Muhr
1. Vizepräsident: Prof. A. Rüter
2. Vizepräsident: Prof. Dr. E. Markgraf
Generalsekretär: Prof. Dr. J. Probst
Schatzmeister: Prof. Dr. P. Hertel

Schriftführer und Zusammenstellung des Berichts:

Prof. Dr. med. K. E. Rehm
Klinik für Unfall-, Hand- und Wiederherstellungschirurgie
Joseph-Stelzmann-Straße 9, D-50924 Köln

Mit 224 Abbildungen

ISBN 3-540-61068-5 Springer-Verlag Berlin Heidelberg NewYork

Die Deutsche Bibliothek – CIP-Einheitsaufnahme
[Der Unfallchirurg / Hefte] Hefte zur Zeitschrift "Der Unfallchirurg". - Berlin ; Heidelberg ; New York ; Barcelona ;
Budapest ; Hongkong ; London ; Mailand ; Paris ; Santa Clara ; Singapur ; Tokio ; : Springer.
Früher Schriftenreihe
Bis 226 (1992) u.d.T.: Hefte zur Unfallheilkunde
Reihe Hefte zu: Der Unfallchirurg
NE: HST
257. Deutsche Gesellschaft für Unfallchirurgie: ... Jahrestagung der Deutschen Gesellschaft für Unfallchirurgie e. V.
59. 22.-25. November 1995, Berlin (1996)
Deutsche Gesellschaft für Unfallchirurgie: ... Jahrestagung der Deutschen Gesellschaft für Unfallchirurgie e. V. -
Berlin ; Heidelberg ; New York ; Barcelona ; Budapest ; Hong Kong ; London ; Mailand ; Paris ; Santa Clara ;
Singapur ; Tokio : Springer
(Hefte zur Zeitschrift "Der Unfallchirurg" ; ...)
Früher u. d. T.: Deutsche Gesellschaft für Unfallheilkunde: ... Jahrestagung der Deutschen Gesellschaft für
Unfallheilkunde e. V.
ISSN 0947-5869
59. 22.-25. November 1995, Berlin. - (1996) (Hefte zur Zeitschrift "Der Unfallchirurg" ; 257) ISBN 3-540-61068-5

Dieses Werk ist urheberrechtlich geschützt. Die dadurch begründeten Rechte, insbesondere die der
Übersetzung, des Nachdrucks, des Vortrags, der Entnahme von Abbildungen und Tabellen, der
Funksendung, der Mikroverfilmung oder der Vervielfältigung auf anderen Wegen und der
Speicherung in Datenverarbeitungsanlagen, bleiben, auch bei nur auszugsweiser Verwertung, vorbehalten. Eine Vervielfältigung dieses Werkes oder von Teilen dieses Werkes ist auch im Einzelfall nur
in den Grenzen der gesetzlichen Bestimmungen des Urheberrechtsgesetzes der Bundesrepublik
Deutschland vom 9. September 1965 in der jeweils geltenden Fassung zulässig. Sie ist grundsätzlich
vergütungspflichtig. Zuwiderhandlungen unterliegen den Strafbestimmungen des Urheberrechtsgesetzes.

© Springer-Verlag Berlin Heidelberg 1996
Printed in Germany

Die Wiedergabe von Gebrauchsnamen, Handelsnamen, Warenbezeichnungen usw. in diesem Werk
berechtigt auch ohne besondere Kennzeichnung nicht zu der Annahme, daß solche Namen im Sinne
der Warenzeichen- und Markenschutz-Gesetzgebung als frei zu betrachten wären und daher von jedermann benutzt werden könnten.

Produkthaftung: Für Angaben über Dosierungsanweisungen und Applikationsformen kann vom
Verlag keine Gewähr übernommen werden. Derartige Angaben müssen vom jeweiligen Anwender im
Einzelfall anhand anderer Literaturstellen auf ihre Richtigkeit überprüft werden.

Herstellung: PRO EDIT GmbH, D-69126 Heidelberg
Satz: M. Masson-Scheurer, D-66424 Homburg
SPIN: 10518500   24/3135-5 4 3 2 1 0 - Gedruckt auf säurefreiem Papier

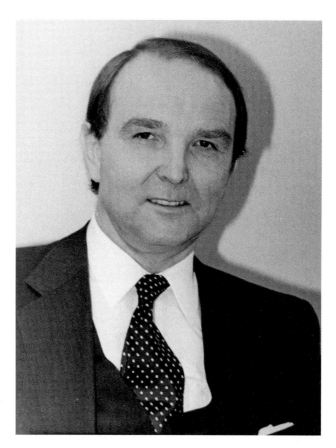

Prof. Dr. G. Muhr

Vorwort

Dies ist nun der letzte Kongreßbericht der Deutschen Gesellschaft für Unfallchirurgie in der gewohnten Form. Genau 5 Jahre hat die aktuelle Version bestanden.

Inzwischen haben sich aber wesentliche Änderungen im Gebrauch wissenschaftlicher Publikationen ergeben.

Für den *Autor* sind Vortragspublikationen bezüglich der wissenschaftlichen Qualifikation nahezu wertlos geworden, da nach Vorgaben von immer mehr Habilitationskommissionen Zeitschriften mit hohem Impact-Faktor angestrebt werden müssen, ja es ist sogar ein Nachteil, vorher schon in einem Kongreßband publiziert zu haben, weil es die Akzeptanz in einem höherwertigen Organ blockiert. Nur internationale, über Datenbanken und Netze erreichbare Publikationen ermöglichen die Verbreitung und Zitierfähigkeit der Resultate.

Der *Nutzer* verfügt heute sowohl in der Praxis wie in der Klinik über einen Computer, eventuell schon einen ISDN-Anschluß, auf jeden Fall bevorzugt er die Hilfe einer Literatur-Datenbank für den ersten Schritt seiner Recherche, bevor er, falls überhaupt, eine Bibliothek bemüht. Der persönliche Bücherschrank kann einer solchen schnellen Aktualisierung nicht mithalten und ist rasch überaltert.

Deshalb hat das Präsidium in seiner Sitzung vom 30. Juni 1995 beschlossen, in Zukunft alle Beiträge zum Kongreß als Abstractband vorzulegen und den eigentlichen Berichtsband vorerst einzustellen, bis eventuell in wenigen Jahren elektronische Medien auch für einen Jahresbericht allgemein verfügbar sind.

Die Chronik der Gesellschaft wird in dem bereits bestehenden Mitteilungsblatt erscheinen und damit allen Mitgliedern zur Verfügung stehen.

Am Ende dieser Periode darf der Blick auch einmal zurückschweifen: Die Zusammenarbeit mit dem Verlag, besonders Herrn Schiller, hat sich erfreulich und harmonisch entwickelt, mehr noch ist in der Vergangenheit eine fast freundschaftliche Beziehung zum Hersteller Herrn Schwaninger mit seinen Mitarbeitern der Firma ProEdit gewachsen, wo alle zügig und vertrauensvoll mit Verständnis für die Interessen des Partners am gemeinsamen Ziel, aus diesem Kongreßbericht etwas zu machen, zusammenwirkten. Dafür dankt der Schriftführer von ganzem Herzen und nicht ganz ohne Wehmut.

In diesem Sinne ist die Lektüre hoffentlich ein Genuß, den wir wahrscheinlich in Zukunft so nicht wieder haben werden.

Der Präsident   Der Schriftführer

Inhaltsverzeichnis

Eröffnungsveranstaltung 1

Begrüßung und Eröffnung durch den Präsidenten 1
Ehrengedenken
für Professor Dr. med. Dr. med. h.c. Heinrich Bürkle de la Camp (1895–1974) 21
Eröffnungsansprache des Präsidenten 24
Ehrungen 30
Festvortrag
Musik und Höchstleistung
(Prof. Dr. J. Kaiser) 38

Wissenschaftliches Programm 49

I. Frakturen mit Weichteilschaden an der unteren Extremität I 49

Management offener Frakturen
(Ch. Josten) 49
Präoperatives Management und Umfang des Wunddebridement
(N. Haas) 55
Verhindert die Wunde bei offenen Frakturen ein Kompartmentsyndrom?
(U. Holz) 56
Parenterale oder/und lokale Antibiotika
(E. Markgraf und P. Ullrich) 57
Die Wundbehandlung vor dem definitiven Verschluß
(W. Knopp) 61
Synopsis weichteilrekonstruktiver Maßnahmen
(C. Voigt und R. Rahmanzadeh) 63
Open fractures of the tibia: Soft Tissue Problems
(A. Masquelet) 69
Die Bedeutung des frakturbedingten Weichteiltraumas
des Femurs und der Tibia für die Prognose nach Polytrauma
(D. Nast-Kolb, S. Ruchholtz, C. Waydhas und L. Schweiberer) 70
Frakturen mit Gefäßverletzungen an der unteren Extremität
(O. Trentz) 77
Ist die Therapie im Zentrum prinzipiell besser?
(R. Letsch, K. P. Schmit-Neuerburg, D. Steffens, J. M. Garcia Rodriguez,
H.-G. Huber und M. Felsenstein) 77
Die Behandlung weichteilgeschädigter metaphysärer Frakturen
mit dem Fixateur Externe – der Ringfixateur als therapeutische Alternative –
(G. Suger, M. Sarkar, U. Liener und L. Kinzl) 83

Ist der Segmenttransport bei langstreckigen Knochenverlusten
mit ausgedehntem Hautweichteildefekt dem Spongiosaaufbau überlegen?
(H. G. K. Schmidt, H.-W. Kranz, M. Wenzl und J.-H. Schultz) 88

II. Das stumpfe Thoraxtrauma 93

Präklinische Versorgung und Schockraumtherapie
(M. Nerlich) 93
Die bildgebende Diagnostik des stumpfen Throaxtraumas
(K. Bohndorf) 93
Indikationen zur Thorakotomie, Thorakoskopie und Drainagen
im Rahmen des stumpfen Thoraxtraumas
(H. Hertz, A. Schmelz, A. Trost und P. Waldenhofer) 95
Rippenserienfrakturen: Operative Stabilisation oder Schmerztherapie?
(V. Vécsei, M. Mousavi und G. Urak) 99

III. Arthrolysen, Arthrodesen und Arthroplastiken nach Gelenktraumen 105

Der posttraumatische Schulterschmerz: Diagnose und Therapie
(T. Tiling) 105
Die posttraumatische Arthrose: An welchen Gelenken sind Endoprothesen
eine sinnvolle Alternative?
(P. Kirschner) 105
Der posttraumatische Gelenkinfekt – Was ist zu tun?
(H. Tscherne und W. J. Kasperczyk) 111
Das Endoprothesenregister e.V. –
Ein Instrument zur Qualitätssicherung in der Unfallchirurgie
(H.-U. Langendorff) 116

IV. Innovation 119

Kann das Heparin durch eine Sprunggelenkbewegungsschiene
in der Thromboembolieprophylaxe ersetzt werden? –
Ergebnisse einer klinischen Studie
(C. Chylarecki, G. Hierholzer und G. Rudofsky) 119

V. Metaphysäre Trümmerbrüche an der unteren Extremität 129

Wo liegt die Grenze der Marknagelung?
(K. E. Rehm und Chr. Bruns) 129

Metaphysäre Trümmerbrüche der unteren Extremität.
Indikation zur Plattenosteosynthese
(K. M. Stürmer) 133
Hybrid-Ringfixateur – eine sinnvolle Ergänzung?
(L. Kinzl und G. Suger) 143
Fixation of Supra- and Intracondylar Fractures
with Monobloc Maconor Balde-Plate (119 Cases)
(J. Y. Nordin, L. Savary, Ph. Bellemere, A. Dinh, Ph. Plante-Bordeneuve und
A. Coros) 146
Die Rolle des Wadenbeines bei Schienbeintrümmerbrüchen
(K. Weise) 155

VI. Der Diabetische Fuß 163

Internistisch-endokrine Rahmentherapie beim Diabetischen Fuß
(H. Schatz) 163
Ist die Wiederherstellung ausgedehnter, infizierter Knochenverluste
am Fuß des Diabetikers möglich und sinnvoll
(S. Peters, H. G. K. Schmidt und H. W. Kranz) 168

VII. Der Operationszeitpunkt: Wer bestimmt ihn? 173

Welche Probleme hat der Unfallchirurg?
(H. G. Hermichen) 173
Verantwortung und Verantwortlichkeit der internistischen Beurteilung
(J. Köbberling) 176
Neurochirurgische Indikation und Kontraindikation
im Kontext der therapeutischen Gesamtplanung
(W. R. Lanksch) 180
Die Rolle des Anästhesisten als eigenverantwortlicher Partner
(K. van Ackeren) 180
Beeinflußt die Organisation der nichtärztlichen Mitarbeiter
den Operationszeitpunkt?
(M. Witt) 181

VIII. Das Berufgenossenschaftliche Heilverfahren:
Ein altes Konzept im neuen Europa 187

110 Jahre gesetzliche Unfallversicherung: Eine Standortbestimmung
(H. Kleinherne) 187
„Rehabilitation" mit allen geeigneten Mitteln: „Ist der Erfolg meßbar?"
(N. Emmerich, D. Leuftink und N. Weis) 190

Einfluß der Gesundheitspolitik auf das Berufsgenossenschaftliche Heilverfahren:
Sind Veränderungen nötig?
(B. Förster) 198
Die ärztliche Beratung: Steuerungskontrolle nach innen,
Vorbildfunktion nach außen
(G. Hierholzer) 202
Die Zukunft der gesetzlichen Unfallversicherung: Versuch einer Prognose
(O. E. Krasney) 206

IX. Forum: Experimentelle Unfallchirurgie I 213

Hepatisches Versagen nach hämorrhagischem Schock:
Gestörte hepato-zelluläre Ionenhomöostase, Sauerstoffradikalwirkung
und Proteinexpression
(S. Rose, A. Pizanis und W. Mutschler) 213
Pro- und antiinflammatorische Zytokine im Serum und Liquor
von Patienten mit schweren Schädel-Hirn-Trauma
(T. Kossman, V. Hans, R. Stocker, E. Csuka, M. Morganti-Kossmann
und O. Trentz) 219
Bestehen zwischen Monoverletzten und Polytraumatisierten
in der Wundheilung Unterschiede hinsichtlich der Expression
der β_1 und β_2-Integrine im Zellinfiltrat?
(U. Eickhoff, J. Brand, M. Senkal, B. Schäfer und M. Kramer) 228
Zusammensetzung des Surfactant bei polytraumatisierten Patienten
mit und ohne Lungenkontusion
(M. Aufmolk, R. Fischer, Ch. Kleinschmidt, U. Obertacke
und K. P. Schmit-Neuerburg) 233
Einfluß des Traumas auf Phagozytenaktivierung quantifiziert durch
Chemiluminiszenzanalyse und einen neuen Granulozytenmigrantionstest
(H. P. Hofer, G. Bratschitsch, E. Kukovetz, G. Egger, F. Schweighofer
und R. J. Schaur) 243
Adenoviraler Gentransfer in Muskel- und Nervengewebe
nach Extremitätenperfusion
(D. Hebebrand, P. M. Vogt, J. Hussmann und H. U. Steinau) 249
Endotoxin-Toleranz nach Trauma
(M. Keel, N. Schregenberger, U. Steckholzer, U. Ungethüm, O. Trentz
und W. Ertel) 253
Effekte unterschiedlicher Volumenersatzlösungen in der Behandlung
des hämorrhagischen Schocks an der Ratte
(C. Bauer, I. Marzi, M. Welsch, R. Larsen und W. Mutschler) 256
Das Ischämie/Reperfusions-Trauma der unteren Extremität
als Modellsituation für die Untersuchung polytrauma-relevanter pathogenetischer Mechanismen. Eine klinische Studie zur Beurteilung der Tourniquet-induzierten
β_2-Integrin- und Selectin-(LECAM-1)-Expression
(C. Willy, W. Kaffenberger, S. Voss, R. Minholz, J. Sterk und H. Gerngroß) 260

Vergleich der Plasma-Zytokinkonzentration nach hämorrhagischem Schock
oder intestinaler Ischämie im Rattenmodell
(M. Grotz, G. Regel und H. Tscherne) 265
Beschleunigung der Inkorporation allogener Knochentransplantate
durch partielle Demineralisierung und Laser-Perforation
(K. U. Lewandrowski, W. W. Tomford, A. Ekkernkamp und G. Muhr) 269
Zum Einwachsverhalten von Knochen in keramische
und metallische Biowerkstoffe (Titan, Titanoxid, Aluminiumoxid)
beim Kaninchen. Erste mikroradiographische
und fluoreszenzmikroskopische Ergebnisse im 6-Wochen-Versuch
(K. Dresing, K. M. Stürmer, K. Michael, U. Busse, E. Folwaczny,
T. Rack, F. Kauer, M. Schüller und G. Ondracek) 271
Zeitabhängige mechanische Stimulation in der Frakturheilung beim Schaf
(B. Clasbrummel, A. E. Goodship, A. Ekkernkamp und G. Muhr) 278
Experimentelles Modell zur Untersuchung
von osteokonduktiven und osteoinduktiven Knochenersatzmitteln
am segmentalen Femurdefekt der Ratte
(F. Czerny, J. M. Rueger, W. A. Linhart und A. Pannike) 283
Die Kallusdistraktion nach Ilizarov
induziert systemische osteoblastenstimulierende Faktoren
(O. Hohlbein, C. Neidlinger-Wilke, G. Suger, L. Kinzl und L. Claes) 288
Gewebeneubildung im knöchernen Lager nach Implantation
von korallinem Kalziumkarbonat –
Ist das Ziel der gerichteten Generation erreicht?
(C. Voigt, C. Müller-Mai, H. Herbst, R. Rahmanzadeh und U. M. Gross) 291
Stoffwechselregulation der Knochenzelle –
Experimentelle Untersuchung zum Einfluß energiereicher Phosphate
auf die Revaskularisation von corticalem Knochengewebe
(J. Buchholz, A. Ekkernkamp, C. Josten und G. Muhr) 297

Forum: Experimentelle Unfallchirurgie II 299

Organoapatite – eine Gruppe neuer Apatite
zur gerichteten Geweberegeneration
(C. Müller-Mai, R. Rahmanzadeh, M. Lubnow, C. Voigt, S. I. Stubb
und U. Gross) 299
Immunolokalisation von BMP-2/4 in der Embryonalentwicklung der Ratte.
Spielt das Nervensystem eine Rolle in der Entwicklung
des muskuloskeletalen Systems?
(T. A. Schildhauer, M. P. Bostrom, J. M. Lane, V. M. Rosen
und G. Muhr) 303
Vergleichende Untersuchung zur Osteointegration
von Knochenersatzstoffen im Tierexperiment
(K. P. Günther, H.-P. Scharf, H.-J. Persch und W. Puhl) 307

Freisetzung proteolytischer Enzyme in der Folge von Kniegelenkstraumen –
Kann damit die Langzeitentwicklung von Knorpelschaden
prognostiziert werden?
(L. Erlacher, R. Maier, W. Woloszcuk,W. Graninger und V. Vécsei) 313
Biomechanische Wirksamkeit eines autogenen Meniskusersatzes
aus einem fascienumscheideten Knochen-Band-Knochen-Präparat
der Patellarsehne
(G. Metak, M. A. Scherer, C. Stephan und G. Blümel) 314
Die Beeinflußung des Strecksehnenapparates am Kniegelenk
nach Hebung eines Patellarsehnen-Transplantates
(M. A. Scherer, G. Metak und G. Blümel) 321
Histologische Untersuchungen zur Metaplasie
in xenogen-alloplastischen Composite-Grafts zur Meniskusrekonstruktion
(A. Heitland, G. Metak, K. A. Michalowski, M. A. Scherer und G. Blümel) 326
Einfluß des Faktors Avaskularität auf Mechanik
und Histologie des Ligamentum-patellae-Transplantates zur VKB-Plastik
(S. Rupp, S. Tempelhof und T. Hopf) 332
Kollagener Meniskusersatz. Tierexperimentelle Untersuchung am Schaf
(K. A. Milachowski, G. Metak, M. A. Scherer und G. Blümel) 337
Die Verankerung des Patellarsehnentransplantates
beim vorderen Kreuzbandersatz mit resorbierbaren Spreizdübeln:
Primärstabilität in vitro
(G. Lob, E. Mayer und T. Mittelmeier) 339
Begünstigt die Form der intercondylären femoralen Notch
die Ruptur des vorderen Kreuzbandes?
(M. Masmoudi, J. Petermann, E. M. Walters und L. Gotzen) 339
In situ Zugentlastung des Ligamentum patellae der Ratte.
Biomechanische und histomorphologische Veränderungen
(Th. Müller, O. Kwasny, R. Schabus, R. Reihsner, H. Plenk jr.
und R. Mallinger) 346

Forum: Experimentelle Unfallchirurgie III 349

Intramedullärer Druck; Knochenmarksfettintravasation und PMN-Elastase
Freisetzung im Rahmen der unaufgebohrten Femurmarknagelung
(A. Kröpf, U. Berger, H. Naglik, Ch. Primavesi, H. Hertz und G. Schlag) 349
Experimentelle Frakturbehandlung mit dem Point Contact Fixator (PC-Fix)
– eine in vivo Studie an der Schafstibia
(M. Lederer, S. Tepic und S. M. Perren) 353
Die Osteosynthese monokondylärer Femurfrakturen mit unterschiedlichen
Werkstoffen. Eine biomechanische und histologische Analyse am standardisierten Femurmodell
(P. A. W. Ostermann, A. Ekkernkamp, A. Pommer und G. Muhr) 355

Einfluß des Implantatmaterials auf die lokale Infektentstehung.
Tierexperimentelle Untersuchung von DC-Platten
aus V4A-Stahl und Reintitan
(St. Arens, U. Schlegel, G. Printzen, W. Ziegler, S. M. Perren
und M. Hansis) 357
Der ungebohrte solide Marknagel – Einfluß auf Infektion?
Experimentelle Studie am Kaninchenmodell
(G. Melcher, A. Metzdorf, U. Schlegel, S. Perren und G. Printzen) 360
Mastzellaktivierung als Indikator einer neuroendokrin-immunologischen
Aktivierung bei Osteosynthesen an den Extremitäten
(M. Künneke, C. Feld, H. Goricke, L. Gotzen und W. Lorenz) 361
Der Einfluß der autogenen Knochenmarkaugmentation
auf den Einbau von allogenen Knochentransplantaten.
Experimentelle Untersuchungen an der Ratte
(H.-E. Schratt, O. Schuppan, K. Kück, B. Decker, G. Regel und U. Bosch) 361
Vergleichende biomechanische Untersuchungen
der Gleitnagel (GN)-Osteosynthese als neues Verriegelungsnagelsystem
und der dynamischen Hüftschraube (DHS)
mit Abstützplatte bei per- und subtrochantären Femurfrakturen
(W. Friedel und C. Fitz) 364
Der Einfluß der axialen Stabilität und Dynamisierung
auf die Knochenheilung
(L. Claes, P. Augat, K. Margevicius und G. Suger) 368

Forum: Experimentelle Unfallchirurgie IV 369

Laparoskopische Wirbelsäulenfusion als tierexperimentelles Trainingsmodell
am Schwein
(A. Olinger, E. Schmitt, U. Hildebrandt und M. Menger) 369
Die perkutane transcorporelle Spondylodese beim Schaf.
Radiologische, biomechanische und histologische Untersuchungen
(J. W. Maurer, D. Döring, S. Görblich, N. Köhle und Ch. Kutschker) 369
Experimentelle Erzeugung instabiler Wirbelsäulenfrakturen
als Grundlage für die biomechanische Testung von Implantaten
(R. Kothe, M. Panjabi und K. Westermann) 374
Multidirektionale Instabilität der thorakalen Wirbelsäule
nach intraoperativer Pedikelverletzung: Eine biomechanische Studie
(K. Westermann, R. Kothe und M. Panjabi) 374
Anzugsmomente und resultierende Axialkräfte
von unterschiedlichen Schrauben bei ventralen HWS-Spondylodesen
(P. M. Zink, M. Samii, W. Lüdemann und C. Rathjen) 375
CT-gestützte Frakturrisikovorhersage von metastatischen Wirbelkörpern
als Grundlage zur prophylaktischen Stabilisierung
(H. Windhagen, J. Hipp, M. Raschke, N. Haas und C. Hayes) 382

Führen Drahtcerclagen oder Querverbinder zu einer Verbesserung
der primären Stabilität einer mit Fixateur interne versorgten komplexen Wirbelsäulen-
verletzung? Eine biomechanische Studie
(L. Bastian, M. Blauth, S. Maack und H. Tscherne) 383
Experimentelle Erprobung eines pneumatischen Gürtels
zur äußeren Beckenkompression
(F. Baumgaertel, M. Wilke und L. Gotzen) 386
Vergleichende biomechanische Untersuchung verschiedener Fixationstechniken
bei Beckenbrüchen Typ C
(O. Russe, Ch. Josten und G. Muhr) 388
Kontinuierlicher Segmenttransport zur Behandlung des Tibiaschaftdefektes –
Experimentelle Untersuchung
(M. Wiedemann, U. Schlegel, S. M. Perren und A. Rüter) 388
Die Regeneration von Chondrocyten bei Chondropathie Grad I–II
durch Laserstimulation –
Tierexperimentelle Ergebnisse am Kaninchengelenk
(T. John, E. Scheller, D. Pfander, M. Shakibaei und R. Rahmanzadeh) 394

Forum: Experimentelle Unfallchirurgie V 395

Die biomechanischen Eigenschaften eines mit einer porösen Hydroxylapatitkeramik
gefüllten Segmentdefektes der Schafstibia korrelieren mit der Menge
des in die Keramik eingewachsenen Knochens
(B. Wippermann, H. Zwipp und H. Tscherne) 395
Molekularbiologische Untersuchungen zur Rolle des Hitzeschockprotein 70
in der menschlichen Wunde
(R. Hanselmann, U. Seybold, M. Oberringer, B. Vollmar, M. Koschnik
und W. Mutschler) 399
Monoklonaler Antikörper gegen Leukozyten-CD 18 hemmt den mikrovaskulären Zu-
sammenbruch nach Starkstromverletzung in der Skelettmuskulatur der Ratte
(J. Hussmann, D. Hebebrand, D. Erdmann, J. O. Kucan, R. C. Russel
und H. U. Steinau) 407
Die anterior-superioren Stabilisatoren des Glenohumeralgelenkes –
eine vergleichende anatomische und biomechanische Untersuchung
der Ligg. coracohumerale und glenohumerale superius
(R. W. Fermerey, U. Bosch, P. Lobenhoffer und F. H. Fu) 415
Komplementfaktoren im Liquor und Serum Schädel-Hirn-verletzter Patienten
(M. C. Morganti-Kossmann, T. Kossmann, J. Jones, R. Stocker,
O. Trentz und S. Barnum) 422
Biomechanik biokompatibler und biodegradabler Osteosyntheseverfahren
am humanen Modell der dorsal instabilen, distalen Radiusfraktur
(Th. Fritz und R. Klavora) 429
Proliferative Effekte bei der Anwendung
von tangentialen Hautdistraktionsverfahren
(H. J. Böhm und G. Hierholzer) 430

Inaktivierung von HIV I und HIV II
durch das Spongiosathermodesinfektionssystem Lobator SD 1
(H. Knaepler, T. v. Garrel und L. Gürtler) 435
Elektronische Datenfernübertragung in der Notfallmedizin
(C. Böllinger, M. Andreas, C. Neumann und M. Nerlich) 437

X. Arbeitsgemeinschaften 443

Kindertraumatologie der DGU
(W. Kurz) 443
Becken
(T. Pohlemann) 446
Scoring Systeme
(H. J. Oestern) 460
Arthroskopie der DGU
(P. Lobenhoffer und M. Schulze) 463
EDV und Qualitätskontrolle
(J. Grüber) 468
Notfall- und Intensivmedizin
(J. Sturm) 468
Determinanten der Lebensqualität nach offenem Unterschenkelbruch Typ III:
Erste Ergebnisse einer multizentrischen Studie
(W. Knopp, J. Kugler, V. Heppert, E. Knoth, J. Kock, F. Ruß,
P. Reckert und K. Weise) 470
Physikalische Therapie – Aspekte der funktionellen Therapie
in der Behandlung von Extremitätenverletzungen
(U. Moorahrend) 473
Die neue Ausbildung: Fachphysiotherapeut Orthopädie/Traumatologie
(D. Borlinghaus) 477
Laser-Chirurgie
(H. Rudolph) 477
Wirbelsäule
(V. Bühren) 478
Studie zur Therapie thorakolumbaler Frakturen
(M. Blauth und C. Knop) 479
Sporttraumatologie – Relevanz der Sporttraumatologie in der Unfallchirurgie
(Th. Tiling) 483

XI. Vorlesungen 485

Anatomie der A. circumflexa femoris medialis und chirurgische Konsequenzen
(T. Ganz) 485
Standards in der Therapie von Brandverletzungen
(H. U. Steinau) 485

XII. Sonderforum 487

Klinische Forschung in der Unfallchirurgie:
Eine Standortbestimmung I 487

Chirurgische Forschungskultur in Deutschland – Eine kritische Analyse
(L. Schweiberer und Chr. K. Lackner) 487
Forschungspolitik ohne Kliniksubvention: Versuche zur Quadratur des Kreises
(P. Lange) 491
Möglichkeiten der Effizienzsteigerung klinischer Forschung
Eine persönliche Sicht
(P. Scheid) 491
Das Forschungsinstitut: Koordinationszentrum oder Konkurrent?
(L. Claes) 498
Forschungsförderung: Auch eine Aufgabe der gesetzlichen Krankenversicherung?
(G. Nachtigal) 499

Sonderforum: Klinische Forschung in der Unfallchirurgie:
Eine Standortsbestimmung II 503

Die Berufsperspektiven des jungen Forschers – oder –
Flucht in die Patientenversorgung?
(W. Mutschler) 503
Klinische Forschung im nicht-universitären Krankenhaus:
Eine Aufgabe der Qualitätssicherung
(K. Neumann) 509
Wie kommunikationsfähig muß Wissenschaft sein –
oder wächst das Große nur im Stillen?
(W. Donsbach) 512

Sonderforum: Industrie-Innovationen 520

Die Metall-Metall-Artikulation bei Endoprothesen:
Erneuerung eines alten Konzeptes
(R. Streicher) 520
Vacusiel – Die Technik der Vakuum-Versiegelung
(Ch. Wunn) 520
Resorbierbare Implantatmaterialien für Osteosynthesen
(W. Blömer und W. Abele) 521
Defektauffüllung in der Unfallchirurgie durch ENDOBON – erste Ergebnisse
(A. Herfurth, W. Otto, H. D. Wöllenweber und A. Mahlfeld) 525
Statische und dynamische Festigkeit neuer niedrigviskoser Knochenzemente –
verbesserbar durch Evakuierung
(E. Fritsch, N. Kaltenkirchen, S. Rupp und P. Kraus) 527
Die Bedeutung der Unfallschwere für die Entwicklung von Rückhaltesystemen
(L. Brambilla) 531

Der neue AO-Femur-Marknagel mit modularem Verriegelungssystem –
Ein universelles Implantat?
(N. Haas, M. Schütz und M. Raschke) 538
Intramedullärer Druck bei verschiedenen Formen der Femurmarknagelung
(K. Wenda) 546
Ein neues ungebohrtes Femur- und Tibia-System
(H. E. Harder und A. Speitling) 549

Sonderforum: Unfallchirurigie 2000 550

Zum Selbstverständnis eines chirurgischen Schwerpunktes
(H. J. Oestern) 550
Aufgaben und Ziele der Deutschen Gesellschaft für Unfallchirurgie
(J. Probst) 553
Die Deutsche Gesellschaft für Chirurgie:
Universeller Dachverband oder nur starke Schwerpunktvertretung?
(W. Hartel) 557
Was bewirkt der BDC für die Unfallchirurgen?
(K. Hempel) 557
Verband leitender Unfallchirurgen: Avantgarde oder Splittergruppe?
(T. Mischkowsky) 560
Position der Unfallchirurgie in der Europäischen Union
aus der Sicht der Bundesärztekammer
(P. Knuth und J. D. Hoppe) 564
Was erwartet den jungen Unfallchirurgen: Eine Berufsbildprognose
(H. U. Montgomery) 567

Schlußveranstaltung 569

XIII. Fortbildungskurse 571

Amputationstaktiken I 571

1. Funktioneller Wert einzelner Extremitätenabschnitte
(R. Schnettler) 571
Sinn von Amputations-Scores
(M. Nerlich) 575
Die traumatische Amputation: Voll-, Teil- oder keine Replantation
(W. Knopp) 575
Der richtige Zeitpunkt für Amputation
(R. Neugebauer) 579

Amputationstaktiken II 580

Grundsätze der operativen Strategie
(R. Dederich) 580
Amputationstaktiken – obere Extremität
(W. Mutschler) 582
Amputationen an der unteren Extremität
(K. E. Rehm und D. Stippel) 584
Amputationen an Hand und Fuß
(E. Brug) 589

Amputationstaktiken III 591

Die Wiederherstellungschirurgie von Amputationsstümpfen
(H. U. Steinau) 591
Verlängerung von Amputationsstümpfen
(F. Neudeck) 596
Standard der Prothesenversorgung
(V. Bühren und R. Beisse) 596
Der Phantomschmerz: Prophylaxe statt Therapie
(M. Hansis) 601

Arthrodesetechniken I 603

Funktioneller Wert von Gelenken und deren Kompensationsmechanismen
(W. Otto) 603
Behandlungsprinzip posttraumatischer Arthrosen
(exklusive Arthroplastik, Endoprothese, Korrektur)
(M. Hansis) 604
Indikation zur Arthrodese
(N. M. Meenen) 607
Alternativen zur Arthrodese
(U. Holz) 615

Arthrodesetechniken II 619

Arthrodesen an Schulter und Ellenbogen
(M. Börner und M. Kappus) 619
Hand- und Fingergelenksfusionen
(H. Siebert) 622
Die Hüftarthrodese
(R. Ganz) 624
Knieversteifungen
(E. Markgraf) 624

Arthrodesetechniken III 627

Fusionseingriffe am oberen und unteren Sprunggelenk
(H. Seiler) 627
Arthrodesen und Korrektureingriffe an Rück- und Mittelfuß
(A. Dávid und M. P. Hahn) 629
Folgen von Fußarthrodesen
(G. Lob) 632
Remobilisierung nach Arthrodese: Indikation und Techniken
(U. Pfister) 633

Marknagelung 637

Prinzip der ungebohrten Marknagelung
(B. Claudi) 637
Marknagelung am Oberarm
(P. M. Rommens, H. Janzing und P. L. Broos) 637
Unterarmnagelung
(H. Hertz und A. Schwarz) 643
UFN mit Spiralplatte
(F. Baumgaertel) 643
Der GSH-Nagel
(P. A. W. Ostermann) 644

Planung und Technik von Korrektureingriffen I 647

Korrekte Diagnostik von Fehlstellungen
(Ph. Lobenhoffer) 647
Müssen Achsenfehler korrigiert werden:
Die Grenzen physiologischer Belastung als Indikation zur Korrekturosteotomie
(W. Braun und M. Markmiller) 653
Spontankorrekturen beim Kind
(H.-G. Dietz) 664
Zeitpunkt von Korrektureingriffen
(N. P. Südkamp) 666

Planung und Technik von Korrektureingriffen II 669

Grundsätze der Planung
(A. Rüter) 669
Proximales Femur und Oberschenkelschaft
(D. Höntzsch) 672
Umstellung „rund ums Knie"
(Ch. Josten) 675

Tibia und Sprunggelenk
(A. Wentzensen) 680

Planung und Technik von Korrektureingriffen III 687

Planung und Technik von Korrektureingriffen am Fuß
(H. Zwipp) 687
Korrektureingriffe an der oberen Extremität
(L. Gotzen) 693
Wirbelsäulenkorrekturen
(L. Kinzl) 693
Korrekturoperationen bei Kindern und Jugendlichen
(P. Hertel und H. Hornung) 695

Elastisch-stabile Markraumschienung bei kindlichen Frakturen 700

Prinzip und Indikationsalter
(W. E. Linhart) 700
Versorgung von Ober- und Unterschenkelfrakturen
(P. P. Schmittenbecher und H.-G. Dietz) 703
Elastische stabile Markraumschienung ESM an den oberen Extremitäten
(K. Parsch und T. Abel) 704
Komplikationen, Nachbehandlung und Metallentfernung
(P. P. Schmittenbecher und H.-G. Dietz) 706

Neurotraumatologie für Unfallchirurgen 709

Präklinische Diagnostik und Versorgung beim SHT
(L. Schweiberer, A. Parzhuber und J. Erhard) 709
Indikationsstellung zu konservativ-operativen Vorgehen
(H.-J. Oestern und W.-P. Sollmann) 712
Monitoring beim schweren Schädel-Hirn-Trauma
(W. Buchinger) 722
Neurotraumatologie für Unfallchirurgen:
Welche Faktoren beeinflussen das Ergebnis?
(T. Kossmann und O. Trentz) 724

Sachverzeichnis 729

Referentenverzeichnis

Abel, T., Stuttgart 704*
Abele, W., Tuttlingen 521
Ackeren, van, K., Berlin 180
Andreas, M., Regensburg 435
Arens, St., Davos/Bonn 357
Aufmolk, M., Essen 233
Augat, P., Ulm 368

Barnum, S., Birmingham/USA 422
Bastian, L., Hannover 383
Bauer, C., Homburg 256
Baumgaertel, F., Marburg 386, 643
Beisse, R., Murnau 596
Bellemere, Ph., Kemlin Bicetre Cedex 146
Berger, U., Salzburg 349
Blauth, M., Hannover 383, 479
Blömer, W., Tuttlingen 521
Blümel, G., München 314, 321, 326, 337
Böhm, H. J., Duisburg 430
Bohndorf, K., Augsburg 93
Böllinger, C., Regensburg 435
Borlinghaus, D., Murnau 477
Börner, M., Frankfurt/Main 619
Bosch, U., Hannover 361, 415
Bostrom, M. P., New York 303
Brambilla, L., Sindelfingen 531
Brand, J., Uelzen 228
Bratschitsch, G., Graz 243
Braun, W., Augsburg 653
Broos, P. L., Leuven 637
Brug, E., Münster 589
Bruns, Chr., Köln 129
Buchholz, J., Bochum 297
Buchinger, W., Horn 722
Bühren, V., Murnau 478, 596
Busse, U., Göttingen 271

Chylarecki, C., Duisburg 119
Claes, L., Ulm 288, 368, 498
Clasbrummel, B., Bochum 278

Claudi, B., Dachau 637
Coros, A., Kemlin Bicetre Cedex 146
Csuka, E., Zürich 219
Czerny, F., Frankfurt/Main 283

Dávid, A., Bochum 629
Decker, B., Hannover 361
Dederich, R., Bonn 580
Dietz, H.-G., München 664, 703, 706
Dinh, A., Kemlin Bicetre Cedex 146
Donsbach, W., Dresden 512
Döring, D., München 369
Dresing, K., Göttingen 271

Egger, G., Graz, 243
Eickhoff, U., Bochum 228
Ekkernkamp, A., Bochum 269, 278, 297, 355
Emmerich, N., Heidelberg 190
Erdmann, D., Springfield 407
Erhard, J., München 709
Erlacher, L., Wien 313
Ertel, W., Zürich 253

Feld, C., Marburg 361
Felsenstein, M., Stuttgart 77
Fermerey, R., W., Hannover 415
Fischer, R., Essen 233
Fitz, C., Heidelberg 364
Folwaczny, E., Göttingen 271
Förster, B., Hannover 198
Friedel, W., Aschaffenburg 364
Fritsch, E., Homburg 527
Fritz, Th., Heidelberg 429
Fu, F. H., Pittsburgh 415

Ganz, T., Bern 485
Ganz, R., Bern 624

---

* Beitragsbeginn

Garcia Rodriguez, J. M., Wuppertal 77
Garrel, von, T., Marburg 435
Gerngroß, H., Ulm 260
Goodship, A. E., Bristol 278
Görblich, S., München 369
Goricke, H., Marburg 361
Gotzen, L., Marburg 339, 386, 693
Graninger, W., Wien 313
Gross, U. M., Berlin 291, 299
Grotz, M., Hannover 265
Grüber, J., Hamburg 468
Günther, K. P., Ulm 307
Gürtler, L., München 435

Haas, N., Berlin 55, 382, 538
Hahn, M. P., Bochum 629
Hans, V., Zürich 219
Hanselmann, R., Homburg 399
Hansis, M., Bonn 357, 601, 604
Harder, H. E., Kiel 549
Hartel, W., München 557
Hayes, C., Berlin 382
Hebebrand, D., Bochum 249, 407
Heitland, A., München 326
Hempel, K., Hamburg 557
Heppert, V., Ludwigshafen 470
Herbst, H., Berlin 291
Herfurth, A., Halle 525
Hermichen, H. G., Neuss 173
Hertel, P., Berlin 95, 349, 637, 695
Hierholzer, G., Duisburg 119, 202, 430
Hildebrandt, U., Homburg 369
Hipp, J., Berlin 382
Hofer, H. P., Graz 243
Hohlbein, O., Ulm 288
Holz, U., Stuttgart 56, 615
Höntzsch, D., Tübingen 672
Hopf, T., Homburg 332
Hoppe, D., Köln 564
Hornung, H., Berlin 695
Huber, H.-G., Düsseldorf 77
Hussmann, J., Bochum 249, 407

Janzing, H., Leuven 637
John, T., Berlin 394
Jones, J., Zürich 422
Josten, Ch., Bochum 49, 297, 388

Kaffenberger, W., München 260
Kaltenkirchen, N., Homburg 527
Kappus, M., Frankfurt/Main 619
Kasperczyk, W. J., Hannover 111
Kauer, F., Göttingen 271
Keel, M., Zürich 253
Kinzl, L., Ulm 83, 143, 288, 693
Kirschner, P., Mainz 105
Klavora, R., Heidelberg 429
Kleinherne, H., Essen 187
Kleinschmidt, Ch., Essen 233
Knaepler, H., Wetzlar 435
Knop, C., Hannover 479
Knopp, W., Göttingen 61, 470, 575
Knoth, E., Schwäbisch Hall 470
Knuth, P., Köln 564
Köbberling, J., Wuppertal 176
Kock, J., Essen 470
Köhle, N., München 369
Koschnik, M., Homburg 399
Kossmann, T., Zürich 219, 422, 724
Kothe, R., Hannover 374
Kramer, M., Heidelberg 228
Kranz, H.-W., Hamburg 88, 168
Krasney, O. E., Kassel 206
Kraus, P., Homburg 527
Kröpf, A., Salzburg 349
Kucan, J. O., Springfield 407
Kück, K., Hannover 361
Kugler, J., Bochum 470
Kukovetz, E., Graz 243
Künneke, M., Marburg 361
Kurz, W., Lübben 443
Kutschker, Ch., München 369
Kwasny, O., Wien 346

Lackner, Chr. K., München 487
Lane, J. M., Los Angeles 303
Lange, P., Bonn, 491
Langendorff, H.-U., Dortmund 116
Lanksch, W. R., Berlin 180
Larsen, R., Homburg 256
Lederer, M., Davos/Essen 353
Letsch, R., Berlin 77
Leuftink, D., Heidelberg 190
Lewandrowski, K. U., Bochum 269
Liener, U., Ulm 83

Linhart, W. A., Frankfurt/Main 283
Linhart, W. E., Graz 700
Lob, G., München 339, 632
Lobenhoffer, P., Hannover 415, 463, 647
Lorenz, W., Marburg 361
Lubnow, M., Berlin 299
Lüdemann, W., Hannover 375

Maack, S., Hannover 383
Mahlfeld, A., Halle 525
Maier, R., Wien 313
Mallinger, R., Wien 346
Margevicius, K., Ulm 368
Markgraf, E., Jena 57
Markmiller, M., Augsburg 653
Marzi, I., Homburg 256
Masmoudi, M., Marburg 339
Masquelet, A., Bobigny Cedex 69
Maurer, J. W., München 369
Mayer, E., München 339
Meenen, N. M., Hamburg 607
Melcher, G., Chur 360
Menger, M., Homburg 369
Metak, G., München 314, 321, 326, 337
Metzdorf, A., Chur 360
Michael, K., Göttingen 271
Michalowski, K. A., München 326, 337
Minholz, R., Ulm 260
Mischkowsky, T., Kempten 560
Mittelmeier, T., München 339
Montgomery, H. U., Köln 567
Moorahrend, U., Füssen 473
Morganti-Kossmann, M. C., Zürich 219, 422
Mousavi, M., Wien 99
Muhr, G., Bochum 1, 269, 278, 297, 303, 355, 388
Müller, Th., Wien 346
Müller-Mai, C., Berlin 291, 299
Mutschler, W., Homburg 213, 256, 399, 503, 582

Nachtigal, G., Bonn 499
Naglik, H., Salzburg 349
Nast-Kolb, D., München 70
Neidlinger-Wilke, C., Ulm 288
Nerlich, M., Regensburg 93, 435, 575

Neudeck, F., Essen 596
Neugebauer, R., Regensburg 579
Neumann, K., Garmisch-Partenkirchen 509
Neumann, C., Regensburg 435
Nordin, J. Y., Kemlin Bicetre Cedex 146

Oberringer, M., Homburg 399
Obertacke, U., Essen 233
Oestern, H.-J., Celle 460, 550, 712
Olinger, A., Homburg 369
Ondracek, G., Jena 271
Ostermann, P. A. W., Bochum 355
Otto, W., Halle 525, 603

Panjabi, M., Hannover 374
Pannike, A., Frankfurt/Main 283
Parsch, K., Stuttgart 704
Parzhuber, A., München 709
Perren, S. M., Davos 353, 357, 360, 388
Persch, H.-J., Nürnberg 307
Petermann, J., Marburg 339
Peters, S., Hamburg 168
Pfander, D., Berlin 394
Pfister, U., Karlsruhe 633
Pizanis, A., Homburg 213
Plante-Bordeneuve, Ph., Kemlin Bicetre Cedex 146
Plenk, jr., H., Wien 346
Pohlemann, T., Hannover 446
Pommer, A., Bochum 355
Primavesi, Ch., Salzburg 349
Printzen, G., Luzern 357, 360
Probst, J., Murnau 21, 553
Puhl, W., Ulm 307

Rack, T., Göttingen 271
Rahmanzadeh, R., Berlin 63, 291, 299, 394
Raschke, M., Berlin 382, 538
Rathjen, C., Hannover 375
Reckert, P., Bochum 470
Regel, G., Hannover 265, 361
Rehm, K. E., Köln 129, 584
Reihsner, R., Wien 346
Rommens, P. M., Leuven 637

Rose, S., Homburg 213
Rosen, V. M., Cambridge 303
Ruchholtz, S., München 70
Rudofsky, G., Essen 119
Rudolph, H., Rotenburg/Wümme 477
Rueger, J. M., Frankfurt/Main 283
Rupp, S., Homburg 332, 527
Ruß, F., Homburg 470
Russe, O., Bochum 388
Russel, R. C., Springfield 407
Rüter, A., Augsburg 388, 669

Samii, M., Hannover 375
Sarkar, M., Ulm 83
Savary, L., Kemlin Bicetre Cedex 146
Schabus, R., Wien 346
Schäfer, B., Heidelberg 228
Scharf, H.-P., Ulm 307
Schatz, H., Bochum 163
Schaur, R. J., Graz 243
Scheid, P., Bochum 491
Scheller, E., Berlin 394
Scherer, M. A., München 314, 321, 326, 337
Schildhauer, T. A., Bochum 303
Schlag, G., Salzburg 349
Schlegel, U., Davos 357, 388
Schlegel, U., Chur 306
Schmelz, A., Salzburg 95
Schmidt, H. G. K., Hamburg 88, 168
Schmit-Neuerburg, K. P., Essen 77, 233
Schmitt, E., Homburg 369
Schmittenbecher, P. P., München 703, 706
Schnettler, R., Gießen 571
Schratt, H.-E., Hannover 361
Schregenberger, N., Zürich 253
Schüller, M., Aachen 271
Schultz, J.-H., Hamburg 88
Schulze, M., Hannover 463
Schuppan, O., Hannover 361
Schütz, M., Berlin 538
Schwarz, A., Salzburg 643
Schweiberer, L., München 70, 487, 709
Schweighofer, F., Graz 243
Seiler, H., Bremerhaven 627
Senkal, M., Bochum 228
Seybold, U., Homburg 399
Shakibaei, M., Berlin 394

Siebert, H., Schwäbisch Hall 622
Sollmann, W.-P., Hannover 712
Speitling, A., Kiel 549
Steckholzer, U., Zürich 253
Steffens, D., Berlin 77
Steinau, H. U., Bochum 249, 407, 485, 591
Stephan, C., München 314
Sterk, J., Ulm 260
Stippel, D., Köln 584
Stocker, R., Zürich 219, 422
Streicher, R., Winterthur 520
Stubb, S. I., Urbana 299
Sturm, J., Detmold 468
Stürmer, K. M., Göttingen 133, 271
Südkamp, N. P., Berlin 666
Suger, G., Ulm 83, 143, 288, 368

Tempelhof, S., Homburg 332
Tepic, S., Davos 353
Tiling, T., Köln 105, 483
Tomford, W. W., Boston 269
Trentz, O., Zürich 77, 219, 253, 422, 724
Trost, A., Salzburg 95
Tscherne, H., Hannover # 111, 265, 383, 395

Ullrich, P., Jena 57
Ungethüm, U., Zürich 253
Urak, G., Wien 99

Vécsei, V., Wien 99, 313
Vogt, P. M., Bochum 249
Voigt, C., Berlin 63, 291, 299
Vollmar, B., Homburg 399
Voss, S., Ulm 260

Waldenhofer, P., Salzburg 95
Walters, E. M., Marburg 339
Waydhas, C., München 70
Weis, N., Mannheim 190
Weise, K., Leipzig 155, 470
Welsch, M., Homburg 256
Wenda, K., Mainz 546
Wentzensen, A., Ludwigshafen 680
Wenzl, M., Hamburg 88

Westermann, K., Hannover 374
Wiedemann, M., Augsburg 388
Wilke, M., Marburg 386
Willy, C., Ulm 260
Windhagen, H., Berlin 382
Wippermann, B., Hannover 395
Witt, M., Berlin 181

Wöllenweber, H. D., Halle 525
Woloszcuk, W., Wien 313
Wunn, Ch., Freiburg 520

Ziegler, W., Davos 357
Zink, P. M., Hannover 375
Zwipp, H., Dresden 395, 687

ERÖFFNUNGSVERANSTALTUNG

Begrüßung und Eröffnung durch den Präsidenten

Prof. Dr. G. Muhr

Herr Senator, verehrte Herren Präsidenten, Kollegen, meine Damen und Herren,

ich habe die große Ehre und Freude, Sie so zahlreich an diesem 1. „Pflegeversicherungs-Nichtfeiertag" begrüßen zu dürfen. Besonders herzlich heiße ich die Mitglieder der Deutschen Gesellschaft für Unfallchirurgie willkommen, die mit mir die 59. Jahrestagung begehen werden nachdem die Töne der Hofmusik von Sachsen-Anhalt verklungen sind. An ihrer Spitze die Gäste, die Ehrenmitglieder, die Senatoren und Geehrten der Gesellschaft, unter ihnen mein verehrter Lehrer, Herr Harald Tscherne.

„Keine Schuldigkeit ist dringlicher als die, Dank zu erstatten" sagt Cicero. Sie haben mir heute das Privileg vergönnt, das Podium hier innezuhaben und mit Ihnen diese Tagung zu eröffnen und dafür danke ich Ihnen. Da der Fortschritt von der Veränderung lebt, war es immer mein Bestreben, Traditionen zwar nicht zu brechen, sie aber niemals zur Belastung werden zu lassen. Semper idem ist deshalb nicht mein Leitspruch. Diejenigen und es sind sicher viele, die ich deswegen verletzt oder gekränkt habe, bitte ich heute um Nachsicht. Trotz ihrer vielfältigen Verpflichtungen freue ich mich ganz besonders, daß zahlreiche führende Repräsentanten aus Politik und Berufspolitik zu uns gekommen sind. Bedauerlicherweise hat der Bundesminister für Gesundheit, der zunächst sein Kommen angekündigt hatte, im letzten Augenblick wegen der laufenden Sitzungswoche im Bundestag abgesagt. Sie wissen, die Novellierung des SGB 5, ist heute im Kabinett und wird morgen im Parlament diskutiert werden. Zudem wissen wir, ist die Opposition erstarkt. An seiner Stelle wird Herr Ministerialrat Dr. Welz aus dem Bundesgesundheitsministerium zu uns sprechen.

Herr Dr. Welz ich danke Ihnen, daß Sie diese Aufgabe übernommen haben zu kommen, ich danke für Ihre Bereitschaft zu uns zu sprechen und den Minister zu vertreten. Sie wissen ja von früher, was in dem Zeitalter vor dem Berufsbeamtentum mit Überbringern schlechter Botschaften geschehen ist. In der aufgeklärten Zeit, heute, keine Angst!

In Vertretung des regierenden Bürgermeisters von Berlin freue ich mich besonders den Senator für Gesundheit, Herrn Kollegen Dr. Peter Luther zu begrüßen. Lieber Herr Luther, die Verbundenheit der Deutschen Gesellschaft für Unfallchirurgie mit der Stadt Berlin hat Tradition. Auch wenn uns der Berliner Kongreßkalender jeweils nur die „Bußwoche" bei meist unwirtlichen Temperaturen, heute aber mit Kaiserwetter, als Österreicher muß ich das betonen, eingeräumt hat, so haben wir vor vielen Jahren den Beschluß gefaßt, wegen der Bedeutung der Stadt, den Jahreskongreß stets hier abzuhalten. Diesen Entschluß haben wir bisher nie bereuen müssen und fühlen uns in der neuen Bundeshauptstadt noch besser.

Ich begrüße herzlich den Präsidenten der Bundesärztekammer und des Deutschen Ärztetages, unseren unfallchirurgischen Fachkollegen und unser Präsiudiumsmitglied,

Herrn Dr. Karsten Vilmar. Lieber Herr Vilmar, Sie vertreten die Interessen nicht nur der Unfallchirurugen, sondern der gesamten Ärzteschaft in politisch und ökonomisch schwierigen Zeiten. Sie tun dies mit Ihrer bekannten norddeutschen Ruhe, aber auch mit Sachkompetenz, die in allen Kreisen des öffentlichen Lebens sehr geschätzt wird; vielen Dank.

Erstmals darf ich auf unserer Tagung den Präsidenten der Ärztekammer Berlins, Herrn Kollegen Dr. Ellis Huber, begrüßen. Lieber Herr Huber, Sie sind ein Querdenker und bringen seit Jahren frischen Wind in die oft trockene Thematik der Berufspolitik. Konformismus und Stillhalten sind glücklicherweise nicht Ihre Sache und deswegen bin ich auch froh, daß Sie heute gekommen sind.

Ich begrüße die frührenden Repräsentanten und Mitglieder der Gesellschaften für Unfallchirurgie und Traumatologie der benachbarten Länder in Europa, sowie die anwesenden Präsidenten aus Österreich, Ungarn und der Schweiz und den Ehrenpräsidenten der Österreichischen Gesellschaft für Unfallchirurgie, Herrn Professor Dr. Jörg Böhler. Besonders freue ich mich, daß führende Repräsentanten unseres Mutterfaches Chirurgie zu uns gekommen sind. Herzlich begrüße ich den Präsidenten der Deutschen Gesellschaft für Chirurgie, Herrn Professor Pichlmayr.

Lieber Herr Pichlmayr, vor 21 Jahren haben Sie mir ein Zeugnis unterschrieben; am Weg zum Fahrstuhl, mit einem Kommentar, den ich bis heute nicht vergessen habe, weil er sehr nett war.

Der Generalsekretär der Deutschen Gesellschaft für Chirurgie, Herr Professor Hartel, wird besonderer Verpflichtungen wegen erst am Freitag zu uns stroßen. Nicht minder herzlich darf ich den Präsidenten des Berufsverbandes der Deutschen Chirurgen, Herrn Professor Hempel willkommen heißen. Herr Hempel, der landauf-, landabreisend Sorgen, Ängste und Nöte erforscht und zu lindern versucht. Auch begrüße ich den Präsidenten der Deutschen Gesellschaft für Plastische und Wiederherstellungschirurgie, Herrn Dr. Rudolph.

Meine Damen und Herren, was wäre die Unfallchirurgie ohne die Universitäten! Es ist mir daher eine Ehre und Freude, Repräsentanten der Fakultäten aus ganz Deutschland herzlich begrüßen zu dürfen.

Einer der engsten Partner der Unfallchirurgie ist die gesetzliche Unfallversicherung. Mit großer Freude heiße ich den Vorstandsvorsitzenden des Hauptverbandes der gewerblichen Berufsgenossenschaften, Herrn Kleinherne, sowie die Hauptgeschäftsführer des Hauptverbandes, die Herren Drs. Sokoll und Greiner willkommen.

Im Saal sehe ich zahlreiche Vertreter der Landesverbände und auch der Einzelberufsgenossenschaften und hatte schon die Ehre, Sie vor Beginn dieser Sitzung begrüßen zu dürfen. Ihnen allen gilt mein besonderer Gruß.

Sehr freut es mich, eine starke Bochumer Truppe willkommen zu heißen; an ihrer Spitze den Hauptgeschäftsführer der Bergbauberufsgenossenschaft, Herrn Dr. Breuer, der zusammen mit dem Krankenhausdirektor des Bergmannheils nach Berlin gereist ist. Meine Damen und Herren, gerade die gute und vertrauensvolle Kooperation zwischen Krankenhausträger, Verwaltung und Ärzten ist es letztendlich, die den Schlüssel zum Erfolg in der Medizin bringen.

Auch die Interessenvertretung der Durchgangsärzte ist erschienen. Ein herzliches Willkommen dem Vorsitzenden der Vereinigung der für die Berufsgenossenschaft tätigen Ärzte, Herrn Professor Axel Rüter und dem geschäftsführen Arzt, Herrn Dr. Volk.

Mein besonderer Gruß gilt den Vertretern wissenschaftlicher Organisationen und Vereinigungen. Genannt seien an dieser Stelle der Präsident des AO-Stiftungsgrates, Professor Siegfried Weller und der Präsident der Deutschen Sektion der Arbeitsgemeinschaft für Osteosynthesefragen, Professor Günther Hierholzer, auch der langjährige Präsident der AO-International, Herr Urs Heim ist erschienen. Und Dir, lieber Urs, gilt mein besonderer Dank für das Knüpfen der internationalen Kontakte und das Insistieren darauf, daß wir den Blick nicht nur auf den englischen sondern auch auf den französisch sprechenden Teil Europas richten müssen.

Ich begüße weiter den Vorsitzenden des Gerhard-Küntscher-Kreises, Herrn Professor Fechse von der Wiener Klinik.

Die Mutterdispziplin habe ich genannt, das Schwesterfach darf nicht unerwähnt bleiben. Vorab ein herzliches Willkommen dem Präsidenten der Deutschen Gesellschaft für Orthopädie und Traumatologie, Herrn Professor Krämer, meinem Nachbarn in Bochum, der noch eintreffen wird und dem Generalsekretär dieser Gesellschaft, Herrn Professor Cotta, der selbst Präsidiumsmitglied unserer Gesellschaft ist.

Im Saal begrüße ich weitere herausragende Persönlichkeiten des öffentlichen Lebens aus Berlin und aus dem Bundesgebiet. Sehen Sie es mit bitte nach, wenn ich Sie nicht einzeln erwähne und Ihre Position nicht gesondert aufzähle. Hierzu zähle ich ebenso die Vertreter von Feuerwehren und Hilfsorganisationen mit denen wir ja im Rettungsdienst auf das engste zusammenarbeiten. Ganz persönlich freue ich mich, daß der Präsident der Ärztekammer Westfalen-Lippe, Herr Doktor Flenker die Anreise nicht gescheut hat, zumal er keineswegs Unfallchirurg sondern nur Internist ist.

Lieber Herr Flenker, ich hoffe, daß Sie durch die Akutalität des Nachmittages doch entschädigt werden.

Ein besonderes Willkommen gilt den Vertretern der Medien. Sie sind es, meine Damen und Herren, die unsere Anliegen und Probleme an die Öffentlichkeit transportieren sollen. Am Ausgleich des gegenseitigen oft unterschiedlich hohen Meinungsbildes müssen wir aber weiter intensiv arbeiten.

Nicht zuletzt aber auch ebenso herzlich darf ich die Repräsentanten der Pharmazeutischen und Medizinindustrie begrüßen. Ohne Ihre Mithilfe durch Forschungsförderung und Kongreßpräsentation wäre es nicht möglich, eine derartige Tagung auszurichten. Da auch für Ihren Bereich die gesetzlichen Maßnahmen immer stringenter werden, möchte ich Ihnen an dieser Stelle ganz besonders für Ihren Einsatz zugunsten unserer Gesellschaft danken und dies ausdrücklich betonen.

Meine Damen und Herren, hiermit möchte ich die 59. Tagung der Deutschen Gesellschaft für Unfallchirurgie in Berlin eröffnen. Ich bitte den Vertreter des Bundesgesundheitsministeriums, Herrn Ministerialrat Dr. Welz um sein Grußwort.

Ministerialrat Dr. Welz
Bundesgesundheitsministerium

Sehr geehrter Herr Professor Muhr, Herr Senator Luther, sehr geehrter Herr Dr. Vilmar, Herr Doktor Huber, sehr geehrter Herr Dr. Ekkernkamp,
es ist natürlich immer eine sehr schwierige Situation, wenn der Minister angekündigt ist und dann nur ein Minsterialbeamter erscheint. Ich habe dies auch schon mehrfach sowohl von dieser Stelle wie auch als Teilnehmer im Saal erlebt. Herr Minister Seehofer hat mir deshalb sein ausdrückliches Bedauern nochmal ausgesprochen, daß er nicht heute hier sein kann. In gewisser Weise ist er, wie natürlich dann auch Sie, ein Opfer der neuen Buß- und Bettag-Regelung geworden, so daß eben Sitzungswochen sind und ja einiges Aktuelles aus dem Bereich des Gesundheitsressorts ansteht, was eben seine Anwesenheit in Bonn unverzichtbar machte. Umso mehr freue ich mich natürlich, daß ich

heute bei Ihnen sein darf und ich hab ja die Kunde des Herrn Präsidenten schon gehört, daß man also heutzutage und in so liberalen Gesellschaften ja recht großzügig mit den Überbringern schlechter Nachrichten umgeht, so daß ich mich hier hinreichend sicher fühlen kann und dann hoffe ich im letzten natürlich auch, daß die Nachrichten vielleicht doch nicht so schlecht sind, wie Sie jetzt noch glauben.

Bevor wir auch heute wieder auf die unvermeidbaren Paragraphen, Stukturen und Finanzen zu sprechen kommen, ist es mir ein echtes Bedürfnis, Ihnen allen zunächst auch im Namen der gesamten Leitung des Bundesgesundheitsministeriums Anerkennung und Respekt auszusprechen für die Leistungen, die Sie täglich in den Krankenhäusern unter schwierigsten Umständen erbringen. Wenn ich leider sagen muß, daß die Krankenhäuser unter finanziellen Aspekten der größte Problembereich der gesetzlichen Krankenversicherung sind, so hat dies nichts mit Ihrer täglichen Arbeit zum Wohle der Patienten zu tun. Gerade auch die Unfallchirurgie hat einen großen Beitrag dazu geleistet, daß wir ein Gesundheitswesen von hoher Qualität haben, um daß wir von vielen Ländern beneidet werden. Deshalb sage ich das nochmal ganz deutlich, wir haben allein Reformbedarf wegen der finanziellen Situation. Hinsichtlich der Qualität der medizinischen Versorgung und hinsichtlich des umfassenden sozialen Schutzes haben wir in Deutschland keinen Reformbedarf. Ich kann es Ihnen und mir ersparen, die Entwicklung der modernen Unfallmedizin im Detail vorzutragen. Dies hieße wahrlich, Eulen nach Athen zu tragen, denn Ihre Fachgesellschaft hat ja aktiven Anteil an den erzielten Fortschritten. Aufgrund einer immer besseren Unfallrettung mit Verkürzung der präklinischen Phase und Fortschritten bei der Intensivmedizin können heute auch mehrfach- und schwerverletzte Patienten gerettet werden, die früher dem sicheren Tode geweiht waren. Und ebenso können heute viele Menschen gerettet und geheilt werden, weil es in der Unfallchirurgie eine rasante Entwicklung gegeben hat. Ich möchte hier besonders 4 Beispiele hervorheben: die heute mögliche Behandlung polytraumatisierter Patienten und schwerer Schädel-Hirn-Traumata, die mikrovaskuläre Technik mit der Möglichkeit, abgetrennte Gließmaßenteile wieder zu replantieren, die heutigen umfangreichen Behandlungsmöglichkeiten von Schwerstbrandverletzten und schließlich auch die Fortschritte in der operativen Knochenbruchbehandlung, die durch verbesserte Implantate und eine bessere operative Technik möglich wurden. Sie haben zu kürzeren Liegezeiten, geringeren Komplikationen und somit zu mehr Lebensqualität geführt. Als Unfallchirurgen tragen Sie dabei eine besonders hohe Verantwortung. Ich denke insbesondere an den tagtäglichen Druck zu raschen Aktionen und Reaktionen auf Unvorhergesehenes und die schwierigen ethischen Entscheidungen, die Sie oft in Zeitnot treffen müssen. Für Ihr tägliches und erfolgreiches Engagement zum Wohle der Patienten deshalb noch einmal unseren herzlichsten Dank.

Die Tätigkeiten des BMG, meine Damen und Herren, berühren auch die Chirurgie in vielfältiger Weise. Die Chirurgie hat schon in der ärztlichen Ausbildung einen hohen Stellenwert. Sie ist daher im Diskussionsentwurf für die Neuordnung des Medizinstudiums entsprechend berücksichtigt. Danach wird die Chirurgie wie bisher Bestandteil sowohl des 2. als auch des 3. Abschnittes der ärztlichen Prüfung sein. Darüber hinaus ist die Chirurgie als Wahl-Pflichtbereich vorgesehen, so daß die Hochschulen hier eine vermehrte Schwerpunktbildung selbst vornehmen können. Auch eine nähere Ausgestaltung innerhalb der Chirurgie wird im Diskussionsentwurf zugunsten eines höheren Gestaltungsspielraumes der Fakultäten verzichtet. Es ist auch die enge Verknüpfung naturwissenschaftlicher und technischer Grundlagenforschung mit praktischer ärztlich operativer Tätigkeit, die in ihrem Bereich große Fortschritte möglich macht. So haben auch Verbesserungen im Bereich der Medizinprodukte direkte Auswirkungen auf ihre tägliche Arbeit. Wie Sie wissen, ist am 1. Januar dieses Jahres das Medizinproduktegesetz in Kraft getreten, das für mehr Qualität in diesem Bereich sorgt. Mit diesem Gesetz wird erstmals verbindlich vorgeschrieben, daß Medizinprodukte nur noch in den Verkehr gebracht werden dürfen, wenn sie den neuen hohen europäischen, medizinischen und technischen Sicherheitsanforderungen genügen und der Hersteller die von ihm angegebene Zweckbestimmung auch belegen kann. Für jedes Medizinprodukt muß der Hersteller eine Risikoanalyse und eine klinische Bewertung durchführen. Die Medizinprodukte, die diesen Vorschriften folgen, sind an der CE-Kennzeichnung zu erkennen. Sie kann schon jetzt angebracht werden. Nach dem Ablauf der Übergangsfrist am 13. Juni 1998 muß sie angebracht sein. Für die aktiven Implantate, wie zum Beispiel Herzschrittmacher, ist die Übergangsfrist schon abgelaufen. Alle Produkte, die diese Kennzeichnung tragen, können in allen Mitgliedsstaaten der Europäischen Union in den Verkehr gebracht werden. Dies bedeutet für Sie, daß Ihnen nun alle Produkte mit CE-Kennzeichnung weltweit und ohne besondere bürokratische Hürden zur Verfügung stehen. Wir erhoffen uns davon eine Erhöhung des Wettbewerbs, Steigerung der Qualität, Ansporn zur Innovation und natürlich auch einen Druck auf die Preisgestaltung. Mit diesem Gesetz wird auch ein europaweites Medizinproduktebeobachtungs- und -meldesystem eingerichtet. Dies ermöglicht, daß Sie in der Praxis nun auch sehr schnell über Zwischenfälle oder Mängel informiert werden, die in einem anderen Staat auftreten und eventuell mit einem Medizinprodukt in Verbindung stehen, das Sie selber anwenden wollen. Dieses System ermöglicht auch, sehr schnell ein gefährliches Produkt in Deutschland oder in den gesamten EU vom Markt zu nehmen. Insgesamt leistet damit das Medizinproduktegesetz einen wichtigen Beitrag zur mehr Wirtschaftlichkeit und mehr Qualität auch in der gesetzlichen Krankenversicherung.

Meine Damen und Herren, unsere dringendste Aufgabe ist es, die gesetzliche Krankenversicherung für die Zukunft zu rüsten. Es geht darum, mittel- und langfristig für finanzielle Stabilität zu sorgen bei gleichzeitiger Sicherung der Qualität. Und genau dies ist das Ziel der 3. Stufe der Gesundheitsreform. Sicher erwarten Sie, daß ich insbesondere hierzu einige Ausführungen mache. Im 3. Jahr nach Inkrafttreten des Gesundheitsstrukturgesetzes und im 3. Jahr der Budgetierung laufen die Ausgaben der gesetzlichen Krankenversicherung bereits wieder den Einnahmen davon. Die Krankenkassen hatten im 1. Halbjahr 1995 ein Defizit von rund 5,4 Milliarden Mark. Mit zunehmendem Abstand vom Inkrafttreten am 1. Januar verliert so das Gesundheitsstrukturgesetz seine Wirksamkeit. Dies ist nicht überraschend; es wurde von der Regierungskoalition bereits vor 3 Jahren prognostiziert, war doch auch ein Teil der Maßnahmen auf 3 Jahre lediglich befristet. Die aktuelle Entwicklung unterstreicht aber den Handlungsbedarf für eine 3. Stufe der Gesundheitsreform. Mit einem Anteil von rund einem Drittel an den Gesamtausgaben ist die stationäre Versorgung der größte Ausgabenblock in der gesetzlichen Krankenversicherung. Geringste Abweichungen zwischen dem Anstieg der Ausgaben im Krankenhaus und dem Anstieg der Einnahmen in der Krankenversicherung führen unweigerlich zu hohen Defiziten. Wir erleben das in diesem Jahr erneut. In der Tat ist die Entwicklung im Krankenhausbereich besonders besorgniserregend. Im Vergleich zum 1. Halbjahr 1992 lag der Ausgabenanstieg im Krankenhausbereich im 1. Halbjahr 1995 bei 15,7% und damit ziemlich genau doppelt so hoch wie der Grundlohnanstieg. Jeder Prozentpunkt, um den die Krankenhausausgaben zusätzlich über der Grundlohnsumme steigen, kostet die Krankenkassen im Jahr rund 750 Millionen DM. Wenn wir hier nicht handeln, brechen alle Dämme der gesetzlichen Krankenversicherung. Einzelne Krankenkassen haben ja bereits angekündigt, zum Jahr 1996 ihre Beitragssätze anheben zu müssen. Vor wenigen Tagen haben sich, wie Sie wissen, die Koalitionsfraktionen auf Reformmaßnahmen für die stationäre Versorgung geeinigt. Klar ist, es müssen hierfür noch die parlamentarischen Hürden genommen werden. Klar ist auch, die 3. Stufe der Gesundheitsreform wird alle Versorgungsbereiche, nicht nur den stationären Bereich umfassen müssen. Und hierzu wird es schon bald weitere Gespräche geben. Es hat aber kein Weg an der Erkenntnis vorbeigeführt, ohne eine wirksame Einbindung der Krankenhäuser in die 3. Stufe der Gesundheitsreform ist jede Bemühung, die gesetzliche Krankenversicherung auf Dauer finanzierbar zu halten zum Scheitern verurteilt. Es stand auch außer Frage, daß im stationären Bereich sofort gehandelt werden mußte. Das heißt, wir brauchen Maßnahmen, die bereits 1996 ihre volle Wirkung entfalten, um das Schlimmste zu verhindern. Dies hat auch schon die konzentrierte Aktion im Gesundheitswesen im September nachdrücklich herausgestellt. Deshalb haben die Koalitionsfraktionen zur sofortigen Aufgabenbegrenzung beschlossen, die Budgetierung im Krankenhausbereich für 1996 fortzuführen. 1996 dürfen die Budgets der Krankenhäuser höchstens um die lineare Steigerungsrate der Löhne und Gehälter des öffentlichen Dienstes erhöht werden. Diese Notmaßnahme bedeutet nicht eine Abkehr von mit dem Gesundheitsstrukturgesetz eingeleiteten Weg. Es bleibt bei der Einführung der leistungsorientierten Vergütung im Krankenhaus, es bleibt bei der begonnenen strukturellen Entwicklung im Krankenhausbereich hin zu mehr Wirtschaftlichkeit und Sicherung der Qualität.

Meine Damen und Herren, die Notmaßnahme für 1996 ist nicht zuletzt deshalb erforderlich, weil die Länder bisher zu einer konstruktiven Lösung der offenen Frage des Erhaltungsaufwandes keinen befriedigenden Beitrag geleistet haben. Bis 1993 waren die Länder im Rahmen der dualen Krankenhausfinanzierung für solche Investitionen unbestritten Geldgeber und zuständig. Dann haben die Länder einen Formfehler in der Abgrenzungsverordnung (diese Verordnung regelt, was über Pflegesätze und was über die Investitionszuschüsse der Länder zu zahlen ist) zum Anlaß genommen, sich aus dieser Verpflichtung zurückzuziehen. Deshalb ist jetzt auch der Entwurf eines Gesetzes zur Änderung des Krankenhausfinanzierungsgesetzes auf den parlamentarischen Weg gebracht worden, der auf die nächsten 3 Jahre begrenzt, die weitere Forderung von Krankenhausinstandhaltungsmaßnahmen durch die Länder vorsieht. Nach Ablauf der auf 3 Jahre befristeten Regelung sollen die Instandhaltungsmaßnahmen dann über die Pflegesätze finanziert werden. Ohne die mit diesem Gesetzentwurf vorgesehene Klarstellung kämen 1996 und in den folgenden Jahren auf die Krankenkassen zusätzliche Forderungen der Krankenhäuser von mehr als einer Milliarde DM zu. Dies kann niemand verantworten. Die Übergangsphase von 1996 bis 1998 ist aber auch notwendig, um die Abgrenzung der Investitionskosten von den pflegesatzfähigen Kosten grundlegend neu gestalten zu können; und zwar im Hinblick auf unser Ziel, die monistische Krankenhausfinanzierung schrittweise einzuführen. Ohne diese Übergangsregelungen würde die Überführung der Instandhaltungsmaßnahmen in die Pflegesatzfähigkeit zu völlig unkalkulierbaren Ergebnissen führen, denn die Krankenkassen haben zur Zeit weder den Apparat noch die haushaltsrechtlichen Möglichkeiten, mit den hieraus folgenden Forderungen der Krankenhäuser sachgerecht umzugehen.

Meine Damen und Herren, allen Beteiligten ist aber auch bewußt, daß ohne darüber hinausgehende Reformmaßnahmen im Krankenhausbereich die 3. Stufe der Gesundheitsreform nur Stückwerk bleiben würde. Was mit dem Gesundheitsstrukturgesetz nicht gelungen ist, die überproportionale Aufgabenentwicklung im Krankhausbereich einzufangen, muß in der 3. Stufe der Gesundheitsreform gelingen. Denn während bei den Arzthonoraren das Ziel getroffen wurde, ist es im Krankenhausbereich verfehlt worden. Niemand hat einen Hehl daraus gemacht, daß dies vor allem der Gesetzgeber selbst zu verantworten hat. Bund und Länder, Koalition und Opposition haben gemeinsam das Gesundheitsstrukturgesetz auf den Weg gebracht, das im Krankenhausbereich eine Reihe von Löchern in dem Budgetdeckel vorgesehen hat. Nicht zuletzt auf Wunsch der Länder sind zahlreiche Ausnahmebestandteile im Gesetz verankert worden, die ein Wachstum der Krankenhausbudgets oberhalb der Löhne und Gehälter der Versicherten zugelassen haben. Dies muß nun geändert werden. Darüber hinaus sind Maßnahmen vorgesehen, die den Krankenhausbereich generell so in die Ausgabendisziplin einbeziehen, wie dies z.B. bei den niedergelassenen Ärzten sehr gut funktioniert. Ziel ist und bleibt dabei, daß die Bürger im Kranheitsfall, unabhängig von ihrer wirtschaftlichen Leistungsfähigkeit, umfassend abgesichert sind. Notwendige Einsparungen des Krankenhauses dürfen nicht zu einer Verschlechterung der Versorgungssicherheit und vor allen Dingen auch nicht zu einer Verschlechterung der medizinischen Qualität führen. Auch in Zukunft brauchen wir eine qualitativ hochwertige Krankenhausversorgung, deren Rahmenbedingungen von der Politik festzulegen sind. Ihre Umsetzung aber soll verstärkt in die Hand der Selbstverwaltung gelegt werden. Ausgangspunkt für alle weiteren Maßnahmen ist die Fortsetzung der mit dem Gesundheitsstrukturgesetz eingeleiteten Reform zu einer leistungsorientierten Vergütung im Krankenhausbereich. Dazu wird die Weiterentwicklung der Fallpauschalen und Sonderentgeltkataloge den Selbstverwaltungspartnern auf der Bundes- und Landesebene übertragen. Die Entgeltlöhne sollen nicht über Punktzahlen und Punktwerte sondern in Form von Preisen direkt auf der Landesebene vereinbart werden. Die Bundespflegesatzverordnung wird ergänzend zu den bereits eingeleiteten Änderungen des Pflegesatzrechtes zur Feinsteuerung fortentwickelt werden. Insgesamt werden die für stationäre Leistungen aufzubringenden Mittel wirksamer in den Gesamtfinanzierungsrahmen der gesetzlichen Krankenversicherung eingebunden. Derzeit haben wir die folgende Situation: während für die ambulante ärztliche Versorgung zwischen den kassenärztlichen Vereinigungen und den Krankenkassen ein Gesamtvergütungsvolumen jedes Jahr neu vereinbart wird, gibt es Vergleichbares für die stationäre Versorgung bisher nicht. Der sich letztlich ergebende Ausgabenzuwachs ist vorher völlig offen. In der Koalition ist deshalb Konsens darüber erzielt worden, daß das Gesamtvergütungsmodell aus dem niedergelassenen Bereich auf den Krankenhausbereich übertragen wird. Konkret sind hierfür die folgenden Eckpunkte beschlossen worden: die Vertragsparteien auf Landesebene beschließen ab 1997 eine Gesamtvergütung sowie deren Zuwachsrate als Obergrenze für die Summe der Erlöse der Krankenhäuser im Land. Die dazu erforderlichen Verbandstrukturen werden auf privatrechtlicher Grundlage geschaffen. Unter Berücksichtigung der medizinischen Entwicklung der Struktur der Versicherten, der Leistungsentwicklung in anderen Vergütungsbereichen, sowie der Entwicklung der beitragspflichtigen Einnahmen schreiben die Selbstverwaltungspartner die Gesamtvergütung einvernehmlich fort. Die Krankenkassen schließen mit den Krankenhäusern auf der Grundlage der Bundespflegesatzverordnung die Pflegesatzvereinbarung. Für jedes Krankenhaus wird ein Gesamterlösbetrag, bestehend aus Fallpauschalen, Sonderentgelten, Abteilungspflegesätzen, Basispflegesätzen, vor- und nachstationären Leistungen, amubulanten OP-Leistungen vereinbart. Soweit die Summe der örtlichen Erlösvereinbarungen die Gesamtvergütung auf Landesebene überschreitet, werden entsprechende lineare Kürzungen der örtlichen Vereinbarungen vorgenommen. Überschreiten die im Wirtschaftsjahr erzielten Erlöse der Krankenhäuser den landesweiten Gesamtvergütungsbetrag, sind die verursachenden Krankenhäuser zu Ausgleichen, einer Rückzahlung bzw. Verrechnung des individuellen Überschreitungsbetrages verpflichtet. Wenn allerdings Notfälle eintreten sollten mit erheblicher Folgewirkung für die Gewährleistung der Krankenhausversorgung, kann ein adäquater Ausgleich für die betroffenen Krankenhäuser in der Pflegesatzvereinbarung des übernächsten Jahres vorgesehen werden. Die Regelungen über seine Gesamtvergütung und deren jährliche Zuwachsraten sollen bis einschließlich 1999 gelten. Mitte 1999 berichtet die Bundesregierung dem Deutschen Bundestag über die Entwicklung der Krankenhausausgaben und ihren Anteil an den Gesamtaufgaben der gesetzlichen Krankenversicherung sowie über die Entwicklung der Leistungsfähigkeit der Krankenhäuser.

Meine Damen und Herren, mit diesen Maßnahmen wird ein stabiler Rahmen für die weitere Entwicklung im stationären Bereich geschaffen. Innerhalb dieses Rahmen soll die Selbstverwaltung größtmöglichste Handlungsfreiheit bekommen. Dabei ergeben sich auch neue Aufgaben, ich nenne hier insbesondere eine Verzahnung zwischen dem ambulanten und dem stationären Bereich. Das nach wie vor nur unzureichend koordinierte Nebeneinander von niedergelassenen Ärzten einerseits und dem stationären Bereich andererseits, ist eine Hauptquelle für die Unwirtschaftlichkeiten in unserem Gesundheitswesen. In beiden Systemen werden teure technische Kapazitäten bereitgehalten und es finden zahlreiche unnötige Wiederholungsuntersuchungen statt, unter denen Patienten und Kassen gleichermaßen leiden. Leitlinie der Politik ist und bleibt der Grundsatz, soviel ambulant wie möglich und hier möchten wir auch hinzufügen, soviel ambulant wie möglich auch im Krankenhaus, wenn dadurch eine stationäre Behandlung vermieden werden kann. Mit einem Gesundheitsstrukturgesetz sind die Möglichkeiten der Krankenhäuser durch ambulantes Operieren sowie vor- und nachstationäre Behandlung verbessert worden. Eine darüber hinausgehende institutionelle Öffnung der Krankenhäuser für ambulante Behandlung wäre jedoch nicht sachgerecht. Die Krankenhäuser sind Stätten der medizinischen Hochleistungen. Hier werden besondere fachärztliche Qualifikationen und technische Austattung vorgehalten, die für die ambulante Versorgung grundsätzlich nicht verschlossen sein sollen. Die bestehenden Instrumente, die dieses Zusammenwirken ermöglichen sollen, sind allerdings noch nicht optimal. Hier sollten Krankenhäuser, Krankenkassen und Kassenärzte mehr Gestaltungsmöglichkeiten, vor allem flexiblere Gestaltungsmöglichkeiten erhalten. Deshalb ist vorgesehen, daß qualifizierte Fachärzte in den Krankenhäusern hochspezialisierte Leistungen zur Sicherstellung der örtlichen Versorgung nach Überweisung durch einen niedergelassenen Facharzt ambulant erbringen können. Dies soll durch persönliche Ermächtigung im Gesetz geregelt werden. Die Leistungen sind persönlich zu erbringen. Ein entsprechender Katalog hochspezialisierter Leistungen sowie das Anforderungsprofil an die Qualifikation soll in dreiseitigen Verträgen bestimmt werden. Insgesamt soll die Einbeziehung des Krankenhauses in die ambulante Versorgung auf einen engen Korridor spezialisierter Leistungen begrenzt bleiben. Ein Nebeneinander der Versorgungsbereiche mit gleichem Aufgabenzuschnitt und damit in Konkurrenz würde zu neuen Kosten führen und alle Bemühungen um die Finanzierbarkeit des Gesundheitswesens zunichte machen. Ein weiteres Stichwort im Zuge der 3. Stufe der Gesundheitsreform, meine Damen und Herren, ist die Qualitätssicherung. Sie ist im Krankenhaus wie auch im ambulanten Bereich Aufgabe der Ärzte, die sie bei der Erbringung ihrer Leistungen zu verwirklichen haben. Es ist die Aufgabe der Ärztekammer, Standards vorzugeben, deren Einhaltung zu überwachen und die Fortbildung für alle Ärzte zu intensivieren. Deshalb müssen die Verträge zwischen den Krankenkassen und den Krankenhäusern bei der Qualitätssicherung die Zuständigkeit der Ärztekammer künftig entsprechend berücksichtigen und die Ärztekammer müssen in Zukunft intensiver beteiligt werden.

Soweit zu den wesentlichen Eckpunkten der im Krankenhausbereich vorgesehenen Reformmaßnahmen, meine Damen und Herren. Die Leitlinien dieser Maßnahmen, mehr Freiheit für die Selbstverwaltung bei gleichzeitiger Berücksichtigung von Beitragssatzstabilität, sind auch die Eckpfeiler für die gesamte 3. Stufe der Gesundheitsreform. Die aktuelle Entwicklung stellt eindrucksvoll unter Beweis, daß wir uns von der Vorstellung verabschieden müssen, der Staat könnte die Belange der gesetzlichen Krankenversicherung besser steuern als die Beteiligten selbst. Das Gegenteil scheint eher der Fall zu sein. Überall da, wo der Staat die Hauptverantwortung trägt, gibt es nur spärliche Einsparungserfolge. Dort aber wo die Beteiligten unmittelbar Verantwortung übernehmen, sind beachtliche Leistungen zu verzeichnen. Aus unserem Bereich nenne ich hier nur die EBM-Reform, die dies sichtbar belegt. Hier ging es um den einheitlichen Bewertungsmaßstab. Deshalb muß die Devise insgesamt für die anstehende 3. Stufe der Gesundheitsreform heißen: Rückzug des Staates, Vorfahrt für die Selbstverwaltung und dies alles bei stabilen Beiträgen für die Beitragszahler. Der Gesetzgeber sollte sich in Zukunft darauf beschränken, die Leitlinien und die wettbewerblichen Spielregeln für Organisation, Ablauf und Entscheidungsfindung in der gesetzlichen Krankenversicherung festzulegen. Im übrigen aber sollte der Staat Aufgaben an die Selbstverwaltung zurückdelegieren. Er wird lediglich dafür sorgen müssen, daß bei unüberbrückbaren Meinungsunterschieden der Vertragspartner Schiedsverfahren eingreifen, die eine gegenseitige Blockade verhindern. Die staatliche Aufsicht in Bund und Land wird sich auch deshalb weitgehend auf eine Funktions- und Mißbrauchsaufsicht beschränken. Dabei dürfen auch künftig grundsätzlich die Ausgaben der gesetzlichen Krankenversicherung als Grundregel nicht stärker steigen als die Arbeitseinkommen der Beschäftigten. Beitragsstabilität bedeutet nicht, daß es keine Zuwächse gibt. Beitragssatzstabilität heißt vielmehr, finanzieller Zuwachs nur im Rahmen der wirtschaftlichen Entwicklung und im Rahmen der Zuwächse bei den Löhnen und Gehältern einschließlich der Renten und damit der Zuwächse bei den Einkommen der Beitragszahler. Diese Vorgabe zur Beitragssatzstabilität muß von allen Vertragspartnern im Sinne einer gesetzlich übertragenen Aufgabe akzeptiert werden. Ohne die Einbindung in diese Verpflichtung kann es keine Freiräume mehr für Eigenständigkeit und Selbstverwaltung geben. Die Selbstverwaltung soll auch in Zukunft die Möglichkeit haben, die Beitragssätze dann zu erhöhen, wenn der medizinische Fortschritt neue, dringend notwendige aber teure Behandlungen zuläßt. Unser Schulbeispiel hierfür ist der berühmte Impfstoff gegen Aids. Wenn also so etwas erfunden oder gefunden würde und einsatzfähig würde, würde ohne Rücksicht auf die Kosten und wenn sie in der Milliardengrößenordnung lägen, hier die medizinische Versorgung möglich gemacht werden und das ist dann der Fall, wo die Selbstverwaltungsorgane hier die entsprechenden Ausgabenerhöhungen und auch notfalls Beitragserhöhungen beschließen könnten. Was hier als Leitgedanke dahintersteht ist, daß bei allen Sparmaßnahmen, so wichtig sie uns auch sind, die Qualität stets im Vordergrund stehen muß und auch nach wie vor gewährleistet werden muß und hierfür haben wir uns bemüht, trotz aller notwendigen Sparleistungen auch die erforderlichen Spielräume einzubauen. In Zukunft soll nach den Vorstellungen unseres Hauses die gesamte Versichertengemeinschaft die notwendigen steigenden Belastungen tragen. Das heißt, eine einseitige Belastung kranker Menschen in From von einer stärkeren Selbstbeteiligung sollte vermieden werden. Höhere Belastungen sind auch erst dann gerechtfertigt, wenn die Selbstverwaltung alle Wirtschaftlichkeitsreserven ausgeschöpft hat.

Meine Damen und Herren, insgesamt sollen im Zuge der nächsten Reformstufe die Kreativiät, Phantasie, Eigeninitiative und die Selbstverantwortung der Betroffenen nicht nur gefördert, sondern auch die vergessenen Instrumente wiederbelebt werden, die es erlauben, diese Möglichkeiten auch tatsächlich umzusetzen. Dazu brauchen wir einen neunen, einen moderenn Handlungsrahmen mit mehr Freiheiten und neuen Gestaltungsmöglichkeiten in der gesetzlichen Krankenversicherung. Dabei geht es nicht darum, einen Wettkampf egoistischer Einzelinteressen zu ermöglichen, der zu Lasten der Versicherten ausgetragen wird. Was wir wollen, ist auch das genaue Gegenteil von Sozialstaatsabbau. Es geht vielmehr um Freiheit, das bedeutet nicht nur die Freiheit von zuviel Reglementierung, sondern es bedeutet die Freiheit für mehr Verantwortung. Denn Freiheit entsteht und rechtfertigt sich erst aus der wahrgenommenen Verantwortung. Nur wenn Handlungsfreiheit in diesem Sinne genutzt wird, wenn die Regeln eingehalten werden und wenn die Akteure Mut, Phantasie und Risikobereitschaft mitbringen, kann ein solcher Neuanfang beginnen. Und wenn es uns gelingt, in der gesetzlichen Krankenversicherung mit diesem aufgezeichneten Weg zum Erfolg zu kommen, dann wird er auch ein Modell für weitere Reformen in anderen Bereichen unserer Gesellschaft sein können.

Meine Damen und Herrn, wir müssen heute die Weichen richtig stellen, damit die gesetzliche Krankenversicherung auch in Zukunft gesund ist, denn wer heute versäumt, besser zu sein, kann morgen nicht mehr gut sein. Kaum eine Berufsgruppe weiß das besser als Sie, denn Sie arbeiten in einem Bereich, in dem es keinen Stillstand gibt und geben darf und damit sind letztlich Sie die wesentlichen Garanten unseres Konzeptes, daß trotz der gesetzlichen Maßnahmen und bei diesen gesetzlichen Maßnahmen auch die Qualität weiterhin garantiert und sichergestellt werden kann. Der Austausch wissenschaftlicher Ergebnisse, wie er bei ihren jährlichen Kongressen stattfindet, ist für einen in einer so rasanten Fortentwicklung begriffenen Bereich wie der Unfallchirurgie von größter Bedeutung. In diesem Sinne wünschen wir Ihnen einen fruchtbaren Gedankenaustausch und der Tagung einen guten und erfolgreichen Verlauf mit vielen neuen Erkenntnissen.

Der Präsident

Vielen Dank Herr Ministerialrat für Ihre knappe Skizzierung der zukünftigen Gesundheitspolitik, ich freue mich auch, daß Sie uns Dinge zumuten wie Phantasie, Kreativität, Risikobereitschaft, die uns vorher offensichtlich gesetzlich abgesprochen worden sind und ich hoffe, daß es uns dann gelingt, die Ursachen und die Folgen nicht zu verwechseln, und die Gesundheitsressourcen so in den Griff kriegen, wie das die Gesetze und die bisherigen Bundesgesundheitsminister offensichtlich nicht geschafft haben. Trotzdem, ich danken Ihnen nochmals ausdrücklich, daß Sie persönlich erschienen sind und hier den Minister so tapfer vertreten haben. Danke schön.

Herr Senator, ich darf Sie nun um Ihr Grußwort bitten

Dr. Peter Luther
Senator für Gesundheit der Stadt Berlin

Sehr geehrter Herr Professor Muhr, Herr Dr. Vilmar, Herr Dr. Huber, meine sehr verehrten Damen und Herren, ich versichere Ihnen, es wird ein kurzes Grußwort und ich darf mich ganz herzlich bedanken für die Einladung und die Möglichkeit, diesen Kongreß hier zu eröffnen und ich tue das im Namen des Landes Berlin, im Namen des regierenden Bürgermeisters, aber Sie wissen das, natürlich ganz besonders in meinem eigenen Namen, denn ich hatte Gelegenheit, in den vergangen Jahren, solange ich jedenfalls in diesem Amt in Berlin bin, Sie immer hier in Berlin begrüßen zu dürfen, alljährlich zu Bußtag, wenn ich mich recht erinnere. Es ist eine Tradition, und so ist es inzwischen auch für mich eine gute Tradition geworden. Und wenn ich einen Begriff von Ihnen,

Herr Professor Muhr aufnehmen darf von dem Kaiserwetter, so lassen Sie mich das ein bißchen abwandeln: mit dem schlechten Wetter, das hat ja manchmal auf makabre Weise auch etwas Gutes, denn wenn ich mir heute früh die Unfallzahlen hab zusammenstellen lassen, die aufgrund dieses Wetters in Berlin eingetreten sind, so ist das in besonderer Weise eine direkte Verbindung, denn Sie, Ihr Berufsstand, Sie sind diejenigen, meine Damen und Herren, die dann zu Hilfe gerufen werden und denjenigen, die aus welchen Gründen auch immer, aus Leichtsinn oder anderen Fehleinschätzungen Ihrer Hilfe bedürfen. Sie sind es, die dann auch in der Tat helfen und helfen können. Deshalb gilt Ihnen, als Gesundheitssenator Berlins sage ich das gerne, mein besonderer Dank und wenn Sie wollen, kann man das fortsetzen und ausdehnen auf Brandenburg. Das Land Brandenburg liegt in der Unfallstatistik, was Verkehrs- und Autounfälle betrifft, in der ganzen Bundesrepublik an erster Stelle. Auch hier könnte einem Angst und Bange werden über diejenigen, denen dann geholfen werden muß, aber ich habe gehört, daß Sie ja auch Herrn Greiner und Herrn Kleinherne begrüßt haben, so darf ich an dieser Stelle fortsetzen, daß das Land Berlin ja mit den Berufsgenossenschaften ein ganz tolles, modernes, neues Krankenhaus hier in Berlin baut. Wir haben vor wenigen Wochen Richtfest gefeiert. Auch hier wird mit Ihrer Hilfe denjenigen, die sie bedürfen, geholfen werden können.

Meine Damen und Herren, lassen Sie mich noch ein anderes Beispiel nennen, weil ich meine, nicht nur in vielen anderen Gebieten der Medizin, auch hier gilt das Thema Prävention in ganz besonderer Weise und wenn ich da ein besonderes Beispiel hervorheben möchte, so hat das ebenfalls seinen Grund. Der eine oder andere von Ihnen weiß, daß sich alljährlich hier in Berlin, zum Beispiel am 15. Oktober dieses Jahres letztmalig Motorradfahrer zu einem Gottesdienst treffen. Auch hier in diesem Jahr sind darunter viele, eine ganze Reihe junger Motorradfahrerkollegen, die gedenken wollen und gedacht haben und vielen, sehr vielen von Ihnen mußte gedacht werden, weil Sie, trotz großer Kunst und großer Hilfe, ihnen eben nicht mehr helfen konnten. Ich weiß, daß dies zu ihrem Alltag gehört und ich weiß auch, daß Sie versuchen, durch immer neuere Operationsverfahren, neue Techniken, die durch einen Unfall zerstörten Funktionen wiederherzustellen. Und auch hier darf ich in meinem Namen, im Namen der Berliner ganz herzlich dafür danken.

Ein weiteres Feld, meine Damen und Herren, ist die immer größere Zahl von Patienten in hohem Alter, deren Skelett, Knorpel oder Bandapparat den täglichen Belastungen nicht mehr standgehalten hat. Auch hier haben Sie inzwischen schonende Operationsverfahren entwickelt, die die schnelle Mobilisierung der Menschen wieder zulassen. Und wir müssen auch weiterhin jedem Mitbrüger, meine Damen und Herren, das betone ich ausdrücklich, auch nach der Rede von Herrn Welz, jedem Mitbürger die medizinische Versorgung angedeihen lassen, die nach einem Unfall oder nach einer Erkrankung erforderlich ist. Nur kann es nach meiner Ansicht keine, an Lebensjahren orientierte Kontraindikationen, z.B. bei Hüftprothesen geben; gerade dieses Operationsverfahren, das eine frühzeitige Mobilisierung für die alten Menschen ermöglicht, ist letztlich für die Versichertengemeinschaft am Ende viel billiger als ein langer stationärer Aufenthalt in einem Akutkrankenhaus.

Meine Damen und Herren, ich weiß, ich bewege mich jetzt in Richtung Gesundheitsstrukturgesetz. Ich will das aber wirklich in der Tat meiden. Auch ich könnte Ihnen natürlich als Gesundheitssenator des Landes Berlin die eine oder andere Einsparmöglichkeiten vorstellen. Dennoch warne ich vor allzu schnellen, vor allzu frühen Schritten und es ist sicherlich nicht der Ort und der Platz, darüber zu diskutieren oder über das Eckpunkteproblem jetzt hier zu diskutieren im Rahmen eines Grußwortes. Da muß man an anderer Stelle tun. Nur aus der Sicht des Landes Berlin gäbe es dazu eine ganze Menge Anmerkungen zu machen, kritische Anmerkungen, wenn ich das in aller freundlichen Form sagen darf. Wir entwickeln uns, wenn wir da nicht acht geben, allzu schnell in eine Zwei- oder Mehrklassenmedizin, wenn wir das so unwidersprochen in jeder Hinsicht nehmen.

Ich hatte Ihnen ein kurzes Grußwort versprochen, meine Damen und Herren, lassen Sie mich deshalb zum Abschluß Ihnen fachlich hervorragende Diskussionen wünschen, Ihnen einen angenehmen Aufenthalt in unserer Hauptstadt und wenn es denn möglich ist, wenn es Ihre Zeit erlaubt, vielleicht auch einen Blick in die Stadt hinein, die trotz vieler Baugeschehen, trotz vieler Baustellen manch interessante Ecken und Kanten zu bieten hat. Ich wünsche Ihnen, daß Sie ein wenig Zeit dafür haben und Ihrem Kongreß einen angenehmen Verlauf.

Der Präsident

Vielen Dank Herr Senator für Ihre freundliche Grußworte. Ich darf nochmal versichern, daß wir uns in Berlin sehr wohl fühlen, daß wir uns sehr gut aufgehoben fühlen, besonders bei Ihnen und deswegen wünschen wir Ihnen für die nächsten Wochen viel Erfolg.
Ich darf um das Grußwort unseres Präsidenten der Bundesärztekammer und Unfallkollegen, Herrn Dr. Karsten Vilmar bitten.

Dr. K. Vilmar
Präsident der Bundesärztekammer und des Deutschen Ärztetages

Herr Präsident, Herr Senator Luther, meine sehr verehrten Damen, meine Herren, liebe Kolleginnen und Kollegen.
Ihnen Herr Professor Muhr danke ich für die freundliche Begrüßung hier auf dem Kongreß der Deutschen Gesellschaft für Unfallchirurgie und überbringe Ihnen, allen Teilnehmerinnen und Teilnehmern die Grüße der Bundesärztekammer und hoffe, daß diese 59. Tagung unter Ihrer Präsidentenschaft einen erfolgreichen Verlauf nimmt und die gebührende Beachtung in der Öffentlichkeit findet.

Das Programm ist hochinteressant, ebenso die Ausstellung und wer es aufmerksam verfolgt und das vergleicht mit der Entwicklung von vor 10, 20 Jahren, sieht die immensen Fortschritte und dem wird dann auch klar, warum die Ausgaben im Gesundheitswesen steigen. Wir sind in einer Phase schneller Entwicklungen, die erfordern Anpassung, natürlich, Anpassungen der Strukturen in Klinik und Praxis. Sie erfordern mehr Kooperation und mehr Verbindung auch zwischen Klinik und Praxis interprofessioneller und interdisziplinärer Art. Es ist deshalb erfreulich, daß der Deutsche Ärztetag in diesem Jahr die Berufsordnung verändert hat, um die Bestimmung des Partnerschaftsgesellschaftsgesetzes in Zukunft auszuschöpfen. Wir sind jetzt in einer Phase der Beratung zur 3. Stufe der Gesundheitsreform in der Hoffnung, daß dies wirklich eine entscheidende Stufe und nicht etwa eine Stolperstufe wird. Die Gespräche haben seit Januar 95 begonnen auf dem Petersberg unter dem Motto: Vorfahrt für die Selbstverwaltung aber, und den 2. Teil des Satzes muß man auch beachten: bei Wahrung der Beitragssatzstabilität. Dies ist insbesondere deshalb wichtig, weil ursprünglich Ende diesen Jahres die Budgetierung auslaufen sollte. Dies wird jetzt nicht der Fall sein, wir haben es eben gehört, es ist eine weitere Vielzahl von Gesetzen in Vorbereitung, weil man fürchtet, daß die Ausgaben im nächsten Jahr davonlaufen. Ein Krankhausgesetz 1996 soll die Ausgaben anhalten entsprechend der BAT-Steigerung. Die Pflegepersonalregelung soll ausgesetzt werden. Die Bundespflegesatzverordnung wird dahin geändert, daß der Erlösabzug auf 100% gebracht wird und die Instandhaltungskosten sollen an die Länder weiterverwiesen werden; ob die darüber so glücklich sind wird der Bundesrat dann sicher noch etwas anders beurteilen als die Bundesregierung, schätze ich mal. Daraus alleine resultiert eine Einsparvolumen. Man fragt sich, ob der Ausdruck „Einsparen" in diesem Zusammenhang richtig ist, von annähernd 2 Milliarden. Eine Vielzahl neuer Gesetze, obwohl ursprünglich gesagt wurde, die Selbstverwaltung soll Vorfahrt haben und beklagt wurde, daß seit 1977 der Gesetzgeber die Dinge nicht mit Gesetzen habe regeln können, was daraus bewiesen ist, daß allein seit diesem Zeitpunkt 46 Gesetze mit 6800 Einzelbestimmungen erlassen worden sind. Und es ist schon ein Zeichen ganz besonderer Zeit- und Regelungsphilosophie, wenn wir seit 1972 mit dem Krankenhausfinanzierungsgesetz und in der Folge allein mit 8 Jahrhundertgesetzen beglückt worden sind, die sämtlich die Probleme nicht haben lösen können, sondern immer wieder an Symptomen herumkuriert haben. Offensichtlich sind die ursprünglichen Absichten jetzt etwas fallengelassen worden und möglicherweise will man die Zahl der Gesetze und Verordnungen nun doch entscheidend erhöhen, um vielleicht wenigstens auf diesem Wege einen Rekord zu erreichen. Dennoch meine ich, ist eine gewisse Zäsur in der Gesundheitspolitik spürbar, denn der Bundesminister Seehofer hat erstmals als Politiker ganz klar auch auf die Ursachen dieser Ausgabenentwicklungen hingewiesen und in seiner Analyse Dinge einbezogen, die wir schon immer vorgetragen haben, die früher aber abgelehnt wurden. So zum Beispiel, daß für große Teile der Ausgabenentwicklung der Gesetzgeber selbst verantwortlich ist. Und wenn vorhin Sie, Herr Dr. Welz, beklagt haben das Einnahmedefizit der gesetzlichen Krankenversicherungen, so ist darauf hinzuweisen, daß diese daraus resultiert, daß infolge des 1989 gemeinsam von Bundesregierung und SPD beschlossenen Rentenreformgesetzes erstmals ab 1.1.75 durch Veränderung der Beitragsbemessungsgrenzen die Einnahmen der gesetzlichen Krankenversicherungen um 5–6 Milliarden DM sinken. Dieses war früher schon einmal der Fall, dadurch daß man die Rentenversicherung veranlaßte an die Krankenversicherung der Rentner wesentlich weniger zu zahlen. Und hier liegen die Gründe für die Ausgabensteigerung, wenn man den riesigen Solidarausgleich der aktiven Versicherten für die Krankenversicherung der Rentner herausrechnet, dann könnte der heutige Beitragssatz um nahezu 4 Beitragssatzprozentpunkte niedriger sein. In DM bedeutet das einen Milliardentransfer in Höhe von 40 Milliarden DM und auch darauf hat der Bundesminister in der konzentrierten Aktion im Gesundheitswesen hingewiesen. Der Minister hat ferner gesagt, daß die Einnahmeentwicklung bei den niedergelassenen Ärzten seit 75 niemals für den Gesetzgeber hätte Anlaß sein müssen, regelnd einzugreifen, denn der Anteil ist von 18,5% 1975 auf jetzt 16,2% gesunken. Und auch für das Krankenhaus, das viel gescholtene, hat der Minister in der konzentrierten Aktion im Gesundheitswesen festgestellt, daß die Ausgabensteigerung dort auch unter der Grundlohnsummenentwicklung hätte bleiben können, wenn man die zahlreichen, vom Gesetzgeber induzierten Ausgabensteigerungen herausrechnet. Und hierzu gehören insbesondere die von der gesamten Gesellschaft ja begrüßten besseren Vergütungen für das Pflegepersonal, die Pflegepersonalregelung PPR aber auch das Arbeitszeitgesetz und eine Reihe von anderen Verordnungen. Ich meine, daß durch diese Analyse und die Feststellung von dem Bundesminister Seehofer, daß der Anteil der gesetzlichen Krankenversicherung an den Sozialausgaben seit 1970 mit 6%–7% nahezu unverändert ist, ein anderer Stil eingetreten ist und ich glaube, wir sollten das auch konsequent fortsetzen, denn ohne eine Analyse kommen wir nicht zu einer wirksamen Therapie und es hat überhaupt gar keinen Sinn, auf ausgabenträchtige Bereiche unsers

Gesundheitswesens einzuschlagen, dann wird man diesen Entwicklungen dort überhaupt nicht gerecht.

Gleiches gilt für die vieldiskutierte Lohnnebenkostenentwicklung. Auch hier liegen die Steigerungn zu ¾ bei den Tarifpartnern und bei den Betrieben selbst und nur ¼ sind an Steigerungen durch den Gesetzgeber eingetreten für nicht nur die Krankenversicherungen sondern auch die Renten- und Arbeitslosenversicherung. Und was man ferner bei undifferenziertem Sparen im Gesundheitswesen auch beachten muß, auch darauf hat der Minister dankenswerterweise hingewiesen, daß im Gesundheitswesen 2 1/2 bis 3 Millionen Menschen beschäftigt sind, die dort ihr Brot nicht nur verdienen, sondern umgekehrt auch Steuern und Beiträge zahlen. Auch dieses muß beachtet werden. Das ursprüngliche Ziel, in diesem Jahrhundert keine Reform mehr zu benötigen, scheint jetzt allerdings nicht mehr möglich zu sein aus vielerlei Gründen. Es wird jetzt nur gesagt, daß man die Stärkung der Selbstverwaltung will, daß der Staat sich zurückziehen will und vieles in die Gestaltungsmöglichkeiten der Selbstverwaltung übertragen werden soll, aber bei Wahrung der Beitragsstabilität und dafür wird ein neuer Begriff demnächst eingeführt werden, was ist der Beitragsleitsatz, den der Bundestag beschließen soll und der dann sich alle 3 Jahre entsprechend verändert. Herr Minister Seehofer hat sich geäußert, Sie haben, Herr Welz, darauf hingewiesen, daß er sich Steigerungen vorstellen könnte. Es kam das vielzitierte Aids-Beispiel, ansonsten hat er das gesagt, sei dies für einen sinnhaften Zweck denkbar ohne daß er sich dazu näher ausgelassen hätte. Sie haben auf die vielen Vorschriften, die durch das Krankenhausneuordnungsgesetz 1997 jetzt ins Haus stehen, hingewiesen. Es wäre sicher reizvoll, im einzelnen darauf einzugehen, das will ich aus Rücksicht auf die Zeit nicht tun. Nur Eines sei gesagt, zu vielen Punkten sind kritische Anmerkungen dringend angebracht; es sollte nicht die Legende entstehen, daß hier dieses Auditorium dieses mit Interesse oder gar zustimmend zur Kenntnis genommen hat. Wir werden darüber im einzelnen noch eingehend sprechen müssen und wir werden ja schon am 6. Dezember, denke ich, dazu in einer Anhörung Gelegenheit haben. Eines sei auch ganz klar gesagt, eine dauerhafte Budgetierung ohne Berücksichtigung der Entwicklung der Medizin und ohne Berücksichtigung der demographischen Entwicklung mit einer starken Zunahme älterer Menschen und deren Multimorbidität läßt auf Dauer eine qualifizierte Versorgung nicht zu. Es muß dann die Versorgung der Patienten gefährdet werden. Es wird aber auch gefährdet die notwendige Investion in Neuerungen und auch dieses muß man sich sehr genau überlegen, ob man dieses für die Zukunft tatsächlich will oder ob man nicht doch besser den Bürger selbst einmal fragt, was die Bürgerinnen und Bürger nämlich für ihre Gesundheit bereit sind zu zahlen.

Wir werden in Kürze noch weitere Gesetzentwürfe bekommen, auf der Grundlage der Petersberger Gespräche. Um 14.00 Uhr ist heute die Koalition zusammengetreten, um darüber Eckpunkte zu formulieren und wir werden wahrscheinlich in den nächsten Tagen die Eckpunkte bekommen und der Minister hat angekündigt, daß er im Dezember mindestens die Texte der Gesetze und der Eckpunkte unter Dach und Fach haben will, möglicherweise aber auch schon die Gesetzestexte. Alles geht in großer Hektik, dennoch meine ich, sollte sorfältig beraten werden, damit man nicht wieder lediglich an Symptomen herumkuriert.

Einige erfreuliche Dinge sind natürlich auch zu berichten: so das SGB-5-Änderungsgesetz, das die hausärztliche Versorgung verbessert hat mit 600 Millionen Mark und die 240 Millionen Mark für die Vertragsärzte in den neuen Bundesländern gebracht hat. Es ist auch erfreulich, daß nunmehr, Sie haben darauf hingewiesen, die Ärztekammer in die Bestrebungen und die Regelungen zur Qualitätssicherung einbezogen werden sollen. Das war bislang nicht der Fall. Der Bundesgesetzgeber hat hier landesgesetzliche geregelte Kompetenzen der Ärztekammer nicht beachtet und dadurch einen Kompetenzwirrwarr geschaffen. Das soll nunmehr beendet werden. Wir hoffen, daß die Formulierungen noch glücklicher werden als sie jetzt im Referentenentwurf sind, der ein Regierungsentwurf wird und morgen in 1. Lesung bereits in den Bundestag kommt. Es geht dann auch keineswegs darum, daß die Ärztekammer, wie in den Eckpunkten noch stand, aus denen Sie offensichtlich zitiert haben, Herr Dr. Welz, Standards entwickeln sollen, sondern im Entwurf steht jetzt schon, daß hier lediglich Leitlinien nötig sind. Und ich möchte in diesem Zusammenhang auch noch einmal dringend darauf hinweisen, daß wir eine saubere Nomenklatur einhalten müssen. Die Bundesärztekammer hat kürzlich mit der Arbeitsgemeinschaft Medizinisch-Wissenschaftlicher Fachgesellschaften eine Tagung durchgeführt, die nur dem Zweck diente, eine gleiche, einheitliche Nomenklatur zu bekommen. Und hier muß man nämlich strikt unterscheiden zwischen Standards, Richtlinien, Leitlinien und Empfehlungen. Das ist nicht nur ein Streit um Worte, sondern es sind erhebliche juristische Konsequenzen gegebenenfalls damit verbunden und wir täten uns einen Bärendienst, wenn wir dies nicht beachten würden. Es geht also darum, daß wir lediglich Leitlinien für bestimmte Dinge entwickeln können, die einen Entscheidungskorridor beinhalten müssen, weil der Arzt je nach den individuellen Befunden entscheiden muß, was er bei diesen Patienten macht und was nicht. Wir sollten uns deshalb auch bemühen, nicht von Qualitätskontrolle zu reden, sondern von Qualitätssicherung; die ist ein prozeßhaftes Geschehen. Die Bemühungen mancher anderer, die Qualitätskontrolle wollen, laufen darauf hinaus, ein- für allemal einen Standard festzulegen. Überlegungen dieser Art wurden im Zusammenhang mit der Qualitätskontrolle bei Fallpauschalen gemacht und dann diesen Standard überall zu überprüfen durch den medizinischen Dienst oder andere Institutionen, die in den Krankenhäusern oder an anderer Stelle mit dem Standard gleichsam wie mit einem Pariser Urmeter der Medizin herumlaufen und feststellen ob da der Standard eingehalten ist oder nicht. Andere Bemühungen laufen darauf hinaus, daß nach der ISO 9000 ff ein „total quality management" einzuführen. Auch diese Dinge sind nicht vollständig übertragbar. Das sind Qualitätssicherungsbemühungen zur Schaffung wesentlich einer corporate identity in der Industrie, die Autoindustrie war da federführend und in den ISO-Normen 9600 ff steht, daß es darum geht, für die Dienstleistungen oder die Produzenten mehr Qualität und Zufriedenheit beim Kunden zu haben und mehr Qualität beim Produkt. Ich kann immer noch nicht ganz einsehen, daß auf einmal der Patient von uns zum Produkt wird oder gar zum Kunden. Ich meine wir sollten ihn weiter als Patienten behandeln und alles daran setzen, daß dieser Patient dann auch entsprechend dem jeweiligen Stand der medizinischen Wissenschaft behandelt wird und dieser Stand ist niemals abgeschlossen. Wir befinden uns in rasanter Entwicklung und dem muß auch die Qualitätssicherung Rechnung tragen, ja sie kann dazu beitragen, die weitere Entwicklung im positiven Sinne auch zu fördern.

Nötig sind zweifellos neue Regelungen. Wir sind auch für die Vorfahrt für die Selbstverwaltung zu haben, jedoch kann Selbstverwaltung nur dort Verantwortung übernehmen, wo sie auch Regelungskompetenzen hat. Und deswegen ist der Gedanke weiter zu verfolgen, ob nicht eine sektorübergreifende Selbstverwaltungslösung stattfinden muß. Das bietet sich insbesondere an bei der personalen Integration für qualifizierte Ärzte im Krankenhaus zur Ableistung von stationären und ambulanten Leistungen. Hier sind neue Ideen gefragt, auch um teure Investitionen besser nutzen zu können. Teure Investitionen, die wir auch in Zukunft benötigen. Man hört heute bei den Diskussionen über die Gesundheitsreform sehr viel, daß manches viel preiswerter und billiger werden könnte, wenn man mehr Geld in die sogenannte „sprechende Medizin" steckte. Der Arzt habe angeblich keine Zeit um mit dem Patienten die Problemlösung eingehend zu erörtern. Ich warne davor allein darauf zu setzen. Die Unfallchirurgie ist ein typisches Beispiel dafür. Diese „sprechende Medizin" ist keine Alternative, sondern sie ist additiv nötig. Allein dadurch, daß der Unfallchirurg dem Patienten die Hand auf die Stirn legt, wird das Problem eines Polytraumatisierten nicht gelöst. Und auch durch noch so gute Besprechung ist das nicht zu lösen. Hier muß Hand angelegt werden unter Nutzung aller Technik und aller technischen Möglichkeiten und das möge man bitte beachten bei allen Reformüberlegungen.

Meine sehr verehrten Damen, meine Herren, die künftige Gesundheitsreform ist wegen der unterschiedlichen Interessen von Bund und Ländern, Bundestag und Bundesrat und der unterschiedlichen politischen Mehrheiten in diesen Gremien natürlich auch in Gefahr geraten zur parteipolitischen Profilierung zu dienen. Nicht nur zwischen Opposition und Regierung, sondern auch innerhalb der Regierung. Wir müssen aber als Ärzte, glaube ich, mit allem Nachdruck darauf hinweisen, daß wir endlich sachgerechte Lösungen benötigen, wenn wir die Leistungsfähigkeit und Finanzierbarkeit trotz der wirtschaftlichen Schwierigkeiten, die sich auch nach Öffnung der Grenzen ergeben haben, über das Jahr 2000 hinaus sichern wollen, und bei der Sicherung der Leistungsfähigkeit und Finanzierbarkeit geht es nicht nur um die Krankenversicherung, sondern auch die Renten- und die Arbeitslosenversicherung und die Entwicklungen dort sind zweifellos auch mit Anlaß dafür, daß man die Krankenversicherung so kritisch beachtet, weil in den anderen Bereichen Beitragssatzsteigerungen unausweichlich sind, weil man aber in der Krankenversicherung glaubt, daß man für Beitragssatzsteigerungen rasch und bequem Verantwortliche finden kann. Die Feinde sind rasch ausgemacht: das sind die unwirtschaftlichen Krankenhäuser, die profitorientierte Pharmaindustrie und die zuviel verdienenden Ärzte. So meine Damen und Herren, geht das aber nicht und man möge erkennen, daß die Beratungen, die jetzt anstehen über das Gesundheitswesen, völlig ungeeignet sind, um aus diesem Gesundheitswesen eine parteipolitische Spielwiese zu machen.

Als Ärzte müssen wir uns gegenüber allen Parteien in Regierung und Opposition dafür einsetzen, daß wir auch in Zukunft die Grundlagen und Voraussetzungen für eine medizinisch wissenschaftlich begründete Medizin erhalten. Wir werden nicht hinnehmen können, daß irgenwelche Alters- oder Krankheitsgruppen ausgegrenzt werden. Das wäre aber leider der Fall, wenn eine Budgetierung fortgesetzt wird. In Anbetracht des zunehmenden Alters der Leute wäre dann ja die Konsequenz schließlich an eine Lebenszeitbudgetierung zu denken. Ein doch zutiefst inhumaner Gedanke und wir müssen alles daran setzen, daß so etwas nicht geschieht. Nötig ist also eine Engagement der Ärzte in Klinik und Praxis. Wir müssen eine möglichst geschlossene ärztliche Argumentation in dem politischen Meinungs- und Entscheidungsprozeß einbringen und dürfen uns nicht dadurch verzetteln, daß wir und uns gegeneinander befehden aus welchen Gründen auch immer. Natürlich gibt es da unterschiedliche Intersssenlagen, aber letztlich haben wir ein gemeinsames Interesse, wo immer wir arbeiten, unsere Patienten bestmöglich nach dem jeweiligen Stand der Wissenschaft zu versorgen und dazu gehören auch in Zukunft berufliche Unabhängigkeit damit die im Einzelfall notwendigen Entscheidungen unter Wahrung ethischer Normen auch tatsächlich getroffen werden, die sich ausschließlich am Interesse des Patienten orientieren müssen. Möge diese 59. Jahrestagung der Deutschen Gesellschaft für Unfallchirurgie auch dazu einen Beitrag leisten. Danke sehr.

Der Präsident

Herr Kollege Vilmar, haben Sie vielen Dank für Ihre freundlichen Grußworte und vor allen Dingen für Ihre kritischen Hinweise im Hinblick auf das Gesundheitsgesetz und die Gesundheitspolitik.
Und nun freue ich mich, den Präsidenten der Ärztekammer Berlin, Herrn Kollegen Ellis Huber zu begrüßen und Ihn zu bitten, Grußworte zu sagen.

Dr. E. Huber
Präsident der Ärztekammer Berlin

Lieber Herr Professor Muhr, Herr Welz, Herr Senator, lieber Karsten Vilmar, meine Damen und Herren, schön, daß Sie hier sind, Berlin zu erleben. Die Berliner Kolleginnen und Kollegen freuen sich darüber und ich heiße Sie herzlich willkommen. Sie wissen so gut wie ich, mehrstufige Reformraketen entfernen sich mit jeder gezündeten Stufe umso weiter von den realen Problemen und das scheint mir auch bei der gesamten Reformdebatte in der Bundesrepublik Deutschland der Fall zu sein. Es ist schwierig, der Politik zu erklären, wo es denn klemmt und was schiefläuft im Gesundheitswesen und ich bemühe mich manchmal die Parabel beizuziehen, die Parabel vom staatlich regulierten Apfelgenuß im Lande. Apfelbauern haben Freude daran, wenn gute Äpfel wachsen und wenn sie dieses Produkt kultivieren können und wenn Menschen, die es auf dem Markt entgegen nehmen können, sich daran freuen, rosige Wangen bekommen. Das geht solange gut, solange man diesen professionellen Stolz des Apfelbauers auch läßt. Es geht schief, wenn die Marktvertriebsordnung die ersten Neuregulierungen in dieses Gefüge bringt. Es steht außer Frage, daß es eine Frage von Qualität ist ob möglichst wenig faule Äpfel auf dem Markt erscheinen und die wählenden Apfelkonsumenten möglichst zufrieden sind. Sie können dieses Qualitätsziel nun erreichen indem sie staatlich bestellte Inspektoren an den Markteingängen aufstellen und jede Apfelkiste untersuchen ob sie denn faule Äpfel enthält, das kostet! Und wenn sie faule Äpfel finden, brauchen sie Inspektoren, die zu den Apfelbauern nach draußen gehen um herauszufinden, wer diese faulen Äpfel denn immer wieder produziert, das kostet! Und wenn die Konsumenten ob der zu vielen faulen Äpfel unzufrieden werden, können sie Werbeagenturen unter Vertrag nehmen, die der Bevölkerung weismachen, daß manche faulen Äpfel doch nicht so schlimm sind. Und sie werden dann sehr bald die Polititer in heftiger Aktion sehen, die neue Apfelkistenvertriebsordnungen und neue Marktkontrollgesetze erlassen, um die Zahl der faulen Äpfel zu minimieren und sie können sich darauf verlassen, daß die Apfelbauern keine Lust mehr haben, gute Äpfel zu produzieren und wenn man sie weiter prüft und kontrolliert, werden sie auch Möglichkeiten finden, zu verdecken wer denn da die faulen Äpfel und warum produziert. Also sie haben viel Kontrolle, viel Bürokratie, viel Überwachung aber keine bessere Qualität und vor allen Dingen auch kein minderen Preis für das Produkt, was die Menschen eigentlich wollen. In der Situation stecken wir im Gesundheitswesen. Es war immer Aufgabe von Ärztinnen und Ärzten, für die Gesundheit des einzelnen Menschen und die Gesundheit der ganzen Bevölkerung zu sorgen und diese Profession hat über die Geschichte hinweg immer sich bemüht, in sozialer Verantwortlichkeit das Beste für die Patienten und das Beste für kranke Menschen und das Beste gegen Krankheiten in unserer Gesellschaft zu machen. Was wir also brauchen ist eine Rekultivierung des ärztlichen Handelns in sozialer Verantwortlichkeit und eine Befreiung des redlichen Arztes vor völlig überflüssigen Überwachungen, Kontrollen, Superrevisionen und gesetzlichen Regularien, die dem Produkt der Heilkunst möglichst viel Gesundheit zu minimalen gesellschaftlichen Kosten mitnichten dienen. Sie erhöhen nur die Kosten. Und Herr Vilmar, sie haben bereits darauf hingewiesen, es ist eine Lüge von Kostenexplosionen im Gesundheitswesen der Republik zu sprechen, wir haben die nicht. Die Ausgaben für Gesundheit sind in der Bundesrepublik Deutschland in den letzten 15 Jahren stabil in der Größenordnung von 8,5% des Bruttosozialproduktes geblieben. Das ist Fakt und wir Ärzte sehen gerne die Fakten. Richtig ist aber, daß die allgemeine Politik angesichts knapper werdender öffentlicher Mittel nicht mehr in der Lage ist, das Gemeinwesen in seiner Gesundheit so zu pflegen und die Ressourcen so zu verteilen, daß man diese Summe im Gesundheitswesen belassen kann. Man versucht also eine Umverteilung der vorhandenen Mittel vorzunehmen, in der Situation sind wir. Nun steht es außer Frage, daß im Gesundheitswesen und wer wüßte das nicht besser als wir Ärztinnen und Ärzte, eine Menge besser, auch preiswerter gemacht werden könnte, wenn man uns nur ließe und wenn die Politik aufhörte zu glauben, sie könne denn am besten wissen was der Gesundheit des Einzelnen und der Bevölkerung tatsächlich dient. Ich bin als Querdenker bekannt, ich sehe mich natürlich viel lieber als jemand, der etwas vorauszudenken sich bemüht, damit Orientierung für die notwendigen Reformen, die wir brauchen, auch möglich wird. Selbstverständlich müssen wir an die eigene Brust als Ärzte fassen, wenn innerhalb von 5 Jahren die Zahl der abzurechnenden Punkte in der ambulanten vertragsärztlichen Versorgung um 60% zugenommen haben. Das kann nicht durch eine endemische Krankheit in diesem Lande notwendig geworden sein. Das ist Ergebnis eines fehlgeleiteten schlechten Abrechnungssystems. Wir wissen auch, daß die Zusammenarbeit innerhalb der Gesundheitsversorgung oftmals schief liegt. Das Gesundheitssystem ist so eine Art Immunsystem zur Abwehr der Krankheitsgefahren in diesem Lande und dieses ist darauf angewiesen, daß Praxiszellen, Krankenhausorganellen, Körperschaften, wie die ärztliche Selbstverwaltung, koordiniert im Wissen auf das gemeinsame Ziel und Wollen zusammenwirken und daß sie nicht der Versuchung unterliegen einer Art Krebszellökonomie in die Praxis umzusetzen, wo jeder versucht möglichst viel Ressourcen an Land zu ziehen aber vergißt, daß dies Teil eines gemeinsamen ärztlichen Auftrages ist, eben möglichst viel Gesundheit für alle Bürger, auch die Armen und die Schwachen im Lande zu optimalen oder minimalen gesellschaftlichen Kosten herbeizuführen. Wir müssen also umdenken, manche Ordnungssysteme auch aus eigener Erkenntnis verändern und es war hier in dieser Stadt, wo der Kollege Bier, Ordinarius an der Charité, er wär sein Leben lang gerne Förster geworden, also war kundig im Pflegen von Bäumen, wo der Kollege Bier gesagt hat, den guten Chriurgen erkennen wir daran, welche Operation er nicht macht. Wenn das so ist, dann muß ein Gesundheitsversorgungssystem, das gute Chirurgie will, den Chirurgen bezahlen und nicht die Operation. Wir können in Amerika ablesen, wir wissen es aus eigener Erfahrung, die Fallpauschale macht den operierten Gesunden zum lukrativsten Geschäft. Das kann's nicht sein. Wir spüren tagtäglich, daß mit der Hilfslosigkeit der Politik die Moral im Gesundheitssystem sinkt. Die Krankenkassen berechnen Kostendeckungsbeiträge und Wirtschaftberatungsgesellschaften empfehlen ihnen dann mit welchen Methoden man schlechte Risiken vor den Toren dieser Kasse hält. Nicht behindertengerechte Zugänge ist eine Möglichekit oder eine zentrale Geschäftsstelle in Berlin und keine dezentrale mehr, um die Gehbehinderten und besonders von Krankheit bedrohten außen vorne zu halten. Immer mehr kommen Kolleginnen und Kollegen auch zu mir, die über Gewissensnot klagen, weil Krankenhausträger Dinge verlangen, die man ärztlich nicht für sinnvoll erachtet, weil es der Bilanz eines Krankenhauses unter dem bestehenden Finanzierungssystem dient. Wie kommen wir heraus aus diesem Dilemma? Wenn Vorfahrt für die Selbstverwaltung, dann soll die Politik uns die Freiheit des Selbstverwaltens geben. Und die hemmenden Gesetze, die hemmenden Überwachungen, die hemmenden Kontrollen, die alle nicht der Heilkunst dienen, sondern zusätzliche Bürokratien und Institutionen finanzieren, lasten und abschaffen. Im Gegenzug werden wir als ärztliche Selbstverwaltung und als Ärztinnen und Ärzte bereit sein, nach bestem Wissen und Gewissen, das, was sinnvoll, nützlich und gut ist, ins Werk umzusetzen und das auch so preiswert, wie es geht. Vorfahrt für die Selbstverwaltung heißt und damit wird für die Ärzteschaft die Aufgabe nicht leichter, Indikationsverantwortung und ökonomische Verantwortung zu integrieren und gemeinsam zu bedenken, die Leistungen zu definieren, auch den Bedarf für gesundheitliche Dienstleistungen zu definieren und dafür sinnvolle Preise festzusetzen, die den guten Arzt belohnen und den schlechten etwas schlechter materiell stellen. Diese Reformaufgabe, die nun ansteht, um aus einer Krebsgeschwürsökonomie im Gesundheitssystem ein wirklich produktives Gesundheitswesen für die Bevölkerung und zum Wohlbefinden der Ärzte zu schaffen, steht vor uns. Es ist eine Reform, die nicht von der Politik sondern von der Ärzteschaft ausgehen muß. Ich bin gutes Mutes, daß wir Ärztinnen und Ärzte in Berlin und in Deutschland dies die nächsten 10 Jahre packen. Ich wünsche Ihrem Kongreß, der sich um Ihre professionelle Aufgabe in einem Teil des Gesundheitssystems kümmert, viel Erfolg, viel Anregung, viel Diskussion und ich hoffe, daß wir alle daran wirken, daß dieses kranke Gesundheitssystem heiler wird. Ärzte und Krankenkassen müssen an diesem Punkt und für dieses Ziel sich die Hand reichen und zusammenwirken.

Der Präsident

Vielen Dank Herr Kollege Huber, Sie haben aus dem alten China zitiert, wo die Ärzte belohnt wurden, deren Patienten gesund geblieben sind und diejenigen, die ihre Patienten erst heilen mußten, weil sie krank geworden sind, also zu wenig Prävention getrieben haben, die haben dann nichts bekommen. Und dann darf ich noch einmal sagen, Querdenker, die kürzen manchmal die Kurven ab und dann sind sie doch voraus. Vielen Dank.
  Meine Damen und Herren, zu den Aufgaben gehört es auch, um die im letzten Jahr verstorbenen Mitglieder zu trauern. Unter Ihnen war auch Herr Direktor Dasbach, Ehrenmitglied dieser Gesellschaft, Hauptgeschäftsführer der Bauberufsgenossenschaft und Vorsitzernder der Arbeitsgemeinschaft Rehabilitation, dem damaligen Zusammenschluß aller Berufsgenossenschaftlichen Krankenhäuser. Ich darf Sie sehr bitten, sich zum Gedenken an unsere verstorbenen Mitglieder zu erheben. Ich danke Ihnen.

Wir gedenken in Trauer unserer verstorbenen Mitglieder

Dr. Franz Ernst MÜLLER, Bad Neuenahr
Dr. Georg NERLICH, Zwiesel
Dr. Werner PADE, Plettenberg
Prof. Dr. Ludwig RATHCKE, Fargau-Pratjau
Dr. Dieter RENNECKER, München
Dr. Karl SCHULE, Münster
Dr. Christian SEIFERT, Chemnitz
Dr. Ferdinand STENGER, Hanau
Dr. Wolf WASMANN, Berlin
Dr. Gerog WEBER, Bayreuth
Dr. Klaus BAUDER, München
Prof. Dr. Günther BLÜMEL, München
Dir. Alfred DASSBACH
Dr. Warmund GASTINGER, Baldham
PD Dr. Herbert HENKENMEYER, Villingen-Schwenningen
Prof. Dr. Horst HEYMANN, Hannover
Prof. Dr. Bernhard JANIK, Andernach
Dr. Berthold KELLER, Leonberg
Prof. Dr. Wolfgang LENTZ, Langeoog
Dr. Eugen LÖHE, Langenfeld
Dr. Ulrich MAYR, Pfronten

Ich darf nun den Generalsekretät bitten, Heinrich Bürkle de la Camps zu gedenken.

Ehrengedenken

für
Professor Dr. med. Dr. med. h.c. Heinrich Bürkle de la Camp
(1895–1974)

Prof. Dr. J. Probst

Professor Dr. Dr. Heinrich Bürkle de la Camp ist am 03. Juni 1895 in Bonndorf im Badischen Schwarzwald geboren worden. Die Deutsche Gesellschaft für Unfallchirurgie gedenkt ihres Wiederbegründers nach dem 2. Weltkrieg im Jahre 1949, sie ehrte ihn dafür 1969 mit der Ernennung zu ihrem einzigen Ehrenpräsidenten.

Der Lebensweg dieses Chirurgen spiegelt deutsches Schicksal wider. Noch nicht 20jährig rückte der Kriegsfreiwillige mit einem badischen Infanterieregiment ins Feld, als Leutnant mehrfach verwundet, wurde er zur Fliegertruppe versetzt. 1922 legte er in Freiburg das Staatsexamen ab, trat in das Pathologische Institut von Geheimrat Aschoff ein und wechselte 1924 in die Chirurgie zu Geheimrat Erich Lexer, dem er 1928 nach München folgte, dort wurde er habilitiert.

1933 erreichte ihn der Ruf an das Bergmannsheil Bochum. Die Entwicklung der traditionsreichen Klinik wurde durch den Kriegsbeginn 1939 unterbrochen. Wieder zog Professor Bürkle de la Camp die Fliegeruniform an, um als Generalarzt und Beratender Chirurg den Verwundeten auf fast allen Kriegsschauplätzen Europas und Afrikas seine Erfahrungen zugute kommen zu lassen. Aus dem Kriege heimgekehrt, fand er sein Bergmannsheil zerstört vor. Unter heute unvorstellbaren Bedingungen wurde die Arbeit an den Patienten und an der Unfallchirurgie unverdrossen wieder aufgenommen.

Damit nicht genug, wandte sich Bürkle de la Camp zugleich der Wiederherstellung des wissenschaftlichen Lebens zu, er bewirkte, unterstützt von Walter Schwarz, Paul Hörnig, Herbert Lauterbach und A. W. Fischer die Wiederbegründung der Deutschen Gesellschaft für Unfallheilkunde (1949) und richtete 1950 selbst den ersten Nachkriegskongreß in Bochum aus. Es war für ihn selbstverständlich, daß schon Kollegen aus den Niederlanden, aus Österreich und der Schweiz dabei waren; denn er hatte die Beziehungen nicht zu Schaden kommen lassen. Der unvergeßliche und liebenswürdige Ernst Baumann, Langenthal, wußte noch viele Jahre später bei Entgegennahme unserer Ehrenmitgliedschaft eine Begegnung mit Bürkle de la Camp in Smolensk zu erinnern; dies ist einer der vielen Hinweise auf seine verbindungstiftende Kraft, die sich in der Nachkriegszeit für zahlreiche alte wissenschaftliche Gesellschaften und auch für die Förderung notwendiger neuer Arbeitsgemeinschaften segensreich erwies.

Manchem Dahingeschiedenen hat er das Horaz-Wort „Nil sine magno vita labore dedit mortalibus" ehrend nachgerufen; dies war aber auch sein eigenes Leitbild. Es ist nicht möglich, von dieser Stelle aus sein außergewöhnlich vielseitiges, weit über die Chirurgie hinausreichendes Wirken in seinen Einzelheiten darzustellen. Die zahlreichen Ehrungen, die ihm zuteil wurden, kennzeichnen seine Tätigkeiten und Verdienste. Die medizinische Ehrendoktorwürde der Technischen Universität München steht am Ende dieser langen Reihe, sie ist u.a. Ausweis für seine Arbeit zur Erforschung der Kernwaf-

Hefte zu „Der Unfallchirurg", Heft 257
Zusammengestellt von K. E. Rehm
© Springer-Verlag Berlin Heidelberg 1996

fenspätschäden in Japan, die er 1960 zusammen mit Georg Maurer, den er auch bei dessen Fakultätsgründung unterstützte, durchgeführt hatte. Ist es nicht aber eine besonders schöne und wegen ihres Zeitpunktes noch um so bemerkenwertere Ehre, daß die Stadt Bochum dem Platz vor seiner Klinik jüngst seinen Namen verlieh!

Bürkle de la Camp verstand sich nicht mit Titel, wohl aber der ihm gestellten Aufgabe nach als Unfallchirurg. Das ergab sich nicht ohne weiteres aus seiner Stellung als Chefarzt im Bergmannsheil; vielmehr sah er die Unfallchirurgie eingebunden in die Chirurgie, aber auch als die Wurzel der Allgemeinen Chirurgie. Wurzeln jedoch, so beschrieb er im bildlichen Vergleich – das Wort Allegorie hätte er gewißlich nicht gebraucht – trenne kein Gärtner einem stattlichen Baum, der Früchte tragen sollte, ab.

Die Bedeutung und Funktion von Unfallkrankenhäusern und Unfallchirurgischen Abteilungen erkannte er zu einer Zeit, als von diesen noch keine Rede war; ihre Aufgaben wußte er bereits zu beschreiben, die spätere Entwicklung hat seine Vorhersage bestätigt. Ihm war aber mehr als den Nachgeborenen bewußt, daß die Lösung der Unfallchirurgie aus der Chirurgie weder den Chirurgen noch den chirurgischen Patienten dienlich wäre. Angemahnt hat er dagegen schon in seiner Eröffnungsansprache als Präsident der Deutschen Gesellschaft für Chirurgie 1955 die „Ausbildung und Fortbildung der Ärzte in der Unfallchirurgie" und ebenso mehr öffentlichen Einsatz für die Versorgung Schwerbrandverletzter und Querschnittsgelähmter gefordert. Mit eigenem Beispiel ging er voran und begründete in seiner Klinik für diese Fachbereiche besondere Abteilungen mit eigenen Leitenden Ärzten. Später bezog er auch die Handchirurgie ein, deren Anforderungen „mit Liebe und Sorgfalt, Ruhe und Geduld", nicht aber durch die Schaffung eines Sonderfaches zu entsprechen sei.

Als Schüler seines großen Lehrers Erich Lexer fühlte er sich ihm und dessen Erbe zeitlebens verpflichtet. Von ihm übernahm er die Neigung zur Plastischen Chirurigie, die er in enger Verbindung mit der Wiederherstellungschirurgie als einen notwendigen Bestandteil des Mutterfaches verstand. Aus dem Gesichtspunkt der chirurgischen Verwandtschaft der operativen Organfachgebiete verschaffte er in der von ihm gemeinsam mit Hans von Seemen begründeten Deutschen Gesellschaft für Plastische und Wiederherstellungschirurgie verbindende Wirkung. Auch dieser Setzling ist zu einem ansehnlichen Baum geworden, der seit langem seine Früchte trägt.

Wer Bürkle de la Camp verstehen will, muß die Vielseitigkeit seiner Schriften kennen und seine grundsatzgeprägten Vorträge und Reden nachlesen, um zu ergründen, worauf es ihm eigentlich angekommen ist und was seine Schüler, die er in strenge, aber zielbewußte Formung zu nehmen pflegte, heute noch rühmen: Ihm stand immer der Verletzte als Mensch in seiner Verletzlichkeit, seiner Hilflosigkeit und auch in seiner Dankbarkeit vor Augen. Ob es der verwundete Soldat, der schwerverletzte Kumpel oder der in einem langen Berufsleben geschundene Arbeiter war – ihnen allen galt seine selbstgegebene Obhutspflicht. Nichts kennzeichnet dies mehr als die mißverstandene und doch so treffende Deutung seiner Auszeichnung durch die Ernst-von-Bergmann-Gedenkmünze der Deutschen Gesellschaft für Chirurgie, die man in Bochum nicht auf den Namensgeber, sondern auf den Bergmann an der Ruhr bezog.

In einer von rasch aufeinander folgendern Neuerungen und Umbrüchen bestimmten Zeit hat Bürkle de la Camp im Bewußtsein des römischen Rechtsbegriffes der Tradition und der einander ergänzenden Werte von Herkommen und Fortschritt vorgelebt, daß die Unfallchirurgie und mit ihr alle Chirurgie auf den Schultern der Generationen ruht, daß sie nicht allein vom kunstvoll Handwerklichen ausgeht, sondern Wissen und Können und nicht zuletzt auch Führungskunst voraussetzt, daß sie ohne Verantwortung und

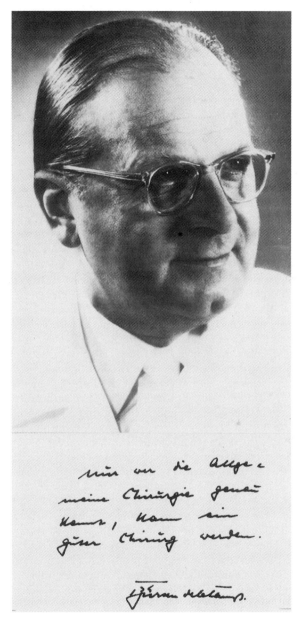

Aufrichtigkeit nicht gedeiht und Fürsorge für den Patienten, wer immer er sei, ihr einziger Sinn ist!

Am 02. Mai 1974 ist Heinrich Bürkle de la Camp zu Dottingen in seiner badischen Heimat gestorben.

Wenn wir uns einzelnen Lebensschicksalen nähern, erkennen wir – so sagter er in einer Totenehrung – daß Fleiß und ernste Arbeit zu Erfolg und Ruhm führen können. Dieses Wort gilt auch für ihn, dem wir heute Dank und Ehre erweisen.

Eröffnungsansprache des Präsidenten

Meine Damen und Herren, es ist leider unvermeidlich, aber der Tradition angemessen, im Rahmen von Eröffnungen von Jahrestagungen dieser Gesellschaft als Präsident zu Fragen und Problemen des Fachgebietes in wohlgesetzten Worten Stellung zu nehmen. In einer uralten europäischen und sehr konfliktfreudigen Region aufgewachsen, liegt mir Kontemplation aber nicht. Der Reiz der Situation liegt vielmehr darin, direkt und ohne Umwege also eher chirurgisch und aus persönlicher Sicht zur Stellung der Unfallchirurgie, wie Sie es heute schon mehrfach gehört haben, in dem heutigen gesundheitspolitischen Umfeld Stellung zu nehmen. So daß wir zunächst fragen müssen, welche Bedeutung hat denn die Unfallchirurgie in der Gesundheitsversorgung Deutschlands. Nun, wir wissen, Deutschland liegt nach Belgien und Österreich an der 3. Stelle der Spitze des Verletzungsrisikos im Straßenverkehr. Bei fast 400.000 Unfällen mit Personenschaden erlitten im Jahre 1992 10.600 Menschen den Tod, über 130.000 wurden schwer und 386.000 leicht verletzt. 1995 ist mit 11 Verletzten pro 1000 Kraftfahrzeugen und einem Toten auf 2500 Kraftfahrzeuge zu rechnen. Ein hoher Preis!

So ist seit 1990 die Zahl der tödlichen Unfälle um 11% zurückgegangen, der Anteil der Verletzten liegt immer noch deutlich und unverändert bei über einer halben Million. Dies erscheint zunächst als ein durchaus eindrückliches Zahlendokument zum Bedarf der unfallchirurgischen Kompetenz in Deutschland. Bedenkt man aber, daß von insgesamt 885.000 Verstorbenen eines Jahres etwa 45.000 Unfallopfer sind, dann sind das letztlich nur 5%, so schwierig und schicksalhaft der Einzelfall auch sein mag. Im Gesamtkontext steht das Sterberisiko „Unfall" weit abgeschlagen hinter Herz-Kreislauf-Störungen, bösartigen Neubildungen und Atemwegserkrankungen an nachgeordneter Stelle.

Diese Relation spiegelt sich auch in den Bettenzahlen wieder. 1992 waren nach statistischem Jahrbruch 3,1% aller aufgestellten Betten und 11,3% der chirurgischen Betten unfallchirurgischen Fachabteilungen zuzuordnen. Aber innerhalb der Chirurgie lag die Unfallchirurgie mit knapp 89% Auslastung weit an der Spitze aller chirurgischen Bereiche. Bezogen auf die medizinischen Gebiete wurde diese Zahl nur von Kardiologie, Rheumatologie und Geriatrie übertroffen. Unabhängig davon ist festzustellen, daß der Prozentsatz von Unfallpatienten in ungeteilten chirurgischen Abteilungen bei 40% liegt, regional oft noch höher. Berücksichtigt man dagegen, meine Damen und Herren, die Altersstruktur der Verstorbenen, so liegt das mittlere Alter der im Straßenverkehr tödlich Verunfallten bei 42 Jahren, im Vergleich zur mittleren Lebenerwartung von 75. Dies ergibt also nicht nur einen rechnerischen Verlust von 33 Lebensjahren, sondern auch ein volkswirtschaftliches erhebliches Defizit von 23 Lebensarbeitszeitjahren. Hochgerechnet gehen also über eine Million Arbeitsjahre pro Jahr verloren. Die Anzahl alter Patienten mit hüftnahen Oberschenkelbrüchen wird von 1995 hochgerechnet bis zum Jahre 2030 um 40% steigen. Die Kosten von 900 Millionen auf über 1,3 Milliarden DM.

Wie sind denn diese Gesundheitsausgaben bisher verteilt? Von den Gesamtgesundheitskosten, die ja immer heute beschworen wurden, werden nur etwa 7% zur Prophylaxe ausgegeben. 59% aber zur Behandlung und 28% für Verletzungs- und Unfallfolgen. Ein kläglicher Rest, ein Feigenblatt von 1,7% verbleibt für Forschung und Ausbildung.

Abgedeckt wird diese Summe zu 48% von den gesetzlichen Krankenkassen, die gesetzliche Unfallversicherung beispielsweise ist nur mit 3% in dieser Summe beteiligt.

Die Gesamtkosten für das Gesundheitswesen in Bezug auf das Bruttoinlandsprodukt, der Herr Huber hat dies schon betont, sind für Deutschland eigentlich sehr günstig. Sie liegen mit 8,6% hinter den Niederlanden, hinter Österreich, Frankreich, der Schweiz, Finnland, Kanada und hinter den USA, und die USA geben über 14% aus in Relation zum Bruttoinlandsprodukt. Da aber ein Drittel dieser Kassenbeiträge 1994 für die Krankenhausbehandlungen aufgewendet wurden, gilt dieses jetzt unter Kassenvertretern und Gesundheitspolitikern als der Kostenfaktor schlechthin, den man disziplinieren und unter Kontrolle bekommen müsse.

Hat aber das Krankenhaus seinen schlechten Ruf wirklich verdient? Zwischen 1970 und 1992 ist die Bettenzahl um 12% gesunken, die Auslastung dagegen um 2% gestiegen. Die Verweildauer wurde im selben Zeitraum um 36% reduziert. Wegen des bisherigen Fehlens geeigneter Rehabilitationseinrichtungen müssen Patienten immer noch stationär behandelt werden, die bei geeigneter Pflegemöglichkeit ambulant therapierbar wären. Wer versorgt denn die 75jährige alte Dame mit dem einfachen Oberarmbruch, die am Freitag abend in das Krankenhaus eingeliefert wird. Bestenfalls Montag mittag ist eine Entlassung möglich, wenn Hausarzt, Sozialdienst oder mitleidige Nachbarn die ambulante Versorgung garantieren. Und 6 Monate später werden die Spitalkosten wegen angeblicher Fehlbelegung durch die Kassen nicht mehr übernommen. Was haben denn die Krankenhäuser in den letzten 2 Jahren zur Preisstabilisierung beigetragen? Sie haben die Pflegetage um 4% reduziert. Sie haben trotz Budgetdeckung den Fallzahlenanstieg von jährlich 1% verkraftet. Die Zahl der Patienten stieg seit 1993, seitdem der Deckel gilt, bei gleichbleibenden Einnahmen also über 300.000 auf 14,4 Millionen an. Sie haben den Prozeß der Kapazitätsreduzierung fortgesetzt und zwischen 1990 und 1993 insgesamt 93 Krankenhäuser und 57.000 Betten abgebaut, das sind etwa 10% des gesamten vorhanden Bettenbestandes.

Gleichzeitig wurden wesentliche Strukturverbesserungen vorgenommen, Großabteilungen diversifiziert und Betten umgewandelt. Klar ist zu betonen, daß die dadurch zunehmende Zahl, und das ist ja Realität, unfallchirurgischer Abteilungen nicht vielleicht der Einsicht entspricht, die unfallchirurgische Versorgung zu verbessern, sondern dem einfachen Wunsch durch Umwidmung und Spezialisierung der Betten dem Bettenverlust oder dem Krankhausverlust überhaupt rechtzeitig vorzubeugen.

Auch die Berufsgenossenschaften haben sich ein völlig neues Konzept gegeben indem sie anstelle der traditionellen monostrukturierten Unfallklinik gemeinsam mit öffentlichen Gesundheitsträgern Schwerpunktkrankenhäuser mit Unfallzentren, zentrale Einrichtungen, errichten.

In den Kliniken selbst wurden alle reformbedingten Organisationsmechanismen umgesetzt wie Übermittlungen von Kosten- und Erlösdaten an die Krankenkassen, permanente Verschlüsselungen medizinischer Leistungszahlen durch die zuständigen Ärzte sowie in Zahl und Umfang zunehmende Qualitätssicherungsdokumentationen. Gerade an dieser Stelle ist hervorzuheben, daß Reformhektik und ständig neue komplizierter werdende Regelungen beginnen, die Mitarbeiter in den Krankenhäusern zu überfordern und letztlich auch ganz klar zu demotivieren. Und dies kann ja nicht im Sinne der notwendigen Strukturreform sein. Die wiederholte pauschale Aussage, Krankenhäuser verursachen Kosten und die anschließende Folgerung, Kosten müssen reduziert werden, führt zum logischen Schluß in der Öffentlichkeit, man muß weitere Betten abbauen und Kliniken schließen. Völlig unbeachtet bleibt bei diesen Überlegungen, und das ist auch heute schon angesprochen worden, daß im deutschen Krankenhauswesen immerhin

80 Milliarden DM Jahresumsatz existieren und mittlerweile über 1,1 Millionen Menschen als Mitarbeiter beschäftigt sind, die damit auch anderen Wirtschaftssektoren Einkommen und Kaufkraft geben.

Wie hat sich denn die sozialpolitische Situation entwickelt, meine Damen und Herren, in der dies alles geschieht? 4 Millionen Arbeitslose beweisen, daß das Industriezeitalter in Deutschland zu Ende geht. Die Arbeitsplätze wandern ab. Wir stehen am Beginn des Zeitalters von Kommunikation und Dienstleistung, ein zunehmend wichtiger werdender Sektor. Überblättern wir die Wirtschaftsteile der Presse, so wird überall die wachsende Leistungsbilanz geschrieben, die Effizienz dieser Dienstleistungsbereiche hervorgehoben und deren zunehmende Zukunftsbedeutung unterstrichen. Nur für den Dienstleistungssektor Medizin und hier insbesondere für das Spital soll das auf einmal nicht mehr gelten. Ja, Leistungssteigerung und Wachstumsraten werden nur hier negativ beurteilt und durch gesetzliche Verordnungen auch noch gebremst. Diese Maßnahmen verschieben aber letztlich nur die Probleme, das reformbedürftige System, und da sind wir uns alle einig, bleibt aber unverändert. Wie soll aber auch, meine Damen und Herren, denn der große Wurf gelingen, wenn die Experten der Regierungskoalition für die Lösung dieser schwierigen Probleme in Bad Neuenahr ganze 2 Tage veranschlagen. Sie werden das sicher schaffen. Die Folgen haben sich aber auch schon eingestellt, wie bereits zweimal erwähnt unter anderen Gesundheitsministern steht nun erneut, nach vorübergehender Kurzberuhigung der Kosten, eine Beitragserhöhung der Krankenversicherung bevor. Droht uns nun vielleicht eine neue gesundheitspolitische Reformruine?

Sind die Probleme wiederum der Unfallchirurgie, der Medizin und dem Krankenhaus anzulasten? Nach dem 1993 beschlossenen Gesundheitsstrukturgesetz dürfen die Ausgaben der Kassen nur in dem Maße steigen, wie die durchschnittliche Grundlohnsumme aller Versicherten. Dies würde aber bedeuten, daß der Beitragssatz unverändert bleibt. Was ist also passiert. Trotz der eigentlich gedeckelten Budgets wurden mit Hinweis auf den Pflegenotstand im Krankenpflegebereich zahlreiche neue Stellen geschaffen. Dies war politisch gewollt und wird nun auch um- und durchgesetzt. Die neue Arbeitszeitverordnung, die ab 1996 auch für uns Ärzte gilt, muß zwangsweise zu einer Kostenerhöhung in den Krankenhäusern führen. Die Kosten steigen weiter. Auch die Arbeitslosigkeit, meine Damen und Herren, beeinflußt zunehmend die Krankenversicherung, da die Bundesanstalt für Arbeit nur einen Teilbetrag bezahlt, den Rest trägt die Kasse. Darüberhinaus sollen ab 1997 2 1/2 Millionen Sozialhilfeempfänger krankenversichert werden. Sie wissen, die Kommunen tragen das. Denen steht auch das Wasser bis zum Hals. Es wird also ein Minibeitrag erfolgen, den Rest bezahlt die gesetzliche Krankenkasse. Dort geht das Geld hin. Welche unfallchirurgischen Faktoren können für die Kostensteigerung verantwortlich gemacht werden?

Eingehende Untersuchungen aus der Münchener Innenstadtklinik haben gezeigt, daß die Kosten für die Behandlung eines Mehrfachverletzten im Durchschnitt bei 64.000 DM liegen, kommt es zu Komplikationen steigen die Aufwendungen auf über 95.000 Mark an. Die Versorgung von Patienten, die früh verstarben, kostete im Mittel 8.500 Mark, Patienten, die später einem Organversagen erlagen, dafür mußten insgesamt 102.000 Mark pro Patient aufgewendet werden. Am teuersten hier ist mit 45.000 Mark pro Tag der Aufenthalt auf der Intensivstation, auf Schockraumkosten entfallen pro Patient etwa 3.000 Mark. Die Rechtfertigung für diesen hohen Aufwand liegt aber in dem niedrigen Durchschnittalter dieses Patientenkollektivs mit einer prospektiv hohen Lebenserwartung und den doch guten Langzeitergebnissen, denn die Münchener Gruppe konnte immerhin zeigen, daß fast 80% wieder in das Berufsleben zurückgekehrt sind. Und hier dieses Beispiel zeigt, wie wichtig der Zusammenhang und das koordinierte

Denken von Betriebs- und Volkswirtschaft letztendlich sind unter dem die Reformbestrebungen offensichtlich kranken.

Welche Verantwortung müssen Ärzte in diesem gesundheitspolitischen Umfeld zeigen? Auch das Gesundheitsbewußtsein der Menschen ist ein Kostenfaktor. Aufgeklärte Patienten wollen umfassend informiert und behandelt werden. Sie haben wie wir alle hohe Ansprüche. Dies geht alles einher einerseits mit der Bereitschaft von Ärzten und Krankenkassen auf diese Wünsche einzugehen und erfüllen. Natürlich verdienen wir am Dienen, das ist klar. Das krasseste Beispiel hierfür ist die Arthroskopie wo bedauerlicherweise offensichtlich bei vielen die Hemmschwelle so tief gesunken ist, daß diese Eingriffe eine mehrfach hundertprozentige Steigerungsrate erfahren haben. Sind wir denn, meine Damen und Herren über Nacht ein Volk von Kniekranken geworden oder sind wir der Versuchung erlegen, durch unnötige Leistungsausweitungen Betten zu füllen und Einkommen zu verbessern. Über die Außenknöchenbandrisse will ich gar nicht sprechen. Kritikfähigkeit und Redlichkeit sind angesagt, nicht nur bei den anderen, sondern zu allererst bei uns selbst. „Behandle deinen Nächsten, wie du selbst behandelt werden willst" wäre in dieser Zeit die gute Regel. Darüber hinaus sind wir Ärzte gefordert, die Wirtschaftlichkeitsreserven in der Tat auszuschöpfen, die Leistungsfähigkeit zu verbessern und die Kostenausweitung zu begrenzen und sollten wir versuchen, uns diesen Dingen zu entziehen, dann werden sie ohne uns entschieden und vielleicht gegen uns entschieden werden. Also Kooperation aber mit Selbstbewußtsein. Wir Ärzte dürfen uns nicht scheuen, letztendlich auch einen leistungsorientierten Wettbewerb, wie in der Wirtschaft zu akzeptieren. Wenn sich Ärzte als berufliche Elite verstehen, meine Damen und Herren, dann ist ihnen ein Denken und Handeln zum Wohle des Staates zuzumuten, dem sie sich nicht durch Bezahlung von Steuern freikaufen können. Die Festlegung standardisierter Diagnose und Behandlungstechniken, Leitlinien nennen wir sie, wird also nicht zu umgehen sein. Durch Qualitätssicherungsmaßnahmen können Komplikationsraten weiter gesenkt, das Indikationsverhalten überprüft werden und damit auch die Kosten gesenkt werden. Achtet man auf die Qualität, sinken die Kosten, schaut man auf die Kosten, sinkt die Qualität. Was in anderen Ländern seit längerer Zeit positiv funktioniert, warum sollen wir uns dem nicht stellen. Eine bessere Kooperation zwischen Ärzten und Regierung könnte dazu führen, daß für Standardbehandlungen, Standardmedikamente, Standardimplantate usw. Festpreise ausgehandelt werden könnten und dann wäre die ganze Diskussion über überteuerte Herzklappen und die Gründe hierfür Vergangenheit und überhaupt nicht notwendig.

Nun welche Meinung haben denn die potentiellen Patienten, die Bürger, die Wähler dazu? Ein Meinungsforschungsinstitut hat repräsentativ 2000 Bundesbürger im Hinblick auf die Eigenverantwortung im Gesundheitswesen und zu Kostensenkungsmaßnahmen befragt und erhielt dazu eigentlich klare differenzierte Antworten. 86% der Befragten treten für eine gesunde Ernährung ein und ¾ von ihnen für einen weitestgehenden Verzicht auf Alkohol und Zigaretten. Für regelmäßigen Sport und für bessere Informationen über Gesundheitsrisiken. Nach sinnvollen Kostensenkungsmaßnahmen befragt, ist aber nur jede 5. für eine stärkere Beteiligung der Patienten an den Behandlungskosten. Bei über 80% steht dafür der Ruf nach einer Belohnung für vorbeugende Maßnahmen durch die Krankenkassen und für eine bessere Aufklärung über Gesundheitsrisiken durch die Ärzte. 77% betonen ihr Einverständnis mit einer preiswerten Therapie bei gleicher Qualität und die Hälfte der Befragten ist bereit, Medikamente für Bagatellerkrankungen selbst zu bezahlen. Die Bürger sind also offensichtlich offener als ihre gewählten Repräsentanten. Von Politikern, Ärzten und der Pharmaindustrie werden intelligente Lösungsvorschläge und ein noch stärkeres Engagement in Richtung Kostendämpfung erwartet. Wie reagiert die Politik? Der Trend geht klar in Richtung Billigmedizin. Spitäler, die in den 70igern gebaut oder renoviert werden, sie werden in den 90igern jetzt zugesperrt. Da wird außer Acht gelassen, daß im Dienstleistungssektor Gesundheit eine Rationalisierung bei weitem nicht in dem Maße möglich ist wie das für Banken oder Behörden gelten mag. Wir wissen, daß Hochleistungsmedizin nur qualitativ teuer ist, da die Masse der Gesundheitskosten an die relativ kleine Gruppe der chronisch erkrankten Patienten geht. Der Zukunftsminister, meine Damen und Herren, fördert milliardenschwer die Forschung in Richtung Mikromedizintechniken, die die Medizin einmal sicherer, risikoärmer, einfacher und damit auch volkswirtschaftlich billiger machen werden. Wenn aber die Restriktionen weiter so anhalten, muß man fragen, wer diese Neuentwicklungen dann kaufen soll und ob wir auch nicht dadurch den Innovationsstandort Deutschland, der immer wieder beschworen wird, gefährden. Ausbau des Dienstleistungsbereiches Gesundheitswesen, größer werdende Personalzahlen, steigende Preise, Zunahme von Erkrankungen und Verletzungen, neuere, teure Diagnose- und Behandlungsverfahren und das Primat des unbeschränkten Zugangs zur Hochleistungsmedizin von jedermann sind die Gespenster, die jetzt mit dem Zauberwort Beitragssatzstabilität gebannt werden sollen. Es ist für mich verständlich, daß das Bundesgesundheitsministerium dieses Problem gleich der Quadratur des Kreises mit dem Schlagwort „Vorfahrt für die Selbstverwaltung" weiterreicht und den medizinischen Fachgesellschaften, kassenärztlichen Vereinigungen, Krankenhausgesellschaften und Krankenhäusern empfiehlt, selbst intelligente, kreative, phantasiereiche Lösungen zu erarbeiten und Schwerpunkte zu setzen. Es ist aber klar, daß das kurzfristig nicht geht. Deswegen gibt vielleicht die „Vorfahrt für die Selbstverwaltung" dem Bundesministerium genügend Zeit weitere Restriktionen vorzubereiten, mit dem Hinweis, auch die Selbstverwaltung war nicht in der Lage, das Geforderte darzubringen und die Politik muß wieder einschreiten. So zeigen z.B. Überlegungen der Kultusminister zur Neugestaltung von Struktur und Finanzierung der Hochschulmedizin auf 107 Seiten insgesamt allein 10 Seiten Regelungsbedarf für die Chefarztprofessoren, denen natürlich kein eigenes Liquidationsrecht mehr zustehen wird. Geplant ist zudem, bestehende Untergliederungen von Kliniken aufzulösen und in übergreifende Verantwortungen größerer klinischer Einheiten einzubringen, was das auch immer heißen mag, im Prinzip eine kalte Strukturbereinigung. Die Untergliederung der großen Gebiete könne in Abteilungen mit kompetenten Oberärzten als Leitern erfolgen, um attraktive Lebenspositionen für nachgeordnete Ärzte zu schaffen. Die Zukunft liegt also in der Vergangenheit. Gibt es also keine Rettung vor diesem Gesundheitsdisaster?

 Welche Möglichkeiten sind denkbar um die gesetzlichen Kassen zu entlasten und individuell beeinflußbare zuzuordnende Gesundheitsrisiken extra zu versichern? So wird vom Sachverständigenrat für die konzentrierte Aktion auch über individuelle Risikoabsicherungen nachgedacht, ob sich beispielsweise Krankheitsfolgen bei Verkehrsunfällen, die den Unfallverursacher, nicht den Geschädigten treffen, nicht außerhalb der gesetzlichen Kasse versichern lassen, eigentlich eine alte Forderung der Ärztekammer. Dazu wäre eine private Pflichtversicherung denkbar, führt der Sachverständigenrat aus, der bei Anmeldung des Fahrzeuges vorgelegt werden müßte. Da nach Schätzungen der Bundesanstalt für Straßenwesen die direkten Kosten für Personenschäden im Straßenverkehr bei 1 1/2 Milliarden Mark liegen, ließen sich dadurch allein im Jahr beträchtliche Entlastungen erzielen. Derartige Überlegungen werden jedoch bisher politisch abgewiesen. Ja, die Vorschläge des Sachverständigenrates wurden sogar öffentlich getadelt. Ist dies nicht, meine Damen und Herren, ein Anreiz für uns, uns der chirurgischen Eigenschaften zu erinnern, wirklich an Mut, Kreativität und Phantasie, an Offenheit,

Redlichkeit und Wahrhaftigkeit. Ist dies nicht ein Anreiz über die tägliche Arbeit hinauszublicken und politisch denkend sich für das Gesundheitswesen dieses Landes intensiver zu engagieren. Wer nicht mitbestimmt, über den wird bestimmt. Beginnend in der eigenen Abteilung, im eigenen Krankenhaus, muß die Struktur von der Basis her umgebaut werden. Es gibt keine starre Linien mehr. Flexible Formen sind angesagt. Management und Wirtschaftsdenken in der Medizin, dem wird immer noch zu wenig Raum gegeben, ja sie gelten geradezu als unfein. Aber die Ignoranz in dieser Hinsicht kann die eigene Existenz, die eigene Abteilung, ja das ganze Krankenhaus gefährden. Sind wir nur Ärzte oder sind wir auch Staatsbürger, die ihre politischen Rechte wahrnehmen müssen, indem sie über den Tellerrand der Medizin und der Unfallchirurgie hinausdenken und hinaushandeln. Hüten wir uns doch vor Kleinmut und Selbstsucht, die uns unglaubwürdig machen und die letztendlich auch verhindern, die Zukunft positiv zu sehen. Wir leisten guten Arbeit, wir wissen dies und dies kann auch nicht von Politikern kaputtgeredet werden. Dies ist mit unserem Selbstverständnis als Ärzten nicht vereinbar, Ärzte die in erster Linie den Patienten verpflichtet sind. Diese Verpflichtung, meine Damen und Herren, erstreckt sich aber neuerdings offensichtlich nicht nur auf seine Gesundheit, sondern auch auf seine Brieftasche, im Hinblick auf die Wirtschaftlichkeit der Maßnahmen. Diskutieren wir also weniger nach innen und beschäftigen wir uns mehr mit dem veränderten Umfeld als mit uns selbst. Beißen wir uns nicht immer an Einzelproblemen fest, sondern denken wir weiträumig und fachübergreifend. Komplikationen vermeiden heißt Kosten senken, heißt Leid verhindern. Versuchen wir uns diesem Faktum zu entziehen, dann droht die Krähentheorie Wirklichkeit zu werden. Entwickeln wir neue offensive Strukturen, Denkmodelle und handeln wir danach, um nicht immer wieder von der Politik vorgeführt zu werden. Vielleicht sind wir als Angehöriger einer traditionell hierarchisch autoritären Disziplin in unserer Aktionskultur doch zu konservativ. Wir müssen einfach realisieren, daß die Zukunft hier nicht in der Fortsetzung der Vergangenheit liegt. Lassen Sie mich als Österreicher warnend Franz Grillparzer zitieren, der in seinem Stück „Ein Bruderzwist im Hause Habsburg" vorausahnend schreibt: „mit halber Kraft und halben Herzen zaudernd den Weg entlangzuschreiten ist das Schicksal unseres Hauses". Dieses „Habsburger Schicksal" darf niemals für die Unfallchirurgie gelten, die schon von ihrer Struktur her offensiv und positiv eingestellt ist. Lassen Sie uns diese Offensive auch auf die Gesundheitspolitik übertragen, um die Initiative wiederzuerreichen. Meine Damen und Herren, Bismarck abwandelnd möchte ich fast sagen, Gesundheitspolitik ist ein zu hohes Gut um sie den Politikern zu überlassen.

Ich bedaure letztendlich hingegen meiner Eingangsbemerkungen doch noch kontemplativ geworden zu sein. Aber wahrscheinlich haben 25 Jahre Teutonisierung auch bei mir Spuren hinterlassen. Dennoch möchte ich mit einem Satz schließen, der zur Zeit ganz aktuell ein österreichisches Wahlplakat ziert: Wer Gutes bewahren will, meine Damen und Herren, der muß Manches verändern. Vielen Dank.

Ehrungen

Der Präsident

Eröffnungsveranstaltungen sind aber auch das rechte Forum, herausragende Wissenschaftler, gute Ärzte und kreative Forscher zu ehren. Die Unzufriedenheit mit dem Bestehenden, ein geradezu erotisches Verhältnis zum Besseren bringt den Fortschritt. Zufriedenheit ist Stillstand, Stillstand ist Rückschritt.

Verleihung der Ehrgenmitgliedschaft

Zu meiner großen Freude darf ich nun den Präsidenten des Jahres 1985, Herrn Prof. Dr. Günther Hierholzer zu mir auf das Podium bitten. Günther Hierholzer, seit 1972 Chefarzt der Unfallklinik Duisburg und vor 10 Jahren Präsident unserer Gesellschaft. Er war schon Präsident der Deutschen Gesellschaft für Plastische und Wiederherstellungschirurgie, der Deutschen Gesellschaft für Katastrophenmedizin und Vorsitzender der Deutschen Interdisziplinären Vereinigung für Intensiv- und Notfallmedizin. Besonderen Stolz hat uns die Tatsache gemacht, daß er im letzten Jahr auch Präsident der Deutschen Gesellschaft für Chirurgie war. Darüber hinaus ist er Präsident der Deutschen Sektion der AO-International und leitet das berufsgenossenschaftliche Forschungsinstitut für Traumatologie. Er ist Mitherausgeber zahlreicher wissenschaftlicher Zeitschriften, Ehrenmitglied der unfallchirurgischen Gesellschaft von Uruguay, korrospondierendes Mitglied der Österreichischen Gesellschaft für Unfallchirurgie und korrospondierendes Mitglied der Schweizer Sektion der AO-International. Seine Aktivität ist ebenso sprichwörtlich wie seine Vitalität, der unermüdliche Einsatz für unsere Belange unterstreicht dies. Für all diesen Einsatz, der seit über einem viertel Jahrhundert besteht, ist ihm die Deutsche Gesellschaft für Unfallchirurgie dankbar und ich bin stolz, als der diesjährige Präsident, ihm die Urkunde überreichen zu dürfen, die da lautet: Die Gesellschaft für Unfallchirurgie ernennt Herrn Prof. Dr. Günther Hierholzer, Ärztlicher Direktor der Berufsgenossenschaftlichen Unfallklinik in Duisburg-Buchholz in dankbarer Anerkennung seiner außerordentlichen Tätigkeiten und Verdienste für die Unfallchirurgie zu ihrem Ehrenmitglied. Dortmund, den 30. Juni 1995. Der Generalsekretär, der Präsident.
Ich gratuliere.

Prof. Dr. Hierholzer

Herr Präsident, meine Damen und Herren, ich freue mich natürlich ganz besonders über diese hohe Ehrung. Aber es ist ein guter Brauch, daß man in diesem Augenblick sich an die alte Erkenntnis erinnert, daß ein Gutteil einer solchen Anerkennung an die Mitarbeiterinnen und Mitarbeiter und an die Träger einer Klinik weiterzugeben sind aus der man kommt. Und dies bei mir seit über 23 Jahren die Berufsgenossenschaftliche Unfallklinik in Duisburg-Buchholz, in der zu arbeiten ich die Ehre habe. Nun, Herr Präsident, die

Benedikt'schen Regeln verbieten nicht ausdrücklich, daß man ein Lob entgegennimmt oder eine Anerkennung erfährt, aber man kann doch daraus ableiten, aus diesen Regeln, daß man in der Reaktion in Bescheidenheit mit so etwas umgehen soll und dies bedeutet viel darüber nachzudenken und wenig darüber zu reden. Deswegen möchte ich mich kurz fassen, ich bedanke mich nochmals herzlich und ich verspreche, daß sich unsere Klinik auch in den kommenden Jahren nach Kräften um die Aufgaben dieser Gesellschaft bemühen wird. Vielen Dank.

Verleihung der Dieffenbach-Büste

Der Präsident

Ich darf nun die Herren Kollegen Klemm und Schellmann zu mir auf die Bühne bitten. Meine Damen und Herren, die Deutsche Gesellschaft für Unfallchirurgie verleiht seit 1982 die Johann-Dieffenbach-Büste als ehrenvolle Auszeichnung für wissenschaftliche Verdienste um die Unfallchirurgie. Wer von uns nimmt nicht heute die Verriegelungsnagelung als selbstverständlich hin. Wir wissen um die Probleme Küntschers bis sich der Marknagel gegen die Ansicht der seinerzeitigen Meinungsbilder durchgesetzt hat. Die 32. Tagung der Deutschen Gesellschaft für Unfallchirurgie fand 1968 in Hamburg unter dem Vorsitz des Direktors, ich trau mich's fast nicht zu sagen, der ersten medizinischen Universitätsklinik, Professor Bartelheimer statt. Küntscher hielt damals ein Kurzreferat zur Behandlung von Trümmerbrüchen. Er schlug vor, durch den Marknagel 2 kräftige Bolzen an beiden Enden einzuführen, wodurch es nun möglich sei, auch Trümmerbrüche geschlossen zu behandeln und mechanisch ausreichend zu stabilisieren. Sofort meldete sich Herzog auf Krefeld, der mitteilte, das vorgeschlagene Verfahren würde von ihm seit 20 Jahren schon durchgeführt werden. Jörg Rehn aus dem Bergmannsheil stellte fest, daß bei einwandfreier Technik die geniale Methode von Küntscher bei richtiger Indikationsstellung hervorragend zur Frakturbehandlung geeignet sei. Dennoch wurde Küntscher letztendlich geschmäht, vor allem der erhöhten Röntgenstrahlenexposition wegen, die mit seiner zunehmenden Kahlköpfigkeit in Zusammenhang gebracht wurde. Im Publikum dieser Tagung saßen auch die Herren Klemm und Schellmann, die Vortrag und Diskussion aufmerksam verfolgten. Herr Klemm stellte per Handbohrung 1969 einen Oberschenkelverriegelungsnagel her, der bei 2 septischen Femurpseudarthrosen zur Anwendung kam. Durch Zusammenarbeit mit einer Implantatfirma entstand 1970 der erste industriell gefertigte Nagel, der operativ eingesetzt wurde, 1971 die erste Publikation. Damit ist festzulegen, daß wir ein Silberjubiläum feiern. Die persönliche Bescheidenheit der zu Ehrenden, Schwierigkeiten mit den Meinungsbildern, das ist immer so und die falsche Firmenpolitik führte dazu, daß 1974 Grosse aus Straßburg nach einem Besuch ein eigenes Modell entwickelte, daß dann auch über die USA wieder zurückkam und in Deutschland hat es Jahre benötigt bis sich die Verriegelungsmarknagelung durchgesetzt hat. Damit ist die Weiterentwicklung Küntschers, die heute weltweit Anwendung findet, eine Leistung von Mitgliedern dieser Gesellschaft, die es heute zu ehren gilt. Und ich darf den beiden Herren dazu gratulieren und sie herzlich beglückwünschen und Ihnen die Urkunden überreichen, die da lauten: Die Gesellschaft für Unfallchirurgie verleiht aus Anlaß der 59. Jahrestagung am 22. November diesen Jahres aus einstimmigen Beschluß des Präsidiums Herrn Doktor med.

Klaus Klemm, leitender Arzt der Abteilung für posttraumatische Osteomyelitis der Berufsgenossenschaftlichen Unfallklinik Frankfurt und Herrn Dr. Wulf-Dieter Schellmann, Chefarzt der unfallchirurgischen Abteilung des Krankenhauses in Peine in dankbarer Anerkennung der außerordentlichen Verdienste um die Unfallchirurgie spät aber doch die Johann-Friedrich-Dieffenbach-Büste. Dortmund, den 30. Juni 1995. Der Generalsekretär, der Präsident.
Ich gratuliere.

Dr. Klemm

Wie Sie gleich feststellen werden, hat mir diese hohe Freude, diese große Freude so die Stimme verschlagen, daß ich also die Dankesworte gerne an Herrn Schellmann delegieren möchte.

Dr. Schellmann

Herr Präsident, meine Damen und Herren, voller Stolz und Dankbarkeit nehmen wir diese hohe Ehrung durch unsere Gesellschaft entgegen. Als wir vor 25 Jahren begannen, die Methode von Küntscher oder den Vorschlag von Küntscher aufgreifend den Verriegelungsnagel zu entwickeln, haben wir nicht geglaubt, daß er heute, also 25 Jahre später zu einer der führenden Methoden der Unfallheilkunde werden würde. Nach dem Ausscheiden unseres alten Lehrers, Professor Herbert Junghans, wurden wir auch von dem neuen ärztlichen Direktor der Berufsgenossenschaftlichen Unfallklinik Frankfurt am Main, Professor Heinz Contzen, der hier anwesend ist, weiterhin unterstützt und gefördert. Und manchen Nasenstüver und manche Enttäuschung, die wir von Kongressen zurückbrachten, wußte er mit guten Worten zu heilen und uns zu weiterer Arbeit zu animieren. Von den vielen Kollegen, die uns in diesen Jahren bei der Weiterentwicklung und Integration des Verfahrens zur Seite standen und die wir in diese Ehrung auch mit einbezogen sehen möchten, sei – und nur an hervorragender Stelle – genannt Professor Kempf und sein Mitarbeiter Grosse aus Straßburg, unser gemeinsamer Freund Vilmos Vécsei aus Wien, die Privatdozenten Stedtfeld und Börner. Wir sehen aber in dieser heutigen Ehrung auch eine späte Ehrung und posthume Würdigung des Lebenswerkes von Gerhard Küntscher. Des Mannes, der mit seiner Idee des Detensors uns überhaupt erst den Schub für die Entwicklung und Weiterentwicklung der Verriegelungsnagelung gegeben hat. Vielen Dank.

Verleihung der korrespondierenden Mitgliedschaften

Der Präsident

Meine Damen und Herren, in der gleiche Präsidiumssitzung, nämlich am 30.6. dieses Jahres wurde dem Vorschlag zugestimmt, Herrn Prof. Dr. Reinhold Ganz aus Bern zum korrespondieren Mitglied zu ernennen. Reinhold Ganz ist seit Jahren der Arbeitsgemeinschaft für Osteosynthesefragen engstens verbunden. Er ist zwar Orthopäde aber auch Traumatologe und unermüdlich kreativ auf diesem Gebiet der Frakturentherapie und der Hüftchirurgie. Es ist Ehrenmitglied der Orthopedic Trauma Association und

Ehrenmitglied der Southern Orthopedic Association. Herr Ganz versucht immer wieder ausgetretene Bahnen zu verlassen und kreativ eingeführte Verfahren auf ihren Sinn hin nochmals zu überprüfen. Er ist also ein Querdenker ohne Querkopf zu sein. Er wird in seiner Vorlesung auf die Problematik der Schenkelhals- und -kopfdurchblutung eingehen und deren spezifische komplikationsträchtige Konsequenz für chirurgische Zugänge. Ich freu mich sehr, daß Herr Granz sofort bereit war, diese korrespondierende Mitgliedschaft anzunehmen und darf ihm nun die Urkunde überreichen.

Die Deutsche Gesellschaft für Unfallchirurgie ernennt Herrn Prof. Dr. Reinhold Ganz, Direktor der Universitätsklinik und Poliklinik für Orthopädische Chirurgie, Inselspital Bern, in Anerkennung seiner außerordentlichen Verdienste um die Unfallchirurgie zu ihrem korrespondieren Mitglied. Dortmund, den 30.6.1995. Der Generalsekretär, der Präsident. Ich gratuliere.

Professor Jaques Yves Nordin ist Chef der orthopädischen Chirurugie und Traumatologie des Hôpital de Bicetre der Pariser Universität. Er ist Preisträger der Nationalen Akademie für Medizin, Mitherausgeber der französischen Zeitschrift für orthopädische Chirurgie und Generalsekretär der französischen Gesellschaft für Orthopädie und Traumatologie. Da unsere wissenschaftliche Kontakfähigkeit durch die Sprache begrenzt ist, haben wir die Kreativität der frankophonen Orthopädie und Traumatologie in der Regel über den Umweg der Schweiz erfahren. Dies war Anreiz und Verpflichtung zugleich durch eine enge wissenschaftliche Verbindung zu dem französischen Kollegen mehr und intensivere Kontakte herzustellen. Es war daher für mich eine besondere Ehre und Freude, daß Herr Professor Nordin sofort mit der Annahme der korrespondierenden Mitgliedschaft einverstanden war.

Dear Professor Nordin, I am glad and it's a privilege for us to have your here and to welcome here in Berlin and I have the further privilege to present you the document, where the presidium of the german society of traumatology has elected you to a corresponding member concerning to a better exchange of science in trauamatology and orthopedics. Congratulations.

Prof. Dr. Nordin

Mister President, Ladies and Gentlemen, dear Colleques, it's really a great honour for me, to be invited here and to be dinstinguished as corresponding member of your society. In France we know quite well the excellence of the german traumatology and there are only few french surgeons, who are speaking and reading german. So, as corresponding member of your society and as past general secretary of french society of orthopedic and traumatology I will work to improve the friendly and scientific links between our two societies. Thank you very much. Danke vielmals.

Preis der Vereinigung der Berufsgenossenschaftlichen Kliniken

Herbert-Lauterbach-Preis

Der Präsident

Meine Damen und Herren zu den vornehmsten und reizvollsten Aufgaben gehört es auch, im Rahmen der Jahrestagungen Preise zu verleihen. Ich darf Herrn Behl, den

Vorsitzenden der Vereinigung berufsgenossenschaftlicher Kliniken und Herrn Doktor Manfred Bernard aus dem Martin-Luther-Krankenhaus Berlin zu mir auf die Bühne bitten.

Die im Jahre 1968 gegründete Vereinigung berufsgenossenschaftlicher Kliniken will nach ihrer Satzung auch zur Förderung der wissenschaftlichen Arbeit auf dem Gebiet der Unfallmedizin und der Rehabilitation beitragen. Aus Anlaß des 100jährigen Bestehens der gesetzlichen Unfallversicherung im Jahre 1985 haben daher die Mitgliederversammlung der Vereinigung berufsgenossenschaftlicher Kliniken die Stiftung eines Preises für besondere wissenschaftliche Leistungen auf dem Gebiet der Unfallmedizin beschlossen. Der Preis wurde nach dem langjährigen Hauptgeschäftsführer des Hauptverbandes der Berufsgenossenschaften, Herrn Dr. Herbert Lauterbach benannt. Dr. Lauterbach war Ehrenmitglied der Deutschen Gesellschaft für Unfallchirurgie, wodurch die enge Verbindung unserer Gesellschaft mit den Berufsgenossenschaften zum Ausdruck kommt. Der Preis, der in diesem Jahre zum 9. Male verliehen wird, ist mit 10.000 DM dotiert. Ich darf nun den Vorsitzenden der Vereinigung, Herrn Behl, um seine Worte bitten.

Herr Behl

Sehr geehrter Herr Präsident, meine sehr verehrten Damen und Herren, ich möchte zunächst dafür danken, den Preis der Vereinigung berufsgenossenschaftlicher Kliniken im Rahmen dieser Eröffnungsveranstaltung zur 59. Jahrestagung der Deutschen Gesellschaft für Unfallchirurgie überreichen zu können. Das Preisrichterkollegium hat aus 8 eingereichten Arbeiten einstimmig die Arbeit von Herrn Dr. med. Manfred Bernard, Oberarzt der unfallchirurgischen Abteilung des Martin-Luther-Krankenhauses Berlin als die preiswürdigste beurteilt. Die Mitgliederversammlung der Vereinigung berufsgenossenschaftlicher Kliniken hat sich dieses Votum zu eigen gemacht. Ich darf Sie nun, Herr Dr. Bernard bitten, zu mir zu kommen.

Sehr geehrter Herr Dr. Bernard, ich habe die Ehre Ihnen im Namen der Mitgliederversammlung der Vereinigung berufsgenossenschaftlicher Kliniken den diesjährigen Herbert-Lauterbach-Preis zu überreichen. Zuvor möchte ich aus dem Text der Urkunde und der Kurzbegründung des Preisrichterkollegiums folgendes wiedergeben. Die Vereinigung berufsgenossenschaftlicher Kliniken verleiht Herrn Dr. Manfred Bernard den Herbert-Lauterbach-Preis 1995. Herr Dr. Bernard hat in seiner experimentellen Arbeit die Patho-Biologie der arthroskopischen Laserchirurgie des Meniskus 5 verschiedene laserchirurgische Systeme geprüft, dazu umfängliche morphologische Untersuchungen durchgeführt und entsprechende Befunde vorgelegt. Am Beispiel der Gelenkchirurgie beschreibt Herr Doktor Bernard die Auswirkungen dieser thermischen Operationstechnik mit der unter anderem das Ziel verfolgt wird, pahtologisch veränderte Gewebeanteile zu entfernen und dabei gleichzeitig die Gewebetextur in der Umgebung zu schonen. Aus den beschriebenen Befunden können die Voraussetzungn abgeleitet werden, unter denen in der klinischen Anwendung der Laseroperationstechnik im Vergleich zu den konventionellen Verfahren der Vorzug zu geben ist. Herr Doktor Bernard, ich übergebe Ihnen hiermit die Urkunde und den Preis und gratuliere Ihnen ganz herzlich zu der damit verbundenen Auszeichnung.

Küntscher-Preis

Der Präsident

Einer der Preise meine Damen und Herren, der bei dieser Veranstaltung verliehen wird, ist der Gerhard-Küntscher-Preis, der durch den Präsidenten des Gerhard-Küntscher-Kreises, Herrn Professor Vilmos Vécsei, erfolgen wird. Ich darf Herrn Vécsei und Herrn Privatdozent Dr. Horst Rieger bitten.

Prof. Dr. Vécsei

Sehr geehrter Herr Präsident, meine sehr verehrten Damen und Herrn, auch wir danken sehr herzlich dem Präsidenten und dem Vorstand der Deutschen Gesellschaft für Unfallchirurgie im Rahmen der Eröffnungsveranstaltung auch diesmal den Gerhard-Küntscher-Preis überreichen zu dürfen. Es sind 9 sehr bemerkenswerte und wirklich preiswürdige Arbeiten als Bewerbungsarbeiten eingegangen. Wir haben diese Arbeiten sehr genau bearbeitet und sind zum Schluß gekommen, daß wir den Gerhard-Küntscher-Preis dieses Jahr Herrn Privatdozent Dr. Horst Rieger für seine Arbeit „Instabile Beckenringverletzungen" verleihen. Herr Dr. Rieger hat ein sehr originelles Beckenmodell entwickelt an dem Schwerkräfte übertragen werden können und hat diverse Montagen und interne Osteosynthesen an diesem Modell bearbeitet. Er hat in diese Arbeit nahezu die gesamte zugängliche Literatur mitverwertet. Ich kann nur zu dieser Arbeit namens der Jury und im eigenen Namen herzlichst gratulieren und darf Ihnen dreierlei überreichen: 1. die Urkunde, 2. einen Scheck im Couvert und 3. die Medaille. Herzlichen Glückwunsch.

Priv.-Doz. Dr. Rieger

Sehr geehrter Herr Professor Vécsei, sehr geehrter Herr Professor Muhr, im Sinne des von Ihnen eingangs zitierten Philosophen Cicero ist es für mich Wunsch und Verpflichtung zu danken. Ich bedanke mich beim Gerhard-Küntscher-Kreis von dessen Präsidenten, Herrn Professor Vécsei, ich gerade diese Auszeichnung erhalten habe, ich bedanke mich beim Vorsitzenden der Kuratoriums, Herrn Professor Nonnemann. Der Gerhard-Küntscher-Preis 1995 ist nicht nur für mich eine sehr ehrenvolle Auszeichnung, sondern auch für viele Kollegen und Freunde, die mich unterstützen und fördern. Namentlich nennen möchte ich meinen verehrten Chef und unfallchirurgischen Lehrer, Herrn Professor Brug, ohne dessen Förderung ich hier heute sicherlich nicht stehen würde. Weiterhin bin ich zu Dank verpflichtet meiner Familie, insbesondere meiner Frau Barbara, ohne ihre Unterstützung wäre es mir nicht möglich, Beruf und Familie in Einklang zu bringen. Ihnen allen danke ich für die Glüchwünsche und die Aufmerksamkeit.

Innovationspreis

Der Präsident

Der heute letzte aber zugleich ein erster Preis für eine längere Zeit, so hoffe ich, den wir zu vergeben haben, ist ein Innovationspreis, gestiftet von der Firma DePuy ACE. Dieser Preis wird für die beste Präsentation aus dem Hauptthema „Innovation in der Unfallchirurgie" verliehen. Gerade dieses Thema kann wie kein anderes eine Synthese zwischen wissenschaftlicher Hochschulmedizin einerseits und praktischer Krankenhauschirurgie darstellen. Jedermann hat die Chance durch origenelle Ideen und Techniken dem Fortschritt Bahn zu brechen. Heute ehren wir mit diesem Preis erstmals Herrn Becker aus der Ulmer Arbeitsgruppe und ich bitte Herrn Becker und Herrn Guillaume zu mir auf die Bühne.

Herr Guillaume

Erstens Mal darf ich auch, wie meine Vorsprecher, mich kurz bedanken, daß wir in dieser Runde den Preis verleihen dürfen. Wir hoffen, daß wir eigentlich hiermit, gerade in der heutigen Zeit – wir haben heute viele Diskussion gehabt über eindringende Themen, die uns sicherlich in den nächsten Jahren beschäftigen werden – aber gerade aufgrund dieser strukturellen Herausforderungen, die vor uns stehen, ist es glaube ich ganz wichtig, daß wir ein Zeichen setzen. Wir wollen auch die DGU und ihre Mitglieder und ihre Innovationsbemühungen gerade in diesen schwierigen Zeiten tatkräftig unterstützen und hoffen dieses auf viele Jahre hinaus auch tun zu können. Und Herrn Becker: Herzlichen Glückwunsch.

Dr. Becker

Sehr geehrter Herr Guillaume, sehr geehrter Herr Präsident, meine Damen und Herren, an meiner Reaktion sehen Sie: damit haben wir nicht gerechnet. Ich möchte diese Situation trotzdem nützen und unseren Chefs, Herrn Professor Gerngroß und Herrn Professor Claes dafür danken, daß wir diese Arbeit machen durften. Sie haben uns immer unterstützt und auch die notwendige Freiheit dazu gegeben.

Der Präsident

So, meine Damen und Herren, endlich ist es soweit, ein Höhepunkt nach dem anderen. Aber jetzt kommt der echte richtige Höhepunkt und ich freue mich sehr, Herrn Professor Doktor Joachim Kaiser begrüßen zu dürfen, der geduldig und treu das alles über sich ergehen hat lassen müssen, obwohl er nichts mit Medizin zu tun hat, sondern ein Musik- und Literaturwissenschaftler ist. Er ist Professor an der staatlichen Hochschule für Musik und darstellende Kunst in Stuttgart, gleichzeitig leitender Redakteur des Feuilletons der Süddeutschen Zeitung in München. Er ist Mitglied der bayrischen Akademie der schönen Künste und Mitglied der deutschen Akademie für Sprache und Dichtung und nachdem wir heute sehr viele Militarismen verwendet haben, wie Strategien und Taktik,

Offensive etc., freue ich mich über den Festvortrag von ihm „Musik und Höchstleistung". Genießen wir Ihn, Herr Professor Kaiser, bitte.

Festvortrag

Musik und Höchstleistung

Prof. Dr. J. Kaiser

Staatliche Hochschule für Musik und Kunst, Urbanstraße 25, D-70182 Stuttgart

Herzlichen Dank für diese freundliche Einführung. Trotz ihr ist mir ein wenig beklommen zumute, meine Damen und Herren. In dieser Veranstaltung, die ja voll war von Kontroversen und spannenden Ansprachen ist ja sogar der Begriff des Kaiserwetters fraglich geworden. In dem hab ich mich immer so angenehm gesonnt, ich dachte, das sei was Angenehmes und es hängt ja doch mit meinem Namen zusammen und jetzt höre ich, daß wegen des Kaiserwetters noch mehr Unfälle geschehen. Aber nicht nur deshalb ist mir ein wenig beklommen zumute, sondern ich habe ja eben voller bewundernden Respekts und auch mit einem leisen erschauernden Beben, ich muß es, kann es nicht leugnen, von Ihnen gehört und im Programm gelesen, womit Sie, die Deutsche Gesellschaft für Unfallchirurgie, sich voller Scharfsinn und voller Scharfgefühl beschäftigen. Da geht es also um Preisstabilisierung in Krankenhäusern, um Marknagelung und in den Vorträgen heute vormittag ging es um Korrektureingriffe und Amputationstechniken. Tief beeindruckt von alledem muß Ihnen eigentlich nun mein Thema geradezu unüberbietbar harmlos vorkommen. Da denken Sie nun doch sicherlich, da kann man sich zurücklehnen, da kann nun eigentlich nichts mehr passieren, wenn man davon absieht, daß der Vortrag zu einer Zeit anfängt, wo er hätte aufhören müssen. Ich hatte mir schon den Einleitungssatz zurechtgelegt „Ich komme zum Schluß" aber damit hätte ich, glaube ich, mein Honorar nicht gerechtfertigt.

Meine Damen und Herren, es ist es nicht, ist es doch erstaunlich, daß gerade Musiker und Ärzte so ziemlich eng zusammengehören. Es gibt unter Medizinern sehr viel musisches Interesse. Ja, es hat sogar eine Reihe von Ärzteorchestern gegeben. Ich weiß, schon der Dirigent Knappertsbusch hat auf die Ärzteorchester geschimpft und hat gesagt: „Ick laß mir ja auch nicht von'n Philharmonikern den Bauch aufschneiden". Trotzdem hat es da immer etwas gegeben und für diese Beziehung zwischen Musik und Medizin habe ich 3 Belege, übrigens das war das Einzige, was nicht ganz stimmt, ich hab durchaus mit Medizin zu tun, ich bin förmlich medizinisch versorgt. Mein Vater ist Arzt, mein Bruder ist Arzt, vor mir ist nichts Medizinisches fremd und ich sollte Frauenarzt werden, das habe ich aber von mir gewiesen. Aber woher, woher die Beziehung von Ärzten und die Leidenschaft, ganz ernst gefragt, von so vielen Ärzten für Musik. Ich glaube, wer im Alltag, im Beruf mit den Dingen zu tun hat, mit denen Sie zu tun haben, der will dann in seiner Freizeit doch wohl der massiven blutigen Realität entgehen. Der wird dann begreiflicherweise sich mit was anderem beschäftigen wollen, mit etwas so Reinem und Abstraktem und Schönen, wie es die Musik sein kann. Das wäre das eine Motiv. Das andere Motiv: Ärzte sind Gott sei Dank keine intellektuellen Schwafler und Literaten, sondern eigentlich haben sie sehr viel Handwerkliches. Sie sind handwerklich interessiert und müssen geschickt sein, und das heißt, sie werden auch in ihrem Hobby gerne ein wenig mit den Händen arbeiten, sich praktisch betätigen wollen, zu Deutsch: ein Instrument spielen. Auch das hat damit zu tun. Und es gibt noch etwas Drittes, es gibt noch einen dritten Zusammenhang zwischen Ärzten und Musikern und das ist der sogenannte Berufszynismus. Nicht daß die Musiker oder die Ärzte besonders zynisch wären, aber sie hassen es, denn sie wissen ja, was die leidende Menschheit, wie es um die bestellt ist, sie hassen das blödsinnige Schwafeln. Sie wollen sich nicht feinsinnig zerreden lassen, was ihnen heilig ist und deshalb stellen sie sich zynisch, darum machen fast alle anständigen Ärzte Medizinerwitze, die fast alle unanständig sind. Und auch Musiker neigen durchaus dazu das, was ihnen heilig ist ein bißchen mit Scherzen zu verbrämen. Da gibt es die Geschichte von Max Reger, den fragte eine sehr feine Dame: „Sagen Sie, Herr Reger, bringen die Posaunisten – wir haben ja eben einen gehört – bringen die Posaunisten diese tiefen Töne wirklich mit dem Munde hervor?" Da antwortete der Komponist Max Reger: „Ich will es stark hoffen, gnädige Frau!"

Meine sehr verehrten Damen und Herren, wir haben also das Gefühl, jetzt hat man's mit was Schönem, Heiterem zu tun. Es geht um Kunst, es kann nicht mehr viel passieren. Und hat nicht auch Schiller seinen Wallensteinprolog mit dem Satz abgeschlossen: „Ernst ist das Leben, heiter ist die Kunst". Aber das bedeutet wahrlich nicht, die höhere Heiterkeit von Kunst und von Musik sei ohne höhere Leistung, ja ohne Höchstleistung auch nur denkbar. Und wir leben, sie werden noch häufig Übereinstimmungen und Analogien zwischen dem, war wir bisher gehört haben und dem was ich nun sagen will, an ihrem Beruf und dem, worum es mir zu tun ist. Wir leben gegenwärtig in einer Epoche, die zu dem Begriff der Leistung und der Elite eine verlegene, wenn nicht verlogene Stellung bezieht. Für die freien Berufe gilt das noch am relativ wenigstens: wer selbständig und unabhängig und ohne staatliche Altersversorgung arbeitet, der weiß schon, was die eigene Leistung und die seiner Mitarbeiter wert ist. Und trotzdem klingt das Wort 'Leistung', Leistungsgesellschaft, Leistungsdruck, das klingt irgendwie penibel. Wir sind natürlich eine Leistungsgesellschaft aber wir schämen uns dessen ein bißchen, so wie sich sehr gute Schüler schämen, Musterschüler zu sein und eigentlich so tun, sie möchten doch nicht als Streber verachtet werden, als ob sie das gar nicht wären. Und wer sagt heute frank und frei in der Öffentlichkeit: Ich gebe mir Mühe mit äußerster Anspannung Tag für Tag Höchstleistungen zu vollbringen. Das klingt ein bißchen verdächtig und man denkt, das muß ein sehr ehrenwerter Mensch sein, aber zu meinem allernächsten Bekannten möchte ich ihn eigentlich nicht haben. Nun wird auch das Gegenteil nicht direkt proklamiert. Soweit sind auch die entschlossenen Leistungsverweigerer oder Anti-Elitären nicht, daß sie sagten und lauthals bekundeten, sie schwärmten für schlechte Autos, sie ließen sich auch gerne von einem mittelmäßigen Dentisten die Zähne ruinieren und es mache ihnen nichts aus, im Restaurant nachlässig bedient zu werden. Sie sehen, meine Damen und Herren, bevor ich zum Begriff der Kunst komme, möchte ich ganz handfest unterstellen, daß der Leistungsbegriff, wenn schon nicht kriminalisiert so doch ein bißchen unpopulär gemacht worden ist, und das Wort 'Elite' ist natürlich nach wie vor ein Fremdwort. Nun ist die Leistungsvergötzung gewiß problematisch. Sie kennen ja den Satz, der in der IBM beispielsweise gesprochen wird, wenn's da um das strenge Rationalisieren geht, da heißt es: wer nicht mit der Zeit geht – geht mit der Zeit. Und dagegen muß man nun aber auch wiederum setzen: wer sich dem Glauben an die Leistung verschreibt, kommt nicht zu sich selbst, sondern zahlt mit sich selbst! Alles das kann man betrachten, man kann ein bißchen darüber meditieren und dann muß man folgendes feststellen: verrückterweise ist die Forderung nach äußersten Leistungen dort ein wenig verpönt wo es ums Lebenswichtige geht, wie um Ausbildung, Verwaltung, Technik, Medizin. Aber da, wo es sich um etwas herrlich Überflüssiges handelt, wie um Kunst oder auch um Sport, da zählen plötzlich überhaupt nur noch die Höchstleistungen. Und das möchte ich Ihnen vorführen, auch mit einigen klingen Zitaten. Zunächst besteht ja zwischen dem sozusagen Überflüssigen und dem Außerordentlichen eine logische Beziehung. Wie ist das denn bei der Kunst? Auf die Spitzenleistung kommt es an! Kunst muß ja nicht sein. Und was nicht sein muß, muß sehr gut sein, sonst müßte es wirklich nicht sein. Und Sie wissen auch, meine Damen und Herren, es gibt ja immer wieder, auch das hat ja mit ihrem Beruf zu tun, furchtbar Ärger wegen der Stargagen, die die weltberühmten Primadonnen, Tenöre, Dirigenten und Geigerinnen bekommen. Also gut, daß die Anne-Sophie Mutter für einen Auftritt 120.000 Mark bekommt, daß der Pavarotti für einen Auftritt 100.000 Mark bekommt, daß eine große Wagnersolistin 30.000 Mark bekommt, darüber erregt sich die Öffentlichkeit oder über die 70.000 Mark für den Carlos Kleiber. Ich hab diese Empörung immer nur psychologisch verstanden als einen Ausdruck von Neid. Wer hätte nicht gern 70.000 Mark für einen Auftritt, also ich auch! Also psychologische kann man das verstehen, nur logisch ist dieser ständige Aufstand gegen die Stargagen überhaupt nicht, denn die Stargagen sind es keineswegs, sowenig wie es der teure Chirurg ist, die den Betrieb teuer machen. Im Gegenteil, wenn der Pavarotti auftritt, dann kann der Everding an Honoraren nehmen, was er will, an Tickets. Die Eintrittspreise können so teuer sein, wie sie wollen, dann wird es sich von selber tragen. Es geht also gar nicht darum, daß diese Stargagen so teuer sind, wenn hier dies Opernhaus Berlin – oder die beiden ja mittlerweile – wenn die jeweils 100 Millionen Subventionen im Jahr kosten und München ist nicht billiger und Wien und Mailand auch nicht, dann ist es ja geradezu ein Wahnsinn, denn diese Kosten, die entstehen ja für alles mögliche, die entstehen keineswegs für die Stars, sonder dafür, daß es Chöre gibt, daß es eine Verwaltung gibt, daß ungeheuer viel da sein muß. Und wenn man das alles zu zahlen bereit ist, wenn man sagt, wir sind der Ansicht, daß in Deutschland die Menschen mit schönen Dingen zusammenkommen müssen. Wir subventionieren die Kunst, damit auch Leute die nicht reich sind, die Chance haben, das zu bezahlen, dann ist die Frage, ob man für die optimale Aufführung dann plötzlich, wenn die ganze Sache 100 Millionen kostet, an 20, 30.000 Mark sparen soll? Und statt dessen nur Halbgutes oder Mittleres macht. Das heißt, wenn man so denkt, dann lohnt sich unter Umständen der ganze Betrieb eines teuren Institutes nicht, denn man sagt ja, an diesen Spitzen muß nun aber gespart werden, das geht doch nicht, daß der soviel verdient. Das klingt sicherlich logisch. Man hat kein ganz gutes Gefühl dabei und jetzt fragen Sie sich und vielleicht auch mich ob's denn wirklich so sehr auf sogenannte Höchstleistungen ankommt in der Musik und worin sich diese eigentlich erkennen lassen, worin sie bestehen und um was es sich dabei handelt. Und die Antwort auf diese Frage möchte ich Ihnen jetzt in 3 Akten geben. Sie haben ja eben gehört, ich hab mit Theater und Musik zu tun, ich bin Musikprofessor, ich bin Musik- und Theaterkritiker bei der Süddeutschen Zeitung und wenn ich da also in eine Aufführung gehe, dann ist es oft ganz schön zu wissen: du bist jetzt im 3. Akt, das ganze hat 4 Akte, dann weiß man doch wenigstens, wie lange es schlimmstenfalls also noch dauern wird. Und es hat ja mal der Erich Kästner gesagt: „Um Mitternacht blickte ich auf die Uhr, es war halb neun." Dem war offensichtlich ein Konzert fürchterlich lang vorgekommen, der hatte gar keine Ahnung, was ist, weil er eben auch die Akteinteilung nicht imponiert hatte. Und es gibt ja die berühmte Geschichte aus New York, als dort zum erstenmal der 'Tristan' aufgeführt wurde, das war so um 1900. Da waren die Leute nur diese kurzen Belcanto-Opern gewohnt und Tristan fing also um 8.00 Uhr abends an und wegen der für die Sänger nötigen langen Pausen dauerte es dann doch bis nachts um halb drei, und unter dem gestirnten Himmel New Yorks fragte ein Opernbesucher seinen Freund: „Ist Roosevelt noch Präsident?" Sie sehen, dem war also vollkommen der Sinn für Raum und Zeit entglitten. Das möchte Ihnen ersparen, darum die Akteinteilung und damit fangen wir an. Was sie soeben hörten, war also quasi die Ouvertüre, wie so oft ein wenig zu lang und nun also: der erste Akt.

Im ersten Akt geht es um die präzise Höchstleistung im Augenblick. Oft scheint es mir ja so, meine sehr verehrten Damen und Herren, als sei der ganze Musikbetrieb mit seinen Orchestern, fest angestellten Musikern, subventionierten Ensembles, gepflegten Theatern, Abonnementreihen und so weiter, als sei der doch, so wie manche Krankenhäuser, angewiesen auf den großen Einzelnen, der das Kollektiv in Bewegung setzt und animiert. Das ist an der Kunst das Altmodische und Konservative und das Wort 'konservativ' dürfte nie ein Schimpfwort sein, denn konservativ ist die medizinische Kunst weiß Gott auch, sie will etwas bewahren und erhalten. Und das Konservative und Altmodische an Kunst ist, daß sie diesen großen Einzelnen, diesen Menschen, der mit äußerstem Einsatz etwas will und etwas vorführt, in Kunst schlecht und eigentlich gar nicht ersetzen können. Auf ihn kommt es also an. Nun könnte man sagen, wenn dieser Einzelne mal an einem Abend nicht so doll ist, das ist doch eigentlich kein so großes Unglück. Warum denn immer diese strenge Kritik? Darauf antworte ich wie folgt: Wenn dieser Abend wegen Leichtfertigkeit oder Unfähigkeit oder Disziplinlosigkeit schlecht war, dann ist es auf den ersten Blick nicht so schlimm, die Künstler sind ja alle so sympathisch und auf den zweiten ist es doch ein Unglück. Es geht ja gar nicht nur um den Künstler, sondern es geht ja auch um das Werk und das, was da geboten wird und matte Aufführungen, halbschlechte, die schaden vielleicht noch mehr als brutal mißlingende, vollkommen danebengehende. Es könnte ja jemand zufällig mal im Theater oder im Konzert sein, jemand der eigentlich gar nicht hin will, irgenein junger Mensch, den man hat dazu überrreden müssen und der hört dann die kraftlose uninteressante Darbietung und er wird natürlich sagen: „es ist ja alles ganz genau so langweilig wie ich mir das immer schon gedacht habe" und der wird nach einer Wiederholung solcher Veranstaltungen nicht lechzen und dann hat er etwas für sein Leben verloren, und unentschuldbar Schuld daran ist eben doch die mangelnde Leistungsfähigkeit oder der mangelnde Leistungswille oder die mangelnde ernsthafte Vorbereitung des Künstlers. Aber was ist das nun? Die optimale Interpretationsleistung von einem Einzelnen zu bestimmter Zeit erbracht. Meine Damen und Herren, die Virtuosen und die Sänger erfüllen ein elementares Bedürfnis. Die müssen zunächst mal einen Widerspruch vorleben, der eigentlich zu allen Ausnahmekarrieren gehört, auch in ganz anderen Berufen. Aber sie müssen folgenden Widerspruch vorleben: sie müssen nämlich einerseits eine grobgesunde Konstitution haben und andererseits müssen sie ganz sensibel sein. Die bereisen ja die Kontinente und sollen hundertmal im Jahr oder mehr zugleich den Stand, den objektiven Stand höchster Interpretationskultur und darüber hinaus noch etwas ganz Persönliches, Unverwechselbares, Subjektives bieten. Das heißt, die Nerven müssen aus Eisen sein und ganz zart. Und das halten viele nicht aus. Die geben dann den Beruf auf, die werden sonderlich, machen Pausen, gebährden sich exzentrisch, wüst, verstiegen, seltsam und auf alles das kommt es nicht an, nur das Resultat zählt. Die Leistung ist absolut und im Kunstbetrieb wissen das alle und beugen sich dem auch. Das kommt natürlich besonders spannend im Solokonzert heraus. Also im Klavierkonzert, Violinkonzert, Cellokonzert oder so: Individuum gegen Masse! Der Einzelne gegen das Tutti! Solist gegen Orchester! Leiden oder triumphieren! Amboß oder Hammer sein! Vielleicht meinen Sie, diesen Einwand höre ich oft, meine Damen und Herren, mag ja sein, daß der Fachmann die Nuancen und das Kunstgras wachsen hört, aber für gewöhnliche Sterbliche macht's doch eigentlich nichts aus, ob nun der Herr A oder Herr B Amboß oder Hammer ist. Das glaube ich ehrlichgesagt nicht. Ich bin durchaus der Ansicht, daß auch musikalische Laien spüren, was geschieht, wenn sie's vielleicht auch nicht mit den Fachausdrücken und Worten umschreiben können so wie der Professionelle. Aber man muß doch auch kein Ingenieur sein, sondern nur einen Führerschein haben und ein Auto lenken können, um genau zu spüren, daß ein Mercedes 450 SEL eben doch viel besser ist, als ein mittelmäßig zusammengehauener Mittelklassenwagen. Das liegt in der Natur der Sache und da ist dann eben doch etwas zu machen. Man spürt es. Wenn ich in der Konzertpause einem Publikum begegne, dann sagen die: „ich liebe Musik, aber ich verstehe nichts von ihr" und ich weiß genau, was hinter dem Satz steckt: „ich liebe Musik und ich habe durchaus mein eigenes Verständnis davon, aber ich denk doch nicht daran, mir von dir dusseligem Fachmann die Sache zerreden zu lassen." Infolgedessen weich ich dem Gespräch aus und sage, ich verstehe nichts davon. Jetzt möchte ich Ihnen mal die Gewichtigkeit des einen Satzes und der Höchstleistung vorführen an 2 kurzen Beispielen aus dem Finale des Klavierkonzertes von Peter Tschaikowky, b-moll-Konzert, Opus 23. Es kommt ja nicht nur darauf an, daß es schneller ist, reine Schnelligkeit ist nicht die Hauptsache, sondern der große Virtuose und Interpret, da muß eine gewisse Insistenz da sein, es muß Feuer da sein, es muß durchartikuliert sein und es muß eine Aura darüber liegen, die gar nicht so leicht herzustellen ist. Es hat mit Bekenntnis zu tun und mit Passion und mit satanischem Können. Der erste, den Sie hören werden ist der Schura Scherkasky, das ist ein mittlerweile hochbetagter Pianist, er war Schüler des berühmten polnisch-amerikanischen Klaviermeisters Josef Hofmann, den kenn ich ganz gut persönlich, der hat seit seinem fünften Lebensjahr jeden Tag 6–8 Stunden geübt. Es hat ihm keineswegs immer Spaß gemacht und hab das mal erlebt, hier nach einem Berliner Konzert im Kempinski, er war mit sich nicht ganz zufrieden und als er am Abend ins Zimmer kam, es war Gott sei Dank isoliert, da hat er nach dem Konzert noch 2, 3 Stunden geübt. Das alles gehört dazu und steckt dahinter und wollen wir mal den Schluß des Finales vom Tschaikowskykonzert hören. In diesem letzten Satz hat das Orchester ein großes Zwischenspiel, dann donnert der Solist mit einer schweren quasi Kadenz der Oktaven über das ganze Klavier, dann vereinigen sich Solo und Tutti zu einem rauschhaften, strahlenden, russischen Hymnus und das Konzert endet so, daß man sagen könnte: „der Beifall der Publikums ist gleichsam mitkomponiert" und das spielte, begleitet von den Berliner Philharmonikern unter Leopold Ludwig, der Schura Scherkasky einst sehr fesselnd, es klang so: (Musikbeispiel vom Tonband)

In meiner Jugend, es liegt einige Zeit zurück, da gab es einen Schlager 'Man müßte Klavier spielen können, wer Klavier spielt hat Glück bei den Frauen'. Eine völlig unbewiesene, aber doch einleuchtende These, und das konnte ja der Scherkasky offenbar nur, gegenüber dem, was wir jetzt gleich hören werden von Vladimir Horowicz und Arthuro Toscanini, also dem Pianisten Horowicz und Toscanini, der in der ersten Hälfte des Jahrhunderts neben Furtwängler wohl der berühmteste und größte Dirigent der Welt war. Dagegen verblaßt Scherkasky regelrecht zum Gesäusel, zur angenehmen Limonade. Arthuro Toscanini hat ja nicht weniger als 42 Proben mit seinem Schwiegersohn Horowicz abgehalten bevor dann das Konzert, aus dem ich Ihnen gleich diesen Ausschnitt vorführen werde, am 25. April 1943 öffentlich aufgeführt wurde. Danach mußte Horowicz, man kann es verstehen, für viele Wochen hinter die schützenden Mauern einer Nervenheilanstalt, weil dieser Toscanini ein außerordentlich cholerischer Italiener gewesen ist, der seinem Schwiegersohn tatsächlich immer sagte, was er dachte. Nun gibt es viele Dirigenten und Pianisten, die schenken sich 42 Proben für das Tschaikowskykonzert, weil sie sich denken: Gott, es geht auch so, aber es geht dann eben doch nicht so. Nun spielte das Tschaikowskykonzert im Leben von Vladimir Horowicz, der zu seiner Zeit der fesselndste Pianist der Erde war, eine große Rolle. Damit siegte er bei seinen überraschenden Debuts als 22-, 23jähriger in Rußland, dann als 24jähriger in Hamburg, dann als 28jähriger in Amerika. Bei seinem amerikanischen Debut sauste er übrigens dem Dirigenten Thomas Beechem, der also das Tschaikowskykonzert dirigierte, während des letzten Satzes entschlossen davon und erreichte mit Abstand als erster das Ziel, was eigentlich nicht der Zweck der Kunstübung ist. Und die Kritiker schwärmten aber von einem Tornado der Steppe, was ja auch nicht unbedingt sein muß, wenn Klavier gespielt wird. Nun, mit solchen Dingen konnte sich 15 Jahre später Horowicz gegenüber seinem mächtigen und grandiosen Schwiegervater Toscanini nicht durchsetzen. Da prallten zwei glühheiße Temperamente aufeinander und danach galt Horowicz für lange Zeit – ich habe ihn auch persönlich kennengelernt, er war ein großartiger und übrigens ausgezeichnet deutsch sprechender und sich enorm vorbereitender Künstler, der nur nach außenhin so'n bißchen „teddybärdumm" tat und sagte, eigentlich ist Léhar besser als Beethoven, aber er wußte schon, daß die Dinge anders liegen – dann galt es eben als ganz Großer. Und die New Yorker standen nicht umsonst 3 Tage an, wenn er ein Konzert gab. Nach dem Ausschnitt, wenn Sie den gehört haben werden, werden Sie das verstehen! Ich war mal bei einer Fernsehproduktionsgesellschaft Berater und daher weiß ich was der Horowicz für ein Honorar als er – er ist ja vor einigen Jahren gestorben – per Satellit für die ganze Welt das d-moll-Konzert von Rachmaninow spielte: pro Minute 10.000 Dollar! Nun hat, das d-moll-Konzert von Rachmaninow dauert 48 Minuten, das sind dann unter Brüdern 480.000 Dollar und besonders zu beneiden ist natürlich Horowicz bei diesem todlangenweiligen Anfang des 2. Satzes, wo ja nur das Orchester spielt, da kann er so auf die Uhr sehen, da arbeitet dann die Zeit für ihn, 5000 Dollar, 10.000 Dollar ... – aber solche Verträge bekommt man nur, meine Damen und Herren, wenn man so spielt, wie er das Finale am Schluß gespielt hat. Toscaniniverwandte sind so, wird vor einer schweren Stelle noch ein bißchen schneller, warum soll der junge Mann sich schonen müssen und das Ganze hat dann etwas Faszinierendes! Die Aufnahmetechnik also ist natürlich 1943 nicht so gewesen wie wir es heute gewöhnt sind, aber die Musik war vielleicht sogar ein bißchen besser, hören wir mal herein, bitte. (Tonband)

Im ersten Akt wollte ich demonstrieren, was äußerster Einsatz, was exstatische Leistung in der Interpretation vermag und die Anstrengung gehört durchaus dazu, wie die Erregung, wie die Flamme. So sollen ja bei Beethoven manche fast unausführbaren Stellen, etwa in der Fidelio-Oper oder im Schlußsatz der neunten Symphonie, die sollen die äußerste Anstrengung, die Spannung und die Überspannung provozieren, das darf nicht leichthin erklingen. Da muß jemand, ein Dirigent, ein Chor, eine Sopransolistin über sich hinaus wachsen, um das „fast unmöglich" fast möglich zu machen. Elegante Perfektion, todsichere Leichtigkeit ist nicht der Zweck solcher enthusiastischer Kunstübung. Trotzdem darf man Leistung nicht mit Quantität, Schnelligkeit, Lautheit, Perfektion und Kraft verwechseln. Kunst ist zweifellos höchstleistungsabhängig, aber sie ist kein Höchstleistungswettkampf. Wer nur um der rekordartigen Höchstleistung willen musiziert, wer immer feiner, perfekter, lauter spielen will, der ist Klaviersportler aber kein Künstler. Doch da geht es so wie im Leben, wahrscheinlich von uns allen. Die Höchstleistung fordert so viel Kraft, Einsatz, Aufmerksamkeit, daß sie alles andere auffrißt und manchmal können manche Virtuosen aller Sparten kaum mehr als wirklich virtuos sein, rasen und rauschen. Aber auch das Leise will gelernt sein: der Traum und die Phantasie. Die Psychologen haben uns längst gelehrt: wer nicht träumen kann, ist klinisch krank. Das heißt die Meditation, es war schon die Rede von ihr, fordert ihr Tribut. Und das verursacht allen allzu Tüchtigen ein schlechtes Gewissen. Dabei verhält es sich doch wohl folgendermaßen: man spürt, wieviel Kraft die Höchstleistung benötigt. Man spürt etwas dunkler, daß die Welt, die eigene Existenz und Seele nicht nur auf ständige

Höchstleistung entworfen sind. Aber woher soll nun die Ruhe kommen, einmal sich selbst zu finden, die Konzentration ein Buch zu lesen, das kein Krimi ist und keine Fachliteratur, woher die Zeit für die liebende Zuwendung und Aufmerksamkeit etwa für die Schulprobleme der Tochter, für ein vernünftiges Hobby, für die Familie, für die tausend Kleinigkeiten des Alltags, für die eigene Weiterentwicklung, die ja auch nicht nur eine fachberufliche sein soll. So nagt es doch in uns allen, meine Damen und Herren, in jedem von uns. Was hat man sich nicht alles Schönes vorgenommen während der letzten Ferien, auch während der letzten großen Krankheit, zu Silvester oder auch nur bei irgeneinem runden Geburtstag. Aber dann schlägt des Dienstes ewig gleichgestellte Uhr und man macht sich wieder auf den Höchstleistungs-Trimmkurs. Und ich kenne manche, die sind sogar ganz froh, wenn sie sich mit Arbeit überladen dürfen, weil sie damit nämlich ihr schlechtes Gewissen zum Schweigen bringen und weil sie sonst mit den verbleibenden Zeitresten je doch nichts mehr anderes anfangen können als bei einer Flasche Bier fernzusehen. Wir haben Bußtag! Ich frage: ist das eine Schuld? Manchmal denkt man doch in jedem Beruf: vielleicht etwas weniger verdienen aber nur halb soviel arbeiten. Den Ehefrauen, die sich vielleicht nicht völlig klarmachen, was das etwas weniger verdienen in rauher Konkretion bedeuten würde, wär das natürlich auch sehr angenehmer, ein etwas weniger beschäftigter und etwas weniger bezahlter Ehemann und das gilt natürlich umgekehrt auch, wenn die Ehefrau die Verdienende ist. Schön gedacht und geplant ist alles, nur es geht halt doch nicht, denn ein komplizierter Beruf, der eine enorme Weiterentwicklung hat, fordert in jeder Branche volles, hochkonzentriertes Engagement. Entweder man ist ganz dabei, ist ganz auf der Höhe oder gar nicht. Das Nebenher, das ist jedenfalls meine Lebenserfahrung, mißlingt fast immer. Entweder der nebenher Beschäftigte hat doch fast eine Art „Fulltime-Job" oder er macht eben gar nichts. Es ist sehr schwierig. Und dabei, auch wenn sich das so darstellt, als ob man also quasi gar nichts anderes kann, als mit äußerster Kraft hinter der Höchstleistung herzuhetzen, dabei pocht natürlich doch irgendwo in der Tiefe die Meditation auf ihr Recht. Und wer davon überhaupt nichts wissen will, wer sich dumm stellt, es vielleicht auch ist, der wird irgendwann mal überhaupt keine sinnvollen Leistungen produzieren können und in alledem realisiert sich der alte deutsche romanische Gegensatz, der schon der Dichter Jean Paul und Goethe im Buch eines jungen Mannes kontrovers beschrieben haben. Der junge Mann war Goethes Enkel, Walter von Goethe. Ort der Handlung: ein Stammbuch dieses Walter von Goethe. Das kommt heute wieder auf, junge Leute haben so schön gestickte Taschenbücher bei sich und man muß als prominenter Gast dann irgendetwas Tiefgefühltes reinschreiben. Schön, Jean Paul, der Dichter Jean Paul, der aus kleinen Verhältnissen kam und sich mit ungeheurem Fleiß und genialer Phantasie in die Herzen des lesenden deutsche Bürgertums hereingeschrieben hatte, dieser Jean Paul, der notierte nun dem jungen Walter von Goethe folgendes ins Stammbuch: der Mensch hat dritthalb Minuten, eine zu lächeln, eine zu seufzen und eine halbe zu lieben, denn mitten in dieser Minute stirbt er. – Und das sah nun der alte Goethe, der 76 Jahre alt war, immerhin, mit der einen Minute, die aus Lächeln, Seufzen, Lieben und Sterben besteht und er dichtete aus dem Stand seinem Enkel dagegen ärgerlich vernünftig über Jean Paul's Minute ins Stammbuch: ihrer sechzig hat die Stunde, über tausend hat der Tag, Söhnchen werde dir die Kunde, was man alles leisten mag! Natürlich hatte Goethe recht. Ein junger Mann soll in seinen Lebensminuten etwas leisten und nicht fortwährend lächeln, seufzen, lieben. Doch der Jean Paul war trotzdem nicht völlig im Unrecht gewesen. Wir Menschen müssen nämlich sterben. Und wir sind nicht bloß zur Sollerfüllung auf die Welt gekommen. Es gibt auch noch was anderes. Und dieses andere kann wunderbar rein, reiner vielleicht als jede andere Kunst auch die Musik aussprechen. Und es ist eine bedeutende Leistung, dafür möchte ich Sie jetzt zu sensibilisieren versuchen, ganz ruhig und unnervös, dieses Langsame, Meditative darzustellen. Verhältnismäßig leicht sind immer bloß die mittleren Dinge. Das mittlere Tempo, das geht, das schafft man aber das ganz Langsame und das ganz Schnelle sind sehr schwer. Auch den Adagio-Tanz müssen die Füßchen der Ballerina aus Eisen sein. Hören wir uns zum Schluß des zweiten Aktes mal den Anfang des ersten Satzes des langsamen Adagios von der Mondscheinsonate Beethovens an. Das ist ein melancholisches Nachtstück und das bereitet den Interpreten erstaunlicherweise womöglich noch größere Schwierigkeiten als alle Prestos und Tschaikowskys-Finales der Welt. Um was geht's denn da. Das ist erst mal eine langsame Schwermutsballade, da sind so Triolen: Jam pam pam, pam pam pam, die leise ertönen wie klare Mondstrahlen und über diesen Triolen ist eine Musik und unter ihnen ist ein Baßton. Das heißt, es ist eine geheime Vielstimmigkeit, denn eine Triole betont jeder Musiker so, daß er das eins ein bißchen mehr betont als zwei, drei und dann muß der die Melodie noch lauter spielen und den Baßton wieder anders und dieses Stück, das Kinder vom Blatt spielen zu können glauben wird plötzlich sehr schwer. Hören wir mal wie das der Wilhelm Kempff angefangen hat, ein Preuße wie Gott ihn träumt, ein reizender geistreicher Pianist, der hochbetagt gestorben ist, der spielte den Anfang von Beethovens cis-moll-Sonate Opus 27/2 so; es klang ein bißchen wie Schubert, aber das heißt ja nichts Schlechtes, bitte. (Tonband)

Vielen Dank, so spielte Wilhelm Kempff also den Beginn des berühmten Adagios aus Beethovens Mondscheinsonate. Der britische Pianist Solomon, den ich für einen der großen Beethoveninterpreten unseres Jahrhunderts halte, der ist hierzulande kaum bekannt. Aus Umständen, für die er nichts konnte, während des zweiten Weltkrieges und davor, hatte man natürlich für englische, für jüdisch-englische Pianisten hierzulande kein Interesse und kein Ohr. Danach begann es langsam und dann bekam der unglückselige Solomon im Jahr 1956 plötzlich einen Gehirnschlag, lebte zwar noch 30 Jahre, konnte aber nicht mehr musizieren. Und dieses Jahr 56 war ja so wichtig, weil da sowohl das Fernsehen als auch die Langspielplatte sich durchsetzten, die ja unsere Kultur enorm verändert haben. Das heißt, diesen Solomon muß man erst im nachhinein erarbeiten aus diesen 78er Schellack-Platten, aber dann wird man plötzlich merken, was das für ein ernster, tiefsinniger Künstler ist. Wir werden hören, daß er den Satz, den ersten Satz der Mondscheinsonate ganz anders, viel golemhafter, ruhiger, eisiger als Kempff spielt. Das ist nicht mehr irgendeine Seele, die da ihr Wehwehchen ausbreitet und sagt „was bin ich traurig", sondern die Musik hat einen anderen Geist. Es ist Ihnen klar, daß ich Ihnen das von einer uralten Schallplatte vorspielen muß, Sie werden auch da so Knacksgeräusche usw. hören, das läßt sich nicht vermeiden, aber es geht uns ja hier nicht um ein Konzert, sondern um die Sache, bitte (Tonband).

Danke schön, meine Damen und Herren, wir sind im Schlußakt. Daß in den Künsten sich nur die absoluten Höchstleistungen durchsetzen, daß von tausend Klavierstudenten, von tausend Geigern, immer nur einer, höchstens einer, den Berufsweg einschlagen kann, den sich der begeistert liebende Anfänger gewünscht hat, ich weiß, das klingt und wirkt grausam. Was ist denn aus den anderen geworden? Die sind gestrandet, irgendwo im kleinen Orchester untergekommen, günstigenfalls, geben irgendwo verbittert Unterricht, werden zum gnadenlosen Publikum; wie gesagt, das ist grausam aber grausam heißt nicht auch ungerecht. Wer heute die Laufbahn des Solisten wählt, der muß Wettbewerbe gewinnen, an denen hunderte ehrgeizige Konkurrenten teilnehmen, der muß aber nicht nur Preisträger sein, sonder er muß auch eine ganz eigene Individualität haben. Ich kenne so manche Preisträger, die doch keine Karriere machten und ich kenne viele preisgekrönte Theaterstücke bei Bühnenwettbewerben, von denen dann die Theaterfachleute sagten: je preiser ein Stück gekrönt ist desto durcher fällt es. Trotzdem, die ganz großen Talente, der Kissin, die Anne-Sophie Mutter, der Glenn Gould, der Gulda, die waren von vornherein und ganz fraglos da. Das Beängstigende an Musik und Kunst ist die ungeheuer erdrückende Gegenwärtigkeit des Vergangenen. Schauen Sie, was die Kunst betrifft, so gibt's keinen Musiker, der Mozart verachtet, der glaubt, er sei besser als Bach. Da gibt's auch keinen Dramatiker, der nicht Shakespeare oder Kleist oder Tschechow voller Ehrerbietung und Minderwertigkeitskomplexe bewundert. Peter Hacks, der Dramatiker, hat einmal gesagt: „Shakespeare ist, was wir alle wollen und nicht können." Das heißt, wer heute anfängt, ob als Dramatiker oder Interpret, der muß sich an einer ungeheuren Gegenwärtigkeit von vielen Jahren Kunst, muß sich an Langspielplatten, an Vergleichen von 60, 70, 80 Jahren, das was Furtwängler machte, was Arthur Schnabel machte, es ist ja alles da und dagegen muß der Betreffende bestehen. Das ist die Höchstleistung in der Kunst. Und in der Kunst gilt eben nicht, was für die Wissenschaft gilt, nämlich daß der Sohn, wie man so sagt, älter ist als der Vater. Schauen Sie, jeder junge Chemiker weiß doch heute mehr als der Justus Liebig, jeder junge Physiker, der könnte den Isaak Newton blamieren und das ist der diskursive Fortschritt der Wissenschaft und der Erkenntnis, an dem die Wissenschaftler aller Länder teilhaben. Das ist vielleicht nicht mal so sehr ein persönliches Verdienst auch. Dagegen messen sich Maler, Schriftsteller und Komponisten ohne jede Überlegenheit mit einer Vergangenheit von vielen hundert und wenn nicht tausend Jahren. Und da muß die eigene Persönlichkeit und der eigene Ton schon sehr beträchtlich sein, um einer solchen Konkurrenz gegenüber nicht entweder zu resignieren oder zu blamieren, sich selber. So selbstverständlich und so grausam ist der Leistungsdruck in der Musik und den schönen Künsten! Und trotzdem gibt es immer noch neue Erkenntnisse, neu Stile, ein neues Licht auf Bach, eine neue Einsicht in Shakespeare. Das Feld scheint nach wie vor unendlich zu sein. Leistung ist im Bereich der Kunst kaum jemals ein 'Mehr' sondern immer nur ein 'Besser', 'Richtiger', 'Zutreffender' vielleicht auch 'Wahrer'. Blinder Aktionismus, das gibt's überall, der sich nicht um die Folgen kümmert, das ist keine Leistung sondern manische Selbstdarstellung. Ein solcher Aktionist sieht immer nur den eigenen Standpunkt, das eigenen Wachsen, die eigene Hypertrophie. Herkules, der berühmte Held der Antike, der ist so ein blinder Aktionist gewesen. Sie wissen, er schlug mal einer bösen Schlange namens Hydra jeweils einen Kopf ab, aber dafür wuchsen dem ungewöhnlichen Tier dann immer zwei nach. Das heißt, ökonomisch gesprochen, Herkules hat nicht die Zweit-, Dritt- und Viertfolgen seines Tuns bedacht und darum wurden seine Leistungen ja sehr gefährlich, geradezu ökologisch bedenklich: Schlangenköpfe en masse! Zum Glück fiel dem entfesselten Aktionisten ein Trick ein: als Umweltschützer brannte er die Schlangenhälse aus! Ein letztes: auch in der Kunst, selbst in der allerindividuellsten darf Leistung nie taktlos sein, nicht historisch taktlos, denn man kann nicht zu allen Zeiten alles gleichermaßen tun. Schauen Sie, wie schwer wir es heute haben, eine anständige Kirche zu bauen oder auch nur eine würdige Begräbnisveranstaltung zu machen. Das war im 19. und 18. Jahrhundert den Leuten ganz leicht und heute haben wir damit genau so welche Schwierigkeiten wie in dem Malen von Portraits, das hat eben die Fotografie abgenommen. Und das muß ein Künstler ahnen, nicht mit dem Kopf sondern mit dem Gespür, mit dem Takt und er muß Takt haben und wissen: das kannst du machen und das nicht. Eine Kunstleistung, die diesen Takt nicht kennt ist keine Leistung. Takt haben, Takt halten heißt ja: das Ganze anerkennen ohne sich ihm sklavisch zu beugen. Den Rhythmus des eigenen Teams begreifen und befeuern. Die Idee der Gruppe akzeptieren und bereichern. Sie sehen, so ist musikalisches Zusammenspiel symbolisch für jede menschliche Zusammenarbeit. Kein Wunder, Humanität braucht nicht zu schreien und zu keifen aber auch nicht zu kuschen. Erinnern Sie sich noch an den weit, weit zurückliegenden Anfang: ernst ist das Leben, heiter ist die Kunst! So fingen unsere Überlegungen an, die vorführen sollten, wie innig und unauflöslich die unauslegbare Heiterkeit großer Kunst mit gnadenlos geforderter Höchstleistung verbunden ist. Übrigens, auch das Zuhören auf einen solchen Vortrag mit ferner Thematik in einem riesigen Saal kann eine Leistung sein: eine Höchstleistung der Konzentration, eine Leistung der Selbstüberwindung und der Anteilnahme. Und für diese Leistung, die Sie soeben so liebenswürdig erbracht haben, danke ich Ihnen.

Der Präsident

Meine Damen und Herren, das war das Angriffssignal der US-Kavallerie. Die Schlacht am Buffet kann beginnen, der Senatsempfang ist bereit für Sie. Ich danke für Ihre Geduld. Ich danke Ihnen allen. Die Sitzung ist geschlossen.

WISSENSCHAFTLICHES PROGRAMM

I. Frakturen mit Weichteilschaden an der unteren Extremität I

Vorsitz: G. Hierholzer, Duisburg; A. Rüter, Augsburg; Ch. Krettek, Hannover

Management offener Frakturen

Ch. Josten

Chirurgische Klinik und Poliklinik, Berufsgenossenschaftliche Krankenanstalten Bergmannsheil, Universitätsklinik, Bürkle-de-la-Camp-Platz 1, D-44789 Bochum

Einleitung

Die offene Fraktur ist ein Weichteilproblem. Die Prognose sowie der Therapieerfolg hängen vom Ausmaß und der Behandlung des Weichteilschadens ab [5].

Wesentliche Probleme in der Behandlung einer offenen Fraktur sind Infekt, Defekt und Pseudarthrose sowie Verlust der Funktion.

Infekt

Die Frühkomplikation des Infektes ist in den Weichteilen lokalisiert und muß vor Manifestation angegangen werden. Über die Kaskade offene Fraktur – kontaminierter Weichteilschaden – infizierte Fraktur – entsteht eine Osteitis. Die Kontamination einer offenen Fraktur liegt primär bei etwa 75% [3]. Erste Maßnahme, das Ausbreiten einer Kontamination zur Infektion zu vermeiden, ist das Anlegen eines sterilen Verbandes, der bis zur definitiven Versorgung im OP-Bereich belassen wird. Die präoperative Antibiotikatherapie mit einem vornehmlich staphylokokkenwirksamen Präparat senkt die Infektrate ebenfalls signifikant. Neben der Kontamination ist die weitere Nekrotisierung des Weichteilgewebes der Wegbereiter für die Infektion. Die Progredienz des Weichteilschadens kann nur durch ein entsprechendes Behandlungsregime verhindert werden. Dieses Behandlungsregime setzt sich zusammen aus

1. *Wundmanagement* mit
   – Debridement und Fasciotomie
2. *Stabilisation*
3. *Gefäß-, Weichteil- und Knochenrekonstruktion.*

Verursacht wird die Progredienz des Weichteilschadens durch sukzessiv eintretende Gewebsthrombosen. Pathogenisch unterscheidet man drei Ursachen:

1. mechanische Thrombosen,
2. endotoxisch bedingte Thrombosen und
3. eine gestörte Gerinnungskaskade.

Debridement

Das Debridement kann chirurgisch und interventionell erfolgen. Das chirurgische Debridement sowie die Radikalität dürfen nicht durch die Angst vor Defektvergrößerung beeinträchtigt werden. Die Radikalität der chirurgischen Wundausschneidung bezieht sich sowohl auf den Knochen als auch die Weichteile. Neben dem makroskopischen Debridement durch Excision und Resektion stellt die Irrigation und Jetlavage eine Keimreduktion auf mikroskopischer Ebene dar. Während mechanisch bedingte Thrombosen durch dieses Debridement angegangen werden, wird die endotoxisch verursachte lokale Thrombose durch entsprechende Schockbehandlung sowie eine lokale *und* systemische Antibiose therapiert. Die systemische präoperative Antibiotikaprophylaxe als auch bei entsprechender Kontamination die fortgesetzte Antibiose hat ihre Wirksamkeit unter Beweis gestellt. Neuere Arbeiten belegen auch den Wert der lokalen Antibiose bei offenen Frakturen. Hierduch konnte ebenfalls eine signifikante Reduktion der Osteitis bei schwer offengradigen Frakturen nachgewiesen werden [7].

Der dritte Faktor der Gewebsthrombosierung stellt die gestörte Gerinnungskaskade mit maximal aktivierter Gewebsthrombokinase dar. Hier scheint die systemische Vollheparinisierung (25.000–30.000 E in 24 Std.) mit nachgewiesener Wirkung durch eine PTT-Erhöhung die geeignete Therapie darzustellen.

Fasciotomie

Die Fasciotomie stellt einen Eckpfeiler der Behandlung der offenen als auch geschlossenen Frakturen mit Kompartment-Syndrom dar. Die Fasciotomie sollte nicht erst bei der Manifestation eines Kompartments, sondern schon im Anfangsstadium des Entstehens, bei entsprechender frühzeitiger Versorgung und entsprechendem Unfallmechanismus prophylaktisch erfolgen. Während die Diagnosestellung bei einem bewußtseinsklaren Patienten klinisch erfolgen kann, so ist sie bei einem bewußtlosen Patienten an den Einsatz einer Gewebsdruckmessung gebunden.

Neben dem unbedingten Spalten aller vier Kompartimente muß insbesondere bei der medialen Fasciotomie auf die ausgedehnte Spaltung der tiefen Beugerloge hingewiesen werden, die wegen des distalen Ansatzes des Musculus flexor hallucis bis zum malleolus medialis erfolgen muß.

Stabilisation

Die Osteosynthese einer Fraktur soll nicht nur der primären Stabilisation dienen, sondern sie bedeutet ebenfalls Infektreduktion [8]. Dabei soll die Wahl des Osteosynthesematerials mit dem Weichteilmanagement und dem weitere Therapieverfahren abgestimmt sein. Eine ungebohrte Marknagelung sollte dann vorgenommen werden, wenn unter korrekter Längenherstellung die Knochenheilung ohne Beeinträchtigung der Weichteilrekonstruktion und der Funktion erreicht werden kann. Der Fixateur externe ist indizierte bei en bloc Defekten, bei primärer Verkürzung sowie bei einem zirkulären Weichteilschaden.

Insbesondere bei einer offenen Oberschenkelfraktur stellt die ungebohrte Nagelung die Therapie der Wahl dar. Sie weist eine deutlich geringere Komplikationsrate als die Plattenosteosynthese auf [2, 6]. Lediglich bei einer Fraktur mit begleitender Gefäßverletzung ist aufgrund des Zuganges sowie der Möglichkeit der primären Verkürzung die Plattenosteosynthese vorzuziehen.

Offene Fraktur und Gefäßsituation

Auf eine möglichst vollständige Wiederherstellung der arteriellen Strombahn ist zu achten. Nicht so sehr die Qualität der Durchblutung, sondern auch insbesondere die Quantität hat einen entscheidenden Einfluß auf die Knochenheilung. So weisen Unterschenkelfrakturen ohne jegliche Gefäßverletzung eine wesentliche Frakturheilungsstörung auf, als Verletzungen mit Verschluß von 1–2 Unterschenkelarterien [1].

Weichteil- und Knochenrekonstruktion

Erste entscheidende Maßnahme der Weichteilrekonstruktion stellt die primäre Verkürzung der Fraktur (Zieharmonikatechnik) dar. Durch die Verkürzung wird der Kompartmentdruck gesenkt und der Weichteildefekt verkleinert. Dadurch gelingt oft eine primäre Deckung des Knochens ohne weitere rekonstruktive Maßnahmen; desweiteren

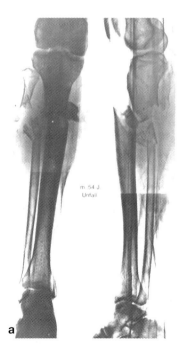 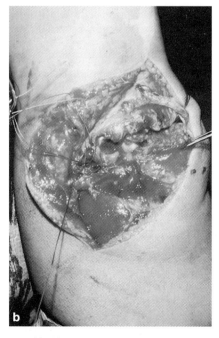

Abb. 1 a,b. 54jähriger Patient IIIb-Verletzung, proximale Tibia. **a** Röntgenbild. **b** Klinisches Bild

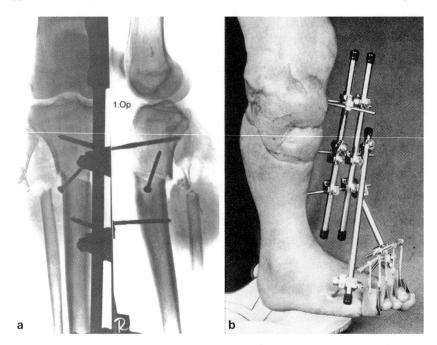

Abb. 2 a,b. Primäre Verletzung, Fixateur externe, Weichteilsanierung. a Röntgenbild. b Klinisches Bild

wird durch die Verkleinerung des Defektes die spätere Weichteildeckung erleichtert und statt eines freien Gewebetransfers nur ein lokaler Muskelschwenklappen notwendig (Abb. 1-4).

Die primäre Verkürzung sollte 10-15% des jeweiligen Extremitätenabschnittes (4-6 cm) nicht überschreiten. Nach Konsolidierung der Weichteilsituation kann in der Regel nach zwei Wochen mit der Distraktion begonnen werden. Die Zierharmonikatechnik weist zwei Alternativen auf:

1. primäre Verkürzung durch „Frakturresektion" und spätere Verlängerung mittels Kortikotomie im Gesunden,
2. Verkürzung durch Fragmenteinstauchung und Kallusdistraktion nach Weichteilsanierung und beginnender knöcherner Heilung.

Unter entsprechender Weichteiltherapie und Stabilisierung der Fraktur stellt die Überbrückung eines knöchernen Defektes kein Problem dar. Die Weichteilrekonstruktion sollte möglichst simultan mit der Knochenrekonstruktion vorgenommen werden. Keinesfalls sollte vor einer korrekten Weichteildeckung ein Segmenttransport erfolgen. Die Wahl des Transportsystemes hat sich der Weichteilsituation anzupassen. Bei komplexen Weichteilrekonstruktionen ist die unilaterale Montage bei einem Segmenttransport dem Ringsystem vorzuziehen. Lediglich bei gelenknahen Defekten bietet der Ringfixateur mit seinen besseren Verankerungsmöglichkeiten und der Kombination mit dem unilateralen Fixateur (Hybrid-Fixateur) erhebliche Vorteile. Der knöcherne Segmenttransport hat mit einer Geschwindigkeit von 1 mm/Tag, aufgeteilt in drei bis vier Fraktionen zu

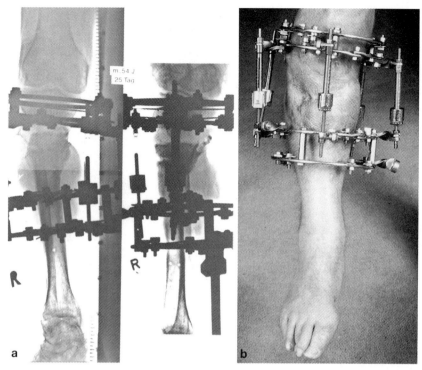

Abb. 3 a,b. Nach Konsolidierung im ehemaligen Frakturgebiet Verfahrenswechsel auf Ringfixateur und Kortikotomie. a Röntgenbild. b Klinisches Bild

erfolgen. Jedoch beträgt die durchschnittliche Aufbauzeit eines knöchernen Defektes 4–6 Wochen pro cm [4].

Isolierte Weichteildefekte können durch lokale oder gestielte Muskellappen gedeckt werden, aber auch durch eine isolierte Gewebedistraktion parallel dem Vorgehen des knöchernen Segmenttransportes. Die Gewebedistraktion ist insbesondere geeignet zum Verschluß von Fasciotomiewunden.

Zusammenfassung

Unter dem Paradigmawechsel hin zu einer Perfusionsoptimierung, Priorität der Weichteiltherapie mit initialer Verkürzung konnte die Prognose der offenen Fraktur wesentlich verbessert und die Inzidenz des freien Gewebetransfers bei offenen Frakturen IIIb und IIIc deutlich reduziert werden. Unter der Priorität der Weichteilsanierung und der darauf adaptierten Stabilisierung der Fraktur stellt die Überbrückung eines knöchernen Defektes kein Problem dar. Unter idealen Voraussetzungen kommt es zu einem gemeinsamen „Marschieren" von Weichteilen und Knochen. Dabei erfüllen auch die Weichteile zwei Funktionen:

zum einen dienen sie als primäre Deckung, beim Knochentransport auch als Schienung.

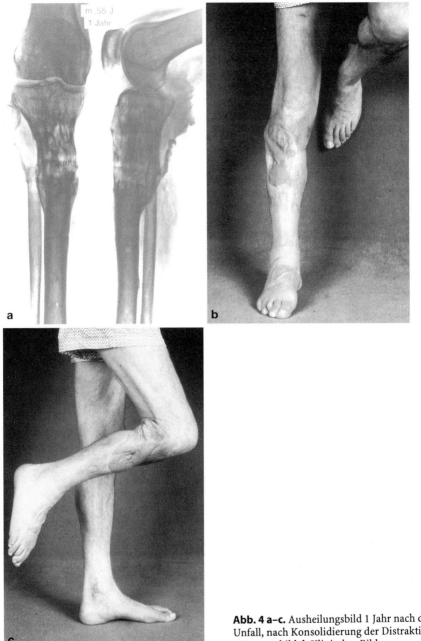

Abb. 4 a–c. Ausheilungsbild 1 Jahr nach dem Unfall, nach Konsolidierung der Distraktion. **a** Röntgenbild. **b** Klinisches Bild

Die Indikation für einen freien Gewebetransfer sehen wir bei einem freiliegenden Knochen auf einer Strecke von 2 cm, freiliegende Sehnen und Nerven sowie Retraktion des Gewebes unter der Distraktion. Während vor 1982 die Infektionsrate offener Frakturen bei 19% lage, konnte diese unter Änderung des Behandlungsregimes mit Einführung der Zieharmonikatechnik auf unter 2% gesenkt werden.

Literatur

1. Dickson K, Katzman S, Delgado E, Contreras D (1994) Delayed unions and nonunions of open tibial fractures. Clin Orthop 302:189–193
2. Green A, Trafton PG (1991) Eyerly complications in the management of open femur fractures: A retrospective study. J Orthopaedic Trauma, Vol 5 Nr. 1:51–56
3. Gustillo RB, Anderson JT (1976) Prevention of infection in the treatment of one thousand and twenty five open fractures of long bones. J Bone Joint Surg (A) 58:453–458
4. Josten Ch, Ekkernkamp A, Lies A, Muhr G (1993) Ringfixateur oder unilateraler Fixateur – beeinflußt die unterschiedliche Montageform die Knochenregeneration beim Segmenttransport? Langenbecks Arch Chir Supp:956–959
5. Knopp W, Muhr G (1988) Der weit offene Unterschenkelbruch – ein Weichteilproblem. Unfallchirurg 91:366
6. O'Brien PJ et al. (1991) Primary intramedullary nailing of open femoral shaft fractures. J Trauma Vol 31 Nr. 1:113, 116
7. Ostermann PAW, Ekkernkamp A, Henry SL, Seligson D (1992) Treatment of type II B open fracture – therapeutic regimen and results. Zentrbl Chirur 117 (7):394–397
8. Worlock P, Slack R, Harney L, Mawhinney R (1994) The prevention of infection in open fractures: an experimental studiy of the effect of fracture stability. Injury 25 (1):31–38

Präoperatives Management und Umfang des Wunddebridement

N. Haas

Unfall- und Wiederherstellungschirurgie, Virchow Klinikum, Humboldt Universität, Augustenburger Platz 1, D-13353 Berlin

(Manuskript nicht eingegangen)

Verhindert die Wunde bei offenen Frakturen ein Kompartmentsyndrom?

U. Holz

Abteilung für Unfall- und Wiederherstellungschirurgie, Katharinenhospital, Kriegbergstraße 60, D-70174 Stuttgart

Ein Kompartmentsyndrom kann überall dort auftreten, wo sich Muskeln, Gefäße und Nerven in relativ abgeschlossenen und wenig nachgiebigen Kammern befinden. Die gefäßführenden Muskellogen sind besonders gefährdet, weil die Venen vor und nach ihrem Austritt aus dem Kompartment leicht komprimiert werden können. Am häufigsten betroffen sind die Logen des Unterschenkels und des Unterarmes, gefolgt von den Logen des Oberschenkels und Oberarmes.

Kommt es beim normotensiven Patienten zur Steigerung des Kompartmentsdrucks über einen kritischen Wert von 40 mmHg aufgrund von Frakturen, traumatischen Weichteilschäden, strangulierenden Verbänden, Einblutungen unterschiedlicher Genese, Ödemen oder paravasalen Infusionen, so besteht die Gefahr, daß es an Muskeln und Nerven zur Ischämie kommt. Beim hypotonen Patienten, z.B. im Rahmen eines Polytraumas, können bereits Drucke unter 30 mmHg ischämische Schäden in den Muskellogen verursachen. Die hyperbare Sauerstofftherapie kann auch in diesen Fällen die etwa erforderliche Kompartmentspaltung nicht ersetzen, sondern allenfalls ergänzend eingesetzt werden (Skyhar 1986).

Bei offenen Frakturen repräsentiert die Wunde nur einen Teil des gesamten Gewebeschadens. Aus diesem Grund wird heute bei der Klassifikation der offenen Frakturen eine differenzierte Unterteilung sowohl des Schweregrades der Fraktur als auch des Schweregrades des Weichteilschadens gefordert. Bei der Beurteilung des Weichteilschadens ist vor allem zu beachten, ob ein Trauma mit hohem und mit niedrigem Impuls stattgefunden hat, ob die Knochenfragmente stark disloziert sind und ob ein Gefäß- und/oder Nervenschaden mit der Verletzung einhergegangen ist. Diese Einflußgrößen geben bessere Hinweise für den Gesamtgewebeschaden als lediglich die sichtbare Wundgröße und Wundtiefe.

Die Wunde drainiert und entlastet die unmittelbar betroffene Muskelloge nur unvollkommen, etwa so, wie eine unvollkommene Kompartmentspaltung, und die Wunde entlastet in keiner Weise die durch stumpfe Gewalt mitbetroffenen, außerhalb des Wundbereichs liegenden Muskellogen.

Daß die Wunde nur eine unvollkommene Kompartmentöffnung darstellt, kann sich bei kleinen Durchspießungswunden besonders fatal auswirken. Wird nämlich bei einer solchen Verletzung nicht der Gesamtschaden analysiert, so kann durch falsche Einschätzung und mangelnde Beobachtung rasch ein Kompartmentsyndrom übersehen werden. Nach Wundexzision, Debridement und Frakturstabilisierung ist also auch bei kleinen Wunden höchste Aufmerksamkeit zur Überwachung der Muskellogen geboten. Dies geschieht normalerweise durch enge klinische Kontrollen mit Überprüfung der arteriellen und venösen Zirkulationsverhältnisse sowie der sensiblen und motorischen Innervation.

Bei großen Wunden mit weiter Eröffnung eines Kompartments ist in der betroffenen Loge ein sorgfältiges Debridement durchzuführen. Die Vitalität der Muskulatur wird anhand der Faktoren Kontraktilität, Konsistenz, Kolorit und Kapillarblutung (Vier-K-Regel) überprüft.

Besteht aufgrund der Analyse des Verletzungsmechanismus oder aufgrund des klinischen Befundes der Verdacht einer Drucksteigerung in den mit der offenen Wunde nicht verbundenen Kompartments, so ist eine prophylaktische Kompartmentspaltung indiziert. Günstige Zugangswege wurden von Mubarak (1977), Rorabeck (1983), Van der Zypen (1983) und Knopp (1989) beschrieben. Am Unterschenkel sind zur Entlastung aller vier Kompartments eine anterolaterale Inzision und eine posteromediale Inzision günstiger als lediglich ein ausgedehnter lateraler Zugang. Bei nur einem langen Zugang für die Entlastung aller vier Kompartments kann durch Spannung der Unterschenkelhaut eine erneute Kompartmentdruckerhöhung entstehen (Rebound-Phänomen).

Entschließt man sich bei offenen Frakturen nicht zur primären Kompartementspaltung, z.B. bei Verletzungen nach geringer Impulseinwirkung, so ist im weiteren Verlauf auf die charakteristische klinische Symptomatik des Kompartmentsyndroms zu achten. Neben der druckschmerzhaften Schwellung und Muskelverhärtung besteht ein Muskeldehnungsschmerz bei passiver Überstreckung der tiefen Beuger. Bei zunehmender Ischämie kommt es zum spontanen Muskelschmerz und funktionellen Ausfällen. Die Sensibilitätsstörungen am Fuß sind Spätsymptome, die nicht erst abgewartet werden dürfen. Der arterielle Puls bleibt auch bei hohem Kompartmentdruck relativ lange fühlbar und Venenstauungszeichen sind bei stärkerer Spannung der Haut nicht mehr erkennbar. Die kontinuierliche Druckmessung ist nicht immer verläßlich.

Beim bewußtlosen Patienten wird unter Beachtung der Anamnese, der Frakturart und -dislokation (Trümmerbrüche, Stückfrakturen) beim Nachweis einer gespannten Muskulatur am besten prophylaktisch die Fasziotomie indiziert.

Die Wunde verhindert auch bei offenen Frakturen die Entstehung eines Kompartmentsyndroms nicht. Sie stellt lediglich einen Aspekt des komplexen Weichteilschadens dar, der aufgrund der Anamnese und der chirurgischen Versorgung genauer definiert werden muß. Ist primär keine Faszienspaltung erforderlich, so sind sorgfältige postoperative Überwachungen der Kompartments notwendig.

Parenterale oder/und lokale Antibiotika

E. Markgraf und P. Ullrich

Abteilung Unfallchirurgie, Chirurgische Klinik, Klinikum Friedrich-Schiller-Universität,
D-07740 Jena

Einführung

Wir möchten in unserem Beitrag das von uns praktizierte Verfahren vorstellen, das für kritische Nachfragen, andere Meinungen oder Gegenkonzepte als Gerüst dienen soll.

Einige Vorbemerkungen sind nötig:

1. In der Literatur wird die Indikation zur Antibiotikumapplikation kontrovers angegeben.

2. Zahlreiche Untersuchungen und Mitteilungen beweisen eine Befangenheit von Autoren bei der Empfehlung von Antibiotika infolge Firmenabhängigkeit.
3. Grundsätzlich wird unterschieden zwischen Antibiotika-Prophylaxe, Antibiotika-Metaphylaxe, kalkulierter oder empirischer und gezielter Therapie. Antibiotika-Prophylaxe und -Metaphylaxe erfolgen zwar vor der Einnistung eines Bakterien-Inokulums im Organismus bzw. nach Einnistung, aber fehlender manifester Infektionen [1].
4. Es werden unterschiedliche Konzepte hinsichtlich Applikationsart, Zeitdauer, Antibiotikumwahl und Kombinationen angegeben.
5. Das Problem liegt, von der gezielten Antibiotikatherapie bei Kenntnis des Antibiogramms und bekannter Resistenzlage abgesehen, in der kalkulierten oder blinden Antibiotikatherapie.
6. Der Erfolg der gezielten Antibiotikatherapie kann trotz vorliegendem Antibiogramms ausbleiben, wofür eine Reihe von Gründen vorliegen [3].

Allgemeines

Das Infektionsrisiko bei offenen Unterschenkelfrakturen ist hoch. Die Infektionsraten werden bis zu 30% angegeben. Besonders gefährdet ist der distale Unterschenkel. Dort ist die Weichteildeckung dünn und die Vaskularisation schlecht. Die Infektionsprophylaxe umfaßt ein ganzes Paket von Maßnahmen und die Antibiose ist nur ein Teil dieses Programms. Die Aufgaben umfassen:

- hohe Kultur der Wundbehandlung vom Unfallort bis zur definitiven Versorgung; unverzügliche sterile Abdeckung der Verletzungsregion am Unfallort und fachgerechter Transport, Eröffnung des Verbandes unter Operationssaalbedingungen
- ausreichendes, auch mehrzeitiges Debridement und großzügige Spülung
- suffiziente Stabilisierung, Offenlassen der Wunde, Wundkonditionierung
- sekundärer Wundverschluß

Allgemeine Antibiotikum-Applikation

Ergänzend zum korrekten chirurgischen Vorgehen erfolgt bei den offenen Frakturen mit schwerem Weichteilschaden die systemische Anwendung von Antibiotika, im Sinne der Pro- und Metaphylaxe.

Diese hat folgende Prämissen:

- früher Beginn (Unfallort, spätestens bei der Klinikeinweisung)
- Wundabstrich zum frühesten Zeitpunkt (vor dem 1. Debridement)
- Beendigung der Antibiotikatherapie nach 24 Stunden (Ausnahmen z.B. Polytraumen oder gezielte Fortsetzung der Antibiotikagabe; gegebenenfalls Wechsel des Antibiotikums)
- kein toxisches Antibiotikum; angemessenes antimikrobielles Spektrum entsprechend der erfahrungsgemäß zu erwartenden Erreger
- Kostengünstigkeit
- Antibiotikum der ersten Wahl; nur unter bestimmten Bedingungen Reserveantibiotikum

Tabelle 1. Antibiotika zur adjuvanten Therapie bei offenen Frakturen

Antibiotika der ersten Wahl

1. *Cephalosporine der II. Generation*
   Cefuroxim (Zinazef°)
   Cefotiam (Spizef°)
   u.a.

2. *Aminobenzylpenicillin plus Betalactamasehemmer*
   Ampicillin + Sulbacatan (Unacid°)
   Amoxycillin + Clavulansäure (Augmentan°)

3. *Penicillinasefeste Penicilline (sog. Staphylokokkenpenicilline)*
   Flucloxacillin (Staphylex°)
   Dicloxacillin (Dichlor-Stapenor°)
   Oxacillin (Stapenor°)

Reserveantibiotika

1. *Breitspektrumpenicilline*
   Piperacillin (Pipril°)
   Mezlocillin (Baypen°)

2. *Chinolone*
   Ofloxacin (Tarivid°)
   Ciprophloxacin (Ciprobay°)
   Norfloxacin (Barazan°)

Die Tabelle 1 zeigt die von uns eingesetzten Antibiotika der ersten Wahl sowie der zweiten Wahl (Reserveantibiotika). Ihre Appliktion ist eine Ausnahme, etwa bei fehlender Sensibilität der Antibiotika der ersten Wahl. Für die systemische Anwendung der Antibiotika unter den gegebenen Prämissen verwenden wir meist die Cephalosporine der 2. Generation. Diese Antibiotika sind weitgehend betalaktamasestabil. Sie weisen allerdings nur eine schwache Wirksamkeit auf oxacillinresistente Staphylokokken auf und wirken nicht gegen Pseudomonas aeruginosa. Werden sekundär im Abstrich oxacillinresistente Staphylokokken nachgewiesen, sollen gar keine Betalaktamantibiotika verwendet werden, d.h., keine Pencilline und keine Cephalosporine. Cefuroxim kann nicht oral appliziert werden, da keine Resorption über dem Magen-Darm-Kanal stattfindet. Die Applikation erfolgt intravenös als Kurzinfusion. Die Serumhalbwertzeit beträgt 70 Minuten. Es liegt eine gute Gewebegängigkeit vor. Etwa 30 Minuten nach der Applikation ist ein ausreichend hoher Wirkspiegel im Gewebe nachweisbar. Die Plasmaeiweißbildung beträgt 20%. Die Ausscheidung erfolgt überwiegend über die Niere. Das Cefuroxim und das Cefotiam eignen sich zur ungezielten kalkulierten Therapie von Infektionen oder Kontaminationen, bei denen mit Staphylokokken als Erreger gerechnet werden muß. Die Dosierung erfolgt durch täglich 3 Applikationen von 2 g oder, den angebotenen Ampullengrößen entsprechend, durch 4malige Applikation von 1,5 g in 24 Stunden. Wie bei allen bakteriziden Antibiotika muß der Spiegel nicht immer auf einem bestimmten Niveau gehalten werden. Geringfügige Verschiebungen der Applikationsintervalle werden toleriert. Die Präparateauswahl muß auf den Erfahrungen der jeweiligen Klinik basieren und vom Erregerspektrum und der Resistenzlage ausgehen. Die häufigsten Fehler in der Antibiotikaanwendung lassen sich in 3 Begriffen zusammenfassen:

- zu lang
- zu breit
- zu großzügig.

Das Antibiotikum ist adjuvant einzusetzen; es ist kein Allheilmittel [3, 4]. Nebenwirkungen sind nicht selten (gastrointestinale Störungen, Allergien). Ferner besteht die Gefahr der Selektion und der Ausbildung resistenter Keime.

Lokale Antibiotikaanwendung

Die ambivalente Einstellung zu dieser Antibiose ist besonders gravierend. Nachteile sind:

- unsichere Verteilung
- schlechte Kontrollierbarkeit
- rasche Resistenzentwicklung infolge ungenügend hoher Wirkstoffkonzentrationen
- Sensibilisierung
- Schädigung der Granulozyten
- Granulationsstörung bei sekundärer Wundheilung

Vorteile sind die lokale Antibiose ohne systemische Belastung. Die adjuvante Bedeutung besteht nur, wenn die genannten allgemeinen Regeln der Wundbehandlung beachtet wurden.

Wir applizieren lokale Antibiotika bei geringem Weichteilschaden, der einen primären Wundverschluß ermöglicht. Präparat der Wahl ist Gentamyin auf verschiedenen Medikamententrägern (Kollagenfließ, Sulmycin implant). PMMA-Ketten geben Gentamycin über einen längeren Zeitraum, aber in niedriger Dosierung ab. Bei offener Wundbehandlung ohne primären Hautverschluß nehmen wir keine lokale Antibiotikaanwendung vor. Es erfolgt eine intensive mechanische Wundreinigung, gegebenenfalls mit antiseptischen Lösungen. Der Defekt wird temporär mit Epigard abgedeckt oder früh mit einem Muskelschwenklappen ausgefüllt oder es wird das Versiegelungsverfahren angewendet.

Literatur

1. Geroulanos St, Cakmakci M, Schilling J (1995) Antibiotika – Prophylaxe und – Therapie in der Chirurgie. SM Verlagsgesellschaft, Gräfelfing
2. Hansis ML (1994) Perioperative Infektionsprohphylaxe in der Unfallchirurgie. Traumatologie aktuell, Band 12. Thieme, Stuttgart, New York
3. Höffler D (1992) Antibakterielle Therapie nosokomialer Infektionen, 5. Aufl. Aesopus Verlag, Basel
4. Tauchnitz R (1993) Hinweise zur antibakteriellen Chemotherapie. Bayer AG, Leverkusen

Die Wundbehandlung vor dem definitiven Verschluß

W. Knopp

Klinik für Unfallchirurgie, Plastische- und Wiederherstellungschirurgie, Georg-August-Universität, Robert-Koch-Straße 40, D-37075 Göttingen

Vor definitivem Weichteilverschluß soll ein optimales Milieu für die Wundheilung hergestellt, eine Infektion vermieden, der Sekretabfluß ermöglicht und ein adäquates Totraum-Management durchgeführt werden.

Die Bedeutung der Wundbehandlung hat Schleich aus Berlin bereits vor nahezu 100 Jahren sehr schön hervorgehoben, Carrel ging noch einen Schritt weiter: eine Wundinfektion sollte durch adäquates und rechtzeitiges Handeln vermeidbar sein – das ist sicherlich auch heute noch gültig [1, 6].

Die Beurteilung der Wunde

Das Problem der Wunde ist avitales und auch minderdurchblutetes Gewebe. Die Gewebeschädigung ist einerseits primär durch das Trauma bedingt, kann sich aber auch im Verlaufe der Behandlung sekundär ausdehnen. Das Ausheilungsergebnis ist bei diesen Verletzungen von der adäquaten Wundbehandlung abhängig.

Die Beurteilung des Weichteilschadens ist primär schwierig, geplante second looks helfen aus diesem Dilemma. Verschiedene Frakturklassifikationen versuchen den Weichteilschaden zu beschreiben – der Unfallhergang und die einwirkende Gewalt werden nicht von allen berücksichtigt. Das Schicksal der Weichgewebe hängt jedoch von dem Unfallmechanismus, der einwirkenden und absorbierten Energie ab. Merrit konnte eine erhöhte Infektionsrate in Abhängigkeit der Unfallursache feststellen [3]. Zur Beurteilung der Wunde hat sich die Laser-Doppler-Flow Messung noch nicht im klinischen Alltag durchgesetzt. Entscidend bleiben der klinische Wundaspekt und die Bakterienkulturen nach dem Debridement [3, 4].

Wichtig ist die Frage nach der Weichteildeckung funktioneller Strukturen und der Vaskularität der Wunde. Die Ausdehnung der Wunde sind weitere Kriterien. Nach dem ersten Debridement darf kein primärer Wundverschluß erzwungen werden, da auch eine anfängliche Spannungsfreiheit durch die postoperative Schwellung reduziert werden kann.

Wundbehandlung

Die wichtigste Aufgabe des Wundverbandes ist die Sicherstellung eines feuchten Wundmilieus und die Vermeidung einer weitergehenden Kontamination oder Kolonisation. Der Wundcharakter legt die Behandlung fest.

Ist eine Weichteildeckung funktioneller Strukturen nicht erforderlich, wird bei guter Vaskularität und glatten Wundflächen die Wunde problemlos heilen, ob mit synthetischem Hautersatz oder nicht adhäsiven Folien, die den Vorteil besitzen, daß nur die Verbandskompressen gewechselt werden müssen und die Folie selbst kann auf der Wunde verbleiben. Zusätzlich kann die Wunde vorteilhaft mit einem Wundrand-Banding ständig verkleinert werden.

Die bakterielle Kontamination, erkennbar an vermehrten gelblichen Fibrinbelegen, wird am besten nach Keimbestimmung mit einem lokalen Antibiotikum behandelt [5]. Oberflächliche Nekrosen sind die Indikationen für enzymatische Salbenverbände oder die neueren hydroaktiven Verbände.

Ist eine Weichteildeckung funktioneller Strukturen erforderlich, kann man in der Regel davon ausgehen, daß geplante Debridements durchgeführt werden. Zwischen den Debridements muß vorrangig ein Austrocknen der Wunde und eine zusätzliche bakterielle Besiedlung verhindert werden. Früher waren Verbände mit Ringer-Lösung gebräuchlich. Aus mehreren Gründen ist jedoch die Ringer-Lösung bei diesen Verletzungen nicht von Vorteil. Das Gewebe trocknet aus, mehrfache tägliche Verbandswechsel zum Feuchthalten der Wunde erhöhen auch die Gefahr einer nosokomialen Infektion. Antibiotika-Verbände verringern sicherlich die Kolonisationsgefahr, sind aber mit dem gleichen Nachteil eines schlechten Totraum-Management behaftet. Wesentlich vorteilhafter ist die Vakuum-Verband Technik, vor allem von Fleischmann propagiert und die von Seligson beschriebene Bead-Pouch Technik [2, 7]. Beiden Verfahren gemeinsam ist das gute Totraum-Management und die geringere nosokomiale Kontaminationsgefahr, da Verbandswechsel im Op-Bereich stattfinden. Bei der Vakuum-Technik wird offenporiger Polyvinylschaum in die Wunde eingelegt. Die Wunde wird mit einer transparenten Polyurethran-Folie abgedeckt. Über eingelegte Drainagen wird ein Vakuum aufgebaut und Wundsekret kontinuierlich abgesaugt. Bei der Bead-Pouch Technik werden antibiotikahaltige Kugeln in die Wunde gelegt und ebenfalls nach Einlegen einer Drainage über eine Polyurethran-Folie verschlossen. Bei beiden Verfahren wird ein dichter Abschluß erreicht, indem die erste Folie mit Klammern an der Haut befestigt werden und eine zweite Folie über die erste geklebt wird. Bei der Vakuum-Technik wird ständig an den Drainagen ein Vakuum aufgebaut, wohingegen bei der Pouch-Technik kein voller Sog installiert wird, um eine wirksame Antibiotikakonzentration im Wundmilieu aufrecht zu erhalten.

Hydroaktive Verbände, also Alginate, Hydrokolloide, optimieren die Mikroumgebung und absorbieren in ihrem Exsudat toxische Substanzen. Bei Wundkrypten und offenem Markraum sicherlich problematisch. Bei diesen komplexen Wunden, die mit einer erheblichen Wundsekretion einhergehen, ist die Exsudatkontrolle und der wasserdichte Wundabschluß problematisch.

Tritt trotz adäquater chirurgischer und lokaler Wundbehandlung eine Verschlechterung der Wundverhältnisse ein, muß eine adjuvante Therapie hinzugefügt werden: der Periduralkatheter zur Verbesserung der lokalen Durchblutung durch Sympathikolyse und bei progredientem Infekt auch eine Vollheparinisierung zur Vermeidung kleiner septischer Mikrothromben, die eine Ausdehnung der Weichteilnekrosen bewirken.

Entscheidend in dieser vulnerablen Phase ist die Aufrechterhaltung eines feuchten Wundmilieus und ein richtiges Totraum-Management. Der klinische Aspekt der Wunde bleibt immer noch der Wegweiser.

Literatur

1. Carrel A (1907) The surgery of the blood vessels. Bull Johns Hopk Hosp 18:18
2. Fleischmann W, Strecker W, Bombelli M, Kinzl L (1993) Vakuumversiegelung zur Behandlung des Weichteilschadens bei offenen Frakturen. Unfallchirurg 96:488

3. Merrit K (1988) Factors increasing the risk of infection in patients with open fractures. J Trauma 28:823
4. Moore TJ, Mauney C (1989) The use of quantitative bacterial counts in open fractures. Clin Orthop Rel Res 248:227
5. Ostermann PA, Henry SL, Seligson D (1993) The role of antibiotic therapy in the management of open fractures. Clin Orthop Rel Res 295:102
6. Schleich G (1897) Neue Methoden der Wundheilung
7. Seligson D, Henry S (1991) Treatment of compound fractures. Am J Surg 161:693

Synopsis weichteilrekonstruktiver Maßnahmen

C. Voigt und R. Rahmanzadeh

Abteilung für Unfall- und Wiederherstellungschirurgie, Klinikum Steglitz, Hindenburgdamm 30, D-12200 Berlin

Einleitung

Frakturen mit Weichteilschaden an der unteren Extremität führten früher schicksalsmäßig nicht selten zum Verlust der Extremität durch Infektion. Es ist bekannt, daß eine adäquate Weichteilversorgung die Rate der posttraumatischen Infektionen offener Frakturen dramatisch senken kann. Im folgenden soll dem operativ Tätigen ein Wegweiser an die Hand gegeben werden, mit dem er die Art des Weichteildefektes analysieren und dann eine angepaßte Versorgung des Problems vornehmen kann.

Analyse des Defektes

Bei Frakturen mit Weichteilschaden muß der Weichteildefekt nicht zwangsläufig im Bereich der Fraktur selbst liegen, er kann sich proximal oder distal davon erstrecken. Bei weichteilrekonstruktiven Maßnahmen ist ein abgestuftes Vorgehen in Abhängigkeit vom Wundgrund sinnvoll:

1. Der Wundgrund ist granulationsfähig.
2. Der Wundgrund ist nicht granulationsfähig.

Ad 2. Dieses ist immer dann der Fall, wenn Knochen ohne Periost, Knorpel oder Sehne ohne Sehnenscheide auf dem Wundgrund vorhanden ist. In diesem Falle wird eine Austrocknung dieser Gewebe bei gleichzeitiger Infektion zu ihrem mindestens partiellem Untergang führen. Aus diesem Grund ist in diesen Fällen eine unbedingte Notwendigkeit der raschen Behandlung des Defektes erforderlich. Damit wird sich der vorliegende Beitrag im wesentlichen beschäftigen.

Ad 1. Granulationsfähiger Wundgrund

Die weichteilrekonstruktive Maßnahme wird im radikalen Debridement aller verletzten Gewebeanteile sowie deren nachfolgender Abdeckung mit einer semipermeablen Membran (sog. künstliche Haut, z.B. Epigard®) bestehen. Unter dieser Membran kommt es zu einer Proliferation des Gewebes auf dem Wundgrund mit Bildung eines kapillarreichen Weichgewebes. Bei regelmäßigen Verbandswechseln wird die oberste Schicht dieses neugebildeten Gewebes jeweils mit Entfernung der Membran abgezogen, so daß innerhalb von 7–10 Tagen ein gleichmäßiger Granulationsrasen entsteht. Dieser kann dann mit Spalthaut gedeckt werden. Diese Spalthaut wird vorzugsweise vom Oberschenkel entnommen, da aufgrund der großen Flache und guten Unterlage durch die Fascia lata gleichmäßige Transplantate mit dem Dermatom zu gewinnen sind. In diesen Situationen sollte immer Spalthaut, keine Vollhaut verwendet werden. Je dicker die Spalthaut ist, desto anspruchsvoller ist sie gegenüber dem Wundgrund: Sind nicht alle Granulationen gleichmäßig gut, so sollte eher dünne Spalthaut gewählt werden, ebenso bei fraglicher bakterieller Superinfektion. Streptokokken dürfen sich nicht auf der zu deckenden Wundfläche befinden, da sonst der Mißerfolg der Transplantation vorherzusehen ist.

Nach Entnahme der Spalthaut wird diese perforiert (z.B. durch Einschneiden mit der Mesh-graft-Technik oder durch Stichelung mit dem Skalpell), damit unter der Spalthaut keine Flüssigkeitsansammlung auftritt, die ein Einwachsen von Kapillaren aus dem Granulationsgrund in die übertragene Haut verhindert. Eine entsprechende Verbandstechnik mit Kompression des Transplantates auf den Wundgrund ist erforderlich, nach etwa 6 Tagen ist das Tansplantat angeheilt. Bei Lokalisationen in der Nähe oder über Gelenken ist bis zu diesem Zeitpunkt eine Gipsruhigstellung angezeigt.

Bei granulationsfähigem Wundgrund ist es auch möglich, durch Zugwirkung an Haut und Unterhaut ein Wachstum dieser Gewebe anzuregen. Diese Methoden machen sich Untersuchungen von Ilizarov (1989 a, b) zunutze, der echte Gewebeneubildungen in Haut, Subkutis, Gefäßen, Muskeln und Nerven nachweisen konnte.

Ad 2. **Nicht granulationsfähige Bereiche**
Liegt der nicht granulationsfähige Weichteildefekt fern ab von Frakturen oder verletzten Geweben wie Sehnen, kann der Defekt mit lokalen Maßnahmen, beispielsweise mit faszio-kutanen Lappen oder Fett-Faszienlappen behandelt werden. Diese Lappen zeigen entweder eine zufällige (randomisierte) Gefäßverteilung oder sie sind definiert durch ein axiales Gefäß. Bei randomisierten Lappen sollte das Verhältnis der Lappenlänge zur Lappenbasis nicht 2:1 überschreiten, da sonst Nekrosen der Lappenspitze mit großer Sicherheit resultieren. Lappen mit axialem Gefäßstiel können hingegen wesentlich länger gehoben werden und zeigen insgesamt eine größere Sicherheit bezüglich der Durchblutung.

Liegt auf dem Grunde des Weichteildefektes eine Fraktur oder ein Knochendefekt, aber auch eine genähte Sehne vor, so sind andere Maßnahmen zur Defektdeckung erforderlich. In diesen Fällen wird neben der Weichteildeckung auch eine große Vaskularität zur Heilung der im Wundgrund befindlichen Strukturen benötigt. Die beste Vaskularität bringen Muskeln mit sich. Aus diesem Grunde sind bei Frakturen und darüber liegendem Weichteilschaden Muskellappenplastiken angezeigt. Dabei ist zu unterscheiden zwischen lokalen Lappen, wobei vorzugsweise Muskel mit definiertem axialem Gefäß gewählt werden, und Muskellappen, die fern ab des Verletzungsortes gehoben und an definiertem Gefäßstiel (Arterie und Vene) mikrovaskulär im Empfängergebiet angeschlossen werden. Liegen nur kleine Weichteildefekte mit Fraktur vor, kann auch eine mikrovaskuläre Defektdeckung mit faszio-kutanem Lappen erfolgen.

Anwendung von weichteilrekonstruktiven Maßnahmen in Abhängigkeit der Lokalisation des Defektes

Bei Frakturen mit Weichteilschäden im Bereich der unteren Extremität ist in aller Regel am **Oberschenkel** bis handbreit oberhalb des Knies nicht mit wesentlichen Problemen zu rechnen. Aufgrund des starken, den Knochen zirkulär umgebenden Muskelmantels wird es immer möglich sein, granulationsfähige Verhältnisse herzustellen, d.h. die Fraktur vollständig von Muskulatur zu bedecken. Später kann dann eine Hauttransplantation – wenn erforderlich – durchgeführt werden.

Liegen Weichteildefekte im Bereich des **Knies** (unmittelbare Knieregion sowie 10 cm proximal und distal) vor, so ist es nicht selten unmöglich, mit der einfachen Hauttransplantation auszukommen. Da die Straffheit der Gewebe in diesem Bereich auch häufig lokale faszio-kutane Schwenklappen nicht erlaubt, wird hier in aller Regel mit ortsständigen Muskellappenplastiken vorzugehen sein.

Ideal für diese Region ist die Hebung des medialen oder lateralen Kopfes des M. gastrocnemius. Diese Muskeln haben eine axiale Gefäßversorgung, die unmittelbar distal ihres Ursprungs von den Femurcondylen in den Muskel einstrahlen und eine Transposition des gesamten Muskels um den Gefäßstiel herum erlaubt. Nach distalem Abtrennen des Muskels an seinem Insertionspunkt in der Achillessehne ist dieser dann in der genannten Region nach vorheriger Untertunnelung der Haut in den Weichteildefekt gut einzuschwenken und danach selbst primär mit Spalthaut zu decken. Ein Hebedefekt im Hautniveau besteht nicht, die längsgestellte Inzision an der Hinterseite des Unterschenkels zur Hebung des Lappens kann durch einfache fortlaufende Naht nach Drainage verschlossen werden.

Im Übergang vom **proximalen zum mittleren Drittel des Unterschenkels** kann die Deckung eines Weichteildefektes mit dem M. gastrocnemius schon problematisch werden, wenn dieser – wie individuell nicht selten anzutreffen – nicht sehr weit nach distal reicht. In diesen Fällen ist dann ein Längengewinn von 3–4 cm möglich, wenn anstelle des M. gastrocnemius der M. soleus gehoben wird. Hierbei ist der präparatorische Aufwand jedoch wesentlich größer, da dieser Muskel kein axiales Gefäß besitzt, sondern segmental direkt aus Ästen der A. tibialis posterior versorgt wird. Die distalen 2–3 Muskeläste können durchtrennt werden, das intramuskuläre Anastomosensystem ist ausreichend, um das distale Muskelende an den proximalen Gefäßen gestielt in einen Defekt einzuschwenken. Auch in diesem Fall wird der Muskel sofort mit Spalthaut gedeckt, der Hebedefekt ebenfalls primär durch einfache fortlaufende Naht verschlossen.

Das **mittlere und distale Drittel des Unterschenkels** gilt als Problembereich bei weichteilrekonstruktiven Maßnahmen und gleichzeitiger Fraktur. Liegt die Fraktur nicht unmittelbar im Defektbereich, so kann mit lokalen faszio-kutanen Lappen behandelt werden. Die oben angegebenen Dimensionen müssen eingehalten werden. Bei gleichzeitig vorliegender Fraktur ist in aller Regel der freie mikrovaskuläre Gewebetransfer erforderlich. In letzter Zeit sind allerdings auch Techniken beschrieben worden, die diese sehr aufwendigen Maßnahmen zu umgehen trachten: So haben Lin und Mitarbeiter (1994) eine lipofaszialen Lappen für das distale Drittel des Unterschenkels beschrieben, der an Ästen der A. tibialis posterior gestielt, gehoben und rotiert werden kann. Im Spendergebiet ist eine gute ästhetische Erscheinung möglich, da ein direkter Hautverschluß erzielt wird. Ein weiterer Lappen wurde von Hasegawa und Mitarbeiter (1994) beschrieben. Dabei kann ein faszio-kutaner Lappen mit einer Gesamtausdehnung von 10 x 13 cm gewonnen werden, der distal an der A. suralis superficialis gestielt ist und so Weichteildefekte im Bereich der Malleolen, aber auch im Bereich der Ferse decken kann.

Voraussetzung für die Hebung dieser Lappen ist jedoch die unversehrte Blutversorgung des Spendergebietes, die leider häufig nach entsprechend schwerem Trauma des Unterschenkels nicht mehr sicher gegeben ist.

Werden freie mikrovaskuläre Maßnahmen erforderlich, so kann bei kleinen Defekten der A. radialis-Lappen (Vorderarmlappen, Chinese-Flap) (Yang und Mitarb. 1981) vom nicht dominanten Unterarm gehoben und end-zu-seit an einer der Unterschenkelarterien und deren Begleitvenen angeschlossen werden. Wegen kontroverser Diskussion über Ästhetik und Funktion im Bereich der Entnahmestelle wird von Stock und Mitarbeitern (1993) der Skapulalappen (Saijo 1978) empfohlen.

Sind größere Weichteildefekte und entsprechende knöcherne Läsionen vorhanden, so müssen Muskellappenplastiken mit frei mikrovaskulär transferiertem Gewebe vorgenommen werden. Eine der am häufigsten benutzen Muskeln ist der M. latissimus dorsi (Olivari 1976). Dieser sollte ebenfalls als reiner Muskellappen gewonnen werden, dann ist die Morbidität im Spenderbereich gering, wenn auch die Narben zu einer deutlichen Heilung mit Verbreiterung neigen. Die Ästhetik im Empfängergebiet ist jedoch durch Deckung des Muskellappens mit Spalthaut hervorragend, die sonst störende empfundene Haut-Subkutisinsel bei myokutanem Transfer mit Farbdifferenz und Erhabenheit im Niveau bezüglich der umgebenden Weichteile kann vollständig vermieden werden. Ist kein so großer Muskel erforderlich, so kann beispielsweise auf den M. rectus abdominis oder den M. gracilis ausgewichen werden. Diese längeren, relativ dünnen, aber auch schmaleren Muskeln sind hervorragend geeignet, um kleinere Defekte zu decken.

Im Bereich des **Fußes** ist in den seltensten Fällen eine Lösung von Weichteilproblemen mit örtlichen Maßnahmen möglich. Nicht unerwähnt bleiben darf in diesem Zusammenhang der Fußrückenlappen (McGraw und Furlos 1975), der – gestielt an der A. dorsalis pedis und Begleitvenen sowie Hautnerven – in der Lage ist, Weichteildefekte im Bereich der Ferse sensibel adäquat zu decken. Die Belastungsfähigkeit dieser Haut-Subkutis-Lappen ist jedoch schlecht, sie neigen zur Bildung von Pseudarthrosen mit

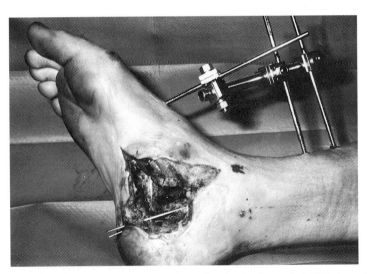

Abb. 1. Zustand nach O III Fraktur des Fußes durch Absturz bei 30jährigem Mann. Defektverletzung der A. tibialis posterior, des N. tibialis und Verlust von Teilen des Fersenbeines bei Luxation des unteren Sprunggelenkes. Erstversorgung mit gelenkübergreifendem Fixateur externe und Arthrodese des oberen und unteren Sprunkggelenkes

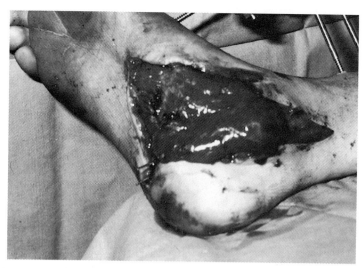

Abb. 2. Intra-operativer Situs nach mikrovaskulärer Transplantation (A. tib. post. und Begleitnerven) eines M. rectus abdominis Lappens vor dessen Deckung mit Spalthaut

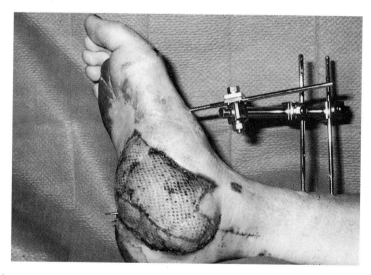

Abb. 3. Zwei Wochen postoperativ vollständige Einheilung des Lappens und der Spalthaut, klinisch keine Infektzeichten

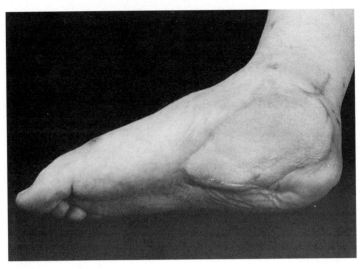

Abb. 4. Ausheilungsbild 6 Monate nach dem Unfall. Hervorragendes ästhestisches Erscheinungsbild nicht nur farblich, denn durch Schrumpfung des denervierten Lappens ist dieser auch gänzlich im Niveau des ortsständigen Gewebes

eventueller nachfolgender Ulzeration der darüber liegenden Haut. Kleine lokale Muskellappen können durch Hebung des M. abductor hallucis oder der Mm. flexor digitorum breves (Hartrampf und Mitarbeiter 1980) im Sinne eines lokalen Muskelschwenklappens behandelt werden. Der Hebedefekt wird primär verschlossen, das transponierte Muskelgewebe primär mit Spalthaut gedeckt. Liegen größere Defekte vor, die einen freien mikrosvaskulären Gewbetransfer erfordern, so sind auch hierbei faszio-kutane Lappen (s.o.) sowie Muskellappen wie beispielsweise der M. rectus abdominis aufgrund seiner günstigen Form in bezug auf Dicke und Breite angezeit. Auch diese Muskellappen werden primär mit Spalthaut gedeckt und sind in aller Regel gut belastbar, d.h. auch im Bereich der Fußsohle anwendbar (Abb. 1–4). Die Bildung einer Pseudobursa ist eher selten. Eine Sensibilität ist nicht gegeben, auf eine sorgfältige Fußeinbettung und entsprechende Pflege durch den Patienen nach erfolgter Heilung ist unbedingt hinzuweisen.

Schlußfolgerung

Weichteilrekonstruktive Maßnahmen an der unteren Extremität bedürfen eines stufenweises Vorgehens mit fester Planung. An erster Stelle steht die Analyse des Problems, danach muß ein Weg zu Lösung gefunden werden. Hierbei soll keine Maximaltherapie durchgeführt werden, der einfachste Weg zur Lösung des Problems soll beschritten werden („man braucht kein Space-Shuttle, um von New York nach Boston zu gelangen") (Walton 1993). Neben der Ästhetik im Spenderbereich muß die Ästhetik und Funktion im Empfängerbereich berücksichtigt werden. Wichtig ist dabei der zeitliche Faktor: Durch monatelange Krankendauer kann es zum Verlust des Arbeitsplatzes, sozialer Bindung und nicht selten zum Alkoholismus kommen. Bei allen Möglichkeiten, die die plastische und besonders die mirkosvaskuläre Chirurgie heute bietet, muß das Ergebnis immer an einer guten Prothese gemessen werden: Es ist ethisch nicht vertretbar, mit langer Krankheitsdauer ein „Extremitätenanhängsel" zu erzeugen, an dem der Patient lebenslang leidet (Knopp und Steinau 1991).

Derjenige, der Weichteildefekte behandelt, sollte jedoch das gesamte Spektrum der Möglichkeiten beherrschen. Nur so kann gewährleistet werden, daß der Patient die optimale Hilfe nach schwerer Verletzung erhält und eine optimale Rehabilitation erfolgt.

Literatur

Hartrampf CR, Scheflan M, Bostwick J (1980) The flexor digitorum brevis muscle island pedicle flap... Plast Reconstr Surg 66:264–268
Hasegawa M, Torii S, Katch H, Esaki S (1994) The distally based superficial sural artery flap. Plast Reconstr Surg 93:1012–1020
Ilizarov GA (1989) The tension-stress effect on the genesis and growth of tissues. Part I: The influence of stability of fixation and soft-tissue preservation. Clin Orth Rel Res 238:249–281
Ilizarov GA (1989) The tension-stress effect on the genesis and growth of tissues. Part II: The influence of rate and frequency of distraction. Clin Orth Rel Res 239:263–285
Knopp W, Steinau HU (1991) Primäre Weichteilbehandlung und Weichteilrekonstruktion. Chirurg 62:378–387
Lin SD, Lai CS, Chou CK, Tsai CW, Tsai CC (1994) Reconstruction of soft tissue defects of the lower leg with distally based medial adipofascial flap. BR J Plast Surg 47:132–137
McGraw J, Furlow L (1975) The dorsalis pedis arterialized flap. A clinical study. Plast Reconstr Surg 55:177–185
Olivari N (1976/ The latissimus dorsi flap. Br J Plast Surg 29:126–128
Saijo M (1978) The vascular territories of the dorsal trunk: A reappraisal for potential flap donor sites. Br J Plast Surg 31:200–204
Stock W, Fernandez-Palacios JA, Hierner R, Lukas B (1993) Der Skapulalappen – Übersichtsbarkeit und eigene Erfahrungen. Handchir 25:283–292
Walton RL (1993) Discussion to: Free anterolateral thigh flap for reconstruction of head and neck defects. Plast Reconstr Surg 92:429–430
Yang G, Chen B, Gao Y (1981) Forearm free skin flap transplantation. Nat Med J China 61:139–141

Open fractures of the tibia: Soft Tissue Problems

A. Masquelet

Service d'Orthopédie et Traumatologie, Hôpital Avicenne, Université Paris XIII, 125 route de Stalingrad, F-93009 Bobigny Cedex

(Manuskript nicht eingegangen)

Die Bedeutung des frakturbedingten Weichteiltraumas des Femurs und der Tibia für die Prognose nach Polytrauma

D. Nast-Kolb, S. Ruchholtz, C. Waydhas und L. Schweiberer

Chirurgische Klinik und Chirurgische Poliklinik, Klinikum Innenstadt,
Ludwig-Maximilian-Universität, Nußbaumstraße 20, D-80336 München

Während für das primäre Versterben nach Polytrauma innerhalb der ersten Stunden nach dem Trauma schwerste Schädel-Hirn-Verletzungen sowie Massenblutungen durch Ruptur großer Gefäße und parenchymatöser Organe verantwortlich sind, ist die Prognose für den weiteren Verlauf vor allem durch die Schwere des Thoraxtraumas bedingt [11, 12]. Daneben ist aufgrund zahlreicher experimenteller und klinischer Untersuchungen bekannt, daß die Schockfolgeschäden nach Trauma durch die primäre Aktivierung humoraler und zellulärer Entzündungsreaktionen bedingt sind [5, 9]. In unserer prospektiven klinischen Studie konnte nachgewiesen werden, daß eine Reihe biochemischer Faktoren (PMN-Elastase, Cathepsin B, Laktat, CRP, Neopterin, AT III) teilweise ab Klinikaufnahme signifikant zwischen sekundärer Versterbenden sowie Überlebenden mit und ohne Organversagen unterscheiden [3]. Weiterhin wird davon ausgegangen, daß im Rahmen des traumatisch-hämorrhagischen Schockgeschehens das frakturbedingte Weichteiltrauma im Bereich des Beckens und großer Röhrenknochen eine herausragende Bedeutung besitzt. Um diese These klinisch zu überprüfen haben wir untersucht, inwieweit Verletzungen des Bewegungsapparates einen Einfluß auf die Entzündungsreaktion zeigen und Frakturen des Femurs und der Tibia einen Einfluß auf die Entwicklung des posttraumatischen Organversagens besitzen.

Material und Methodik

Am Krankengut unserer prospektiven Polytraumastudie wird die Häufigkeit der Primärletalität innerhalb der ersten 24 Stunden sowie des Auftretens definierten Organversagens mit sekundär letalem bzw. reversiblem Ausgang untersucht. Die Aufnahmekriterien sowie die Definitionen des Organversagens wurde ausführlich publiziert [2]. Innerhalb des Gesamtkrankenguts werden die Patienten mit und ohne Thoraxtrauma (AIS ≥ 3) sowie mit und ohne Oberschenkel- und/oder Unterschenkelschaftfraktur miteinander verglichen. Darüberhinaus werden die Patienten dahingehend differenziert, ob eine alleinige Oberschenkel- oder Unterschenkelfraktur bzw. eine Kombination dieser Verletzungen vorgelegen hatte.

Zur Darstellung der biochemischen Wertigkeit des frakturbedingten Gewebetraumas werden Plasmakonzentrationen der ersten 69 Patienten [2] mit und ohne Verletzungen des Bewegungsapparates (AIS ≥ 3) vergleichend zum Gesamtkollektiv einander gegenüber gestellt.

Ergebnisse

Die Auswertungen der ersten 100 Patienten der prospektiven Polytrauma zeigte, daß Laktat als Maß des anaeroben Energiestoffwechsels sowie die zellulären Proteinasen

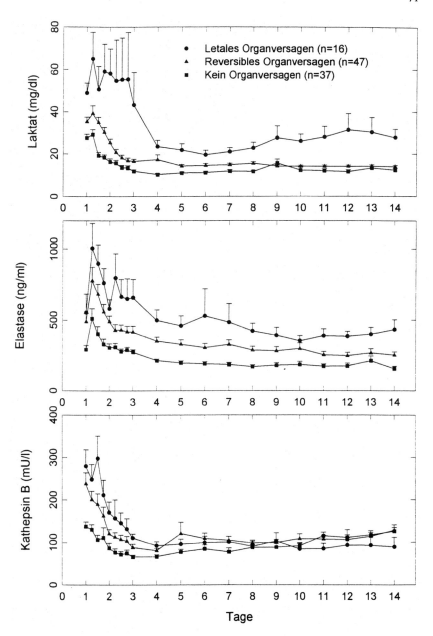

Abb. 1. Mittelwertsverläufe (± SEM) von Laktat, PMN-Elastase und Kathepsin B bei Polytraumatisierten mit letalem und reversiblen Organversagen sowie komplikationslosem Verlauf

mit x--x (n=48)/ ohne o--o (n=21) BEW-Trauma

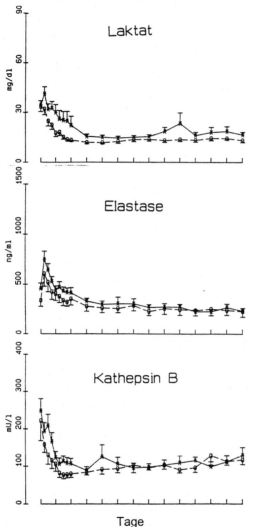

Abb. 2. Mittelwertsverläufe ((± SEM) von Laktat, PMN-Elastase und Kathepsin B bei Polytraumatisierten mit und ohne Verletzungen des Bewegungsapparates (AIS ≥ 3) (n = 69)

PMN-Elastase und Kathepsin B (Abb. 1) signifikant zwischen sekundär letalem und reversiblem Organversagen bzw. einem komplikationslosen Verlauf unterschieden. Das Ausmaß der Mediatorenfreisetzung kann somit als ein Maß für die Schwere des traumatisch-hämorrhagischen Schockgeschens angesehen werden. Entsprechend dieser Darstellung wurden bei den ersten 69 Patienten der Studie die Plasmaspiegel dieser Entzündungsfaktoren vergleichend für 48 Patienten mit und 21 ohne Verletzungen des Bewegungsapparates dargestellt (Abb. 2). Dabei zeigt sich, daß die Patienten mit Frakturen

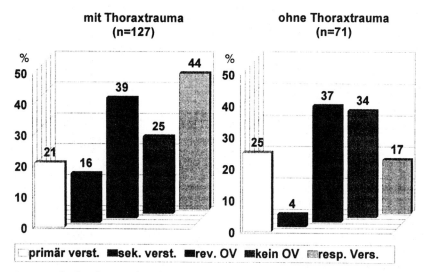

Abb. 3. Primäre und sekundäre Letalität sowie Häufigkeit von Organversagen allgemein, komplikationslosen Verlauf und respiratorischem Versagen bei Polytraumatisierten mit und ohne Thoraxtrauma (AIS ≥ 3) (n = 198)

während der ersten 3 Tage eindeutig höhere Plasmaspiegel aufwiesen als die Patienten mit ausschließlichen Verletzungen des Schädels, Thorax und Abdomens.

Bezüglich des Einflußes auf den klinischen Verlauf konnten 198 Patienten (mittlerer ISS: 38 Punkte) ausgewertet werden. 44 Patienten (22%) erlagen innerhalb der ersten 24 Stunden ihren schweren Verletzungen. Von den 153 primär Überlebenden verstarben 23 (15%) sekundär in Multiorganversagen, 75 (49%) weisen reversible Organfunktionsstörungen auf, während 55 (36%) einen komplikationslosen Heilungsverlauf zeigten.

Die Gegenüberstellung der 127 Patienten mit Thoraxtrauma (mittlerer ISS: 42 Punkte) und 71 Patienten ohne Thoraxtrauma (mittlerer ISS: 38 Punkte) ergibt zum einen, daß schwere Thoraxverletzungen bzgl. der Frühletalität keine zusätzliche Beeinflussung erkennen ließen (Abb. 3). Thoraxtraumatisierte Patienten wiesen jedoch mit 16% vs. 4% eine signifikant höhere Sekundärletalität auf, verbunden mit einem um das 2,6fache erhöhten Anteil an respiratorischem Versagen (44% vs. 17%).

Entsprechend der Darstellung des Thoraxtraumas wurden 109 Patienten (mittlerer ISS: 40 Punkte) mit Oberschenkel- und/oder Unterschenkelfraktur, 89 Patienten (mittlerer ISS: 35 Punkte) ohne Verletzungen großer Röhrenknochen der unteren Extremität gegenübergestellt. Die Analyse des klinischen Verlaufes (Abb. 4) ergab, daß sich diesen beiden Gruppen weder bzgl. Primär- und Sekundärletalität noch dem Auftreten von Organversagen incl. bzgl. respiratorischen Funktionsstörungen voneinander unterschieden.

Bei den weiteren Auswertungen stellte sich heraus, daß Patienten mit Unterschenkelfrakturen ohne Femurbeteiligung im Vergleich zum Gesamtkollektiv insgesamt leichter verletzt waren und damit weniger Komplikationen erlitten hatten. Dagegen wiesen Patienten mit einer Oberschenkelverletzung (ohne Unterschenkelbeteiligung) bei gleicher Letalitätshäufigkeit im Vergleich zum Gesamtkollektiv bei einseitiger Fraktur mit 47% und bei beidseiter Fraktur mit 54% vs. 38% einen deutlich höheren Anteil an reversiblen Organfunktionsstörungen auf.

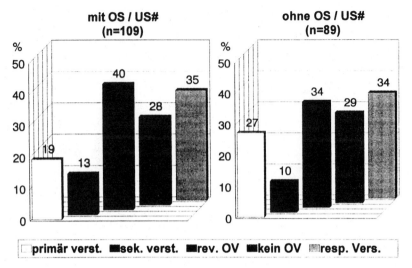

Abb. 4. Primäre und sekundäre Letalität sowie Häufigkeit von Organversagen allgemein, komplikationslosem Verlauf und respiratorischem Versagen bei Polytraumatisierten mit und ohne Frakturen des Oberschenkels und/oder des Unterschenkels (n = 198)

Schließlich wurden 43 Patienten, die sowohl ein schweres Thoraxtrauma als auch eine Oberschenkelfraktur erlitten hatten (mittlerer ISS: 39 Punkte), 84 Patienten mit Thoraxtrauma ohne Verletzung des Femurs (mittlerer ISS: 39 Punkte) gegenübergestellt (Abb. 5). Bei diesen gleichschwer verletzten Kollektiven zeigte sich, daß die Kombination Thorax- und Oberschenkelverletzung zu deutlich höheren Komplikationsraten,

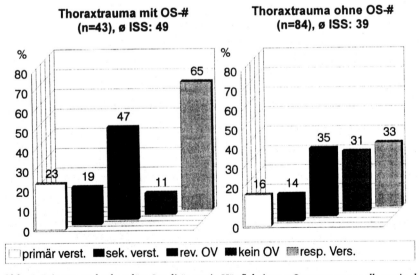

Abb. 5. Primäre und sekundäre Letalität sowie Häufigkeit von Organversagen allgemein, komplikationslosem Verlauf und respiratorischem Versagen bei Polytraumatisierten mit Thoraxtrauma in Kombination mit und ohne Oberschenkelfraktur (n = 198)

sowohl die Primärletalität (23% vs. 16%), die Sekundärletalität (19% vs. 14%) als auch das Auftreten von Organversagen (47% vs. 35%) betreffend, geführt hatte. Dabei kam bei den Patienten mit Thoraxtrauma und Oberschenkelfraktur das respiratorische Versagen doppelt so häufig vor.

Diskussion

Aufgrund eigener und anderer klinischer Ergebnisse konnte aufgezeigt werden, daß biochemische Faktoren die Schwere des traumatisch-hämorrhagischen Schockgeschehens wiederspiegeln und dabei ein geeigneter Faktor zur Prognoseabschätzung, sowohl hinsichtlich späterem Versterben als auch dem Auftreten von Organsfunktionsstörungen darstellen [3, 6, 7, 13]. Darüberhinaus konnten wir aufzeigen, daß sekundäre Frakturversorgungen, abhängig von der Größe des Eingriffs, ein additives Trauma mit gleichartiger Entzündungsreaktion darstellen [2, 14]. Mit der dargestellen Auswertung (Abb. 2) ließ sich bei Polytraumatisierten mit Verletzungen des Bewegungsapparates im Vergleich zu Mehrfachverletzten ohne wertigen Frakturen (AIS ≥ 3) in der Frühphase des Schockgeschens ebenfalls eine eindeutig verstärkte Entzündungsreaktion nachweisen.

Wie heute allgemein bekannt [1, 8, 11, 12] konnte auch an unserem prospektiven Krankengut nachgewiesen werden, daß Polytraumatisierte mit Thoraxtrauma eine signifikant höhere Rate an Organversagen und damit auch sekundärer Letalität aufweisen. Für die Frühletalität innerhalb der ersten 24 Stunden hat dagegen das schwere Thoraxtrauma im Gegensatz zu schwersten Schädel-Hirn-Verletzungen und Massenblutungen aus großen Gefäßen und Zerberstungen parenchymatöser Organe keine zusätzliche Bedeutung.

Wenn man die anhaltende Diskussion bezüglich Operationszeitpunkt und -verfahren der Oberschenkelfraktur beim Polytrauma [4] betrachtet, so erscheint es zunächst überraschend, daß in unserem Krankenkollektiv die Gruppe der Patienten mit Oberschenkel- und/oder Unterschenkelfrakturen im Vergleich zu Patienten ohne diese Verletzungen keinerlei erhöhte Organversagens- und Letalitätsrate aufwiesen. Die weiteren Analysen stellten jedoch heraus, daß dabei die Unterschenkelfrakturen, unabhängig vom Ausmaß des Weichteilschadens, keinen Einfluß auf den Krankheitsverlauf bewirkt hatten. Im Gegensatz dazu führten Oberschenkelfrakturen eindeutig vermehrt zu Organkomplikationen. Bereits 1985 konnten Sturm et al. [11] mit retrospektiven Auswertungen aufzeigen, daß die Kombination von Thoraxtrauma und Oberschenkelfraktur eine besondere Gefährdung für den Verlauf nach Polytrauma darstellt. Dies konnte mit den Ergebnissen unserer prospektiven Polytraumastudie eindeutig bestätigt werden: Die Patienten mit dieser Verletzungskombination wiesen, sowohl verglichen mit dem Gesamtkollektiv als auch mit den Polytraumatisierten mit Thoraxtrauma ohne Oberschenkelfraktur, eine signifikant höher Letalität, Organversagensrate und Häufigkeit des respiratorischen Versagens auf.

Die Kenntnis der Bedeutung des verletzungsbedingten und des zusätzlichen operationsbedingten Weichteiltraumas für das traumatisch-hämorrhagische Schockgeschehen sowie des Einflußes von insbesondere stammnahen Frakturen auf den klinischen Verlauf und die Prognose nach Polytrauma ergibt zusammenfassend folgende Konsequenzen:

Bei der Behandlung von Frakturen ist exakt zwischen dringlichen Frühoperationen und elektiven Spätoperationen zu unterscheiden [10]. Neben lokalen Zusatzverletzungen stellen schwere Blutungen (dorsales Becken), höhergradige offene und geschlossene Weichteiltraumen sowie die für die Beatmungstherapie erforderliche Dreh- und Lagerungsstabilität eine Frühindikation zur Operation dar. Bezüglich des Weichteiltraumas bedeutet dies zur Reduzierung der ansonsten ausgelösten bzw. unterhaltenen Entzündungsreaktion ein frühzeitiges möglichst radikales Debridement von Nekrosen, Fremdkörpern und infiziertem Gewebe. Dazu gehört auch die rasche Dekompression beim Kompartmentsyndrom. Zur Durchführung der Beatmungstherapie mit kontinuierlichen Lagerungswechseln ist die primäre Stabilisierung der Femurfraktur unverzichtbare Voraussetzung. Bei dieser primären Osteosynthese gilt es dabei mit möglichst gering traumatisierenden Verfahren eine zusätzliche operationsbedingte Schädigung zu vermeiden. Deshalb stellt beim schwer Polytraumatisierten, insbesondere mit zusätzlichem Thoraxtrauma, im deutschsprachigen Raum die Verwendung des Fixateur externes die Regelversorgung dar, wohingegen die primäre intramedulläre Stabilisierung Ausnahmefällen vorbehalten bleiben sollte.

Literatur

1. Charash WE, Fabian TC, Corce MA (1994) Delayed surgical fixation of femur fractures is a risk for pulmonary failure independent of thoracic trauma. J Trauma 37:667
2. Nast-Kolb D, Jochum M, Waydhas C, Schweiberer L (1991) Die klinische Wertigkeit biochemischer Faktoren beim Polytrauma. Hefte z Unfallheil 215:1
3. Nast-Kolb D, Waydhas C, Jochum M, Duswald K-H, Machleidt W, Fritz H, Schweibere L (1992) Biochemische Faktoren als objektive Parameter zur Prognoseabschätzung beim Polytrauma. Unfallchirurg 95:59
4. Nast-Kolb D, Ruchholtz S, Euler E, Waydhas C, Schweiberer L (1996) Spätversorgung von Femur- und Beckenfrakturen zur Vermeidung des Organversagens. Hefte z Unfallchirurg, im Druck
5. Neuhof H (1987) Humoralveränderungen im Schock: Die pathogenetische Bedeutung der Mediatoren. In: Kilian J, Meßmer K, Ahnefeld FW (Hrsg) Schock. Springer Berlin Heidelberg, 37
6. Nuytinck JKS, Goris RJA, Redl H. Schlag G, von Munster PJJ (1986) Posttraumatic complications and inflammatory mediators. Arch Surg 121:886
7. Pacher R, Redl H, Frass M, Petzl DH, Schuster E, Woloszczuk W (1989) Relationship between neopterin and granulocyte elastase plasma levels and the severity of multiple organ failure. Crit Care Med 17:221
8. Pape H-C, Remmers D, Regel G, Tscherne H (1995) Pulmonale Komplikationen nach intramedullärer Stabilisierung langer Röhrenknochen. Orthopädie 24:164
9. Schlag G, Redl H (1988) Neue Erkenntnisse der Pathogenese des Schockgeschehens in der Traumatologie. Unfallchirurgie 14:3
10. Schweiberer L, Nast-Kolb D, Wayhas C (1991) Management beim Polytrauma. In: Bünte H, Junginger T (Hrsg) Jahrbuch der Chirurgie 1991. Biermann Verlag, 19
11. Sturm JA, Oestern HJ (1985) Thoraxtrauma. Langenbecks Arch Chir 366:415
12. Trupka A, Waydhas C, Nast-Kolb D, Schweiberer L (1995) Der Einfluß der Frühintubation auf die Reduktion des posttraumatischen Organversagen. Unfallchirurg 98:111
13. Waydhas C, Nast-Kolb D, Jochum M, Trupka A, Lenk S, Fritz H, Duswald KH, Schweiberer L (1992) Inflammatory mediators, infection, sepsis and multiorgan failure after severe trauma. Arch Surg 127:460
14. Waydhas C, Nast-Kolb D, Kick M, Trupka A, Zettl R, Wiesholler H, Schmidbauer S, Jochum M, Schweiberer L (1995) Unfallchirurg 98:455

Frakturen mit Gefäßverletzungen an der unteren Extremität

O. Trentz

Unfallchirurgische Abteilung, Universitätsspital, Rämisstraße 100, CH-8091 Zürich

(Manuskript nicht eingegangen)

Ist die Therapie im Zentrum prinzipiell besser?

R. Letsch[1], K. P. Schmit-Neuerburg[2], D. Steffens[3], J. M. Garcia Rodriguez[4], H.-G. Huber[5] und M. Felsenstein[6]

[1] Krankenhaus am Urban, Abteilung für Unfallchirurgie, Dieffenbacherstraße 1, D-10967 Berlin
[2] Universitätklinikum Essen, Abteilung für Unfallchirurgie, Hufelandstraße 55, D-45122 Essen
[3] Krankenhaus Weißensee, Abteilung für Chirurgie, Schönstraße 85–91, D-13086 Berlin
[4] Kliniken St. Antonius, II. Chirurgische Klinik, Hardtstraße 46, D-42107 Wuppertal
[5] Ärtzekammer Nordrhein, Projektgeschäftsstelle Qualitätssicherung, Tersteegenstraße 31, D-40474 Düsseldorf
[6] Landesärztekammer Baden-Württemberg, ARGE Qualitätssicherung, Jahnstraße 38A, D-70597 Stuttgart

Einleitung

Die im Titel gestellte Frage beinhaltet mehrere Aspekte, die zu beleuchten einiger Erläuterungen bedarf. Zunächst müßte definiert werden, was unter einem Zentrum zu verstehen ist. Zum zweiten ist zu klären, inwieweit sich die Frage prinzipiell beantworten läßt und drittens beinhaltet der Komparativ besser nicht nur einen Vergleich, sondern auch ein qualitatives Element. D.h., es müssen neben dem Zentrum weitere Kliniken in die Untersuchung miteinbezogen und hinsichtlich ihrer Leistungsfähigkeit geprüft werden.

Die Frage nach dem „besser" zielt im Bereich der Medizin auf den therapeutischen Erfolg. Fertigungstechnisch würde dies dem Begriff Ergebnisqualität entsprechen. Diese setzt sich zusammen aus der Strukturqualität und der Prozeßqualität. Strukturqualität beinhaltet die sachlichen Voraussetzungen, die zur Bewältigung einer Aufgabe vorhanden sind, also z.B. Personal, technische Ausstattung, medizinische Einrichtung, räumliche Möglichkeiten, Logistik, Arbeitsablauforganisation etc. Die Prozeßqualität ergibt sich dagegen durch die Qualität der Indikationsstellung, der Durchführung der diagnostischen und therapeutischen Leistungen und ihrer Begleitmaßnahmen sowie der Definition und Einhaltung von Standards und Normen.

Klinikvergleich

Um die Strukturqualität eines Zentrums im Vergleich zu anderen Kliniken darzustellen, wurden die abteilungsinternen und die das Gesamthaus betreffenden Infrastrukturdaten von 4 unfallchirurgisch tätigen Kliniken exemplarisch ermittelt und gegenübergestellt. Die Daten stammen aus den Jahren 1994 und 1995. Dabei wurden von den übrigen Abteilungen der Gesamtklinik nur die erwähnt, die eine gewisse Relevanz für die Versorgung unfallchirurgischer Patienten haben. Die Klassifikation der Eingriffe erfolgte in drei Schweregrade, für die folgende Einteilung verwendet wurde:

schwer   z.B. Operationen an Wirbelsäule und Becken, größere Thorax- und Baucheingriffe, Rekonstruktion von Gelenktrümmerfrakturen oder Frakturen mit begleitenden Gefäß-Nerven- bzw. schweren Weichteilschäden etc.

mittel   z.B. Frakturen größerer Röhrenknochen, einfache Gelenkfrakturen größerer Gelenke, Sehnendurchtrennungen, ein Großteil der Handchirurgie, Ersatzplastiken rupturierter Bänder etc.

leicht   alles andere, z.B. Arthroskopien, Bandnähte, Extensionen, einfache Osteosynthesen, Spalthautplastiken, Gipsruhigstellungen etc.

Im einzelnen handelt es sich bei den dargestellten Kliniken um:

Klinik A: universitäre Abteilung der Maximalversorgung
Klinik B: unfallchirurgische Abteilung an einem Schwerpunkt-Krankenhaus
Klinik C: allgemeinchirurgische Klinik mit einem relativ hohen unfallchirurgischen Anteil
Klinik D: allgemeinchirurgische Klinik, für die die Unfallchirurgie nur eine untergeordnete Rolle spielt

Tabelle 1. Klinik A

	Infrastruktur der Abteilung		
Bettenzahl	66		eigene Int.-Station
Operationen p.a. (nur UChir.)	2330	davon:	21% schwer 23% mittel 56% leicht
Polytraumen p.a.	96		
Ärzte (Stellenplan)	22,5	davon:	9 Fachärzte UChir 2 Fachärzte Chir 9 Ass. in WB 5 AIP
Unfallchir. Op's/Arzt/Jahr	104		
Pflegesatz	DM 594,-		
	Infrastruktur der Gesamtklinik		
Gesamtbettenzahl	1340		
Weitere Abteilungen:	Innere (7x), VC, TC, NC, KC, HNO, Augen, Neur, Urol, Orthop, Psych und weitere Kliniken und Institute		
Techn. Möglichkeiten:	MRT, CT, Angio, NuklMed, ZLab, Path, Mikobiol, Blutbank, Apoth, Physiother		
NAW	Hubschr.-LP		

Auf der unfallchirurgischen Universitätsabteilung arbeiten bei 66 Betten und abteilungseigener Intensivstation mit Verbrennungseinheit 22,5 Ärzte (Planstellen), von denen 9 Fachärzte für Unfallchirurgie, 2 Fachärzte für Chirurgie, 9 Assistenten in chirurgischer Weiterbildung und 5 AIP'ler sind. Diese führen 2330 unfallchirurgische Operationen im Jahr aus, also durchschnittlich 104 Operationen pro Arzt pro Jahr. Dabei ist kanpp die Hälfte der Eingriffe von hohem und mittlerem Schwierigkeitsgrad. Außerdem versorgt die Klinik 98 Polytraumen im Jahr. Der unfallchirurgischen Abteilung stehen bei einer Gesamtzahl des Universitätsklinikums von 1340 Betten zahlreiche weitere Abteilungen und Institute sowie hochentwickelte technische Möglichkeiten zur Verfügung. Traumatologisch wichtig ist der hauseigene Notarztwagen, der vorwiegend von Unfallchirurgen besetzt wird sowie der Hubschrauberlandeplatz (Tabelle 1).

Die Unfallchirurgie am Krankenhaus der Schwerpunktversorgung hat 70 Betten, davon 5 auf einer interdisziplinären anästhesiologisch geleiteten operativen Intensivstation. Die 18 ärztlichen Planstellen sind besetzt mit 3 Unfallchirurgen, 3 weiteren Fachärzten, 10 Weiterbildungsassistenten und 4 AIP'lern. Es werden 1936 traumatologische Operationen im Jahr durchgeführt, d.h. durchschnittlich 108 Operationen pro Arzt pro Jahr, davon etwas mehr als ein Drittel von hohem und mittelerem Schwierigkeitsgrad. Im letzten Jahr wurden 33 Polytraumen in die Abteilung eingeliefert, wobei die Infrastruktur des Hauses bei einer Gesamtbettenzahl von 1145 und zahlreichen weiteren Abteilungen und technischen Möglichkeiten eine weitreichende Versorgung der Verletzten erlaubt. Zudem gibt es ein eigenständiges Verbrennungszentrum. Es fehlen allerdings die Kopfkliniken, das MRT ist am Nachbarhaus stationiert, der NAW wird ausschließlich von Internisten besetzt (Tabelle 2).

Tabelle 2. Klinik B

Infrastruktur der Abteilung			
Bettenzahl	70		interdisz. oper. Int.-Station
Operationen p.a. (nur UChir.)	1936	davon:	12% schwer 25% mittel 63% leicht
Polytraumen p.a.	33		
Ärzte (Stellenplan)	18	davon:	3 Fachärzte UChir 3 Fachärzte Chir 10 Ass. in WB 4 AIP
Unfallchir. Op's/Arzt/Jahr	108		
Pflegesatz	DM 572,-		
Infrastruktur der Gesamtklinik			
Gesamtbettenzahl	1145		
Weitere Abteilungen:	Innere (4x), VC, Plast.C, Verbr. Zentr., Neur, Urol, Orthop, Psych und weitere Kliniken		
Techn. Möglichkeiten:	(MRT), CT, Angio, NuklMed, ZLab, Path, Blutdepot, Apoth, Physiother		
NAW	Hubschr.-LP		

Tabelle 3. Klinik C

Infrastruktur der Abteilung			
Bettenzahl	80		interdisz. Int.-Station
Operationen p.a. (gesamt)	2355	:	
davon unfallchir.	1123	(48%)	
		davon:	5% schwer
			20% mittel
			75% leicht
Polytraumen p.a.	10		
Ärzte (Stellenplan)	16,5	davon:	1 Facharzt UChir
			7 Fachärzte Chir
			7 Ass. in WB
			3 AIP
Unfallchir. Op's/Arzt/Jahr	68		
Pflegesatz	DM 490,-		
Infrastruktur der Gesamtklinik			
Gesamtbettenzahl	350		
Weitere Abteilungen:	Innere, HNO und weitere Kliniken		
Techn. Möglichkeiten:	CT, ZLab, Apoth, Physiother		

Die Klinik C ist eine allgemeinchirurgische Abteilung an einem städtischen Haus mit 80 Betten, bei der das unfallchirurgische Krankengut fast exakt die Hälfte ausmacht. Von den 1123 unfallchirurgischen Eingriffen ist ein Viertel der Kategorie schwer und mittel zuzuordnen. Einziger Unfallchirurg am Hause ist der Chef. Hinzu kommen 7 Fachärzte, 7 Weiterbildungsassistenten und 3 AIP'ler. 10 Polytraumen werden im Jahr versorgt, d.h. eta 1 pro Monat. Die Ursache ist u.a. sicherlich darin zu sehen, daß kein NAW am Hause stationiert ist. Auch die übrigen infrastrukturellen Gegebenheiten bieten wenig Möglichkeiten zur Therapie komplexer Verletzungen (Tabelle 3).

Zuletzt noch die Darstellung einer allgemeinchirurgischen Abteilung, die ihren Schwerpunkt eindeutig im visceralchirurgischen Bereich hat und nur wenige unfallchirurgische Fälle behandelt, da im selben Krankenhausverband in räumlicher Nähe eine eigene Unfallchirurgie existiert. Hier verfügt keiner der Ärzte über die Teilgebietsbezeichung Unfallchirurgie. Polytraumen werden nicht eingeliefert, die Versorgungsmöglichkeiten ließen dies auch kaum zu (Tabelle 4).

Von den vier genannten Kliniken erfüllt lediglich die Universitätsabteilung die Kriterien für die Bezeichnung Zentrum, da nur hier die Möglichkeiten zur Maximalversorgung aller Arten von Verletzungen gegeben sind.

Tabelle 4. Klinik D

	Infrastruktur der Abteilung		
Bettenzahl	60		interdisz. Int.-Station
Operationen p.a. (gesamt)	1464		
davon unfallchir.	368	(25%)	
		davon:	3% schwer
			22% mittel
			75% leicht
Polytraumen p.a.	0		
Ärzte (Stellenplan)	9,5	davon:	5 Fachärzte Chir
			4 Ass. in WB
			1 AIP
Unfallchir. Op's/Arzt/Jahr	39		
Pflegesatz	DM 585,-		
	Infrastruktur der Gesamtklinik		
Gesamtbettenzahl	200		
Weitere Abteilungen:	Innere und weitere Kliniken		
Techn. Möglichkeiten:	(CT), (Angio), Lab, Apoth, Physiother		

Qualitätsvergleich

Zurück zum besser, also zur Qualitätsfrage. Anders als in der Industrie ist im medizinischen Bereich auch bei identischen Struktur- und Prozeßfaktoren das Resultat sehr unterschiedlich. Der Patient in seiner Individualität und die mit jeder Therapie einhergehenden psychosozialen Faktoren lassen einen Vergleich mit der Herstellung von Produkten nicht zu. Um diese Variablen weitgehend auszuschließen bedeutet das aber, wenn man den therapeutischen Erfolg (Ergebnisqualität) ermitteln will, daß dies nur über eine umfassende Dokumentation einer ausreichend großen Zahl von Fällen, die unter vergleichbaren Bedingungen (Strukturqualität) und nach denselben Methoden (Prozeßqualität) behandelt wurden, möglich ist. Unfallchirurgische Qualitätsstudien, die für eine derartige vergleichende Analyse eine hinreichende Fallzahl aufbieten, die zudem noch eine Differenzierung nach Art und Größe der Abteilung zulassen (Zentrum – besser?), liegen nur für hüftnahe Frakturen vor.

Analog zu der oberen dargestellten Einteilung der Abteilungen wurden aus der Fülle der zur Verfügung stehenden Daten der Qualitätsstudie Schenkelhalsfrakturen (Auswertungsgrundlage sind 4993 Patienten des Jahres 1994) der Ärztekammer Nordrhein vier Klinikgruppen gebildet und auf ihre Ergebnisqualität geprüft. Es sind dies 5 Universitätskliniken, 7 große unfallchirurgische Abteilungen mit mehr als 50 Fällen/Jahr, 14 allgemeinchirurgische Abteilungen mit ebenfalls mehr als 50 Fällen/Jahr und 32 allgemeinchirurgische Abteilungen mit 10–20 Fällen/Jahr. Das Patientengut dessen jeweilige Fallzahlen in Tabelle 5 angegeben sind, wies keine signifikanten Unterschiede hinsichtlich Alter, Nebenwirkungen, Frakturtyp etc. auf. Dennoch gab es Differenzen im Ergebnis. Die allgemeinchirurgischen Kliniken mit der niedrigen Operationsfrequenz verbrauchten die wenigsten Blutkonserven (angegeben ist der Anteil der Operationen, bei denen überhaupt Blutprodukte zum Einsatz kamen, unabhängig von ihrer jeweils benö-

Tabelle 5. Qualitätsstudie Schenkelhalsfrakturen (ÄK Nordrhein)

	A Uni-Kliniken (n = 5)	B UC-Kliniken > 50 (n = 7)	C AC-Kliniken > 50 (n = 14)	D AC-Kliniken 10–20 (n = 32)
Fallzahl	119	478	807	462
Blutkonserven	51,3%	59,0%	53,1%	38,9%
Wundheilungsstörungen	5,2%	2,7%	3,2%	2,6%
Komplikationsrate gesamt	10,4%	20,7%	17,6%	23,4%
Belastbarkeit bei Entlassung	76,5%	84,0%	84,1%	84,1%
Verstorbene	7,0%	6,7%	6,3%	7,0%
Liegedauer (Tage)	19,1	28,2	24,8	28,9

tigten Menge). An den Universitätskliniken war die Rate der Wundheilungsstörungen am höchsten, die Gesamtkomplikationsrate jedoch am niedrigsten. Die Belastbarkeit des operierten Beines zur Entlassung war bei den Kliniken der Gruppen B, C und D mit 84% identisch, an den Universitätskliniken mit 76,5% etwas geringer. Dies liegt am ehesten daran, daß die Liegezeiten an den Universitätsabteilungen deutlich kürzer sind: die Patienten werden früher entlassen bzw. meistens in ein anderes Haus verlegt. Die Letalität ist in allen Klinikgruppen nahezu gleich (Tabelle 5).

Die Qualitätssicherungsstudie der Landesärztekammer Baden-Württemberg bezieht sich auf per- und subtrochantere Frakturen. Hier konnte auf Grund der Datenlage nur eine Unterteilung in rein unfallchirurgische Kliniken und in allgemeinchirurgische Kliniken mit unfallchirurgischer Versorgung getroffen werden. Bei ausreichen hohen Fallzahlen in beiden Gruppen weisen die spezialisierten unfallchirurgischen Abteilungen bei gleichen Komplikationsraten eine deutlich niedrigere Verweildauer auf. Die Übungsstabilität zur Entlassung ist etwas besser, die Pflegebedürftigkeit etwas geringer (Tabelle 6).

Tabelle 6. Qualitätsstudie petrochantere Frakturen (LÄK Baden-Württemberg)

	UC-Kliniken (n = 26)	AC-Kliniken (n = 99)
Fallzahl	1426	2384
Komplikationsrate	32,8%	33,0%
Re-Interventionsrate	6,8%	4,5%
Übungsstabilität	93,3%	84,1%
Pflegebedürftigkeit	5,8%	7,2%
Verweildauer (Tage)	22,5	28,6

Schlußfolgerungen

Die dargestellten Daten lassen zusammenfassend den Schluß zu, daß bei Komplexverletzungen, z.b. Polytraumen, das unfallchirurgische Zentrum auf Grund seiner besseren Diagnosemöglichkeiten, der Beteiligung mehrerer Fachdisziplinen und des personellen, apparativen und organisatorischen Potentials die geeignetere Klinik ist, während definierte Krankheitsbilder bzw. Einzelverletzungen, die eine standardisierte Diagnostik, geregelte Abläufe und einen begrenzten technischen Aufwand erfordern, an kleineren bzw. nicht spezialisierten Abteilungen in der Regel kostengünstiger mit ähnlich guten Ergebnissen zur Ausheilung gebracht werden können.

Literatur

1. Baur-Felsenstein M (1995) Externe Qualitätssicherung. Arzt und Krankenhaus 68:152–157
2. Schweiberer L (1995) Qualitätssicherung in der Unfallchirurgie (Editorial). Unfallchirurg 98:586
3. Stürmer KM, Gruber J (Vors) (1994) Qualitätssicherung, Anspruch, Leistungsfähigkeit und Risiken. H Unfallchirurg 241:537–566
4. Viehten G (1995) Qualität im Krankenhaus. Schattauer, Stuttgart New York

Die Behandlung weichteilgeschädigter metaphysärer Frakturen mit dem Fixateur Externe
– der Ringfixateur als therapeutische Alternative –

G. Suger, M. Sarkar, U. Liener und L. Kinzl

Abteilung für Unfallchirurgie, Hand- und Wiederherstellungschirurgie, Universität Ulm, Steinhövelstraße 9, D-89070 Ulm

Einleitung

Die Strategie der Frakturversorgung wird bestimmt durch das Gesamtverletzungsmuster, die Frakturlokalisation und die lokalen Begleitverletzungen. Angestrebt wird eine biologische Osteosynthese, d.h. das Erreichen einer stabilen Knochenfixation durch interne oder externe Verfahren, wobei die natürlich ablaufenden Knochenheilungsvorgänge möglichst wenig gestört werden sollten. Bei offenen oder geschlossenen Frakturen mit Weichteilschaden verbieten sich definitive interne Stabilisationsverfahren, so daß der primären äußeren Fixation, größtenteils gelenküberbrückend der Vorzug zu geben ist. Angestrebt wird der im weiteren Verlauf sekundäre Verfahrenswechsel auf interne Kraftträger nach Beruhigung der Weichteilsituation evtl. durch plastische Zusatzmaßnahmen. Bei fortbestehender kritischer Weichteilsituation kann möglicherweise eine permanente äußere Fixation zwingend werden. In diesen Fällen bietet sich der Ringfixateur als mögliche Alternative an. Die Vorteile dieses Systems liegen in der minimal invasiven Fixationstechnik des Knochens durch dünne vorgespannte Drähte, die dennoch hohe Fragmentstabilisation sicherstellen. So können auch relativ kleine gelenknahe Fraktursegmente sicher am Ring fixiert werden, so daß gelenküberbrückende Montagen, wie sie mit unilateralen externen Systemen aus Stabilitätsgründen erforderlich sind, vermieden werden können.

Daneben ergeben sich mit der Kallusdistraktion als Segmenttransport weitreichende Möglichkeiten der Extremitätenwiederherstellung, insbesondere bei primär traumatischen oder sekundären Knochensubstanzdefekten als Folge einer Infektresektion.

Indikation und klinisches Vorgehen

Gelenknahe Unterschenkelfrakturen mit begleitendem Weichteilschaden werden primär routinemäßig durch externe Stabilisation versorgt. Hierzu verwenden wir nahezu grundsätzlich den Rohrfixateur der AO gelenküberbrückend auf den Fuß oder am proximalen Unterschenkel auf den lateralen Oberschenkel. Bei intraartikulärem Frakturverlauf wird in beiden Lokalisationen, falls keine Impressionen mit Knochendefekten vorliegen, die Rekonstruktion des Gelenkblocks durch perkutan eingebrachte Zugschrauben angestrebt.

Bei Pilon tibiale Frakturen sollte, wenn möglich, die Fibula primär wiederhergestellt werden. Die endgültige Entscheidung über die permanente Fixation solcher metaphysärer Frakturen ist in vielen Fällen wegen des Weichteilschadens erst nach 3-5 Wochen zu treffen. Gelingt es bis dahin nicht die Weichteilsituation im Vorfeld des Verfahrenswechsel zu beruhigen oder ist deren Sanierung auch durch Gewebetransfers nicht möglich, so führen wir einen Umstieg auf die Ringfixation durch, um im weiteren das frakturnahe Gelenk physiotherapeutisch angehen zu können.

Im Rahmen der Primärversorgung wird der Ringfixateur nur äußerst selten eingesetzt, da er einen vergleichsweise größeren technischen und zeitlichen Aufwand erfordert. Somit verbietet sich dessen Anwendung beispielsweise in der Akutversorgung eines polytraumatisierten Patienten.

Im Rahmen der Frakturbehandlung ergeben sich aus unserer Erfahrung für das Ringsystem folgende Indikationen:

1. Frakturen mit Weichteilschaden (OII/III; GII/III)
2. Metaphysäre Frakturen
3. Akute oder vorbestehende Infekte
4. Knochensubstanzdefekte

Patienten

Zwischen Januar 1990 und Juni 1994 wurden an der Universitätsklinik Ulm 21 Patienten (17 Männer, 4 Frauen) mit 22 metaphysären Frakturen des Unterschenkels mit offenem oder geschlossenem Weichteilschaden mit dem Ringfixateur stabilisiert. Das Durchschnittsalter der Patienten betrug 43,7 Jahre (18-65 Jahre). Es handelte sich hierbei um 14 kniegelenksnahe Frakturen sowie 8 Frakturen des Pilon tibiale, in 11 Fällen lagen Gelenkfrakturen vor. Bei insgesamt 7 Patienten lagen gleichzeitig weitere Verletzungen im Sinne einer Polytraumatisierung vor.

Tabelle 1. Ausgangssituation (n = 21/22 Frakturen)

Behandlungszeitraum:	1/1990–6/1994
	17 Männer, 4 Frauen
Durchschnittsalter:	43,7 Jahre (18–65 Jahre)
prox. Unterschenkel	14
dist. Unterschenkel	8
offene Frakturen	13
geschl. Frakturen mit Weichteilschaden	9
intraartikuläre Frakturen	11

Im Rahmen der Erstversorgung wurde der Ringfixateur bei 4 Frakturen eingesetzt, wobei jeweils eine Refraktur bei vorbestehender Osteitis, eine neurologische und vaskuläre Vorerkrankung sowie ein traumatischer Knochendefekt die Indikationen darstellten.

In der frühsekundären Phase, d.h. innerhalb der ersten 4 Wochen nach Trauma, wurden insgesamt 18 Verfahrenswechsel auf den Ringfixateur vorgenommen. Neben Frühinfekten nach internen Osteosynthesen (n = 5) wurde in 9 Fällen die Indikation wegen anhaltend kritischer Weichteilsituation gestellt.

Die lokalen Verhältnisse stellten zu diesem Zeitpunkt eine Kontraindikation für einen Umstieg auf ein internes Stabilisationsverfahren dar, so daß zur Freigabe der Gelenkbeweglichkeit das Gelenkfragment an den Ring fixiert wurde.

Zur Rekonstruktion primär traumatisch bedingter Knochendefekte wurde das System in 4 Fällen eingesetzt. Die mittlere Defektgröße hierbei 8,8 cm (5–20 cm), wobei auch in diesen Fällen initial ein unilateraler Fixateur externe verwandt worden war. (Tabelle 1).

Ergebnisse der Nachuntersuchung

Der Nachuntersuchungszeitraum betrug im Mittel 12,4 Monate (6–34 Monate). Alle 21 Patienten wurden mit dem Ringfixateur endgültig ausbehandelt. Wegen delayed union nach III° offener distaler Unterschenkeldefektfrakturen mit Knochentransport auf den Talus wurde in 3 Fällen eine zusätzlich Spongiosaplastik und Plattenosteosynthese im Dockingbereich notwendig. Bei einem Patienten war die alleinige Spongiosaplastik ausreichend zur Heilung. Zur Weichteilsanierung nach langstreckigem offenem Segment-

Tabelle 2. Zusatzmaßnahmen nach Verfahrenswechsel

Weichteile:	
Spalthauttransplantation	15
mikrovaskuläre Lappenplastiken	3
Knochen:	
interne Gelenkblockreposition/stabilisation	9
Spongiosaplastik	
Frakturbereich	8
Docking	4
Unterschenkelverkürzung < 1,5 cm	6
Plattenosteosynthese nach Segmentdocking	2

Tabelle 3. Probleme/Komplikationen nach Verfahrenswechsel

Pseudarthrose	2
verzögerte Heilung nach Segmentdocking	2
instabile Narbe	2
Pininfekte	5

transport wurden drei mikrovaskuläre Latissimus dorsi Lappenplastiken durchgeführt, daneben erfolgten 15 Spalthauttransplantationen. Die Zeitdauer der äußeren Fixation betrug im Durchschnitt 4,3 Monate (2,5–9 Monate), wobei die langen Behandlungszeiten ausschließlich in der Patientengruppe mit Segmenttransport bei großen Defekten auftraten. In keinem Fall trat postoperativ ein Knochen- oder Weichteilinfekt im Frakturbereich bzw. ein Reinfekt bei ehemals infizierter Osteosynthese auf (Tabelle 2).

An Komplikationen traten bei 2 Patienten Pseudarthrosen auf die eine Anfrischung des Frakturbereiches und die Spongiosaplastik unter Beibehaltung der äußeren Fixation erforderlich machten. Pinreizungen mit schmerzhafter Rötung traten bei nahezu allen Patienten zu bestimmten Zeitpunkten der Physiotherapie auf. Durch intensive Pflege und lokale Maßnahmen konnten jedoch bis auf 5 Patienten gravierende Pinkomplikationen vermieden werden. In drei der fünf Fälle mußten bei manifesten Pininfekten Drahtentfernungen oder Umsetzungen durchgeführt werden (Tabelle 3).

An Achsenabweichungen zeigten sich im Ausheilungsergebnis in 5 Fällen noch Werte bis 8°, während ein Patient nach Segmentverschiebung einen Achsenfehler von 13° zeigte. Längendifferenzen waren bei insgesamt 6 Patienten nachweisbar, bei denen nach Durchführung einer Fibulaosteotomie eine Kompression im Defektbereich der Fraktur durchgeführt worden war, da bei diesen Patienten Spongiosaplastiken zur Defektauffüllung aus Weichteilgründen nicht durchgeführt werden konnten.

Die Bewegungsprüfung zum Zeitpunkt der Nachuntersuchung ergab bei allen Patienten nach 6 Monaten noch nachweisbare Defizite. Dies betraf insbesondere die Frakturen des distalen Unterschenkels, bei denen noch bei allen Patienten (n = 5) Bewegungseinschränkungen bis zu 30° nachweisbar waren. Zwei Patienten waren primär nur durch

Tabelle 4. Ergebnisse der Nachuntersuchung (n = 21)

Bewegungseinschränkung im Seitenvergleich		Extension	Flexion
Kniegelenk (14)	bis 10°	4	7
	10–20°	2	3
	über 20°	0	4
OSG (5)	bis 15°	7	4
	15–30°	3	4
	über 30°	1	1
Achsenabweichung	unter 10°	5	
	11–15°	1	
Längendifferenz	0,5–1,5 cm	4	
	über 1,5 cm	2	
Arthrodesen	n = 2		

eine Arthrodese zu stabilisieren. Am Kniegelenk zeigte vor allem die Flexion noch bei allen Patienten Defizite, die Extension war nur bei 5 Patienten bis 10° eingeschränkt (Tabelle 4).

Diskussion

Der traumatisch bedingte Weichteilschaden zusammen mit einem möglichen intraoperativen Gewebstrauma stellen wesentliche prognostische Faktoren in der Frakturbehandlung dar. Während für die meisten Fraktursituationen erfolgversprechende etablierte Stabilisationsverfahren existieren, beweist das Ilizarov-Verfahren unserer Erfahrung nach gerade bei kritischen Knochen- und Weichteilsituationen seine Stärke. Durch die externe Knochenfixation mit nur sehr dünnen Drähten ist auch eine Fixation von kleinen gelenknahen Fragmenten möglich, wodurch sich besonders im Bereich des Pilon tibiale und Tibiakopf gelenküberbrückende Stabilisationen umgehen lassen. Allerdings besteht der Nachteil dieser externen gelenknahen transkutanen Knochenfixation in der vermehrter Neigung zu Weichteilirritationen an den Pindurchtrittstellen durch bewegungsabhängige Weichteilverschiebungen.

Die von uns bewußt in Kauf genommenen Extremitätenverkürzungen resultieren aus der zur Heilung notwendigen Kompression metaphysärer Trümmerzonen, die aufgrund anhaltend kritischer Weichteile nicht durch Spongiosa aufgefüllt werden konnten. Hierzu war bei manchen Patienten eine Osteotomie der initial mit Drittelrohrplatte stabilisierten Fibula erforderlich.

Die Heterogenität unseres Patientenkollektivs aus einfachen Frakturen bis zu ausgedehnten gelenknahen Defektfrakturen, läßt den Vergleich mit anderen Behandlungsverfahren nicht zu. Kasuistisch betrachtet liegen erstaunlich gute Behandlungsergebnisse vor, wenn berücksichtigt wird, daß eine Selektion von Problempatienten erfolgte.

Der Ringfixateur steht nicht in Konkurrenz zu anderen geeigneten Verfahren der Frakturversorgung. Er stellt aber eine erfolgversprechende Erweiterung unserer therapeutischen Optionen bei der Behandlung von gelenknahen Frakturen mit offenem oder geschlossenem Weichteilschaden dar.

Literatur

1. Hammer R, Lidmann D, Nettelbad H, Ostrup L (1992) Team appoach to tibial fracture. 37 consecutive type III cases reviewed after 2-10 years. Acta Orthop Scand 63(5):471-476
2. Ilizarov GA (1992) Pseudarthroses and defects of long tubuluar bones. In: Ilizarov GA (Hrsg) Transosseous osteosynthesis. pp 137-255. Springer, Berlin Heidelberg New York
3. Knopp W, Muhr G, Wanner K, Steinau HU (1991) Das Primat der Weichteilrekonstruktion beim komplizierten Unterschenkelbruch - ein neues Konzept. Langenbecks Arch Chir Suppl pp 576-578
4. Raschke M, Ficke J, Freisleben C, Jansen D, Oedekoven G (1993) Posttraumatic segmental bone and soft tissue defects of the tibia treated with the Ilizarov method. Injury 24 Suppl 2:45-53
5. Reigstad A, Hetland KR, Bye K, Waage S, Rokkum M, Husby T (1992) Free tissue transfer for typ III tibial fractures. Microsurgery in 19 cases. Acta Orthop Scand 63(5):477-481
6. Salah S, Strecker W, Suger G, Karim H (1993) Primäre Behandlung von Schuß- und Explosionsverletzungen der Extremitäten mit dem Ringfixateur nach Ilizarov. Unfallchirurg 96:438-442
7. Schultz JH, Wolter D, Ortel G, Fink B (1992) Die Frakturbehandlung im Unterschenkelbereich. Unfallchirurg 95:537-540

Ist der Segmenttransport bei langstreckigen Knochenverlusten mit ausgedehntem Hautweichteildefekt dem Spongiosaaufbau überlegen?

H. G. K. Schmidt, H.-W. Kranz, M. Wenzl und J.-H. Schultz

Berufsgenossenschaftliches Unfallkrankenhaus Hamburg,
Abteilung für Unfall- und Wiederherstellungschirurgie, Bergedorfer Straße 10, D-21033 Hamburg

Einleitung

Bis 1990 hatten wir bei der Komplexproblematik langstreckiger Knochenverluste mit ausgedehntem Hautweichteildefekt an der unteren Extremität die Knochendefekte überwiegend schrittweise mit autologer Spongiosa (gelegentlich mit mikrovaskulär angeschlossenem Knochensegment) die Hautweichteildefekte durch entsprechende plastische Verfahren (bevorzugt mikrovaskulär anastomosierte freie Lappen) verschlossen. Auch wenn die langfristige Reinfektrate mit 10 bis 18% zufriedenstellend niedrig war, betrug die Refrakturrate für den Knochendefektaufbau ca. 44%, was es unseres Erachtens zu verbessern galt. Seit Juni 1990 favorisieren wir deshalb den dynamischen Knochendefektaufbau nach Ilizarov, bei ausgedehnten Hautweichteildefekten überwiegend kombiniert mit herkömmlichen plastischen Verfahren.

Material und Methoden

Von Juni 1990 bis Juni 1995 haben wir 20 Patienten (16 Männer, 4 Frauen) mit der Kombination von Knochensegementdefekten (entspricht zirkulären oder Schaftdefekten) über 3 cm Länge mit Hautweichteildefekten größer als 10 cm² behandelt. Das Durchschnittsalter betrug 29,9 Jahre (15/57 Jahre). Die Defektkombination war 17mal am Unterschenkel, 3mal am Oberschenkel lokalisiert. Die durchschnittliche Knochendefektstrecke maß 9,6 cm (3/20 cm), die Größe des Weichteildefektes betrug im Mittel 175,5 cm² (12/1000 cm²).

Zur Beseitigung des Knochendefektes wurden 16mal Segmenttransporte, 1mal Fragmenttransport durchgeführt, 3mal wurde primär verkürzt, sekundär wurde verlängert. Zur Beseitigung des Hautweichteildefektes wurden 4mal Spalthauttransplantationen (meshgraft), 6mal Sekundärnähte ausgeführt, 1mal erfolgte der Transport offen (Weichteildefekt lediglich 12 cm² groß), 1mal wurde der Weichteildefekt durch fasciocutanen Schwenklappen, 8mal durch freien mikrovaskulär anastomosierten Lappen verschlossen.

Unser Behandlungskonzept ist stets mehrzeitig operativ, wobei im ersten Schritt durch radikale Sequestrektomie bzw. Segmentresektion, kombiniert mit Stabilisation im Rohrfixateur (AO) und Einlage von Septopal Infektberuhigung erreicht wird, dabei werden Hautweichteildefekte, die nicht durch Sekundärnaht verschlossen werden können, durch Epigard gedeckt. Der zweite Schritt ca. 3 bis 4 Wochen später dient bevorzugt dem definitiven Hautweichteilverschluß, wobei freie Transplantationen von unserer mikrochirurgischen Abteilung durchgeführt werden.

Im dritten Schritt wird der bis dahin verwendete Rohrfixateur (Lappentransplantation bei liegendem Ringfixateur erheblich behindert!) durch einen Ringfixateur nach

Ilizarov ersetzt, nach Septopalwechsel die Corticotomie mit dem Meißel vorgenommen und nach einer Latenzzeit von 5 bis 7 Tagen der Segmenttransport begonnen, wobei täglich 1 bis 1,5 mm in mehreren Positionen transportiert wird. Für den Transport werden bei Strecken bis 5 cm Transportringe, ab 5 cm Strecke 2 schräge Zugdrähte verwendet.

In der Dockingzone werden häufig frühzeitig autologe Spongiosaplastiken zwecks rascheren Knochendurchbaus durchgeführt, nachdem zuvor die Zugdrähte durch einen Kompressionsring ersetzt wurden. Nach Fixateurentfernung werden routinemäßig je nach Lage des Defektes unter- oder oberschenkellange teilentlastende Gehapparate gefertigt, in welchen anfangs mit 10 bis 30 kg belastet wird und die Belastung schrittweise bis zur Vollbelastung gesteigert werden kann. Die Gehapparate werden etwa 1 bis 1,5 Jahre verwendet, dann erfolgt freie Vollbelastung.

Ergebnisse

Zum Zeitpunkt der Auswertung im Oktober 1995 war bei 14 Patienten die Behandlung soweit abgeschlossen, daß die Fixateure entfernt und Versorgungen mit teilentlastenden Gehapparaten erfolgt waren. Der Wiederaufbau der Knochendefektstrecke war bei allen Patienten ohne wesentlich Probleme gelungen. In der Distraktionsstrecke hatte sich jeweils spontan in der üblichen Zeit Knochen als Röhre rekonstruiert, Spongiosaplastiken waren hier nie erforderlich. Als wesentliche Komplikationen sahen wir lediglich bei einem Patienten 2mal (Tabelle 2) eine Reinfektion, weil es bei der primären Segmentresektion bei einer langstreckigen Femurosteitis mit Kniegelenkempyem primär versäumt worden war, die Kondylenreste radikal zu entfernen.

Wir werten die eintretenden Schwierigkeiten, die den Behandlungserfolg zwar nicht verhindern, aber dessen Erreichen verzögern, als „Probleme" (Tabelle 1), während die Schwierigkeiten, die den Behandlungsverlauf in Frage stellen, als „Komplikationen" (Tabelle 2) gewertet werden. Bei Problemen ist nicht zwingend eine Korrekturoperation erforderlich, öfter aber sinnvoll, während bei einer Komplikation in aller Regel eine Korrekturoperation vonnöten ist.

Die Weichteilrekonstruktion mit freiem mikrovaskulär angeschlossenem Lappen war 1mal mit einer Teil-, 2mal mit Komplettnekrosen belastet (Tabelle 2), weshalb der Teilnekrose nach Debridement und Konditionierung sekundär Spalthaut transplantiert wurde und nach Lappennekrose 1mal eine zweite erfolgreiche Transplantation erfolgte, bei dem zweiten Patienten nach Konditionierung lediglich Spalthaut übertragen wurde, weil nur eine Anschlußarterie zur Verfügung stand und die Gefährdung der Extremität zu hoch gewesen wäre. Die übrigen Probleme und Komplikationen waren sämtlichst nicht als schwerwiegend einzustufen. Die wesentlichste Schwierigkeit sahen wir im unzureichenden Knochendurchbau in der Dockingzone, wobei wir wegen dieser bekannten

Tabelle 1. Probleme bei der Behandlung von ausgedehnten Knochen- und Hautweichteildefekten an der unteren Extremität (ausgewertet sind 15 Patienten)

Fehlstellung	2
Segmentfehllage	5
Drahtinfektion	2
Weichteiltasche	3

Tabelle 2. Komplikationen bei der Behandlung von ausgedehnten Knochen- und Hautweichteildefekten an der unteren Extremität (ausgewertet sind 15 Patienten)

Reinfektion	2 (bei 1 Patienten)
Instabilität	1
Corticotomie vorzeitig verheilt	2
Zugmechanismusstörung, -ausriß	6
Lappenteilnekrose	1
Lappennekrose	2

Problematik – um nicht zu viel Zeit zu investieren – meist kurz nach dem Docking bereits eine Spongiosaplastik vornahmen. Bei den 14 abgeschlossenen Fällen war dies deshalb 10x (71,4%) erfolgt.

Die Liegezeit des Ringfixateurs betrug im Mittel 373 Tage (200/640 Tage); pro cm Defektaufbau 40,6 Tage. Der Zeitraum von der Corticotomie bis zur Vollbelastung (zum Teil noch im Apparat, für 11 Patienten) erforderte durchschnittlich 28,2 Monate (17/40 Monate). Eine Übersicht über die erreichten Ergebnisse gibt Tabelle 3.

An Spätkomplikationen sahen wir bislang bei einem Patienten einen operationswürdigen Bohrlochsequester und 1mal eine Refraktur in der Dockingzone, wobei bei diesem Patienten keine Spongiosaplastik ausgeführt worden war, diese dann aber zusammen mit der erneuten Stabilisation im Rohrfixateur erfolgte.

Diskussion

Betrachtet man die Leistungsfähigkeit des dynamischen Knochendefektaufbaus, über den an anderer Stelle ausführlich berichtet wurde, gelangt man zu der Überzeugung, daß mit dem dynamischen Verfahren zwei entscheidende Vorteile kombiniert sind: einerseits ist die Radikalität der Sequestrektomie bzw. der Segmentresektion bei dem Transportverfahren höher, weil man vor dem zu schaffenden Defekt weniger Respekt hat, wodurch die Reinfektrate gesenkt wurde, andererseits benötigt man für den Defektaufbau keine weiteren Operationsschritte und keine Entnahme an anderer Stelle. In einfachen Zahlen ausgedrückt:

Bei 32 Defektaufbauten mit Spongiosa der Jahre 1980/81 beobachteten wir in den letzten 12 Jahren 3 bzw. 9,4% Reinfekte und zusätzlich 3 Bohrlochinfektionen (zusätzlich 9,4%). Spätinfekte bei den dynamischen Defektaufbauten sahen wir bislang nicht, lediglich 1mal eine Bohrlochinfektion (7,1%). Beim Spongiosadefektaufbau benötigten wir pro cm Defektaufbau 0,46 Spongiosaplastiken (absolut 1,84 Spongiosaplastiken pro Patient), bei den hier vorgestellten Patienten mit dynamischem Defektaufbau waren dies

Tabelle 3. Ergebnisse bei der Behandlung von ausgedehnten Knochen- und Hautweichteildefekten an der unteren Extremität (ausgewertet sind 20 Patienten). Bei keinem Patienten besteht noch eine Fistelung

Ringfixateur liegend	Gehapparat Teilbelastung	Gehapparat Vollbelastung	freie Vollbelastung
6	3	3	8

0,71 Spongiosaplastiken pro Patient, aber auf die Länge des Defektaufbaus bezogen lediglich 0,11 Spongiosaplastiken pro cm Defektaufbau.

Refrakturen sahen wir beim Spongiosaaufbau zu 43,75%, beim dynamischen Aufbau in 7,14%, wobei hier allerdings der bisherige Beobachtungszeitraum recht kurz ist.

Die Probleme und Komplikationen mit dem Ringfixateur sind sicher höher als die mit dem Rohrfixateur, allerdings ist hier zu berücksichtigen, daß wir natürlich mit dem neuen Fixationssystem erste einmal Erfahrungen sammeln mußten (learning curve), andererseits bei uns bislang nur die ausgewählt problematischen Fälle dieser Behandlungsart zugeführt wurden. Darüberhinaus ist zu beobachten, daß neben den fixationsbedingten Problemen und Komplikationen insbesondere dadurch Schwierigkeiten resultieren, daß es sich jetzt um ein dynamisches nicht mehr ein statisches Fixationssystem handelt, was per se mehr Probleme erzeugt.

Es wird diskutiert, ob bei Knochen-Weichteildefekten nicht grundsätzlich die offene Technik zu bevorzugen wäre, wie sie von Ilizarov angewendet wurde. Unsere klinischen und experimentellen Ergebnisse bei der Untersuchung des Kraftverlaufs bei zirkulären Knochendefekten zeigten, daß bis zu 2/3 der Kräfte nicht vom Fixateur, sondern von den Weichteilen getragen werden, weshalb wir den möglichst raschen kompletten Weichteilverschluß anstreben, auch wenn kleinere Defekte (unseres Erachtens bis max. 20 cm²) offen behandelt werden können.

Die Dauer der Fixation ist sicher ein bleibendes Problem. Vergleicht man die Liegezeit des Ringfixateurs mit der des Rohrfixateurs ergibt sich für den Rohrfixateur nur deshalb ein Voreil, weil die Defektaufbaustrecken im Mittel kleiner waren. Rechnet man die Liegezeit auf den cm Defektaufbau um, ergeben sich hingegen Vorteile für den Ringfixateur. Beim Rohrfixateur betrug die Liegezeit am Unterschenkel pro cm Defektaufbau 48,8 Tage, am Oberschenkel gar 56,9 Tage, beim dynamischen Aufbau (Ober-, Unterschenkel nicht getrennt betrachtet, weil sich hier noch 2 Oberschenkeldefekte von 3 in Behandlung befanden) 40,6 Tage pro cm Defektaufbau.

Insgesamt sehen wir in dem dynamischen Defektaufbau entscheidende Vorteile, die die weitere Entwicklung dieses Verfahrens sinnvoll erscheinen lassen (z.B. dynamischer Nagel, Umstieg auf Nagel nach Transport, Verbesserung des Transportsystems, Optimierung des Ringfixateurs).

Zusammenfassung

Bei 20 Patienten (Durchschnittsalter 29,9 Jahre) mit zirkulären Knochendefekten von 9,6 cm kombiniert mit ausgedehnten Hautweichteildefekten von 175,4 cm² wurden von 06/90 bis 06/95 16mal Segment-, 1mal Fragmenttransport ausgeführt und 3mal wurde primär verkürzt, sekundär verlängert. Die Hautweichteildefekte wurde 4mal Spalthaut, 6mal sekundär, 1mal durch fasciokutanen Lappen, 8x durch freien Lappen verschlossen, 1mal erfolgte der Transport offen.

Bei 14 Patienten ist die Behandlung abgeschlossen. Ausbleibende Knochenbildung in der Regeneratstrecke sahen wir nie. Die Weichteile konnten bei allen fistelfrei verschlossen werden. Wir sahen einige Probleme und Komplikationen, die z.T. Korrekturoperationen erforderlich machten. Als wesentlichste seien hervorgehoben: bei 1 Patienten Infektexazerbation, weil die Segmentresektion nicht radikal genug ausgeführt worden war, 1mal Instabilität, weil der Ringfixateur wegen Pininfektionen vorzeitig entfernt werden mußte und 2mal Nekrose frei transplantierter Lappen. Wegen verzögerten

Durchbaus in der Dockingzone führten wir bei 10 von 14 abgeschlossenen Fällen autologe Spongiosaplastiken durch (71,4%).

Der Ringfixateur lag im Mittel 373 Tage, pro cm Defektaufbau 40,6 Tage. Zum Auswertungszeitpunkt (Oktober 1995) konnten 8 Patienten frei voll belasten, 3 belasteten voll im Gehapparat, 3 belasteten teils im Gehapparat und bei 6 Patienten lag noch der Ringfixateur.

Wir sehen in dem dynamischen Knochendefektaufbau nach Ilizarov entscheidende Vorteile, weshalb wir diese Methoden favorisieren.

Literatur

Börner M, Klemm K (1987) Behandlung und Ergebnisse infizierter Pseudarthrosen mit dem Fixateur externe und temporärer Implantation von Septopal. Hefte z Unfallheilk 189:445-450

Burri C, Stober R (1987) Therapeutische Prinzipien bei infizierten Pseudarthrosen. Hefte z Unfallheilk 189:409-414

Hagemann M, Schauwecker HH (1981) Behandlung infizierter langstreckiger Defektpseudarthrosen der Tibia. Unfallheilk 84:240-245

Ilizarov GA (1991) Behandlungsmöglichkeiten der infizierten Pseudarthrosen mit Defekt und Eiterhöhlenbildung unter Kontinuitätserhaltung des Knochens. In: Wolter D, Zimmer W (Hrsg) Die Plattenosteosynthese und ihre Konkurrenzverfahren. Springer, Berlin Heidelberg New York Budapest, S 297-331

Ilizarov GA (1992) The tension-stress effect on the genesis and growth of tissues. In: Ilizarov GA Transosseous Osteosynthesis. Springer, Berlin Heidelberg New York Budapest, pp 137-255

Ilizarov GA (1992) Pseudarthroses and defects of long tubular bones. In: Ilizarov GA: Transosseous Osteosynthesis. Springer, Berlin Heidelberg New York Budapest, pp 453-494

Ilizarov GA (1992) The treatment of pseudarthroses complicated by osteomyelitis an the elimination of purulent cavities. In: Ilizarov GA: Transosseous Osteosynthesis. Springer, Berlin Heidelberg New York Budapest, pp 495-546

Krettek C, Haas N, Reilmann H, Voss A (1987) Lanstreckige Infekt-Defekt-Pseudarthrosen der Tibia: Behandlungsfortschritt durch Weichteilrekonstruktion und langstreckige Spongiosaplastik. Hefte z Unfallheilk 189:451-454

Paley D (1990) Problems, obstacles, and complications of limb lengthening by Ilizarov technique. Clin Orthop 250:81-104

Schmidt HGK, Partecke B-D, Neikes M (1987) Verfahrenswahl und Behandlungsergebnisse bei infizierten Pseudarthrosen und Defektpseudarthrosen mit Knochen- und Weichteildefekten. Hefte z Unfallheilk 189:440-444

Schmidt HGK, Partecke B-D, Neikes M (1989) Vorgehen bei Knocheninfektionen mit ausgedehntem Hautweichteildefekt. In: Mendel V (Hrsg) Knochen- und Weichteilinfektionen. Perimed, Erlangen, S 113-127

Schmidt HGK, Wolter D, Sasse S, Schneider E, Schümann U, Jürgens C (1995) Die Lastverteilung im Ringfixateur bei segmentalem Knochendefekt. In: Wolter D, Hansis M, Havemann D (Hrsg) Externe und interne Fixateursysteme. Springer, Berlin Heidelberg New York

Schmidt HGK, Schultz J-H, Jürgen V, Faschingbauer M (1995) Ergebnisse der Versorgung von Knochen- und Weichteildefekten mit der Ilizarov-Methode. In: Zilch H, Schuman E (Hrsg) Plastisch-rekonstruktive Maßnahmen bei Knochen- und Weichteildefekten. G. Thieme, Stuttgart, New York

II. Das stumpfe Thoraxtrauma

Praklinische Versorgung und Schockraumtherapie

M. Nerlich

Unfallchirurgische Abteilung, Chirurgische Universitätsklinik, Franz-Josef-Strauß-Allee 11,
D-93053 Regensburg

(Manuskript nicht eingegangen)

Die bildgebende Diagnostik des stumpfen Throaxtraumas

K. Bohndorf

Klinik für Diagnostische Radiologie und Neuroradiologie, Zentralklinikum, Senglinstraße 2,
D-86156 Augsburg

Das stumpfe Thoraxtrauma ist häufig kein isoliertes Ereignis; andere anatomische Regionen sind entweder offensichtlich oder potentiell mitbetroffen (Dee 1992). Dies verlangt eine auf die erste Übersicht ausgerichtete, bildgebende Diagnostik kurz nach eventuell notwendigen Wiederbelebungsmaßnahmen und hämodynamischer Stabilisation. Unmittelbar nach der Lagerung des Patienten im Schockraum sind Röntgenaufnahmen der Wirbelsäule, des Thorax und des Beckens angezeigt, ohne daß dabei der Patient gedreht, bewegt oder repositioniert werden darf. Die Sonographie wird praktisch gleichzeitig eingesetzt, um:

- freie Flüssigkeit im Pleuraraum, intra- und retroperitonal nachzuweisen oder auszuschließen
- und den Nachweis einer intraabdominallen/retroperitonealen Organläsion zu führen.

Diese primären bildgebenden Untersuchungen ergeben im Einklang mit klinischen Befunden und der Anamnese vielfach eine erste brauchbare „Arbeitsdiagnose", die das therapeutische Prozedere auf eine rationale Basis stellt. Alternativ ist dieses Vorgehen geeignet, als Entscheidungshilfe für weitere diagnostische Schritte zu dienen.

Das dabei zur Verfügung stehende Arsenal bildgebender Methoden ist inzwischen vielfältig (Tabelle 1).

Aus der Vielzahl der diagnostischen Probleme beim stumpfen Thoraxtrauma sei die Aortenruptur herausgegriffen.

Dezelerationstraumen können zur Aortenwandruptur führen. Ein kleiner, wenn auch bedeutender Anteil der Patienten überlebt dieses Trauma, da die Adventitia und Pleura mediastinalis eine zeitlang als Barriere fungieren (Dee 1992).

Tabelle 1. Bildgebende Diagnostik des stumpfen Thoraxtraumas. Methoden und Zielorgane

Methoden	Zielorgane
Thorax ap	Thorax (knöchern)
Sonographie	Pleura
Röntgenzielaufnahme	Lungen
	Mediastinum einschließlich Trachea
CT	Ösophagus
Angiographie	
Echokardiographie	Gefäße
transösophageale Sonographie	Zwerchfell
Bronchoskopie	Herz

Auf der Basis der Thoraxliegendaufnahme sind eine Reihe von Röntgenzeichen für die mediastinale Blutung als unspezifisches Zeichen der Aortenruptur hinweisend (Bohndorf et al. 1984):

- Mediastinalverbreitung. Regel: Das Mediastinum ist breiter als 25% der Thoraxgesamtbreite in Höhe der Karina.
- Verdickung des Pleurastreifens in der linken Lungenspitze („apical cap sign").
- Verlagerung der Trachea und/oder der Magensonde nach rechts.
- Verlagerung des linken Hauptbronchus nach caudal.
- Verdickung des paratrachealen Streifens (> 5 mm).

Als Regel hat zu gelten, daß ein normaler Thoraxbefund eine Aortenruptur praktisch ausschließt (Cohen und Crass 1992). Eine Vielzahl von Studien hat gezeigt, daß ein abnorm geweitetes Mediastinum zwar ein sensitives, aber hochgradig unspezifisches Zeichen für eine Aortenruptur dargestellt. In 22–37% der Fälle findet ein geweitetes Mediastinum im Thoraxbefund ein computertomographisches Korrelat im Sinne einer Blutung. Von diesen Patienten mit mediastinaler Blutung im CT haben wiederum nur 17–20% wirklich eine Aortenruptur (Harris et al. 1995, Morgan et al. 1992, Raptopoulos et al. 1992). Bei klinischem Verdacht auf Aortenruptur und geweitetem Mediastinum muß deshalb eine weitergehende Diagnostik erfolgen, auch wenn nur in relativ seltenen Fällen ein positiver Befund zu erwarten ist. Optimal als Goldstandard anzusehen ist die Angiographie. Alternativ und gleichwertig ist heute die Spiral-CT unter Gabe von intravenösem Kontrastmittel anzusehen (Gavant et al. 1995). Liegt durch die Kombination von klinischem Befund, Anamnese und Thoraxübersicht kein hoher Grad an Wahrscheinlichkeit auf eine Aortenruptur vor, ist eine engmaschige Kontrolle (6 Stunden) des Thorax ap angezeigt. Nur in Fällen mit zunehmender Mediastinalweite wäre eine weitergehende Diagnostik (Angio, Spiral-CT) notwendig.

Literatur

1. Bohndorf K, Pohlenz O, Bartelt D (1984) Die Diagnose posttraumatischer Rupturen der thorakalen Aorta im Thoraxübersichtsbild und in der Angiographie. Fortschr Röntgenstr 140:515–519
2. Cohen AM, Crass JR (1993) Traumatic aortic injuries: current concepts. Semin Ultrasound CT MR 14:71–84
3. Dee PM (1992) The radiology of the chest trauma. Rad Clin N Am 30:291–306

4. Harris H Jr, Diane R, Horowitz D, Zelitt L (1995) Unenhanced dynamic mediastinal computed tomography in the selection of patients requiring thoracic aortography for the detection of acute traumatic aortic injury. Emerg Rad 2:1967–1976
5. Morgan PW, Goodman LR, Aprahamian C (1992) Evaluation of traumatic aortic injury: does dynamic enhanced CT play a role? Radiology 182:661–666
6. Gavant ML, Menke G, Fabian T, Flick PA, Graley MJ, Gold RG (1995) Blunt traumatic aortic rupture: detection with helical CT of the chest. Radiology 197:125–133
7. Pohlenz O, Bode PJ (1996) The trauma emergency room: a concept for handling and imaging the polytrauma patient. Eur J Radio, in press
8. Raptopoulos V, Sheiman RG, Philipps DA, Davidoff A, Sieva WE (1992) Traumatic aortic tear: screening with chest CT. Radiology 182:667–673

Indikationen zur Thorakotomie, Thorakoskopie und Drainagen im Rahmen des stumpfen Thoraxtraumas

H. Hertz, A. Schmelz, A. Trost und P. Waldenhofer

Unfallkrankenhaus, Dr.-Franz-Rehrl-Platz 5, A-5010 Salzburg

Definition

Unter einem Thoraxtrauma ist eine Gewalteinwirkung auf den Thorax zu verstehen, die Verletzungen des Brustkorbes sowie direkt oder als Folge der Brustkorbverletzung Traumen innerer Organe verursachen kann.

Das schwere Thoraxtrauma ist auch bei optimierter präklinischer und klinischer Versorgung mit einer hohen Letalität behaftet. 60–70% polytraumatisierter Patienten weisen thorakale Verletzungen auf, nahezu jeder zweite Verkehrstote ist Opfer eines Thoraxtraumas. Bei 40–70% finden sich bei der schweren Brustkorbverletzung Haemato- und Pneumothorax.

Pathophysiologie

Das Aufprallen des Brustkorbes auf ein Hindernis (Aufprall auf das Lenkrad, auf den Sicherheitsgurt oder den Airbag) als typisches Beispiel eines stumpfen Thoraxtraumas verursacht folgende Veränderungen:

a) Störungen der Atemmechanik: bedingt durch Rippen(serien)frakturen mit Pneumo-, Haematothorax.
b) Lungenparenchymverletzungen bedingt durch Lungenkontusionen, – Haematome bzw. Rupturen.

ad a. Rippenfrakturen führen zur Beeinträchtigung der Atemmechanik insbesondere führen Rippenserienfrakturen zu ein- oder beidseitigen Thoraxwandinstabilitäten. Praktisch immer kommt es dabei zur Zerreissung von Gefäßen der Thoraxwand mit Einblutungen in den Pleuraraum. So findet sich Haematothorax in knapp 30% aller Fälle nach stumpfen Thoraxtraumen.

ad b. Lungenparenchymverletzungen führen zu relativ rasch sistierenden Einblutungen, bedingt durch den niedrigen Blutdruck im kleinen Kreislauf, andererseits auch durch den Reichtum gerinnungsaktiver Substanzen des Lungenparenchyms. Zerreissungen des Lungengewebes führen zu Einblutungen in die Lunge sowie auch zu lokalen Luftaustritt. Kommt es dabei zur Zerreissung der Pleura visceralis, führt dies zum Pneumo- bzw. Haematopneumothorax.

Akut lebensbedrohlich wird die Luftansammlung in einer Pleurahöhle mit Verlagerung des Mediastinums auf die Gegenseite im Rahmen eines Spannungspneumothorax: Unter Spontanatmung tritt diese Situation selten auf, im Rahmen der Beatmungstherapie kann sich diese in kürzester Zeit zu einem akuten lebensbedrohlichen Zustand entwickeln. Der Spannungspneumothorax zwingt zum augenblicklichen Handeln und stellt eine absolute Indikation zur Drainage dar.

Im Rahmen eines stumpfen Thoraxtraumas kann es zu Verletzungen des Herzbeutels, wie auch des Herzens selbst bzw. der großen abgehenden Gefäße mit konsekutiven Einbluten in das Pericard kommen (Pericardtamponade). Bei akuter Blutung genügen 200 ml Blut, um zu einem disatolischen Füllungsverlust des rechten Herzens führen.

Entscheidend ist das frühzeitige Erkennen lebensbedrohlicher Situationen, die unter dem Begriff „akuter Thorax" zusammengefaßt werden können, und den Spannungspneumothorax, die Herzbeuteltamponade und den instabilen Thorax umfassen.

Therapie des Thoraxtraumas

Drainagen

Neben großzügiger Indikationsstellung zur Intubation und Beatmung stellt das Einlegen einer Thoraxdrainage bereits in der präklinischen Phase in vielen Fällen die endgültige Versorgung eines Thoraxtraumas dar. Ein gut liegendes Drain gewährleistet Information über das Blutungsausmaß und nicht zuletzt auch über den Blutungsherd. Beim Einlegen der Thoraxdrainage entleeren sich oft große Blutmengen. Der entsprechende Blutverlust hat natürlich schon vorher stattgefunden und nicht erst im Moment der Drainage. Durch die Entlastung der Pleurahöhle kann sich die viscerale Pleura an die parietale anlegen und somit ein rasches Sistieren der Blutung erreicht werden. Nach Einlegen von Drainagen, Intubation und Beatmung sowie Volumensubstitution sind auch schwere Thoraxverletzungen soweit versorgt, daß dringliche operative Eingriffe, wie z.B. Laparatomie oder Kraniotomie vorgenommen werden können.

Um die Gefahr einer möglichen Verletzung von Lunge oder parenchymatösen Organen hin anzuhalten, wird die Durchführung der Bülaudrainage mittles Minithorakotomie in Höhe des 4. und 5. Intercostalraumes in der mittleren Axillarlinie im muskelfreien Dreieck empfohlen. Ein Teil der von uns gesehenen Komplikationen wäre vermutlich durch Anwendung dieser Technik vermeidbar gewesen.

Die Beobachtung des Frühverlaufes, besonders des Erfolges der Schocktherapie kann für die Indikationsstellung zur Operation von größerer Bedeutung sein, als die Art der Verletzung selbst. Ganz besondere Bedeutung kommt der Beobachtung eingelegter Thoraxsaugdrainagen zu: Die Gesamtmenge des geförderten Blutes, mehr noch die weitere Blutmenge pro Zeiteinheit geben wertvolle Hinweise, ob ein Sistieren der Blutung mit konservativen Maßnahmen erwartet werden kann oder ob eine operative Intervention notwendig ist. Ähnlich verhält es sich mit dem Luftverlust durch die Thoraxdrainage, der auch wichtige Hinweise für die Diagnose gibt.

Indikation zur operativen Versorgung – Throakotomie, Thorakoskopie

Beim stumpfen Thoraxtrauma ist ein operatives Eingreifen selten erforderlich. Im eigenen Krankengut war dies bei 4% der hospitalisierten Patienten der Fall. Es gibt dafür klar definierte Indikationen: je erfahrener der Chirurg in der Behandlung von Thoraxverletzungen ist, umso seltener wird er operieren; dies gilt insbesondere für reine Lungen-(parenchym)-Verletzungen, die „Lungennaht" ist meist unnötig.

Indikation zur Sofortoperation – Thorakotomie

a) Massiv anhaltende Blutung: Nach Einlegen einer Drainage entleert sich oft erheblich viel Blut (das Fassungsvolumen eines Pleuraraumes beträgt etwa 5000 ml), die meisten Blutungen aus der Thoraxwand und dem Lungenparenchym kommen jedoch nach Ausdehung der Lunge zum Stillstand, d.h. die Blutmenge die unmittelbar nach Einlegen der Drainage abfließt, gibt noch keinen schlüssigen Hinweis für die Operationsindikation. Die Indikation ist dann sofort gegeben, wenn ein Schockzustand durch intrathorakale Blutung trotz Volumensubstitution nicht beherrscht werden kann. Im allgemeinen wird man Eingreifen, wenn nach einem dreistündigen Beobachtungszeitraum der Blutverlust durch die Drainage mehr als 500 ml pro Stunde beträgt.

b) Akute Herztamponade: Diese durch stumpfe Gewalt seltene Situation ist durch Herzwandruptur, Rupturen des intraperikardinalen Anteiles der Aorta oder durch Blutung aus der Herzoberfläche bedingt. Die Perikardpunktion ist in akuten Fällen nie als definitive Therapie zu betrachten.

c) Verletzungen der Aorta und der großen Gefäße: Wenn nicht eine akute Blutung mit linksseitigen Haematothorax zum unmittelbaren Eingreifen zwingt, ist der Vedacht auf diese Verletzung präoperativ durch Angiographie zu bestätigen.

d) Trachea-, Bonchusruptur: Bei massivem Luftverlust durch die Thoraxdrainage, besonders wenn sich keine Ausdehnung der Lunge erreichen läßt, oder bei einem massiven Mediastinalemphysem wird die Diagnose bronchoskopisch gestellt, womit die Operationsindikation gegeben ist. Wenn sich die Lunge allerdings unter Drainage völlig ausdehnt, stellen auch massive Luftlecks durch reinen Parenchymverletzungen in der Akutphase keine Operationsindikation dar.

Kontraindiziert sind operative Eingriffe bei Lungenkontusionen, bei der Expolosionsverletzung der Lunge („Blast injuries"), bei intrapulmonalen Hämatomen und im allgemeinen bei Lungenlacerationen, da die Heilungstendenz von Parenchymverletzungen der Lunge außerordentlich groß ist.

Operativer Zugang

Ein adäquater Zugang ist wie immer in der Traumatologie entscheidend, da solche Eingriffe gelegentlich unter großem Zeitdruck vorgenommen werden müssen, wobei von besonderer Bedeutung Erweiterungsmöglichkeiten der Schnittführung sind.

Der Standardzugang ist die antero-mediale(laterale) Thorakotomie, da die Incision durch die vorderen Brustwandabschnitte führt, muß nur wenig Muskulatur durchtrennt werden. Sie kann in Richtung einer postero-lateralen Thorakotomie jederzeit erweitert werden. Eine wichtige Erweiterung besteht auch in der Möglichkeit der queren Sternumdurchtrennung, um so auch in den anderen Thoraxraum zu gelangen.

Thorakoskopie

Die zunehmende Erfahrung mit endoskopischen Operationstechniken und die kontinuierliche Verbesserung thorakoskopischer Instrumente hat zu einer Erweiterung der operativen Möglichkeiten geführt. Im Unfallkrankenhaus Salzburg haben wir im Zeitraum 1992–1994 – 8 videothorakoskopische Eingriffe (MIC) aufgrund persistierender Haematothoraces durchgeführt, welche durch die liegenden Drainagen mangelhaft bzw. nicht ausreichend drainiert werden konnten. Dabei wird der Patient in Seitenlage wie zur Thorakotomie gelagert, und mittels eines Kamera- und zweier Arbeitskanäle der Hemithorax inspiziert, wobei vorbestehende Incisionen nach Bülaudrainagen verwendet werden können. Auf diese Weise ist es in 7 von 8 Fällen möglich gewesen, das Hämatom zu entfernen, wobei der günstigste Operationszeitpunkt etwa zwei bis drei Wochen nach dem Unfall lag. In einem Fall mußte wegen beginnender Organisation des Hämatoms zu einer Minithorakotomie übergegangen werden. Der Vorteil der minimalinvasiven Chirurgie (MIC) liegt in der verringerten Morbidität des bereits traumatisierten Patienten.

Wir sehen ausblickend in die Zukunft ein weiteres therapeutisches Potential der MIC in der Versorgung von etwaigen begleitenden Lungenparenchymverletzungen (Endostapling), in der Entfernung von Fremdkörpern, in der Behandlung des persistierenden Pneumothorax, des infizierten Hämatomes wie auch in der Frühdekortikation. Zum heutigen Zeitpunkt liegt die Bedeutung dieser neuen Verfahren bei der Versorgung des Thoraxtraumas allerdings noch in klinischer Erprobung und auf die Beschreibung von Fallberichten und Einzelkasuistiken im deutschsprachigen Raum beschränkt.

Rippenserienfrakturen:
Operative Stabilisation oder Schmerztherapie?

V. Vécsei[1], M. Mousavi[1] und G. Urak[2]

[1] Universitätsklinik für Unfallchirurgie
[2] Universitätsklinik für Anästhesie und Intensivmedizin, Allgemeines Krankenhaus, Währinger Gürtel 18–20, A-1090 Wien

Bei stumpfen Thoraxverletzungen wird zwischen isolierter Thoraxwandverletzung im Sinne des Bruches einzelner Rippen oder der Rippenfraktur (Bruch von 3, oder mehreren Rippen) oder einer Brustkorbverletzung mit Beteiligung der Thoraxorgane unterschieden. In der Regel steht bei isolierten Rippenfrakturen die Schmerzsymptomatik im Vordergrund, während bei Rippenserienfrakturen primär oder sekundär sich ein Pneumo- oder Haematothorax entwickeln kann. Einen besonderen Stellenwert hat die Fraktur der ersten Rippen, welche gehäuft mit Begleitverletzungen (Gefäßverletzung, Plexuslaesion) behaftet ist.

Stumpfe Thoraxverletzungen werden sowohl im Rahmen von Mehrfachverletzungen, als auch isoliert beobachtet. So wird in der Literatur z.B. in 60% eine Thoraxbeteiligung bei Polytraumatisierten mit einem ISS Score > 17 berichtet [1, 2, 3]. Bei 29% wurde eine begleitende Lungenkontusion diagnostiziert. Das stumpfe Thoraxtrauma mit Lungenkontusion wird als Promotor des akuten Lungenversagens und als Wegbereiter septischer Komplikationen im Verlauf oder während der Langzeitbeatmung angesehen [4, 5, 6].

Rippenserienfrakturen können hinsichtlich der Begleitverletzungen wiederum als kompliziert, d.h. mit primärer Lungenbeteiligung (Pneumo-, Haematothorax, Lungenkontusion oder -laceration) oder als unkompliziert ohne Organbeteiligung eingestuft werden. Wegen der Gefahr der sekundären Entwicklung eines Pneumo- oder Haematothorax auch bei einfachen, unkomplizierten Rippenserienfrakturen, ist die stationäre Überwachung dieser Patienten unbedingt erforderlich.

Instabile Thoraxwandfrakturen mit paradoxer Atmung stellen auf Grund der Störung der ventilatorischen Lungenleistung einen lebensbedrohlichen Zustand dar. Über Thoraxwandinstabilität spricht man, wenn mehrere Rippen einer Brustkorbhälfte mehrfach, oder Rippen beider Thoraxhälften in Serie frakturiert sind. Es wird zwischen einer kompensierten und dekompensierten Thoraxwandinstabilität unterschieden, je nach dem ob zur klinischen und röntgenologischen Diagnose sich eine paradoxe Beweglichkeit des frakturierten Thoraxwandabschnittes hinzugesellt.

Die Thoraxwandfraktur mit paradoxer Atmung beeinträchtigt die Atemmechanik, führt zur Reduktion der aktiven Atemflächen und der Belüftungsvolumina. Aufgrund von Messungen an Patienten ist ein Anstieg des Atemwiederstandes (um das Vierfache in den ersten zwei Tagen nach dem Unfall), der Atemarbeit (dreifach erhöht pro Liter Atemvolumen), der Totraumventilation und Abnahme der Gesamt-Compliance (auf ¼ der normalen für 8–10 Tage) festgestellt worden [7, 8]. Wir unterscheiden morphologisch drei Formen der Thoraxwandinstabilität: die anteriore, die laterale und die dorsale Instabilität.

Bei anteriorer oder lateraler Thoraxwandinstabilität kommt der Höhenlokalisation eine besondere Bedeutung im Sinne der Komplexität der Begleitverletzungen zu. Gefäßverletzung, Plexusverletzung, Lungenkontusion und -laceration, Pneumo- und Haematothorax und Herzkontusion sind mögliche Begleitverletzungen. Diese Verletzungen treten im Zusammenhang mit dorsalen Thoraxwandinstabilitäten selten auf.

Das Behandlungskonzept sowohl der stabilen, als auch der instabilen Thoraxverletzungen bzw. Rippenserienfrakturen ist nahezu ausschließlich konservativ, sofern sich keine respiratorische Insuffizienz einstellt. Die analgetische Therapie systemisch oder lokal im Sinne von Leitungsanaesthesie, Interpleural- oder Periduralkatheter, begleitet von einer entsprechenden Atemtherapie, z.B. Ausatmen gegen Widersand, führt in den meisten Fällen der stabilen Thoraxwandverletzungen zum erwünschten Erfolg.

In letzter Zeit konnten wir bei unseren Patienten mit der interpleuralen lokalanalgetischen Therapie sehr gute Erfolge erzielen. Hierzu wurden 15 ml 0,5% Bupivacain und 75 mg Clonidin (Catapresan) 2–3mal täglich mittels Interpleuralkatheter ins Cavum pleurae eingebracht. Zur Standardisierung der subjektiven analgetischen Wirkung wurden die Patienten nach entsprechender Aufklärung, angehalten ihre Schmerzempfindung nach dem „Visual Analogue Scale" (VAS) anzugeben.

VAS I: normales Atmen
VAS II: Schmerzen bei tiefem Durchatmen
VAS III: Schmerzen beim Husten
VAS IV: Schmerzen beim Aufsetzen.

Blutgasanalysen wurden halbstündlich durchgeführt. Der Katheter wurde durchschnittlich nach 2 Tagen entfernt. Während dieser Zeit konnte aufgrund der Analgesie, eine wirksame und intensive Atemgymnastik durchgeführt werden. Der stationäre Aufenthalt der Patienten betrug 4–14 Tage (Abb. 1).

Um die respiratorische Leistung der Patienten und die Entwicklung einer respiratorischen Insuffizienz rechtzeitig erfassen zu können, hat die kontinuierliche Pulsoxymetrie zur Anwendung zu kommen und bei Bedarf eine Sauerstofftherapie angeordnet zu werden. Zur besseren Beurteilung der respiratorischen Leistung ist in regelmäßigen Abständen die Blutgasanalyse durchzuführen. Bei Pneumo- oder Haematothorax muß eine baldmögliche Entlastung und Drainage des Cavum pleurae, am besten über eine Minithorakotomie durchgeführt werden. Lungenröntgenkontrollen in beiden Ebenen (ap, seitlich) sind für die Verlaufskontrolle unentbehrlich. Bei einer Dekompensation der

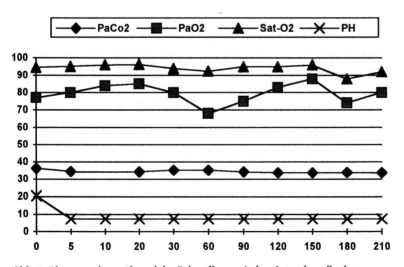

Abb. 1. Blutgasanalyse während der Behandlung mit dem Interpleuralkatheter

respiratorischen Leistung vor allem bei instabilen Thoraxverletzungen soll eine kontrollierte Beatmung durchgeführt werden.

Seit Avery im Jahre 1956 das Therapiekonzept des schweren Thoraxtraumas mit kontinuierlicher mechanischer Hyperventilation zur inneren pneumatischen Stabilisierung vorstellte und über sehr gute Ergebnisse berichten konnte, werden alle alternativen Therapieansätze, insbesondere das operative Vorgehen, an den Ergebnissen dieses mittlerweile gut etablierten Therapieverfahrens gemessen. Auf Grund der heute zur Verfügung stehenden verfeinerten Beatmungstechniken stellt die „innere Schienung" des Brustkorbes bei instabilen Thoraxverletzungen die Methode der Wahl dar.

Die Indikation für die operative Rippenstabilisierung ergibt sich nur für ausgewählte beatmungstherapieresistente Fälle [8] und hat heute noch in folgenden Situationen ihre Berechtigung:

Primär:
1. offene Verletzungen der Brustwand kombiniert mit Frakturen
2. in Ergänzung zur Notthorakotomie
3. Thoraxwandfraktur mit paradoxer Atmung wenn
   a) trotz suffizienter Analgesie Unfähigkeit zum Aushusten oder
   b) eine progrediente respiratorische Insuffizienz ohne Lungenkontusion besteht.

Sekundär:
   c) trotz suffizienter Beatmung auf Grund der gestören Mechanik resultierende Verschlechterung der respiratorischen Leistung
4. die schmerzhafte Rippenpseudarthrose
5. Wiederherstellung des physiologischen Thoraxvolumens bei extrem dislozierten Thoraxwandverletzungen.

Eine respiratorische Insuffizienz ist definiert durch $PaO_2<60$, $PaCO_2>45$ bei $FiO_2=0{,}21$ bei Spontanatmung und ungenügender Besserung durch konservative Maßnahmen.

Die Taktik der Versorgung sollte sein:
1. kunstgerechte Intubation und Beatmung
2. Operation zum Zeitpunkt der Wahl, jedoch baldmöglichst:
   a) Thorakotomie (Sanierung der Begleitverletzungen)
   b) Einzelosteosynthese der einzelnen Rippen (III–X vorne und lateral, wobei die Stabilisierung aller Rippen nicht zwangsläufig notwendig ist, sondern nur an jedem vorzunehmen ist, deren mechanische Schwächung das Weiterbestehen einer paradoxen Atmung mit sich bringen würde; Pfeilerrippen) und einer eventuell vorhandenen Sternumfraktur (Manubrium)
   c) Drainage
3. Weiterbehandlung dem Fall und den Umständen angepaßt.

Bei richtiger Indikation kann die postoperative Beatmung nach kurzer Frist bereits beendet werden. Eine im Anschluß an die operative Stabilisierung notwendige Beatmungstherapie bedeutet auf Grund der Mannigfaltigkeit des klinischen Bildes keinen Mißerfolg der Stabilisierung und kann durchaus aus anderen Gründen (z.B. schwere Lungenkontusion) zwingend notwendig werden.

An der Universitätsklinik für Unfallchirurgie in Wien wurden zwischen März 1991 und Oktober 1995 212 Patienten mit Rippenserienfrakturen behandelt. 129 Patienten

Tabelle 1. Rippenserienfrakturen (n = 212)

	Isoliert (n = 129)	Mit Zusatzverletzung (n = 83)
Komplikationslos	116	30
mit Komplikationen (Pneumothorax, Hämathorax)	13	53

hatten isolierte Rippenserienfrakturen und 83 Rippenserienfrakturen mit Zusatzverletzungen. 9 Patienten dieser Gruppe verstarben im Schockraum oder innerhalb der ersten 24 Stunden auf der Intensivstation aufgrund der Begleitverletzungen. Die Verletzungsursachen waren in 70% (n = 147) Verkehrsunfälle, in 22% (n = 48) Sturz von großer Höhe oder im Haushalt und in 8% (n = 17) als Folge eines direkten stumpfen Traumas (Raufhandel etc.).

Tabelle 2. Respiratorische Parameter vom Patient J. S., 57a, männlich. *Anamnese*: Sturz aus 3 Meter Höhe. *Diag.*: Rippenserienfaktur bds., Fract. temp. sin., Haematoma subarachnoidale dext. *Therapie*: Thoraxverplattung am Aufnahmetag auf Grund der massiven resp. Insuffizienz

	1. p.op.tag	3. p.op.Tag	7. p.op.Tag	11.p.op.tag	14.p.op.Tag	18.p.op.Tag
Beatmung	CPPV	CPPV	CPPV	HF-CPAP	HF-CPAP	HF-CPAP
FiO2	40	40	30	40	35	36
I:E	1:2	1:2	1:2	1:2		
AF	14	13	12	12	12	12
PEEP	6	6	4	4	4	
PH	7,36	7,39	7,36	7,47	7,46	7,45
PaCo2	29,7	33,4	32,6	33,3	34,4	35,5
PaO2	151	116	119	98,3	80,9	90
BE	-6	-2,6	-3	1,4	2,9	1,5
O2-Sat.	97	98,1	98	96,7	93	96

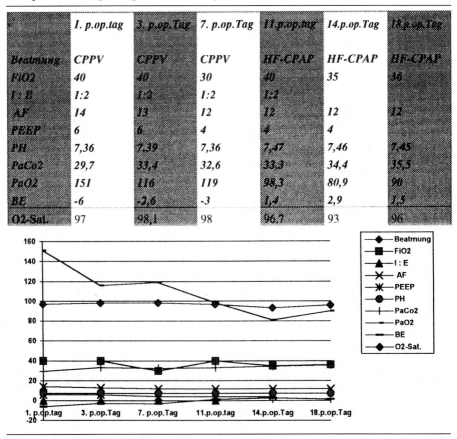

Tabelle 3. Respiratorische Parameter vom Patient R. N. 41a, männlich. *Anamnese*: Am Arbeitsplatz von einem herabfallenden Brett getroffen. *Diag.*: Rippenserienfraktur re., Pneumothorax re., Fraktur der Dornfortsätze ThVIII–X

	7 Tage präop	3 Tage präop.	1.p.op.Tag	3.p.op.tag	8.p.op.Tag
Beatmung	CPPV	CPPV/ SIMVASB	SIMVASB	SIMVASB	BIPAP
FiO2	69	31	31	30	45
I:E	1:1	1:2	1:2	1:2	1:1
AF	12	15	17	14	13
PEEP	9	8	8	7	8
PH	7,39	7,26	7,42	7,38	7,35
PaCo2	35,4	60	41,1	39	42
PaO2	222,2	82	91,7	86	90
BE	-3	-0,6	2,8	2,2	-0,9
O2-Sat.	98,6	93	95,4	96	96,1

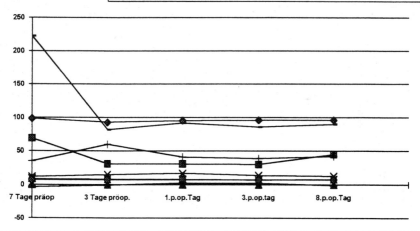

In der Gruppe der isolierten Rippenserienfrakturen konnten die Patienten komplikationslos mit entsprechender Analgesie einer Atemtherapie unterzogen werden. 13 Patienten dieser Gruppe entwickelten einen Pneumo- oder Hämatothorax, die mittels Bülaudrainage entlastet wurden. 4 Patienten wurden aufgrund eines Pleuraerguß zusätzlich punktiert (Tabelle 1).

In der Gruppe der Patienten mit Rippenserienfraktur mit Zusatzverletzungen, wurden 49 Patienten bereits am Aufnahmetag im Schockraum drainiert. Bei 34 Patienten war dies nicht notwendig. 50 der 83 Patienten wurden primär intubiert und beatmet. Nur bei 2 Patienten war wegen einer zunehmenden respiratorischen Insuffizienz nach komplexer Thoraxwandverletzung eine operative Rippenstabilisierung angezeigt. (Tabelle 2 und 3).

An Komplikationen verzeichneten wir 5 Pneumonien (4mal bakterielle und 1mal Aspirationspneumonie). In 4 Fällen aus der Gruppe der beatmeten Patienten gestaltete sich die Entwöhnung vom Respirator insofern kompliziert, daß nach der Erstentwöhnung wegen sich neuerlich einstellenden respiratorischen Insuffizienz eine Reintubation und Nachbeatmung vorgenommen werden mußte.

Zusammenfassend meinen wir, daß die Therapie der Serienrippenfrakturen, sei es einfach oder kompliziert mit Lungenbeteiligung, primär konservativ erfolgen soll. Je nach respiratorischer Leistung kann eine systemische Analgesie in leichteren Fällen mittels nichtsteroider Antirheumatika und bei schweren Fällen mittels synthetisch hergestellter Alkaloide ohne atemdepressiver Nebenwirkung durchgeführt werden. In schweren Fällen kann eine ausreichende Analgesie mittels Leitungsblockade (Periduralund Interpleuralkatheter) erzielt werden. Zusätzlich wird eine äußere Schienung mit Rippengürtel bei manchen Patienten als angenehm empfunden. Die schweren instabilen Thoraxverletzungen sind die Domäne der intensiven Beatmungstherapie. Die operative Stabilisierung des knöchernen Thorax bei nicht ausreichend rascher Kompensation der respiratorischen Insuffizienz unter herkömmlicher respiratorischer Behandlung hat heute noch ihre Berechtigung. Im Allgemeinen erscheint es uns erstrebenswert, möglichst frühzeitig nach dem Trauma die Thoraxwandstabilisierung durchzuführen, da die pulmonalen Komplikationen mit dem zeitlichen Abstand vom Unfall deutlich zunehmen. Diese Vorgehensweise setzt eine enge Zusammenarbeit zwischen Unfallchirurgen und dem Intensivmediziner voraus.

Literatur

1. Calhoon JH, Grover FL, Trinkle JK (1992) Chest trauma. Approach and management. Clin Chest Med 13:55–67
2. Galan G, Penalver JC, Pais F, Caffarena JM, Blasco E, Borro JM, Garica-Zarza A, Padilla J, Pastor J, Tarrazona V (1992) Thoracic Surgery Service, La Fe University Hospital, Valencia, Spain. Eur J Cardiothorac Surg 6:284–287
3. Regel G, Lobenhoffer P, Lehmann U, Pape HC, Pohlemann T, Tscherne H (1993) Ergebnisse in der Behandlung Polytraumatisierter. Eine vergleichende Analyse von 3406 Fällen zwischen 1972 und 1991. Unfallchir 96:350–362
4. Glinz W (1982) Thoraxverletzung im Röntgenbild. Hefte zur Unfallheilkunde 158:333
5. DeMuth WE, Smith JM (1965) Pulmonary contusion. Am J Surg 109:819–823
6. Fulton RL, Peter ET (1970) The progressive nature of pulmonary contusion. Surgery 67:499–506
7. Vécsei V (1982) Instabiler Thorax – chirurgische Therapie. Hefte zur Unfallheilkunde 158:353–364
8. Vécsei V (1985) Definiation der Thoraxwandinstabilität, ihre Pathophysiologie und Komplikationen. Hefte zur Unfallheilkunde 174:209–213

III. Arthrolysen, Arthrodesen und Arthroplastiken nach Gelenktraumen

Der posttraumatische Schulterschmerz: Diagnose und Therapie

T. Tiling

Unfallchirurgische Abteilung, Klinikum Merheim, Ostmerheimer Straße 200, D-51109 Köln

(Manuskript nicht eingegangen)

Die posttraumatische Arthrose: An welchen Gelenken sind Endoprothesen eine sinnvolle Alternative?

P. Kirschner

Unfallchirurgische Abteilung, St. Vincenz- und Elisabeth-Hospital, An der Goldgrube 11, D-55131 Mainz

Arthrosen nach Verletzungen von gelenkbildenden Strukturen stellen uns trotz der Fortschritte bei den Osteosynthese- und Rekonstruktionstechniken nach wie vor vor die schwierige Frage nach adäquaten Behandlungsmöglichkeiten.

Im Vordergrund steht dabei im allgemeinen der Schmerz, meist unter Belastung, respektive bei Bewegungen im betroffenen Gelenk sowie der Funktionsverlust bis hin zur Einsteifung.

Gelenkschmerzen sind letztendlich auf eine Inkongruenz der Gelenkflächen zurückzuführen.

Da sich die Kongruenz am sichersten durch ein künstliches Gelenk wieder herstellen läßt, verschwinden danach Muskelkrämpfe und Kapselentzündungserscheinungen. Auch das schmerzhafte Gelenk wird damit fast schlagartig wieder schmerzfrei:

Ist damit die Endoprothese in Form des künstlichen Gelenkersatzes die Lösung?

Um dieser Frage nachzugehen, an welchen Gelenken die Endoprothese eine sinnvolle Alternative bei der Behandlung der posttraumatischen Arthrose darstellt, müssen wir unseren heutigen Kenntnisstand bezüglich der Erfahrungen mit künstlichen Gelenken heranziehen.

Tabelle 1. Anzahl implant. Hüftendoprothesen

Deutschland/Jahr	Geschätzt
1990 (98 pro 100.000)	59.000
2000 (136 pro 100.000)	81.600

Tabelle 2

Incidence of factures Germany 1/92		Population 60 mio. cases p.a. per 1.000
Prox. femur	1.07	64.200
femoral neck	0.77	48.200
inter troch.	0.30	16.000
Internal fixed	65%	41.700
Endoprosthesis	35%	22.500

Tabelle 3. Häufigkeit von Hüftkopfnekrosen nach kopferhaltenden Operationen

Zilch	1976	AO-Schrauben	20,5%
Schwarz	1982	AO-Schrauben	35%
Siebler	1987	Winkelplatte	21%
Bonnaire	1993	DHS	11%

Bonnaire, Kuner 1995

Tabelle 4. Überlebensrate zementierter Hüftgelenksschäfte

Jahre	10	20
Charnley	91%	85%
Müller	94%	–

Murray 1995

Tabelle 5. Überlebensrate zementierter Schäfte 8 Jahre nach Fraktur/Implantation

Männer	
> 75	95%
55–65	92%
< 55	78%
Frauen	
> 75	94%
55–65	92%
< 55	84%

Malchau 1993 (Schwedenstudie)

Hüftgelenk

In Deutschland schätzt man derzeit das jährliche Aufkommen an Hüftimplantaten auf 70 bis 80 000, wovon 1/3 auf Frakturen und deren Folgezustände entfallen (Tabelle 1).
Schätzungsweise 35% der Schenkelhalsfrakturen werden primär mit einer Endoprothese versorgt, bei 65% wird kopferhaltend operiert (Tabelle 2).
Neue Studien über die Häufigkeit der Hüftkopfnekrose belegen, daß die Rate zwischen 9 und 35% liegt, die posttraumatische Arthrose des Hüftgelenkes damit also noch höher anzunehmen ist (Tabelle 3).
Der Ersatz des Hüftgelenkes stellt mittlerweile den erfolgreichsten orthopädischen Eingriff überhaupt dar. Seit Einführung der Low-Friction Arthroplastik durch Charnley 1960 werden heute weltweit täglich fast 1000 Hüftgelenke implantiert.
Die Vielfalt der verwendeten Modelle zeigt jedoch, daß die Suche nach optimaler Funktionstüchtigkeit und Dauerhaftigkeit der Verankerung auch heute noch nicht abgeschlossen ist. Neuste Nachuntersuchungsergebnisse zeigen, daß 83% der Charnley-Schäfte 20 Jahre stabile sind. Bei der Müller-Geradschaft-Prothese wird von Lockerungsraten von 5% nach 10 Jahren berichtet (Tabelle 4).
Mittlerweile kann statistisch eindeutig nachgewiesen werden, daß die Lockerungsrate von Hüftendoprothesen nach Frakturen höher ist als die der reinen Osteoarthrose, wobei nochmals ein Unterschied zwischen Frauen und Männern besteht, sowie in den verschiedenen Altersgruppen (Tabelle 5).
Damit hat sich trotz der Fortschritte der letzten Jahre in technischen Belangen wenig in der Altersgrenze geändert, vor welcher eine Totalendoprothese nicht implantiert werden sollte. Wenn jedoch alle gelenkerhaltenden Maßnahmen erschöpft sind, so ist im Einzelfall durchaus auch beim jüngeren Menschen die Indikation zur Endoprothese zu stellen, da die Langzeitergebnisse dies rechtfertigen.

Kniegelenk

Am Kniegelenk tritt die posttraumatische Arthrose sowohl nach Frakturen der Femurcondylen oder des Tibiakopfes wie auch nach Stabilitätsverlust durch Verletzungen der bandführenden Strukturen und Menisken, sowie nach Fehlbelastung wegen posttraumatischer Achsenveränderungen nach Schaftfrakturen auf.
Beim künstlichen Ersatz des Kniegelenkes hat sich seit Mitte der 70er Jahre die Technik des Oberflächenersatzes mit Erhaltung der Kollateralbänder und ggf. des hinteren Kreuzbandes in Form der scharnierlosen Totalprothese oder Doppelschlittenprothese bewährt.

Tabelle 6. Ergebnisse mit der Guepar Prothese 5 Jahre Follow Up N-292

Klinisch sehr gut	45%
Tiefe Infektionen	7%
Intra- und postop. Mortalität	1%
Implantatbrüche	1%
Aseptische Lockerung	13%

Deburge A. Clin. Orthop. 145 1979

Tabelle 7. Revisionseingriffe nach Knieendoprothesen (n = 142)

Instabilität	42	30%
Achsfehler	30	21%
Lockerung	24	17%
Tibia	17	
Femur	6	
Beide	6	
Frakturen	13	9%
Fehlposition	9	6%

Rand J. A., Bryan R. S., Mayoclinic, Orthop. Clin:13, 1982

Scharnierprothesen lassen zwar auf den gesamten Kollateral- und Kreuzbandapparat des Kniegelenks verzichten, sie verlangen jedoch mehr Knochenresektion und zeigen deutlich frühere Lockerungsraten, bedingt durch die besondere Beanspruchung der Verankerung (Tabelle 6).

Da bei zerstörtem Kollateralbandapparat nur 1 Scharniergelenk Verwendung finden kann, umgekehrt der Rückzug auf eine Arthrodese wegen der Resektionstechnik erschwert ist, erscheint dieser Prothesentyp nur in ausgewählten Fällen beim alten Patienten indiziert (Tabelle 7).

Bei den geführten Doppelschlittenprothesen werden heute Lockerungsraten von weniger als 7% nach 10 Jahren angegeben, so daß sich die Dauerhaftigkeit des künstlichen Kniegelenkersatzes durchaus mit dem der Hüfte vergleichen läßt (Tabelle 8 und 9).

Somit stellt auch am Knie die Endoprothese eine Alternative in der Behandlung der posttraumatischen Arthrose dar.

Tabelle 8. Ergebnisse mit dem postero stabilisierenden Kniegelenk (n = 289)

Survival Rate	9–12 Jahre	94%
Klinische Ergebnisse	gut–sehr gut	87%

Stern S. H., Insall J. N., J. B. J. S. 74A 1992

Tabelle 9. Ergebnisvergleich Knieendoprothesen

	Total Cond.	Post. Stabil.
Follow up	10–12 Jahre	9–12 Jahre
Anzahl	130	194
Ergebnisse %		
Excellent	51	61
Gut	37	26
Befriedigend	4	6
Schlecht	8	7

Stern/Insall 1992

Tabelle 10. Ergebnisse nach Sprunggelenk Endoprothesen

Autor	Jahr	Anzahl/Jahre		Gut/Befr.
Engelbrecht	1981	168	(4)	86%
Bolton-Maggs	1985	62	(5.5)	21%
Samuelson	1982	75	–	70%
MC Guire	1988	23	–	70%

Endrich, Terbrüggen 1991

Sprunggelenk

Bei der posttraumatischen Arthrose des oberen Sprunggelenkes wird immer noch der Arthrodese der Vorzug gegeben, obwohl seit 1972 über verschiedene Endoprothesen-Typen zum Ersatz des oberen Sprunggelenkes berichtet wird. Neben der Lockerungsrate stellen vor allem Infektionen des Kunstgelenkes die Ergebnisse noch in Frage (Tabelle 10).

Schultergelenk

Obwohl wesentliche Probleme der Endoprothetik an den vom Körpergewicht unbelasteten Gelenken des Armes entfallen, ist der Ersatz des Schultergelenkes auch heute noch nicht zum Routineeingriff geworden.
  Dies hat im wesentlichen zwei Gründe.
  Die Schulter ist ein sogenanntes unbelastetes Gelenk und daher sind schwere posttraumatische Arthrosen mit starken Schmerzen und Behinderungen der Beweglichkeit insgesamt eher selten.
  Die bisher veröffentlichten Nachkontrollen aller angegebenen Prothesentypen belegen, daß ein auch nur annähernd normales Ausmaß an Gelenkbeweglichkeit mit keinem der verwendeten Implantate erzielt werden kann (Tabelle 11).
  Verbesserungen der Operationstechnik, insbesondere bezüglich der Rotatorenmanschette sowie die Differentialindikation für Humeruskopfprothesen oder Totalprothesen zeigen zwar eine Verbesserung der mittelfristigen Ergebnisse, Langzeitergebnisse fehlen jedoch immer noch, so daß die Endoprothese als Alternative an der Schulter bei posttraumatischen Arthrosen nach wie vor nur bei speziellen Problemfällen indiziert ist.

Ellenbogengelenk

Die Methoden des Kunstgelenkersatzes am Ellenbogengelenk unterscheiden in Teil- und Totalersatz. Neben dem Ersatz des Radiusköpfchens ist auch der ausschließliche Ersatz

Tabelle 11. Ergebnisse mit der Schultertotalprothese nach Neer bei posttraumat. Arthrose

Anzahl	Gut	Befried.	Schlecht
13	3	6	4

Cofield R. Mayoclinic 1984

Tabelle 12. Komplikationen bei Ellenbogenprothesen

Komplikat insges.	45%
Spätkomplikat.	23%
Revisionsquote	18%
Permanente Kompl.	15%
Durchschnitt Follow up	55 Mon.

Gschwend. 1995

Tabelle 13. Bei supracondylären Pseudarthrosen und posttraumatischen Arthrosen beträgt die Überlebensrate der Ellenbogenprothesen

Nach 3 Jahren	73%
Nach 5 Jahren	53%

Kraay. Ranawat 1994

der Humerusgelenkfläche versucht worden. Daneben gibt es eine Reihe von Totalprothesen in Form von Scharniergelenken mit starrer und lockerer Führung.

Erstere zeigen eine hohe Lockerungsrate aufgrund der mechanischen Belastung der Verankerung und des hohen Abriebes im Scharnier. Letztere sind schwierig zu implantieren und damit mit einer höheren Komplikationsrate belegt.

Sowohl die Ergebnisse von Cavendish 1984 als auch Kraay und Ranawat 1994 zeigen, daß nicht geführte Ellenbogenprothesen beim Einsatz in ein traumatisch verändertes Ellenbogengelenk eine deutlich erhöhte Lockerungsrate aufweisen und damit für die Behandlung der posttraumatischen Arthrose nicht geeignet erscheinen (Tabelle 12 und 13).

Handgelenk

Bei der posttraumatischen Arthrose des Handgelenkes schließlich ist die Arthrodese nach wie vor das ideale Behandlungsverfahren, wenn nicht andere, weniger eingreifende Maßnahmen genügen.

Unter dem Eindruck zunehmender Langzeitergebnisse läßt sich also festestellen, daß heute ausschließlich an der Hüfte und am Kniegelenk die Endoprothese eine sinnvolle Alternative bei der Behandlung der posttraumatischen Arthrose darstellt, weil hier eine längerfristige Schmerz- und Bewegungsfreiheit bewiesen werden kann.

Für alle anderen Gelenke der oberen und unteren Extremität müssen die verfügbaren Endoprothesen sehr kritisch in ihrer Indiakationsstellung geprüft werden, da sie den Alternativen auf längere Sicht noch nicht überlegen sind.

Der posttraumatische Gelenkinfekt – Was ist zu tun?

H. Tscherne und W. J. Kasperczyk

Unfallchirurgische Abteilung, Medizinische Hochschule, Konstanty-Gutschow-Straße 8,
D-30625 Hannover

Gelenkinfektionen sind seltene, jedoch gefürchtete Komplikationen in der Traumatologie. Ein Gelenk kann durch verschiedene Mechanismen bakteriell infiziert werden:
- Penetrierende Wunde
- Offene Fraktur
- Operation (Arthrotomie, Osteosynthese)
- Implantation eines Kunstgelenkes
- Gelenkpunktion
- Hämatogene Streuung

Die Infektion eines Gelenkes ist eine Interaktion zwischen Wirt (dem Verletzten) und den eingedrungenen Bakterien. Diese Interaktion wird beeinflußt durch: 1. den Allgemeinzustand des Verletzten, 2. die lokale Bedingung im Gelenk und 3. die Quantität und Virulenz der Keime. Allgemeine Fraktoren, die zur Infektion prädisponieren sind Immundefekte, Malignome, Chemotherapie, chronische Krankheiten an Leber und Niere, PCP, Lupus eryhtematodes, Diabetes mellitus, Alkoholismus u.a.. Ebenso bedeutend sind die lokalen Faktoren. Nach vorangegangenem Gelenktrauma treten Infektionen häufiger auf, zudem nach Implantation von Biomaterialen. Auch Knochenzement beeinflußt die lokale Chemotaxis und Phagozytose negativ.

Klinisches Bild

Das klassische Bild einer Gelenkinfektion präsentiert sich mit den Zeichen der akuten Entzündung: Schmerz, Schwellung, Wärme und Funktionsverlust. Anamnese und klinisches Bild führen zur Diagnose. Eine Leukozytose über 10.000 ist nur bei jedem zweiten Patienten vorhanden, ebenso ein Anstieg des C-reaktiven Proteins. Das Technetium-Szintigramm ist nicht geeignet, da es noch mehrere Monate nach einer Operation unspezifisch anreichert. Die Trefferquote der Blutkulturen ist eher gering. Erfolgversprechend ist diese Maßnahme nur beim akuten, schweren Infekt und ohne Antibiotikavorbehandlung.

Die Röntgenaufnahmen zeigen neben der Verletzung und vorbestehenden Krankheiten Weichteilschwellungen und Flüssigkeitsausdehnungen. Schon nach 1–2 Wochen kann man eine subchondrale Entkalkung erkennen. Subluxation oder Luxation können vor allem bei Kindern schon früh auftreten. Bei gasbildenden Bakterien (einige gramnegative Keime und Anaerobier) kann Luft(Gas) im Gelenk oder den umgebenden Weichteilen nachgewiesen werden. Später im Verlauf sind progressive Gelenkspaltverschmälerungen und Destruktionen sichtbar. Am Hüftgelenk ist das perikapsuläre Ödem bei 50% der Patienten nicht vorhanden. Die Gelenkspaltverschmälerung ist hier das erste sichere radiologische Zeichen und meist schon 4 Wochen postoperativ nachweisbar. Die Destruktion des Azetabulums in der gewichttragenden Zone ist häufig begleitet von einer Subluxation des Gelenkes.

Bei Gelenkinfektionen nach Prothesenimplantation zeigten sich radiologisch periostale Knochenbildungen und Lysen. Im akuten Stadium ist die Sonographie des Gelenkes heute von großem Wert zur Erkennung von Gelenkflüssigkeiten.

Erreger

Die Identifikation des Keimes möglichst *vor* dem operativen Eingriff und *vor* der Antibiotikatherapie ist ein wichtiger Pfeiler des Behandlungskonzeptes. Zuverlässig sind nur aus der Tiefe gewonnen Proben durch Gelenkpunktion oder intraoperative Gewebeproben. Diese sollten in einem Nährmedium, z.B. in Blutkulturflachen gelagert und versandt werden. Auf diese Weise können Sensitivität und Spezifität optimiert werden. Fistelgangkulturen spiegeln den Infektionserreger wegen der zwangsläufigen Außenbesiedlung nur unzuverlässig wider.

Der Mikrobiologe sollte an dem Präparat/Punktat folgende Untersuchungen vornehmen. 1.Von dem puntiertem Sekret sollte ein Direktpräparat (Grampräparat) erstellt werden. Wegen Verunreinigungen gelingt dies *nicht* vom Abstrichträger oder aus einem Nährmedium heraus. Das Direktpräparat erlaubt eine orientierende Klassifikation des Erregers, wenn mindestens 10^3 Erreger/ml vorhanden sind. Ein Milliliter Eiter enthält rund 10^8 Keime. Eine ausschließlich stark ausgeprägte Granulozytose im Punktat kann ein Hinweis auf eine blande Infektion liefern. 2. Die klassischer Erregerkultur führt später dann zur genauen Identifikation und Antibiogramm des Keimes.

In allen großen Serien sind bei der *akuten Infektion* in 40–80% der Fälle Staphylococcus aureus und bei den *chronischen Gelenkinfektionen* Koagulase-negative Staphylokokken (Staphyl. epidermidis) die wichtigsten Erreger. Stets muß jedoch auch an gramnegative Stäbchen, insbesondere bei den *hämatogenen Infekten*, gedacht werden.

Die Kenntnis dieser Keime ist für die korrekte initiale empirische Therapie, d.h. solange noch kein Antibiogramm vorliegt, von herausragender Bedeutung. Grundsätzlich gilt, daß bei einer Gelenkinfektion eine Kombinationstherapie durchgeführt werden sollte (Abb. 1). Wir empfehlen für die akute Infektion Flucloxacillin + Rifampicin, für die späte oder chronische Infektion, die meist auf den weitaus resistenten Staphyl. epidermidis zurückzuführen ist, die Kombination Vancomycin + Rifampicin + Ciprofloxacin. Die Keime der seltenen, hämatogenen Infektion stammen von der Haut, dem Ga-

---

| Antibiotische Initialtherapie |

- **Akute I.**
    Flucloxacillin (Staphylex®) 8 g/Tag
    + Rifampicin 900 mg/Tag

- **Chronische I. (Späte)**
    Vancomycin 2 g/Tag
    + Rifampicin 900 mg/Tag
    + Ciprofloxacin 1500 mg/Tag

- **Applikation: i. v.**

Abb. 1. Antibiotikakombination nach Zimmerli (1995) Orthopädie 24:308–313

strointestinal- oder dem Urogenital-Trakt. Es wird deshalb die Gabe von Aminoglycosiden + Ciprofloxacin angeraten.

Initial wird das Antibiotikum i.v. verabreicht, da bei dem akutkranken Patienten ein gewisses Risiko der unzureichenden Resorption aus dem Magen-Darm-Trakt besteht. Nach zwei Wochen kann, wenn das entsprechende Präparat zur oralen Applikation zur Verfügung steht, per os weiterbehandelt werden.

Chirurgische Behandlung

Schon der Verdacht auf eine Gelenkinfektion erfordert unverzügliches und sorgfältiges Handeln. Eine Gelenkinfektion ist immer ein dringlicher Notfall. Die Behandlungsziele sind:
1. Infektausheilung
2. Wiederherstellung der Gelenkfunktion
3. Bei Gelenkzerstörung: Vermeiden von Deformitäten, Erhaltung der Extremitätenfunktion durch Resektion oder Arthrodese

Nach dem Schweregrad der Infektion wird in Empyem und Panarthritis unterschieden. Beim Empyem sind Knorpel und Knochen noch intakt, die Panarthritis ist charakterisiert durch die Destruktion dieser Gelenkstrukturen.

Die Therapie im einzelnen wird durch den Schweregrad der Gelenkinfektion bestimmt. Nur der beginnenden Infektion, dem leichtesten Schweregrad, ist die Gelenkpunktion und Lavage mittels dicker Kanülen vorbehalten. Am Kniegelenk ist in diesen Fällen das arthroskopische Vorgehen empfehlenswert. Sollten diese wiederholten Maßnahmen nicht innerhalb von 24–48 Stunden einen positiven Effekt auf das Gelenk haben, so muß offen debridiert werden (Abb. 2).

Die lokale Spülung des Gelenkes bewirkt ein Auswaschen des Gelenkes, eine drastische Keimverminderung. Die apparativ-pulsierende Lavage kann diesen Effekt noch verbessern. Die Flüssigkeitsmenge sollte je nach Gelenk 5–10 Liter nicht unterschreiten. Zudem hat sich die großzügige intraoperative Spülung mit einem lokalen Antiseptikum bewährt. Das Hexamethylenbiguanid (Lavasept®) in 0,2% Konzentration hat in der bisherigen klinischen Anwendung gute Ergebnisse gezeigt. Keinesfalls aber kann das

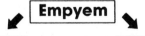

Beginn. Infektion	Manifester Infekt
Punktion	Arthrotomie
Lavage (LAVASEPT, ev. A.skop)	Synovektomie
Antibiotika	Lavage (LAVASEPT)
Immobilisation	Fistelexzision
	ev. Spül-Saug-Dr.
CAVE: Besserung in 24-48 Std.	Antibiotika
	CPM
	Revision(en)

Abb. 2. Algorhythmus beim Empyem

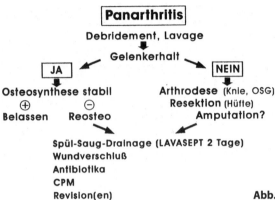

Abb. 3. Algorhythmus bei der Panarthritis

Präparat die sorgfältige chirurgische Sanierung ersetzen. Eine lokale Antibiotikaapplikation wird abgelehnt.

Zeigt sich eine signifikante Synovitis oder ist wegen der dicken Gelenkhaut eine Spülung nicht möglich oder bei Taschenbildung nicht erfolgversprechend, so muß arthrotomiert werden. Im Rahmen des nun folgenden Debridements muß infiziertes, nicht oder schlecht durchblutetes Gewebe radikal entfernt werden. Das radikale, alle Gelenkanteile und periartikulären Gewebe erfassende Debridement ist die bedeutendste therapeutische Maßnahme. Sie schließt die Exzision aller Fistelgänge ein. Die totale Synovektomie hilft eine spätere Gelenkdestruktion zu vermeiden. Die Arthrotomie anstelle der Gelenkpunktion ist vor allem beim septischen Hüftgelenk im Kindesalter dringend zu empfehlen, da dieses Gelenk schwer zu punktieren und das Risiko der avaskulären Nekrose enorm hoch ist.

Es wird in der Literatur beim manifesten Infekt auch über die Vorteile einer 1–2tägigen Spül-Saug-Drainage mit dem lokalen Antiseptikum Lavasept® (0,1% Konzentration) berichtet. Eine längerfristige kontinuierliche Spülung als 2 Tage ist jedoch abzulehnen. Die hochdosierte systemische Antibiotikagabe ist selbstverständlich.

Jede chirurgische Gelenksanierung erfordert ein bis mehrere Revisionsoperationen mit Redebridement und Lavage. Dieses Vorgehen ist auch nach Ausbau eines infizierten Kunstgelenkes bei scheinbar blandem Ausheilungsverlauf obligatorisch.

Bei der Panarthritis, der schweren Verlaufsform eines Gelenkinfektes, muß nach dem radikalen Debridement und ausgiebiger Lavage die Entscheidung gefällt werden, ob das Gelenk überhaupt zu erhalten ist (Abb. 3). Ist die Zerstörung von Knorpel und Knochen weit fortgeschritten, so müssen Arthrodese oder Resektion durchgeführt werden. Bei schweren Allgemeinreaktionen des Patienten muß ohne langes Zögern auch eine Amputation erwogen werden.

Ist der Gelenkerhalt wahrscheinlich möglich, muß eine ggf. vorliegende Osteosynthese auf mechanische Stabilität überprüft werden und dem Befund entsprechend verfahren werden. Es muß immer davon ausgegangen werden, daß durch die Osteosynthese die Durchblutung nicht nur des Knochens, sondern aller Gewebe erheblich gestört ist. Daraus folgt, das Debridement muß besonders radikal und sorgfältig erfolgen. Bei diesen schweren Gelenkinfektionen ist eine Spül-Saug-Drainage mit Lavasept® für maximal 2 Tage empfehlenswert. Auf jeden Fall muß das Gelenk immer verschlossen und ausreichend drainiert werden. Die Bedeutung der Revisionsoperation wurde bereits ausgeführt.

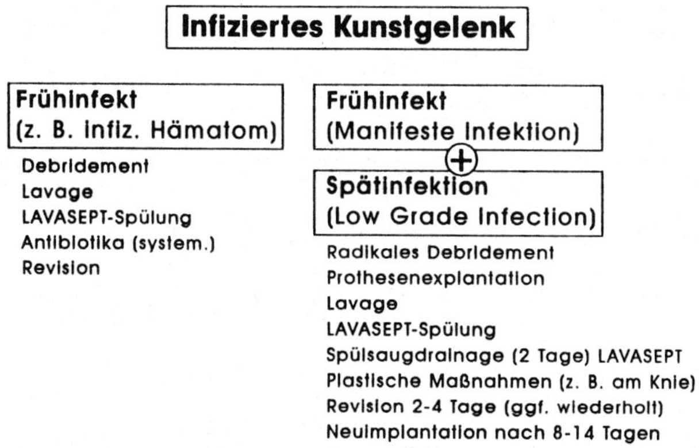

Infiziertes Kunstgelenk

Frühinfekt
(z. B. Inflz. Hämatom)
Debridement
Lavage
LAVASEPT-Spülung
Antibiotika (system.)
Revision

Frühinfekt
(Manifeste Infektion)
⊕
Spätinfektion
(Low Grade Infection)
Radikales Debridement
Prothesenexplantation
Lavage
LAVASEPT-Spülung
Spülsaugdrainage (2 Tage) LAVASEPT
Plastische Maßnahmen (z. B. am Knie)
Revision 2-4 Tage (ggf. wiederholt)
Neuimplantation nach 8-14 Tagen

Abb. 4. Algorhythmus beim infizierten Kunstgelenk

Prinzipiell gilt das gleiche Procedere auch für das infizierte Kunstgelenk (Abb. 4). Nur bei leichtem Infekt, d.h. früh postoperativ wegen eines infizierten Hämatoms, ist das Belassen der Prothese gerechtfertigt. Es muß immer ein Debridement mit Lavage und ggf. Lavasept-Spülung vorgenommen werden. Keinesfalls genügt die alleinige Antibiotikagabe.

Bei manifesten Infekten oder sog. Spätinfekten (im englischsprachigen Raum als Delayed oder Low grade Infection bezeichnet) wird das kontaminierte Implantat inklusive Knochenzement entfernt werden. Kurzfristige Revisionseingriffe sind solange durchzuführen, bis die Infektion nach klinischen und mikrobiologischen Gesichtspunkten beherrscht ist. Wir führen die Neuimplantation in Abhängigkeit vom klinischen Bild schon nach 8 bis 14 Tagen durch.

Nachbehandlung

Die chirurgischen Maßnahmen zur Beherrschung des Infektes und die hochdosierte Antibiotikagabe, welche 4-12 Wochen fortgesetzt werden sollte, müssen von intensiven physikalisch-medizinischen Maßnahmen begleitet sein. In der Nachbehandlung hat sich mit den bahnbrechenden Arbeiten von Salter die Mobilisation gegen die Immobilisation durchgesetzt. Viele klinische Arbeitsgruppen berichten auch über die Vorteile der Continuous Passive Motion nach Gelenkinfekten. Voraussetzung ist eine gut strukturierte Schmerztherapie, die unmittelbar postoperativ einsetzt. Mit Beherrschen des Schmerzes kann Krankengymnastik und CPM sofort beginnen. Nur die frühzeitige Beanspruchung des verletzten Gelenkes kann die Konsequenzen einer Arthrofibrose verhindern.

Das Endoprothesenregister e.V. – Ein Instrument zur Qualitätssicherung in der Unfallchirurgie

H.-U. Langendorff

Klinik für Unfall-, Hand- und Wiederherstellungschirurgie, Städtische Kliniken Dortmund, Münsterstraße 240, D-44145 Dortmund

In Deutschland werden ungefähr 100.000 totale Hüftarthroplastiken pro Jahr durchgeführt. Verläßliche Zahlen gibt es nicht. Unbekannt ist auch die Zahl der verwandten Prothesenmodelle und die Häufigkeit ihres Einsatzes. Angesichts von mehr als 120 verschiedenen Modellvarianten, und die sich nach Schaffung des gemeinsamen europäischen Marktes noch weiter erhöhen dürfte, sind verläßliche Zahlen bezüglich deren Komplikationen und durchschnittliche Überlebenszeiten nur unzureichend bekannt.

Da die Zahl der Revisionen an jeder einzelnen Klinik relativ klein ist besteht ein großer Bedarf an kontinuierlicher Verbesserung und Qualitätssicherung. Diese erhält durch die Bestrebungen der Spitzenverbände der Krankenkassen und der Deutschen Krankenhausgesellschaft, eine Qualitätssicherung in Zusammenhang mit den Fallpauschalen und Sonderentgelten ab 1.1.96 durchführen zu wollen, hohe Aktualität und Brisanz. Wie die gegenwärtige Entwicklung zeigt, sind die inhaltlichen Vorstellungen dieser Verbände zur Qualitätssicherung nahezu ausschließlich auf wirtschaftliche Gesichtspunkte ausgerichtet. Es ist daher zu befürchten, daß die Kassen sich unter dem Siegel der Qualitätssicherung ein Instrument verschaffen wollen, mit dem sie regulierend in die Tätigkeit der Krankenhausabteilungen eingreifen werden. Eine unserem Verständnis nach echte Qualitätssicherung dagegen richtet ihre Bemühungen, und hier zitiere ich den Präsidenten der Bundesärztekammer, „auf eine medizinisch-wissenschaftliche, begründete und bei der täglichen Arbeit in Praxis und Klinik anwendbare Qualitätssicherung, die auf den Behandlungserfolg und das erzielte Ergebnis abgestellt ist". Bezogen auf die Endoprothetik kann die Ergebnisqualität nur als Langzeiterfolg definiert werden, wobei die Meßgröße des Erfolges ein Zeitraum von mehr als 5 Jahren umfassen muß.

Eine Art diese Qualitätssicherung in der Endoprothetik durchzuführen ist die kontinuierliche Registrierung von Implantation und Revision. Auf diese Weise hat man in einer Analyse Zugang zu einer großen Zahl von Operationen mit verschiedenen Operationsbedingungen, chirurgischen Techniken, Chirurgen und Prothesen, die alle das Langzeitresultat von Endoprothesen beeinflussen. Während die meisten Nachuntersuchungen bei der Beantwortung dieser Fragen notwendigerweise an den geringen Fallzahlen scheitern, wird ein Register mit der Dokumentation von hohen Fallzahlen die notwendigen statistischen Instrumente liefern.

Zu diesem Zweck wurde 1995 der Verein Endoprotheseregister gegründet. Er ist ein Zusammenschluß aller an der Endoprothetik beteiligter Gruppen einschließlich der Industrie. Ziele des Vereines sind Ursachen zu ergründen

- worin sich der Langzeiterfolg der Prothesen unterscheidet
- ob und welche Korrelationen zwischen den Konstruktionsprinzipien und Patientencharakteristika bestehen
- welchen Einfluß Operationsbedingungen und chirurgische Techniken auf die Überlebenszeit der Prothesen haben u.ä.m.

Aus der Analyse der Daten lassen sich dann Folgerungen ziehen für:
- eine Optimierung der Produkte
- Verbesserung der Implantationstechnik und
- Steigerung der Effizienz.

Weiterhin lassen sich
- Überlebenskurven für die verschiedenen Implantate und Implantationstechniken erstellen
- das Risiko für Revisionsoperationen abschätzen
- und sowohl eine Krankenhaus- als auch eine produktbezogene Qualitätssicherung sicher stellen.

Das Register kann darüberhinaus für Langzeit-Nachuntersuchungsstudien die mühselige Suche nach solchen Patienten übernehmen, deren Prothesen in welchem Krankenhaus auch immer revidiert worden sind.

Das Register will nicht eigene klinische Studien veranlassen, die nach wie vor unentbehrlich sein werden. Das Register will gleichfalls nicht die Freiheiten des Operateurs oder des Herstellers in irgend einer Weise hinsichtlich Produktauswahl, Implantationstechnik, Innovation etc. einschränken, gleichwohl aber anhand der Analysen Orientierungs- und Entscheidungshilfen bieten.

Das Register hat dazu einen kurzen Fragenkatalog erarbeitet, der aber dennoch eine echte Qualitätssicherung erlaubt. Gleichzeitig werden die Hersteller entsprechende Labels zur Verfügung stellen, die eine sicher Identifizierung ihrer Produkte erlauben. Da bis zur Auswertung eigener Zahlen des Registers mit einem Zeitraum von etwa 5 Jahren gerechnet werden müßte, haben wir es für zweckmäßig erachtet, uns an dem entsprechenden schwedischen Register zu orientieren und eine Kompatibilität mit diesem sicherzustellen. Unter Einbeziehung des schwedischen Registers würde uns dies in die Lage versetzen, zu einem sehr viel früheren Zeitpunkt auswertbares Zahlenmaterial vorzulegen.

Der Datenschutz wird sowohl für alle patientenbezogenen, als auch für alle weitere Angaben wie Klinik, Ärzte, Hersteller und Prothesentyp gewährleistet. Jedes Mitglied hat dabei Zugang zu den eigenen Daten, die der Gesamtheit aller analysierten aber anonymisierten Daten gegenübergestellt werden kann. Auf diese Weise wird jede Klinik oder Hersteller in der Lage sein, die eigene Ergebnisqualität zu kontrollieren und ggfs. daraus frühzeitig die notwendigen Folgerungen zu ziehen. Dieses erscheint insbesondere für nicht universitäre Kliniken vorteilhaft, da diese aus strukturellen Gründen häufig nicht in der Lage sind, eigene Nachuntersuchungen durchzuführen.

Meine Damen und Herren! Es ist unabdingbar, daß wir uns nicht nur der Qualitätssicherung annehmen, sondern mit ihr ernst machen. Dies wird umso besser gelingen, je größer die Zahl der Kliniken ist, die sich am Endoprothesenregister beteiligen. Ansonsten laufen wir Gefahr die Qualitätssicherung in weniger kompetente Hände abzugeben, mit Auswirkungen, die wir dann nicht mehr beeinflussen können.

IV. Innovation

Kann das Heparin durch eine Sprunggelenkbewegungsschiene in der Thromboembolieprophylaxe ersetzt werden? – Ergebnisse einer klinischen Studie

C. Chylarecki[1], G. Hierholzer[1] und G. Rudofsky[2]

[1] Berufsgenossenschaftliche Unfallklinik Duisburg-Buchholz, Großebaumer Allee 250, D-47249 Duisburg
[2] Klinik und Poliklinik für Angiologie, Universität-Gesamt-Hochschule Essen, ...

Einleitung

In Deutschland sterben nach Angaben des Statistischen Bundesamtes in Wiesbaden jährlich ca. 5 tausend Menschen an den Folgen einer fulminanten Lungenembolie [11]. Die „Dunkelziffer" der tatsächlich abgelaufenen tödlichen Lungenembolien bei unfallchirurgischen Patienten kann bei den selten durchgeführten Obduktionen höher geschätzt werden. Gleichzeitig leidet ungefähr 1 Million der Patienten an einer chronischvenösen Insuffizienz, den Spätkomplikationen einer tiefen Venenthrombose, der in der Anamnese großenteils ein Trauma an den unteren Extremitäten vorausgeht. Das „lowdose-heparin" hat nachweislich die Rate der tiefen Venenthrombosen signifikant gesenkt [1]. Trotzdem ist die Häufigkeit der bei den Obduktionen diagnostizierten tiefen Venenthrombosen seit der Einführung des Heparin zur generellen Thromboseprophylaxe unverändert geblieben. Dies bekräftigt die Virchow'sche Trias, die besagt, daß in der Entstehung einer tiefen Becken- oder Beinthrombose nicht nur die Veränderungen der Gerinnbarkeit des Blutes und die Endothelschäden, sondern auch die Verlangsamung des venösen Rückstroms eine entscheidende Rolle spielen [12]. Folglich besteht eine effektive Thromboembolieprophylaxe nicht nur aus medikamentösen, sondern auch aus physikalischen Maßnahmen.

Die Entwicklung des niedermolekularen Heparin hat unsere Aufmerksamkeit auf die medikamentöse Prophylaxe gerichtet und die physikalischen Methoden in den Hintergrund gestellt. Die neue Heparinform wird immer häufiger verabreicht, obwohl die Ergebnisse der klinischen Studien eine Überlegenheit gegenüber dem unfraktionierten Heparin nicht nachweisen können. In einer Metaanalyse wurden 38 randomisierte, kontrollierte, klinische Studien zur Frage der antithrombotischen Wirksamkeit der niedermolekularen Heparine zusammengestellt. Bei einer Gesamtzahl von 17269 Patienten lag die Thromboserate in der Gruppe des niedermolekularen Heparin bei 9,2% und des unfraktionierten Heparin bei 10,4%. Auf dem Gebiet der elektiven Hüftchirurgie (primäre Endoprothesen des Hüftgelenkes) sank die durchschnittliche Thromboserate unter dem niedermolekularen Heparin von 22,5% (unfraktioniertes Heparin) auf 17,3% [14]. Dies bedeutet, daß im Alltag jeder fünfte Patient eine unfall- oder operationsbedingte tiefe Venenthrombose erleidet (Tabelle 1), die im Regelfall verkannt wird, da die Sensitivität der klinischen Symptome bei stationär behandelten Patienten um 20% liegt [15]. Diese Zahlen sprechen dafür, daß eine Polarisierung zugunsten einer medikamentösen

Tabelle 1. Häufigkeit von tiefen Venenthrombosen in der elektiven Hüftchirurgie (Totalendoprothese des Hüftgelenkes): Übersicht der kontrollierten Studien unfraktioniertes Heparin versus niedermolekulares Heparin

Autor	Präparat	Patientenzahl	Thromboserate in % Testgruppe	Kontrolle
Barre (1987)	Fragmin P Forte	80	18	10
Planes (1988)	Clexane 40	228	12	25
Lassen (1988)	Embolex	316	30	33
Dechavanne (1989)	Fragmin P	122	7	11
Levine (1991)	Clexane 2 x 30	521	19	23
Eriksson (1991)	Fragmin P Forte	136	30	42
Leyvraz (1991)	Fraxiparine	349	13	16
Freick (1991)	Embolex	100	10	25
Weber (1991)	Embolex	105	50	31
GHAT-Group (1992)	Fraxiparine 0,4	341	33	34
Horbach (1993)	Embolex	181	14	12
Collwell (1994)	Clexane 40	604	15	12

Prophylaxe unerwünscht ist und eine alleinige Heparinprophylaxe einer Ergänzung durch physikalische Methoden benötigt.

Physikalische Thromboseprophylaxe – Sprunggelenkbewegungsschiene

Vor diesem unbefriedigenden Hintergrund kommt der physikalischen d.h. der physiologischen Thromboseprophylaxe eine besondere Bedeutung zu. Diese Art der Prophylaxe ist zwar aufwendig, dennoch mit keinen wesentlichen Nebenwirkungen behaftet. Ziel dieser Prophylaxe ist durch physikalische Maßnahmen den venösen Rückstrom an den unteren Extremitäten zu beschleunigen und den Zustand der Mobilität nachzuahmen. Die konventionelle physikalische Thromboseprophylaxe, deren klinischer Wert unbestritten ist, schließt eine Frühmobilisation, eine Kompressionsbehandlung (Kompressionsverbände) und eine Krankengymnastik ein. Diese anerkannten Maßnahmen werden im deutschsprachigen Raum neben der Heparinprophylaxe in den meisten Kliniken routinemäßig durchgeführt und sind nicht ausreichend, da dessenungeachtet jeder fünfte Patient nach einer TEP-Implantation eine tiefe Thrombose entwickelt. Weitere umfassende prophylaktischen Maßnahmen sind erforderlich.

In Zusammenarbeit von der Berufsgenossenschaftlichen Unfallklinik Duisburg-Bucholz in Duisburg und der Klinik und Poliklinik für Angiologie der Universität-Gesamthochschule-Essen wurde eine passive Sprunggelenkbewegungsschiene weiterentwickelt (Abb. 1). Es handelt sich um eine Bewegungsschiene, die als Nachfolger eines in Vergessenheit geratenen Bettfahrrades betrachtet werden kann: die Füße werden in Fußschaufeln (Pedalen) fixiert und die Sprunggelenke passiv im Ausmaß von 60° (Plantarflexion 40° und Dorsalextension 20°) durchbewegt (Abb. 2). Die passiven Bewegungen erfolgen dank einem Elektromotor, der mit einer Frequenz von 30 gegenseitigen Doppeltritten pro Minute regelmäßige dem physiologischen Gang ähnliche Bewegungen des oberen Sprunggelenkes gewährleistet. Die neue passive Sprunggelenkbewegungs-

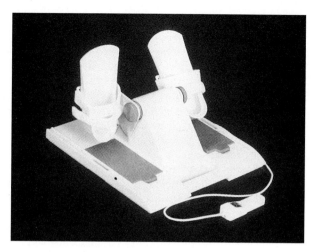

Abb. 1. Motorisierte Sprunggelenkbewegungsschiene

schiene greift das altbekannte Prinzip einer Sprunggelenk- und Wadenmuskelpumpe auf: durch regelmäßige passive Bewegungen des Sprunggelenkes wird der venöse Rückstrom in den Leitvenen der unteren Extremitäten bei immobilisierten Patienten erhöht [3]. Die Untersuchungen von Bonnaire zeigten bei dem Einsatz der passiven Sprunggelenkbewegungsschiene eine Beschleunigung des venösen Rückflusses in der Vena femoralis communis auf 125% des Ausgangswertes [2]. Staubesand konnte einen Abstieg des Flußvolumens um 43% nachweisen [10]. Diese Ergebnisse zusammen mit den Postulaten der unverändert gültigen Virchow'schen Trias begründen eine positive antithrombotische Wirkung und erlauben klinisch eine Senkung der Thromboserate zu erwarten [12].

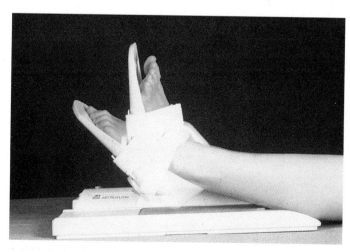

Abb. 2. Bewegungsausmaß der Sprunggelenkbewegungsschiene

Patienten und Methodik

Im Zeitraum vom 1.10.1993–28.3.1995 wurde an der BG-Unfallklinik in Duisburg-Buchholz eine prospektive, monozentrische, kontrollierte Studie durchgeführt. In die Studie wurden unfallchirurgische Hochrisiko-Patienten im Alter zwischen 18 und 80 Jahren eingeschlossen. Als weitere Einschlußkriterien galten folgende Verletzungsmuster: knöcherne und ligamentäre Verletzungen der Wirbelsäule, des Beckenringes, des Azetabulum; stabilisierte knöcherne Verletzungen des Oberschenkels, einschließlich Frakturen des Oberschenkelhalses und des proximalen Unterschenkels; elektiver totaler endoprothetischer Gelenkersatz am Hüft- und Kniegelenk. Aus der Studie wurden polytraumatisierte Verletzten, Patienten mit Verletzungen des Unterschenkelschaftes sowie des Fußes und Patienten mit schwerwiegenden internistischen Erkrankungen ausgeschlossen. Alle Patienten waren trotz einer Frühmobilisation mindestens eine Woche immobilisiert. Als „immobilisiert" wurden die Patienten definiert, die nicht in der Lage waren mindestens 3 mal am Tage *selbständig* aus dem Bett *aufzustehen* und sich *allein ohne fremde Hilfe* wenn auch unter Zuhilfenahme von Gehstützen auf dem Stationsflur *fortzubewegen*. Alle Patienten sowohl der Test- als auch der Kontrollgruppe erhielten als Basisprophylaxe folgende Maßnahmen: dem Körpergewicht adaptiertes unfraktioniertes Heparin, Kompressionsverbände, Krankengymnastik, Atemübungen, isometrische Muskelübungen, Bewegungstherapie, Frühmobilisation. Bei den Patienten der Testgruppe wurden zusätzlich die beiden Sprunggelenke mit Hilfe der motorisierten Sprunggelenkbewegungsschienen 3 mal täglich mindestens über 30 Minuten passiv bewegt. Die Testgruppe umfaßte 110 und die Kontrollgruppe 111 Patienten. Die beiden Gruppen wiesen eine gleiche Verteilung der Risikofaktoren und der Verletzungsmuster auf. Bei allen Patienten erfolgte wöchentlich bis zur Mobilisation ein umfangreiches Thromboscreening (Tabelle 2). Hierzu gehörten eine eingehende klinische Untersuchung inklusive bekannte Thrombosetests, eine Kompressionssonographie der Leitvenen, eine Venenverschlußplethysmographie und eine Doppler-Duplex-Untersuchung mit Messung des venösen Rückstroms (Flußgeschwindigkeit, Gefäßdurchmesser und Flußvolumen in der Vena femoralis communis oberhalb der Mündung der Vena saphena magna). Ergab einer der klinischen Tests oder eine apparative Untersuchung den Verdacht auf eine tiefe Venenthrombose erfolgte unverzüglich eine aszendierende Phlebographie in der Technik nach Hach.

Tabelle 2. Screeninguntersuchungen in beiden Gruppen

Screeningverfahren	Testgruppe n = 110	Kontrollgruppe n = 111
Klinische Untersuchung	+	+
Thrombosetests	+	+
Kompressionssonographie	+	+
Venenverschlußplethysmographie	+	+
Duplex – Sonographie	+	+
Flußgeschwindigkeit	+	+
Flußvolumen	+	+

Tabelle 3. Thromboserate in der Test- und Kontrollgruppe

Thrombosen	Testgruppe n = 110		Kontrollgruppe n = 111		statistische Auswertung	
	n	%	n	%	Test	p
Gesamtzahl der tiefen Thrombosen	4	3,6	28	25,5	s.sign.	< 0,001
proximale Thrombosen	3	2,7	24	21,6	s.sign.	< 0,001
isolierte Unterschenkelthrombosen	1	0,9	4	3,6	n.s.	0,085

Ergebnisse

In der Testgruppe konnten mit der beschriebenen klinischen Untersuchung und den angewendeten apparativen Untersuchungsmethoden vier tiefe Beinvenenthrombosen festgestellt werden. Dies entspricht einer Thromboserate von 3,6%. Hingegen traten in der Kontrollgruppe 28 tiefe Venenthrombosen auf. Die Thromboserate betrug demnach 25,5% (Tabelle 3). Die Differenz ist statistisch sehr signifikant ($p < 0,0001$ in Vierfelder-Test mit Yates-Korrektur).

Die Analyse der diagnostizierten tiefen Venenthrombosen ergab in der Testgruppe 1 isolierte Unterschenkel- und 1 isolierte Oberschenkelthrombose, 1 Zwei-Etagen-Thrombose und eine ausgedehnte Thrombosierung des gesamten Beines. In der Kontrollgruppe überwogen Mehretagenthrombosen: es fanden sich 10 Zwei-Etagen-Thrombosen, 3 Drei-Etagen-Thrombosen und 5mal waren die sämtlichen Leitvenen des Beines thrombosiert. Eine isolierte Unterschenkelthrombose konnte in der Kontrollgruppe bei 4 Patienten diagnostiziert werden (Abb. 3). Betrachtet man nur die Zwei- oder Mehretagenthrombosen, so ergab sich zwischen den beiden Gruppen ebenfalls eine statistisch sehr signifikante Differenz ($p < 0,001$ im Vierfeldertest mit Yates-Korrektur). Im Hinblick auf die isolierten Unterschenkelthrombosen konnte ein signifikanter Unterschied nicht festgestellt werden ($p = 0,085$ im Vierfeldertest mit Yates-Korrektur). Hinsichtlich

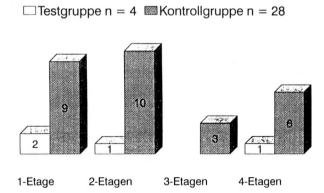

Abb. 3. Ausdehnung der diagnostizierten tiefen Venenthrombosen in der Test- und Kontrollgruppe

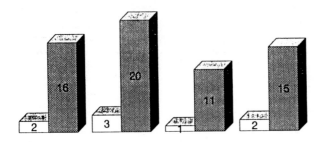

Abb. 4. Lokalisation der tiefen Venenthrombosen in der Test- und Kontrollgruppe

der Lokalisation dominierten in beiden Gruppen die Oberschenkelthrombosen: in der Testgruppe war 3 mal und in der Kontrollgruppe 20 mal die Vena femoralis superficialis durch eine Thrombose verschlossen (Abb. 4).

Die Anwendung der Sprunggelenkbewegungsschienen hat keine wesentlichen unerwünschten Nebenwirkungen oder Komplikationen hervorgerufen. Alle Patienten nahmen nach einer Aufklärung freiwillig an der Untersuchung teil und keiner von den Patienten hat nach den ersten Anwendungen die Schienen abgelehnt. Auf Befragung bei der Abschlußuntersuchung nach Mobilisation haben 98% der Patienten die Verträglichkeit der Sprunggelenkbewegungsschienen als sehr gut oder gut eingestuft, alle Patienten waren bereit, sich auch in Zukunft in einer vergleichbaren Situation dieser Form der Thromboembolieprophylaxe zu unterziehen. Nach einer anfänglichen Zurückhaltung zeigten sich insbesondere keine negativen Effekte bei endoprothetischem Hüftgelenkersatz: eine Luxation oder Luxationsneigung einer Totalendoprothese des Hüftgelenkes trat in keinem Fall auf. Diese Patienten beklagten bei dem Einsatz der Sprunggelenkbewegungsschiene keinerlei Beschwerden im Bereich des Hüftgelenkes.

Diskussion

Die Durchsicht der neueren Literatur zum Thema Thromboembolieprophylaxe zeigte eine Polarisierung des Interesse zugunsten der Heparine. Die medikamentöse Prophylaxe ist bewiesen, einfach und nicht personalintensiv. Hingegen ist die physikalische Thromboseprophylaxe zwar anerkannt, dennoch unbequem, aufwendig und erfordert einen relativ hohen personellen Einsatz. Durch die Veränderungen im Gerinnungssystem greift die antithrombotische Medikation in die Homöostase des Körpers ein und ist folglich zwar mit geringen, dennoch mit Komplikationen behaftet. Unter der Heparinmedikation steigt die Rate der Blutungskomplikationen, es werden selten allergische Reaktionen und heparininduzierte Thrombozytopenien beobachtet [1, 13]. Im Gegensatz dazu ist die physikalische Thromboseprophylaxe physiologisch: es konnten bis heute keine unerwünschten Nebenwirkungen oder Komplikationen festgestellt werden. Die unumstrittene Überlegenheit der physikalischen Prophylaxe sollte aber nicht dazu führen, die beiden Formen zu vergleichen und konkurrieren lassen. Es handelt sich um zwei prophylaktischen Methoden, die sich nicht ausschließen, sondern ergänzen. Die

Heparinprophylaxe in Verbindung mit den herkömmlichen physikalischen Maßnahmen wie Frühmobilisation, Kompressionsverbänden und Krankengymnastik erlauben *allenfalls* die Thromboserate in der elektiven Hüftchirurgie und Unfallchirurgie auf 18–22% zu senken [4, 5, 6, 7]. Auch die Weiterentwicklung der Heparine und die Einführung der niedermolekularen Form hat diese Situation nicht verändert. Diese Tatsache zwingt nach neuen Ansatzpunkten zu suchen ohne dabei den Wert der Heparinprophylaxe in Frage zu stellen. Eine Erweiterung der bisherigen Thromboseprophylaxe erscheint notwendig.

Eine interessante Entwicklung stellen in diesem Zusammenhang die neuen physikalischen Methoden dar. Hierzu gehören die intermittierende pneumatische Kompression, das AV-Impulssystem und die Sprunggelenkbewegungsschiene. Bei der intermittierenden pneumatischen Kompression werden in den aufblasbaren manschettenähnlichen Luftkammern kurzfristige Druckwellen erzeugt, die auf das gesamte Bein oder gezielt den Ober- bzw. Unterschenkel einen Druck von 20–80 mmHg ausüben und eine Kompression der Gliedmaße bewirken. Dadurch kommt es zu einer wellenartigen Beschleunigung des venösen Rückstroms in den unteren Gliedmaßen. In den kontrollierten Studien konnte hiermit eine Senkung der Thromboserate von 26 auf 6,4% erreicht werden [8]. Das AV-Impulssystem erzeugt viel höhere Druckwellen (100–200 mmHg), die sich ausschließlich auf den Fuß auswirken und somit die sog. „Fußpumpe" aktivieren. Der auf die Sohle erzeugte Druck ist mit dem Druck auf die Sohle beim Bodenkontakt vergleichbar. Die vorliegenden klinischen Studie beweisen eine signifikante Senkung der Thromboseraten von 35,4 auf 13,4% [9].

Die vorliegende klinische Studie zeigte eine vergleichbare antithrombotische Wirkung der Sprunggelenkbewegungsschienen und bestätigt die festgestellten Ergebnisse. In Zusammenhang mit den genannten klinischen Studien unterstreicht sie die Bedeutung einer komplexen, erweiterten physikalischen Prophylaxe in Verbindung mit einer Heparinmedikation, die ihre Grenzen aufzeigte. Die Senkung der Thromboserate betrifft vornehmlich die komplikationsträchtigen Mehretagenthrombosen des Beines, die erfah-

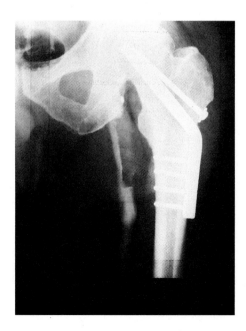

Abb. 5. Klinisches Beispiel: isolierte, nicht okkludierende, kurzstreckige Thrombose der V. femoralis bei einem 56jährigen Patienten nach Osteosynthese einer lateralen Oberschenkelhalsfraktur links

rungsgemäß eine höhere Rate von Früh- und Spätkomplikationen aufweisen: die fulminanten Lungenembolien und die postthrombotischen Syndrome werden überwiegend nach proximalen Thrombosen beobachtet (Abb. 5). Diese unterstreicht die klinische Relevanz der erweiterten physikalischen Thromboembolieprophylaxe. Bei der Analyse der Lokalisation der aufgetretenen Thrombose zeigte sich eine Prävalenz der Oberschenkeletage: 3 von 4 Patienten der Testgruppe und 20 Patienten von 28 erlitten eine tiefe Oberschenkelvenenthrombose, die mit einer höchsten Rate an hämodynamisch wirksamen Embolien behaftet ist. Dies verdeutlicht die besondere Gefährdung der unfallchirurgischen Patienten und die Notwendigkeit umfassende prophylaktische Maßnahmen zu ergreifen.

Die Sprunggelenkbewegungsschienen können bei allen Verletzungen der Wirbelsäule ohne Rückenmarkbeteiligung, komplexen Beckenverletzungen insbesondere Hüftpfannenfrakturen, bei totalendoprothetischem Hüft- und Kniegelenkersatz, nach stabilen Osteosynthesen von Oberschenkelfrakturen, augmentierten operativ versorgten Verletzungen des Kniegelenkes und nach übungsstabilen Osteosynthesen des Schienbeinkopfes angewendet werden (Abb. 6). Nach den bisherigen Erfahrungen besteht bei diesen Verletzungsmustern das größte Thromboserisiko. Die Verletzungen des mittleren und des distalen Drittels des Unterschenkels, Frakturen des Sprunggelenkes und Verletzungen des Fußes können dieser Art der physikalischen Thromboseprophylaxe nicht zugeführt werden. Die Thrombosegefahr ist aber bei diesen letztgenannten Verletzungen geringer.

Zusammenfassend weisen die Ergebnisse der klinischen Studie auf die Bedeutung der physikalischen Prophylaxe hin und verdeutlichen die Dringlichkeit, die bisherige „klassische" Thromboseprophylaxe mit neuen Wirkungsprinzipien zu erweitern. Die Sprunggelenkbewegungsschiene sollte das Heparin nicht ersetzen, sondern die Thromboembolieprophylaxe bereichern. Die bisherige Thromboserate in der Unfallchirurgie von ca. 20% ist nicht annehmbar und kann nur durch Erweiterung der physiologischen d.h. der physikalischen Prophylaxe reduziert werden.

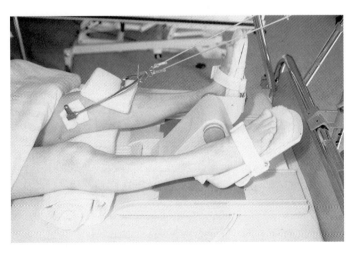

Abb. 6. Präoperativer Einsatz einer Sprunggelenkbewegungsschiene bei einer 73jährigen Frau mit einer Luxationsfraktur des Azetabulum bei liegender suprakondylärer Extension

Literatur

1. Bergqvist D (1983) Postoperative Thromboembolism. Springer, Berlin Heidelberg New York, S 63-159
2. Bonnaire F, Brandt T, Raedecke J, Bonk A (1994) Mechanische Sprunggelenksbewegungsschiene zur physikalischen Thromboseprophylaxe? Unfallchirurg 97:366-371
3. Braune W, Müller P (1889) Die Venen des Fußes und Unterschenkels. In: Braune W (Hrsg): Das Venensystems des menschlichen Körpers. Veit, Leipzig, S 33-42
4. Eriksson BI, Kälebo P, Anthmyr BA, Wadenvik H, Tengborn L, Risberg B (1991) Prevention of Deep-Vein Thrombosis and Pulmonary Embolism After Total Hip Replacement. JBJS 73A:484-493
5. Galasko CSB, Edwards DH, Fearn CB, Barber HM (1976) The value of low dosage heparin for the prophylaxis of thromboembolism in patients with transcervical and intertrochanteric femoral fractures. Acta Orthop Scand 47:276-282
6. Gaudernak T, Ender HG, Kuderna H, Olbert F, Pelinka H, Renner K, Russe O, Schlag G (1974) Thrombose bei Unterschenkelfrakturen und ihre Beeinflussung durch Hypokoagulation. In: Ehringer H (Hrsg) Akute tiefe Becken- und Beinvenenthrombosen. Huber, Stuttgart Wien, S 143-150
7. Jörgensen LN, Wille-Jörgensen P, Hauch O (1993) Prophylaxis of postoperative thromboembolism with low molecular weight heparins. Br J Surg 80:689-704
8. Roberts VC, Cotton LT (1974) Prevention of postoperative deep vein thrombosis in patients with malignant disease. Br Med J 1:358-360
9. Santori FS, Vitullo A, Stopponi (1994) Prophylaxis against deep vein thrombosis in total hip replecement - comparison of heparine and foot impuls pump. JBJS 76B:579-583
10. Staubesand J, Heisterkamp T, Stege H (1993) Über die Wirkung aktiver und passiver Bewegungen im oberen Sprunggelenk für den venösen Rückstrom. Phlebol 22:262-269
11. Statistisches Bundesamt (1994) Sterbefälle nach Todesursachen in Deutschland. Wiesbanden
12. Virchow R (1859) Die Cellular Pathologie. In: Ihrer Begründung auf physiologische und pathologische Gewebslehre. 2. Auflage. Verlag von August Hirschwald, Berlin
13. Warketin TE, Kelton JG (1991) Heparin-induced thrombocytopenia. Prog Hemost Thromb 10:1-34
14. Warwick D, Bannister GC, Glew D (1995) Perioperative low-molecular-weight heparin - is it effective and safe ? JBJS 77B:715-719
15. Wuppermann T (1988) Diagnostik der tiefen Beinvenenthrombose. Phlebol Prokt 17:192-196

V. Metaphysäre Trümmerbrüche an der unteren Extremität

Vorsitz: A. Wentzensen, Ludwigshafen; P. Hertel, Berlin

Wo liegt die Grenze der Marknagelung?

K. E. Rehm und Chr. Bruns

Klinik und Poliklinik für Unfall-, Hand- und Wiederherstellungschirurgie der Universität zu Köln, Joseph-Stelzmann-Straße 9, D-50924 Köln

Vergleicht man die Struktur des kortikalen Knochens nach einer Plattenosteosynthese mit der nach einer Marknagelung ist der biologische Vorteil augenfällig (Abb. 1). Bei der „Rohr in Rohrstabilisierung" (Weller 1979) gelingt eine Remodellierung überzeugender, als bei der Plattenssteosynthese („Schweizer Käse"). Darüber hinaus erlaubt die intramedulläre Fixation eine frühere dynamische Belastung mit der Option kürzerer Rehabilitation. Was liegt also näher, als die Grenzen des vorteilhaften Verfahrens auszuloten.

Weller unterschied 1977 die folgenden unterschiedlichen Indikationen:

1. **Gute Indikation:** quere und kurze Schrägbrüche, verzögerte Bruchheilung, Pseudarthrosen, erfolglose andere Osteosynthesen und postprimäre Versorgungen erstgradig offener Frakturen.

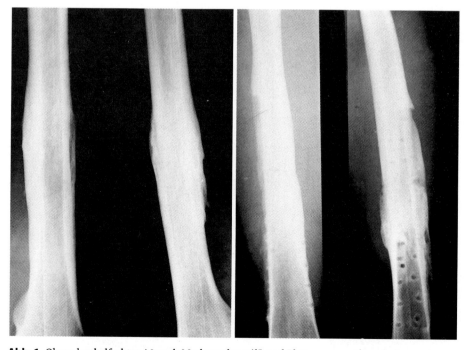

Abb. 1. Oberschenkelfraktur A2 nach Marknagelung (*li*) und Plattenoseosynthese (*re*)

2. **Relative Indikation:** Frakturen und Pseudarthrosen am Übergang vom diaphysären zum metaphysären Knochenabschnitt, segmentale Frakturen, Frakturen mit größeren Biegungskeilen und maligne Tumoren mit drohender Fraktur.
3. **Ausnahmeindikation:** Trümmerfrakturen, lange Schräg- und Torsionsfrakturen, metaphysäre Frakturen und Pseudarthrosen im gelenknahen Abschnitt bei schlechten Weichteilverhältnissen und sekundäre Stabilisierungen offener Frakturen 2. und 3. Grades

Heute stellt sich die Indikationsbreite in gering abgeänderter Form dar.

Gute Indikation

Diese Indikation gilt in unveränderter Form, vorausgesetzt man gebraucht einen Standardnagel, der auf eine Verklemmung und Wandkontakt angewiesen ist, wenn er rotationsstabil sein soll. Die typischen Bruchformen sind nach der AO-Klassifikation die diaphysären A1–A3 Frakturen im mittleren Drittel. Belastungsstabilität wird im allgemeinen früh und ohne weitere Hilfsmittel erreicht (Abb. 2).

Relative Indikation

Diese historische Indikation geht über eine Lokalisation im mittleren Drittel hinaus und erfordert trotzdem zur Rotationssicherung eine gute Verklemmung im Markraum. Be-

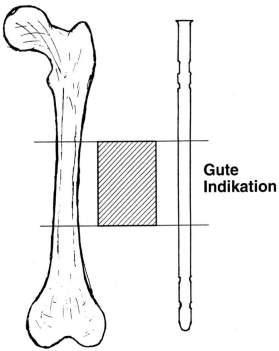

Abb. 2. Gute Indikation (siehe Text)

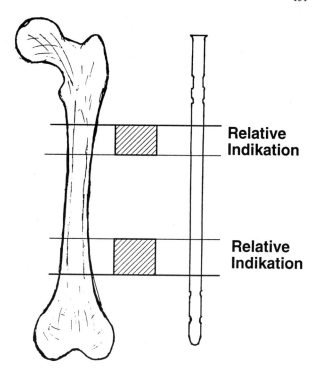

Abb. 3. Relative Indikation

sondere Vorsicht ist in der Nachbehandlung erforderlich, wenn tatsächlich nur ein Standardnagel, eventuell mit einer älteren Rotationssicherung wie Ausklinkdrähte angewandt wird (Abb. 3).

Erweiterte Indikation

Der von Schellmann und Klemm (Klemm 1972) sowie Grosse weiterentwickelte Küntscher'sche Detensionsnagel konnte durch die Möglichkeit der Verriegelung die Indikation deutlich erweitern und zwar sowohl bezüglich der diaphysären Bruchformen B1–C3 wie auch der Lokalisation gelenkwärts. Die Grenze wird erreicht durch die Lage der Verriegelungsbolzen und ihre mechanische Absicht der statischen, dynamischen und rotationsstabil-dynamischen Verriegelung (Abb. 4).

Grenzindikation

Grenzen werden der intramedullären Nagelung gesetzt durch mechanische und biologische Bedingungen, aber auch durch Epiphysenfugen.

Mechanische Grenzen werden erreicht, wenn die Verankerungen im kurzen metaphysären Fragment solchen Hebelkräften ausgesetzt sind, daß es zum Ausriss kommt oder zur weiteren Dislokation. Auch zusätzliche Gelenkfrakturen sind oft ein Hindernis wie zum Beispiel die Innenknöchelfraktur in Kombination mit einem Unterschenkelstückbruch.

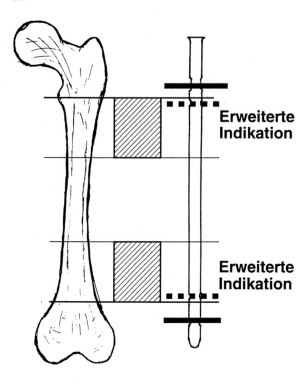

Abb. 4. Erweiterte Indikation

Grenzwertig sind auch Korrektureingriffe nach vorhergegangenen Osteosynthesen mit Heilungsstörungen, besonders der Tibia, schlechte Knochenkonsistenz durch Osteoporose oder Tumormetastasen.

Ein noch nicht gänzlich befriedigend gelöstes Problem ist der Rotationsfehler, der intraoperativ schwer, postoperativ leicht mit Schnittbildverfahren nachgewiesen werden kann.

Biologische Grenzen erreicht man durch excessives Aufbohren, enge Markkanäle, Hitzeentwicklung und Auspressen von Markrauminhalt in den venösen Abstrom. Frakturen im Wachstumsalter erfordern besondere Tricks zur Umgehung der Epiphysenfuge, wie zum Beispiel der Oberschenkelnagelung mit einem subepiphyseal eingebrachten Tibianagel.

Die metaphysären Frakturen A1–A3, B1–B2 und C1–C2 eignen sich zur Nagelung unter Anwendung zusätzlicher Hilfsmittel, wie vorhergehende Verschraubung oder Einschränkungen in der Frühbelastung, aber auch durch neuere technische Variationen wie Spiralplatte, Miss-a-nail-Technik (Hoffmann 1994). Verlängerung und Segmenttransport sind hierbei ebenfalls zu erwähnen. Gelegentlich findet man auch noch die Notwendigkeit einer transartikulären „Arthrodesen"-Nagelung.

Überschritten ist die Grenze der Marknagelung schließlich am proximalen Oberschenkel auch schon bei den B2- und B3-Typen sowie bei metaphysären C3-Frakturen, trotzdem gilt es auch hierbei Befürworter der retrograden Nagelung von intraartikulär.

Nicht geopfert werden sollten dabei jedoch die Grundprinzipien der heutigen Osteosynthese: Diaphysäre Frakturen sollen „biologisch", Gelenkfrakturen anatomisch rekonstruiert werden.

Literatur

Hoffmann R, Südkamp NP, Müller CA, Schütz M, Haas NP (1994) Internal Fixation/stabilization of proximal femoral fractures with the AO/ASIF unreamed femoral nail and its modular locking system. Unfallchirurg 97:568–574

Klemm K, Schellmann WD (1972) Dynamische und statische Verriegelung des Marknagels. Unfallheilk S 568–575

Weller S (1977) Begründete Indikation für die Anwendung des Marknagels. Hefte Unfallheilk 129:78–84

Weller S, Kuner E, Schweickert CH (1979) Medullary nailing according to Swiss Study Group Principles. Clin Orthop and Rel Research 138:45–55

Metaphysäre Trümmerbrüche der unteren Extremität. Indikation zur Plattenosteosynthese

K. M. Stürmer

Klinik für Unfall- und Wiederherstellungschirurgie, Universitätsklinikum, Zentrum Chirurgie, Robert-Koch-Straße 40, D-37075 Göttingen

Zusammenfassung

Die Indikation zur Plattenosteosynthese der metaphysären Trümmerbrüche besteht bei polytraumatisierten Patienten, besonders bei begleitendem Thoraxtrauma, bei Frakturen mit Gelenkbeteiligung und begleitendem Weichteilschaden sowie Gefäßverletzungen. Weitere Indikationen sind Pinprobleme bei Fixateur externe-Osteosynthesen und unzureichende Verankerungsmöglichkeiten für die Verriegelungsbolzen des Marknagels. Die Prinzipien der OP-Technik bei der Plattenosteosynthese sind die primäre Rekonstruktion begleitender Gelenkverletzungen, das anschließende Fassen des Gelenkblocks, die überbrückende Technik der eigentlichen Trümmerzone und die Fixation der Platte am intakten Schaftknochen mit 3–4 sicheren Kortikalisschrauben. Kompression, interfragmentäre Zugschrauben und Spongiosaplastik dienen nur zur Gelenkrekonstruktion, sind aber im Bereich der metaphysären Trümmerzone nicht indiziert. Bei Trümmerbrüchen der Tibia sollte die Plattenosteosynthese wegen des kaum einschätzbaren Ausmaßes des begleitenden Weichteilschadens möglichst nicht primär eingesetzt werden. Bei metaphysären Trümmerbrüchen bleiben an der Tibia der Fixateur externe und am Femur der verriegelte intramedulläre Kraftträger die Implantate der Wahl, sofern die Begleitverletzungen und die Frakturform dies erlauben. Die Nachbehandlung der Plattenosteosynthese erfolgt in Kniegelenksnähe mit der Motorschiene. Generell wird aktiv frühfunktionell bewegt und bereits in der ersten Woche der Fuß unter Entlastung abgerollt. Vollbelastung bis zur Schmerzgrenze ist je nach Lokalisation, Frakturtyp und Geschwindkeit der Kallusbildung zwischen 6 und 12 Wochen möglich.

Tabelle 1. Voraussetzungen für die Auswahl des Osteosyntheseimplantats bei metaphysären Trümmerbrüchen der unteren Extremität

Verletzungsmuster	Patient
Polytrauma ± Thorax	Biologisches Alter
Gelenkbeteiligung	Vorerkrankungen
Offen – geschlossen	AVK
Weichteilschaden	Postthrombotisches Syndrom
Kompartmentdruck	ASS-Einnahme
Gefäßverletzung	Hautverhältnisse
Kettenfraktur	Compliance

Problemstellung

Metaphysäre Trümmerbrüche der unteren Extremität sind in der Regel keine Einzelverletzungen, sondern Begleitverletzungen bei Polytrauma oder Teil von Kettenverletzungen. Dies ist bei der Indikationsstellung zur Stabilisierung und Rekonstruktion zu berücksichtigen. Beim Polytrauma steht das Überleben und die Vermeidung von Komplikationen wie Schocklunge und Multiorganversagen im Vordergrund. Aufwendige rekonstruktive Maßnahmen oder gar Spongiosaplastiken sind kontraindiziert. Rasche überbrückende Stabilisierung sowie Debridement und Weichteildeckung zur Infektionsprophylaxe müssen die primären Ziele sein. Dabei darf der Weg für die spätere definitive Versorgung und Wiederherstellung nicht erschwert werden.

Bei der Implantatwahl sind zudem die folgenden individuellen Verletzungsmuster und Vorerkrankungen des Patienten zu berücksichtigen (Tabelle 1): Gelenkbeteiligung, Art des Weichteilschadens, Kompartmentdruck und Gefäßverletzung; biologisches Alter, vorbestehende Gefäßerkrankungen und Hautbeschaffenheit.

Bei metaphysären Trümmerbrüchen der unteren Extremität stehen als Implantate Verriegelungsnagel, Platte und Fixateur externe zur Verfügung (Tabelle 2). Als operationstechnische Verfahren muß man sich für die primär definitive Versorgung oder den geplanten Verfahrenswechsel entscheiden. Auch an Verkürzung und Muskelplastik muß gedacht werden. Je nach Ausmaß der begleitenden Weichteilverletzung und der Zusatzverletzungen, dem Gefäßstatus und dem Alter des Patienten kann auch die primäre Amputation indiziert sein.

Tabelle 2. Osteosyntheseimplantate und Operationstechnik bei metaphysären Trümmerbrüchen der unteren Extremität

Implantate	Verfahren/Taktik
Verriegelungsnagel	Primär definitiv
Platte „biologisch"	Verfahrenswechsel geplant
Platte anatomisch (?)	Verkürzung
Platte + Fixateur externe	Muskelplastik
Fixateur externe definitiv	Amputation
Fixateur externe approximativ	
Fixateur externe transfixierend	

Grundsätzliche Indikationen und Operationstechnik

Das Polytrauma und der begleitende Weichteilschaden sind die Hauptindikationsbereiche für die Plattenosteosynthese. Beim echten Polytrauma, besonders mit Lungenkontusion und Schädel-Hirn-Trauma, scheidet die Marknagelung wegen des Risikos der pulmonalen und cerebralen Schädigung aus (Lehmann et al. 1995, Pape et al. 1993, Stürmer 1993, Wenda et al. 1995). Bei hohen ISS-Werten scheidet auch jede Form der Plattenosteosynthese aus und es ist lediglich eine überbrückende Fixateur externe-Stabilisierung indiziert. Greift man zur Plattenosteosynthese, so muß klar sein, daß diese ausschließlich in biologischer, überbrückender und flexibler Technik durchgeführt werden darf.

Ist bei zweit- bis drittgradig offenen Frakturen oder drohendem Kompartmentdruck ein Weichteildebridement und Fascienspaltung erforderlich, so bietet sich die Plattenosteosynthese als Stabilisierungsverfahren an, weil eine zusätzliche Freilegung in der Regel gar nicht mehr notwendig ist. Wichtig ist jedoch, daß die Platte mit Weichteilen gedeckt werden kann. Bei Gelenkbeteiligung sollte man die Plattenosteosynthese mit einer Rekonstruktion der Gelenkflächen durch interfragmentäre Zugschrauben kombinieren. Bei Kettenfrakturen kann der Vielfalt der frühen Belastbarkeit bei der Marknagelung oft nicht genutzt werden, so daß sich die Plattenosteosynthese am besten in das Gesamtkonzept der Versorgung einpaßt.

Die Technik der Plattenosteosynthese bei metaphysären Trümmerbrüchen hat sich in den letzten Jahren grundlegend geändert. Die früher minutiös betriebene Rekonstruktion und Einpassung sämtlicher Fragmente ist nicht nur nicht nötig, sondern sie erhöht das Infektions- und Pseudarthrosenrisiko signifikant. Daher gilt heute die Regel, daß bei diesen Bruchtypen Plattenosteosynthesen in rein überbrückender Technik unter vollständigem Erhalt des Periostverbundes und der angrenzenden Muskulatur durchgeführt werden. Die eigentliche Trümmerzone wird praktisch überhaupt nicht angerührt (Kleining und Hax 1981, Kinast et al. 1989, Heitemeyer und Hierholzer 1991). Insbesondere sollten hier interfragmentäre Zugschrauben vermieden werden. Die früher propagierte mediale Abstützung, die Kompression und die umfangreich geforderte Spongiosaplastik sind bei der primären Versorgung solcher Frakturen heute nicht mehr indiziert. Die Praxis hat gezeigt, daß diese früher von der AO aufgestellten Regeln bei Trümmerbrüchen nicht zutreffen. Zugschrauben und Kompression werden lediglich zur Reposition und Fixation von Gelenkfrakturen benötigt. Ziel und Ergebnis der überbrückenden Plattenosteosynthese ist eine rasche interfragmentäre Kallusbildung, wie wir sie von der Marknagelung und der Fixateur externe-Stabilisierung kennen. Nicht mehr die primäre („direkte"), sondern die sekundäre („spontane") Knochenheilung ist heute das Ziel der Plattenosteosynthese bei allen Mehrfragmentbrüchen außerhalb des Gelenkbereiches.

Die Platte kann auch völlig ohne Freilegung der Trümmerzone von proximal oder distal durchgeschoben werden und ähnlich wie ein interner Fixateur außerhalb der Trümmerzone mit jeweils 3 bis 4 Schrauben fixiert werden (Wenda et al. 1994, 1995). Wichtig und schwierig ist dabei allerdings die exakte Wiederherstellung der Länge, der Achsen und der Rotation.

Als Zusatzimplantat zur Platte muß auch an einem vorübergehend angebrachten externen Klammerfixateur gedacht werden, falls die überbrückende Plattenosteosynthese aufgrund unzureichender Verankerungsmöglichkeiten oder bei aufgrund der Weichteilsituation nicht ausreichend voluminösen Implantaten nicht übungsstabil montiert werden kann. Dieser zusätzliche Klammerfixateur kann dann bei Sichtbarwerden der ersten Kallusreaktion nach 4–8 Wochen bereits entfernt werden. Dies gilt insbesondere für die proximale Tibia.

Vor- und Nachteile der verschiedenen Implantate

Platte, Marknagel und Fixateur haben ihre spezifischen Vor- und Nachteile (Tabelle 3). Die Hauptvorteile der Plattenosteosynthese liegen in der primär definitiven Versorgungsmöglichkeit, in der gleichzeitigen Weichteilbehandlung und in der sicheren Schonung der medullären Gefäße sowie der Vermeidung der Markembolie. Nachteilig ist das mit der Plattenosteosynthese verbundene Operationstrauma, die Freilegung der Fraktur und die damit drohende Gefahr der Ausbildung von Knochennekrosen, sofern auf die Schonung von Muskulatur und Periost nicht genügend Wert gelegt wird. Es darf auch kein Zweifel bestehen, daß die Plattenosteosynthese im Vergleich zur Marknagelung und zum Fixateur das technisch schwierigste und anspruchvollste Verfahren darstellt. Ebenfalls nachteilig ist die im Vergleich zur Verriegelungsnagelung eingeschränkte postoperative Belastbarkeit der Platte in den ersten 6–8 Wochen.

Vorteile der Verriegelungsnagelung sind im wesentlichen die relativ einfache Operationstechnik und die hohe Stabilität mit frühzeitiger Belastbarkeit. Es ist ein primär definitves Verfahren, man muß die Fraktur nicht freilegen und Pseudarthrosen oder Achsfehler sind selten. Nachteilig ist insbesondere die Gefahr der Markembolie beim Polytrauma, speziell wenn ein zusätzliches Thoraxtrauma vorliegt. Jede Marknagelung

Tabelle 3. Vor- und Nachteile der verschiedenen Osteosyntheseimplantate bei metaphysären Trümmerbrüchen der unteren Extremität

	Vorteile	Nachteile
Verriegelungsnagel	Technik einfach periphere Gefäße intakt gedecktes Verfahren primär definitiv sehr stabil, belastbar Pseudarthrosen selten Achsfehler selten	Gefahr: Markembolie Knochennekrose zentral Kompartmentdruck Extensionstisch Strahlenbelastung Rotationsfehler häufig
Fixateur externe	Technik einfach keine Markembolie alle Gefäße intakt zeitsparend Weichteildeckung gut	selten definitiv nicht voll belastbar Pin-Infekte Pseudarthrosen häufig Achsfehler häufig Rotationsfehler möglich Verfahrenswechsel nicht zeitgerecht machbar
Platte „biologisch"	primär definitiv Weichteil-Debridement Kompartmentspaltung medulläre Gefäße intakt keine Markembolie Rotationsfehler selten Achsfehler selten	Technik schwierig offenes Verfahren Operationstrauma Gefahr: Knochennekrose nicht voll belastbar

birgt die Gefahr zentraler Knochennekrosen, die bei offenen Frakturen zur Keimbesiedlung und Infektion neigen. Nachteilig sind auch der Extensionstisch und die unvermeidliche Strahlenbelastung. Bei sorgfältiger Nachuntersuchung werden nach Oberschenkelmarknagelung bis zu 30% ernsthafter und zumindest bei jungen Menschen korrekturbedürftiger Drehfehler diagnostiziert (Braten et al. 1993, Wolf et al. 1984, Winquist et al. 1984).

Die wesentlichen Vorteile des Fixateur externe liegen in der einfachen und raschen Operationstechnik und der nahezu vollständigen Schonung der Knochendurchblutung. Nachteilig ist, daß es sich am Oberschenkel fast nie und am Unterschenkel in höchsten 50% der Fälle um ein definitives Verfahren handelt. Der notwendige Verfahrenswechsel ist insbesondere beim Polytraumatisierten oft nicht zeitgerecht möglich und wird zu einem späteren Zeitpunkt durch beginnende Pin-Infekte zunehmend risikoreicher. Ohne Verfahrenswechsel sind verzögerte Knochenbruchheilung und Pseudarthrosen häufig. Auch die Zahl der Achs- und Rotationsfehler liegt höher als bei der Plattenosteosynthese.

Subtrochantäre Trümmerbrüche

Bei subtrochantären Trümmerbrüchen konkurriert die Plattenosteosynthese mit dem Gamma-Nagel oder dem Verriegelungsnagel. Die Indikation zur Plattenosteosynthese besteht bei polytraumatisierten Patienten, bei zweit- bis drittgradig offenen Frakturen und bei schweren begleitenden Weichteilschaden einschließlich Gefäßverletzungen. Auch in den Trochanterbereich hinein ziehende Frakturen und Kettenfrakturen sprechen eher für die Plattenosteosynthese. Als Implantate kommen die 95°-Kondylenplatte und die dynamische Kompressionsschraube DCS zur Anwendung.

Der Schlüssel zur Technik liegt darin, daß man zunächst die eigentliche Frakturzone überhaupt nicht freilegt und auch nicht reponiert (Stürmer et al. 1993). Die Klinge der Kondylenplatte oder die Schraube der DCS wird mit den entsprechenden Zielinstrumentarien an optimaler Stelle im proximalen Fragment und im Hüftkopf verankert. Dies kann bei sehr kurzen proximalen Fragmenten hinsichtlich der Achsenstellung in der frontalen und seitlichen Ebene schwierig sein. Eine Varusposition muß auf jeden Fall vermieden werden. Im proximalen Hauptfragment wird der Plattensitz durch eine weitere Schraube gesichert. Erst jetzt beginnt die eigentliche Reposition der Fraktur, wobei nach Möglichkeit die eigentliche Trümmerzone überhaupt nicht freigelegt wird. Die Platte muß so lang gewählt werden, daß distal der Trümmerzone 4 Korticalschrauben sicheren Halt im nicht frakturierten Oberschenkelschaft finden. Anatomische Orientierungsmarken sind die Linea aspera und der Trochanter minor. Sie markieren die mediale und laterale Begrenzung der Oberschenkelrückfläche.

Zur Vermeidung von Rotationsfehlern sollte die Platte zunächst nur mit 2 Schrauben vorläufig fixiert werden und dann die Rotation im Hüftgelenk bei Beugung nach innen und außen geprüft werden. Repositionszangen sind möglichst zu vermeiden. Bei langstreckigen Trümmerzonen kann die Platte auch submusculär durchgeschoben werden und am distalen Schaftfragment über eine kurze zweite Incision fixiert werden. Die Trümmerzone bleibt durch dieses Vorgehen noch besser im Weichteilverbund. Interfragmentäre Zugschrauben sowie eine primäre Spongiosaplastik sind absolut nicht erforderlich.

Wichtig ist eine sich über mehrere Plattenlöcher erstreckende schraubenfreie Zone, in welcher bei funktioneller Beanspruchung Mikrobewegungen der Fragment stattfinden können. Diese geben zusammen mit den durch die Fraktur freigesetzten Mediatoren und dem Periostschlauch das Signal zur Kallusbildung.

Aktive krankengymnastische Übungen beginnen unmittelbar postoperativ und spätestens nach dem 5. Tag sollte der Fuß zumindest abgerollt werden. Die Kallusbildung setzt in der Regel erstaunlich rasch ein, so daß häufig schon nach 6–8 Wochen die Belastung bis zur Schmerzgrenze gesteigert werden kann.

Supracondyläre Trümmberbrüche

Neben den auch für die subtrochantären Trümmerbrüche geltenden Indikationen ist die Platte insbesondere bei Beteiligung des Kniegelenkes das Implantat der Wahl. Inwieweit der von distal eingebrachte Seligson-Nagel auch bei Gelenkbeteiligung verwendet werden kann, wird sich noch herausstellen.

Die Technik der Plattenosteosynthese folgt im supracondylären Bereich den gleichen Prinzipien wie bei den subtrochantären Trümmberbrüchen. Bei Gelenkbeteiligung muß zunächst das Gelenk stufenlos und in anatomischer Position sorgfältig durch Zugschrauben rekonstruiert werden, bevor die Platte eingesetzt wird. Die biologische Technik ohne interfragmentäre Zugschrauben im Bereich der Trümmerzone, ohne Spongiosaplastik und unter bewußter Einrichtung einer gewissen langstreckigen Elastizität sind auch hier das Prinzip. In der Nachbehandlung wird unmittelbar postoperativ bereits die Kniemotorschiene eingesetzt und spätestens ab dem 5. Tag entlastendes Gehen unter Abrollen des Fußes erlaubt. Vollbelastung wird in der Regel erst nach 8–12 Wochen erreicht.

Fallbeispiel: Patientin J. B., 24 Jahre
Eine 24jährige Patienting (Abb. 1) erlitt bei einem Frontalzusammenstoß im PKW eine beidseitige supracondyläre Trümmerfaktur, rechtsseitig offen (AO Typ C3.3) und linksseitig mit intraartikulärer Condylenfraktur (AO Typ C3.2).
Beide Frakturen wurden primär 1 ½ Stunden nach dem Unfall durch überbrückend-elastische Plattenosteosynthese versorgt. Linksseitig wurde nach Rekonstruktion des Kniegelenkes eine Kondylenabstützplatte und rechtsseitig eine LC-DCP in überbrückender Technik montiert (Abb. 2). Unter frühfunktioneller Nachbehandlung mit beidseitigen Motorschienen und intensiven

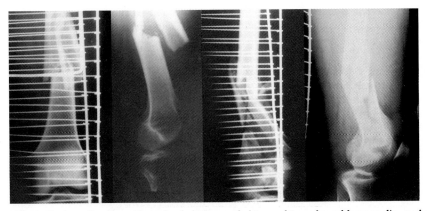

Abb. 1. Zweitgradig offene Oberschenkeltrümmerfraktur rechts und geschlossene dia- und supracondyläre Oberschenkeltrümmerfraktur links bei einer 24jährigen Patienten

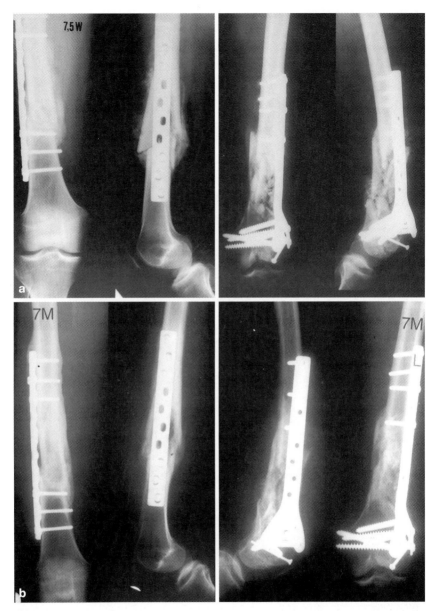

Abb. 2. a Frühzeitige Kallusbildung nach überbrückender-biologischer-elastischer Plattenosteosynthese beider Oberschenkel. **b** Nach 7 Monaten voll belastungsfähige Ausheilung beider Frakturen unter kräftiger Kallusbildung

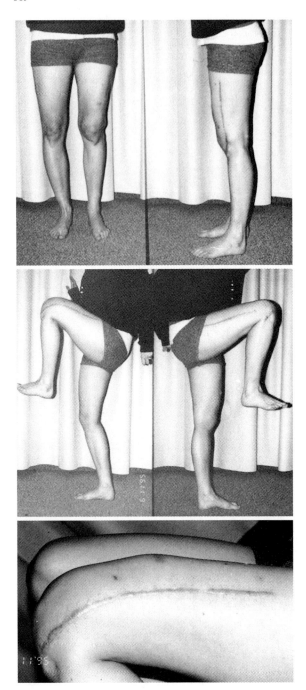

Abb. 3. Funktion 7 Monate nach beidseitiger suprakondylärer Oberschenkeltrümmerfraktur, durch überbrückende-biologisch-elastische Plattenosteosynthese versorgt. Rechts leichte Varusfehlstellung, links überschießende Kallusbildung

aktiven Übungen erlaubte der sich rasch entwickelte Kallus bereits nach 7 Wochen das Gehen an Unterarmgehstützen unter entlastendem Abrollen auf der linken Seite und Vollbelastung auf der rechten Seite. Die Nachuntersuchung nach 7 Monaten ergab eine freie Kniegelenksbeweglichkeit und volle, schmerzfreie Belastbarkeit. Am linken Oberschenkel hatte die überschießende Kallusbildung zu einer deutlich tastbaren Vorwölbung geführt, die im Rahmen einer Teilmetallentfernung abgetragen wurde. Rechts ist es zu einer leichten Varusfehlstellung gekommen, was als typische Komplikation bei für das überbrückende Osteosyntheseverfahren angesehen werden muß (Abb. 3).

Proximale Tibia

Bei metaphysären Trümmerbrüchen der proximalen Tibia sollte die Tibia nach Möglichkeit nicht als primäres Implantat eingesetzt werden. Das tatsächlich Ausmaß des Weichteilschadens ist in diesem Bereich primär nur sehr schwer einzuschätzen, so daß eine dauerhafte sichere Weichteildeckung der Platte nur schwer zu gewährleisten ist (Bach und Hansen 1989). Daher ist an der proximalen Tibia der Fixateur externe das Implantat der Wahl für die Primärversorgung. Bei Beteiligung des Tibiakopfes und Einstrahlen der Frakturlinien in das Kniegelenk sollte die Gelenkfläche durch interfragmentäre Zugschrauben sofort fugenlos reponiert werden. Frakturen mit langstreckigen Fragmenten in der Trümmerzone können optimal mit dem Fixateur externe zur Ausheilung gebracht werden (Stürmer et al. 1992). Nur bei kurzzstreckigen Trümmerzonen mit gestörter Vascularisation sollte nach eindeutiger Klärung der Weichteilsituation das Verfahren zur Plattenosteosynthese gewechselt werden.

Die Technik der Plattenosteosynthese ist auch hier biologisch-überbrückend-elastisch. Die Platte muß besonders am Tibiakopf sorgfältig vorgebogen werden, um Varus- oder Valgusfehlstellungen zu vermeiden. Bei begleitender Gelenkfraktur sind hier interfragmentäre Zugschrauben notwendig, während in der eigentlichen Trümmerzone keine Zugschrauben eingesetzt werden. Zur Deckung der Platte wird häufig gleichzeitig eine gestielte Muskelplastik des Gastrocnemius oder seltener ein distal gestielter Soleuslappen notwendig werden. Auch die vorübergehende Kombination von Platte und Fixateur hat sich an der proximalen Tibia sehr bewährt.

Trümmerbrüche der distalen Tibia

Auch für die distale Tibia gilt, daß bei metaphysären Trümmerbrüchen die Plattenosteosynthese nicht das Implantat der Primärversorgung ist. Auch hier kann der eigentliche Weichteilschaden primär nicht genügend eingeschätzt werden, so daß der Fixateur externe, meist in gelenküberbrückender Form, für die Erstversorgung das Implantat der Wahl ist. Die eigentliche metaphysäre Trümmerzone sollte keinesfalls eröffnet werden. Bei Gelenkbeteiligung sollte jedoch die Gelenkfläche bereits primär durch interfragmentäre Zugschrauben und Kirschnerdrähte sorgfältig rekonstruiert werden. Auch die Plattenosteosynthese der Fibula sollte am distalen Unterschenkel obligat sein, nach Möglichkeit bereits beim Ersteingriff.

Erst wenn die Weichteilverhältnisse eine sichere Weichteildeckung des Implantates garantieren, kann der Verfahrenswechsel vom Fixateur zur Platte vorgenommen werden. Bei unsicheren Verhältnissen an den Pin-Eintrittskanälen sollte ein Intervall mit Ruhigstellung in der Gipsschale bis zur Abheilung der Pin-Kanäle zwischengeschaltet werden. Auch bei metaphysären Trümmerbrüchen der distalen Tibia bleiben die Prinzipien der Plattenosteosynthese gleich: biologisch-überbrückend-elastisch.

Im Gelenkbereich bringen zusätzlich interfragmentäre Zugschrauben oder durch die Platte eingebrachte interfragmentäre Zugschrauben eine stabile Reposition der Gelenkfragmente. Die eigentliche Trümmerzone wird überbrückt, wobei die Platte nach Möglichkeit ohne Incision in diesem Bereich unter der Haut nach proximal durchgeschoben werden sollte, um sie dann dort mit 3 sicheren Corticalisschrauben am intakten Schaft zu fixieren. Wichtig ist ein sorgfältiges Vorbiegen der Platte, um Varus- oder Valgusfehlstellungen zu vermeiden. Auch an der distalen Tibia hat sich die vorübergehende Kombination von Platte und Fixateur sehr bewährt.

Die Nachbehandlung erfolgt frühfunktionell unter Mobilisation des Patienten, der den Fuß mit Hilfe von Unterarmgehstützen entlastend abrollt oder die Entlastung im Allgöwer-Gehapparat vornimmt. Bei Gelenkbeteiligung kann oft erst nach 12 Wochen bis zur Vollbelastung gesteigert werden.

Literatur

1. Bach AW, Hansen ST (1989) Plates versus external fixation in severe open tibial shaft fractures. A randomized trial. Clin Orthop Rel Res 241:89-94
2. Braten M, Terjesen T, Rossvoll I (1993) Torsional deformity after intramedullary nailing of femoral shaft fractures. J Bone Jt Surg 75-B:799-803
3. Heitemeyer U, Hierholzer G (1991) Indikation zur überbrückenden Plattenosteosynthese komplexer Femurfrakturen. Akt Traumatol 21:173-181
4. Kinast C, Bolhofner BR, Mast JW, Ganz R (1989) Subtrochanteric fractures of the femur. Results of treatment with the 95° condylar blade-plate. Clin Orthop Rel Res 238:122-130
5. Kleining R, Hax PM (1981) Die interne Überbrückungsosteosynthese ohne Reposition des Stückbruchbereiches als Alternative zur internen Fragmentfixation von Stückbrüchen nach anatomischer Reposition. Hft Unfallheilkunde 153:213-218
6. Lehmann U, Reif W, Hobbensiefken G, Seekamp A, Regel G, Sturm JA, Dwenger A, Schweitzer G, Mann D, Ellerbeck M, Tscherne H (1995) Der Einfluß der primären Frakturversorgung auf ein Schädel-Hirn-Trauma beim Polytrauma. Unfallchirurg 98:437-441
7. Pape HV, Regel G, Dwenger A, Sturm JA, Tscherne H (1993) Influence of thoracic trauma and primary femoral intramedullary nailing on the incidence of ARDS in multiple trauma patients. Injury 24, Suppl 3:83-103
8. Stürmer KM, Rack T, Neudeck F, Steinke F (1992) Weiteres Vorgehen nach Primärosteosynthese mit dem Fixateur externe am Tibiaschaft: Wie ausbehandeln - wann Verfahrenswechsel? Hft Unfallchirurg 230:932-940
9. Stürmer KM, Dresing K, Meeder PJ, Hanke J, Aufmkolk M, Boesing P (1993) Wandel bei der Osteosynthese pertrochanterer und subtrochanterer Femurfrakturen. Hft Unfallchirurg 232:99-121
10. Stürmer KM (1993) Measurement of intramedullary pressure in an animal experiment and propositions to reduce the pressure increase. Injury 24, Suppl 3:7-21
11. Wenda K, Degreif J, Runke M, Ritter G (1994) Zur Technik der Plattenosteosynthese des Femurs. Unfallchirurg 97:13-18
12. Wenda K, Runkel M, Rudig L (1995) Die „durchgeschobene" Kondylenplatte. Unfallchirurgie 21:77-82
13. Wenda K, Runkel M, Rudig L, Degreif J (1995) Einfluß der Knochenmarkembolisation auf die Verfahrenswahl bei der Stabilisierung von Femurfrakturen. Orthopäde 24:151-163
14. Winquist RA, Hansen ST, Clawson DK (1984) Closed intramedullary nailing of femoral shaft fractures. A report of five hundred and twenty cases. J Bone Jt Surg 66-A:529-539
15. Wolf H, Schauwecker F, Tittel K (1984) Rotationsfehler nach Marknagelung des Oberschenkels. Unfallchirurgie 10:133-136

Hybrid-Ringfixateur – eine sinnvolle Ergänzung?

L. Kinzl und G. Suger

Abteilung für Unfallchirurgie, Hand-, Plastische- und Wiederherstellungschirurgie,
Chirurgische Universitätsklinik, Steinhövelstraße 9, D-89070 Ulm

Einleitung

Die Strategie einer Frakturversorgung wird bestimmt durch das gesamtheitliche Verletzungsmuster eines Patienten, die Frakturlokalisation sowie die lokalen Begleitverletzungen.

Versorgungsziel ist die Durchführung „biologischer Osteosynthesen" unter Schaffung günstiger biomechanischer Bedingungen im Bereich der Frakturzone. Die Vorteile externer Stabilisationsverfahren, insbesondere die der Ringsysteme, liegen in einer minimalinvasiven Fixationstechnik des Knochens durch vorgespannte 1,8–2 mm dicke Drähte bzw. Schanzsche Schrauben.

Allgemeine Akzeptanz findet heute die primäre externe Stabilisation bei metaphysären Frakturen mit begleitendem gravierenden Weichteilschaden, wobei sich am zumeist betroffenen distalen Unterschenkel gelenksüberbrückende Montagen oft kaum vermeiden lassen.

Im weiteren Verlauf sollte dann stets die frühzeitige interne Frakturstabilisierung nach Weichteilerholung angestrebt und das temporär ruhiggestellte Gelenk feigegeben werden.

Bei protrahiertem Heilungsverlauf von seiten der Weichteile oder fehlender Sanierungsmöglichkeit durch weichteilplastische Maßnahmen allerdings wird man vereinzelt gezwungen sein, im Fixateur auszubehandeln.

Die nachteiligen Folgen einer längeren Gelenksimmobilisation durch die primär schnell und technisch einfach montierbaren, gelenksüberbrückenden unilateralen Fixationssysteme lassen sich dann vermeiden durch sekundären Umbau dieser Montagen in Hybridsysteme.

Dabei gelingt die sichere Fixation auch kleiner metaphysärer bzw. gelenksbildender Knochenfragmente über die in einem Ring vorgespannten, gegenläufig mit Oliven besetzen Drähte. Der in dieser Weise sekundär durch das Ringsystem adaptierte Gelenksblock ist dann anschließend mit den während der Primärversorgung diaphysär montierten Anteilen des unilateralen Fixateurs zu verbinden, wodurch in der Regel ein belastbarer „Hybrid" entsteht.

Auch wenn die bisherigen, vereinzelt erschienenen Darstellungen sowie unsere eigenen erreichten klinischen Erfolge mit Hybrid-Ringfixateursystemen überzeugen, gingen wir in einem Modellversuch den mechanischen Auswirkungen nach, die sich zwanghaft ergeben müssen aus der Kombination von unilateraler Fixation und zentraler Knochenfixation im Ring.

Material und Methodik

An einem Knochenmodell der Tibia wurden ein 10 mm großer Defekt in Schaftmitte durch eine Standard Vier-Ringmontage unter Verwendung von 1,8 mm Drähten stabilisiert.

Die Drahtlage wurde entsprechend der klinisch relevanten Topographie in den verschiedenen Ringebenen angeordnet.

Zur Drahtfixation wurden speziell konstruierte Drahthalterungen verwandt, die über einen Drehmechanismus stufenloses Lockern und Nachspannen der einzelnen Drähte erlaubte.

Um den Einfluß unbemerkter Pinlockerungen auf die Steifigkeit auszuschließen, wurden die Drahthalterungen mit Ringdruckaufnehmern armiert, was die fortwährende Überprüfung der Drahtspannung gewährleistete.

Aufgezeichnet wurden die aktuellen Drahtspannungen auf den verschiedenen Ringebenen sowie deren Veränderungen unter konstanter axialer Belastung. Zur Registrierung der Knochensegmentbewegung diente eine kontaktfreie ermittelte Koordinationsformation unter Zuhilfenahme eines Lasersystems.

In einem ersten Versuchsansatz wurden verschiedene Drahtlockerungen in unterschiedlichen Ringebenen durch Reduktion der Drahtspannung simuliert und deren Einfluß auf die Spaltbewegung und damit das Steifigkeitsverhalten des Fixateurs untersucht.

In einer zweiten Montage wurden die proximalen gelenksnahen Drähte durch Schanzsche Schrauben ersetzt und damit ein Hybridringfixateur geschaffen.

Zusammenfassende Darstellung der Ergebnisse

Drahtlockerungen an Vier-Ring-Standardmontagen auf 50% der applizierten Vorspannung hatten bei axialer Belastung eine Zunahme der axialen Belastung um 20% zur Folge.

Seitbewegungen geringeren Ausmaßes traten nur bei isolierten diaphysären Lockerungen auf.

Die kombinierte Anwendung von diaphysärer unilateraler Fixation über Schanzsche Schrauben mit einem, den Knochenabschnitt zentral fixierenden Ring ergaben deutliche Veränderungen im mechanischen Verhalten der Gesamtmontage. So nahmen die Kippbewegungen der fixierten Segmente deutlich zu, gefolgt von Scherbewegungen am Defektspalt.

Diese seitlichen Bewegungen der Knochensegmente ließen sich durch das Einbringen von spaltnahen, gegenläufigen Olivendrähten oder Schanzschen Schrauben kompensieren.

Diskussion

Während limitierte axiale Bewegungen die Knochenheilung günstig zu beeinflussen scheinen, gilt als sicher, daß Scherbewegungen die Osteogenese behindern. Beim Ilizarov-Ringfixateur wird dieses erwünschte axiale Teleskoping durch elastische Verbiegung der vorgespannten Drähte unter Belastung ermöglicht, wobei allerdings klinisch die fortwährenden Relativbewegungen zwischen Drähten und Weichteilen zu unerfreulichen Irritationen mit Schmerzen, Pininfekten und Lockerungen führen können.

Hybridmontagen vermögen aufgrund der nachweisbaren Systemversteifung die axialen Translationsbewegungen unter Belastung deutlich zu reduzieren, was sich letztlich günstig auf die Weichteile auswirken muß.

Die vermehrt auftretenden Scherkräfte an der Fraktur lassen sich kompensieren durch die Montage eines zusätzlichen frakturnahen Drahtes, der mit einer der Kipprichtung entgegengesetzt gerichteten Olive besetzt ist.

Unter Beachtung dieser speziellen Montagetechniken erweisen sich Hybrid-Ringfixateure als sinnvolle Montagevarianten für die Ausbehandlung metaphysärer Frakturen mit gravierendem Weichteilschaden, vornehmlich am Unter- bzw. distalen Oberschenkel.

Zusammenfassung

Der Einsatz des Ringfixateurs als Erstimplantat wird limitiert durch den intraoperativ hohen technischen und zeitlichen Aufwand der derartigen Montagen.

Waren im Rahmen der Primärversorgung gelenksüberbrückende unilaterale Fixationssysteme notwendig und können diese aus zwingenden Gründen nicht durch eine interne Fixation abgelöst werden, so kann die sich ungünstig auswirkende, länger anhaltende Gelenksimmobilisation durch Umbau der Primärmontage in ein Hybrid-Ringsystem aufgehoben werden.

Dabei lassen sich die metaphysären Frakturbereiche sicher und stabil mit einem Drahtringsystem stabilisieren und der in dieser Weise wiederhergestellte Gelenksblock mit dem in der Diaphyse verankerten unilateralen Fixateursystem verbinden.

Literatur

1. Colhoun JH, Li F, Ledbetter BR, Gill CA (1991) Biomechanics of Ilizarov for fracture fixation. Trans Orthop Res Soc 16(2):439
2. Claes L, Reinmüller J, Dürselen L (1987) Experimentelle Untersuchungen zum Einfluß der interfragmentären Bewegungen auf die Knochenheilung. Hefte zur Unfallheilkunde 189:53–57
3. Dürselen L, Claes L, Wilke HJ (1991) Berührungsloses Messen kleiner Translationen und Rotationen in allen Freiheitsgraden. Biomed Technik 36:238–252
4. Fleming B, Paley D, Kristiansen T, Pope M (1989) A biomechanical analysis of the Ilizarov external fixator. Clin Orthop 241:95–105
5. Kenwright J, Goodship AE (1989) Controlled mechanical stimulation in the treatment of tibial fractures. Clin Orthop 241:36–47
6. Paley D (1990) Problems, obstacles, and complications of limb lengthening by the Ilizarov technique. Clin Orthop 250:81–104

Fixation of Supra- and Intracondylar Fractures with Monobloc Maconor Balde-Plate (119 Cases)

J. Y. Nordin, L. Savary, Ph. Bellemere, A. Dinh, Ph. Plante-Bordeneuve and A. Coros

Hôpital de Bicetre, Université de Paris IX, 78, rue du Général Leclerc, F-94270 Kemlin Bicetre Cedex

Abstract

From April 1974 to March 1994 we fixed 119 post-traumatic recent fractures of the lower extremity of the femur by monobloc Maconor blade-plate on 116 patients. Most of them have been operated on during the first post-traumatic day. The device and the operative technique are here described. 116 patients (62 men, 64 women) have been treated. 20 patients had other traumatic lesions of the same limb. From the 119 fractures, 27 were open: 15 type II classification Cauchoix-Duparc. We deplored 7 post operative deaths on old patients, and 2 septic complications. By our agressive attitude of precocious reoperations (22.7%) we avoid malunions and nonunions, and get functional (81.9%) and anatomical (93.8%) satisfactory results using Vives and all criteria.

From April 1974 to March 1994 we fixed 119 post-traumatic recent fractures of the lower femur by monobloc Maconor blade-plate. Metastatic or unicondylar fractures and correction of malunions have been not included in this series. In our department fixation of these fractures is almost systematic to get anatomic reduction, early knee's mobilisation, easier nursing of oldest patients and to reduce the in patient duration. During the same period we treated 8 fractures conservatively and, over the past few years, 17 compound epiphyseal fractures have been operated on by fixation with Chrion-Utheza screw-plate.

The aim of the study is to expose the operative technique, the complications and the results of this monobloc blade-plate fixation.

Operative Technique

During this period we used two different types of Maconor monobloc blade-plate: until 1987 the Maconor I offered a choice of three angles between the blade and the plate (90, 100 and 110 degrees) (Fig. 1) allowing an automatic correction of errors in varus or valgus keeping the same way for the blade in the condyles, changing only the angulation of the device; after this date with the unique 95 degrees Maconor II the blade has to be parallel to the femoro-tibial joint. For each blade-plate we have different lengths of blades and plates.

The blade has a hole in its longitudinal axis; the blade is guided by a pin precisely placed in the condyles using of a template put against the lateral cortex of the distal femur (Fig. 2). The position of the pin is controlled on by X-rays. The blade's way is prepared by a cisel of the same shape conducted by the pin after drilling. The anterior and posterior points of penetration of the blade must be drilled if the bone is tough.

The right point of penetration of the blade and the unique way to put the blade, without error in the three planes, need a well trained surgeon, but has been done by 15

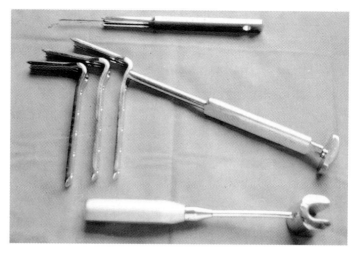

Fig. 1. Maconor 1 monobloc blade-plate. Three angles blade-plates (90°, 100° und 110°), holder, pin and driver cisel preparing the blade's way

different operators including senior (J. Y. N.). This can be difficult in case of complex fractures of the meta or epiphyseal areas.

The operation is usually carried on the day of the trauma. The patient lies exactly in lateral position on ordinary operating table to avoid rotational malposition. The approach is usually lateral, but in a few first cases, an osteotomy of the anterior tibial tuberosity has been done. First the epiphyseal fragments are reduced and fixed by pins then screwes, keeping caution to let free the blade's way. The pin is placed with the

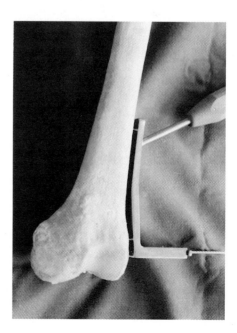

Fig. 2. Maconor 2 monobloc blade-plate. 95° blade-plate and its template

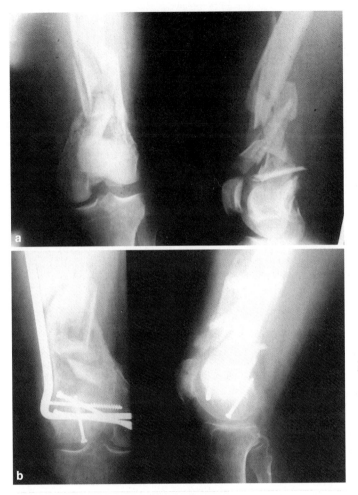

Fig. 3a, b. X-rays of a 45-year old alcoholic cyclist man. Traffic accident. Fixation by 100° blade plate and screws of a complex supra and intracondylar fracture. Consolidation at 120th days with a moderate result

template and its position is controlled. A-P and profile per operative X-rays. Then the blade is put in the condyles after preparation and the plate fixed on the shaft. We control the position so not to have recurvatum, flexum and rotation of the epiphysis, and respect of the length and alignment of the limb. To preserve the vascularisation of the methaphyseal fragments we do not search their anatomic reduction (Fig. 3). Iliac bone autografting is rarely done in emergency. In 11 old patients, with very osteoporotic bone we added acrylic cement (Fig. 4). Prophylactic antiobiotherapy and anticoagulotherarpy were routinely given.

The strong blade-plate's fixation allows on the second post-operative day an early routine physiotherapy and C.P.M. If the knee's motion was less than 80°, some patients were readmitted on the fourth week for early mobilisation of the knee, usually under general anesthesia.

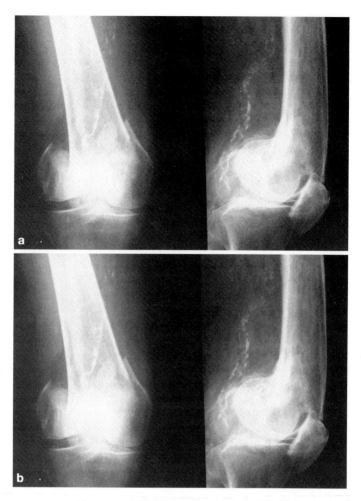

Fig. 4a, b. Radiographs of a 78-year-old woman with osteoporotic bone treated by blade-plate and cement to reinforce the fixation

Patients

We operated on 116 patients, 3 bilateral cases, 119 fractures. The were 54 women (40 of them aged more than 65 years old), and 62 men, mainly suffering traffic or work accident.

We classified our fractures in 4 different types:

- simple supracondylar: 34.4%
- complex supracondylar: 33.6%
- supra and intracondylar: 28.4%
- (teenager):   3.6%

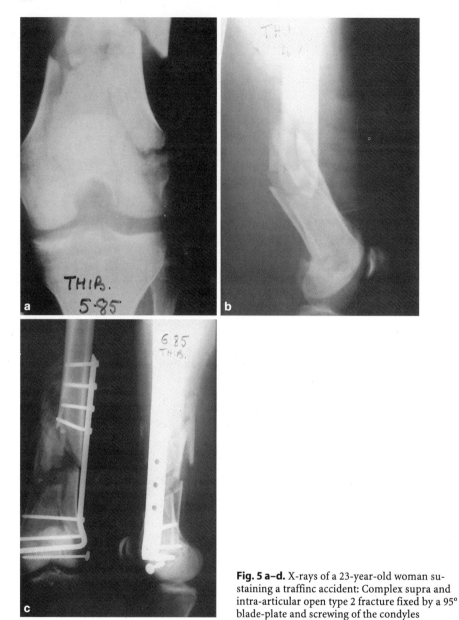

Fig. 5 a–d. X-rays of a 23-year-old woman sustaining a traffinc accident: Complex supra and intra-articular open type 2 fracture fixed by a 95° blade-plate and screwing of the condyles

Twenty seven fractures were open: 12 type I, 15 type II in Cauchoix-Duparc classifiaction (Fig. 5).

Twenty patients, mainly young men, had other traumatic lesions of the same limb (knee, leg, ankle, foot fractures or sprains), with 3 peroneal nerve palsy. In case of associated vascular lesion we do not use Maconor blade-plate but external fixator; so these patientes are excluded from this study.

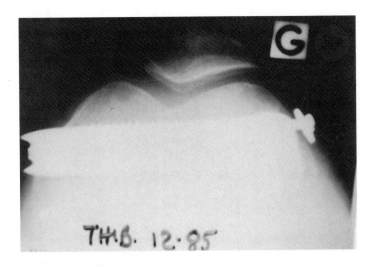

Fig. 5d

Complications

General complication:
We deplored 7 deaths in patients older than 85 years during the 2 post-operative months, and 3 symptomatic thrombophlebitis, without sequella, associated in one case with a non fatal pulmonary embolism.

Local complications (22.7%):
- one aseptic hematoma surgically evacuated on the tenth day
- two septic complications: the first was a septic hematoma operated at the sixth day with recurrence of infection treated elsewhere by external fixation; the second a late infection after healing of the fracture and was treated by removal of the device and a few months later by sequestrectomy
- eight patients with a non satisfactory fixation (1 iatrogenic fracture, 1 incorrect reduction of a condylar fragment, 6 errors in alignement or rotation) have been reoperated before the 45th day. There were no change of the blade's way in 7 cases. Iliac bone autografts were associated in the same time for 5 of the 8 patients
- thirteen other iliac grafts, sometimes by medial approach (Fig. 6), were done between the second and the fifth months when nonunion could be suspected. In ten of them, there were a bone defect or a medial comminution and 4 were type II open fractures. Bone healing, without infection was observed in 3 months for all cases, except one delayed to six months
- one iterative fracture or a tight nonunion with pain and breakage of the blade plate occured eighteen months after fixation and was observed after the fall of a 77 years old woman; full weight bearing was allowed after new blade plate with cement
- thirteen patients had some pain in the cutaneous surface of the medial condyle due sometimes to the use of a too long blade, to prevent loosening in osteoporotic cancellous bone
- one young patient had an arthrolysis to recover 100 degrees of knee's flexion; according Judet's technique

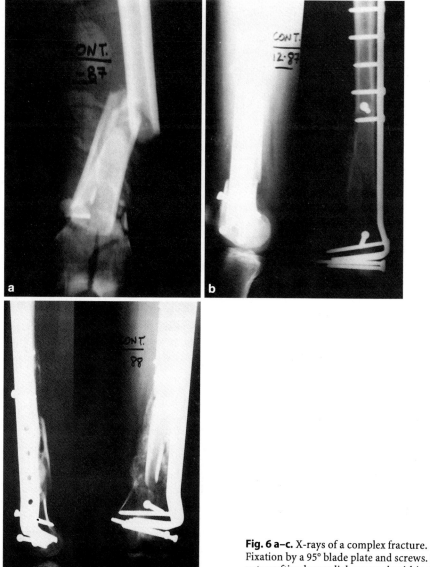

Fig. 6 a–c. X-rays of a complex fracture. Fixation by a 95° blade plate and screws. Iliac autografting by medial approach within the third month. Consolidation at 6 months. Very good result

- No amputation, no septic nonunion and only one iterative or tight nonunion, previously mentioned, has been observed in this series.

Table 1. Functional results (Vives and co-authors)

Very good:	painless, normal walking, no laxity, flexion > 120°
Good:	meteorological pain, normal walking, no laxity, flexion > 90°
Moderate:	effort pain, minor laxity, flexion between 60° and 90°
Poor:	frequently painful, laxity, flexion > 60°, extension lag > 15°

Clinical Results

Seven patients were died during the two post-operative months and 16 (18 knees) were lost to follow up; so 94 knees had 6 months or more follow-up:

- 68 recovered good function, painless, with knee's motion from 0 to 120 degrees, sometimes after mobilisation under anesthesia.
- 11 (10 osteoarthritis and 1 poliomyelitis), 8 patients almost bedridden, had the same fonction than pre-operative.
- 15 had a less satisfactory result; 8 of them on patients having associated bone or articular lesions, or and peroneal nerve palsies:
  10 flexion between 90 and 100 degrees (1 after Judet's procedure), 2 reached 80 and 2 others 70 degrees.
  2 passive lag of extension of 5 degrees and 3 of 10 degrees.

Using Vives and all (15) criteria (Table 1) we had for 83 knees: 68 very good, 10 good and 5 moderate results.

Radiological Results

X-rays examination has been done on 98 knees after healing. According to Vives and all [15] anatomical criteria (Table 2) we had 92 very good and good results, 8 of them had been obtained after early reoperation within the 45 post-operative days, and 3 moderate and 3 bad results. We reoperated 2 malunions in young patients at 7th and 15th months; they are classified as bad results.

Discussion

1. At the opposite to Schatzker and Lambert [13], we believe that fixation is the best treatment for these fractures, even for the oldest patients. This can be compared to fractures of the uper extremity of the femur.

Table 2. Anatomical results (Vives and co-authors)

Very good:	anatomical alignment
Good:	frontal deviation > 6°, sagittal < 11°
Moderate:	frontal deviation < 11°, sagittal < 16°
Poor:	frontal deviation < 11°, sagittal > 16°, rotation > 20°

2. According to Benum [2] and others [15] we use cement into the diaphysis and sometimes metaphyseal area to strengthen the fixation in very osteoporotic bone.
3. We do not use in emergency, during the first operation, iliac bone grafting as Vives and all [15] do. We prefer to reoperate some weeks later to avoid loosening of the grafts by resorption or infection.
4. The choice of the device for fixation has been debated. We want to have a strong and rigid fixation by monobloc blade-plate [1, 10, 15]; we do not recommand the Zickel [8] nail or Rush [14] pin fixation. We have no experience in this type of fractures with Grosse-Kempf [7,16] interlocking nailing, or Derby [11] intramedullary nail. Recently a short experience with the G.H.S [5] intramedullary nail introduced by the intercondylar notch has been reported. The AO blade-plate [9] has the same principles than the Maconor II but its placement in the condyles without pin guide is less precise. The screw-plates: Judet et Letournel [6], dynamic condylar [12] or lag screw [4], Chiron-Utheza [3] are less traumatic to repair intracondylar compound fracture than the blade-plate; some of them can give a valgus reduction or an impingement on the lateral side of the knee. Over the past few years we prefer to use well designed Chiron-Utheza condylar screw-plate in difficult complex intraarticular fractures.
5. Using the Maconor blade-plate, with early operations within the first 48 hours, we avoid amputation, non or malunion. This surgery was done by more than 15 operators, some of them by the senior author. 22.7% of the patients had reoperations but without infection. By our agressive attitude we obtained in our series funtional (81.9%) and anatomical (93.8%) satisfactory results.

References

1. Asenico G (1989) Les fractures de l'extrémité inférieure du fémur. Table ronde de la Sofcot. Rev Chir Orthop Suppl No. 1 75:168-183
2. Benum P (1987) The use of bone cement as an adjunct to internal fixation of supra condylar fractures of osteoporotic femurs. Acta Orth Scand 48:52-56
3. Chiron Ph (1995) Fractures récentes de l'extrémité inférieure du fémur. Cahiers d'Enseignement de la Sofcot. Conférences d'Enseignement. Expansion Scientifique, Paris 147-165
4. Giles JB, Delee JC, Heckman JD, Keever JE (1982) Supra condylar intercondylar fractures of the femur treated with a supra condylar plate and lag screw. J Bone Joint Surg 64A:864-870
5. Henry S, Trager S, Green S, Seligson D (1995) Management of supra condylar fractures of the femur with the GHS intramedullary nail: preliminary report. J Arthroplasty 10 (1):40-42
6. Honnart F et Jouan JP (....) La vis plaque dans le traitement des fractures de l'extrémité inférieure du fémur. A propos de 105 cas. Actual de Chir Corthop (Hôpital Raymond Poincaré) sous la direction du Pr R. Judet. Masson Editeur, Thome XII:52-57
7. Leung KS, Shen WY, So WS et coll (1991) Interlocking intramedullary nailing for supracondylar and intercondylar fractures of the distal part of the femur. J Bone Joint Surg 73:332-340
8. Joseph FR (1982) Evaluation of Zickel TM supracondylar fixation device. Clin Orthop 169:190-196
9. Merchan ECR, Maetsu PR, Blanco RP (1992) Blade plating of closed displaced supracondylar fractures of the distal femur with the AO System. J Trauma 33 (2):174-178
10. Nordin JY (1989) L'ostéosynthèse préoce de principe des fractures de l'extrémité inférieure du fémur. Rev Chir Suppl. No 1, 75:180-181
11. Papiagannopoulos G, Clement DA (1987) Treatment of fractures of the distal third of the femur. A prospective trial of the Derby intramedullary nail. J Bone Joint Surg 69B:67-70
12. Sanders R, Regazzoni P, Reudi T (1989) Treatment of supracondylar - intercondylar fractures of the femur using the dynamic condylar screw. J Orthop Trauma 3:214-222

13. Schatzker J, Lambert DC (1979) Supra condylar fractures of the femur. Clin Orthop relat Res 138:77–83
14. Shelbourne KD, Brueckmann FR (1982) Rush-pin fixation of supracondylar and intercondylar fractures of the femur. J Bone Joint Surg 64A:161–169
15. Vives P, Graffuri JG, De Lestang M, Dorde T, Collet LM (1981) Etude critique et résultats de 86 fractures de l'extrémité inférieure du fémur traitées par lame plaque monobloc. Rev Chir Orthop T67, No 4:p 451–460
16. Wu CC, Shih CH (1992) Treatment of femoral supracondylar instable comminuted fractures comparisons between pleting and Grosse-Kempf interlocking nailing techniques. Arch Orthop Surg 111 (4):232–236

Die Rolle des Wadenbeines bei Schienbeintrümmerbrüchen

K. Weise

Klinik und Poliklinik für Unfall- und Wiederherstellungschirurgie, Chirurgische Klinik III, Universität Leipzig, Liebigstraße 20a, D-04103 Leipzig

Einleitung

Über die biomechanische Bedeutung der Fibula für die Behandlung von Unterschenkelfrakturen existieren außerordentlich kontroverse Ansichten. Das Spektrum der Meinungen zur Frage einer Notwendigkeit, das Wadenbain osteosynthetisch zu versorgen, reicht von deren völliger Ablehnung bis zur dringenden Empfehlung derselben. Gegner der Stabilisierung von Fibulafrakturen führen ins Feld, diese könne eine „Sperrwirkung" an der Tibia ausüben und dadurch zu einer Störung der Knochenbruchheilung im Schienbeinbereich beitragen. Befürworter einer primären Plattenosteosynthese am Wadenbein verweisen auf den positiven Effekt dieser Maßnahme im Hinblick auf die Gesamtstabilität des Unterschenkels. Zwischen diesen beiden Extremen bewegt sich die Mehrzahl der Meinungen namhafter Unfallchirurgen, indem die Auffassung vertreten wird, eine Anzeige zur Fibulaosteosynthese sei im Einzelfall abhängig zu machen von der Lokalisation und Komplexizität der Tibiafraktur und dem Ausmaß des begleitendem Weichteilschadens.

Gotzen [1] hat 1978 in einer Publikation über die Bedeutung der Fibula für die Stabilität der Plattenosteosynthesen an der Tibia konstatiert, daß die Kontinuitätswiederherstellung des Wadenbeines eine abstützende Säule sowie ein zugfestes Element für das gesamte Gefüge darstelle. Aufgrund der Stabilität des Wadenbeines sowie fester proximaler und distaler Bandverbindungen zwischen den beiden Unterschenkelknochen ergebe sich eine stabile Rahmenkonstruktion. Basierend auf experimentellen Untersuchungen kann er nachweisen, daß bei medialer Implantatlage an der Tibia durch die Plattenosteosynthese der Fibula ein Stabilitätszuwachs von 160% erzielt wird. Die Biegebeanspruchung des Schienbeins sowie schädliche interfragmentäre Bewegungen gehen auf 39% zurück. Gotzen empfiehlt daher eine begleitende Stabilisierung von Fibularfrakturen bei Defekten, ausgedehnter Trümmerfrakturen und Pseudarthrosen, aber auch bei Quer- und kurzen Schrägfrakturen des Schienbeins, insbesondere wegen des Fehlens fester knöcherner Druckaufnahmeflächen.

Anläßlich eines Symposiums über den Fixateur externe bei Frakturen ohne wesentlichen Weichteilschaden, abgehalten 1985 in Essen, gibt Stürmer [9] an, daß etwa in 20% aller Unterschenkelfrakturen eine begleitende Fibulafraktur zu versorgen sei. Muhr [7] verweist auf dieser Veranstaltung darauf, daß man bei Unterschenkelfrakturen die Fibula ins Behandlungskonzept einbeziehen müsse. Bei einem Trümmerbruch seien Situationen denkbar, wo bei liegendem Verriegelungsnagel und früher Belastung ein Implantatbruch auftreten könne. Kuner [4] führt in diesem Zusammenhang aus, daß bei isolierten Tibiafrakturen eine Sperrwirkung der Fibula bekannt sein, deswegen in seiner Klinik nur in 5-10% der Fälle eine Osteosynthese am Wadenbein erfolge. Dies sei nur bei Frakturen im Bereich des distalen tibiofibularen Gelenks, nicht aber bei Brüchen im Schaftanteil erforderlich. Weller [13] dagegen billigt der Fibulaosteosynthese jenseits des mittleren Drittels eine ganz erhebliche Bedeutung für die Gesamtstabilität des Systems bei relativer Indikation für den Verriegelungsnagel der Tibia zu.

Schmit-Neuerburg sieht bei distalen Unterschenkelfrakturen einen großen Vorteil durch die stabilisierte Fibula und zitiert eine Untersuchung von Nicole, der bei intaktem Wadenbein eine Pseudarthrosenrate von 9%, bei Fraktur beider Knochen eine solche von 28% beschreibt. Muhr [7] verweist ergänzend darauf, daß ein positiver Effekt der Wadenbeinstabilisierung besonders bei instabilen Unterschenkelfrakturen im distalen Bereich verbucht werden könne.

Lugger [5] hält das Wadenbein für den „warnenden Finger der knöchernen Schienbeinheilung", während de Palma [in 5] bei der Behandlung von Unterschenkelfrakturen das Wadenbein unbeachtet läßt nach dem Motto: „unsere ganze Aufmerksamkeit ist auf das Schienbein zu richten". Weise [11] führt in einer Übersichtsarbeit über die Bedeutung der Fibula bei Unterschenkelfrakturen und -pseudarthrosen 1985 aus, daß diese um so größer sei, je ungünstiger die Weichteilsituation bzw. die Instabilität der Fraktur an der Tibia. Insbesondere bei offenen Frakturen sei eine primäre Osteosynthese der Fibula angezeigt, um die Gesamtinstabilität des Systems zu erhöhen und damit möglichen Komplikationen bis hin zum Infekt präventiv entgegenzuwirken.

Indikationen zur Fibulaosteosynthese bei Schienbeintrümmerbrüchen

In der Berufgenossenschaftlichen Unfallklinik Tübingen über einen größeren Zeitraum gesammelte Erfahrungen mit der Fibulaosteosynthese haben den positiven Effekt dieser Maßnahme bei geeigneter Indikationsstellung aufgezeigt. Gleichzeitig wurde bei einer Vielzahl von Patienten auf einer großen septischen Station dieser Klinik der nachteilige Effekt einer Fibulaosteotomie bei gestörter Heilung mehr oder weniger infizierter Tibiafrakturen registriert. Der durch eine solche Maßnahme bedingte Verlust an Stabilität führt nicht selten zur Exazerbation des entzündlichen Geschehens. Die primäre Stabilisierung des gebrochenen Wadenbeines bei Unterschenkelbrüchen wird daher für alle jene Situationen als Standard angesehen, bei welchen infolge erheblichen Weichteilschadens oder einer langstreckigen Trümmerzone an der Tibia Komplikationen befürchtet werden müssen. Während die Fibulaosteosynthese bei Frakturen im distalen Unterschenkeldrittel wegen der möglichen Auswirkungen auf das obere Sprunggelenk als Standard anzusehen ist, wird ein derartiges Vorgehen bei Frakturen im mittleren Drittel vielerorts als entbehrlich, wenn nicht gar als schädlich betrachtet. Daß eine exakte Wiederherstellung von Länge und Rotation der Fibula bei Trümmer- bzw. Defektfrakturen des Schienbeins erhebliche Vorteile bei der Reposition und darüberhinaus eine beträchtliche Erhöhung der Gesamtstabilität des Rahmensystems Unterschenkel bietet, wird dabei regelmäßig vernachlässigt [10]. Ganz besonders beim gravierenden Weichteilschaden, welcher häufig ventromedial im mittleren oder distalen Drittel gelegen ist, zeigt sich die osteosynthetische Versorgung der Fibula von großem Wert. Nach Faszienspaltung beim Kompartmentsyndrom mit parafibulärer Dekompression bietet sich die Plattenosteosynthese der Fibula „auf dem Rückzug" geradezu an.

Schlagwortartig zusammengefaßt ist eine gute Indikation zur Stabilisierung des Wadenbeines immer dann gegeben, wenn im mittleren, mehr noch im distalen Unterschenkeldrittel eine komplex instabile Tibiafraktur mit mittelschwerem oder ausgedehnten

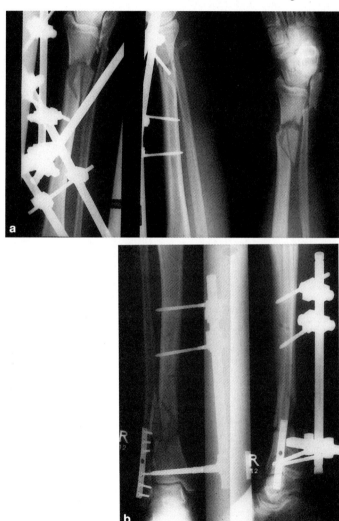

Abb. 1. a Patient mit OIII-Fraktur beider Unterschenkel im Rahmen eines Polytrauma. Rechts Fraktur 43. A2.3 nach AO-Klassifikation mit ausgedehntem, vorwiegend ventral gelegenem Weichteilschaden. Primärversorgung mit gelenküberbrückendem Fixateur externe nach umfassendem Debridement. **b** Weichteilsanierung nach Konditionierung des Wundgrundes mit Hautersatzmaterial nach 10 Tagen; in gleicher Sitzung Osteosynthese der Fibula und Umsetzung des Fixateur externe (auf Tibia begrenzt). Kein Verfahrenswechsel zur internen Osteosynthese

Weichteilschaden vorliegt. Im einzelnen wird die Fibulaosteosynthese daher für nachstehende Indikationen empfohlen:

1. Langsteckige Trümmerfrakturen bzw. 2-Etagenfrakturen der Tibia im mittleren bzw. distalen Unterschenkeldrittel (Frakturen 42.C1–C3 nach AO-Klassifikation).
2. Trümmerfrakturen des Unterschenkels im supramalleolären Abschnitt mit/ohne Beteiligung des oberen Sprunggelenkes (Frakturen 43.A2 + A3 sowie die B- und C-Frakturen dieser Region) (Abb. 1).

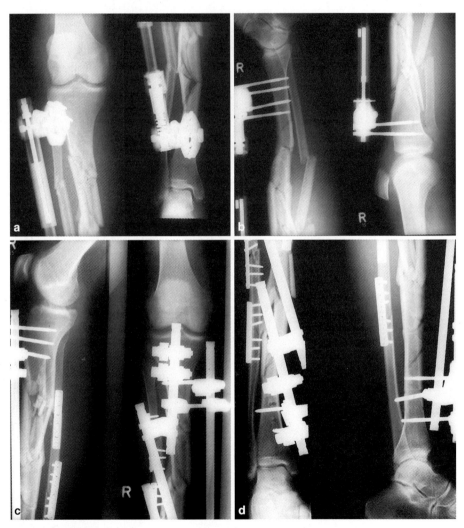

Abb. 2. a, b Polytraumatisierter Patient u.a. mit langstreckiger Trümmerfraktur der Tibia (G2-Fraktur mit drohendem Kompartmentsyndrom 42. C3.3 nach AO-Klassifikation). Unzureichende Primärversorgung mit unilateralem Fixateur externe bei mangelhafter Reposition und verbliebener Instabilität. **c, d** 4 Tage p.tr. Umsetzung des Fixateur externe mit Stabilisierung der 2-Etagenfraktur der Fibula zur Einstellung der Länge und Rotation des Unterschenkels; beginnende knöcherne Heilung 8 Wochen nach diesem Zweiteingriff. Sehr gute Funktion der angrenzenden Gelenke, Teilbelastung

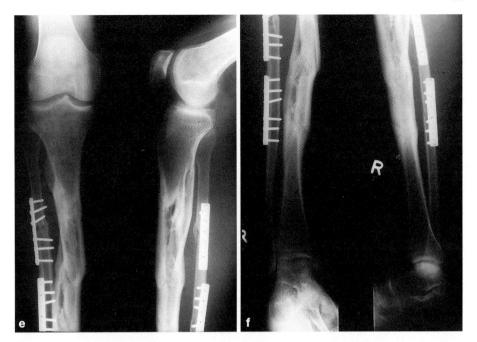

Abb. 2 e, f. 16 Wochen p. tr. Entfernung des Fixateur externe bei vollständigem knöchernem Durchbau der Fraktur, Vollbelastung mit Unterschenkel-Einsteckschiene bei freier Gelenkfunktion

3. Tibiafrakturen im distalen bzw. mittleren Drittel mit höhergradigem geschlossenem oder offenem Weichteilschaden (Abb. 2).
4. Defektfrakturen der Tibia mit der Notwendigkeit einer späteren Fibula-pro-Tibia-Operation bzw. Segmentverschiebung (Abb. 3)

Diese Indikationsliste enthält nicht die Stabilisierung der Fibulafraktur im proximalen Drittel bzw. die Versorgung des begleitenden Wadenbeinbruches bei Tibiafrakturen im proximalen Abschnitt.

Osteosynthesetechnik

Als geeignete Implantate stehen die 1/3 Rohr-Platte und die 3,5 mm-LCDCP zur Verfügung. Ziel der Osteosynthese ist stets die exakte Wiederherstellung von Länge und Rotation des Unterschenkels. Bei einfachen Wadenbeinbrüchen wird entsprechend des Frakturverlaufs mit Zugschräubchen bzw. interfragmentärer Kompression gearbeitet. Mehrfragment- bzw. Trümmerbrüche müssen überbrückend stabilisiert werden. In solchen Fällen können sich Längenwiederherstellung und die Fixierung in korrekter Rotation schwierig gestalten. Je instabiler der Bruch des Wadenbeins, um so eher bietet sich der Einsatz einer 3,5 mm LCDC-Platte an. Im distalen Abschnitt des Wadenbeines trägt die 1/3 Rohr-Platte allerdings weniger auf. Die Platten sollten aus anatomischen und biomechanischen (Rahmensystem) Gründen eher laterodorsal angelegt werden.

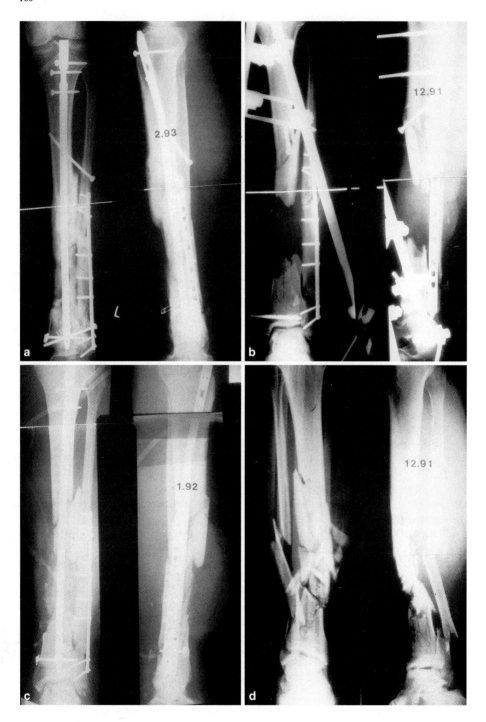

Gelingt kein primärer Weichteilverschluß, so kann die Platte mit örtlichem Muskelgewebe bedeckt und eine temporäre offene Wundbehandlung mit einem Hautersatzmaterial (z.B. Epigard®, Coldex® mit/ohne Vakuumversiegelung) durchgeführt werden. Der definitive Hautverschluß wird einige Tage später mittels Sekundärnaht vorgenommen.

Bei korrekter Fibulaosteosynthese gestaltet sich die Reposition der Tibia regelmäßig ohne Schwierigkeiten. Insbesondere bei primärer Versorgung des Schienbeines mit Fixateur externe und geschlossener Reposition ist die präliminäre Osteosynthese am Wadenbein ausgesprochen hilfreich.

Diskussion

Angeregt durch die positiven Erfahrungen mit der begleitenden Fibulaosteosynthese bei problematischen Schienbeinbrüchen im distalen und mittleren Unterschenkeldrittel hat Höntzsch [3] eine prospektive klinische sowie eine experimentelle Studie zu dieser Thematik durchgeführt. Über einen 3-Jahres-Zeitraum (1986–1988) wurden 102 in der BGU Tübingen operativ versorgte Unterschenkelfrakturen unterschiedlicher Lokalisation und Beschaffenheit analysiert. In mehr als der Hälfte der Fälle handelte es sich um offene Frakturen der Schweregrade OI–OIII. 45 Patienten mit geschlossenen bzw. offenen Frakturen wiesen ein drohendes oder manifestes Kompartmentsyndrom auf. 10 Schienbeinbrüche zeigten einen teilweisen oder vollständigen knöchernen Defekt. Die Auswertung der ermittelten Daten ergab, daß bei einer Gesamtinfektionsrate von 3,9% eine verzögerte Knochenbruchheilung trotz teilweise gravierender Primärschäden lediglich in 13 Fällen, eine Pseudarthrose nur 1mal zu verzeichnen war.

In seiner experimentellen Studie an Leichenknochen mit unterschiedlichen Frakturmodellen und Implantaten kann Höntzsch [3] zeigen, daß durch die begleitende Fibulaosteosynthese für das Rahmensystem des Unterschenkels ein deutlicher Stabilitätsgewinn zu verzeichnen ist. Dieser beträgt bei Brüchen mit knöcherner Abstützung im Mittel 36,2%, bei Defektfrakturen durchschnittlich 47,6%.

Diese Prozentzahlen zeigen auf, daß der Zugewinn an Stabilität beträchtlich und der Fibula speziell bei Trümmer- oder Defektfrakturen der Tibia die Rolle eines „Rettungsankers" zuzuordnen ist. Je problematischer die knöcherne Ausgangssituation an der Tibia und je ausgedehnter der Weichteilschaden, um so eher besteht die Indikation zur Fibulaosteosynthese. Die von vielen befürchtete „Sperrwirkung" des Wadenbeins ist nach eigener Auffassung beim Schienbeintrümmerbruch nicht relevant. Das mancherorts als erwünscht bezeichnete moderate Zusammensintern der Fragmente bei langstreckiger Tibiafraktur ist nach unserer Auffassung nicht zwingend erforderlich.

„Die Fibula ist sozusagen der Hilfsstab bei der Komplikation an der Tibia!" – dieses Zitat von Weller [13] verdeutlicht den Stellenwert der Stabilisierung von begleitenden

---

Abb. 3. a OIII-Fraktur 42. C3.1 nach AO-Klassifikation mit Knochen- und Weichteildefekt. **b** Primärversorgung durch ausgedehntes Debridement unter Entfernung von nicht mehr durchbluteten Knochenanteilen, Anlage eines sprunggelenksüberbrückenden Fixateur externe sowie Stabilisierung der Fibula. 4 Tage p. tr. Weichteilsanierung mittels Latissimus dorsi-Lappen. **c** 5 Wochen p. tr. bei reizlosen Lokalverhältnissen intramedulläre Schienung mit UTN, Fibula-pro-Tibia-Operation mit ausgedehnter autologer Spongiosaplastik. **d** Zustand 15 Monate p. tr. vor ME bei vollständigem knöchernem Durchbau. Beweglichkeit im oberen Sprunggelenk dorsal/plantar: 0-0-30°, volle Belastbarkeit noch unter Verwendung der Einsteckschiene. Patient zu diesem Zeitpunkt bereits 6 Monate arbeitsfähig

Wadenbeinbrüchen bei langstreckiger Trümmerfraktur der Tibia mit oder ohne ausgedehnten Weichteilschaden. Der präventive Effekt dieser Maßnahme im Hinblick auf drohende Komplikationen wie Weichteilnekrosen, Infektionen und instabilitätsbedingte Heilungsverzögerungen des Knochens darf nicht unterschätzt werden. Gerade in dieser Beziehung kommt der Rolle des Wadenbeines beim Schienbeintrümmerbruch eine überragende Bedeutung zu.

Literatur

1. Gotzen L et al. (1978) Die Bedeutung der Fibula für die Stabilität der Plattenosteosynthese an der Tibia. Unfallheilkunde 81:409–416
2. Gotzen L. Allgemeine Diskussion zu Frakturen ohne Weichteilschaden. In: Schmit-Neuerburg KP, Stürmer KM (Hrsg) Die Tibiaschaftfraktur beim Erwachsenen. Springer Berlin Heidelberg
3. Höntzsch D et al. (1993) Die begleitende Fibulaosteosynthese bei der kompletten Unterschenkelfraktur. Traumatologie Aktuell, Band 9. Thieme Stuttgart New York
4. Kuner E (1987) Allgemeine Diskussion zu Frakturen ohne Weichteilschaden. In: Schmit-Neuerburg KP, Stürmer KM (Hrsg) Die Tibiaschaftfraktur beim Erwachsenen. Springer Berlin Heidelberg
5. Lugger L-J (1981) Der Wadenbeinschaft. Hefte Unfallheilk 147. Springer Berlin Heidelberg
6. Magin MN, Aymar M (1995) Die orthotope tibiofibulare Fusion: Indikation – Technik – Ergebnisse. Unfallchirurg 98:386–391
7. Muhr G (1987) Allgemeine Diskussion zu Frakturen ohne Weichteilschaden. In: Schmit-Neuerburg KP, Stürmer KM (Hrsg) Die Tibiaschaftfraktur beim Erwachsenen. Springer Berlin Heidelberg
8. Schmit-Neuerburg KP (1987) Allgemeine Diskussion zu Frakturen ohne Weichteilschaden. Die Tibiaschaftfraktur beim Erwachsenen. Springer Berlin Heidelberg
9. Stürmer KM (1987) Allgemeine Diskussion zu Frakturen ohne Weichteilschaden. In: Schmit-Neuerburg KP, Stürmer KM (Hrsg) Die Tibiaschaftfraktur beim Erwachsenen. Springer Berlin Heidelberg
10. Weise K, Hermichen H, Weller S (1985) Über die Bedeutung der Fibula bei Unterschenkelfrakturen und -pseudarthrosen. Akt Traumatol 15:195–204
11. Weise K, Weller S (1987) Fixateur externe. In: Schmit-Neuerburg KP, Stürmer KM (Hrsg) Die Tibiaschaftfraktur beim Erwachsenen. Springer Berlin Heidelberg
12. Weise K et al. (1993) Behandlungsergebnisse von 475 2°- und 3° offenen Frakturen langer Röhrenknochen (1974–1988). Akt Traumatol 23, Sonderheft 2–20
13. Weller S (1987) Allgemeine Diskussion zu Frakturen ohne Weichteilschaden. In: Schmit-Neuerburg KP, Stürmer KM (Hrsg) Die Tibiaschaftfraktur beim Erwachsenen. Springer Berlin Heidelberg

VI. Der Diabetische Fuß

Vorsitz: H. Zilch, Goslar; H. Reilmann, Braunschweig; N. Meenen, Hamburg

Internistisch-endokrine Rahmentherapie beim Diabetischen Fuß

H. Schatz

Medizinische Klinik und Poliklinik, Berufsgenossenschaftliche Klinken Bergmannsheil, Universitätsklinik, Ruhr-Universität Bochum, Bürkle-de-la-Camp-Platz 1, D-44789 Bochum

Der sogenannte „Diabetische Fuß" stellt ein Hauptproblem bei den diabetischen Folgeerkrankungen dar und die „St. Vincent-Deklaration" hat sich zum Ziel gesetzt, die Rate der Amputationen wegen eines Diabetischen Fußes drastisch zu reduzieren. Leider sind die bisherigen Erfolge dieser Bemühungen weltweit immer noch bescheiden. Daß das Thema des „Diabetischen Fußes" ein Hauptthema auf einer (Unfall-)chirurgischen Tagung darstellt, ist in diesem Sinne erfreulich und wird von allen Diabetologen sehr begrüßt.

Grundsätzlich ist bei Fußkomplikationen eines Diabetikers zwischen *arteriosklerotischen* Veränderungen zur Folge einer arteriellen Verschlußerkrankung (AVK) sowie dem *neuropathisch* bedingten Diabetischen Fuß zu unterscheiden. *Mischformen* kommen häufig vor. Nach heutiger Ansicht spielt eine sog. „diabetische Mikroangiographie" beim Diabetischen Fuß – entgegen manchen Ansichten – keine oder zumindest keine wesentliche Rolle. Der überwiegende Teil der Diabetiker leidet an neuropathisch bedingten Komplikationen, für welche das Malum perforans charakteristisch ist. Die Differentialdiagnose zwischen AVK und neuroplastisch bedingtem Diabetischem Fuß zeigt Tabelle 1. Für die Erfassung der Neuropathie ist die kalibrierte Stimmgabel ein einfaches, leicht anwendbares diagnostisches Instrument. Im anglo-amerikanischen Raum wird dazu vielfach ein Nylon-Monofilament verwendet. Entscheidend ist, Diabetiker zur

Tabelle 1

	AVK	Neuropathie	Diagnostik
Bewegungsschmerz	++ (Claudicatio)	schmerzlos	Klinik
Ruheschmerz	+++	fehlt	Klinik
Sensomotorik	intakt	aufgehoben	Neurologie
Fußpulse	fehlen	gut testbar	Palpation (Doppler-Sono)
Vibrationsempfinden	normal	gemindert/aufgehoben	Stimmgabel
Hauttemperatur	kalt	warm	Palpation
Knochenstruktur	normal	Destruktion/Osteolysen	Röntgen
Läsion	Gangrän	Malum perforans	Inspektion
Lokalisation	in Endstrombahn	an Druckstellen	Inspektion
Therapie	Bewegung, Gefäßtraining	Entlastung, Ruhigstellung	

Tabelle 2. Einteilung des Malum perforans

Stadium 1:	Nekrose der Epidermis (Druckstelle)
Stadium 2:	Malum perforans (neuropathisches Ulcus): a) oberflächlich bis in das Subkutangewebe b) tief, bis an den Knochen oder ein Gelenk
Stadium 3:	tief, mit Läsion des Knochens u./o. Gelenkeinbruch
Stadium 4:	nicht mehr regional begrenzte Infektion, die vom Malum perforans ausgeht

regelmäßigen Inspektion der eigenen Füße anzuhalten, unter Zuhilfenahme eines Spiegels, um die Fußsohle zu betrachten, sowie ärztlicherseits die Füße regelmäßig zu kontrollieren, was leider in den Arztpraxen vielfach nicht geschieht. Durch die Inspektion, gemeinsam mit einer Röntgenuntersuchung des Fußes, kann das Malum perforans in 4 Stadien eingeteilt werden (Tabelle 2), wobei diese Stadien für das therapeutische Vorgehen entscheidend sind. Im Stadium 1 und 2 ist konservativ zu therapieren, ab dem Stadium 3 wird in der Regel eine chirurgische Intervention erforderlich.

Konservative Therapie beim Diabetischen Fuß

Im Vordergrund der Therapie steht zunächst die *Druckentlastung*, welche durch die in Tabelle 3 angeführten Maßnahmen erfolgt.

Der *Stoffwechsel* des Patienten mit Diabetischem Fuß wird optimal, d.h. normnah eingestellt, wofür mehrere Argumente sprechen (Tabellen 4, 5). Diese bessere Stoffwechseleinstellung erfolgt, abhängig vom Diabetestyp und von der Diabeteseinstellung bei der Aufnahme, durch die in Tabelle 6 angeführten Maßnahmen.

Entscheidend wichtig ist eine systemische *Antiobiotikagabe,* wobei nach eigener Erfahrung eine intraarterielle Antibiotikatherapie nicht notwendig erscheint, wenn auch von manchen Autoren damit über gute Ergebnisse berichtet wurde (Tabelle 7). Wichtig ist der schnelle Therapiebeginn, nach Eintreffen des Antibiogramms und der Resistenzprüfung kann modifiziert werden. Auch die Lokalbehandlung mit Antiseptika ist hilfreich, wenn auch über die einzusetzenden Substanzen hier manche theoretisch begründete Meinungsverschiedenheiten bestehen.

Ganz wichtig ist die *lokale Wundbehandlung,* die „Mikromanipulation", welche in der Regel von den internistischen Kollegen wahrgenommen wird. Dazu gehört das Abtragen der Nekrosen, die Behandlung der Hyperkeratosen etc. (Tabelle 8).

Tabelle 3. Konservative Therapie beim Diab. Fuß

Druckentlastung:
Bettruhe
Rollstuhl
Gehstützen
Vorfußentlastungsschuhe
    (Gehgips, in angelsächs. Ländern: „Totalcontact cast", Caputo, Nejm 1994)
Sek. Prophylaxe durch maßangefertigte Schuhe
(Ggf. Pedobarographische Kontrolle)

Tabelle 4. Diabetischer Fuß

Argumente für optimale, d.h. normnahe Diabeteseinstellung:
- bessere Wundheilung
- bessere Infektabwehr
- Vermeidung hämokonzentrationsbedingter arterieller und venöser Thrombosen

Tabelle 5. Hyperglykämie

- *Schlechtere* Wundheilung (bei BZ 200 mg/dl)
  Verminderte Zugfestigkeit heilender Wunden
  Yue (1987) Diabetes 36:294-299
  McMurray (1984) Surg Clin North Am 65:769-778
  Goodson (1977) J Surg Res 22:221-227
  Rosen (1961) Surgery 60:525-528
- Verminderte Granulozyten/Phagozytenaktivität
  mit *erhöhter* Infektionsanfälligkeit
  Rayfield (1982) Am J Med 72:439-450

Tabelle 6. Konservative Therapie bei Diab. Fuß

Typ-I-Diab.:	Intensivierung der Ins.therapie • *Mehr Injektionen* (ICT: Basis-Bolus) • *CSII ("Pumpe")*: Kürzerer Heilungsverlauf: Verger (1986)
Typ-II-Diab.	zumindest vorübergehende *Insulingabe* bes. *bei Infektionen* mit Allg. symptomen (Skg↑ CRP↑ Leuko↑ Fieber): *Insulinresistenz* durch Infektion! Bei *sehr guter* BZ-Einstellung: nur Diät ± orale Antidiabetica, Fortführung dieser Therapie bzw. Wiederaufnahme

Tabelle 7. Konserverative Therapie beim Diab. Fuß

Antibiotica systemisch:
 wichtig, intraarteriell nicht nötig,
 klin. Bild wichtiger als Bateriologie,
 schneller Therapiebeginn bei infizierten Weichteilen!
 (in USA oft Clindamycin, Penicillin und Metronidazol, auch Gentamycin, Cepahlosporine u.a.)

Antiseptica lokal:
 Polyvidonjod (cave Schilddr.)
 Rivanol, Kaliumpermanganat, H_2O_2
 Mercurochrom
 u.a.
 (Baden und/oder Spülen)

Tabelle 8. Konservartive Therapie beim Diab. Fuß

Wundbehandlung:	Nekrosen und Hyperkeratosen abtragen (nicht bis zu Blutungen)
Nekrosen:	• scharf
	• enzymatisch (Fibrolan, Leukase, Variadase, Iruxol u.a.)
Hyperkeratosen:	• scharf
	• besser: abschleifen (z.B. batteriebetriebenes Gerät „Quicklime (R)"
	(•) Karatolytische Salben besser nicht!

Die Therapie der zugrunde liegenden Störung, d.h. der *Neuropathie* und der *Durchblutungsstörung* ist insgesamt nicht sehr effektiv, dennoch mag man sie versuchen, wenn auch gerade bei der Neuropathie-Therapie recht unterschiedliche Ergebnisse erzielt wurden und auch unterschiedliche Auffassungen bestehen. Wichtig ist auch die analgetische Behandlung, wenn Schmerzen bestehen sollten. Medikamentöse durchblutungsverbessernde Maßnahmen sind kaum oder nur wenig effektiv, bei einem kombinierten Krankheitsbild (Neuropathie + AVK) sind jedoch gefäßchirurgische Maßnahmen zur Durchblutungsverbesserung bzw. eine Gefäßaufdehnung vorzunehmen (Tabelle 9).

Im Hinblick auf die Langzeitergebnisse sollten naturgemäß auch eine Hypertonie und Hyperlipidämie behandelt werden, das Rauchen ist auf jeden Fall einzustellen (Tabelle 10).

Da Wachstumsfaktoren einen Einfluß auf die Wundheilung haben (Tabelle 11), wurde in der letzten Zeit versucht, durch autologe Wachstumsfaktoren, gewonnen aus dem Blut der Patienten, eine beschleunigte Wundheilung zu erzielen, wenn es mit den oben geschilderten Maßnahmen nach einigen Wochen nicht zu einem genügenden Erfolg

Tabelle 9. Konservative Therapie bei Diab. Fuß

Neuropathie-Therapie: bescheidene Möglichk.
Thioctsäure, Fettlösl. Vit. B1 (Benfotiamin)
Aldosereduktasehemmer, Myoinositol: umstritten in Japan
Carbamazepin, Thymo- und Neuroleptica

Durchblutungsverbesserung:
(1. Gefäßchir. Eingriff)
2. Perkutane transluminale Angioplastie
3. vasoaktive und rheolog Substanzen (?) (mit PGE, z.T. gutes aktues Ansprechen enttäuschende Langzeitergebnisse

Tabelle 10. Konservative Therapie bei Diab. Fuß

Begleiterkrankungen behandeln!	
Hypertonie:	ACE-Hemmer u.a., bei PAVK RR nicht zu stark absenken
Hyperlipidämie:	fettarm und -modifiziert
	bei TG ↑: keine Zuckeraustauschstoffe, kein Alkohol
	ggf. Medikamente
Rauchen	einstellen!

Tabelle 11. Peptide mit Einfluß auf die Wundheilung

FGF	stimulieren Angiogenese, Mitosen von Fibroblasten
TGF-alpha	wie EGF wie EGF
TFF-β	hemmt Wachstum von Epithelien
	wirkt chemotaktisch auf Fibroblasten
	stimuliert Kollagen- und Fibronektin-Synthese
EGF	stimuliert Mitosen von Epithelzellen und Fibroblasten
PDGF	stimuliert Mitosen und Migration von Fibroblasten, glatten Muskelzellen, Monocyten
Sonstige:	
IL-1	
TNF	

gekommen war. Diesbezüglich liegen noch kaum größere Studien vor, gegenwärtig läuft eine multizentrische Studie in Deutschland.

Abschließend soll nochmals betont werden, daß die *Schulung* des Diabetikers zur Fußpflege sowie die regelmäßige Kontrolle der Füße durch die behandelnden Ärzte im Sinne der Prophylaxe von entscheidender Bedeutung ist. Die Versorgung mit entsprechendem *Schuhwerk* (vergleiche Tabelle 3) ist von großer Wichtigkeit, die Verkaufskontrolle durch Druckmessung an der Fußsohle (*Podobarographie*) kann dazu beitragen, Punkte der besonderen Gefährdung frühzeitig zu erkennen, möglichst bevor es zur Schwielen- und dann zur Ulcusbildung gekommen ist. Wenn auch entsprechende prospektive Studien noch fehlen, ist davon auszugehen, daß die exakte, *normnahe Stoffwechseleinstellung* über lange Zeiträume hinweg das Auftreten des „Diabetischen Fußes" verhindern oder zumindest hintanhalten kann.

Weiterführende Literatur

Chantelau E (1995) Amputation? Nein danke! Kirchheim Verlag, Mainz

Weitere Literatur beim Verfasser

Ist die Wiederherstellung ausgedehnter, infizierter Knochenverluste am Fuß des Diabetikers möglich und sinnvoll

S. Peters, H. G. K. Schmidt und H. W. Kranz

Abteilung für Unfall- und Wiederherstellungschirurgie,
Berufsgenossenschaftliches Unfallkrankenhaus Hamburg, Bergedorferstraße 10,
D-21033 Hamburg

Zusammenfassung

Der knöcherne Infekt am Fuß des Diabetikers ist ein noch nicht ausreichend gelöstes medizinisches Problem und mündet häufig in der Amputation. Wir haben seit 1993 bei sieben Diabetikern mit einer Fußwurzelosteitis ein radikales chirurgisches Verfahren mit Sequestrektomie, Stabilisierung des Fußes mit Ringfixateur und sekundärer Auffüllung der knöchernen Defekte mit autologer Spongiosa durchgeführt. Hierdurch konnten 5 Fußwurzelosteitiden beruhigt werden, bei 2 Patienten blieb unser Vorgehen letztlich erfolglos und eine Amputation des Unterschenkels war notwendig.

Unsere derzeitige, zurückhaltende Beurteilung ist, daß bei geeigneten Patienten durch dieses Vorgehen eine Amputation vermieden oder zumindest deutlich hinausgezögert werden kann.

Einleitung

Der am Diabetes leidende Patient hat nach wie vor mit erheblichen Spätfolgen seiner Erkrankung zu leben. Viele haben Infektionen des Fußes mit langwierigem Verlauf, die häufig in einer Amputation münden. Das Amputationsrisiko des Diabetikers ist gegenüber dem Nichtdiabetiker auf das 35fache erhöht [2, 6]

Die Amputation bedeutet in der Regel neben den unmittelbaren Folgen für den Patienten eine weitere Verkürzung der Lebenswerwartung, weil bei 50% der Patienten durch die vermehrte Belastung des anderen, in der Regeln ebenfalls geschädigten Beines hier auch eine Läsion entsteht. Dies führt schließlich bei der Hälfte dieser Patienten nach 5 Jahren zu einer Amputation auch der zweiten unteren Extremität [1].

Der Fuß des Diabetikers ist gefährdet durch die Neuropathie, Mikro- und Makroangiographie, häufig kombiniert mit Fußfehlstellung und Fehlbelastung [2, 4, 6] wodurch es nach Bagatelltraumen, z.B. zu Druckulcera kommen kann. Diese können zunächst harmlos erscheinen, führen aber nicht selten zu knöchernen Infektionen, gelegentlich dann zu ausgedehnten Knochenverlusten. Wegen oben genannter Komplexproblematik sind aber auch hämatogene Infektionen des Knochens beim Diabetiker nicht selten.

Zielsetzung

Bisher mußte, sofern die Infektion nicht beherrscht werden konnte, eine Amputation erfolgen. Vielleicht ist es möglich, durch unser Vorgehen bei geeigneten Patienten eine Amputation zu verhindern, oder zumindest über einen längeren Zeitraum die Infektion zu beruhigen, so daß erst deutlich später diese einschneidende Maßnahme erfolgen muß.

Material und Methoden

Bei geeigneten Patienten führen wir inzwischen eine standardisierte Behandlung durch: zunächst wird durch eine Angiographie eine fortgeschrittene arterielle Verschlußkrankheit ausgeschlossen.

In der ersten Operation wird eine radikale Sequestrektomie durchgeführt, der Fuß mit einem sprunggelenkübergreifenden Ringfixateur stabilisiert, in den entstandenen knöchernen Defekt Septopal eingelegt und ein Hautverschluß vorgenommen, oder falls nicht möglich, Defektdeckung mit Epigard durchgeführt.

Nach klinischer und laborchemischer Beruhigung des Infektes werden 4 Wochen nach der ersten Operation schrittweise die Defekte mit autologer Spongiosa aufgefüllt.

Aufgrund der Größe des Defektes waren bei 3 Patienten 2 Spongiosaplastiken nötig, die wir im Abstand von 3–4 Wochen vornahmen.

Abhängig vom Röntgenbild kann der Fixateur nach ca. 3 Monaten Anwendung entfernt werden, sofern die Spongiosa gut eingebaut wurde.

Anschließend wird der Patient mit einem teilentlastenden Gehapparat versorgt. In disem erfolgt schrittweise Belastungssteigerung.

In den Jahren 1993 bis 1995 haben wir 7 Diabetiker (4mal Typ II und 3mal Typ I) mit ausgedehnten Infektionen der Fußknochen behandelt, bei allen wurde die Fußwurzelosteitis in dem bei der Sequestrektomie entfernten, histologisch untersuchtem Knochenmaterial nachgewiesen.

Ausgedehnte Fußknochenverluste bei Diabetes mellitus (n = 7)

Patient	Entstehung/Ursache
1. M. E.	nach Supinationstrauma
2. G. E.	ohne Trauma
3. S. K.	ohne Trauma
4. C. L.	nach geschlossener Calcaneusfraktur
5. L. H.	Fußwurzelosteitis nach Fußpflege
6. M. P.	nach mehrfachen Supinationstraumen
7. B. S.	nach Marschblasen

Anhand von zwei Fällen stellen wir im folgenden exemplarisch die bisherigen Erfahrungen mit unserem Behandlungskonzept bei der Fußwurzelosteitis des Diabetikers dar.

Bei dem ersten Fall handelt es sich um eine 59jährige Patientin, die seit 20 Jahren an Diabetes Typ 2 leidet.

Die Infektion entstand nach einer offenen Reposition und K-Drahtosteosynthese an den Metatarsalia im Lisfranc' Gelenk. Diese wurde notwendig, nachdem sich die Patientin bei einem Umknicktrauma eine Luxation der Metatarsalia und eine Außenknöchelfraktur zugezogen hatte.

Wir führten eine ausgedehnte Sequestrektomie durch, die Ossae cuneiformiae I + II wurden entfernt, Teile der Metatarsalia 1 und 2 ebenfalls. Septopal wurde eingelegt und mit einem sprunggelenkübergreifenden Ringfixateur stabilisiert.

Ein lateraler Hautweichteildefekt konnte nicht primär verschlossen werden und wurde zunächst mit Epigard gedeckt.

Nach Infektberuhigung konnte 4 Wochen nach der Sequestrektomie die erste Defektauffüllung mit autologer Spongiosa erfolgen; aufgrund der Größe des Defektes waren in diesem Fall 2 Transplantationen erforderlich. Der bereits erwähnte Hautdefekt verheilte sekundär.

Nach Fixateurabnahme wurde ein Gehapparat angepaßt, in diesem die Belastung gesteigert. 4 Monate später mußten die Patienten mit einem Empyem im oberen Sprunggelenk erneut aufnehmen, der Fuß selbst war infektfrei, aber bei erst jetzt angiographisch nachgewiesener Makroangiopathie hielten wir eine nochmalige, aufwendige Behandlung zwecks Erhalt des Fußes für kontraindiziert und führten die Unterschenkelamputation durch.

Bei dem zweiten Patienten entstand die Osteitis hämatogen, ohne äußere Einwirkung. Es kam zur Spontanperforation eines Abszesses, der unter 3monatiger, lokaler Behandlung nicht abheilte. Die Röntgenbilder erinnerten zwar an eine diabetisch neuropathische Osteoarthropathie, zeigten aber ausgedehnte lytische Veränderungen im Bereich der distalen Fußwurzel, die Angiographie keine wesentliche Makroangiopathie. Entschluß zu oben genanntem Vorgehen unter Erhalt des Fußes.

Bei der Sequestrektomie mußten die Ossae cuneiformiae 2 + 3, daß Os cuboideum sowie Teile des Os naviculare und des Processus anterior calcanei entfernt werden. Der Fuß wurde mit einem sprunggelenkübergreifendem Ringfixateur mit Vorfußbügel stabilisiert, die Fußfehlstellung korrigiert. In den entstandenen Defekt wurde Septopal eingelegt.

Nach Infektberuhigung wurde der Defekt schrittweise durch zwei Spongiosaplastiken aufgefüllt.

An dem Fixateur mußten im Verlauf 2 Drähte wegen Pininfektionen gewechselt werden. Der Patient belastete während der Fixateurbehandlung mit 10 kg. Die Hautdefekte verheilten während der Behandlung sekundär. Auch bei diesem Patienten waren aufgrund der Größe des Defektes zwei Spongiosaplastiken notwendig.

2 ½ Monate nach der zweiten Spongiosaplastik konnte der Ringfixateur entfernt werden, nach Abheilung der Pin-Durchtrittsstellen wurde orthopädisches Schuhwerk angepaßt. Hiermit Belastungssteigerung. Der Patient ist bisher rezidivfrei und belastet jetzt voll.

Ergebnisse

5 Patienten infektfrei, Vollbelastung	= 71,4%
2 Patienten unterschenkelamputiert	= 28,6 %
(n = 7)	

Bei Analyse unserer Ergebnisse haben vier Fälle ein gutes Resultat mit voller Belastbarkeit und Extremitätenerhalt, in einem Fall ist zwar Infektberuhigung eingetreten, durch eine verbliebene Fußfehlstellung ist der Patient aber nicht beschwerdefrei.

Bei 2 Patienten konnte eine Unterschenkelamputation auf Dauer nicht verhindert werden.

Ein Fall ist oben dargestellt, bei dem anderen Patienten handelt es sich um einen jungen Mann mit Diabetes Typ I, bei dem eine ausgedehnte Fußwurzelosteitis nach mehreren Umknicktraumen entstanden war. Bedingt durch mangelnde Krankheitseinsicht war die Infektion nicht in den Griff zu bekommen, auch hier mußte letztlich eine Unterschenkelamputation erfolgen.

Diskussion

Die Problematik des diabetischen Fußes ist vielschichtig [1, 2, 3, 4, 6]. In jedem Fall ist kritisch abzuwägen, ob eine diabetisch-neuropathische Osteoarthropathie vorliegt, die bekanntlich konservativ therapiert wird (systemisch antibiotisch, Entlastung, orthopädisches Schuhwerk) [2], oder eine Osteitis besteht, die operativ behandelt werden sollte.

Die Amputation als Folge des diabetischen Fußes kann vermieden oder zumindest hinausgezögert werden, wenn:

- keine fortgeschrittene Makroangiopathie besteht
- Kooperation gegeben ist
- der Diabetes gut einstellbar ist.

Aus unseren kurzen und sehr unvollständigen Beobachtungen ziehen wir für uns den Schluß, daß bei geeigneten Patienten die Amputation mit ihren einschneidenden Folgen vermieden werden kann, wenn eine fortgeschrittene Makroangiopathie ausgeschlossen wurde und der Patient für eine derartige aufwendige Behandlung auch die erforderliche Kooperationsbereitschaft besitzt.

Für die Stabilisierung des Fußes hat sich uns der Ringfixateur als das am besten geeignete System erwiesen.

Literatur

1. Apelqvist J, Ragnarson-Tennvall G, Persson U, Larsson J (1994) Diabetic foot ulcers in a multidisciplinary setting. An economic analysis of primary healing and healing with amputation. Jour Int Med 235:463-471
2. Chanteleau E, Kleinfeld H, Paetow P (1992) Das Syndrom des diabetischen Fußes. Diabetes und Stoffwechsel 1:18-23
3. Grayson ML, Gibbons GW, Balogh K, Levin E, Karchner AW (1995) Probing to bone in infected pedal ulcers. Jama Vol 273, No. 9
4. Ratzmann KP, Drzimalla E, Raskovic M (1994) Das Syndrom des „diabetischen Fußes". Med Klinik 89:469-472
5. Ris HB, Reber P (1994) Preservation of the first Ray in a diabetic patient with a penetrating ulcer and arterial insufficiency by use of debridement and external fixation. Eur Jour Vasc Surg 8:514-516
6. Stiegler H, Standl R, Standl E, Hillebrand B (1995) Der diabetische Fuß - Die wesentliche Rolle spielt die Prävention. Dt Ärzteblatt 92, Heft 9:429-432
7. Vijaykumar GP, Wieman TJ. Effect of metatarsal heat resection for diabetic foot ulcers on the dynamic plantar pressure distribution. Am Jour Surg Vol 167:297-301

VII. Der Operationszeitpunkt: Wer bestimmt ihn?

U. Holz, Stuttgart; W. Weissauer, Hamburg

Welche Probleme hat der Unfallchirurg?

H. G. Hermichen

Unfallchirurgische Klinik, Städtische Kliniken, Lukas-Krankenhaus, Preußenstraße 84, D-41464 Neuss

Aus unfallchirurgischer Sicht entstehen Probleme bei der Festlestung des Operationszeitpunktes durch:
1) Patient
2) Arzt
3) Organisation

zu 1 – Patient

Bei den patienteninduzierten Problemen ist an erster Stelle die Einwilligung zum Eingriff zu nennen. Nicht selten kommt es zu Verzögerungen auch bei dringlichen Operationen durch die vorher erforderliche Beiziehung von Erziehungs- oder sorgeberechtigten Personen. Hier liegt gerade bei der operativen Behandlung kindlicher Verletzungen ein erhebliches Problempotential. Es würde jedoch den Rahmen des Referates sprengen, hierzu eine umfassende Darstellung zu geben.

An zweiter Stelle steht die Narkosefähigkeit des Patienten. Hier bestehen nicht selten Diskrepanzen zwischen Anästhesisten und Chirurgen vor allem bezüglich der Dringlichkeit der geplanten Operation. Auch der Chirurg sollte sich konstruktiv mit dem möglichen Bedenken des Anästhesisten auseinandersetzen. Die Einteilung des ASA-Schemas gibt hierzu auch aus chirurgischer Sicht eine gute Hilfestellung.

Nach Radke wird die Dringlichkeit unterscheiden in Soforteingriffe (Minuten nach Indikationsstellung) sowie in dringliche, nicht geplante Eingriffe, die innerhalb von Stunden durchzuführen sind. Bedingt dringliche, nicht geplante Eingriffe können nach Tagen vorgenommen werden. Als vierte Untergruppe sieht Radke die nicht dringlichen geplanten Eingriffe an. Eine derartige Unterscheidung ist für den Dialog zwischen Chirurgen und Anästhesisten sehr hilfreich.

In Chirurgenkreisen besteht häufig Unkenntnis über die präoperativ durchzuführenden allgemeinen Untersuchungen. Sie sollten sich bei Patienten unter 40 Jahren auf Blutbild, Blutgruppe und Gerinnungsstatus bei ansonsten unauffälliger Anamnese beschränken. Erst bei über 40jährigen ist ein EKG sinnvoll. Die so oft durchgeführte Routine-Thoraxaufnahme kommt in der Regel erst bei über 60jährigen Patienten in Frage. Auch hier besteht Konsens der wissenschaftlichen Fachgesellschaften der Anästhesisten und Chirurgen. Im Falle eines erheblichen Dissenses zwischen den beteiligten Disziplinen verbleibt die Entscheidung zum Zeitpunkt der Operation beim Chirurgen. In diesen

Fällen muß natürlich der Narkosearzt seine Bedenken dokumentieren. Diese entbinden ihn jedoch nicht von der Notwendigkeit der Anästhesie. Dennoch sollte, wenn immer möglich, der interdisziplinäre Konsens im Sinne des Patienten angestrebt werden. Vertrauensvolle Zusammenarbeit und Respekt der Nachbardisziplin können hier viele Spannungen abbauen.

Die OP-Fähigkeit eines Patienten ist mitunter anders zu beurteilen als die Narkosfähigkeit. Hier sind insbesondere schwere ausgleichsbedürftige Gerinnungsstörungen zu nennen. So wird bei ansonsten dringlicher Operationsindikation (z.B. Osteosynthese einer Unterschenkel-Fraktur mit Weichteilschaden) auf eine interne Osteosynthese verzichtet werden müssen, bis der Gerinnungsstatus eine entsprechende Operabilität erlaubt. In derartigen Fällen bietet sich dann der Fixateur externe als mögliche Alternative an.

zu 2 – Arzt

Insbesondere im Bereitschaftsdienst kommt es immer wieder zu Qualitätssprüngen der verfügbaren unfallchirurgischen und auch anästhesiologischen Equipe. Ein vorwiegend allgemeinchirurgisch tätiger Kollege sieht sich einer schwierigen Fraktursituation gegenüber (z.B. Ellenbogengelenks-Fraktur). So sehr in derartigen Fällen eine frühe Osteosynthese wünschenswert wäre, muß doch eine Risikoabwägung erfolgen. Manchmal ist es besser, den erforderlichen Eingriff erst später unter besseren äußeren Bedingungen wie auch mit erfahrenen Operateuren vorzunehmen. Die Kompetenz, die Verfügbarkeit wie auch die „Ermüdbarkeit" des Chirurgen sind wesentliche Faktoren für das Gelingen des Eingriffes.

zu 3 – Organisation

Organisatorische Abläufe gerade in Kliniken mit sog. Zentral-OPs sind gekennzeichnet durch einen „Wettbewerb" der verschiedenen operativen Disziplinen. Jede Abteilung sieht höchste Priorität für „ihren" Fall. Es bewährt sich, im Rahmen der Chefarzt-Konferenz wie auch im Bereich der Qualitätssicherungs-Kommission an den Krankenhäusern Regeln zur Festlegung der Priorität aufzustellen. Dieses löst nicht alle Konfliktfälle, ist aber doch sehr hilfreich.

Die Ausbildung des Operationspersonals genügt nicht immer den Anforderungen an eine zeitgemäße traumatologische Versorgung. Dieses sind die Faktoren, die auch bei der Festlegung des Operationszeitpunktes wie auch bei der eigentlichen Operation zu berücksichtigen sind.

Parallel-Eingriffe sind durchaus möglich, erfordern jedoch fast immer Kompromisse aller beteiligten Mitarbeiter der verschiedenen Kliniken.

Auch das Programm des nächsten OP-Tages spielt eine Rolle, insbesondere wenn die allgemeinen OP-Kapazitäten limitiert sind. Daher wird es manchmal unvermeidlich sein, auch noch abends einen Eingriff durchzuführen, der ansonsten auch am nächsten Tag vorgenommen werden könnte.

Blut

Einen wesentlichen Faktor bei der Festlegung des OP-Zeitpunktes stellt bei größeren Eingriffen die Verfügbarkeit von Blut und Blutersatzprodukten dar. Die Anwendung der Autotransfusion bzw. die Benutzung des „Cell-Savers" muß eingespielt sein.

Fallkonstruktionen

Fall 1: Ein 5jähriges Kind mit suprakondylärer, erheblich dislozierter Humerusfraktur kommt zur Aufnahme. Es hat vor zwei Stunden einen Hamburger verzehrt, kurz danach erlitt es den Unfall. Die erhebliche Weichteilschwellung wie auch die beginnende Sensibilitätsstörung im Bereich des N. ulnaris macht eine dringliche Operation auch unter Berücksichtigung des erhöhten Narkoserisikos erforderlich.

Fall 2: Eine 80jährige verwirrte Patientin kommt mit einer pertrochantären Oberschenkelfraktur am Freitagabend zur Aufnahme. Bei guter Herz-Kreislaufsituation ist auch hier die dringliche Operation indiziert. Ein Abwarten bis zum Wochenanfang ist nicht vertretbar. Anders sähe es bei einer von internistischer Seite zu verbessernden manifesten Herzinsuffizienz aus. Hier ist ein Eingriff ohne entsprechende Vorbereitung nicht angebracht.

Die notfallmäßige Versorgung einer Schenkelhalsfraktur beim jungen Patienten reduziert meßbar das Risiko einer Hüftkopfnekrose (Bonnaire et al. 1995). Daher ist in diesen Fällen eine rasche OP erforderlich.

Fall 3: Ein polytraumatisierter Patient mit multiplen Extremitätenfrakturen, Milzruptur sowie Symphysensprengung und Blasenruptur wird schnellstmöglich operiert. Hier stellt sich die Frage nach dem Umfang der Erstversorgung. Eine gebohrte Marknagelung wie auch aufwendige Gelenkkonstruktionen sind sicher kontraindiziert. Auf der anderen Seite liegt die Hauptursache eines Multi-Organversagens (MOV) im traumatisch-hämorrhagischen Schock. Daher muß durch die operativen Maßnahmen eine rasche Blutstillung durch die Frakturstabilisierung erreicht werden. Der ungebohrte Marknagel wie auch der Fixateur externe stellen die Implantate der Wahl dar.

Zweiteingriffe

Die Terminierung von Zweiteingriffen unter intensiv-medizinischen Bedingungen ist stets schwierig und abhängig vom Gesamtzustand des Patienten. Die Beurteilung der posttraumatischen Ganzkörper-Entzündung (Waydhas et al. 1994) ist hier von großer Bedeutung. Beim Zweiteingriff sollte auch stets eine Simultan-Operation – wenn erforderlich – erwogen werden (z.B. Mittelgesichts-Rekonstruktion und OP einer Pilon-tibial-Fraktur). Auch sog. Folgeeingriffe müssen gelegentlich unter Notfallbedingungen durchgeführt werden, um eine günstige Erholungsphase des Patienten nicht zu versäumen.

Die Lösung der Probleme bei der Feststellung des OP-Zeitpunktes kann nicht standardisiert werden. Wichtig ist eine individuelle Entscheidung, die sich an den örtlichen Gegebenheiten zu orientieren hat. Interdisziplinäre Zusammenarbeit aber auch Selbstkritik sowie korrekte Mitarbeiter- und Patienten-Führung sind Voraussetzung für eine richtige Entscheidung. Nicht immer ist der „rasche" Eingriff die bestmögliche Therapie, andererseits kann falsches Zuwarten deletäre Folgen haben.

Literatur

Bonnarie F et al. (1995) Schenkelhalsfrakturen beim Erwachsenen: gelenkerhaltende Operationen. II. Die Bedeutung des Operationszeitpunktes und des Implantates für die Genese der aseptischen Hüftkopfnekrose. Unfallchirurg 98:259–264

Burchardi et al. (1990) Einfluß einer frühen Osteosynthese von Frakturen auf Komplikationen. Anästhesiol Intensivmed Notfallmed Schmerzther 25:64–71

Forrest JB et al. (1992) Multicenter study of general anesthesia. III. Predictors of severe perioperative adverse outcomes. Anesthsiolog 76:3–15

Krettek C et al. (1994) Osteosynthese von Femurschaftfrakturen mit dem unaufgebohrten AO-Femurnagel (UFN). Unallchirurg 97:549–567

Lehmann U et al. (1995) Hat die Initialversorgung des polytraumatisierten Patienten Einfluß auf die Ausbildung eines multiplen Organsversagens? Unfallchirurg 98:442–446

Radke J (1990) Präoperative Diagnostik bei dringlichen Eingriffen. Anästhesiologie und Intensivmedizin 5/90:140–143

Schwilk B et al. (1993) Präoperative Risikofaktoren und intra- und postoperative Risikoverwirklichung bei 11980 Anästhesien. Anästhesiol Intensivmed Notfallmed Schmerzther 28:484–492

Waydhas C et al. (1994) Operationsplanung von sekundären Eingriffen nach Polytrauma. Unfallchirurg 97:244–249

Verantwortung und Verantwortlichkeit der internistischen Beurteilung

J. Köbberling

Medizinische Klinik, Ferdinand-Sauerbruch-Klinikum, Klinkum Wuppertal GmbH, Arrenberger Straße 20, D-42117 Wuppertal

Die Frage nach der „Operationsfähigkeit"

Eine nach wie vor sehr verbreitete Gepflogenheit im klinischen Alltag ist es, daß der Internist gebeten wird, bei einem Patienten der chirurgischen Abteilung bzw. Klinik die Frage der „Operationsfähigkeit" zu beantworten. Diese Frage kann vom Chirurgen oder vom Anästhesisten gestellt werden oder, häufiger, vom Chirurgen auf Bitte bzw. Veranlassung des Anästhesisten. Eine solche Frage nach der Operationsfähigkeit ist inhaltlich und formal unzulässig.

Es bedarf wohl kaum einer weiteren Erläuterung, daß es eine „Operationsfähigkeit" im Sinne einer Ja-Nein-Entscheidung nicht gibt. Natürlich gibt es auf internistischem Gebiet Krankheiten, die mit derart hohen Operationsrisiken verbunden wären, daß viele Eingriffe sich verbieten würden. Natürlich gibt es andererseits vitale Operationsindikationen, die auch bei sehr hohem Operationsrisiko zu einer Entscheidung für die Operation führen würden. Jede Entscheidung für eine Operation erfolgt aber auf einer Nutzen-Risiko-Abwägung, wobei sowohl der Nutzen durch die Operation bzw. das Risiko durch die Nichtoperation als auch das perioperative Allgemeinrisiko quantitativ zu beurteilen sind und nach subjektiver Einschätzung miteinander abgewogen werden müssen. Dies gilt nicht für die Frage, ob eine Operation überhaupt durchgeführt werden soll sondern auch für die Frage, wann der richtige Operationszeitpunkt festzulegen ist.

Der Internist als Konsiliarius

Die genannte Nutzen-Risiko-Abwägung und die damit verbundene Entscheidung für oder gegen die Durchführung einer Operation hat der jeweils zuständige behandelnde Arzt zu stellen, also der Chirurg. Sein primärer Gesprächspartner ist dabei der Anästhesist. In Sonderfällen, wenn z.B. der Patient auf einer vom Anästhesisten geführten Intensivstation liegt, hat der Anästhesist primär die Entscheidungsfindung herbeizuführen. Anästhesist und Chirurg können sich aber wohl kaum je bei dieser Frage überstimmen, die Entscheidung für eine Operation muß vielmehr von beiden Partnern getragen werden. Es kann gar nicht deutlich genug gesagt werden, daß der Internist in dieser Situation nicht primär behandelnder Arzt ist, daß er also zur Entscheidung über die Indikation zu einer Operation oder zum Zeitpunkt der Durchführung einer Operation nicht befugt ist. Seine Funktion ist die eines Konsiliarius, also Beraters. Natürlich trägt er dabei häufig auch eine hohe Verantwortung, seine Verwantwortlichkeit im juristischen Sinne ist aber nur die, daß er seinen Ratschlag den Regeln der ärztlichen Kunst entsprechend zu geben hat. Damit hat er eine allenfalls indirekte Verantwortlichkeit bei der Festlegung der Indikation zur Operation bzw. bei der Festlegung des Operationszeitpunktes. Allen internistischen Konsiliarii für chirurgische Kliniken ist dringend zu raten, die Frage der Operabilität eines Patienten nicht zu beantworten und statt dessen Aussagen über das Operationsrisiko aus internistischer Sicht zu machen. Den internistischen Konsiliarii ist fernerhin zu raten, keine Aussagen zu machen, die so verstanden werden könnten, daß die internistische Stellungnahme unmittelbar als Basis für die Entscheidung für oder gegen eine Operation bzw. für die Festlegung eines Operationszeitpunktes dienen könnte. Wir Internisten bieten internistischen Sachverstand als Hilfe für die Entscheidungsfindung durch Chirurg und Anästhesist, nicht mehr und nicht weniger.

Die präoperative Untersuchung – keine internistische Leistung

Aus dieser relativ eindeutigen Situation der Verantwortlichkeit ergibt sich auch, daß es unzulässig ist, den Internisten um eine präoperative Untersuchung zu bitten, bevor die entsprechenden Untersuchungen durch Chirurg bzw. Anästhesist erfolgt sind oder, noch schlimmer, gar als Ersatz für die Untersuchungen durch die Vertreter der mit der primären Entscheidung beauftragten Fächer. Die präoperative Routineuntersuchung ist keine internistische „Leistung". Die Nachfrage des internistischen Sachverstandes, die zur internistischen „Leistung" führt, hat gezielt zu erfolgen. Je konkreter die an den Internisten gestellte Frage ist, um so hilfreicher wird dessen Antwort sein. Ich rate daher allen internistischen Konsiliarlii, sich nicht für die ungezielte allgemeininternistische oder besser allgemeinmedizinische Untersuchung eines Patienten mißbrauchen zu lassen. Ein Internist, der einen solchen Auftrag annimmt, handelt sich unter Umständen haftungsrechtliche Probleme ein, wenn er eine solche Untersuchung dann unvollständig durchführen würde. Wie überall im gesellschaftlichen Miteinander ist es auch in diesen Fällen empfehlenswert, die Spielregeln der arbeitsteiligen Zuständigkeiten zu beachten. Für die präoperative Phase von Patienten chirurgischer Kliniken bzw. chirurgischer Patienten in Aufnahmeeinheiten lautet diese Spielregel, daß nach Untersuchung und Meinungsbildung durch Chirurgen bzw. Anästhesisten dem Internisten konkrete Fragen vorgelegt werden bzw. daß eine Bitte um die Durchführung spezieller Untersuchungen erfolgt. Die Antworten des Internisten können ein spezielle Risikobeurteilung aus seiner

Sicht beinhalten, bestimmte prä-, peri- oder postoperativ durchzuführende Therapievorschläge oder auch Vorschläge zu weitergehenden Untersuchungen bzw. zur präoperativen Übernahme auf internistische Stationen sein. In welcher Weise diese Antworten in die Entscheidungsfindung des Chirurgen über die Indikation zu einer Operation bzw. zur Festlegung des Operationszeitpunktes eingehen, verbleibt allein in dessen Verantwortung.

Meine bisherigen Ausführungen könnten als überwiegend defensiv oder vielleicht gar als Versuch einer Arbeitsverlagerung aufgaßt werden. Das Gegenteil ist richtig. Ich bin ein überzeugter Anhänger der interdisziplinären Kommunikation und Kooperation, und dies schließt alle Fragen der präoperativen Entscheidungsfindung ein. Je intensiver eine solche Kommunikation ist, um so selbstverständlicher, aber auch um so gezielter werden die dem Internisten vorgelegten Fragen. Beispiele sinnvoller Zusammenarbeit sind leicht zu nennen.

Sinnvolle präoperative Routineuntersuchungen

Es erscheint mir z.B. sinnvoll, daß die Beurteilung eines präoperativen durchgeführten EKGs durch den Internisten erfolgt. Mit der Befundung des EKGs fällt er natürlich keine Entscheidung. Der Internist sollte sich aber bemühen, die Beurteilungen so zu formulieren, daß sie dem Chirurgen bzw. dem Anästhesisten bei seiner Entscheidungsfindung hilfreich sein könnten. Sehr zu empfehlen ist, daß Chirurgen, Internisten und Anästhesisten gemeinsam festlegen, bei welchen Patienten präoperativ ein EKG anzufertigen ist. Die alte Vorstellung, daß ein EKG zur absoluten präoperativen Routine gehört, ist kaum begründbar und häufig verzichten auch die Anästhesisten auf eine solche Forderung. Gelegentlich wird ein bestimmtes Lebensalter festgelegt, oberhalb dessen routinemäßig ein EKG durchzuführen ist. Vertretbar wäre aber sogar bei sehr alten Patienten auf ein routinemäßig durchzuführendes EKG zu verzichten und dieses nur bei bestimmten klinischen Situationen anzufordern, also z.B. bei kardiovaskulären Ereignissen in der Anamnese, bei Hypertonus, bei pathologischen Auskultationsbefunden, bei Thoraxtraumen oder bei Hinweisen für Herzinsuffizienz bzw. Herzrhythmusstörungen. Wie in vielen Bereichen der Medizin gilt aber auch hier, daß haftungsrechtlich kaum jemals die Nichtdurchführung eines EKGs zu Problemen führen würde, wohl aber die Nichtbeachtung eines durch die EKG-Schreibung erhobenen Befundes.

Ich empfehle fernerhin eine gemeinsame Absprache von Chirurgen, Anästhesisten und Internisten bezüglich eines präoperativ durchzuführenden Routineprogrammes an Laboruntersuchungen. Die Grundroutine für alle Patienten sollte möglichst gering gehalten werden. Es kann aber leicht allgemein festgelegt werden, in welchen Fällen eine wie geartete Erweiterung eines solchen Routineprogrammes automatisch folgen kann.

Die kardiovaskuläre Risikobeurteilung

Die häufigste klinische Frage, die an den Internisten zu richten, ist die nach dem Operationsrisiko im Zusammenhang mit kardiovaskulären Erkrankungen. Bei Patienten mit koronarer Herzerkrankung ist die perioperative Letalität etwa um den Faktor fünf erhöht. Umgekehrt erhöht sich bei Patienten mit frischem Herzinfarkt die Letalität um etwa den Faktor fünf, wenn in den ersten Tagen nach Infarkteintritt ein operativer Eingriff erforderlich wird. Gerade im Zusammenhang mit Herzinfarkt ist daher der Operationszeitpunkt von großer Bedeutung. Alle elektiven Operationen sind so zu planen, daß diese nicht vor Ablauf von drei Monaten, möglichst sogar sechs Monaten nach dem Herzinfarkt durchgeführt werden.

Zur Abschätzung des perioperativen koronaren Risikos sind alle bekannten Risikokonstellationen zu berücksichtigen, also auch Nikotinkonsum, Familienanamnese, Blutdruck, Cholesterinwerte, Diabetes mellitus u.a.

Die Fragwürdigkeit von Klassifikationsschemata

Die Risikofaktoren unterschiedlicher Art sind natürlich häufig schwer miteinander zu vergleichen und mit relativer Gewichtung zusammenzufassen. Trotz der unübersehbaren „Künstlichkeit" solcher Klassifizierungsschemata erfreuen sie sich allgemeiner Beliebtheit. Von Golmann stammt eine aktuelle, heute weitgehend akzeptierte Klassifizierung der Risikofaktoren, die die perioperative Letalität bestimmt (Tabelle 1). Für die einzelnen klinischen Befunde, aber auch für biographische Daten und für aktuelle Situationen werden Punkte verteilt, die dann addiert werden, um aus der Gesamtpunktzahl eine Mortalitätsziffer ablesen zu können. Dieses Vorgehen erinnert an Spielereien aus Illustrierten zu allen möglichen mehr oder weniger ernstzunehmenden Lebensfra-

Tabelle 1. Risikofaktoren für präoperative Beurteilung (nach Goldmann, 1988) (ein nicht empfehlenswertes Beispiel für eine Risikoabschätzung)

		Punkte
I.	Koronare Herzkrankheit	
	Myokardinfarkt < 6 Monate	10
	Myokardinfarkt > 6 Monate	5
	Angina pectoris III	10
	Angina pectoris IV	20
	instabile Angina pectoris in den letzten Monaten	10
II.	Herzinsuffizienz	
	Lungenödem innerhalb 1 Woche vor Op	10
	Lungenödem jemals zuvor	5
III.	Verdacht auf Aortenstenose	20
IV.	Arrhythmien	
	nicht Sinusrhythmus oder > 5 VES/min	5
V.	Schlechter Allgemeinzustand	5
VI.	Alter > 70 Jahre	5
VII.	Notfall-Op	10

Punkte	Operationsletalität
0- 5	1%
6-12	3%
13-15	15%
über 26 Punkte	30%

gen. Ich möchte mich nachdrücklich von dieser Art der Medizin distanzieren. Hier wird eine Exaktheit vorgetäuscht, die schon bei der Erhebung der Daten nicht vorliegen kann. Aber auch die Erstellung des Schemas selbst ist von Zufällen bestimmt und nicht durch reproduzierbare Daten oder Studienergebnisse zu belegen. So hat derselbe Autor einige Jahre vorher eine ähnliche Tabelle publiziert, bei der eine „bedeutsame Aortenstenose" mit drei Punkten eingerechnet wurde, während in der jetzigen Fassung bereits der Verdacht auf Aortenstenose zu 20 Punkten führt.

Noch entscheidender ist der Einwand, daß die Angabe einer Operationsletalität ohne Bezug auf die durchzuführende Operation unsinnig ist. Die Art der Operation geht lediglich mit der Zuordnung zu „Notfalloperation" (ja/nein) und den damit verbundenen zehn Punkten einher. Bei einer anderen Auflage des Klassifikationsschemas durch den gleichen Autor wird die Notfalloperation allerdings nur mit vier Punkten gewichtet, ein weiterer Hinweis auf die Beliebigkeit der Punktezuordnung. Der Rückzug auf ein solches Punkteschma mit der Angabe einer zu erwartenden Operationsletalität ist unärztlich. Er zeugt von einer Scheu vor eigener ärztlicher Beurteilung bei gleichzeitiger Vorgabe, daß eine differenzierte ärztliche Beurteilung erfolgt sein. Zur Festlegung des Operationszeitpunktes sind Klassifikationen und Schemata dieser Art nicht hilfreich. Sie demonstrieren weder Verantwortung noch Verantwortlichkeit der internistischen Beurteilung.

Neurochirurgische Indikation und Kontraindikation im Kontext der therapeutischen Gesamtplanung

W. R. Lanksch

Neurochirurgische Klinik, Universitätsklinikum Rudolf-Virchow, Freie Universität Berlin, Augustenburger Platz 1, D-133353 Berlin

(Manuskript nicht eingegangen)

Die Rolle des Anästhesisten als eigenverantwortlicher Partner

K. van Ackeren

Institut für Anästhesiologie und operative Intensivmedizin, Klinikum Mannheim, Theodor-Kutzer-Ufer, D-68167 Mannheim

(Manuskript nicht eingegangen)

Beeinflußt die Organisation der nichtärztlichen Mitarbeiter den Operationszeitpunkt?

M. Witt

Krankenhaus Buch, Wiltbergstraße 50, D-13125 Berlin

Die wirtschaftliche Auslastung einer OP-Einheit sollte jedem Krankenhausbetrieb ein wichtiges Anliegen sein. Die OP-Kapazitäten werden, insbesondere bei Krankenhausneubauten, in der Regel so bemessen, daß die geplanten OP-Leistungen in Abhängigkeit zu den Planbetten, der Liegedauer und dem Leistungsprofil der Abteilung nur bei optimaler Auslastung zur Zufriedenheit aller Beteiligten erbracht werden können. Dies gilt in der Regel auch bei bestehenden Einrichtungen. Der Erlös aus einem Sonderentgelt zeigt uns häufig die Grenze der erlaubten Kosten an. Um die personellen und sachlichen Ressourcen in angemessener Art und Menge einzusetzen, ist eine gute abgestimmte Ablaufplanung mit eindeutiger Kommunikations- und Informationsstruktur zu entwikkeln. Der Pflegedienstleiter muß in Abstimmung mit den Mitarbeitern des Pflegedienstes der betroffenen Bereiche ein Konzept entwickeln, daß gewährleistet, daß der geplante OP-Zeitpunkt aus pflegeorganisatorischen Gründen nicht verzögert wird. Insbesondere vor dem Hintergrund der Tatsache, daß jede Minute, die ein komplettes OP- und Anästhesieteam, auf den Patienten wartet, ca. DM 10 kostet. Im folgenden werde ich kurz darstellen, welche Bereiche des Pflegedienstes in dieses Konzept einbezogen werden müssen. Ich beziehe mich auf einen geplanten OP-Eingriff eines Patienten von einer peripheren Station, der postoperativ dorthin wieder zurückgelangt.

1 Die Organisation am Vortag der Operation

Dieser Tag wird im wesentlichen von 4 unterschiedlichen Pflegeorganisationen beeinflußt.

Stationspflegedienst

Das OP-Programm wird unter Mitwirkung des Leitenden OP-Pflegedienstes und Anästhesie-Pflegedienstes spätestens um 15.00 Uhr fertiggestellt. Das Pflegepersonal der Station muß es unverzüglich erhalten, um die dann noch notwendigen OP-Vorbereitungen durchführen zu können. Diese erfolgen gemäß einem Standard, der ggf. individuell anzupassen ist. Diese Standardvorbereitung wird in einer Check-Liste erfaßt, worin vom Pflegedienst der Station die Vorbereitung genau dokumentiert wird. Aktuelle veränderte Erkenntnisse beim Patienten müssen dabei jederzeit dem diensthabenen Arzt mitgeteilt werden, damit entsprechende Maßnahmen eingeleitet werden können, bzw. das OP-Programm geändert werden kann. Dies hätte zur Folge, daß ggf. ein anderer Patient an dessen Stelle operiert wird und entsprechend vorbereitet wird. Aktuelle Anordnungen des Anästhesisten müssen ebenso unverzüglich dem diensthabenen Arzt gemeldet werden, um gemäß seinen Festlegungen entsprechend verfahren zu können.

Hefte zu „Der Unfallchirug", Heft 257
Zusammengestellt von K. E. Rehm
© Springer-Verlag Berlin Heidelberg 1996

Der OP-Termin muß dem Transportdienst per Transportmeldung ebenso am Vortag mitgeilt werden, damit dieser seine Transportplanung in Abhängigkeit zum Personaleinsatz vornehmen kann.

OP-Pflegedienst

Dieser erhält ebenfalls unverzüglich das OP-Programm. Die OP-Leitung macht daraufhin die Personaleinteilung für den nächsten Tag. Sie vergewissert sich, ob das benötigte Material wirklich vorhanden ist. Bei der Mitwirkung des Programms hat sie bereits auf die OP-Folge, hinsichtlich der Verfügbarkeit des vermutlich benötigten Instrumentariums, Einfluß genommen. Im Zweifel ist die Sterilisationszentrale nochmals einzubeziehen.

Anästhesie-Pflegedienst

Die Anästhesie-Leitung erhält ebenfalls unverzüglich das OP-Programm, um die Personaleinteilung für den nächsten Tag machen zu können.

Sterilisationszentrale

Die Sterilisationszentrale sollte unter Unkenntlichmachung der Patientennamen ebenfalls das OP-Programm erhalten.
Dabei muß die Steri-Leitung aus ihrer Sicht beurteilen, ob das Programm zum eventuell benötigten Instrumentenrücktransport im rechten Zeitverhältnis steht. Hierbei ist auch der Instrumenteneinsatz des Vortages und ggf. des Bereitschaftsdienstes in Betracht zu ziehen. Grundsätzlich sollten die Instrumenten-Sets standardisiert sein und auch für die Mitarbeiter der Sterilisationszentrale im Bild und als Liste mit Namen und Artikel-Nummer vorliegen.

2 Die Organisation am OP-Tag

Dieser Tag wird präoperativ von 5 verschiedenen Pflegeorganisationen und postoperativ von 4 verschiedenen Pflegeorganisationen beeinflußt.

OP-Pflegedienst

Das tatsächlich vorhandene Personal wird zu Dienstbeginn von der OP-Leitung festgestellt. Bei plötzlichem Ausfall ist eine Umstellung in der Einteilung notwendig. Grundsätzlich sollte, insbesondere in einem Zentral-OP, die Austauschbarkeit der Mitarbeiter gemäß ihrer fachlichen Eignung dahingehend optimiert werden, daß in entsprechender Zeit mindestens alle Mitarbeiter jeglichen Springer-Dienst leisten können und darüberhinaus auch häufig vorkommende Eingriffe instrumentieren können. Es sollte aus fachlichen Gründen keine Zeitverzögerung stattfinden. Die OP-Leitung muß die möglicherweise bis dahin bekannten, Veränderungen oder Verschiebungen kennen und in der Frühbesprechung bekannt geben. Anschließend gehen die Teams an ihren Arbeitsplatz und beschaffen sich das notwenige Material. Dabei ist davon auszugehen, daß zu jedem Operationsverfahren eine Kombination der Sets benötigt wird, die standardisiert dem OP-Pflegeteam bekannt sind. Dabei vergewissern sie sich der Vollständigkeit. Treten Materialengpässe auf, müssen diese sofort bekannt gegeben werden. Falls es zu Umstellungen im Programm führen muß, hat die OP-Leitung festgelegte Ansprechpartner zu informieren. In Abstimmung zum Anästhesie- und OP-Team der vorangegangenen Operationen wird der nächste Patient zu einem bestimmten Zeitpunkt abgerufen.

Dabei sind auch die Vorbereitungszeit auf der Station, der Transportweg und vorhandene Aufzugskapazitäten zu berücksichtigen. Der Zeitpunkt und der Gesprächspartner wird in der OP-Dokumentation vermerkt. Technisch kann der Abruf über Telefon, Gegensprechanlage oder über ein Com-Center geschehen. Jedes System hat Vor- und Nachteile. Falls ein Krankenhaus über die Möglichkeit eines Com-Centers verfügt, halte ich das für die beste Lösung.

Stations-Pflegedienst

Nach Empfang des Patientenabrufes muß unverzüglich der Transportdienst benachrichtig werden. Bei vorhandenem Com-Center würde dies durch die betreffende Vermittlerin geschehen. Die Station sollte unmittelbar nach Anruf in der Patientenakte vermerken, wann der Patient abgerufen wurde und wann der Transportdienst bestellt wurde. Dabei ist auch der Name des Empfängers zu vermerken. Die danach stattfindende weitere Vorbereitung des Patienten hat nach Standard, gemäß der Check-Liste stattzufinden. Dabei hat diese Tätigkeit höchste Priorität im Rahmen der Staionsarbeit.

Transport-Pflegedienst

Der Transportdienst muß über Gegensprechgeräte verfügen, so daß jederzeit ein Transport-Pfleger von seinem Einsatz-Leiter erreicht werden kann. Grundsätzlich muß auch mit dem Transportdienst vereinbart sein, daß OP-Transporte für sie höchste Priorität haben und dementsprechend durchgeführt werden.

Anästhesie-Pflegedienst

Die Anästhesie-Leitung sollte analog wie die OP-Leitung ihre Organisation durchführen. Die Arbeitsabläufe müssen so standardisiert werden, daß eine Übernahme des ankommenden Patienten ohne Zeitverzögerung gewährleistet ist. Es sollte in jedem Fall eine kurze Übergabe durch das Stationspflegepersonal stattfinden. Die Ausleitung des vorhergehenden Patienten kann ab einer gewissen Phase ohne Assistenz der Anästhesie-Pflegeperson stattfinden, so daß diese parallel den Einleitungsraum vorbereiten kann und den nächsten Patienten in Empfang nehmen kann. Sie sollte den Patienten im Rahmen der Vorbereitung befragen und seine Unterlagen auf Vollständigkeit prüfen.

Lagerungspfleger

Sobald die Narkose eingeleitet ist, sollte von der Anästhesie- oder OP-Leitung ein Lagerungspfleger (soweit vorhanden) zum Patienten gerufen werden. Falls keiner verfügbar ist, muß der OP-Pflegedienst mit Hilfe der Ärzte die Funktion übernehmen. Im Rahmen der Erlöse und Kosten bei den Sonderentgelten und der eingeschränkten Verwendungsmöglichkeit plädiere ich dafür, keine Lagerungspfleger zu beschäftigen.

OP-Pflegedienst

Die Vorbereitung des OP-Saales in jeglicher Hinsicht muß durch die 2 OP-Pflegekräfte in einem zeitnahen Verhältnis zur Narkoseeinleitung geschehen. Keinesfalls sollte die Vorbereitung noch laufen, wenn der Patient vom Anästhesie-Team freigegeben ist. Sicher gestellt muß auch sein, daß Operateure beim Wechsel so rechtzeitig abgerufen werden, daß kein Zeitverzug entsteht, wobei der Abruf ebenfalls mit genauer Uhrzeit dokumentiert werden sollte.

Anästhesie-Pflegedienst

Nach Abschluß der Operation erfolgt die Ausleitung im Saal, d.h. die Hilfestellung beim Ausleiten sollte auf das nötigste beschränkt werden, damit Vorbereitungsmaßnahmen, wie oben beschrieben, im Einleitungsraum stattfinden können. Das Anästhesie-Team, das immer als erstes und letztes beim Patienten ist, hat kaum Veränderungsspielraum in ihren Tätigkeiten. Wenn es keine rotierenden Anästhesie-Teams im OP gibt, ist der Zeitpunkt der Abgabe des Patienten, der früheste Zeitpunkt der Annahme des nächsten Patienten. Das Anästhesie-Team schleust den Patienten zum Aufwachraum bzw. zur Intensivstation aus. Dabei ist eine Übergabe unabdingbar.

OP-Pflegedienst

Der OP-Pflegedienst benachrichtigt den Reinigungsdienst und organisiert die Aufbereitung des Instrumentariums.

OP-Reinigungsdienst

Auch unter wirtschaftlichen Gesichtspunkten muß der OP-Reinigungsdienst in angemessener Größe zur Verfügung stehen, um zu gewährleisten, daß er auf Abruf des OP-Pflegedienstes unverzüglich aktiv wird.

Anästhesie-Pflegedienst im Aufwachraum

Dort darf es zu keinem Patientenstau kommen, der die Aufnahmekapazität einschränkt. Das Weiterleiten der Patienten zu den Stationen muß frühestmöglich ohne Gefährdung des Patienten geschehen.

Stations-Pflegedienst

Dem Anruf zum Abholen eines Patienten aus dem Aufwachraum muß unverzüglich gefolgt werden. Im Rahmen des Stationsablaufs sollte diese Aufgabe hohe Priorität haben.

3 Zusammenfassung

Die unterschiedlichen Pflegeeinheiten sind mit den differenzierten Arbeitsabläufen, den unterschiedlichen Bedingungen und Bedürfnissen aufeinander abzustimmen. Es ist notwendig, daß jede Pflegeeinheit ein eigenes Organisationskonzept aus seiner Sicht entwickelt. Diese einzelnen Konzepte müssen vom Pflegedienstleiter in ein gemeinsames Konzept zur OP-Ablaufplanung gefaßt werden, wobei sein Geschick sein wird, die unterschiedlichen Teilziele zu einem Gesamtziel zusammenzufassen, ohne die Teilziele insgesamt zu vernachlässigen.

Das Konzept wird allerdings von weiteren, bestehenden Einflußfaktoren tangiert, die unbedingt berücksichtigt werden müssen. Die Dienstzeiten, Personalressourcen und Ablaufpläne von anderen Organisationen des Hauses, z.B. Hol- und Bringedienst, Blutbank, Röntgenabteilung, Labor usw. müssen einbezogen werden.

Der Ärztliche Dienst befindet sich ebenfalls in einem engen Organisationsverhältnis in seinen Abteilungen. Insbesondere die chirurgisch tätigen Ärzte haben, in der Regel neben der Tätigkeit im OP, noch eine Vielzahl anderer Tätigkeiten zu verrichten, die ebenfalls dem Tageszeitrhythmus, oder/und anderen Bedingungen anzupassen sind.

Das Konzept des Pflegedienstes steht im ganz engem Kontex zu den Dienstzeiten der einzelnen Gruppen. Versetzte, aufeinander abgestimmte Dienste, damit längere Betriebszeiten des OP's sind nach heutigen Überlegungen unverzichtbar, wobei in vielen Einheiten immer mehr zum Schichtdienst in 1 ½ Schichten bis 20.00 Uhr übergegangen wird.

Das Konzept zur OP-Organisation, könnte auch den Charakter einer Dienstanweisung haben, was aber nicht nötig ist, wenn im Rahmen dieses Konzeptes eine einvernehmliche Zielvorstellung entwickelt werden kann. Nachdem der Pflegedienstleiter dieses Konzept erstellt hat, muß der Dialog mit anderen Berufsgruppen und Organisationen geführt werden.

Hilfreich wäre es wenn der Ärztliche Dienst ebenfalls eine Zielvereinbarung und konzeptionelle Absprache in seiner Berufsgruppe erreichen könnte, die interdisziplinäre Einflüsse vereint.

Die Umsetzung eines möglichen Gesamtkonzepts muß dann gemeinsam, „fair und parnterschaftlich" geschehen, wobei fortlaufend eine Gesprächsbereitschaft zwischen den Organisationseinheiten und Berufsgruppen bestehen muß.

Denn Fehler wird es immer wieder geben, die jedoch nur zur Zufriedenheit aller behoben werden können, wenn mit der Auswertung konstruktiv und effizient umgegangen wird.

Die bestehende OP-Organisation ist weiterführend auch von Innovationen und Veränderungen abhängig, die adäquat einzuplanen sind, sobald sie gravierende Veränderungen hervorrufen.

Um Fehlerquellen zu besprechen und Veränderungen entsprechend zu berücksichtigen, müssen regelmäßige Arbeitsgespräche stattfinden. Daraus abgeleitete Ergebnisse werden allen Beteiligten und Betroffenen bekannt gegeben, die sich entsprechend aufeinander einzustellen haben.

VIII. Das Berufgenossenschaftliche Heilverfahren: Ein altes Konzept im neuen Europa

G. Sokoll, St. Augustin; D. Wolter, Hamburg

110 Jahre gesetzliche Unfallversicherung: Eine Standortbestimmung

H. Kleinherne

Büro Kleinherne, Glückaufhaus, Friedrichstraße 1, D-45128 Essen

110 Jahre in 15 Minuten zu reflektieren, sehr geehrte Damen und Herren, gelingt mir nur, wenn ich mich auf die Rehabilitation beschränke und deutliche Thesen vertrete.

Das Sondersystem der gesetzlichen Unfallversicherung, also ein Teil der Erbschaft des alten Bismarck, erlebt derzeit in Deutschland und in Europa eine Renaissance. Der Gesetzgeber vertraut diesem Versicherungszweig, wenn er sich momentan mit der Einordnung dieses Rechts in das Sozialgesetzbuch VII beschäftigt. Auch unsere osteuropäischen Nachbarn prüfen fast alle den Weg, eine gesetzliche Unfallversicherung mit wesentlichen Elementen des deutschen Modells einzuführen, nachdem die staatliche Einheitsversicherung nicht mehr zeitgemäß ist.

Aber was macht diese Unfallversicherung so attraktiv, daß sogar die Enquete-Kommission zur Strukturreform der gesetzlichen Krankenversicherung im März 1990 dem Deutschen Bundestag empfohlen hat, die positiven Erfahrungen in der Rehabilitation Arbeitsunfallverletzter auch den Versicherten der Kranken- und Rentenversicherung nutzbar zu machen im Sinne einer Vorleistungsregelung. Die Antwort ist einfach: Der Staat hat den Sozialpartnern, also der Arbeitgeber- und Arbeitnehmerseite, einen großen Gestaltungsspielraum überlassen, den diese selbstverwaltete Unfallversicherung über Jahrzehnte genutzt hat. So konnten die UV-Träger stets flexibel und schnell auf Entwicklungen im Gesundheitswesen reagieren. Das gelang freilich nur in einem engen Vertrauensverhältnis zu den Ärzten.

Unser Vorteil liegt in den umfassenden Zuständigkeit der Unfallversicherung für die Prävention, für die Rehabilitation, und zwar für die medizinische, berufliche und soziale Rehabilitation, sowie für die Entschädigung in Renten. Einen Kostenträgerwechsel, etwa von Kranken- zur Rentenversicherung, kennen wir nicht. Hinzu kommt der gesetzliche Generalauftrag, mit allen geeigneten Mitteln zu rehabilitieren. Mit diesem Behandlungsmaßstab, der aus dem Schadensersatzprinzip des Zivilrechts und damit aus der Zurechenbarkeit zum Arbeitgeber herrührt, können die UV-Träger ihre Strukturverantwortung nach dem Prinzip „Reha vor Rente" am besten wahrnehmen.

Den Nährboden für eine erfolgreiche Rehabilitation bilden zudem zeitlose Organisationsprinzipien, die die UV-Träger schon seit Jahrzehnten kennen, bevor in jüngster Zeit die Forderungen nach Qualitätssicherung in der Medizin allerorts zunehmen. Sie wissen, daß wir aufgrund von Qualitätskriterien Ärzte zulassen, die das Heilverfahren Unfallverletzter kontrollieren, und Entsprechendes gilt für die flächendeckende Zulassung von geeigneten Kliniken. Eine besondere Führungsrolle übernehmen die BG-

Kliniken, die die UV-Träger und damit allein die Arbeitgeber als Beitragszahler der Unfallversicherung finanzieren und betreiben. Das Angebot dieser Kliniken kommt im übrigen den Versicherten anderer Sozialleistungsträger ebenso zugute.

Auch die Steuerung des Heilverfahrens durch die Versicherungsverwaltung ist voll im Trend. Die UV-Träger überlassen es nicht allein den Versicherten, den richtigen Behandlungsweg einzuschlagen. Die UV-Träger sind also nicht bloße Zahlstellen, um Leistungen im Gesundheitswesen zu vergüten, sondern haben die Aufgabe, die Erfolge zu kontrollieren. Zusammen mit den Ärzten und mit Hilfe eines differenzierten Berichtswesens übernehmen sie die entscheidende Mitverantwortung für eine schnelle und möglichst folgenlose Wiedereingliederung in das Erwerbs- und Privatleben. Eine besondere Rolle spielt dabei der Berufshelfer, der das oberste Ziel verfolgt, die berufliche Eingliederung, die bereits am Krankenbett, also schon während der medizinischen Rehabilitationsphase einsetzt, zu realisieren. Die Grundidee dieses Steuerungskonzepts, sehr geehrte Damen und Herren, finden Sie in angeblich neuen Modellen der Krankenversicherung, etwa in der Stärkung des Tandems Hausarzt/Reha-Berater mit dem Schlagwort „Casemanagement".

Ich möchte aber Superlative vermeiden, in deren Nähe einige Stimmen die Unfallversicherung bringen, wie etwa der gesundheitspolitische Sprecher im zuständigen Parlamentsausschuß Rumäniens, Herr Baranyi, im Frühjahr dieses Jahres an fast der gleichen Stelle im Rahmen des Chirurgenkongresses, wenn er das deutsche Sozialversicherungssystem und die gesetzliche Unfallversicherung als das beste der Welt bezeichnet hat. Das Sondersystem der Unfallversicherung konnte sich nämlich deswegen so gut entfalten, weil es sich im Laufe der 110 Jahre stets aus dem Rampenlicht der großen Gesundheitspolitik herausgehalten hat, sich also bescheiden, aber um so intensiver auf sich konzentrieren und sich so stets an die neuen Entwicklungen anpassen konnte. „Schlanke" Verwaltungen und Geschlossenheit der UV-Träger, organisiert über ihre Verbände, halfen und helfen immer noch dabei, Schwachstellen zu analysieren und Verbesserungen zu beschließen. Dieses selbstkritische Prinzip bildet unseren Lebensnerv. Deswegen stellen wir unsere Verfahrensregeln immer wieder in Frage und auf größeren Ärztekongressen, wie hier in Berlin, stets zur Diskussion, um daraus Anregungen für die Zukunft zu gewinnen. Und es gibt sicher vieles zu überdenken und zu verbessern.

Wir müssen uns mit dem Ziel einer wohnortnahen Rehabilitation, also mit dem Übergang von der stationären zur ambulanten Rehabilitation, noch mehr beschäftigen, obwohl wir den Bestand der BG-Kliniken und der zugelassenen Akut-Kliniken bereits um 2 Varianten erweitert haben. Zum einen lassen wir Einrichtungen zur stationären Weiterbehandlung zu und haben zum anderen die Erweiterte Ambulante Physiotherapie, kurz EAP genannt, eingeführt. Dieser Infrastruktur werden uns aber weiterhin nur im Rahmen unserer Grundüberzeugung widmen, daß es das Beste ist, ganzheitlich und interdisziplinär zu behandeln. Wir wünschen uns deswegen von den Leistungsanbietern, etwa den orthopädisch-traumatologischen oder neurologischen Zentren, eine Verknüpfung der medizinischen mit der beruflichen und sozialen Rehabilitation. An diesem integrativen Ziel werden wir aus Erfahrung und Überzeugung festhalten. Denn uns liegt an der weiteren Verbesserung der beruflichen Wiedereingliederung, die in der Unfallversicherung in rund 90% der Fälle innerhalb eines Jahres nach Abschluß der Berufshilfemaßnahmen gelingt.

Aber die UV-Träger brauchen trotz der plausiblen Organisationsprinzipien mehr denn je Kosten-Nutzen-Analysen zu einzelnen Verletzungsarten. Damit erhalten wir Erfahrungssätze in der Medizin und verbessern weiterhin die Qualität unter Wahrung des Grundsatzes der Sparsamkeit und Wirtschaftlichkeit. Hierzu setzen wir auch auf Ihre Mithilfe, sehr verehrte Damen und Herren Ärzte. Auf allgemeinen statistischen Lorbeeren dürfen wir uns in der Unfallversicherung nicht ausruhen, etwa die Steigerung *folgenloser* Verletzungen, bei denen also keinerlei funktionelle Beeinträchtigung übrig bleiben, von 58,3% 1985 auf 63,2% im Jahre 1992. Erstrebenswert sind vielmehr Standards zur Diagnose und Therapie, mit denen sich präventive Reha-Medizin preiswert betreiben läßt.

In Zeiten knapper finanzieller Ressourcen darf sich die Unfallversicherung den veränderten Umständen nicht verschließen. Auch wenn das Thema Budgetierung bisher noch kein Thema ist, weil es dem Schadensersatzprinzip des Unfallversicherungsrechts widerspricht, so werden wir gleichwohl prüfen müssen, ob wir medizinische Leistungen höher vergüten können als im allgemeinen Gesundheitswesen. Wir können es auch nicht zulassen, wenn eine gut gemeinte Verfahrensart, wie die bereits genannte EAP, in der Praxis mißbraucht wird, weil das finanzielle Interesse der Leistungsanbieter vor das Interesse der Sozialpartner gesetzt wird, die Zeiten der Arbeitsunfähigkeit möglichst kurz zu halten. In solchen und ähnlichen Fällen des Mißbrauchs werden wir nachbessern und konsequent handeln. Auch an den BG-Kliniken, die im Rahmen ihres Leistungsspektrums eine unerläßliche Führungsrolle in der Rehabilitation Unfallverletzter schon seit über 100 Jahren übernommen haben, wird der Prozeß der knapper werdenden Ressourcen ebenso nicht vorbeigehen. Ein finanzielles Sicherungskonzept und die Leistungsstruktur haben sich an zukunftsweisenden Rehabilitationszielen und deren Inhalten zu orientieren. Dabei zeichnet sich ab, daß die Zukunft der berufsgenossenschaftlichen Kliniken in einem engen Verbund mit Universitäten und mit Abteilungen der medizinischen Allgemeinversorgung liegt, wie dies in Bochum, Tübingen und andernorts, z.B. künftig auch in Berlin-Marzahn und Halle, praktiziert wird. Dieser Verbund bietet in erster Linie Vorteile in Art und Umfang der medizinischen Gesamtversorgung und sichert zugleich zusätzlich die erforderliche betriebswirtschaftliche Stabilität.

Daß die gute Idee, das Heilverfahren zu organisieren, stets eines Grundkonsenses bedarf, um auf dem richtigen Kurs zu bleiben, versteht sich von selbst und wird uns auch in den nächsten 2 Stunden beschäftigen. Dabei müssen die UV-Träger ihre Hauptaufgabe, Arbeitsunfälle und Berufskrankheiten im Sinne der Prävention zu vermeiden ebenso im Auge behalten wie sich in angemessenem Umfang um die Forschung kümmern, um zum medizinischen Fortschritt beizutragen, nicht zuletzt um Erkenntnisse nach den Ursachen von Erkrankungen zu erhalten, die im Beruf liegen. Dieses Kausalitätsprinzip gehört zum Lebensnerv der gesetzlichen Unfallversicherung, nur dann ist sie für die Rehabilitation und Entschädigung von Arbeitsunfällen und Berufskrankheiten zuständig.

Das hierzu passende Thema Berufskrankheiten möchte ich an dieser Stelle nur in einem mir wesentlichen Punkt streifen, obwohl es insgesamt für die Unfallversicherung von grundlegender Bedeutung ist. Wenn, sehr verehrte Damen und Herren, der Kausalfaktor Arbeit nicht weiterhin im Einzelfall abgegrenzt wird von den übrigen Krankheitsfaktoren im Leben, dann ist dieses Sondersystem durch die Arbeitgeber alleine nicht mehr finanzierbar. Eine Beweislastumkehr bei der Beurteilung, ob und wie die Arbeit auf die Gesundheit eingewirkt hat, so wie sie von einigen Bundesländern und Interessengruppen derzeit im Rahmen der Einordnung des Unfallversicherungsrechts im SGB VII vertreten wird, sprengt die Verantwortung des Arbeitgebers im Arbeitsverhältnis und verwischt die Grenzen zu Volkskrankheiten. Die Arbeitgeberseite beobachtet besorgt diese einseitige Risiko- und Kostenverlagerung, etwa auch der Rehakosten, auf die

Unfallversicherung. Weitere Schritte in diese Entwicklung würden den Lebensnerv dieses Versicherungszweiges berühren.

Sehr geehrte Damen und Herren, je älter man wird, um so häufiger denkt man zurück. Diese Lebenserfahrung auf die gesetzliche Unfallversicherung anzuwenden, würde die Innovation in Frage stellen. Die Unfallversicherung hat sich aber über die Jahrzehnte durch Menschen verjüngt, die zum Wohle der Rehabilitation neue Impulse gegeben haben. Verbunden mit einer traditionsbewußten Fortentwicklung möchte ich zwar der Unfallversicherung nicht ewiges Leben verheißen, aber doch lange Überlebenschancen prognostizieren.

„Rehabilitation" mit allen geeigneten Mitteln: „Ist der Erfolg meßbar?"

N. Emmerich[1], D. Leuftink[1] und N. Weis[2]

[1] Landesverband Südwestdeutschland der gewerblichen Berufsgenossenschaften, Kurfürsten-Anlage 62, D-69115 Heidelberg
[2] Stellv. Hauptgeschäftsführer der Berufsgenossenschaft Nahrungsmittel und Gaststätten, Dynamostraße 7-9, D-68165 Mannheim

Herr Vorsitzender, meine Damen und Herren,
das mir gestellte, in Frageform gekleidete Thema verlangt nicht nur eine Aussage zur Meßbarkeit von Erfolgen der Rehabilitation. Nach dem Generalthema beinhaltet es zugleich die Frage, ob das über 60 Jahre alte Konzept der Versorgung Arbeitsunfallverletzter auch heute noch seine Berechtigung hat.

Dies gibt Gelegenheit, Vergangenheit und Gegenwart zu verbinden, einen Beitrag zur Standortbestimmung zu leisten und Möglichkeiten aufzuzeigen, wie Geleistetes und Bewährtes auch unter sich ändernden Rahmenbedingungen fortentwickelt werden kann.

Zwangsläufig erlangen bei solchen Überlegungen – heute mehr denn je – der Rehabilitation bisher weitgehend fremde Kostenaspekte Bedeutung. In einer Zeit, in der die Sozialpolitik zunehmend von finanziellen Zwängen geprägt wird und sogar Leistungsreduzierungen diskutiert werden, müssen auch wir uns diesen Problemen stellen. Wir sollten überzeugend darlegen können, daß der in der Unfallversicherung am Kriterium „mit allen geeigneten Mitteln" orientierte organisatorische und finanzielle Aufwand gerechtfertigt ist.

Vor diesem Hintergrund ist zunächst zu fragen, was überhaupt „Erfolg" ist. Von einem Erfolg kann man allgemein nur dann sprechen, wenn ein Ziel erreicht wird. In der Unfallversicherung ist das Ziel für den Bereich der Rehabilitation in § 556 RVO vorgegeben. Danach wird Erfolg danach beurteilt, ob im konkreten Einzelfall die bestmögliche Wiedereingliederung in Arbeit, Beruf und Gesellschaft durch die Gesamtheit von Maßnahmen und Leistungen der medizinischen, beruflichen und sozialen Rehabilitation erreicht wurde. Es ist also eine individuelle Betrachtungsweise unter Berücksichtigung der Interessen der Verletzten erforderlich. Ob die Rehabilitation im Einzelfall erfolgreich war, hängt also gerade nicht – zumindest nicht ausschließlich – von allgemeinen Standards ab, sondern von den konkreten Umständen des konkreten Falles.

Diese Einzelfallbetrachtung erschwert zwar eine generelle Aussage über den Erfolg des berufsgenossenschaftlichen Heilverfahrens, macht sie aber nicht unmöglich. Betrachtet man eine Vielfalt gleichgelagerter Fälle, so wird sehr wohl eine allgemeine Beurteilung möglich. Dazu ist allerdings wichtig, daß eine genügend große Zahl von Fällen ausgewählt wird und vor allem Einvernehmen über die Meßparameter besteht. Auch ist deutlich darauf hinzuweisen, daß die Beurteilung des Erfolgs nicht auf Grund einzelner Meßparameter erfolgen kann, sondern eine Gesamtschau erfordert. Es wäre fatal, den Erfolg z.B. nur nach der Dauer der Arbeitsunfähigkeit zu beurteilen und die sich in der MdE ausdrückenden zurückgebliebenen Unfallfolgen außer Acht zu lassen.

Die mit diesen vielfältigen Gesichtspunkten einhergehenden komplexen Probleme werden dafür verantwortlich zu machen sein, daß aus dem Bereich der Versorgung Arbeitsunfallverletzter bislang nur einige wenige, größeres Patientengut erfassende statistische Auswertungen und Veröffentlichungen bekannt sind.

Kompliziert wird eine Beurteilung des Erfolgs des berufsgenossenschaftlichen Heilverfahrens, also seiner Qualität, ferner dadurch, daß üblicherweise zwischen Struktur-, Prozeß- und Ergebnisqualität unterschieden wird.

Im Bereich der Strukturqualität haben die Unfallversicherungsträger durch Schaffung ihrer medizinischen Rehabilitationsverfahren in den frühen 30er Jahren und durch Ausgestaltung der sogenannten Rehabilitationskette in den vergangen sechs Jahrzehnten den Grundstein für gute Ergebnisse gelegt. Die Sicherstellung der Ersten Hilfe am Unfallort, die Einflußnahme auf das betriebliche und öffentliche Rettungswesen und schließlich der Übergang zur beruflichen und sozialen Rehabilitation haben diese Bemühungen erfolgreich begleitet. Die bestmögliche Versorgung des Arbeitsunfallverletzten wird also nicht dem Zufall, sondern im Interesse des Versicherten einer ordnenden Hand überlassen. Hierzu wurden Mitwirkungspflichten der Unternehmer, Krankenkassen und aller Ärzte formuliert. Gleichzeitig wurden personelle und sächliche Bestellungs- und Zulassungsvoraussetzungen für die in das Rehabilitationsgeschehen einge-

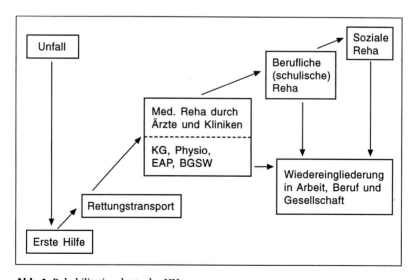

Abb. 1. Rehabilitationskette des UV

bundenen Personen und Institutionen geschaffen. Zusammen sichern sich sie unmittelbar nach dem Unfall einsetzende qualifizierte unfallmedizinische Ersatzversorgung und ggf. auch fachärztliche Weiterbehandlung bis hin zum Wiedereintritt der Arbeitsfähigkeit (Abb. 1).

Meine Damen und Herren, ich sehe es als einen der größten Erfolge überhaupt an, daß Unfallversicherungsträger und Ärzte gemeinsam eine ortsnahe unfallmedizinische Betreuung aller Verletzten organisiert haben und heute praktisch kein Fall mehr denkbar ist, der eine qualifizierte Primärversorgung nicht gewährleistet. All zu oft bei einer aktuellen Betrachtung der Blick zurück vergessen und das Erreichte als selbstverständlich betrachtet. Ich denke, daß es deshalb nötig ist, darauf hinzuweisen, daß das, was andernorts heute vielfach als *neue* qualitätssichernde Maßnahme bezeichnet wird, in der Unfallversicherung schon seit Jahrzehnten erreicht ist.

Für die Heilbehandlung heißt dies im wesentlichen:

1. Das Abkommen Ärzte/Unfallversicherungsträger, parallel dazu Bestellungsvoraussetzungen für Ärzte und Kliniken sind die Basis dafür, daß z.B. im Bereich des Landesverbandes Südwestdeutschland in die unfallmedizinisch ausgerichteten Durchgangsarztverfahren, H-Arzt-Verfahren und Verletzungsartenverfahren aktuell rund 1.250 Ärzte und 115 Kliniken eingebunden und mit besonderen Rechten und Pflichten ausgestattet wurden (Abb. 2 und 3).
2. Initiativen der Unfallversicherungsträger haben mit dazu beigetragen, daß heute ca. 40% der Schwerpunktkrankenhäuser selbständige unfallchirurgische Abteilungen haben. Im Verbund mit den BG-Unfallkliniken wird hierdurch eine ortsnahe hochqualifizierte, speziell unfallchirurgische Akutversorgung erreicht.
3. Verfahrensmäßig ist dem Grunde nach sichergestellt, daß z.B. bei speziellen Verletzungen und bei Verletzungen auf anderen Fachgebieten auch andere Ärzte zur Klärung der Diagnose und/oder zur Mitbehandlung zuzuziehen sind. Die vom behandelnden Arzt im Auftrag des Unfallversicherungsträgers initiierte Mitwirkung von Neurologen, Augenärzten, HNO-Ärzten, aber auch die Einbindung von Handchirurgen, sichert die ganzheitliche Versorgung Arbeitsunfallverletzter. Dieser Betrach-

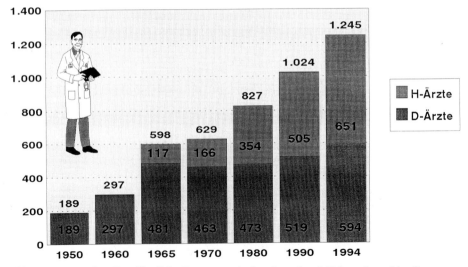

Abb. 2. UV-Prozeßqualität (Ärztliche Versorgung im Landesverband Südwestdeutschland)

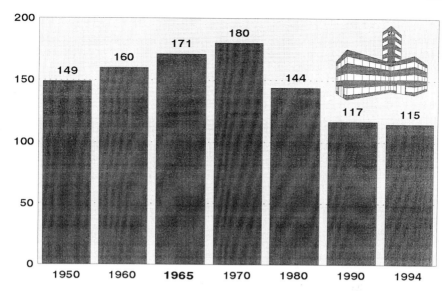

Abb. 3. UV-Prozeßqualität (Klinische Versorgung, Anzahl der § 6-Krankenhäuser im Landesverband Südwestdeutschland)

tungsweise dienen auch die von den Unfallversicherungsträgern herausgegebenen Denkschriften für Querschnittgelähmte und Schwer-Schädel-Hirnverletzte.
4. Die krankengymnastische und physikalische Begleit- und Nachbehandlung hat nach wie vor hohen Stellenwert. Bestellungs- und Zulassungsvoraussetzungen unter Einbindung auch der neuen Verfahren EAP und BGSW sichern eine Einbindung qualifizierter Personen und Institutionen in die umfassenden Rehabilitation.

Meine Damen und Herren, die Behauptung ist gerechtfertigt, daß bei der Strukturqualität der Erfolg der berufsgenossenschaftlichen Heilverfahren anhand vieler Meßparameter überzeugend dargestellt werden kann. Lücken bestehen insoweit lediglich bei den Berufskrankheiten, wo die Berufsgenossenschaften aber an der Einführung eines BK-Arzt-Verfahrens arbeiten. Ferner ist sichtbar geworden, daß z.B. im Bereich der krankengymnastisch/physiotherapeutischen Betreuung sowie bei den neuen Verfahren EAP und BGSW durch verschärfte Zulassungsvoraussetzungen strukturell nachgebessert werden muß. Neue sozialpolitische Entwicklungen, aber auch die Umsetzung der Weiterbildungsordnung für Ärzte werden die Strukturqualität zusätzlich beeinflussen.

Bei der Prozeßqualität könnte ebenfalls vieles gemessen, im Hinblick auf den Erfolg bewertet und für die Verbesserung der Strukturqualität genutzt werden. Tatsächlich gibt es in diesem Bereich aber erhebliche Lücken trotz vorhandener Meßparameter. Zwar können Aussagen getroffen werden etwa über die Zahl der erstatteten Durchgangsarzt- oder H-Arzt-Berichte oder der § 6-Fälle. Nicht gemessen aber wird etwa, wann die Berichte erstattet werden, wie oft § 6-Fälle erst auf Hinweis der Berufsgenossenschaft verlegt wurden und ob die Pflicht zur Hinzuziehung anderer Ärzte zur Klärung der Diagnose und/oder Mitbehandlung qualitativ und quantitativ funktioniert. Wie häufig und durch wen werden zur umfassenden Versorgung welche Spezialisten zugezogen und stehen diese zeitgerecht in genügender Zahl zur Verfügung? Welche weiteren Gesichtspunkte für die Optimierung der Rehabilitation ergaben sich hierbei? Wie oft und bei

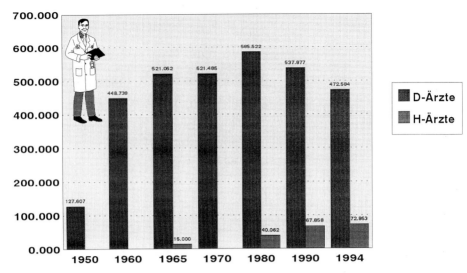

Abb. 4. UV-Prozeßqualität (Durchgangsarzt- und H-Arzt-Berichte im Landesverband Südwestdeutschland)

welchen Fällen mußte spontan, vom behandelnden Arzt oder der Verwaltung veranlaßt, eine Verlegung in ein anderes Krankenhaus erfolgen? Dies, meine Damen und Herren, sind nur einige der offenen Fragen, die eine Beurteilung des Erfolgs des berufsgenossenschaftlichen Heilverfahrens behindern und damit Verbesserungen erschweren (Abb. 4 und 5).

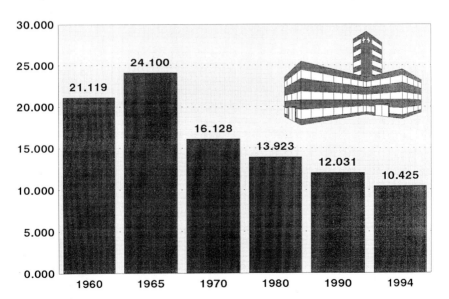

Abb. 5. UV-Prozeßqualität (Zahl der im VAV erstatteten Berichte im Landesverband Südwestdeutschland)

Es gibt aber auch Positives zu berichten:

So zeichnet sich z.b. ab, daß das Bemühen des Landesverbandes Südwestdeutschland der gewerblichen Berufsgenossenschaften um die verstärkte Überwachung und Steuerung des Heilverfahrens nunmehr Früchte trägt. Aufbauend auf den „Hinweisen für den Sachbearbeiter zur Überwachung des Heilverfahrens" wurde zusammen mit der BG Nahrungsmittel und Gaststätten ein Konzept der DV-gestüzten Überwachung und Steuerung des Heilverfahrens erarbeitet und den Verwaltungen zur Übernahme empfohlen. Die auf der sogenannten „Weller-Tabelle" basierende diagnosebezogene Terminüberwachung und dialoggeführte Information und Kommunikation erleichtert als Steuerungsinstrument verwaltungsinterne Entscheidungen. Darüber hinaus bündelt es die im konkreten Einzelfall erforderliche externe Zusammenarbeit mit dem behandelten Arzt, macht in ggf. darauf aufmerksam, daß im Regelfall der Abschluß der Heilbehandlung und Wiedereintritt der Arbeitsfähigkeit ansteht und fordert ihn im konkreten Einzelfall zur Stellungnahme hierzu auf. Wir sind überzeugt, daß uns dieses Instrument nicht nur bei der Prozeßqualität deutlich voranbringen wird, sondern auch Auswirkungen auf die Ergebnisqualität hat. Die BG Nahrungsmittel und Gaststätten, die im Jahr 1994 in zwei ihrer sechs Bezirksverwaltungen den Realtest durchführte, hat zwischenzeitliche eine erste statistische Auswertung vorgenommen. Diese belegt unsere konzeptionellen Annahmen sowohl hinsichtlich der Heilergebnisse, als auch der damit verbundenen ökonomischen Gesichtspunkte.

Zwangsläufig und logisch kann ich damit anhand nachvollziehbarer Fakten die Brücke zur Ergebnisqualität schlagen.

Lassen Sie mich zunächst wesentliche, das Konzept beeinflussende Gesichtspunkte und zusammenfassend die Auswertungsgrundlagen skizzieren.

1. Die Einführung der Dialog-unterstützten Überwachung und Steuerung des Heilverfahrens zielte in erster Linie auf qualitätsverbessernde und qualitätssichernde Maßnahmen. Der Aspekt der Kostenkontrolle sowie der Kostendämpfung erhielt erst nachträglich Relevanz (Tabelle 1).
2. Mit dem 1994 gestarteten Realtest wurden 45% des gesamten Bearbeitungsvolumens der BG Nahrungsmittel und Gaststätten abgedeckt. Die verbleibenden 55% arbeiteten nach herkömmlicher Weise und dienten als Kontrollgruppe der Absicherung der Ergebnisse.
3. Verfügbar waren 20.849 Datensätze mit Diagnoseschlüsselungen, davon 11.885 mit Nutzung des Reha-Dialoges. Ausgewertet wurden nicht nur die Diagnose und die Dauer der Arbeitsunfähigkeit, sondern auch die Kosten des Falles ohne Rentenkonten, die Frage der Differenz zwischen Eintritt der Arbeitsfähigkeit und dem vorgege-

Tabelle 1. Ziele der dialogunterstützten Steuerung und Überwachung des Heilverfahrens

- Komplikationen vermeiden
- raschere Wiedereingliederung des Versicherten
- Erkenntnisgewinnung für qualitätsverbessernde Maßnahmen
  - verwaltungsinterner Art
  - medizinisch-fachlicher Art
- Problemloses Einbinden und Testen neuer Verwaltungsabläufe, z.B. EAP, BGSW-Verfahren
- Aufsetzen und Bewerten neuer Qualitätssicherungsmaßnahmen
- Kostenkontrolle
- Kostendämpfung

benen „Weller-Termin", die Frage, ob die „Weller-Tabelle" einen Termin ausgeworfen hat sowie diverse andere Datenfelder, wie Geschlecht, Kategorie, Alter und dergleichen.

Lassen Sie mich aus der Vielzahl der Daten als „pars pro toto" die Frakturen erwähnen und nach den Schwierigkeitsgraden „S" = schwer und „M" = mittelschwer einige Anmerkungen machen:

1. Die Grafik zeigt, daß sowohl die Zeiten der Arbeitsunfähigkeit als auch die Fallkosten bei Nutzung des Dialog-unterstützten Verfahrens – im Dia durch die Bezeichnung „mit Weller" gekennzeichnet – gegenüber der herkömmlichen Bearbeitungsmethode beträchtlich abweichen.
   Die Arbeitsunfähigzeiten lagen bei den mit der „Weller-Tabelle" abgearbeiteten schweren Brüchen um 7 Tage und bei den mittelschweren Brüchen sogar um 11 Tage günstiger. Die jeweiligen Fallkosten mit fast 5.500,-- DM bzw. rund 1.200,-- DM Differenz zugunsten der neuen Bearbeitungsmethode entsprechen diesem grundsätzlichen Trend (Tabelle 2).
2. Wenn wir die Aussage aller Frakturen noch einmal „aufbrechen" und die Untergruppe der „geschlossenen Frakturen" getrennt auswerten, so wird die Aussage noch transparenter. Auf der Grundlage von 6.000 Bestandsauswertungen für „geschlossene Frakturen" zeigt sich, daß sich die Arbeitsunfähigkeitszeiten bei Nutzung des Dialoges bei gleichbleibender Qualität des Heilergebnisses um durchschnittlich 10 Tage verkürzen lassen.
3. Die auf dem bundeseinheitlichen Kontierungsplan der gewerblichen Berufsgenossenschaften basierende fallbezogene Kostenzuordnung zeigt, daß die Kosten der Heilbehandlung ohne Nutzung des Dialoges pro Fall um etwa 12% höher lagen.

Meine Damen und Herren, wie bereits erwähnt, hat die Berufsgenossenschaft Nahrungsmittel und Gaststätten, orientiert am Diagnoseschlüssel des Hauptverbandes der gewerblichen Berufsgenossenschaften, eine Fülle von Datenfeldern ausgewertet und die Ergebnisse zu den Fallzahlen mit Nutzung des Reha-Dialogs ins Verhältnis gesetzt. Beispielhaft sei noch aufgezählt – ohne Anspruch auf Vollständigkeit – die Verletzungsart „Zerreißung" mit allein neun Untergruppen und jeweils konkreten Aussagen zu möglichen Kosteneinsparungen. Darüber hinaus konnten Fragestellungen wie signalisiert die

Tabelle 2

Frakturen		AUF	Fallkosten
M + S	ohne Weller	71 Tage	8.506,-- DM
	mit Weller	60 Tage	6.756,-- DM
S-Brüche		AUF	Fallkosten
	ohne Weller	113 Tage	25.193,-- DM
	mit Weller	106 Tage	19.761,-- DM
M-Brüche		AUF	Fallkosten
	ohne Weller	67 Tage	6.819,-- DM
	mit Weller	56 Tage	5.665,-- DM

„Weller-Tabelle" unter Umständen auch Komplikationen, die sich dann auf eine mögliche Berentung auswirken, verifiziert werden. Verändert sich die Struktur der MdE-Fälle, gibt es beispielsweise mehr Gesamtvergütungen mit Nutzung des Dialogverfahrens? Wie verhält es sich mit vorläufigen Renten?

In Anbetracht der Kürze der mir zur Verfügung stehenden Zeit muß auf die Darstellung von Einzelheiten verzichtet werden. Der Landesverband Südwestdeutschland und die BG Nahrungsmittel und Gaststätten beabsichtigen jedoch eine umfassende Veröffentlichung dieser nur grob umrissenen Erkenntnisse.

Vorab lassen sich die vielen Teilergebnisse wie folgt zusammenfassen:

1. Die Auswertung von 19.500 Unfällen hat ergeben, daß bei DV-gestützter Steuerung des Heilverfahrens die Arbeitsunfähigkeitszeit im Durchschnitt um 7,8 Tage verkürzt werden kann.
2. Wenn der errechnete Kostenersatz pro Fall in Höhe von 1.340,-- DM zugrunde gelegt wird, ergibt sich allein bei der BG Nahrungsmittel und Gaststätten ein mögliches Einsparpotential von ca. 26 Mio DM im Jahr.
3. In Fortführung dieser Erhebungen drängt sich sowohl ein betriebswirtschaftlicher als auch ein volkswirtschaftlicher Ansatz auf, der mit über 27 Mio DM bzw. fast 198 Mio DM beträchtlich ist (Tabelle 3).

Meine Damen und Herren, trotz solcher Erfolge können wir uns nicht zufrieden zurücklehnen. In der Erkenntnis, daß Bemühungen dieser Art notwendig sind, haben wir einen Schritt in die richtige Richtung getan, denen aber auch viele folgen müssen.

Mit dem im Landesverband Südwestdeutschland derzeit laufenden einjährigen Modellprojekt der Untersuchung „Körperferner Speichenbrüche", dem sich demnächst wahrscheinlich auch die übrigen berufsgenossenschaftlichen Landesverbände anschließen werden, ist eine weitere Aufgabe angepackt worden. Ferner werden wir die Versorgung von Handverletzungen und die neuen Verfahren EAP und BGSW auf den Prüfstand stellen. Finanzielle Auswirkungen werden die Überprüfung, Fortentwicklung und Neuformulierung von Standards ebenso wie die Meßbarkeit von Ergebnissen auch bei diesen Projekten begleiten.

Tabelle 3. Wirtschaftliches Potential dargestellt an der BGN

- BG-licher Ansatz
  7,8tägige frühere Eingliederung

- Betriebswirtschaftlicher Ansatz
  (Lohnfortzahlung, Sachschäden, Überstunden, Produktionsausfall etc.)
  640,-- DM pro Tag
  640,-- x 7,8 = 4.942,-- x 19.500 Fälle
      97,3 Mio. DM/Jahr
  (Quelle: Thiehoff, Bundesanstalt für Arbeitsschutz)

- Volkswirtschaftlicher Ansatz
  1.300,-- DM pro Tag
  (Quelle: Baum/Niehus, 1994)
  1.300,-- x 7,8 = 10.140,-- x 19.500 Fälle
      197,7 Mio. DM/Jahr

Meine Damen und Herren, ich fasse zusammen.

Erfolg muß meßbar sein. Was nicht gemessen wird, kann auch nicht als Erfolg ausgegeben werden. Vor diesem Hintergrund ist die mit dem Thema gestellte Frage differenziert zu beantworten. Bei der Strukturqualität kann der Erfolg des berufsgenossenschaftlichen Heilverfahrens anhand vieler Meßparameter überzeugend dargestellt werden. Dagegen gibt es bei der Prozeßqualität, ausgeprägter noch bei der Ergebnisqualität, erhebliche Lücken, die derzeit nur Teilaussagen ermöglichen. Daraus resultiert unser Vorschlag, daß Unfallversicherungsträger und Ärzte gemeinsam diejenigen Parameter festlegen, anhand derer der Erfolg beurteilt werden soll. Dies würde, davon sind wir überzeugt, die auf empirischer Basis vorgenommene Einschätzung, daß auch die Prozeßqualität und die Ergebnisqualität gut sind, auf eine sichere Grundlage stellen. Zudem würde dadurch die Möglichekit eröffnet, das berufsgenossenschaftliche Heilverfahren noch besser zu machen als es jetzt schon ist. Dies käme allen Beteiligten zugute, den Versicherten, den Unfallversicherungsträgern und den am berufsgenossenschaftlichen Heilverfahren beteiligten Ärzten. Dann wird das BG-Heilverfahren nicht ein „altes", sondern ein „altbewährtes" Konzept auch im neuen Europa sein, zu dem es keine echte Alternative gibt.

Einfluß der Gesundheitspolitik auf das Berufsgenossenschaftliche Heilverfahren: Sind Veränderungen nötig?

B. Förster

Bau-Berufsgenossenschaft Hannover, Hildesheimer Straße 309, D-30519 Hannover

Das mir gestellte Thema kann man unter verschiedenen Aspekten betrachten: Sind die Veränderungen im berufsgenossenschaftlichen Heilverfahren oder sind sie in der Gesundheitspolitik nötig?

Da das Hauptthema sich auf das berufsgenossenschaftliche Heilverfahren bezieht, nehme ich gern die erste Fragestellung an. Über notwendige Änderungen in der Gesundheitspolitik zu sprechen, wäre zweifellos schwieriger – angesichts ständig neuer Änderungsvorschläge, die sich auch noch häufig widersprechen.

Meine Damen und Herren, selbstverständlich sind Änderungen im berufsgenossenschaftlichen Heilverfahren nötig. Das berufsgenossenschaftliche Heilverfahren ist nicht vom Himmel gefallen und existiert auch nicht im luftleeren Raum. Natürlich haben wir das tatsächliche und rechtliche Umfeld zu berücksichtigen, in dem wir uns bewegen. Auch im Hinblick auf das berufsgenossenschaftliche Heilverfahren und seine Interdependenz mit der Gesundheitspolitik gilt der Schillersche Satz:

„*Eng beieinander wohnen die Gedanken,*
doch hart im Raume stoßen sich die Sachen."

Meine Damen und Herren, Gesundheitsreformgesetz, Gesundheitsstrukturgesetz und Bundespflegesatzverordnung sind Ausdruck der aktuellen gesamtpolitischen und finanzpolitischen Entwicklung, die sich auch in der Sozialgesetzgebung niederschlägt. Das allen gemeinsame Ziel ist die Kosteneinsparung zur Sicherung der Beitragssatzstabilität in der gesetzlichen Krankenversicherung. Man füge einige Bestimmungen über Qualitätssicherung bei (§§ 135–139 Sozialgesetzbuch – Teil V) – und fertig ist die Quadratur des Kreises.

Zumindest für einige Monate, bis die Kosten wieder zu steigen beginnen. Darauf folgt dann wieder eine Periode hektischer Betriebsamkeit mit täglich wechselnden Änderungsvorschlägen. Zur Zeit ist dies wieder – speziell bezogen auf den Krankenhausbereich – exemplarisch zu verfolgen. Ich darf an die Eröffnungsveranstaltung vor zwei Tagen erinnern.

Hoffen wir also, daß das Sozialgesetzbuch Teil VII, das zur Zeit beraten wird, den Rehabilitationsauftrag „mit allen geeigneten Mitteln" beibehält und den Unfallversicherungsträgern die Gestaltungsmöglichkeit ihres Heilverfahrens beläßt. Man kann getrost sagen, dieses Heilverfahren ist eine der großen Leistungen der Unfallversicherung und ihrer Selbstverwaltung. Und nur wenn es auch in Zukunft *auf diesem Wege* innovativ verändert und von außen kommenden Anforderungen angepaßt werden kann, ohne Spielball etwaiger gesetzgeberischer Tageserfordernisse zu sein, kann gewährleistet werden, daß auch künftig die Rehabilitation Unfallverletzter nicht dem Zufall überlassen bleibt.

Auch im Zeitalter des GSG haben die Träger der Unfallversicherung alle Maßnahmen zu treffen, durch die eine möglichst bald nach dem Arbeitsunfall einsetzende, schnelle und sachgemäße Heilbehandlung, insbesondere auch, soweit nötig, eine fachärztliche oder besondere unfallmedizinische Versorgung gewährleistet wird. Ich nenne diese Bestimmung des § 557 Abs. 2 RVO, die erfreulicherweise in § 34 Abs. 1 des Entwurfes zum SGB VII wortgleich enthalten ist, gern die „magna carta" der berufsgenossenschaftlichen Heilbehandlung.

Tabelle 2 enthält im Kern die Grundprinzipien des berufsgenossenschaftlichen Heilverfahrens, nämlich:

1. *Rehabilitation beginnt am Unfallort*. Schon die Maßnahmen der Erstversorgung können mitunter entscheidenden Einfluß auf den Erfolg der Heilbehandlung haben.
2. Deshalb ist durch ein umfassendes Rettungswesen die *Rechtzeitigkeit* der Erfassung und Erstversorgung der Arbeitsunfallverletzten sicherzustellen.
3. Eine *Auswahl* derjenigen Arbeitsunfallverletzten muß gewährleistet sein, die zu ihrer raschen und vollständigen Wiederherstellung einer fachärztlichen oder besonderen unfallmedizinischen Versorgung bedürfen.
   Das bedeutet die Bezeichnung derjenigen Ärzte und Krankenhäuser, die aufgrund ihrer Ausbildung und Ausstattung zur Behandlung Arbeitsunfallverletzter geeignet sind.
4. Das Ziel der *Nahtlosigkeit der Rehabilitation* erfordert die möglichst reibungslose Kooperation und Kommunikation zwischen Klinik, niedergelassenem Arzt und Verwaltung, um der optimalen Wiederherstellung abträgliche Behandlungsunterbrechungen möglichst zu vermeiden.
5. Über allem steht der Grundsatz der *Rehabilitation in einer Hand*, d.h. von der Erstversorgung bis zur vollständigen Wiederherstellung möglichst Verantwortung desselben Arztes, der natürlich entsprechend umfassend qualifiziert sein muß.

Meine Damen und Herren, diese geschlossene Rehabilitationskette ist zweifellos ein Aushängeschild der gesetzlichen Unfallversicherung. Und wenn Sie sich die genannten Grundprinzipien näher ansehen, werden Sie unschwer erkennen, daß sie eines gemeinsam haben: das Bemühen um Qualität auf allen Stufen und in allen Phasen der Versorgung; ein Bemühen, das eben Zufälle weitgehend ausschalten und den *richtigen Patienten zu richtigen Zeit dem richtigen Arzt* zuführen will. Und ich stehe nicht an zu behaupten: das berufsgenossenschaftliche Heilverfahren ist eines der ersten, wenn nicht überhaupt das erste bzw. älteste Qualitätssicherungssystem im deutschen Gesundheitswesen.

Unser Verfahren enthält alle Stufen, die herkömmlich in der Qualitätssicherung gefordert werden:

1. *Strukturqualität*
   in den vertraglichen Rahmenbedingungen des Ärzteabkommens, den Anforderungen hinsichtlich persönlicher und sachlicher Voraussetzungen sowie den Dokumentationspflichten;
2. *Prozeßqualität*
   in den daraus folgenden Partnerbeziehungen, dem Berichtswesen und Steuerungsmaßnahmen, schließlich
3. *Ergebnisqualität*
   in der Kontrolle der Endbefunde, Nachuntersuchung der Patienten, auch deren Zufriedenheit sowie gegebenenfalls im Grad der Minderung der Erwerbsfähigkeit.

Ungeachtet aller bekannten Mängel und Defizite vor allem in seiner täglichen Durchführung ist das berufsgenossenschaftliche Heilverfahren allgemein anerkannt. Das hat nicht nur Ausdruck in der Empfehlung der Enquete-Kommission des Bundestages gefunden, die gesetzliche Krankenversicherung sollte die Behandlung Unfallverletzter den Unfallversicherungsträgern gegen Kostenerstattung übertragen. Herr Kleinherne hat soeben darauf hingewiesen. Auch der Bundesgesundheitsminister höchstpersönlich war bei einem Besuch einer Berufsgenossenschaft sehr davon angetan.

Angesichts dieser Wertung ist es paradox, daß dieses langjährige System der Qualitätssicherung durch die aktuelle Gesundheitsgesetzgebung, die sich ja auch die Qualitätssicherung auf die Fahnen geschrieben hat und die eigentlich nur die GKV betreffen soll, zwar nicht in Frage aber doch vor erhebliche Anpassungserfordernisse gestellt wird.

Stichwortartig möchte ich die sich ergebenden Probleme und die in unseren Gremien diskutierten Lösungsansätze darstellen:

1. Hauptaugenmerk wird zweifellos der stationären Versorgung zu widmen sein. Wir müssen sorgfältig beobachten, ob sich die weitere Budgetierung und das neue Entgeltsystem qualitätsmindernd auswirken werden.
   Werden in der Akutphase medizinisch indizierte Verlegungen in ein anderes Krankenhaus notwendig, sollte nicht einfach die nächste Klinik, sondern stets eine BG-Unfallklinik oder ein anderes unfallchirurgisches Zentrum in Anspruch genommen werden.
2. Krankenhäuser, die den Qualitätsanspruch der Unfallversicherung nicht mehr erfüllen können, weil ihre Leistungsstruktur aufgrund eines neuen Versorgungsauftrages und/oder restriktiver Budgetierungen eine umfassende unfallmedizinische Versorgung nicht mehr zulassen, können künftig nicht mehr oder nur noch eingeschränkt in die stationäre Versorgung Arbeitsunfallverletzter eingebunden bleiben. Neue Organisationsstrukturen der Unfallversicherungsträger entsprechend der sich verändernden Krankenhauslandschaft, d.h. Anpassung der Zuweisungs- bzw. Vorstel-

lungspflichten, aber auch Neuregelungen, die dem gezielten Kranken- und Rettungstransport in das nächste geeignete Krankenhaus dienen, zeichnen sich zwangsläufig ab.

In diesem Zusammenhang sei nur kurz auf den § 109 Abs. 1, S. 5 SGB V verwiesen. Da in den Krankenhausplänen fast aller Bundesländer Bettenzahl und Struktur z.b. der Chirurgie nicht näher untergliedert ist, können aufgrund dieser Vorschrift die Krankenkassen sozusagen bestimmen, an welchem Krankenhaus künftig Unfallchirurgie betrieben wird. Überspitzt gesagt: die Krankenhäuser wählen künftig die zum Verletzungsartenverfahren zugelassenen Krankenhäuser aus.

3. Der Verletzungsartenkatalog ist im Hinblick auf das ambulante Operieren zu überarbeiten. Eventuell wird es insoweit zu einer Zweiteilung stationär/ambulant kommen.
4. Die Unfallversicherungsträger werden sich zunehmend der verstärkten Überwachung und Steuerung des Heilverfahrens unter Nutzung moderner Informations- und Kommunikationsmittel widmen. Der folgende Vortrag wird Möglichkeiten dazu aufzeigen. Dies insbesondere auch im Hinblick auf die in den Fallpauschalenkatalogen der Bundespflegesatzverordnung festgelegten diagnosebezogenen Grenzverweildauern. Ergänzende Berichtspflichten der Ärzte müssen normiert werden, um sicherzustellen, daß über die Grenzverweildauer hinausgehende bzw. sich ihr nähernde Komplikationsfälle, z.B. durch Verlegungen in eine BG-Unfallklinik, ein anderes unfallchirurgisches Zentrum oder in eine BGSW-Klinik einer schnellen und adäquaten Weiterbehandlung zugeführt werden.
5. Die Unfallversicherung muß baldmöglich eine dem § 301 SBG V ähnliche Regelung erhalten, damit – dem Krankenversicherungsbereich vergleichbar – kurzfristig die den konkreten Fall betreffenden Daten maschinenlesbar zur Verfügung stehen. In dieses Informationssystem müssen z.B. auch die Möglichkeiten der Datenfernübertragung für die Übermittlung von ärztlichen Berichten usw. eingebaut werden. Die berufsgenossenschaftlichen Landesverbände müssen zudem in entsprechende Informationen eingebunden werden, um ihre krankenhausplanerischen Bemühungen unter dem besonderen Blickwinkel unfallversicherungsrelevanten Bedarfs zum Tragen bringen zu können. Das ist insbesondere im Hinblick auf den zitierten § 109 SGB V von Wichtigkeit.
6. Wir müssen energisch allen Bestrebungen entgegentreten, die zu einer Nivellierung der persönlichen Leistungserbringung durch die in die medizinischen Rehabilitationsverfahren der Unfallversicherungsträger eingebundenen Ärzte führen könnten. Der Einführung von Institutsleistungen, auch im Rahmen vor- und nachstationärer Behandlung, muß unter Qualitätsgesichtspunkten eine entscheidende Absage erteilt werden. Andernfalls wäre unserem System wirklich ein Teil seiner Grundlage entzogen.
7. Im Zuge der Privatisierung/Ausgliederung von Krankenhausabteilungen müssen Eckpunkte formuliert werden, die die zeit- und sachgerechte Leistungsbringung als Bestandteil allgemeiner Krankenhausleistungen sicherstellen. Zu deutsch: Kaufmännische Gesichtspunkte dürfen sich nicht qualitätsmindernd auswirken. Insbesondere darf die Stellung des verantwortlichen Arztes und sein rasches Handeln nicht durch Kommunikationsprobleme mit anderen Disziplinen, z.B. mit Radiologen, gefährdet werden.
8. Etwaige Auswirkungen der neuen Weiterbildungsordnung für Ärzte auf die Qualität unfallmedizinischer Behandlung und deren Relevanz auf die Krankenhausplanung

bedingen eine besonders sorgfältige Prüfung. Die Bestellungs- und Zulassungsvoraussetzungen für Ärzte und Kliniken im Rahmen des Durchgangsarztverfahrens und Verletzungsartenverfahrens müssen deshalb angepaßt werden. Möglicherweise zwingt die voranschreitende Spezialisierung mit neuen Weiterbildungsinhalten zu weiteren Verlagerungen unfallmedizinischer Kompetenz und Schwerpunktbildungen in unfallchirurgischen Einrichtungen.

9. In die Überprüfung sind auch die Berufsgenossenschaftliche stationäre Weiterbehandlung und die Erweiterte ambulante Physiotherapie einzubeziehen. Beide Verfahren befinden sich derzeit auf dem Prüfstand. Hier gilt es vor allem für die Erweiterte ambulante Physiotherapie den Wert dieses Verfahrens für die Unfallverletzten zu bestimmen, nachdem derzeit lediglich der Wert für die Betreiber der Einrichtungen offenkundig ist.

Meine Damen und Herren, Sie mögen aus dieser kurzen Skizze ersehen, daß Anpassungen des berufsgenossenschaftlichen Heilverfahrens unumgänglich sind, wenn wir unserem gesetzlichen Auftrag der Rehabilitation mit allen geeigneten Mitteln weiterhin gerecht werden wollen.

Man kann das Ganze aber auch positiv sehen: Diese Überlegungen, die teilweise noch fremd klingen mögen, stehen zu einem Zeitpunkt an, in dem durch die Einordnung des Unfallversicherungsrechts in das Sozialgesetzbuch ein guter Anlaß für Anpassungen und Verbesserungen gegeben ist. Ergreifen wir also die Chance, aus der an sich notwendigen *Reaktion* eine *Aktion* zu machen, keine Änderungen, sondern Weiterentwicklungen, um die bewährten Prinzipien des berufsgenossenschaftlichen Heilverfahrens auch künftig zu bewahren und ihre Ausgestaltung und Durchführung zu verbessern.

Nicht der Druck der Gesundheitspolitik, sondern die Möglichkeiten des Unfallversicherungseinordnungsgesetzes bzw. SGB VII sollten unser Handeln bestimmen. Und wenn wir diesen Gestaltungsspielraum nutzen, dann, davon bin ich überzeugt, wird dieses alte Konzept auch im neuen Europa seine heilsamen Wirkungen für die Unfallverletzten behalten.

Die ärztliche Beratung: Steuerungskontrolle nach innen, Vorbildfunktion nach außen

G. Hierholzer

Berufsgenossenschaftliche Unfallklinik, Großenbaumer Allee 250, D-47249 Duisburg

Die sozialrechtliche Struktur und der ärztliche Verantwortungsbereich des Berufsgenossenschaftlichen Heilverfahrens sind im internationen Vergleich sicher singulär. Die Fortschreibung der Entscheidungsgrundlagen und der bis heute immer wieder erreichte Konsens sind seit Jahrzehnten das Ergebnis eines fortwährenden Dialoges zwischen der politischen Selbstverwaltung, der berufsgenossenschaftlichen Verwaltung und den beteiligten Ärzten. Die Einbindung der ärztlichen Tätigkeit und Beratung in die Steuerung des komplexen Systems bedeutet dabei keine Einengung der medizinischen Zuständigkeit, sie unterstreichen vielmehr das umfassende Verständnis des Verfahrens im Sinne des Auftrages.

Der Grund, den § 556 der RVO erneut hervorzuheben liegt in dem daraus ableitbaren besonderen ärztlichen Aufgabenbereich, aber auch in der Frage, ob das sozialrechtliche Fundament mit seiner gesamtwirtschaftlichen und ärztlichen Vorbildfunktion in der Zukunft erhalten bleiben soll.

Die nachfolgende tabellarische Auflistung zeigt, daß der ärztliche Aufgabenkatalog im berufsgenossenschaftlichen Heilverfahren die eigentliche Behandlung weit überschreitet. Die im zweiten Teil des Aufgabenkataloges beschriebenen Merkmale und Zuständigkeiten sind zur Erfüllung des berufsgenossenschaftlichen Auftrages und für die Funktion der Steuerung des Verfahrens unabdingbar.

1. Akutbehandlung nach Verletzungen, insbesondere nach kombinierten Traumen
   - Behandlung von Komplikationen nach Verletzungen und Wiederherstellungschirurgie
   - Besondere Traumafolgen, die im Verletzungskatalog beschrieben sind
   - Physiotherapie und Ergotherapie
   - Klinisch-wissenschaftliche Tätigkeit
2. Ergänzender Aufgabenkatalog
   - Begutachtung nach Verletzungen einschließlich der Mitwirkung bei der Berufshilfe
   - Fachärztliche Beratung der Berufsgenossenschaften
   - Sachverständige Mitarbeit bei der Überprüfung und Weiterentwicklung von Behandlungsverfahren, z.B. BGSW und EAP
   - Mitarbeit bei Kosten-Nutzen-Analyse und Administration
   - Beteiligung an der Aus-, Weiter- und Fortbildung der Ärzte für Chirurgie mit dem Schwerpunkt Unfallchirurgie
   - Mitarbeit an unfallmedizinischen Tagungen
   - Medizinische Veröffentlichungen und Vorträge zu Themen des Berufsgenossenschaftlichen Heilverfahrens

Für diese Steuerungsfunktion stehen folgende ärztliche Behandlungs- und Beratungsverfahren zur Verfügung:

1. Durchgangsarztverfahren – D-Ärzte, H-Ärzte – als flächendeckendes Netz in der Praxis und im Krankenhaus.
2. Verletzungsartenverfahren – sog. § 6-Verfahren – zur Behandlung von Verletzungen mit besonderen fachlichen Anforderungen.
3. Das Beratungsfacharztverfahren als medizinisch-fachliche Hilfe zur Steuerung des Behandlungsablaufes.

Dazu einigen Anmerkungen
ad D-Arztverfahren: Die umgehende Vorstellung eines Verletzten bei einem fachlich und administrativ entsprechend qualifizierten D-Arzt in der Praxis oder im Krankenhaus hat für die Erfolgsaussicht einer Therapie eine hervorzuhebende Bedeutung. Es ist damit gewährleistet, daß die Entscheidung über Art und Ausmaß der einzuleitenden Therapie fachkundig und in Kenntnis der verdeckten Risiken getroffen wird. Bei einer großen Zahl von Verletzungen ist die zeitliche Toleranz zur Einleitung der erforderli-

chen Behandlung sehr begrenzt und es trägt das D-Arztverfahren in besonderer Weise Rechnung.

Mit der Verantwortung für die fachgerechte Erstbehandlung, für die chirurgische Koordinierung des Behandlungsablaufes und für das Berichtswesen ist der D-Arzt in das Steuerungssystem eingebunden, für die es für den Verfahrensablauf keine wirkungsvollere Alternative gibt.

Die mit dem D-Arztverfahren verbundenen Kosten können nicht im betriebswirtschaftlichen Sinne bewertet werden, bei gewährleisteter Qualitätssicherung ist die Diskussion darüber gesamtwirtschaftlich zu führen. Eine ökonomische Rechtfertigung ergibt sich aus der Vermeidung oder Verringerung von Folgekosten für eine

- Behandlung von Komplikationen
- nachfolgende Berufshilfe
- materielle Kompensation

ad Verletzungsverfahren: Fachlich erfüllt eine zu diesem Verfahren zugelassene Klinik besondere Voraussetzungen für eine bestmögliche Behandlung der im Verletzungsartenkatalog aufgelisteten Aufgaben. Die Argumentation zur medizinischen und ökonomischen Berechtigung des § 6-Verfahrens ist analog derjenigen für das Durchgangsarztverfahren einschließlich der Einbindung in die Steuerung und der noch zu besprechenden Qualitätssicherung.

ad Beratungsfacharztverfahren: Im Mittelpunkt steht die fachliche Beratung für die am Behandlungsauftrag beteiligten Ärzten, für die Arbeit der berufsgenossenschaftlichen Verwaltung und dabei besonders für die Steuerung des Heilverfahrens. Die Funktion dieses Verfahrens ist mit den Begriffen der Qualitätssicherung und der kollegialen Hilfe wesentlich besser zu beschreiben als mit dem Hinweis auf eine Kontrolle.

Für die nach innen gerichtete ärztliche Qualitätssicherung gibt es besonders zu beachtende Anforderungen

1. Die chirurgische Qualifikation und ihre fortwährende Erneuerung für die ambulante und stationäre Behandlung von Verletzungen unter Einbeziehung der alternativen operationstechnischen Verfahren und der komplexen postoperativen Maßnahmen und Aufgaben.
2. Die ausgewiesenen hygienischen Anforderungen an die Praxis und an das Krankenhaus, die organisatorischen, die baulichen Arbeitsbedingungen und die personellen Voraussetzungen.
3. Die Bereitschaft zur Überprüfung der eigenen klinischen Ergebnisse und zur klinisch wissenschaftlichen Weiterentwicklung der Behandlungsverfahren, aus der sich auch eine Rückkoppelung für die Präventionsaufgabe ergibt.
4. Die anspruchsvolle Begutachtungsaufgabe, die ihre Legitimation schließlich aus der klinischen Arbeit erfährt.

Anmerkungen für eine nach außen gerichtete ärztliche Qualitätssicherung im berufsgenossenschaftlichen Heilverfahren.

1. Die Steuerungsinstrumente haben eine zentrale Bedeutung, ihre Wirksamkeit ist weitestgehend davon abhängig, ob diese beachtet und genutzt werden, dazu bedarf es auch der politischen Unterstützung. Arbeitstechnische und büroorganisatorische Verbesserungsmöglichkeiten, wie z.B. die EDV-Technik sollten der Zeit entspre-

chend genutzt werden. Das Steuerungssystem ist nicht nur als Verpflichtung für den Arzt, sondern auch als eine fachliche Hilfestellung und Absicherung zu verstehen.

„Die Grundlagen der Steuerungsinstrumente sind weder zu erfinden noch neu zu definieren. Sie bedürfen aber der Beachtung und Anwendung unter Nutzung zeitgemäßer arbeitstechnischer Hilfsmittel."

2. Die Zulassungskriterien für das D-Arzt- und § 6-Verfahren sind in Abständen zu überprüfen und anzupassen. Die Instrumente einer Zertifizierung für die ärztliche Zulassung und für deren Aufrechterhaltung werden sich qualitätssichernd auf den Behandlungsauftrag, die Praxis des Berichtswesens und der Begutachtung auswirken. Die Zertifizierung sollte die ärztliche Fortbildung ausdrücklich einbeziehen. Einzelheiten des grundsätzlichen Vorschlages können gemeinsam zwischen der Verwaltung und der Ärzteschaft erarbeitet und zur politischen Entscheidung vorbereitet werden.
3. Die Überprüfungskriterien sind konsequenterweise auch auf die an den Verfahren beteiligten Krankenhäuser zu beziehen. Die Zulassung kann nicht allein aus einem fachlichen und organisatorischen Anforderungskatalog abgeleitet werden. Es sind schließlich die Bedarfslage und eine einmal erteilte Zulassung in Zeitabständen zu überprüfen. Die strengen Richtlinien der Aufsichtsbehörde für das Flugwesen haben Vorbildcharakter und können eine Anregung geben.
4. Eine nachvollziehbare medizinische Dokumentation der klinischen Ergebnisse und ihre Transparenz sind für die Qualitätssicherung unabdingbar. Eine Hilfestellung ergibt sich aus der EDV-Technik und es sollten derzeit bestehende Modelle für einzelne Diagnosen genutzt und damit die Bewußtseinsbildung im Gesamtverhalten beeinflußt werden. Ausbaustufen können folgen.
5. Für das Berufsgenossenschaftliche Heilverfahren ist schließlich eine Institution vorzuschlagen vergleichbar der Gutachterkommission für ärztliche Behandlungsfehler der Ärztekammern. Der damit verbunden Kostenfaktor kann ebenfalls nur gesamtwirtschaftlich beurteilt werden.

Anmerkungen zur sozialpolitischen, medizinischen und ökonomischen Vorbildfunktion des Berufsgenossenschaftlichen Heilverfahrens.

1. Die nach außen gerichtete Vorbildfunktion wird zukünftig entscheidend von der Frage abhängen, ob die Gesetzliche Unfallversicherung ihre bisherige Zuständigkeit und die gesamte Verantwortung für die Prävention, die Behandlung, die Berufshilfe und die wirtschaftliche Kompensation behält. Bei der bestehenden Wechselwirkung müßte jede Auftrennung der Zuständigkeiten die fachliche Qualität und die Effizienz des Verfahrens in Frage stellen.

„Es ist eine sozialpolitische und historische Leistung, daß die Gesetzliche Unfallversicherung bisher die zwingende Bindung zwischen der medizinischen Verantwortung und der ökonomischen Gesamtbetrachtung nicht in Zweifel gestellt hat."

2. Unter der Voraussetzung einer gewährleisteten Qualitätssicherung, Transparenz und Steuerung des Berufsgenossenschaftlichen Heilverfahrens besteht die Lösung der Kostenproblematik weder in der kürzest möglichen Dauer der stationären Therapie noch in der Budgetierung aus einer begrenzten betriebswirtschaftlichen Sicht.

3. Unter Hinweis auf die Probleme der Gesetzlichen Krankenversicherung beinhaltet eine getrennte Zuständigkeit die Kostenverlagerung zu Anschlußbereichen. Aus der gesamtwirtschaftlichen Sicht ist dies unökonomisch und fachlich nachteilig.

Im Sondergutachten für die Gesetzliche Krankenversicherung kommt der Sachverständigenrat in vielen Punkten für die ärztliche Tätigkeit und für den Verfahrensablauf zu Schlußfolgerungen, die bereits seit Jahrzehnten in der Gesetzlichen Unfallversicherung und im besonderen Maße im BG-Heilverfahren praktiziert werden. Ganz offensichtlich hat das Berufsgenossenschaftliche Heilverfahren Vorbildcharakter.

Zusammenfassung und Ausblick

Der ärztliche Behandlungs- und Beratungsauftrag sowie die erforderlichen Steuerungsinstrumente sind seit Jahrzehnten im Berufsgenossenschaftlichen Heilverfahren verankert. Sie eignen sich aus der ärztlichen Sicht als Modellvorschlag für eine zukünftige europäische Entwicklung.

Aus der Sicht des medizinischen Sachverstandes ist an der Unteilbarkeit der Gesamtverantwortung für die verschiedenen Abschnitte und Zuständigkeiten des Berufsgenossenschaftlichen Heilverfahrens festzuhalten. Ärztlicherseits ist dazu mit der entsprechenden fachlichen Qualifikation und mit der Bereitschaft zur Umsetzung der Qualitätssicherungs- und Steuerungsmaßnahmen beizutragen und in diesem Verständnis der inneren und äußeren ärztlichen Sorgfaltspflicht zu entsprechen.

„Wäre es vertretbar, die politische, sozialrechtliche und medizinische Vorbildfunktion mit einer betriebswirtschaftlichen Begründung abzubauen und dabei die gesamtwirtschaftlichen Auswirkungen zu übersehen? Steht stattdessen nicht die Verpflichtung, die beweisbar qualitätssichernden und kostendämpfenden Steuerungsinstrumente des Berufsgenossenschaftlichen Heilverfahrens zu nutzen und dafür eine politische Rückendeckung zu geben?"

Die Zukunft der gesetzlichen Unfallversicherung: Versuch einer Prognose

O. E. Krasney

Im Eichenhof 28, D-34125 Kassel

Die Frage nach der Zukunft der gesetzlichen Unfallversicherung wird sowohl hinsichtlich ihrer Existenz als solcher als auch hinsichtlich der bisherigen wesentlichen Grundstrukturen angesprochen und – das sei vorweggenommen – beantwortet.

I. Versicherter Personenkreis

Der versicherte Personenkreis ist in zweifacher Hinsicht mit ein Garant für den Fortbestand der gesetzlichen Unfallversicherung ebenso wie in diesem Bereich für eine unveränderte Grundstruktur.

Zahlenmäßig und auch aus historischer Sicht an erster Stelle stehen die Beschäftigten, deren Versicherungsschutz durch die versicherte Tätigkeit begründet und – anders als z.B. in der gesetzlichen Krankenversicherung – nicht durch Einschränkungen nach Art und Umfang der (z.B. geringfügigen) Beschäftigung eingeschränkt ist. Alle Beschäftigten haben deshalb schon wegen ihres eigenen Unfallversicherungsschutzes ein wesentliches Interesse am Fortbestand der gesetzlichen Unfallversicherung. Nicht zu übersehen ist allerdings ein weiterer, gerade die Beschäftigten zunehmend betreffender Umstand. Während zu Beginn der gesetzlichen Unfallversicherung vor 110 Jahren die Ablösung der Unternehmerhaftung im Vordergrund stand, hat nicht erst in den letzten Jahren die Ablösung der Arbeitskollegenhaftung eine zumindest gleich große Bedeutung erlangt. Geht man von der Zahl der Fälle aus, in denen ohne die gesetzliche Unfallversicherung ein Unternehmer den Unfall seines Beschäftigten verschuldet hat, so ist die Zahl der wahrscheinlich wesentlich geringer, jedenfalls nicht höher als die der Unfälle, bei denen ein Arbeitskollege den Arbeitsunfall wesentlich mitbedingt hat. Dennoch darf aber die gemeinsame Klammer für die Ablösung sowohl der Unternehmer- als auch der Arbeitskollgenhaftung nicht unterschätzt werden. Der Betriebsfrieden würde ohne gesetzliche Unfallversicherung in beiden Fallgruppen wesentlich gestört sein, sobald ein durch Unternehmer oder Arbeitskollegen mitbedingter Arbeitsunfall vorliegt. Dies gilt auch dann, wenn der Unternehmer nicht in Person am Unfallgeschehen selbst in irgendeiner Form beteiligt war, aber – und hier würde der Streit beginnen – den Beschäftigten durch die ihm übertragene Arbeit in die Gefahr der Unfallverursachung gebracht hat oder – nach Auffassung des Beschäftigten – gebracht haben soll. Die Diskussion um den sogenannten Freistellungsanspruch des Arbeitnehmers bei dem von ihm verursachten Schäden durch „gefahrengeneigte" Arbeit wurde für den Bereich der Gesundheitsschäden des Arbeitnehmers selbst und seiner Arbeitskollegen durch den Versicherungsschutz in der gesetzlichen Unfallversicherung vermieden. Die bei Sachschäden immer wieder aufgetretenen Streitigkeiten hätten sicherlich an Stärke gewonnen, wenn es sich um die Freistellung von Ansprüchen wegen Gesundheitsschäden gehandelt hätte.

Die anderen außer den Beschäftigten in der gesetzlichen Unfallversicherung versicherten Personengruppen dürften ebenso jedenfalls auch nicht absehbare Zeit in die Versicherung einbezogen bleiben.

II. Unfallverhütung

Die Unfallverhütung wird in Zukunft eine immer stärkere Bedeutung gewinnen, da die Gefahren, die zu einem Arbeitsunfall oder einer Berufskrankheit führen können, zunehmen und nicht abnehmen werden. Bereits hier zeigt sich aber wie schwierig es ist, den erforderlichen goldenen, wenn auch häufig sehr schmalen Mittelweg der erforderlichen Übernahme weiterer für die gesetzliche Unfallversicherung spezifischer Aufgaben zu gehen. Er liegt zwischen der Vernachlässigung an sich der gesetzlichen Unfallversicherung zuzuordnenden Aufgaben auf der einen Seite und der nicht minder zu vermeidenden unkritischen Übernahme weiterer Bereiche auf der anderen Seite, die irgendwann zu der Frage führen, warum es denn noch eines besonderen Versicherungszweiges bedürfe, wenn doch alle Risiken erfaßt seien, was eigentlich ein Kennzeichen gerade der nichtkausalen Sicherungssysteme wie der gesetzlichen Kranken- und Rentenversicherung ist. Als ein Beispiel dieses goldenen Mittelweges ist die in der Praxis bereits vollzogene, vom Gesetzgeber aber erst im Sozialgesetzbuch Siebentes Buch – Gesetzlichen Unfallversicherung – (SBG VII) durch entsprechende Ermächtigungsnormen deutlich aktionierte Übernahme der Prävention auch gegenüber arbeitsbedingten Erkrankungen. Der Unterschied zu der (früheren) Prävention im engeren Berich beruht darin, daß sich die Prävention zunächst einmal auf die Verhütung von Arbeitsunfällen und Berufskrankheiten richtete, die beiden Versicherungsfälle der gesetzlichen Unfallversicherung. Nunmehr soll verstärkt auch rechtlich gesichert sein die Prävention gegenüber den Erkrankungen, die zwar – insbesondere im Bereich des Berufskrankheitenrechts – zu keinem Versicherungsfall führen würden, aber durch ihre arbeitsbedingte Ursache dem spezifischen, den Unfallversicherungsträgern eigenen Präventionsbereich zuzuordnen sind.

Aber gerade bei der Übertragung weiterer Aufgaben und insbesondere durch einen so umfangreichen neuen Verantwortungsbereich wie die arbeitsbedingten Erkrankungen scheint eine Voraussetzung für die erfolgreiche Arbeit der Unfallversicherungsträger immer stärkere zentrale Bedeutung zu gewinnen: Aufgabe, Organisation und Verantwortung müssen in einer Hand bleiben und diese Hand kann nach den bisherigen besonders großen Erfolgen der Unfallversicherungsträger im Bereich der beruflichen Unfallverhütung nur bei der gesetzlichen Unfallversicherung gegeben sein.

III. Heilbehandlung, Rehabilitation

Gleichberechtigt als Schwerpunkt und als Erfolg ist neben der Unfallverhütung die Heilbehandlung einschließlich der Rehabilitation zu nennen. Die weite Palette der Erfolge zeigen sich nicht nur in der unmittelbaren Behandlung der Unfallverletzten, sondern auch in den steten Bemühungen zur Fortentwicklung des medizinischen Standards. Stillstand wäre auch hier Rückschritt. Während z.B. in der gesetzlichen Krankenversicherung trotz der Bedeutung dieses Versicherungszweiges für 90% unserer Bevölkerung nicht nur von den Krankenversicherungsträgern, sondern auch vom Gesetzgeber und der Rechtsprechung betont wird. Medizinische Forschung falle selbst im Stadium der klinischen Erprobung am Patienten nicht in den Zuständigkeits- und Aufgabenbereich der Krankenversicherung, hat sich die gesetzliche Unfallversicherung stets auch diesen Aufgaben für ihre Unfallverletzten und an einer Berufskrankheit leidenden Versicherten nicht verschlossen und rechtfertigt auch damit die eingangs ausgesprochene Bestandsprognose (s. z.B. Rdschr des HVBG VB 99/95 vom 16.11.1995). Forschung sichert jedoch nicht nur den Fortschritt, sondern auch die Qualität bereits festverankerter Heilbehandlungen und Rehabilitationsmaßnahmen. Der Qualitätssicherung dienen vornehmlich die besonderen Heilverfahrensarten, die in der gesetzlichen Unfallversicherung einen festen Standpunkt haben und ihn weiterhin haben werden. Dabei ist zu begründen, daß im SBG VII vorgesehen ist, die Ermächtigung für die Durchführung dieser Heilverfahren besser im Gesetz zu verankern; denn diese Heilverfahren führen zwangsläufig zu gewissen Einschränkungen für den Versicherten und für die Leistungserbringer, wie z.B. die Beschränkung des Rechts auf freie Arztwahl zeigt. Allerdings ist gerade im Hinblick auf diese Beschränkung zu vermerken, daß das SGB VII unter stärkerer Beachtung des Grundrechts der Berufsfreiheit (Art 12 des Grundgesetzes) und auch das Recht auf möglichst freie Arztwahl einen Rechtsanspruch für alle die Ärzte, Krankenhäuser und Rehabilitationseinrichtungen vorsieht, welche die Voraussetzungen für die Teilnahme am besonderen Heilverfahren erfüllen. Es ist deshalb von erhöhter Bedeutung, die Qualitätsmerkmale als Voraussetzung für eine Teilnahme am besonderen Heilverfahren nicht nur sicher und genau zu formulieren, sondern auch ausreichend zu überwachen. Dabei dürfte es wohl weiterhin auch eine Rolle spielen, inwieweit eine bestimmte Zahl von Behandlungsfällen für die Qualitätssicherung erforderlich sind.

In die günstige Prognose einzubeziehen sind auch die erfolgreichen Verbindungen zwischen medizinischer und beruflicher Rehabilitation durch die Unfallversicherungsträger. Sie sind gegenüber den anderen Versicherungszweigen eine besondere Stärke der Unfallversicherungsträger, bei denen Unfallverhütung und die gesamte (medizinische und berufliche) Rehabilitation in einer Hand sind.

Zur Qualität gehört auch die Aufrechterhaltung der Unabhängigkeit der Ärzte im Rahmen der Rehabilitation ebenso wie bei der Erstattung von Gutachten. Die Rechtsprechung des Bundessozialgerichts, daß Ärzte der Versorgungsverwaltung grundsätzlich als befangen abgelehnt werden können, wenn sie Gutachten in Versorgungsstreitigkeiten erstatten sollen, unabhängig davon, daß der Untersuchte einem anderen Landersversorgungsamtsbezirk zugeordnet ist (Urteil vom 11.12.1992 – 9a RV 6/92 – SozR 3-1500 § 128 Nr. 7), wird nicht auf die Klinikärzte zu übertragen sein, die in besonderen Unfallkrankenhäusern oder Unfallabteilungen der Unfallversicherungsträger als Ärzte tätig sind. Daß auch und vielleicht sogar gerade bei erfahrenen Gutachtern, die seit langem als Sachverständige von den Unfallversicherungsträgern herangezogen werden, die Qualitätssicherung vornehmlich im Hinblick auf die Verwertung neuer Entwicklungen in der Medizin nicht unterbleiben darf, ist zur Sicherung der hier gestellten Prognose zu erwähnen.

IV. Rentenleistungen

Der Entwurf eines SGB VII zeigt, daß weiterhin Renten an Verletzte und an Hinterbliebene vorgesehen sind. Für den Aufgabenbereich des Mediziners ist es interessant, daß die abstrakte Schadensberechnung und damit die Notwendigkeit der Bestimmung des Gesetzes der unfallbedingten Minderung der Erwerbsfähigkeit erhalten bleiben.

V. Berufskrankheiten

Die Entschädigung von Berufskrankheiten wird jedenfalls in einer breiten Öffentlichkeit als der Schwachpunkt berufsgenossenschaftlicher Arbeit angesehen. Das SGB VII will weiterhin am sogenannten Listensystem festhalten, wonach nur die durch die versicherte Tätigkeit verursachten Erkrankungen Berufskrankheiten sind, die in einer besonderen Liste aufgeführt sind. Allerdings soll – nahezu schon selbstverständlich – übernommen werden, daß die Unfallversicherungsträger Krankheiten, die (noch) nicht in der Berufskrankheitenliste aufgeführt sind, dann wie eine Berufskrankheit zu entschädigen, wenn nach neuen Erkenntnissen die Voraussetzungen für eine Aufnahme in die Berufskrankheitsliste erfüllt sind. Die für diese Entschädigung erforderlichen Voraussetzungen sind durch die jahrzehntelange Rechtsprechung des Bundessozialgerichts wohl als geklärt anzusehen.

Die eigentliche Schwierigkeit und der Anlaß für vielfach Kritik ist jedoch die Feststellung einiger Berufskrankheiten bzw. die durch die hervorgerufenen Erkrankungen wie z.B. Lungenkrebs. Die Einschränkung „einiger" Berufskrankheiten soll betonen, daß die heftig diskutierte Problematik der Beweislasterleichterung oder sogar Beweislastumkehr sich faktisch nicht auf alle, sondern nur auf relativ wenige, dann allerdings häufig sehr gravierende Berufskrankheiten und deren Folge bezieht. Hier ist eine Prognose über die Zukunft der gesetzlichen Unfallversicherung besonders schwierig. Einerseits ist das Bedürfnis für objektivierbare Entscheidungsmerkmale bei multikausalen Erkrankungen, die auch auf eine Berufskrankheit zurückgeführt werden können, ebensowenig zu leugnen wie in einigen Fällen auch Beweiserleichterungen verbunden mit diesen Merkmalen vertretbar wären. Sie sollten sich aber verstärkt jeweils auf eine einzelne Berufskrankheit beziehen und durch typische objektivierbare Merkmale untermauert werden, schon um spezifische Beweisschwierigkeiten der betreffenden Erkrankung stärker berücksichtigen zu können. Allerdings darf nicht auf die Voraussetzung der Kausalität zwischen der in der Liste der Berufskrankheiten enthaltenden Krankheit und der versicherten Tätigkeit verzichtet werden. Eine Entschädigung aller irgendwie arbeitsbedingter Erkrankungen und ohne Kausalitätsnachweis aller Berufskrankheiten würde zwangsläufig irgendwann in der Zukunft zu der Frage führen, weshalb ein besonderes Versicherungssystem erforderlich ist, das – wie die gesetzliche Krankenversicherung – nahezu alle Erkrankungen in eine besondere Entschädigungspflicht einbezieht. In diesem Zusammenhang sollte auch nicht übersehen werden, daß sich in letzter Zeit die Streitigkeiten merklich häuften, in denen von Unfallverletzten geltend gemacht wurde, besondere Regelungen zugunsten der an einer Berufskrankheit erkrankten Versicherten müßten aus gleichermaßen gewichtigen Gründen entsprechend für Unfallverletzte gelten.

VI. Selbstverwaltung

Die gesetzliche Unfallversicherung zeichnet sich auch durch eine engagierte Selbstverwaltung aus. Es ist – um nur ein banales, aber insbesondere für Klinikärzte nicht uninteressantes Beispiel zu nennen – erstaunlich, wie lang in der Regel die Planung und Durchführung von Bauvorhaben in der unmittelbaren Stadtverwaltung im Vergleich zu dem Erlaß von Unfallverhütungsvorschriften – die allerdings gleichfalls ständiger Überprüfung und Ergänzung bedürfen, um die Zukunft sichern zu können.

Die Parität der Selbstverwaltung läßt sich mit vielen allgemeinen, die gesamte Selbstverwaltung erfassenden Argumenten in der gesetzlichen Unfallversicherung aber zusätzlich auch damit begründen, daß zwar die Arbeitgeber die volle Finanzierungslast tragen, die Arbeitnehmer aber die durch die Arbeitsunfälle und Berufskrankheiten Betroffenen sind, für die zudem die gesetzliche Unfallversicherung die Haftung der Unternehmer abgelöst hat.

Die gegliederte, in der Regel auf Gewerbezweige ausgerichtete Struktur der Unfallversicherungsträger ist zwar nicht mit den zu gewährenden Geldleistungen zu rechtfertigen, wohl aber im Hinblick auf die speziell ausgerichtete und deshalb erfolgreiche Prävention und die besonderen Heilbehandlungsverfahren nachdrücklich weiterhin zu empfehlen, ja sogar wohl unerläßlich.

VII. Zusammenfassung

Der Versuch einer Prognose über die Zukunft der gesetzlichen Unfallversicherung geht dahin, daß dieser Sozialversicherungszweig aufgrund seiner besonderen Leistungen insbesondere in der Unfallverhütung und in der Heilbehandlung einschließlich der medizinsichen und beruflichen Rehabilitation jedenfalls bis in eine weite Zukunft dem Grunde nach bestehen bleibt. Dies wird im wesentlichen auch gelten für die Struktur der gesetzlichen Unfallversicherung. Eine begrenzte Ausweitung der Unfallverhütung auch auf arbeitsbedingte Erkrankungen ist ebenso zu begrüßen wie eine weiterhin besonders sorgfältig weiterentwickelte Heilbehandlung einschließlich der Rehabilitation, die auch im Rahmen der Unfallheilbehandlung die Forschung über die Weiterentwicklung der Unfallmedizin umfaßt. Alle diese Aufgaben können auch in Zukunft am besten im Rahmen einer paritätischen Selbstverwaltung der auf Gewerbezweige ausgerichteten Unfallversicherungsträger gewährleistet werden.

IX. Forum: Experimentelle Unfallchirurgie I

Vorsitz: L. Gotzen, Marburg; M. Hansis, Bonn; I. Marzi, Homburg/Saar

Hepatisches Versagen nach hämorrhagischem Schock: Gestörte hepato-zelluläre Ionenhomöostase, Sauerstoffradikalwirkung und Proteinexpression[*]

S. Rose, A. Pizanis und W. Mutschler

Abteilung für Unfall-, Hand-, und Wiederherstellungschirurgie, Chirurgische Universitätsklinik, Universität des Saarlandes, D-66421 Homburg/Saar

Einleitung

Das Leberversagen als Komplikation des Multiorganversagens nach schwerem Trauma und Schock stellt den Intensivmediziner und betreuenden Unfallchirurgen vor große therapeutische Probleme. Dies liegt auch daran, daß die wesentlichen pathogenetischen Mechanismen in der Entstehung des hepato-zellulären Versagens nach Ischämie/Reperfusions-Ereignissen noch nicht umfassend erforscht sind, und so, eine über die symptomatische Therapie hinausgehende, spezifische Intervention und Prophylaxe nicht möglich ist. Eine Vielzahl von tierexperimentellen Untersuchungen belegt, daß im hepatischen Ischämie/Reperfusions-Syndrom eine gesteigerte Leukozyten-Endothelinterraktion, Makrophagen-Aktivierung und Sauerstoffradikalfreisetzung eine wesentliche pathogenetische Rolle in der Entwicklung einer gestörten Mikrozirkulation und Organfunktion spielen [1–3]. Bei gleichzeitig erhöhten metabolischen Anforderungen an den Hepatozyten, wie z.B. Glukosestoffwechsel, Akut-Phasen-Proteinsynthese und Detoxifikation, ist es einsehbar, daß unter o.g. zusätzlichen Belastungen diese, für das Überleben des Organismus essentiellen Stoffwechselleistungen nicht mehr adäquat aufgebracht werden können. Eine Vielzahl von Hormonen (z.B. Katecholamine, Vasopressin, Insulin) und Mediatoren (z.B. Tumor Nekrose Faktor, Platelet, Activating Faktor, Interleukin-8, Arachidonsäurederivate) nutzen das zelluläre Ca^{2+} Signalsystem um nach entsprechender Rezeptorindikation zelluläre Funktionen (z.B. Enzymaktivierung, Proteinmetabolismus, Glukosestoffwechsel) zu steuern [4]. Neuere Untersuchungen belegen, daß eine zelluläre Ca^{2+}-Überladung sowie Sauerstoffradikaleinwirkung durch Aktivierung von Endonukleasen, Proteasen und Phospholipasen zu DNA- und Membranschäden mit konsekutivem Zellversagen führen können [5].

Ziel der vorliegenden Studie war es, im Modell des generalisierten Ischämie/Reperfusions-Syndroms nach hämorrhagischem Schock an der Ratte, die hapato-zelluläre Ca^{2+}-Regulation (Signaltransduktion), Sauerstoffradikalenschäden sowie die Expression leberspezifischer Akut-Phasen-Proteine zu untersuchen und die Bedeutung ihrer gegenseitigen Beeinflussung zu diskutieren.

---

[*] unterstützt von der Deutschen Forschungsgemeinschaft (DFG Ro 814/2-1).

Material und Methode

Hämorrhagisches Schockmodell. Nach Pentobarbital-Anästhesie (50 mg/kg, i.p) männlicher Sprague-Dawley Ratten (210–250 g, n ≥ 7/Gruppe), Induktion eines hämorrhagischen Schocks durch raschen Blutentzug über die li. A. femoralis. Stabilisierung des mittleren arteriellen Blutdrucks auf 40 mmHg für 60 min durch Blutentzug oder Ringer-Laktat-Gabe. Reperfusion durch Retransfusion von 60% des entzogenen Zitratblutes innerhalb 20 min und Infusion des 2fachen an entzogenem Blutvolumen pro Stunde als Ringer-Laktat. Versuchsgruppen: 1) Schein-operierte Kontrollgruppe (Sham) und 2) 60 min Schock und 60 min Reperfusion (Schock).

Hepatozytenisolierung und ^{45}Ca-Inkubation
Portale Leberperfusion mit Kollagenase/Krebs-Ringerlösung (18 mg/80 ml, Worthington Corp.) für 20 min und Hepatozytengewinnung aus dem Leberhomogenat durch Differentialzentrifugation (Zellvitalität > 90%, Trypanblau-Ausschlußmethode). Resuspension der Hepatozyten (30 mg/ml) in oxygenierter Hanks-Lösung (1 mM Ca^{2+}, pH 7,4, 37 °C) und Zugabe von 0,05 MBq ^{45}Ca/ml. Alle Experimente wurden ohne und mit Zugabe des Ca^{2+} Agonisten Epinephrin (100 nM) zu Beginn des Experimentes durchgeführt. Nach 15, 30, 45 sec, 1, 2, 4, 6, 8, 10, 15, 20, 25, 30, 40 und 50 min Entnahme von Aliquots (100 µl) der Hepatozytensuspension und Zentrifugation über Lantan-Öl-Perchlorsäure-Gradient (zellulärer Ca^{2+} Einstrom; zelluläre Ca2+ Aufnahme). Nach 60 min, Resuspension der Hepatozyten in ^{45}Ca-freier Hanks-Lösung (Ca^{2+} Ausstrom) und erneute Probengewinnung nach 30 sec, 1, 2, 4, 6, 8, 10, 12, 15, 18, 21 min zur Quantifizierung des membranären Ca^{2+}-Flußes. Quantifizierung der ^{45}Ca-Aktivität im Flüssigkeitszintillationszähler.

Analyse der zellulären Ca^{2+}-Aufnahme und des membranären Ca^{2+}-Fluß. Durch lineare Regressionsanalyse wurde in den ersten 60 sec der Ca^{2+} Aufnahme der zelluläre Ca^{2+} Einstrom [nmol/mg Protein x min] ohne und mit Epinephrin berechnet. Durch nichtlineare Regressionsanalyse wurde in der Plateauphase des Ca^{2+}-Austausches die zelluläre Ca^{2+}-Aufnahme [nmol Ca^{2+}/mg Protein] bestimmt. Über die Ca^{2+}-Ausstromkinetik wurde mit linearer Regressionsanalyse aus dem Produkt des zellulär austauschbaren Ca^{2+} und der Steigung der membranären Ca^{2+}-Fluß [pmol Ca^{2+}/mg Protein/min] ermittelt [6].

Hepato-zelluläre Glutathion-Bestimmung
Reduziertes und oxidiertes Glutathion wurden fluorometrisch in einer Modifikation nach Hissin et al. quantifiziert [7]. Hepatozyten-Homogenisierung im Phosphate-Puffer (pH 8,0) und Zentrifugation bei 20000 g über 30 min (4 °C). Zugabe des Reaktionsgemisches (1,8 ml PBS/100 µg o-phtaladehyde) zu 200 µl des Überstandes und Aufzeichnung der Fluoreszenzänderung (Ex 350 nm, Em 420 nm, Perkin Elmer LS50B) bei pH 8,0 für reduziertes Glutathion (GSH) und bei pH 10,0 nach Zugabe von N-ethylmaleimide (0,04 M) für oxidiertes Glutathion (GSSG).

Hepato-zelluläre Lipidperoxidation
Quantifizierung der Lipidperoxidation fluorometrisch mittels Messung der Thiobarbitursäure-reaktiven Substanzen (TBA-RS) nach Ohakawa et al. [8]. Zugabe von homogenisierten Hepatozyten zu einer Azetat (20%)-, SDS (8%)-, TBA (0,8%)-Lösung (pH 3,5) und Erhitzung bei 95° für 60 min. Extraktion des Reaktionsproduktes mit n-butanol-

pyridin (15:1) und Bestimmung der Fluoreszenz bei 515 nm (Extinktion) und 553 nm (Emission).

Northern-Blot-Analyse
Isolierung der Gesamt-mRNA aus isolierten Hepatozyten mittels Phenol/Chloroform nach Chomczynski et al. [9]. ^{32}P-Markierung der cDNA für saures alpha$_1$-Glykoprotein (AGP) und Haptoglobin (HP) (Dr. Baumann, Bufalo) und c-fos (Dr. Dooley, Homburg). Quantifizierung durch Densitometer.

Statistik. Lineare und nicht-lineare Regressionsanalyse, Varianzanalyse mit post hoc Korrektur (SPSS, Software).

Ergebnisse

Die Analyse der hepato-zellulären Ca^{2+} Aufnahme zeigte eine deutliche Ca^{2+}-Überladung der Hepatozyten isoliert von Rattenlebern nach Schock (3,31 ± 0,1 nmol/mg Protein) im Vergleich zu sham-operierten Tieren (2,51 ± 0,1 nmol/mg Protein; $p < ,05$)). Der membranäre Ca^{2+} Fluß war in den Hepatozyten der Schock-Ratten ebenfalls deutlich beschleunigt (41 ± 8 vs. 13 ± 5 pmol/min/mg Protein). Im Vergleich zu den sham-operierten Ratten konnte in den Hepatozyten der Schock-Ratten kein adäquater Anstieg des Epinephrin-induzierten Ca^{2+} Einstromes beobachtet werden.

Es zeigte sich in der Schockgruppe ein signifikanter Anstieg der hepato-zellulären Lipidperoxidation (0,47 ± 0,007 vs. 0,32 ± 0,009 U/mg w.w.) mit Verbrauch von GSH (0,16 ± 0,008 vs. 0,26 ± 0,012 mg/mg w.w.) und Anstieg von GSSH (4,8 ± 0,1 vs. 3,4 ± 0,1 ng/mg w.w.).

In der Schockgruppe wurde eine um 49% bzw 35% reduzierte mRNA-Expression für AGP und HP im Vergleich zur sham-operierten Kontrollgruppe beobachtet. In beiden Gruppen konnte keine c-fos Expression nachgewiesen werden.

Diskussion

Die vorliegende Studie zeigte in Hepatozyten, isoliert aus Rattenlebern nach hämorrhagischem Schock, eine

1. signifikante Ca^{2+} Überladung mit gesteigertem zellulärem Ca^{2+} Einstrom und gestörter Ca^{2+} Signaltransduktion,
2. einen signifikant gesteigerten oxidativen Membranschaden mit verminderter antioxidativer Kapazität und
3. eine supprimierte mRNA-Expression für die beiden 'positiven' Akut-Phasen-Proteine α_1Saures Glykoprotein und Haptoglobin.

Zelluläre Ca^{2+} Überladung ist das Ergebnis unbalancierter transmembranärer Ca^{2+} Ströme mit gesteigertem zellulären Ca^{2+} Einstrom, insuffizienter Ca^{2+} Ausschleusung und gestörten intrazellulären Ca^{2+} Sequestrationsprozessen. Unter physiologischen Bedingungen wird der zelluläre Ca^{2+} Einstrom durch spannungs-abhängige Ca^{2+} Kanäle (Depolarisation, z.B. Herz), rezeptor-abhängige Ca^{2+} Kanäle (Ca^{2+} mobilisierende Hormone, z.B. Leber), den Na^+/Ca^{2+} Antiport und durch nichtselektive, sog. 'Leak-Kanäle'

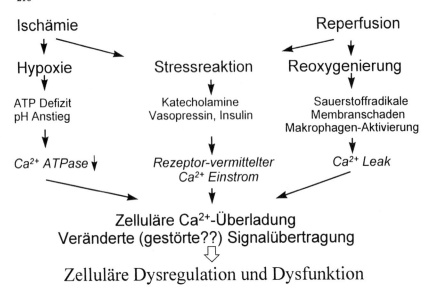

Abb. 1. Hämorrhagischer Schock

gesteuert. Der zelluläre Ca^{2+} Einstrom wird normalerweise durch Ca^{2+}-ausschleusende, energie-abhängige Ca^{2+}-Adenosintriphosphatasen (Ca^{2+} ATPase) ausgeglichen.

Abbildung 1 stellt verschiedene Mechanismen dar, die unter den Bedingungen des hämorrhagischen Schocks zu einer zellulären Ca^{2+} Überladung führen können.

(i) Ischämie/Reperfusions-Ereignisse stören durch ATP-Verbrauch den zellulären Energiestatus und damit die zelluläre Ionen-Homöostase erheblich. Letztere ist dann durch erhöhtes organisches Phosphat, Azidose, Mg^{2+} Verlust und erhöhte zytosolische Ca^{2+} Konzentrationen (Ca^{2+}_i) durch Netto-Ca^{2+} Aufnahme charakterisiert. Erhöhtes Ca^{2+}_i aktiviert aber nicht nur Phospholipasen und Proteasen, sondern auch Ca^{2+}-ATPasen, was zur weiteren ATP-Depletion mit mitochondrialer Ca^{2+} Akkumulation und gestörter ATP-Produktion führt.

(ii) Hämorrhagischer Schock und Sepsis induzieren eine ausgeprägte Stressantwort mit der Freisetzung einer Reihe potenter Ca^{2+} agonistischer Mediatoren (z.B. Katecholamine, Vasopressin, Insulin, Wachstumsfaktoren), die einen rezeptorabhängigen Ca^{2+} Einstrom induzieren. Adrenorezeptor-Stimulation von Hepatozyten steigerte die zytosolische Ca^{2+} Konzentration durch gesteigerten Ca^{2+} Einstrom von außen und Mobilisation von Ca^{2+} aus intrazellulären Speichern (endoplasmatisches Retikulum) [10]. Die pathologische Erhöhung der zytosolischen Ca^{2+} Konzentration verhindert eine Rezeptor-vermittelte Ca^{2+} Mobilisation und stört somit den sog. 'Ca^{2+} second messenger Mechanismus'. Das Phänomen eines gestörten hepato-zellulären Ca^{2+} Signalsystemes bei erhöhter zytosolischer Ca^{2+} Konzentration wurde bereits in Ratten mit intrabdomineller gram-negativer Sepsis gezeigt [6].

(iii) Aktivierte Makrophagen, Phagozyten und Endothelzellen sezernieren unter Schockbedingungen eine Vielzahl proinflammatorischer Mediatoren, z.B. Tumor Nekrose Faktor, Platelet Activating Factor, IL-8, Stickoxid usw., für die z.T. Ca^{2+}-agonistische

Effekte an Hepatozyten gezeigt wurden. In der postischämischen Entzündungsreaktion werden zudem reaktive Sauerstoffradikale durch die endotheliale Xanthinoxidase und aktivierte Phagozyten gebildet. In unserem Tiermodell beobachteten wir einen signifikanten Allopurinol-inhibierbaren Anstieg der Plasma-Xanthinoxidase 30 min nach Reperfusion. Weiterhin wurde ein signifikanter Anstieg plasmatischer Lipidperoxidationsprodukte 60 min nach Reperfusion nachgewiesen. Eines der wichtigsten zellulären antioxidativen Schutzsysteme ist das Glutathionperoxidase-System, welches den Abbau von Peroxiden auf Kosten von Glutathion katalysiert und dabei oxidiertes Glutathion bildet. Der signifikante Anstieg von Lipidperoxidationsprodukten bei gleichzeitigem Anstieg von oxidiertem und Verlust von reduziertem Glutathion in Hepatozyten isoliert nach Schock, spiegelt den in unserem Modell vorliegenden hepato-zellulären Radikal-Schaden wieder. Oxidativer Zellschaden ist mit einer Störung der intrazellulären Ca^{2+} Homöostase verbunden, da er membranäre Ca^{2+} Transportsystem beeinträchtigt, Ca^{2+} Kanäle stimuliert und die Ca^{2+} Sequestration durch das endoplasmatische Reticulum und Mitochondrien inhibiert (Abb. 2). Lipidperoxidation kann zu tiefgreifenden Veränderungen der zellulären Ca^{2+} Regulation und Signaltransduktion führen, da sie eine veränderte Membranviskosität induziert, die indirekt Rezeptorbindung, -Mobilität und -Aktivität betrifft [11]. Für Sauerstoffradikale konnte eine Beeinträchtigung von Ca^{2+}-mobilisierenden muskarinen und alpha-adrenergen Rezeptoren nachgewiesen werden. Sauerstoffradikale könnten auf folgenden Wegen agieren (a) Reduktion Ca^{2+} mobilisierender Rezeptoren, (b) verminderte Produktion von Inositol 1,4,5-trisphosphate [$Ins(1,4,5)P_3$], (c) verringerte Bindung an und Veränderung von spannungs-abhängigen Ca^{2+} Kanälen und (d) Störung der Rezeptor-vermittelten Ca^{2+} Mobilisation aus intrazellulären Ca^{2+} Speichern. Folgen der gestörten Ca^{2+} Regulation sind verminderte Funktion von Hormonen und Wachstumsfaktoren.

Die supprimierte mRNA-Expression sog. positiver Akut-Phasen-Proteine, d.h. solcher Proteine, die als Schutzproteine vom Hepatozyten aufgrund von Zytokinsignalen (IL-1, IL-6) während Entzündungsreaktionen gebildet werden, könnte als ein Hinweis auf die frühe Suppression hepato-zellulärer Syntheseleistungen nach hämorrhagischen Schock gedeutet werden. In eigenen Voruntersuchungen wurde bereits in vivo und in

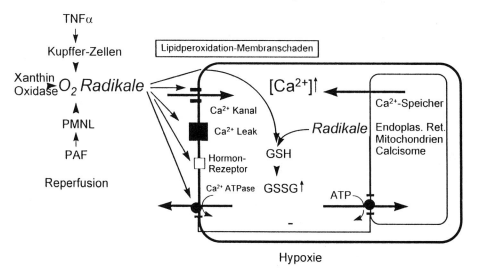

Abb. 2. Zelluläre Ca^{2+}-Dysregulation

vitro der positive Effekt des Ca^{2+} Antagonisten Diltiazem auf die hepatische Akut-Phasen-Proteinsynthese nach gramnegativer Sepsis belegt und damit auf die Bedeutung der zellulären Ca^{2+} Regulation in der inflammatorischen Proteinsynthese hingewiesen [12].

Zusammengefaßt läßt sich festhalten, daß hämorrhagischer Schock eine tiefgreifende Störung der zellulären Ca^{2+} Homöostase induziert, die von einem ausgeprägten oxidativen Membranschaden begleitet wird. Beide Störungen können sich gegenseitig verstärken und damit u.U. zu einer tiefgreifenden Funktionsstörung der Zelle führen. Therapeutisch ergibt sich daraus die Notwendigkeit einer frühen Beeinflußung sowohl der zellulären Ca^{2+} Dysregulation (z.B. Ca^{2+} Antagonist) und des Sauerstoffradikalschadens [13].

Literatur

1. Rose S, Floyd RA, Eneff K, Buehren V, Massion W (1994) Intestinal ischemia: reperfusion-mediated increase in hydroxyl free radical formation as reported by salicylate hydroxylation. Shock:1:452–456
2. Marzi I, Bauer C, Hower R, Bühren V (1993) Leukocyte-endothelial cell interactions in the live after hemorrhagic shock in the rat. Circ Shock 40:105–114
3. Marzi I, Walcher F, Bühren V (1993) Macrophage activation and leukocyte adhesion after liver transplantation. Am J Physiol 265:G172–G177
4. Campbell AK (1983) Intracellular calcium: its universal role as regulator. Wiley, New York
5. Orrenius S, Burkitt MJ, Kass GEN, Dypbukt JM, Nicotera P (1992) Calcium ions and oxidative cell injury. Ann Neurol:32:S33–S42
6. Rose S, Thompson KD, Sayeed MM (1992) Ca^{2+}-related hepatocellular alterations during intraabdominal sepsis. Am J Physiol 263:R553–R558
7. Hissin PJ, Russel H (1976) Fluorometric method for determination of oxidized and reduced glutathione in tissues. Anal Biochem 74:214–226
8. Ohkawa H, Ohishi N, Yagi K (1979) Assay for lipid peroxides in animal tissues by thiobarbituric acid reaction. Anal Biochem 95:351–358
9. Chomczynski P, Sacchi N (1987) Single step method of RNA isolation by guanidium-thiocyanate-phenol-chloroform extration. Anal Biochem 162:156–159
10. Williamson JR, Cooper RH, Joseph SK, Thomas AP (1985) Inositol triphosphate and diacyglycerol as intracellular second messenger in liver. Am J Physiol 248:C203–C216
11. Van der Vliet A, Bast A (1992) Effect of oxidative stress on receptors and signal transmission. Chem Biol Interactions 85:95–116
12. Rose S, Baumann H, Jahreis GP, Sayeed MM (1994) Diltiazem und superoxide dismutase modulate hepatic acute phase response in gram-negative sepsis. Shock 1:87–93
13. Rose S, Bauer M, Dike J, Geiselmann A, Marzi I (1994) HAES-Desferoxamin – protektiver Effekt auf Hämodynamik und oxidativen Membranschaden im hämorrhagischen Schock. Hefte zu „Der Unfallchirurg", 241:136–141

Pro- und antiinflammatorische Zytokine im Serum und Liquor von Patienten mit schweren Schädel-Hirn-Trauma

T. Kossman, V. Hans, R. Stocker, E. Csuka, M. Morganti-Kossmann und O. Trentz

Departement Chirurgie, Klinik für Unfallchirurgie, Universitätsspital CH-8091 Zürich

Einleitung

Trotz Fortschritten in der Behandlung von Patienten mit schwerem Schädel-Hirn-Trauma (SHT) bleibt die Letalität und Morbidität in dieser Patientengruppe hoch [1, 6]. In der frühen posttraumatischen Phase stehen nicht therapierbare Anstiege des intrakraniellen Druckes (ICP) im Vordergrund, während zu späteren Zeitpunkten häufig septische Komplikationen den Verlauf bestimmen [32]. In letzter Zeit wurde die Bedeutung von immunologischen Veränderungen bei Patienten mit schweren Schädel-Hirn-Verletzungen erkannt [16, 27, 28]. So findet sich bei diesen Patienten innerhalb kurzer Zeit eine supprimierte T-Zellaktivität. Ferner zeigten kultivierte T-Zellen eine verminderte Produktion von Interleukin-2 und γ-Interferon und die Zytoxizität lymphokinaktivierter Killerzellen ist herabgesetzt [16, 27, 28]. Die immunologischen Veränderungen konnten nur eine Folge des isolierten SHT sein, und es ist anzunehmen, daß vor allem Zytokine eine besondere Rolle spielen. So wurden Tumor Nekrosefaktor alpha (TNF-α), Interleukin-1 (IL-1) und Interleukin-6 (IL-6) in beträchtlichen Mengen innerhalb des verletzten Gehirns gefunden [11, 23, 35, 36] und dürften für eine Reihe von pathoimmunologischen Veränderungen verantwortlich sein [21]. Bisher wurden diese Zytokine bei Patienten mit SHT nur punktuell nachgewiesen [12, 19, 20]. Entweder wurden nur Messungen im Serum durchgeführt, ohne das zentralnervöse Kompartiment zu berücksichtigen [12], oder es wurden nur zu einigen wenigen Zeitpunkten Messungen durchgeführt [19, 20]. Durch das Fehlen eines kontinuierlichen Monitorings des intrazerebralen Kompartimentes war die Interpretation dieser Ergebnisse schwierig.

Durch die Verwendung von intraventrikulären Kathetern zu ICP-Messung und -Therapie über einen längeren Zeitraum wurde ein intrathekales Monitoring möglich. Aus diesem Grund konnten in dieser Studie Liquor und Serum von Patienten mit schwerem SHT auf das Auftreten der Zytokine TNF-α, IL-1, IL-6, IL-10 und NGF über einen längeren Zeitraum hinweg untersucht werden. Insbesondere die proinflammatorischen Zytokine (TNF-α, IL-1 und IL-6) werden als wichtige Mediatoren der Zell-Zell-Interaktion angesehen [4, 5, 9, 10] und in Zusammenhang mit einer Reihe von metabolischen Veränderungen gebracht [25].

Neben den entzündungsfördernden und -hemmenden Mediatoren war die Frage nach reparativen Mechanismen nach SHT von Interesse. Die Expression von NGF wurde in verletzten Gebieten des Nervensystems beschrieben [14, 24, 26]. Außerdem konnte gezeigt werden, daß Zytokine die Synthese von neurotrophen Faktoren und insbesondere von NGF modulieren [2, 8, 33, 37]. Zytokinabhängige NGF-Induktion wurde auch nach intraventrikulärer Injektion von IL-1, TNF-α und TGF-β nachgewiesen [33]. In diesem Zusammenhang wurde der Frage nachgegangen, ob sich neben pro- und antiinflammatorischen Zytokinen auch NGF im Liquor von Patienten mit schwerem SHT nachweisen läßt.

Material und Methoden

Patienten

In diese Untersuchung wurden die Patienten mit isoliertem SHT eingeschlossen, die einen Ventrikelkatheder erhielten. Gemäß dem Behandlungskonzept der Klinik für Unfallchirurgie für Schädel-Hirn-Verletzte sind dies Patienten, die einen Glasgow Coma Score (GCS) < 9 und pathologische Veränderungen im Computer-Tomogramm (CT) aufweisen [34]. Intrakranielle Hämatome wurden, falls nötig, operativ entfernt. Zur weiteren Therapie wurden die Patienten auf die Intensivpflegestation (IPS) der Klinik für Unfallchirurgie verlegt und gemäß einem an anderer Stelle beschriebenen Stufenschema behandelt [34]. Sobald sich der ICP stabilisierte und während 24 Stunden nicht über 15 mmHg anstieg, wurde ein Aufwachversuch unternommen. Bei weiterhin stabilen ICP-Verhältnissen erfolgte die Entfernung des Katheters. Die Studien wurden gemäß den Vorschriften und Richtlinien der Ethikkommission der Universität Zürich durchgeführt. Sie erfolgten mit der finanziellen Unterstützung des Schweizerischen Nationalfonds zur Förderung der wissenschaftlichen Forschung (N°31-36375.92 und N°31-42490.94) und der Hartmann-Müller Stiftung (Nr. 501).

Liquor- und Serumproben

Bei Patienten mit Ventrikelsonden wurden bis zur Entfernung der Sonde täglich Liquorproben und zeitgleich Serumproben entnommen. Liquor wurde wenn immer möglich frisch entnommen (2 bis 5 ml). Der therapeutisch drainierte Liquor wurde über 24 Stunden bei 4 °C gesammelt. Alle Proben wurden bei 170 x g und 4 °C während 10 Minuten zentrifugiert und der Überstand aliquotiert und bei –70 °C bis zur Analyse tiefgefroren. Als Kontrolle diente durch Lumbalpunktion gewonnener Liquor von Patienten ohne neuropathologische Befunde.

Bestimmung von Tumor Necrosis Factor-alpha, Interleukin-1, Interleukin-6, Interleukin-10

TNF-α, IL-1, IL-6 und IL-10 wurden im Liquor und Serum mittels kommerzieller „Sandwich"-Enzyme-linked-immunosorbent-assay (ELISA-Kits bestimmt entsprechend den Vorschriften der Hersteller (TNF-α: Biokine T Cell Sciences, Cambridge, MA, USA; IL-1, IL-6 und IL-10: Quantikine®, R&D Systems, Minneapolis, MN, USA).

Nerve Growth Factor

Liquor von SHT-Patienten wurde auf das Vorhandensein von Nerve Growth Factor (NGF) mittels eines selbst entwickelten ELISA untersucht, wie bereits ausführlich beschrieben [17].

Ergebnisse

Patienten

Bei 20 Patienten wurden Zytokinspiegel im Liquor und Serum untersucht. Die Patientenselektion sowie die chirurgische und intensivmedizinische Behandlung wurden oben beschrieben. Das Durchschnittsalter der 14 Männer und 6 Frauen betrug 38,3 ± 18,9 Jahre (16 bis 73 Jahre). 17 Patienten hatten ein geschlossenes SHT unterschiedlicher Schwere, drei Patienten hatten ein offenes SHT. Es wurden keine intrathekalen Interfektionen beobachtet. Fünf Patienten starben während der Hospitalisation an nicht behandelbarem intrakraniellem Druckanstieg (an den Tagen 5, 7, 7, 8 und 11), und ein Patient nach 103 Tagen im vegetativen Koma. Die restlichen 14 Patienten erholten sich in unterschiedlichem Ausmaß.

Interleukin-6-Spiegel in Liquor und Serum

IL-6 in Liquor und Serumproben dieser Patienten wurde mittels ELISA bestimmt. Im Liquor dieses Patientengutes wurden in den ersten Tagen nach dem Trauma massiv erhöhte IL-6-Spiegel gefunden (Abb. 1). An den folgenden Tagen waren die Zytokinspiegel niedriger, aber in fast allen Proben konnte IL-6 bis zum Studienende nachgewiesen werden. Die höchsten mittleren Konzentrationen wurden am Tag 1 und 2 gemessen

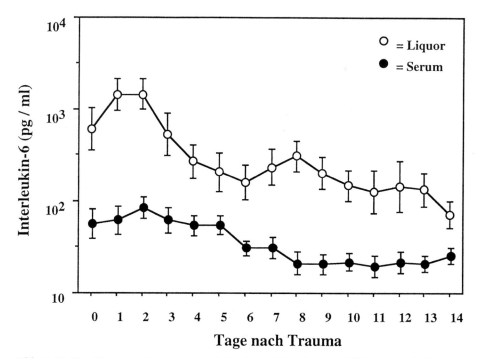

Abb. 1. IL-6 im Liquor und im Serum von 20 Patienten mit schwerem SHT (geom. Mittelwerte ± SEM). Logtransformierte Konzentrationen in Liquor und Serum waren statistisch signifikant verschieden auf einem α-Niveau von 0,01 (paired t-test, Bonferroni Korrektur)

und variierten im einzelnen von 91 bis zu 28000 pg/ml (Tag 1) und von 0 bis 31000 pg/ml (Tag 2). Wie aus Abb. 1 ersichtlich ist, waren die IL-6-Werte im Serum signifikant niedriger als im Liquor. Jedoch zeigten die IL-6-Werte im Serum eine ähnliche Kinetik wie in den Liquorproben. Im Serum lagen die IL-6-Konzentrationen zwischen 8 und 775 pg/ml (Tag 1) und zwischen 0 und 477 pg/ml (Tag 2). Die IL-6-Werte im Serum erreichten nie Liquorniveau und der maximal gemessene Wert betrug 1100 pg/ml. Der Unterschied zwischen den Liquor- und den Serumwerten war statistisch signifikant auf einem α-Niveau von 0,01 (paired t-test, Bonferroni Korrektur). Als Kontrolle diente Liquor von sieben Patienten ohne ZNS-Pathologie. In diesen Proben konnte kein IL-6 nachgewiesen werden.

Tumor Necrosis Factor-alpha

TNF-α konnte ebenfalls in Liquor und Serum nachgewiesen werden. Im Liquor wurden Spitzenwerte bis zu 325 pg/ml erreicht. Auffällig war, daß alle Patienten ein individuelles Muster präsentierten mit mehrfachen Spitzen innerhalb der zweiwöchigen Untersuchungsperiode, aber auch mit fehlendem Nachweis von TNF-α an manchen Tagen. Interessanterweise wird im Liquor normalerweise kein TNF-α nachgewiesen. Abbildung 2 zeigt die geometrischen Mittelwerte ± SEM von insgesamt 20 Patienten. Im Serum wurde TNF-α ebenfalls nachgewiesen. Die Konzentrationen im Serum waren ebenfalls bei allen Patienten individuell verschieden. Bei Kontrollpatienten (n = 5) wurden im

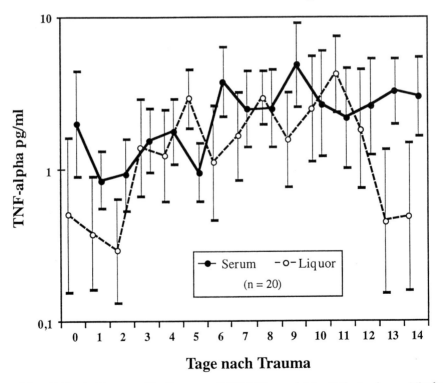

Abb. 2. TNF-α im Liquor und im Serum von Schädel-Hirn-verletzten Patienten (geom. Mittelwerte ± SEM)

Liquor Werte zwischen 0 und 0,04 pg/ml gemessen, im Serum lagen die Werte im Normbereich (0–6,3 pg/ml).

Interleukin-1

IL-1 konnte weder im Liquor noch im Serum in signifikanten Mengen nachgewiesen werden.

Interleukin 10

IL-10 wurde im Liquor und im Serum aller Patienten gefunden. Die höchsten mittleren Maximalwerten wurden in beiden Kompartimenten am Tag des Traumas gemessen (25,5 pg/ml bzw. 28,1 pg/ml), wobei die Spitzenwerte in Liquor und Serum keine Korrelation zueinander zeigten. Auch eine Störung der Blut-Hirn-Schranke (BHS) hatte keinen nachweisbaren Einfluß auf die Beziehung der IL-10 Konzentrationen in Liquor und

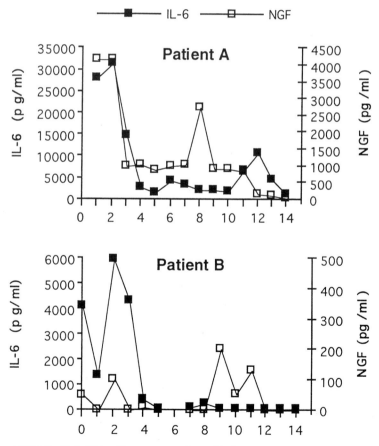

Abb. 3. IL-6 (■) und NGF-Verläufe (□ im Liquor von zwei verschiedenen Patienten mit schwerem SHT

Serum untereinander. Darüber hinaus weisen die Ergebnisse auf eine sowohl intrathekale wie auch periphere IL-10-Produktion hin (Daten nicht gezeigt).

Nerve-Growth-Factor

NGF wurde mittels ELISA in Liquorproben von 22 Patienten untersucht, in denen auch IL-6 gemessen wurde. Bei 14 Patienten konnte NGF in Konzentrationen von 62 bis 12130 pg/ml gemessen werden. Bei den anderen 8 Patienten konnte zu keinem Zeitpunkt der Untersuchung NGF nachgewiesen werden. Die höchsten NGF Werte wurden innerhalb der ersten 4 Tage nach dem Trauma gefunden, und bei 8 Patienten wurde ein zweiter Spitzenwert zu einem späteren Zeitpunkt gemessen (Abb. 3).

Ein positiver NGF-Nachweis gelangt fast ausnahmslos bei Patienten, welche hohe IL-6-Werte aufwiesen. Daher lag der Schluß nahe, daß es einen funktionellen Zusammenhang zwischen IL-6 und NGF geben könnte. Um dieser Hypothese nachzugehen, wurden die Patienten entsprechend ihrer NGF-Resultate in 2 Gruppen aufgeteilt (Abb. 4). Gruppe 1 (NGF+) umfaßte die Patienten mit positivem NGF-Nachweis im Liquor und Gruppe 2 (NGF-) diejenigen, bei denen kein NGF gemessen werden konnte. Aus dieser Zusammenstellung wird ersichtlich, daß in der ersten Gruppe (NGF+) signifikant höhere maximale IL-6-Werte vorliegen als in der Gruppe der Patienten, bei welchen kein NGF nachgewiesen wurde ($p < 0{,}002$; Mann-Whitney-U Test).

In Kontroll-Liquorproben entweder nach diagnostischer Lumbalpunktion oder von ventrikuloperitonealem Shunt (n = 3) von Patienten ohne neurologische Erkrankungen, wurde kein NGF nachgewiesen.

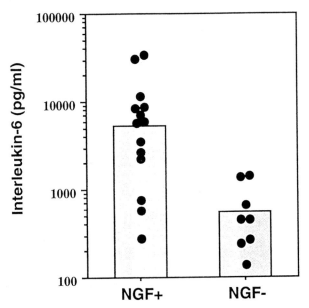

Abb. 4. Maximal gemessene IL-6 Werte mit geometrischem Mittel (Säulen) im Liquor von Patienten mit (NGF+) und ohne (NGF-) meßbaren Konzentrationen von NGF im Liquor. Die maximal gemessenen IL-6 Konzentrationen in den zwei Gruppen sind statistisch signifikant verschieden ($p < 0{,}002$; Mann-Whitney U Test)

Diskussion

Diese Untersuchung beschäftigte sich mit dem Nachweis der Zytokine TNF-α, IL-1, IL-6, IL-10 und NGF. Diese Mediatoren wurden in unterschiedlichem Maße im Liquor und im Serum von Patienten mit schwerem SHT nachgewiesen. IL-6 wurde praktisch in allen Liquorproben gefunden und war gegenüber den Werten im Serum bis zu 100fach erhöht. IL-6 von Patienten mit SHT wurde bisher nur in Liquorproben analysiert, die nur einmal, und zwar unmittelbar nach der Aufnahme der Patienten entnommen wurden [19]. In der vorliegenden Arbeit wird nun gezeigt, daß IL-6 in großen Quantitäten im Liquor vorliegt und erst nach einigen Tagen auf ein niedrigeres Niveau absinkt. Die hohen Konzentrationsunterschiede zwischen Liquor und Serum legen die Vermutung nahe, daß das im Liquor gemessene IL-6 intrathekalen Ursprungs ist und zum Beispiel von Astrozyten und Mikroglia stammt, die zur Produktion von IL-6 befähigt sind [21]. Andererseits kann nicht ausgeschlossen werden, daß Leukozyten aus dem Systemkreislauf posttraumatisch ins ZNS einwandern und mit zu den hohen Zytokinspiegeln beitragen. Ein solcher Mechanismus wurde in experimentellen SHT-Modellen diskutiert. Im Gegensatz zu den bei Patienten gewonnen Daten konnte im Tierexperiment nur eine kurzfristige Erhöhung der IL-6 Konzentrationen gezeigt werden, was charakteristisch für eine Produktion durch kurzlebige polymorphkernige Granulozyten ist [35]. Andererseits sind noch eine Reihe anderer Zellen, wie z.B. Fibroblasten und Endothelzellen in der Lage, IL-6 zu synthetisieren und könnten neben Astrozyten und Mikroglia zu den hohen Zytokinwerten beitragen [7, 22, 36]. Die Rolle von IL-6 in den pathophysiologischen Vorgängen nach SHT dürfte vielfältig sein. IL-6 hat einen mitogenen Einfluß auf Astrozyten [31], wirkt protektiv auf Neurone [13] und induziert die Differenzierung von Neuronen [30]. Ursprünglich wurde IL-6 als B-Zell-stimulierender Faktor beschrieben, da sich diese nach dem Zytokinstimulus in antikörperproduzierende Plasmazellen umwandeln [15]. Diese Funktion dürfte im Falle von Schädel-Hirn-verletzten Patienten allerdings keine wichtige Rolle spielen, da keine erhöhten Spiegel vom Immunoglobulinen im Liquor dieser Patienten gefunden wurden (unpublizierte Ergebnisse T. Kossmann und M.C. Morganti-Kossmann). Interessanterweise fanden sich im Liquor signifikant höhere IL-6-Spiegel als im Serum. Dies gab Anlaß zur Spekulation, daß IL-6 vom zentralnervösen Kompartiment in den Systemkreislauf übertritt und systemische Reaktionen auslöst. Die niedrigeren Konzentrationen im Serum dürften auch durch die vorwiegende Metabolisierung von IL-6 in der Leber bedingt sein [3].

In dieser Untersuchungsreihe konnte ebenfalls TNF-α im Liquor und im Serum nachgewiesen werden. TNF-α wurde nicht mit der gleichen Regelmäßigkeit wie IL-6 gefunden, und es ergaben sich jeweils sehr patientenspezifische Verläufe dieses Zytokins. Die genauen Regulationsmechanismen, die zu den beobachteten multiplen TNF-Spitzenwerten führen, müssen noch genauer untersucht werden. TNF-α wurde im Serum von Schädel-Hirn-verletzten Patienten bereits beschrieben [12], doch wurde das Zytokin nur an drei nicht konsekutiven Tagen bestimmt. Bei Betrachtung der hier vorgestellten Ergebnisse ist wichtig, daß es während der intensivmedizinischen Behandlung dieser Patienten zu erheblichen Schwankungen der TNF-α Spiegel kommt, die bei dem genannten Abnahmemuster [12] nicht entdeckt werden konnten. Im Systemkreislauf fanden sich in dieser Studie höhere Spiegel als im Liquor. Obwohl die nachgewiesenen TNF-α Spiegel im Serum Normalwerten entsprach, waren die intrathekal gemessenen Werte deutlich erhöht. Der Verlauf war durch multiple Konzentrationsspitzen charakterisiert. In tierexperimentellen Untersuchungen wurde TNF-α als frühes Zytokin nach einer traumatischen Verletzung des Gehirnes beschrieben [35]. Der punktuelle Nachweis von TNF-α bei diesen Patienten zu unterschiedlichen Zeitpunkten könnte Hinweis auf Komplikationen sein, die bei diesem Patientengut immer wieder auftreten. Außerdem könnte eine Dysfunktion der BHS nach dem Trauma dazu führen, daß Zellen des Immunsystems mit denen des Nervensystems interagieren und es auf diese Weise zu einer Induktion der TNF-α Produktion kommt. Viele Zellen sind in der Lage, TNF-α zu synthetisieren. Makrophagen dürften zu den Hauptproduzenten zählen, weshalb auch spekuliert wird, daß sie durch eine gestörte BHS ins ZNS einwandern und dort TNF-α freisetzen [18]. Die möglichen Funktionen dieses Zytokins während den posttraumatischen Veränderungen sind vielfältig. Neben seiner zytotoxischen Wirkung auf Oligodendrozyten [29], wird TNF-α eine Rolle bei neuroregenerativen Vorgängen zugeschrieben. So wurde in Astrozytenkulturen gezeigt, daß TNF-α den neuronalen Wachstumsfaktor NGF induziert [8]. TNF-α wirkt lokal in unmittelbarer Umgebung seiner Freisetzung und daher muß mit immunhistochemischen und molekularbiologischen Methoden untersucht werden, ob gliale Zellen oder infiltrierende Zellen des peripheren Immunsystems für die TNF-α Synthese verantwortlich sind.

Für IL-10 wurde ebenfalls im Liquor und Serum dieser Patienten meßbare Konzentrationen festgestellt. Gegenstand weiterer Untersuchungen ist die funktionelle Bedeutung sowie das Zusammenspiel dieses Zytokins mit den anderen während der pathophysiologischen Veränderungen nach Schädel-Hirn-Trauma. Eine ebenfalls interessante Beobachtung ist die Tatsache, daß es einen Zusammenhang zwischen IL-6 im Liquor und NGF-expression gibt [17].

Im Gegensatz zu anderen Arbeiten [20] konnte IL-1 in den vorliegenden Untersuchungen nicht nachgewiesen werden. Dies könnte daran liegen, daß IL-1 ein sog. „frühes" Zytokin ist, das nach seiner Freisetzung auf lokaler Ebene metabolisiert wird, und daher zum Zeitpunkt der ersten Liquorentnahme nicht mehr nachweisbar ist. Ein anderer Grund könnte methodischer Natur sein, indem für diese Arbeit ein ELISA zum IL-1-Nachweis verwendet wurde, im Gegensatz zu einem IL-1-abhängigen Bioassay.

Literatur

1. Alberico AM, Ward JD, Choi SC, Marmarou A, Young HF (1987) Outcome after severe head injury. Relationship to mass lesions, diffuse injury, and ICP course in pediatric and adult patients. J Neurosurg 67:648
2. Carman-Krzan M, Vige X, Wise BC (1991) Regulation by interleukin-1 of nerve growth factor mRNA expression in rat primary astroglial cultures. J Neurochem 56:636
3. Castell JV, Geiger T, Gross V, Andus T, Walter E, Hirano T, Kishimoto T, Heinrich PC (1988) Plasma chlearance, organ distribution and target cells of interleukin-6/hepatocyte-stimulating factor in the rat. Eur J Biochem 177:357
4. DeForge LE, Nguyen DT, Kunkel SL, Remick DG (1990) Regulation of the pathophysiology of tumor necrosis factor. J Lab Clin Med 116:429
5. Dinarello CA (1984) Interleukin-1. Rev Infect Dis 6:51
6. Frankowski RF, Annegers JF, Whitman S (1985) The descriptive epidemiology of head trauma in US. In: Becker DP, Porlishock JT (eds) Central Nervous System Trauma. Status report, National Institutes of Health, Bethesda, pp 89
7. Frei K, Malipiero UV, Leist TP, Zinkernagel RM, Schwab ME, Fontana A (1989) On the cellular source and function of interleukin 6 produced in the central nervous system in viral diseases. Eur J Immunol 9:689
8. Gadient RA, Cron KC, Otten U (1990) Interleukin-1b and tumor necrosis factor-a synergistically stimulate nerve growth factor (NGF) release from cultured rat astrocytes. Neurosci Lett 117:335

9. Gauldie J, Sauder DN, McAdam KP, Dinarello CA (1987) Purified interleukin-1 (IL-1) from human monocytes stimulates acute-phase protein synthesis by rodent hepatocytes in vitro. Immunology 60:203
10. Ghezzi P, Saccardo B, Bianchi M (1986) Recombinant tumor necrosis factor depresses cytochrom P450-dependent microsomal drug metabolism in mice. Biochem Biophys Res Commun 136:316
11. Giulian D, Lachman LB (1985) Interleukin-1 stimulation of astroglial proliferation after brain injury. Science 228:497
12. Goodman JC, Robertson CS, Grossman RG, Narayan RK (1990) Elevation of tumor necrosis factor in head injury. J Neuroimmunol 30:213
13. Hama T, Miyamoto M, Tsukui H, Nishio C, Hatankak H (1989) Interleukin-6 as a neurotrophic factor for promoting the survival of cultured basal forebrain cholinergic neurons from postnatal rats. Neurosci Lett 104:340
14. Heumann R, Korshing S, Bandtlow C, Thoenen H (1987) Changes of nerve growth factor synthesis in non-neuronal cells in response to sciatic nerve transection. J Cell Biol 104:1623
15. Hirano T (1992) The biology of Interleukin-6. In: Koshimoto T (ed) Interleukins: Molecular biology and immunology. Karger, Basel, pp 153
16. Hoyt DB, Ozkan N, Hansbrough JF, Marshall L, van Berkum-Clark M (1990) Head injury: An immunologic deficit in T-cell activation. J Trauma 30:759
17. Kossmann T, Hans V, Imhof H-G, Trentz O, Morganti-Kossmann MC (1996) Interleukin-6 released in human cerebrospinal fluid following traumatic brain injury triggers nerve growth factor production in astrocytes. Brain Research (in press)
18. Kim KS, Wass CA, Cross AS, Opal SM (1992) Modulaton of blood-brain barrier permeability by tumor necrosis factor and antibody to tumor necrosis factor in the rat. Lymphokine Cytokine Res 11:293
19. McClain CJ, Cohen D, Phillips R, Ott L, Young AB (1991) Increased plasma and ventricular fluid interleukin-6 levels in patients with head injury. J Lab Clin Med 118:225
20. McClain CJ, Cohen D, Ott L,Dinarello C, Young B (1987) Ventricular fluid interleukin-1 activity in patients with head injury. J Lab Clin Med 110:48
21. Morganti-Kossmann MC, Kossmann T (1995) The immunology of brain injury. In: Rothwell NJ (ed) Immune responses of the nervous system. Bios Scientific, Oxford, pp 159
22. Morganti-Kossmann MC, Kossmann T, Wahl SM (1992) Cytokines and neuropathology. Trends Pharmacol Sci 13:286
23. Nieto-Sampedro M, Berman MA (1987) Interleukin-1 like activity in rat brain: sources, targets and effects on injury. J Neurosci Res 17:214
24. Nieto-Sampedro M, Lewis ER, Cotman CW, Manthorpe M, Skaper SD, Barbin G, Longo FM, Varon S (1982) Brain injury causes a time-dependent increase in neuronotrophic activity at the lesion site. Science 217:860
25. Ott L, McClain CJ, Gillespie M, Young B (1994) Cytokines and metabolic dysfunction after severe head injury. J Neurotrauma 11:447
26. Patterson SL, Grady MS, Bothwell M (1993) Nerve growth factor and fibroplast growth factor-like neutrophic activity in cerebrospinal fluid of brain injured human patients. Brain Res 605:43
27. Quattrocchi KB, Miller CH, Wagner FC Jr, DeNardo SJ, DeNardo GL, Ovodov K, Frank EH (1992) Cell-mediated immunity in severly head-injured patients: the role of suppressor lymphocytes and serum factors. J Neurosurg 77:694
28. Quattrocchi KB, Frank EH, Miller CH, Amin A, Issel BW, Wagner FC Jr (1991) Impairment of helper T-cell function and lymphokine-activated killer cytotoxicity following severe head injury. J Neurosurg 75:766
29. Robbins DS, Shirazi Y, Drysdale BE, Liebermann A, Shin HS, Shin ML (1987) Production of cytotoxic factor for oligodendrocytes by stimulated astrocytes. J Immunol 139:2593
30. Satoh T, Nakamura S, Taga T, Matsuda T, Hirano, Kishimoto T, Kairo Y (1988) Induction of neuronal differentiation in PC 12 cells by B cell stimulatory factor-2/Interleukin-6. Mol Cell Biol 8:3546
31. Selmaj KW, Farooq M, Norton WT, Raine CS, Brosnan CF (1990) Proliferation of astrocytes in vitro in response to cytokines. A primary role for tumor necrosis factor. J Immunol 144:129

32. Shackford SR, Mackersie RC, Davis JW, Wolf PL, Hoyt DB (1989) Epidemiology and pathology of traumatic deaths occuring at a level I trauma center in a regionalized system: The importance of secondary brain injury. J Trauma 29:1392
33. Spranger M, Lindholm D, Bandtlow C, Heumann R, Gnahn H, Naeher-Noe M, Thoenen H (1990) Regulation of nerve growth factor (NGF) synthesis in the rat central nervous system: comparison between the effects of interleukin-1 and various growth factors in astrocyte cultures and in vivo. Eur J Neurosci 2:69
34. Stocker R, Bernays R, Kossmann T, Imhof H-G (1995) Monitoring and treatment of acute head injury. In: Goris RJA, Trentz O (eds) The integrated approach to trauma care. Springer, Berlin, pp 197
35. Taupin V, Toulmond S, Serrano A, Benavides J, Zavala F (1993) Increase in IL-6, IL-1 and TNF levels in rat brain following traumatic lesion. Influence of pre- and posttraumatic treatment with Ro5 4864, a peripheral-type (p site) bezodiazepine ligand. J Neuroimmunol 42:177
36. Woodroofe MN, Sarna GS, Wadhwa M, Hayes GM, Loughlin AJ, Tinker A, Cuzner ML (1991) Detection of interleukin-1 and interleukin-6 in adult rat brain, following mechanical injury, by in vivo microdialysis: evidence of a role for microglia in cytokine production. J Neuroimmunol 33:227
37. Yoshida K, Gage FH (1991) Fibroplast growth factors stimulate nerve growth factor synthesis and secretion by astrocytes. Brain Res 538:118

Bestehen zwischen Monoverletzten und Polytraumatisierten in der Wundheilung Unterschiede hinsichtlich der Expression der β_1 und β_2-Integrine im Zellinfiltrat?

U. Eickhoff[1], J. Brand[3], M. Senkal[1], B. Schäfer[2] und M. Kramer[2]

[1] Chirurgische Universitätsklinik St. Josef-Hospital, Gudrunstraße 56, D-44791 Bochum
[2] Institut für Immunologie der Universität Heidelberg, Im Neuenheimer Feld 305, D-69120 Heidelberg
[3] Chirurgische Klinik Veerßen, Celler Straße 26, D-29525 Uelzen

Einleitung

Die häufig bei Polytraumatisierten beobachteten verzögerten Wundheilungsverläufe lassen vermuten, daß während der Konsolidierung der Wunden gegenüber Monoverletzten ein differentes Verhalten in der Entwicklung des Zellinfiltrates stattfindet. Hierbei spielen die Integrine als Adhäsionsmoleküle eine wichtige Rolle.

Was sind Integrine?

Integrine sind transmembranöse Glykoproteine, wobei der intrazelluläre Anteil mit Bestandteilen des Zytoskeletts, der extrazelluläre Anteil als Rezeptor für verschiedene Proteine der extrazellulären Matrix (ECM) reagiert. Sie sind Heterodimere und besitzen je eine Alpha- und eine Beta-Kette. Entsprechend der unterschiedlichen Beta-Ketten unterscheidet man heute sechs Subtypen. Für die Wundheilung sind das β-1 – und vor allem das β-2 Integrin hervorzuheben [1]. β-2-Integrine besitzen drei unterschiedliche Rezeptoren (LFA-1, MAC-1, GP 150,95), mit denen sie auf Interaktionen zwischen Leukozyten untereinander und auf solche zwischen Leukozyten und Endothelzellen Einfluß nehmen [4]. Zusätzlich sind sie an T-Helferzellfunktionen und Monozyten-Endohelzell-Interaktionen beteiligt. Des weiteren spielen sie eine Rolle bei der Komplimentbildung und bei den Phagozytosen, die auf interzellulären Adhäsionen beruhen. Wahrscheinlich leisten sie auch einen wesentlichen Beitrag bei der Bindung von neutrophilen Granulozyten an das Endothel [6].

Die Bedeutung der Integrine wird besonders bei Patienten mit einem Mangel von β-2-Integrinen deutlich. Diese Patienten erleiden rezidivierende bakterielle Infektionen. Hierfür werden die fehlende Adhäsion der Leukozyten ans Endothel, Abnormitäten der T-Zellfunktion (fehlende Lymphozytenmigration) und abgeschwächte Phagozytoseleistungen der neutrophilen Granulozyten verantwortlich gemacht [3, 4].

Patientengut

Die Studie war prospektiv auf 20 Patienten angelegt. 10 Patienten mit einer Monoverletzung am Unterschenkel und 10 Polytraumatisierte, die unter anderem eine Verletzung am Unterschenkel hatten. Die Wundfläche der Verletzten beider Gruppen mußte mindestens 25 cm^2 betragen, so daß nach primär chirurgischer Versorgung eine offene Wundbehandlung erforderlich wurde.

Ausgeschlossen wurden Patienten mit Stoffwechsel- und konsumierenden Erkrankungen, Leberschäden, Niereninsuffizienzen und Verletzte, die Medikamente erhielten, von denen eine Einflußnahme auf die Wundheilung bekannt war.

Es wurden Biopsien am 0., 3., 6. und 10. Tag nach der Wundbehandlung aus dem Zentrum der Wunde entnommen werden.

Behandlung

Alle Patienten, die bei der Aufnahme orientiert waren, wurden ausführlich über das Prüfungsvorhaben aufgeklärt; es wurde von jedem Patienten eine schriftliche Einverständniserklärung eingeholt. Bei Patienten, die primär intubiert in die Klinik kamen, wurde die Einverständniserklärung im Laufe der Studie eingeholt. Die Genehmigung der Gesamtstudie erfolgte durch die Ethikkommission der Landesärztekammer in Rheinland-Pfalz.

Die untersuchten Wunden wurden mit einer 0,9%igen Kochsalzlösung nach dem Debridement lavagiert undmit einer Polyurethankunsthaut (Epigard®) bedeckt.

Die Biopsien wurden am 0. Tag (Tag der Erstversorgung), am 3., 6. und 10. Tag aus dem Zentrum der Wunde mit Hilfe einer Hautstanze mit einem Durchmesser von 6 mm entnommen. Die Biopsien wurden auf ein Löschblatt gelegt, auf dem die Stelle, an der die Oberseite der Biopsie zu liegen kommen sollte, markiert war. Nach der Fixierung mittels Tissue-Teck® wurden die Biopsien sofort in flüssigem Stickstoff schnellgefroren. Die Lagerung erfolgte bei −70 °C. Am 10. Tag nach der Erstoperation wurden die Wunden autolog mit Mesh-Transplantaten der Dicke von 0,4 mm (1:1,5) gedeckt.

Morphologischer und immunhistochemische Nachweismethoden

Von allen Biopsien wurden serielle Schnitte der Stärke 4-5 µm angefertigt. In den einzelnen Schnitten wurden jeweils die Bezirke zur mikroskopischen Untersuchung herangezogen, die die höchste Infiltratdichte aufwiesen. Das waren überwiegend die Grenzbezirke zwischen der Muskulatur und dem Granulationsgewebe. Das Gesichtsfeld im Mikroskop, das sich in dem Muskelgewebe der Übergangszone befand, wurde mit Muskulatur, das im Granulationsgewebe lag, wurde mit Granulationsgewebe bezeichnet.

Da bei der großen Zahl von histologischen Schnitten das Auszählen der Zellen bei allen Patienten nicht möglich war, wurden jeweils bie einem Monoverletzten und einem Polytraumatisierten die Zellen im entsprechenden Gesichtsfeld in den HE-Schnitten und allen alkalischen Phosphatase antialkalischen Phosphatase-Färbungen (APAAP-Färbungen) mit Hilfe eines Ocularrasters gezählt und der Anteil der markierten Zellen an allen sichtbaren Zellen (Zellkerne) in Prozent ermittelt. Bei den restlichen 18 Patienten erfolgte eine Schätzung des Anteils der gefärbten Zellen an der Gesamtzellzahl in Prozent, wobei die Schnitte mit den ausgezählten Zellen als Vorlage dienten. Dieses Vorgehen wurde von zwei erfahreren Mitarbeitern des Instituts für Immunologie und Serologie der Universität Heidelberg unabhängig voneinander durchgeführt, wobei es keine signifikanten Unterschiede gab.

Sequentielle morphologische Untersuchung

Es wurden 4–5 µm im Durchmesser große Kryoschnitte von den Biopsien angefertigt, an der Luft getrocknet und mit Aceton fixiert. Anschließend wurde eine Haemotoxylin-Eosin-Färbung durchgeführt.

Antikörper

Folgende poly- und monoklonale Antikörper wurden für die immunhistologischen Untersuchungen verwendet:

Infiltratzellen
T-Zellen: mab CD2 (Dakopatts, Dänemark) Nr. M 720 Sp.: Maus
Makrophagen/Monozyten: mab CD68 (Dakopatts, Dänemark) Nr. M 718
Neutrophile Granulozyten: Anti-PMN-Elastase (Institut für Immunologie und Serologie der Universität Heidelberg) (Kramer)
Fibroblasten: Klon 5 B 5 (Dakopatts) Nr. M 877 Sp.: Maus

Integrine
CD29 (β 1-Integrin): 4 B 4/α hum Integrin β 1 (Dr. C. E. Klein)
CD18 (β 2-Integrin) = LFA: Dakopatts M 783

Immunhistochemische Färbung mit der APAAP-Methode

Die immunhistochemische Färbung wurde mittels kommerziell erhältlicher Färbekitts, basierend auf der alkalischen Phophatase/antialkalische Phosphatase-Technik (Nr. K

670 Kombikitt; Dakopatts) durchgeführt. Zur Kontrastfärbung verwendeten wir Meyers Hämalaun (Nr. 9249, Merck AG, Darmstadt, Deutschland).

Nach Aufbringen der gefärbten Schnitte in Kaisers-Glycerin-Gelatine (Nr. 9242; Merck) auf den Objektträger wurden die Schnitte mit Hilfe einer in einem Zeiss-Mikroskop integrierten Kamera photographiert. Als Diafilm benutzten wir einen Ectachrome 64 T (Kodak Ltd., Hempel Helmsteadt, Herts U.K.).

Es wurden zunächst wiederum Kryoschnitte von den Biopsien in einer Dicke von 4–5 µm angefertigt, auf Raumtemperatur erwärmt, in Aceton für 10 Minuten fixiert und anschließend luftgetrocknet. Es folgte daraufhin eine Inkubation mit den oben beschriebenen, primären, monoklonalen oder polyklonalen Antikörpern in einer feuchten Kammer für 30 Minuten. Anschließend wurden die Schnitte in einer Tris-gepufferten Kochsalzlösung (TBS) dreimal 5 Minuten lang gewaschen.

Nach dem 1/2stündigen Zusetzen eines Brückenantikörpers wurde der Schnitt nochmals dreimal 5 Minuten mit TBS gewaschen. Wir gaben den APAAP-Komplex so lange zu, bis eine Färbung zu erkennen war. Diese trat nach etwa 20 Minuten ein. Abschließend erfolgte die Gegenfärbung mit Hämalaun.

Ergebnisse

Sequentielle Morphologie (HE-Schnitte)

Der Charakter des Infiltrates und der Anteil der einzelnen Zellen, die das Infiltrat bildeten, waren im wesentlichen gleich. Bei den Polytraumatisierten war das Infiltrat jedoch zunächst wesentlich dezenter ausgebildet. Eine deutliche Zunahme der Infiltratzellen, welche sich bei den Monoverletzten zwischen dem dritten und dem sechsten Tag zeigte, fand sich bei den Polytraumatisierten erst ab dem sechsten Tag. Auffallend war, daß sich erst am sechsten Tag nach der Verletzung bei allen Polytraumatisierten Granulationsgewebe darstellen ließ.

Immunhistologie

Charakterisierung des Zellinfiltrats

Der relative Anteil von Makrophagen und Granulozyten war bei beiden Patientengruppen an den einzelnen Untersuchungstagen annähernd gleich. Lediglich die absolute Zahl unterschied sich sehr. Letztendlich stellte sich heraus, daß die Entwicklung des Infiltrats bei den Polytraumatisierten um drei Tage zurückhing. Das Bild, das man bei den Polytraumatisierten am sechsten Tag sah, konnte bei den Monoverletzten schon am dritten Tag beobachtet werden. Ab dem sechsten Tage verringerten sich die Granulozyten zugunsten der mononuklearen Zellen bei beiden Gruppen.

Der Zeitpunkt des Auftretens von T-Zellen lag in beiden Untersuchungsgruppen gleich. Man bemerkte jedoch, daß die absolute Zahl der T-Zellen im Infiltrat des Endomysiums und des Granulationsgewebes bei den Polytraumatisierten geringer war.

Das gleiche läßt sich über den überwiegenden Teil der Patienten hinsichtlich der Fibroblastenentwicklung sagen.

Integrine

Monoverletzte

Zellen, die β-1- und β-2-Integrine an ihrer Oberfläche hatten, waren schon in der ersten Biopsie am Verletzungstag sechsmal im Zellexsudat und siebenmal in der Muskulatur zu erkennen. Der Anteil integrinpositiver Zellen lag zu diesem Zeitpunkt zwischen 25 und 75%. Am sechsten Tag waren bei neun Patienten ≥ 75% der Zellen für das β-1-Integrin und bei drei Patienten ≥ 75% der Zellen für das β-2-Integrin positiv. Doppelfärbungen ergaben, daß fast alle Zellen des Infiltrates die transmembranösen Glykoproteine β-1 und β-2-Integrin besaßen. Während das β-1-Integrin auch für Endothelzellen positiv war, galt dies für das β-2-Integrin nicht.

Polytraumatisierte

Die Zahl der Zellen, die β-1- und β-2-Integrine exprimierten, stieg mit der Zeit laufend. Während das β-1-Integrin auch gefäßassoziiert vorkam, war dies für das β-2-Integrin nicht der Fall. Gegen Ende des Untersuchungszeitraums waren für β-1-Integrin bei allen Patienten über 75% und für β-2-Integrin bei fünf Patienten 50–75% der Zellen im Infiltrat der Muskulatur und im Granulationsgewebe positiv.

Diskussion

Unserer Untersuchung galt zunächst die Frage nach dem Verhalten der zellulären Rezeptoren gegenüber allen Matrixmolekülen, die zumeist in der epidermo-dermalen Verankerungszone lokalisiert sind.

Des weiteren sollte herausgefunden werden ob die Entwicklungen im Zeitablauf Unterschiede bei Monoverletzten und Polytraumatisierten aufweisen?

Zunächst einmal konnte nachgewiesen werden, daß die Endothelzellen lediglich für β-1-Integrine (Leukozyten-Integrine) positiv waren. Die absolute Zahl der markierten β-2- und β-1-Integrine stieg mit der Zeit und hatte bei den meisten Patienten schon am sechsten Tag, bei einigen sogar schon am dritten Tag das Maximum erreicht.

Der relative Anteil der Integrine stieg im Gegensatz zu vielen anderen Faktoren nur am dritten Tag gering an. Dieser lag bei sieben Patienten am zehnten Tag in beiden Gruppen für das β-1-Integrin über 75%, für das β-2-Integrin lediglich zwischen 50 und 75%.

Nach Vergleich der beiden Patientengruppen kamen wir zu dem Ergebnis, daß die absolute Zahl der Zellen und Gefäße, die Integrine an ihrer Zelloberfläche aufwiesen bei den Polytraumatisierten an den entsprechenden Untersuchungstagen geringer war.

Über die Störungen von Integrinrezeptorfunktionen ist bisher nur wenig bekannt. Man weiß jedoch, daß bei gestörter Funktion der Leukozyten-Integrine Adhäsionsdefekte der Leukozyten im Vordergrund stehen. Klinisch schlägt sich dieses in rezidivierenden bakteriellen und mykotischen Infekten nieder. Gründe für die wiederholt auftretenden Infekte sind Störungen der adhäsionsinduzierten Funktion der Monozyten, Lymphozyten und Granulozyten (Antigenpräsentation, zellvermittelte Zytolyse, Zellmigration) [2, 5].

Schlußfolgerung

β-1- und β-2-Integrine konnten ab dem Verletzungstag in der Wunde markiert werden. Über den gesamten Untersuchungszeitraum beobachteten wir eine Steigerung der Zellen, die Integrine an ihrer Zelloberfläche aufwiesen. Während β-1-Integrine auch in den Gefäßen dokumentiert werden konnte, war dies für das β-2-Integrin nicht der Fall. Letztendlich war die Menge der Zellen, die Integrine an ihrer Oberfläche aufwiesen, abhängig von der Dichte des Zellinfiltrates. Die Entwicklung des Zellinfiltrates lief bei den Polytraumatisierten um drei Tage verzögert ab.

Literatur

1. Dahlbäck B, Podack ER (1985) Characterization of human S-protein, an inhibitor of the membrane attack complex of complement. Demonstration of a free reactiv thiol group. Biochemistry 24:2368
2. Koshimoto TK, O'Connor K, Springer TA (1989) Leucocyte adhesion deficiency. Abherant splicing of a conserved integrin sequence causes a moderate deficiency phenotype. J Biol Chem 264:3588
3. Pace JL, Rusell SW (1981) Activation of mouse macrophages for tumor cell killing: 1. quantitative analysis of interactions between lymphokine and lipopolysacharide. J Immunol 126:1863
4. Seiler WO (1990) Wundheilung. Von der Polypragmasie zu rationalen Therapiekonzepten. Können Wachstumsfaktoren mehr? Schweiz Rundschau Med 79:1637
5. Springer TA, Thompson WS, Miller IJ, Schmalstieg FC, Anderson DC (1984) Inherited deficiency of the MAC-1, LFA-1, p150,95 glycoprotein family and its molecular basis. J Exp Med 160:1901
6. Stenmann S, Vaheri A (1978) Distribution of a major connective tissue protein, fibronectin, in normal human tissues. J Exp Med 147:1054

Zusammensetzung des Surfactant bei polytraumatisierten Patienten mit und ohne Lungenkontusion

M. Aufmolk[1], R. Fischer[2], Ch. Kleinschmidt[1], U. Obertacke[1] und K. P. Schmit-Neuerburg[1]

[1] Abteilung für Unfallchirurge, Zentrum für Chirurgie, Universitätsklinik Essen, Hufelandstraße 55, D-45122 Essen
[2] Institut für Arbeitsmedizin und Hygiene

1 Einleitung

Die Aktivierung humoraler und zellulärer Mechanismen durch ein Trauma bewirkt einen generalisierten Permeabilitätsschaden, der an der Lunge zum posttraumatischen Lungenversagen führen kann. Die lokale Vorschädigung bei polytraumatisierten Patienten mit Lungenkontusion begünstigt die Entwicklung eines Organversagens und erhöht die Mortalität [1, 13, 14, 15, 20].

Bisher liegen keine Untersuchungen vor, die sich mit der Auswirkung der Lungenkontusion auf die Zusammensetzung des Surfactant beschäftigen. Der Surfactant, eine Mischung aus Phospholipiden die von Pneumozyten Typ II gebildet wird, überzieht die Oberfläche der Lungenalveolen. Fehlender oder mangelhafter Surfactant führt u.a. zum Alveolenkollaps, zur Erhöhung des Atemwiderstandes und zur Minderung der Gasaustauschfläche. Veränderungen im Surfactant-System konnten bei Patienten mit Lungenversagen (ARDS) beobachtet werden [9, 10, 19, 21].

Ziel dieser Studie war es herauszuarbeiten, ob das Surfactant-System polytraumatisierter Patienten primär durch eine Lungenkontusion oder durch andere Einflüsse, wie z.B. die Entwicklung eines Organversagens beeinflußt wird.

2 Patienten und Methode

Zur Erfassung der auslösenden pathophysiologischen Mechanismen eines Einzel- oder Multiorganversagens, werden seit 1990 polytraumatisierte Patienten mit einem Injury Severity Score über 22 Punkte in einer prospektiven Studie erfaßt (s. Tabelle 1). Zum Monitoring der pulmonalen Situation wird aus täglich durchgeführten bronchoalveolären Lavagen Surfactant gewonnen und auf seine Zusammensetzung hin untersucht.

Operatives Therapieregime. Über den gesamten Untersuchungszeitraum galt ein einheitliches Therapiekonzept. Angelehnt an das von Wolff et al. [26] angegebene Schema wurde für die primäre Versorgungsphase die umfassende operative Stabilisierung aller stammnaher Schaftfrakturen sowie aller offenen Frakturen gefordert, konnte aber bei notwendiger Unterbrechung bis zu 48 h nach Trauma weitergeführt werden. Der sekundäre Versorgungszeitraum (3.–5. Tag) diente ausschließlich der kardiopulmonalen Erholung und Stabilisierung des Stoffwechsels. Explizit ausgenommen waren notwendige Operationen zur Infektprophylaxe oder -bekämpfung (Second-look-Operationen). Im spätsekundären Versorgungszeitraum (> Tag 7) wurden planmäßig unkomplizierte Frakturen stabilisiert bzw. plastische Operationen durchgeführt.

Beatmungs- und intensivmedizinisches Therapieregime. Die Patienten wurden spätestens bei Klinik-Aufnahme intubiert. Die Beatmung wurde drucklimitiert, zeitgesteuert mit positiv endexpiratorischem Druck von mindestens 5 mbar durchgeführt. Zur Optimierung des Sauerstoffangebotes wurden FiO2 und PEEP so gewählt, daß ein paO2 über 80 mmHg und durch Erytrhozyten-Transfusionen ein Hb von 10 mg/100 ml erreicht wurde. Eine Urinproduktion von 1 ml/kg/h wurde durch Infusionen von kristalloiden Lösungen unter Berücksichtigung des ZVD und durch Dopamin-Gabe 0,15 mg/kg/h erzielt. Labor-, Herz/Kreislauf- und Beatmungsparameter wurden 2stündlich kontrolliert.

Studien-Protokoll. Alle Patienten wurden 8–12, 24 und 48 h nach dem Trauma einer bronchoalveolären Lavage (BAL) unterzogen. Ab dem 4. Tag wurden die Patienten täglich morgens lavagiert. Die Untersuchungen wurden bis zur Extubation oder bis einschließlich 14 Tage nach Trauma weitergeführt. Die BAL wurde in solchen Lungenabschnitten durchgeführt, die weder bronchoskopisch noch radiologisch sichtbare Zeichen einer Lungenkontusion oder anderer Lungenschädigungen aufwiesen.

Lavage-Technik. Die BAL wurde in intravenöser Narkose ohne Gabe von Muskelrelaxantien durchgeführt. PEEP und FiO_2 wurden 2 Stunden vor der geplanten Lavage nicht verändert und das Atemminutenvolumen während der Lavage durch Erhöhung des Beatmungsdruckes und des Flows konstant gehalten, ohne Steigerung des FiO_2. Nach Intubation eines Segmentbronchus durch ein fiberoptisches Bronchoskop (Pentax, FB-15X) wurde dann mit 10 x 10 ml 0,9% NaCl lavagiert. Die Recovery betrug zwischen 40 und 70%, bei einer durchschnittlichen Dauer der Lavage von 2 Minuten. Zur Sedimentierung von Zellen und Zellmaterial wurde mit 180 x g für 10 Minuten zentrifugiert.

Phospholipid-Bestimmung. Die Phospholipidextraktion wurde nach der Methode von Folch [7] durchgeführt. Dazu wurden 10 ml der Lavage mit 30 ml einer Chloroform-Methanol-Lösung (Verhältnis 2:1) gemischt. Zur Abtrennung der Chloroformschicht wurde das Gemisch mit 1100 x g für 5 Minuten bei 4 °C zentrifugiert, abpipetiert und das Extrakt unter Verwendung eines Stickstofffstromes bei 40 °C auf 300 µl eingeengt. Nach Filtration durch einen Spritzenfilter wurden 20 µl des Extraktes in die HPLC-Trennsäule appliziert und durch einem Gradient zunehmender Polarität aus Acetonitril:Wasser:Essigsäure mit einer Flußrate von 1,5 ml/min bei maximal 120 bar und einer Temperatur von 60 °C getrennt. Die Messung der Phospholipide erfolgte mit Hilfe eines UV-Detektors (Fa. Kontron, Typ Uvikon 810) bei 200 nm. Die Phospholipide wurden durch den Vergleich mit Phospholipidstandards identifiziert (Fa. Sigma) und die Gesamtmenge durch Addition der Chromatogramm-Flächen der einzelnen Phsopholipidklassen ermittelt. Die Bestimmung des Gesamt-Phospholipidgehalts wurde durch photometrische Messung des organischen Phosphorgehaltes bestimmt [4].

SP-A Bestimmung. Die SP-A Konzentration wurde aus dem zellfreien Überstand der Lavage mit Hilfe eines spezifischen humanen ELISA-Tests bestimmt. Dazu wurden die Testplatinen über Nacht mit einem monoklonalen Antikörper gegen humanes SP-A bei 4 °C bestückt und dann mit den Lavage-Proben bei Standard-Verdünnungen (5–1000 ng/ml) des humanen SP-A bei 37 °C inkubiert. Im Anschluß daran wurden die Testplatinen gewaschen und mit einem Peroxidase-konjugierten polyklonalen Antikörper gegen humanes SP-A für weitere 2 Stunden inkubiert. Danach wurde O-Phenylnediamin-Dihydrochlorid (OPD) zugegeben und die Reaktion nach 5 Minuten mit 1m Schwefelsäure gestoppt. Bei 405 nm wurde der Peroxidase-OPD Gehalt und damit der SP-A-Gehalt mit einem Platten-Lesegerät (Fa. Anthos, Wien) gemessen.

Verletzungsschwere. Der Verletzungsschweregrad der Patienten wurde nach dem Abbreviated Injury Scale bestimmt und daraus der Injury Severity Score (ISS) berechnet [2, 3]. Der Grad des Schädel-Hirn-Traumas wurde zusätzlich nach dem Glasgow Coma Scale eingeteilt [25].

Pneumonie. Für die Diagnose einer Pneumonie sollten 2 der nachfolgenden Kriterien erfüllt sein: Putrides Trachealsekret mit positivem Keimnachweis, neuaufgetragenes und persistierendes Infiltrat im Thoraxröntgenbild in zeitlicher Zuordnung zum pathologischen Trachealsekret, Temperaturen > 38 °C.

Sepsis. Eine Sepsis wurde anhand der Definition der Konsensus Konferenz von 1991 diagnostiziert [17].

Einzel-/Multiorganversagen (OV/MOV). Die Diagnose eines Organversagens wurde nach Goris et al. [8] bei einem Scorewert von 2 Punkten an mehr als 3 aufeinanderfolgenden Tagen gestellt. Waren mehr als 2 Organe im Einzelorganversagen, lag ein Multiorganversagen vor.

Gruppenbildung. Die Patienten wurden in 4 Gruppen eingeteilt.
Con   : Kontrollgruppe, gesunde Probanden, nicht beatmet, n = 11
noL   : polytraumatisiert, keine Lungenkontusion, n = 9
LuCo−   : polytraumatisiert, Lungenkontusion, kein Organversagen, n = 10
LuCo+   : polytraumatisiert, Lungenkontusion, Organversagen im Verlauf, n = 6

Statistik. Alle Ergebnisse sind mit Mittelwert ± SEM aufgeführt. Kontinuierliche Variablen wurden mit Hilfe einer einfaktoriellen ANOVA (Test nach Scheffe') untesucht. Bei ordinalen Variablen wurde der Fischer'exaxt-Test angewendet. Als statistisch signifikant wurde ein $p <= 0,05$ angesehen.

3 Ergebnisse

25 Patienten erfüllten die Einschlußkriterien nach Tabelle 1. Alter und Geschlechtverteilung waren zwischen den Gruppen nicht unterschiedlich. Die höchste Verletzungsschwere fand sich in der Gruppe von Patienten mit späterem Organversagen (LuCo+). Sowohl die Gruppe noL (keine Lungenkontusion), als auch die Gruppe LuCo−(Lungenkontusion, kein Organversagen) unterschieden sich nicht hinsichtlich der Verletzungsschwere. Die Lungenkontusion führte zu einer Verlängerung der Beatmungs- und Intensivliegedauer von im Mittel 1 Woche. Die Entwicklung eines Organversagens verlängerte dagegen die Behandlung auf nahezu das Doppelte. Letalität und Morbidität waren in allen Gruppen gleich. Es bestand aber eine Häufung in der Gruppe mit Organversagen (LuCo+) (Tabelle 2).

Statische Compliance, Atemminutenvolumen und maximaler Beatmungsdruck waren bei Patienten ohne Organversagen (noL, LuCo−) über den gesamten Beobachtungszeitraum nicht signifikant unterschiedlich. Dagegen konnte bei Patienten mit Organversa-

Tabelle 1. Aufgeführt sind Ein- und Ausschlußkriterien der Untersuchung. (ISS: Injury severity score. GCS: Glasgow coma scale)

Einschlußkriterien
Verletzungsschwere: ISS > 22 Punkte
Alter: 16-65 Jahre
GCS > 8 Punkte
Zeit zwischen Unfall und Eintreffen des Notarztes: < 60 Minuten
Zeit zwischen Unfall und Ankunft in der Klinik: < 120 Minuten

Ausschlußkriterien
Vorbehandlung in einem auswärtigen Krankenhaus
OP aufgrund eines SHT
Tod durch hämorrhagischen Schock
Tod innerhalb der ersten 24 h
pulmonale oder kardiale Vorerkrankung in der Anamnese

Tabelle 2. Aufgeführt sind die wichtigsten Vergleichsdaten der 25 Patienten und 11 Normalprobanden. Aufgrund der geringen Gruppenumfänge fanden sich keine signifikanten Unterschiede, mit Ausnahme des ISS. Dieser war signifikant in der LuCo+ gegenüber noL und LuCo– erhöht. Bei unkompliziertem Verlauf nach Lungenkontusion verlängert sich die Intensivtherapie um etwa 7 Tage. Die Entwicklung eines OV/MOV führt dagegen zu einer Verdopplung der Therapiezeit auf der Intensivstation

	Con	noL	LuCo–	LuCo+
n	11	9	10	6
Geschlecht (m/w)	6/5	6/3	7/3	5/1
Alter (y)	34 ± 3	32 ± 4	38 ± 4	31 ± 5
ISS (Pkt)	0	31 ± 3	34 ± 3	44 ± 3
Beatmungsdauer (d)	0	19 ± 7	28 ± 4	47 ± 15
Intensivliegezeit (d)	0	25 ± 8	31 ± 5	52 ± 16
verstorben	0	1	1	2
Pneumonie	0	2	2	4
Sepsis	0	1	2	4

gen (LuCo+) eine signifikant niedrigere Compliance und signifikant höhere Beatmungsdrücke bei jedoch nicht unterschiedlichem Atemminutenvolumen beobachtet werden (Daten werden nicht gezeigt). Zusätzlich zeigte sich eine signifikante Verminderung des Oxygenierungsquotienten bei Patienten in LuCo+ unmittelbar nach Trauma (Abb. 1).

Die Gesamt-Proteinmenge der BAL war bei Patienten nach Trauma, im Vergleich zur Kontrolle (Con) erhöht. Die signifikant höchste Menge an Protein fand sich in der Gruppe LuCo+ in den ersten 6 Tagen nach dem Trauma, auch im Vergleich zu Patienten ohne Organversagen (noL, LuCo–). Bei diesen Patienten (noL, LuCo–) war der Protein-

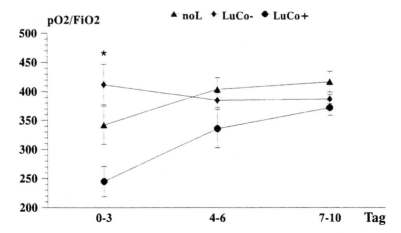

Abb. 1. Oxygenierungsquotient (paO2/FiO2) bei polytraumatisierten Patienten *noL*: Patienten ohne Lungenkontusion, *LuCO–*: Patienten mit Lungenkontusion ohne Organversagen, *LuCo+*: Patienten mit Lungenkontusion und Organversagen. *: signifikant zu noL. Der Oxygenierungsquotient zeigte nur in den ersten Tagen eine signifikante Erniedrigung bei Patienten der Gruppe LuCo+. Im weiteren Verlauf waren keine Unterschiede mehr vorhanden

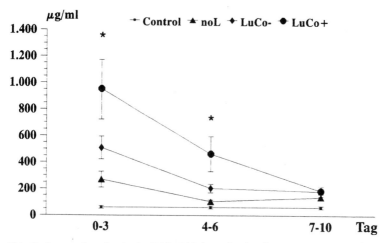

Abb. 2. Gesamt-Proteine in der BAL. *BAL:* bronchoalveoläre Lavage. *noL:* Patienten ohne Lungenkontusion, *LuCo-:* Patienten mit Lungenkontusion ohne Organversagen, *LuCo+:* Patienten mit Lungenkontusion und Organversagen, *Con:* gesunde Normalprobanden*: signifikant zu noL. Als Ausdruck des Permeabilitätsschaden an der Lunge wiesen Patienten der Gruppe LuCo+ die höchsten Proteinmengen in der BAL auf, gefolgt von Patienten der Gruppe LuCo-. Auch Patienten ohne Lungenkontusion hatten im Vergleich zu CON mehr Proteine in der Lavage

gehalt in den ersten 3 Tagen nach dem Unfall erhöht. Die Erhöhung des Proteins war aber in der Gruppe LuCo- signifikant stärker als in der Gruppe noL ausgeprägt (Abb. 2).

Der Gesamt-Phospholipidgehalt (GPL) in der BAL polytraumatisierter Patienten war im Vergleich zu Normalprobanden über den gesamten Beobachtungszeitraum signifikant erhöht. Die höchste Menge an GPL wurde in der BAL von Patienten der Gruppe LuCo+ vorgefunden. Bei Patienten ohne Organversagen (noL, LuCo-) lagen im Ver-

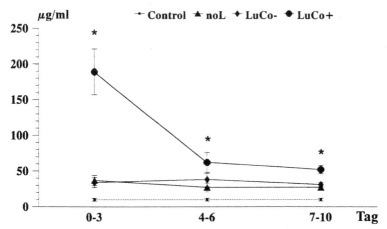

Abb. 3. Gesamt-Phospholipide. *noL:* Patienten ohne Lungenkontusion, *LuCo-:* Patienten mit Lungenkontusion ohne Organversagen, *LuCo+:* Patienten mit Lungenkontusion und Organversagen, *Con:* gesunde Normalprobanden*: signifikant zu noL. Die Menge an Surfactant war bei allen Gruppen nach dem Trauma erhöht. Eine signifikante Vermehrung fand sich jedoch nur bei LuCo+. Die Lungenkontusion hatte bei Patienten ohne Organversagen (noL, LuCo-) keinen Einfluß auf die Menge des Surfactant

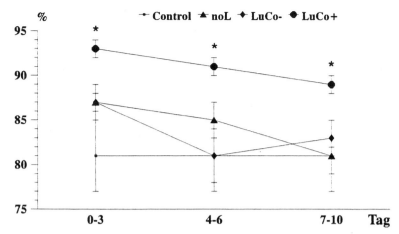

Abb. 4. Prozentualer Anteil von Phosphatidylcholin am Surfactant: *noL*: Patient ohne Lungenkontusion, *LuCo−*: Patienten mit Lungenkontision ohne Organversagen, *LuCo+*: mit Lungenkontusion und Organversagen, *Con*: gesunde Normalprobanden*: signifikant zu noL. Phosphatidylcholin als Hauptbestandteil der Phospholopide des Surfactant war bei allen Gruppen direkt nach Unfall erhöht. Eine signifikant Erhöhung lag jedoch nur bei LuCo+ über den Beobachtungszeitraum vor

gleich zu LuCo+ Con geringerer Mengen an GPL in der BAL vor, wobei zwischen noL und LuCo− kein signifikanter Unterschied hinsichtlich des GPL nachweisbar war (Abb. 3).

Im Vergleich zu den übrigen Gruppen war der relative Phosphatidylcholin-Gehalt (PC %), der Hauptbestandteil des Surfactant, in LuCo+ signifikant erhöht. Im Vergleich zur Kontrollgruppe (Con) konnte aber auch bei Patienten ohne Organversagen (noL, LuCo−) ein signifikant höherer PC % in den ersten 3 Tagen nach dem Trauma beobach-

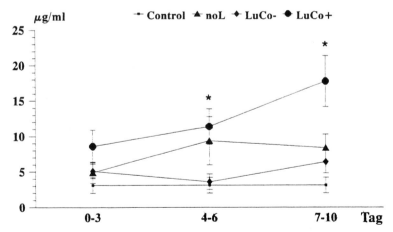

Abb. 5. Surfactant assoziiertes Protein A (SP-A): *noL*: Patienten ohne Lungenkontusion, *LuCo−*: Patienten mit Lungenkontusion ohne Organversagen, *LuCo+*: Patienten mit Lungenkontusion und Organversagen, *Con*: gesunde Normalprobanden*: signifikant zu noL. SP-A stieg bei Patienten mit Organversagen während des Verlaufes an. Dies kann als Ausdruck einer vermehrten Surfactant-Produktion gewertet werden

tet werden. Zwischen noL und LuCo– bestanden keine signifikanten Unterschiede bezüglich PC % (Abb. 4).

Direkt nach dem Trauma konnten keine signifikanten Unterschiede in der Menge an Surfactant-assoziiertem Protein A (SP-A) in der BAL zwischen allen Gruppen gefunden werden. Im weiteren Verlauf zeigte sich bei Patienten mit Organversagen (LuCo+) eine stetige Zunahme des SP-A. SP-A war innerhalb des Beobachtungszeitraumes bei Patienten ohne Organversagen (noL, LuCo–), auch im Vergleich zu Normalprobanden, nicht vermehrt nachweisbar (Abb. 5).

4 Diskussion

Das posttraumatische Lungenversagen alleine oder im Rahmen des Multiorganversagens hat trotz der Erfolge moderner Intensivmedizin eine hohe Letalität. Das Risiko eines Lungenversagens ist bei polytraumatisierten Patienten mit Lungenkontusion erhöht [1, 14, 20]. In der BAL von Patienten mit Lungenversagen fand sich u.a. eine signifikante Permeabilitätssteigerung der Alveolarmembran [6, 23, 24]. In der vorliegenden Studie konnte ebenfalls eine akute Zunahme der Gesamtproteine in der BAL unmittelbar nach Trauma nachgewiesen werden. Die Gesamtproteinmenge, als Maß für die Permeabilitätsstörung, korreliert mit der Entwicklung eines Organversagens [11, 15].

Neben den o.g. Veränderungen wurden auch Veränderungen im Surfactant von Patienten mit Lungenversagen beschrieben [9, 10, 21]. Da diese Untersuchungen aber erst bei fortgeschrittenem ARDS durchgeführt wurden, wurde bei solchen Patienten eine Verminderung des Gesamt-Phospholipidgehaltes beobachtet. In der vorliegenden Studie dagegen wurden Patienten vom Unfalltag an, also vor Ausbildung eines Organversagens, untersucht. Hier wurde im Gegensatz zu den o.a. Studien eine Zunahme der Surfactantmenge nachgewiesen. Die größten Mengen Surfactant fanden sich bei Patienten mit späterem Organversagen. Auch experimentell konnte in unterschiedlichen Versuchen, wie z.B. zum akuten Lungenversagen, eine Steigerung der Gesamt-Phospholipidmenge kurz nach Versuchsbeginn beobachtet werden [5, 16, 22].

Die in der BAL nachweisbaren deutlich größeren Surfactantmengen unmittelbar nach Trauma sind vermutlich durch eine gesteigerte Surfactant-Freisetzung und Produktion in der Akutphase verursacht. Der Permeabilitätsschaden nach Trauma ermöglicht das Durchtreten von Blut und Blutbestandteilen in die Alveole. Blut- und gerinnungsaktive Substanzen wie Fibrin inhibieren die Surfactantfunktion im akuten Lungenversagen. Dies wiederum kann über die allgemeine Verschlechterung der Lungenfunktion zu einer Hypoxämie führen. Durch die Steigerung der Surfactantmenge wird dem Permeabilitätsschaden entgegen gewirkt. Dieser Effekt konnte im Tierexperiment durch Beatmung mit PEEP zusätzlich verstärkt werden [18, 27]. Andererseits kann durch Steigerung des Phospholipidgehaltes einer Inhibierung des Surfactant entgegengewirkt werden, da durch das mengenmäßige Überangebot an Phospholipiden die Fibrinwirkung abgeschwächt werden kann [5, 12, 21].

Neben der rein mengenmäßigen Surfactant-Steigerung nach Trauma, fanden sich auch Unterschiede in seiner Zusammensetzung. Hauptursache war die signifikante Steigerung der Phosphatidylcholin-Menge im Surfactant, als Zeichen der verstärkten Produktion und/oder Freisetzung aus Vorstufen [5]. Dies wird durch den vermehrten SP-A Nachweis bestätigt, der auch auf eine gesteigerte Syntheseleistung des Pneumozyten hinweist, da SP-A ebenfalls vom Pneumonzyten Typ II gebildet wird. Zusätzlich wird SP-A zur Neubildung des Surfactant benötigt. Eine direkte Korrelation zwischen der Phospholipidmenge und der Menge an SP-A wurde aber nicht gefunden [16].

Zusammenfassung

Bei polytraumatisierten Patienten (PT) mit Lungenkontusionen kann eine höhere Inzidenz für das Auftreten von Einzel- oder Multiorganversagen (OV/MOV) beobachtet werden. Ziel war die Untersuchung des Einflusses der Lungenkontusion auf das Surfactant-Syndrom hinsichtlich eines OV/MOV. Patienten mit einer Verletzungsschwere im Injury severity score (ISS) über 22 Punkten und einem Alter zwischen 16–65 Jahre wurden in die prospektive Untersuchung eingeschlossen. Tägliche bronchoalveoläre Lavagen (BAL) in unverletzten Lungenarealen wurden ab 8 Stunden nach dem Unfall durchgeführt. OV/MOV wurden nur bei Patienten mit Lungenkontusion beobachtet. Es wurden 4 Gruppen gebildet: noL: keine Lungenkontusion, n = 9; LuCo-: Lungenkontusion ohne OV/MOV, n = 10; LuCo+: Lungenkontusion mit OV/MOV, n = 6, Con: nicht beatmete Probanden, n = 11. Alter und Geschlechtsverteilung waren nicht signifikant unterschiedlich. Der ISS war nur in Gruppe LuCo+ signifikant erhöht (ISS: noL: 31 ± 3; LuCo-: 34 ± 3; LuCo+: 44 ± 4). Die Menge an Surfactant war bei allen polytraumatisierten Patienten in den ersten 3 Tagen nach dem Unfall erhöht, am höchsten in der Gruppe LuCo+. Bei noL und LuCo- fanden sich im Vergleich dazu niedrigere Mengen an Surfactant, wobei sich beide Gruppen aber nicht unterschieden. Bei der Zusammensetzung zeigte sich eine relative Zunahme von Phosphatidylcholin (PC %) dem Hauptbestandteil des Surfactant in den ersten Tagen nach dem Trauma bei allen Gruppen. PC% war aber nur bei LuCo+ über den gesamten Beobachtungszeitraum erhöht. LuCo-, noL und auch Con unterschieden sich nicht voneinander. Zusammenfassend führt das Trauma zum Anstieg der GPL und einer veränderten Surfactant Zusammensetzung. Patienten mit Lungenkontusion zeigten keine Veränderungen im Vergleich zu Patienten ohne Lungenkontusion. Bei OV/MOV im späteren Verlauf fanden sich bereits frühzeitige Veränderungen im Surfactant. Daraus folgt, daß Lungenkontusionen per se keine Veränderungen in der Surfactant-Zusammensetzung bewirkt, sondern dies durch zusätzliche Veränderungen ausgelöst wird.

Literatur

1. Alberts KA, Noren I, Rubin M, Törngren S (1986) Respiratory distress following major trauma. Acta Orthop Scand 57:158–162
2. Association for the advancement of automotive medicine: The abbreviate injury scale 1990 revision, Des Plaines, IL
3. Baker SP, O'Neill B, Haddon W, Long WB (1974) The injury severity score: A method for describing patients with multiple injuries and evaluation emergency care. J Trauma 14:187–196
4. Bartlett GR (1959) Phosphorus assay in column chromatography. J Biol Chem 234:466–468
5. Castiello A, Paterson JF, Schelley SA, Haller EM, Balis JU (1994) Depletion of surfactant tubular myelin with pulmonary dysfunction in a rat model for acute endotoxemia. Shock 2:427–432
6. Costabel U (1988) Methode und Technik der bronchoalveolären Lavage. Prax Klin Pneumol 42:218–221
7. Folch J, Lees M, Stanley GHS (1957) A simple method for the isolation and purification of total lipids from annimal tissue. J Biol Chem 226:497–509
8. Goris RJA, Te Broekhorst TPA, Nuytinck JKS, Gimbre're JSF (1985) Multiple organ failure: Generalized autodestructive inflammation? Arch Surg 120:1109–1115

9. Gregory TJ, Longmore WJ, Moxley MA, Whitsett JA, Reed CR, Fowler AA, Hudson LD, Maunder RJ, Crim C, Hyers TM (1991) Surfactant chemical composition and biophysical activity in acute respiratory distress syndrome. J Clin Invest 88:1976-1981
10. Hallman M, Spragg JH, Harrell JH, Moser KM, Gluck L (1982) Evidence of lung surfactant abnormalities in respiratory failure. Study of bronchoalveolar lavage phospholipids, surface activity, phospholipase activity, and plasma myoinositol. J Clin Invest 70:763-683
11. Hunninghake GW, Gadek JE, Kawanami O, Ferrans VJ, Crystal RG (1979) Inflammatory and immune processes in the human lung in health and disease: evaluation by bronchoalveolar lavage. Am J Pathol 94:149-198
12. Jacobsen W, Park GR, Saich T, Holcroft J (1993) Surfactant and adult respiratory distress syndrome. Br J Anaesth 70:522-526
13. Johnson KD, Cadambi A, Seibert GB (1985) Incidence of adult respiratory distress syndrome in patients with multiple musculoskeletal injuries: Effect of early operative stabilisation of fractures. J Trauma 25:375-384
14. Kraus PA, Lipman J, Lee CC, Wilson WE, Scribante J, Barr J, Mathivha LR, Brown JM (1993) Acute lung injury at Baragwanath ICU. An eight-month audit and call for consensus for other failure in the adult respiratory distress syndrome. Chest 103:1832-1836
15. Kreuzfelder E, Joka T, Keinecke HO, Obertacke U, Schmit-Neuerburg KP, Nahkosteen JA, Paar D, Scheiermann N (1988) Adult respiratory distress syndrome as a specific manifestation of a general permeability defect in trauma patients. Am Rev Respir Dis 137:95-99
16. Lesur O, Veldhuizen RA, Whitsett JA, Hull WM, Possmayer F, Cantin A, Begin R (1993) Surfactant-associated proteins (SP-A, SP-B) are increased proportionally to alveolar phospholipids in sheep silicosis. Lung 171:63-74
17. Members of the american college of chest physicians/society of critical care medicine consensus conference committee: Definitions for sepsis and organ failure and guidlines for the use of innovative therapies in sepsis. Crit Care Med 20:865-874
18. Paterson JF, Hammond MD, Montgomery MR, Sharp JT, Farrier Se, Balis JU (1992) Acute ozone-induced lung injury in rats: structural-functional relationships of developing alveolar edema. Toxicol Appl Pharmacol 117:37-45
19. Pison U, Seeger W, Buchhorn R, Joka T, Brand M, Obertacke U, Neuhof H, Schmit-Neuerburg KP (1989) Surfactant abnormalities in patients with respiratory failure following multiple trauma. Am Rev Resp Dis 140:1033-1039
20. Regel G, Sturm JA, Friedl HP, Nerlich M, Bosch U, Tscherne H (1988) Die Bedeutung der Lungenkontusion für die Letalität nach Polytrauma. Chirurg 59:771-776
21. Seeger W, Gunther A, Walmrath HD, Grimminger F, Lasch HG (1993) Alveolar surfactant and adult respiratory distress syndrome. Pathogenetic role and therapeutic prospects. Clin Investig 71:177-190
22. Shelley SA (1994) Oxidant-induced alterations of lung surfactant system. J Fla Med Assoc 81:49-51
23. Stahl WM (1987) Acute phase protein response to tissue injury. Crit Care Med 15:545-552
24. Sturm JA, Wisner DH, Oestern H-J, Kant CJ, Tscherne H, Creutzig H (1986) Increased lung capillary permeability after trauma: a prospective clinical study. J Trauma 26:409-418
25. Teasdale G, Jennett B (1974) Assessment of coma and impaired consciousness: a practical scale. Lancet 2:81-83
26. Wolff G, Dittmann M, Frede KE (1978) Klinische Versorgung des Polytraumatisierten: Indikationsprioritäten und Therapieplan. Chirurg 49:737-744
27. Zucker AR, Holm BA, Crawford GP, Ridge K, Wood LD, Sznajder JI (1992) PEEP is necessary for exogenous surfactant to reduce pulmonary edema in canine aspiration pneumonitis. J Appl Physiol 73:679-686

Einfluß des Traumas auf Phagozytenaktivierung quantifiziert durch Chemiluminiszenzanalyse und einen neuen Granulozytenmigrantionstest[**]

H. P. Hofer[1], G. Bratschitsch[1], E. Kukovetz[2], G. Egger[3], F. Schweighofer[1] und R. J. Schaur[4]

[1] Universitätsklinik für Unfallchirurgie
[2] Abteilung für Chirurgische Forschung, Universitätsklinik,
[3] Institut für Allgemeine und Experimentelle Pathologie,
[4] Institut für Biochemie, Karl-Franzens-Universität, Auenbruggerplatz 29, A-8036 Graz

Die Beurteilung des Schweregrades und der Behandlungsbedürftigkeit entzündlicher Prozesse richtet sich nach wie vor hauptsächlich nach dem klinischen Bild. Die zusätzlich herangezogenen Routine-Laboruntersuchungen (Leukozytenzahl, Differentialblutbild, Akutphaseproteine, BSG) orientieren sich an Sekundärreaktionen des Organismus und reflektieren zeitlich nicht die aktuelle Entzündungsreaktion [7].

Der menschliche Körper antwortet auf eine Bedrohung seiner Integrität, z.B. durch Trauma, mit einer Serie komplexer biochemischer und zellulärer Reaktionen, die in ihrer Gesamtheit Entzündung oder entzündlicher Prozeß genannt werden [4].

Bei der akuten Entzündung, sowie auch bei der Entstehung postoperativer Komplikationen (abakteriell-entzündlich, infektös) spielt die Beteiligung aktivierter neutrophiler Ganulozyten (PMN) als wichtigste Effektorzellen eine wesentliche Rolle [7].

Nach Durchtritt durch das Gefäßendothel (Diapedese) verlassen die PMN angelockt von Chemotaxinen die Blutbahn aktiv und wandern in Richtung der höheren Konzentration in das Entzündungsgebiet ein [5]. Währende des Phagozytoseprozesses – einer der wichtigsten Abwehrmechanismen – werden die Fremdsubstanzen (z.B. Bakterien, Gewebetrümmer) inkorporiert und verdaut. Als Wirkstoffe stehen ihnen hierbei im wesentlichen aktive Sauerstoffradikale und Enzyme (z.B. PMN-Elastase) zur Verfügung, mit denen sie körperfremdes Material, z.B. eingedrungene Mikroorganismen zerstören können [7]. Der Phagozytoseprozess ist mit dem Freiwerden reaktiver Sauerstoffmetaboliten assoziiert. Ihre Anwesenheit ist mit der Abstrahlung von Licht verbunden. Die Detektion des dabei abgestrahlten Lichts (Chemiluminiszenzanalyse) stellt eine Möglichkeit zur Bewertung der akuten Entzündungsantwort dar, sie repräsentiert ein Maß für die Phagozytoseaktivität der beteiligten Zellen [2].

Ziel dieser Untersuchung war die Quantifizierung der posttraumatischen Entzündungsreaktion mit Hilfe von Funktionsparameteren phagozytischer Zellen im peripheren Blut.

Es sollten die Trauma-bedingten Auswirkungen auf diese Funktionsparameter untersucht werden, um eine akute Entzündungsreaktion vom Beginn an bis zur Erholungsphase verlaufszukontrollieren.

Desweiteren sollte der mögliche klinische Nutzen beschriebener Parameter zur Erfassung der jeweiligen Aktualität des „imflammatory response" nach stattgehabtem Trauma überprüft werden.

[**] mit Unterstützung der AO/ASIF und des Sonderforschungsbereiches "Biomembranes and their Interactions with Lipids and Lipoproteins" (F 007/F712).

Patienten, Material und Methoden

Migrationstest

Die Erfassung der migratorischen Aktivität der PMN erfolgt mit Hilfe eines Membranfiltersystems, welches das interstitielle Bindegewebe imitiert [3]. Die Versuchsanordnung besteht mit dem Chemotaxin-N-Formyl-Methionyl-Leucyl-Phenylalanin (T), eine chemotaxinfreie Versuchsanordnung dient zur Ermittlung der Spontanmigration (C) (Zigmond). Als Meßgrößen fungieren die PMN-Mobilisierungsrate (prozentueller Anteil der wandernden PMN im Blut = Totaler Migrationsindex [TMI; %]) sowie ihr Verteilungsverhalten (Tendenz, wie weit die Gesamtheit der wandernden PMN in das Hindernis eindringt = Penetrationsvermögen [Distribution Charakteristic DC; μm]) im Filter.

Wir führten bei einem *Patientenkollektiv (N = 15)* als Entzündungsmodell mit blander Wundheilung und vergleichbarem Trauma (6 TEP, 4 DHS, 3 UTN, 2 ORIF) den Migrationstest und die Bestimmung der PMN-Elastasekonzentrationen durch.

Die gesunde Kontrollgruppe umfaßte 64 gesichert entzündungsfreie, nichtoperierte Personen (25 weibl., 39 männl., 3 Wochen – 92 Jahre).

Chemiluminiszenzanalyse (CL)

Die Bestimmung der Luminol-verstärkten CL [9] wird auf einem Bio Orbit® Luminometer (Turku, Finnland) in frisch abgenommenen, NH_4-heparinisiertem, peripher venösen Vollblut durchgeführt. Polystrol-Kügelchen (Latex) mit einem Durchmesser von 1 μm (Suspension in 0,9% NaCl) fungieren als Stimulus für die phagozytierenden Zellen [8].

Zur Auswertung kommen folgende Meßgrößen:

1. Das Ausmaß der während des Phagozytoseprozesses stattfindenden absoluten Lichtabstrahlung in 1 ul Vollblut nach Latexstimulierung (peak abs [a u]).
2. Der Zeitpunkt der maximalen Lichtemission nach Zusatz des Stimulans (peaktime [s]). Zusätzlich dazu bestimmen wir die PMN-Elastasekonzentrationen.

Die CL wurde an *12 Patienten* mit blander Wundheilung nach Implantation von 4 DHS, 6 Hüft-TEP und 2 Hüft-KEP durchgeführt.

Die gesunde Kontrollgruppe bestand aus gesichert entzündungsfreien, nichtoperierten Personen (12 weibl., 5 männl., 18–92 Jahre).

Resultate

Migrationstest

Im Vergleich zu den gesunden Kontrollen ist sowohl das spontane (DC/C) als auch das chemotaxin-stimulierte Penetrationsvermögen (DC/T) eines migrierenden PMN-Kollektivs erhöht. Dieser hohe Aktivitätsgrad findet seinen Ausdruck in den häufigen signifikanten Unterschieden (Abb. 1).

Abb. 1a, b. Chemotaxin-stimuliertes *(DC/T)* und spontanes *(DC/C)* Penetrationsvermögen eines migrierenden PMN, Kollektivs. Mediane operierte Patienten (N=15) bis zum 14. postop. Tag (■), Median (z), 75. und 25. Perzentile der gesunden Kontrollgruppe

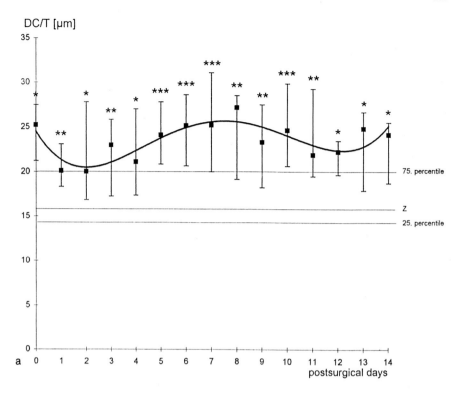

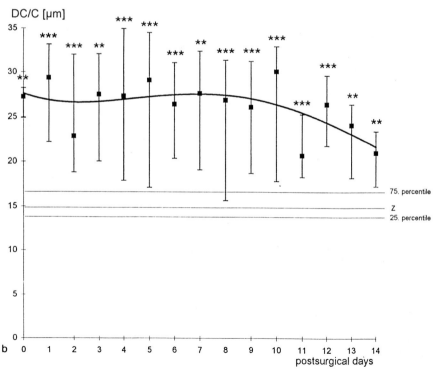

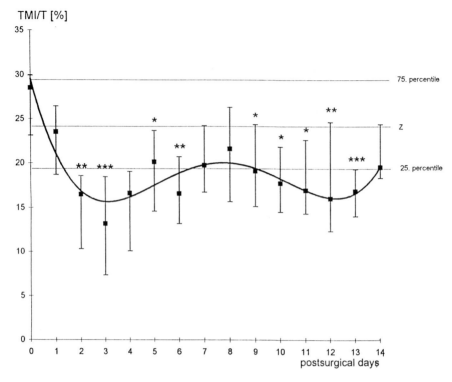

Abb. 2. PMN-Mobilisierungsrate in Gegenwart des Chemotaxins (*TMI/T*). Mediane operierter Patienten (N = 15) bis zum 14. postop Tag (■), Median (z), 75. und 25. Perzentile der gesunden Kontrollgruppe

Die PMN-Mobilisierungsrate in Gegenwart des Chemotaxins (TMI/T) zeigt Tiefstwerte am 3. und 12. postoperativen Tag (Abb. 2). Der Verlauf gestaltet sich somit biphasisch, wellenartig im Sinne einer polynomialen Kurve (r = 0,921 p = 0,0001[***]).

Zwischen Elastasefreisetzung und Migrationsparametern wurde keinerlei Korrelation festgestellt.

Chemiluminisenzanalyse (CL)

P-abs.: Der Höchstwert des Medians zeigte sich unmittelbar postoperativ (ca. 30 min) mit z = 75,4 au (Abb. 3). Der Tag 0 und 1 zeigte hochsignifikant erhöhte Werte im Vergleich zur gesunden Kontrolle. Es fand sich eine kontinuierlicher Abfall um 73% innerhalb der ersten 8 Tage.

Die peaktime zeigte nach einem anfänglichen Anstieg eine Plateauphase mit signif. Unterschieden (Abb. 4).

Zusätzlich fanden wir, daß eine starke positive Korrelation zwischen p abs und der Konzentration der PMN Elastase besteht (ζ = 0,45, p < 0,0001).

Die Korrelation zwischen p abs und peaktime war negativ (ζ = –0,76, p < 0,0001).

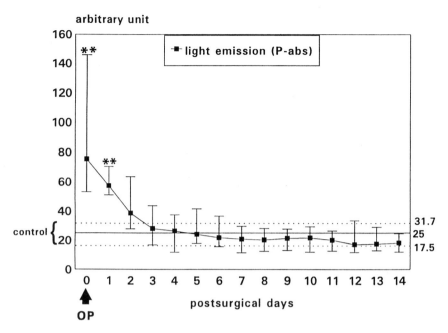

Abb. 3. Absolute Lichtemission (P-abs). Mediane (■) während des postoperativen Verlaufes (N = 12) und gesunde Kontrollgruppe (75. und 25. Perzentile strichliert)

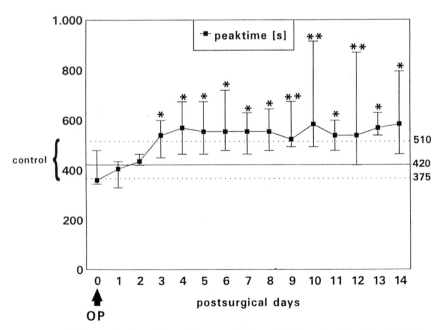

Abb. 4. Zeitpunkt der maximalen Lichtemission nach Zusatz des Stimulans (*peaktime*). Mediane (■) während des postoperativen Verlaufs (N = 12) und gesunde Konrollgruppe (75. und 25. Perzentile strichliert)

Diskussion und Schlußfolgerung

Es zeigt sich deutlich, daß das OP-Trauma episodisch die PMN-Mobilisierungsrate in Gegenwart eines Chemotaxins (TMI/T) hemmt (Abb. 2). Eine verminderte Wanderungsbereitschaft an den Tagen 3 und 12 drückt eine Depression des unspezifischen Immunsystems aus. Die Oszillationsphasen der PMN-Mobilisierungsrate (TMI/T) als auch des Penetrationsvermögens (DC/T) gestalten sich synchron, der wellenartige Verlauf ist offensichtlich (Abb. 1, 2).

Offensichtlich bestimmen antagonistische Kontrollmechanismen unterschiedlicher Stärke das Migrationsverhalten im Sinne einer schwächerwerdenden Oszillation (TMI/T).

Zwischen Elastasefreisetzung und Migrationsparametern wird keinerlei Korrelation festgestellt. Migrationsverhalten und PMN-Sekretionsleistung (Elastasefreisetzung) sind offenbar somit wichtige, voneinander unabhängige Charakteristika.

Wie durch die CL festgestellt, besteht eine auffallende Beziehung zwischen Sauerstoffradikalproduktion und der Blut-PMN-Elastasekonzentration.

Es wurde erstmals beobachtet, daß der CL-Aktivitätsabfall mit dem Abfall der PMN-Elastasekonzentration korreliert. Der Marker erreicht früher den Normbereich als die PMN Elastase.

Die Korrelation zwischen p abs und peaktime ist negativ ($\zeta = -0{,}76$, $p < 0{,}0001$), d.h. je stärker die Lichtemission bzw. Radikalfreisetzung ist, desto früher erscheint der peak.

Das Monitoring biochemischer Immunparameter im posttraumatischen Verlauf besitzt somit einen hohen Stellenwert bei der Quantifizierung des Unfall- und OP-Traumas [1, 6, 7]. Die geschilderten Verfahren liefern objektive und reproduzierbare Parameter um den Aktivierungsgrad phagozytierender Zellen in der posttraumatischen Phase im peripheren Blut zu evaluieren. Das Migrationsverhalten gestaltet sich grundsätzlich unterschiedlich von der Sauerstoffradikal – und Elastasefreisetzung – beide repräsentieren somit unterschiedliche Charakteristika. Für die klinische Praxis bietet die CL-Analyse einen sehr schnellen, einfachen und praktischen Test, um die „Aggressivität" phagozytierender Zellen zu evaluieren. Im Markerverhalten lassen sich mathematische Gesetzmäßigkeiten erkennen, ein praktisch diagnostischer Wert wird im Verhaltensabweichen zu suchen sein.

Literatur

1. Arens S, Hansis M, Siebert C, Steuer K (1994) Beurteilung des Unfall- und OP-Traumas und des Infektgeschehens anhand der PMN-Elastase. In: Rehm KE (Hrsg) Hefte zu „Der Unfallchirurg". Springer, Berlin Heidelberg New York, 241:319–325
2. Campbell AK, Hallet MB, Weeks I (1985) Chemiluminescence in cell biology and medicine. Methods Biochem Anal 31:317–416
3. Egger G, Klemt C, Spendel S, Kaulfersch W, Kenzian H (1994) Migratory Activity of Blood Polymorphonuclear Leucocytes During Juvenile Rheumatoid Arthritis Demonstrated with a New Whole-Blood Membrane Filter Assay. Inflammation 18:427–441
4. Eermin O, Sewell H (1992) The Immunological Basis of Surgical Science and Practice. Oxford University Press, Oxford New York Tokyo
5. Hartmann RS, Lau K, Chou W, Coates TD (1991) The Fundamental Motor of the Human Neutrophil is not Random: Evidence for Local Non-Markow Movement in Neutrophils. Biophys J 67:2535–2545
6. Hofer HP, Kukovetz E, Petek W, Schweighofer F, Wildburger R, Schaur RJ (1995) Released PMN elastase: an indicator of postsurgical uneventful wound healing and early inflammatory

complications. A contribution to the search for objective criteria in wound healing monitoring. Injury 26:103–106
7. Jochum M, Fritz H, Nast-Kolb D, Inthorn D (1990) Granulozyten-Elastase als prognostischer Parameter. Dtsch Ärztebl 19:952–956
8. Kulkovetz EM, Hofer HP, Egger G, Khoschsorur GA, Bratschitsch G, Petek W, Quehenberger F, Schaur RJ (1995) Assay of phagocyte activation by means of malondialdehyde and luminal-enhanced chemiluminescence during uneventful wound healing following trauma surgery. Redox Report 1:247–254
9. Selveraj RJ, Sbarra AJ, Thomas AJ, Cetrulo GB, Mitchell GWR (1982) A micro-technique for studying chemiluminiscence response of phagocytes using whole blood and its application to the evaluation of phagocytes in pregnancy. J Leukoc Biol 31:3–16
10. Zigmond SH (1978) A model for understanding millipore filter assay systems. In: Gallin, Quie (eds) Leukocyte chemotaxis. Raven, New York

Adenoviraler Gentransfer in Muskel- und Nervengewebe nach Extremitätenperfusion

D. Hebebrand, P. M. Vogt, J. Hussmann und H. U. Steinau

Klinik für Plastische Chirurgie und Schwerbrandverletzte, Handchirurgie Zentrum
Universitätsklinik, Berufsgenossenschaftliche Kliniken Bergmannsheil,
Bürkle-de-la-Camp-Platz 1, D-44789 Bochum

Einleitung

Trotz zunehmender Erfolge in der Transplantationschirurgie können xenogene Gewebeübertragungen noch nicht ausreichend beherrscht werden. Während die technischen Voraussetzungen durch mikrochirurgische Operationsverfahren auf einem hohen Niveau stabilisierbar sind, unterliegen immunologische Reaktionsabläufe einer breiten qualitativen und quantitativen Variation. Hier sind insbesondere diskordante Xenotransplantationen – Gewebeübertragungen zwischen phylogenetisch weit auseinander liegenden Spezies – hervorzuheben.

Im Tiermodell kann durch medikamentöse Immunsuppression mit hochwirksamen Therapeutika die Überlebenszeit von parenchymatösen Organen auf über 100 Tage verlängert werden [9]. Die systemischen Nebenwirkungen sind hierbei erheblich. Ein neues Konzept könnte in der regionalen Immunmodulation bestehen.

Xenogene, hyperakute Abwehrmechanismen werden nach derzeitigen Modellvorstellungen am Gefäßendothel des Transplantates eingeleitet. Hierbei wird der Auslösung der Komplementkaskade eine initiale Bedeutung beigemessen. Der exakte Triggermechanismus ist noch nicht vollständig aufgeklärt.

Das Ziel dieser Arbeit war es zu untersuchen, ob Gentransfer-Methoden nach isolierter Extremitätenperfusion eine lokale Beeinflussung der Endothel-, Muskel- und Nervenzellen erlauben. Als Zielparameter wurde das Verteilungsverhalten von transfizierten Zielstellen überprüft.

Material und Methodik

Adenovirale Vektoren basieren auf dem Genom des humanen Adenovirus des Serotyps 5. Die Deletion der E1-Region führt zu deren Transformationsunfähigkeit und Replikationsunfähigkeit. Die Einbringung einer Kassette eines Reportergens, welches unter Kontrolle des Cytomegalie-Promotors für β-Galaktosidase kodiert, ermöglicht mit einer standadisierten Methodik die Identifikation der transfizierten Zellen in einem Gewebeverband.

Adenoviraler Vektor

Der Vektor wurde durch Deletion der E1-Region des viralen Genomes gewonnen, welche durch eine Kassette ersetzt wurde, die den Kontrollvektor für LacZ cDNA für E. coli enthält. In 293 Zellen wurden bis zu 10^{11} plaqueformende Einheiten pro Millimeter generiert.

Technik

In Ketamin/Azepromazin/Atropin-Narkose wurde an insgesamt jeweils 18 Tieren die Hinterläufe freigelegt und die Femoralgefäße präpariert. Der Hautmantel wurde zurückgeschlagen und die Muskulatur durchtrennt. Über die Muskeläste des M. bizeps femoris wurden anschließend mit einer Feinnadel (33 Gauge) die Extremitäten perfundiert mit einer Geschwindigkeit von 0,016 ml/min über 90 Minuten. Die femoralen Gefäße wurden dann in standadisierter mikrochirurgischer Technik mit Nylon 11 x 0 anastomosiert. Die Muskelbäuche wurden readaptiert und der Hautmantel repositioniert.

Die Tiere wurden nach 48 Stunden eingeschläfert und die Hinterläufe aufpräpariert. Aus Muskelbäuchen und Nervensegmenten wurden Biopsien entnommen und für Ge-

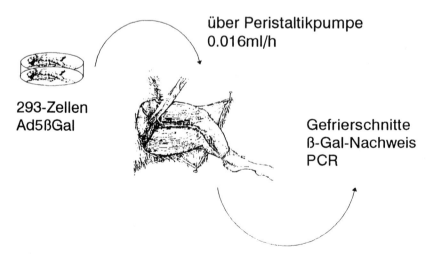

Abb. 1. Versuchsaufbau zu isolierter Extremitätenperfusion am Hinterlauf einer Maus. Die Perfusion erfolgte über einen Muskelast des M. biceps femoris. Die epigastrischen Gefäße werden zur Druckkontrolle durchtrennt und präpariert

frierschnitte eingelegt. Dann erfolgte die Perfusion mit X-Gal, einer enzymatischen Lösung, welche alle transfizierten Zellen durch eine intensive Blaufärbung zur Darstellung bringt. Nach vier Stunden wurden alle Hinterläufe in 1,25% Glutaraldehyd fixiert. Zur internen Kontrolle wurden die kontralateralen Hinterläufe der gleichen Prozedur unterzogen (Abb. 1).

Die Intensität der Färbung wurde von einem unabhängigen Untersucher in einem Zählfeld mit hohem Färbegrad (4) bewertet, wenn 50% und mehr Zellen eine Blaufärbung aufwiesen. Mit mittlerem Färbegrad (3) wurden Präparate bewertet, wenn zwischen 25% und 50%, mit schwachem Färbegrad (2) zwischen 10% und 25% und mit niedrigem Färbegrad (1), wenn unter 10% der Zellen transfiziert wurden.

Ergebnisse

Bei allen Versuchstieren konnte nach Anastomosierung eine Reperfusion des Hinterlaufes erzielt werden. Innerhalb von 36 Stunden starben vier Tiere. Eine Thrombosierung der Femoralgefäße konnte bei zwei Tieren festgestellt werden. Nach 48 Stunden wiesen 93% der Muskelschnitte und 79% der Nervenbiopsien eine Expression des Markergens auf.

Nach 90minütiger Perfusion konnte bei Muskelgeweben eine Transfektionsrate von bis zu 50% erzielt werden gegenüber 20% bei Nervenschnitten. Zwischen den Mäusestämmen (Balb C/C3H) ergaben sich keine Unterschiede hinsichtlich Intensivität und Verteilung (Abb. 2).

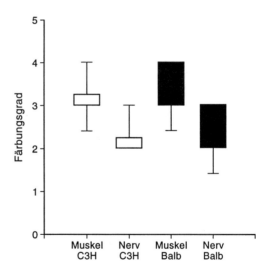

Abb. 2. Genexpression adenoviraler Vektoren in Muskel- und Nervengewebe nach isolierter Extremitätenperfusion und Transfektion mit Kontrollvektor (LacZ). Der Färbegrad (1–4) im Durchschnitt und Bereich für die Mausstämme C3H und Balb/C

Diskussion

Die Entdeckung, daß replikations-defizitäre Adenoviren Teile der E1-Region des viralen Genoms nicht mehr aufweisen, konnte dazu genutzt werden, derartige Viren in Zellen zu vermehren welche das E1-Gen exprimieren. Darauf folgende Studien konnten zeigen, daß defekte Adenoviren-Genome, die schon fremde DNA-Sequenzen tragen, auf dieselbe Art und Weise vermehrt werden. Adenovirale Vektoren sind im Gegensatz zu Retroviren in der Lage, auch nicht-proliferierende Zellen zu infizieren und somit große Mengen eines Genproduktes zu generieren. Durch seine Stabilität eignet sich dieser virale Vektor darüber hinaus zur Reinigung und Konzentration [8]. Durch direkte Injektionen konnten mit derartigen Vektoren bereits Muskelzellen, Nervenzellen, Lungenepithelien, Blasenepithelien, Leberzellen und Gefäßendothelien transfiziert werden. Ein Perfusionsmodell für periphere Gewebe existiert bislang nicht.

Nach Perfusion eines Composite Graft mit adenoviralen Vektoren konnte eine hohen Transfektionsrate der untersuchten Zielgewebe festgestellt werden. Bisher publizierte Daten weisen nach lokaler Applikation eine vergleichbare Konzentration des Markervektors in verschiedenen Geweben auf. Hierbei konnten durch Applikation ins Liquor Astrocyten, Dendriten und Gliazellen transfiziert werden [6]. Umschriebene Genexpression konnte nach lokaler Injektion im Muskelgewebe von Mäusen [2, 12] und in glattem Herzmuskel von Schweinen [3] erzielt werden. Darüberhinaus liegen Berichte über gelungene Transfektionen an Lebern, Lungen und Blasen vor [1, 7, 11]. Die Effektivität und Sicherheit des in-vivo Gentransfers mit adenoviralen Vektoren hat bereits zu begrenzten klinischen Gentherapieversuchen zur Behandlung der cystischen Fibrose geführt.

Der adenovirale Gentransfer hat in jüngerer Zeit ein zunehmendes wissenschaftliches Interesse geweckt. Die Gründe hierfür liegen in der Eigenschaft dieser Virengruppe, unabhängig vom Proliferationsverhalten der Wirtszelle [8] in hohen Titern stabil integriert werden zu können. Die Einschränkungen der klinischen und experimentellen Anwendbarkeit liegen vornehmlich in der zeitlich begrenzten Expression und dem Untergang der Wirtszelle.

An der Maus konnte gezeigt werden, daß die Transfektion verschiedener Somazellen möglich ist [5, 10]. So konnte die intramuskuläre und intravenöse Applikation eine hohe lokale Depotwirkung erzielen. Diese war nach 10 Monaten noch bei 0,2% der Herzmuskelzellen nachzuweisen. Lokale Injektionen führten im gleichen Modell zu einer Anfärbung der muskulären Areale bis in ca. 1–1,5 cm Entfernung von der Einstichstelle.

Die mangelhafte Penetration der Viruspartikel nach Organdurchflutung stellt den wesentlichen Nachteil des Perfusionsmodells dar. In unserer Versuchsreihe zeigte sich jedoch ein deutlicher Unterschied in der Genexpression, wenn die Dauer der Perfusion und die Menge der Perfusionslösung auf 90 Minuten verlängert wurde. Kirshenbaum et al. [4] konnten in ihrem Modell ebenfalls eine strenge Abhängigkeit vom Verhältnis Vektorkonzentration zu Gewebegröße feststellen. Dennoch zeigte sich trotz diffuser und weiträumiger Verteilung die höchste Konzentration im Bereich der durchspülten Gefäßwände.

Nach 11 Tagen konnte in den untersuchten Gewebeproben keine Genexpression mehr nachgewiesen werden. Als Ursache werden hierfür die Immunantwort des Wirtes, eine intrazelluläre Degradation des viralen Genoms oder eine sogenannte „Down-Regulation" der Transkriptasen gesehen. Die Auswahl des Promotors kann möglicherweise einen positiven Einfluß auf die Persistenz der eingebrachten viralen Sequenzen haben. Weitere Untersuchungen sollten der Frage eines spezifischen Rezeptors gewidmet werden. Genauere Kenntnisse hierüber sind bislang nicht verfügbar.

Literatur

1. Brody SL, Crystal RG (1994) Adenovirus-mediated in vivo gene transfer. Ann NY Acad Sci 716:90-101; discu
2. Davis HL, Demeneix BA, Quantin B, Coulombe J, Whalen RG (1993) Plasmid DNA is superior to viral vectors for direct gene transfer into adult mouse skeletal muscle. Hum Gene Ther 4:733-740
3. Guzman RJ, Lemarchand P, Crystal RG, Epstein SE, Finkel T (1993) Efficient gene transfer into myocardium by direct injection of adenovirus vectors. Circ Res 73:1202-1207
4. Kirshenbaum LA, MacLellan WR, Mazur W, French BA, Schneider MD (1993) Highly efficient gene transfer into adult ventricular myocytes by recombinant adenovirus. J Clin Invest 92:381-387
5. Kopfler WP, Willard M, Betz T, Willard JE, Gerard RD, Meidell RS (1994) Adenovirus-mediated transfer of a gene encoding human apoliproprotein A-I into normal mice increases circulating high-density lipoprotein cholesterol. Circulation 90:1319-1327
6. Le Gal La Salle G, Robert JJ, Berrard S, Ridoux V, Stratford-Perricaudet LD, Perricaudet M, Mallet J (1993) an adenovirus vector for gene transfer into neurons and glia in the brain. Science 259:988-990
7. Moullier P, Friedlander G, Calise D, Ronco P, Perricaudet M, Ferry N (1994) Adenoviral-mediated gene transfer to renal tubular cells in vivo. Kidney Int 45:1220-1225
8. Mulligan RC (1993) The basic science of gene therapy. Science 260:926-932
9. Murase N, Demetris AJ, Tanabe M, Miyazawa H, Valdivia LA, Nakamura K, Starzl TE (1993) Effect of FK 506 and antiproliferative agents for heart and liver xenotransplantation from hamster to rat. Transplant Proc 25:425-426
10. Rosenfeld MA, Siegfried W, Yoshimura K, Yoneyama K, Fukayama M, Stier LE, Paakko PK, Gilardi P, Stratford-Perricaudet LD, Perricaudet M, et al (1991) Adenovirus-mediated transfer of a recombinant alpha 1-antitrypsin gene to the lung epithelium in vivo (see comments). Science 252:431-434
11. Shaked A, Csete ME, Drazan KE, Bullington D, Wu L, Busuttil RW, Berk AJ (1994) Adenovirus-mediated gene transfer in the transplant setting. II. Successful expression of transferred cDNA in synergeneic liver grafts. Transplantation 57:1508-1511
12. Stratford-Perricaudet LD, Makeh I, Perricaudet M, Briand P (1992) Widespread long-term gene transfer to mouse skeletal muscles and heart. J Clin Invest 90:626-630

Endotoxin-Toleranz nach Trauma

M. Keel, N. Schregenberger, U. Steckholzer, U. Ungethüm, O. Trentz und W. Ertel

Klinik für Unfallchirurgie, Universitätsspital, Rämistraße 100, CH-8091 Zürich

Einleitung

In vitro Untersuchungen [1] zeigten, daß der wiederholte Kontakt von Monozyten/Makrophagen gesunder Probanden mit Endotoxin zu einer verminderten Ansprechbarkeit dieser Zellen gegenüber Endotoxin führt (Phänomen der „Endotoxintoleranz"). *In vivo* Studien an gesunden Probanden mit intravenöser Gabe von Endotoxin [2, 3] und an Patienten mit persistierender Sepsis [4] bestätigen diese *in vitro* Ergebnisse. Da es bei Patienten mit schwerem Trauma über die Zerstörung von Haut- und Schleimhautbarrieren und über die bakterielle Translokation [5] zu einem Einstrom von Mikroorganismen und Endotoxin in die Zirkulation kommt, könnte auch bei schwerverletzten Patienten durch den wiederholten Kontakt von Monozyten/Makrophagen mit Endotoxin das „Phänomen der Endotoxintoleranz" auftreten. Deshalb wurde bei Patienten mit Mehrfachverletzungen die Sekretion von proinflammatorisch reagierenden Zytokinen aus mononukleären Zellen (PBMC) in einem Vollblutassay untersucht.

Methodik

Heparinisiertes Vollblut von 12 schwerverletzten Patienten (Alter: 42,8 ± 4,4 Jahre (Mittelwert ± SEM); Injury Severity Score (ISS): 39,3 ± 2,8 Punkte) wurde an den Tagen 1, 5, 10 und 14 nach Trauma abgenommen und über 1, 2, 4, 8 und 24 Stunden mit einer klinisch relevanten Dosis von Endotoxin (LPS; 1 ng/mL; Escherichia coli Serotyp 055:B5; Sigma, St. Louis, USA) bei einer 5% CO_2-Atmosphäre und 37 °C inkubiert. Die schwerverletzten Patienten wurden 10 gesunden Probanden mit vergleichbarer Alters- und Geschlechtsverteilung gegenübergestellt. Die proinflammatorischen Zytokine wurden mittels Bioassay (TNF-α: WEHI 164 Zytotoxizitätsassay; IL-6: 7TDI Proliferationsassay) und spezifischen ELISA (IL-1β, IL-8, IFN-γ) gemessen [4]. Die Daten wurden mit dem Mann-Whitney U-Test analysiert. Das Signifikanzniveau wurde bei $p < 0,05$ festgelegt.

Ergebnisse

Die Freisetzung der proinflammatorischen Zytokine TNF-α, IL-1β, IL-6 und IL-8 in Endotoxin-stimuliertem Vollblut von schwerverletzten Patienten war im Vergleich mit der Kontrollgruppe an den Tagen 1 und 5 signifikant erniedrigt (Tabelle 1). Die verminderte Sekretion von TNF-α in Endotoxin-stimuliertem Vollblut schwerverletzter Patienten persistierte über die gesamte Beobachtungszeit von 14 Tagen, während die Freiset-

Tabelle 1. Freisetzung von Tumor Nekrose Faktor (TNF)-α, Interleukin (IL)-1β, IL-6, IL-8 und IFN-γ im Vollblut von schwerverletzten Patienten (n = 12) an den Tagen 1, 5, 10 und 14 nach Trauma im Vergleich mit Kontrollpatienten (n = 10) nach Stimulation mit LPS (1 ng/mL) über 4 Stunden (TNF-α) bzw. 24 Stunden (IL-1β, IL-6, IL-8, IFN-γ)

	TNF-α [U/mL]	IL-1β [pg/mL]	IL-6 [x 10^3 U/mL]	IL-8 [ng/mL]	IFN-γ [pg/mL]
Kontrollen (n = 10)	892 ± 163	1626 ± 335	10,4 ± 2,3	17,4 ± 3,7	2532 ± 498*
Trauma:					
Tag 1	111 ± 41*	345 ± 72*	2,6 ± 0,8*	8,8 ± 1,4*	328 ± 115*
Tag 5	156 ± 53*	228 ± 56*	2,0 ± 0,5*	7,4 ± 1,3*	329 ± 215
Tag 10	163 ± 42*	784 ± 356*	8,5 ± 3,1*	15,7 ± 3,8*	128 ± 91*
Tag 14	290 ± 98*	1356 ± 452*	10,4 ± 4,7*	19,5 ± 5,4*	98 ± 78*

Die Ergebnisse sind als Mittelwerte ± SEM dargestellt; *$p < 0,05$ Trauma versus Kontrolle; Mann-Whitney U-Test.

zung von IL-1β, IL-6 und IL-8 an den Tagen 10 und 14 mit derjenigen der Kontrollgruppe vergleichbar war (Tabelle 1). Die Freisetzung von IFN-γ in LPS-stimuliertem Vollblut von schwerverletzten Patienten war im Vergleich zur Kontrollgruppe über den gesamten Verlauf von 14 Tagen signifikant vermindert (Tabelle 1).

Diskussion

Mononukleäre Zellen schwerverletzter Patienten weisen in der posttraumatischen Phase eine verminderte Ansprechbarkeit gegenüber Endotoxin mit einer signifikanten Hemmung der Zytokinfreisetzung auf. Diese Hemmung der proinflammatorischen Kaskade könnte auf einer Verschiebung des Gleichgewichtes zwischen proinflammatorisch reagierenden TH1-Zellen und anti-inflammatorisch reagierenden TH2-Zellen beruhen. Diese Hypothese wird einerseits von Ergebnissen dieser Untersuchung belegt, da die Sekretion des proinflammatorisch reagierenden IFN-γ, das aus TH1-Zellen freigesetzt wird, signifikant vermindert war. Eine mögliche Beteiligung von TH2-Lymphozyten mit erhöhter Sekretion von IL-10 wurde kürzlich *in vitro* und *in vivo* gezeigt [6].

Da proinflammatorische Zytokine für die Aktivierung des zellulären und humoralen Immunsystems und die Wundheilung notwendig sind, könnte die verminderte Sekretion von proinflammatorischen Mediatoren für die posttraumatische Immunsuppression schwerverletzter Patienten teilweise verantwortlich sein.

Literatur

1. Seatter SC, Li MH, Bubrick MP, West MA (1995) Endotoxin pretreatment of human monocytes alters subsequent endotoxintriggered release of inflammatory mediators. Shock 3:252–258
2. Rodrick ML, Moss NM, Grbic JT, Revhaug A, O'Dwyer ST, Michie HR, Gough DB, Dubravec D, Manson JMK, Saporoschetz IB, Collins KH, Jordan AL, Wilmore DW, Mannick JA (1992) Effects of in vivo endotoxin infusions on in vitro cellular immune responses in humans. J Clin Immunol 12:440–450
3. Granowitz EV, Porat R, Mier JW; Orencole SF, Kaplanski G, Lynch EA, Ye K, Vannier E, Wolff SM, Dinarello CA (1993) Intravenous endotoxin suppresses the cytokine response of peripheral blood mononuclear cells of healthy humans. J Immunol 151:1637–1645
4. Ertel W, Kremer JP, Kenney J, Steckholzer U, Jarrar D, Trentz O, Schildberg FW (1995) Downregulation of proinflammatory cytokine release in whole blood from septic patients. Blood 85:1341–1347
5. Sori AJ, Rush BF Jr, Lysz TW, Smith S, Machiedo GW (1988) The gut as source of sepsis after hemorrhagic shock. Am J Surg 155:187–192
6. Randow F, Syrbe U, Meisel C, Krausch D, Zuckermann H, Platzer C, Volk HD (1995) Mechanism of endotoxin desensitization: involvement of interleukin-10 and transforming growth factor β. J Exp Med 181:1887–1892

Effekte unterschiedlicher Volumenersatzlösungen in der Behandlung des hämorrhagischen Schocks an der Ratte

C. Bauer[1], I. Marzi[2], M. Welsch[2], R. Larsen[1] und W. Mutschler[2]

[1] Klinik für Anaesthesiologie und Intensivmedizin
[2] Abteilung für Unfallchirurgie, Universitätskliniken des Saarlandes, D-66421 Homburg/Saar

Zusammenfassung

Die vorliegende tierexperimentelle Studie untersucht die Auswirkung einer Deferoxaminkonjugierten Hydroxyethylstärkelösung im Vergleich zu verschiedenen herkömmlichen Lösungen auf die Hämodynamik, den oxidativen Streß und die Leukozytenadhäsion in der Leber während der initialen Therapie des hämorrhagischen Schocks.

Weibliche Sprague-Dawley-Ratten wurden in Pentobarbital-Anästhesie tracheotomiert und für ein invasives hämodynamisches Monitoring (MAP, HZV, ZVD) präpariert. Der MAP innerhalb von 5 min auf 40 mm Hg durch arterielle Blutentnahme für 60 min gesenkt. Anschließend wurde eine blutfreie Volumentherapie durchgeführt. Dazu wurde entweder Ringerlaktat (RILA), Gelatinelösung (GELA), Hydroxyethylstärke (HES) oder eine Deferoxamin-konjugierte Hydroxyethylstärkelösung (DFO) infundiert. Eine Stunde nach Beginn der Volumentherapie wurde die Mikrozirkulation der Leber intravitalmikroskopisch untersucht und die Glutathionkonzentration im Leberhomogenat photometrisch gemessen.

Ergebnisse: Mit jeder der verwendeten Volumenersatzlösungen konnte der MAP auf ≥ 70 mm Hg innerhalb kurzer Zeit angehoben werden. Das zur Druckstabilisierung notwendige Volumen während der einstündigen Reperfusionsphase war in der DFO-Gruppe gegenüber der HES-Gruppe signifikant geringer und in der RILA-Gruppe am größten. Die Abnahme an reduziertem Glutathion im Lebergewebe als Zeichen des oxidativen Stresses sowie die pathologische Leukozytenadhäsion wurde durch DFO signifikant verringert.

Einleitung

Die adäquate Volumentherapie des hämorrhagischen Schocks hat zwar einerseits die gewünschte Erholung der Hämodynamik zur Folge, ist aber andererseits mit der Gefahr der späteren Entwicklung eines Reperfusionssyndroms mit generalisierter inflammatorischer Reaktion verbunden. Hochreaktive Sauerstoffradikale, die während der unvermeidlichen Reperfusion des ischämischen Gewebes, also noch während der initialen Volumentherapie entstehen, werden als wichtiger Trigger für die Auslösung der pathophysiologischen Kaskade angesehen, die über eine generalisierte Entzündung Organschäden hervorrufen kann. Während der Ischämie kommt es zum intrazellulären Abbau von ATP zu Hypoxanthin und zur Umwandlung der Xanthindehydrogenase in Xanthinoxidase, die in der Reperfusionsphase unter Zufuhr von O_2 Sauerstoffradikale generiert [1]. Die zwar kurzlebigen aber hochreaktiven Sauerstoffradikale, darunter das Hydroxylradikal, werden vor allem für den Endothelschaden verantwortlich gemacht. Daraus resultiert eine gestörte vaskuläre Permeabilität, Verschlechterung der Mikrozirkulation und Verstärkung der inflammatorischen Reaktion. Als endogene Schutzmechanismen gegen sauerstoffradikalinduzierte Schäden sind u.a. das Enzym Superoxiddismustase und der Glutathionstoffwechsel zu nennen. Zwei reduzierte Glutathionmoleküle (GSH) werden dabei durch Oxidation über Disulfidbrücken zu oxidiertem Glutathion (GSSG) überführt. Die Entstehung des hochtoxischen Hydroxylradikals über die Haber-Weiss Reaktion ist an die Präsenz von katalytischen Eisenkomplexen gebunden [2]. Verschiedene Studien haben gezeigt, daß Deferoxamin, ein Eisen-Chelator, die Produktion des Hydroxylradikals und die damit einhergehenden Schäden vermindert [3, 4]. Die Konjugation von Deferoxamin mit Hydroxyethylstärke stellt eine günstige Alternative dar, denn einerseits wird gleichzeitig mit der Volumentherapie das Eisen gebunden, andererseits verlängert sich die Halbwertszeit des Deferoxamins und die Nebenwirkungen werden reduziert.

Die vorliegende Studie vergleicht verschiedene konventionelle Volumenersatzlösungen mit der neuen DFO-konjugierten Hydroxyethylstärke (DFO) im hämorrhagischen Schockmodell der Ratte im Hinblick auf hämodynamische und antioxidative Effekte.

Methodik

Weibliche Ratten wurden unter Pentobarbitalanästhesie (50 mg/kg i.p.) tracheotomiert und für ein invasives hämodynamisches Monitoring vorbereitet, das die kontinuierliche Messung von Blutdruck (MAP), Herzfrequenz (HF), zentralvenösem Druck (ZVD) und Herzzeitvolumen (HZV) erlaubte. Die Schockinduktion erfolgte anschließend innerhalb von 5 Minuten durch Entnahme von arteriellem Blut, so daß sich ein MAP von 40 mg Hg einstellte. Nach einer Schockdauer von 60 Minuten wurde randomisiert entweder Ringerlaktatlösung (RILA, n = 10), Hydroxyethylenstärke (6%, MW 200.000, HES, n = 10), Gelatinelösung (GELA, n = 10) oder Deferoxamin-konjugierte Hydroxyethylstärke (6%, MW 200.000, DFO; N = 8) infundiert, bis der MAP $\geq$ 70 mm Hg oder ZVD $\geq$ 2,5 mm Hg war. Die Mikrozirkulation der Leber wurde nach einer Stunde Volumentherapie intravitalmikroskopisch nach der in [5] beschriebenen Methode untersucht. Nach Versuchsende wurden GSH sowie GSSG quantitativ photometrisch im Leberhomogenat gemessen.

Ergebnisse

Hämodynamik. Bei allen Tieren der Schockgruppen konnte durch blutfreien Volumenersatz der mittlere arterielle Blutdruck innerhalb von 10 Minuten auf über 70 mm Hg angehoben und auf diesem Niveau über eine Stunde gehalten werden (Abb. 1). Das Herzzeitvolumen stieg parallel dazu auf über 130% des Ausgangswertes in der mit HES behandelten und auf 120% in den mit RILA oder DFO behandelten Gruppen.

Volumenersatz. Das zur Aufrechterhaltung eines mittleren arteriellen Blutdruckes von über 70 mm Hg über eine Stunde benötigte Gesamtvolumen war bei vergleichbarem Blutverlust (Tabelle 1) bei Gabe von Ringerlaktat signifikant größer als bei Verwendung von HES oder DFO. Innerhalb der mit kolloidalen Lösungen behandelten Schockgruppen war der Volumenbedarf in der mit DFO behandelten Gruppe nochmals signifikant geringer.

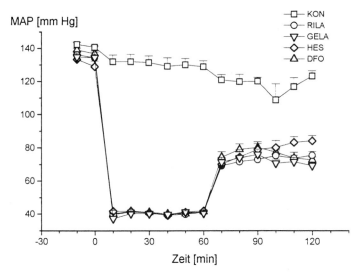

Abb. 1

Glutathionbestimmung. Eine Stunde nach hämorrhagischem Schock war der Gehalt an reduziertem Glutathion (GSH) in der Leber in der Gruppe RILA im Vergleich zur Kontrollgruppe und zur mit DFO behandelten Gruppe signifikant geringer. Die Gewebekonzentration an oxidiertem Glutathion (GSSG) war parallel dazu in der Gruppe RILA höher als in der Kontrollgruppe und der DFO-Gruppe (Tabelle 1).

Leukozytenadhäsion. Nach hämorrhagischem Schock war die Leukozytenadhäsion in allen Gruppen gegenüber der Kontrollgruppe erhöht. In der mit DFO behandelten Gruppe konnte jedoch eine signifikante Abschwächung der festen Leukozytenadähsion beobachtet werden (Tabelle 1). Der Scherindex, also die Relation der auf den Leukozyten wirkenden Adhäsions- und Reibungskräfte war in dieser Gruppe ebenfalls signifikant verringert (Tabelle 1).

Tabelle 1

	KON	RILA	GELA	HES	DFO
Volumen (ml/h)	3	34,7 ± 4	8,2 ± 0,7#	6,6 ± 0,8#	3,5 ± 0,3⋅⋅
GSH (µmol/g)	5,3 ± 0,14	4,6 ± 0,18*	n.d.	5,02 ± 0,08	5,4 ± 0,14#
Leukozytenadhäsion (l/mm^2)	57 ± 16	283 ± 21*	265 ± 26*	170 ± 25#	

$p > 0{,}05$: * vs. KON, # vs. RILA, ⋅⋅ vs. HES; Mann-Whitney-U-Test.

Diskussion

Die während der Reperfusionsphase entstehenden toxischen Sauerstoffradikale, vor allem das Eisen-abhängig entstehende Hydroxylradikal, werden – neben inflammatorischen Mediatoren – als wichtiger Kofaktor in der Entwicklung einer generalisierten Entzündungsreaktion nach hämorrhagischem Schock angesehen. Daher erscheint es sinnvoll, schon mit der initialen Behandlungsphase des hämorrhagischen Schocks eine antiinflammatorische Therapie zu beginnen, in dem durch Komplexierung des Eisens mittels Deferoxamin die Bildung von Sauerstoffradikalen reduziert wird. In der vorliegenden Studie konnte am hämorrhagischen Schockmodell der Ratte gezeigt werden, daß das Konjugat aus Hydroxyethylstärke und Deferoxamin hinsichtlich der hämodynamischen Effekte bei signifikant geringerem Volumen den herkömmlichen Volumenersatzlösungen gleichkommt. Der Vorteil von HES-DFO in der Reduzierung der Sauerstoffradikalbildung und damit des oxidativen Stresses konnte anhand der Protektion endogener Antioxidantien wie der GSH-Speicher gezeigt werden. Darüberhinaus war eine signifikante Abnahme der pathologischen Leukozytenadhäsion in der Leber zu beobachten, die wahrscheinlich auf einer Verringerung der Expression von Adhäsionsmoleküle, wie z.B. dem intercellular adhesion molecul-1 (ICAM-1) am Endothel beruht [6]. Dies wird durch die signifikante Abnahme des Scherindexes in der DFO-Gruppe unterstrichen, d.h. die auf Leukozyten wirdenden, vom Endothel ausgehenden Adhäsionskräfte sind reduziert. Zusammengefaßt deuten die Ergebnisse dieser tierexperimentellen Studie darauf hin, daß die initiale Behandlung des hämorrhagischen Schocks mit DFO die reperfusionsbedingten Entzündungsreaktion positiv beeinflussen kann.

Literatur

1. Granger ND, Höllwarth ME, Parks DA (1986) Ischemia-reperfusion injury: role of oxygen-derived free radicals. Acta Physiol Scand Suppl. 584:47–63
2. Kvietys PR, Inauen W, Bacon BR, Grisham MB (1989) Xanthine oxidase-induced injury to endothelium: Role of intracellular iron and hydroxyl radical. Am J Physiol 257:H1640–H1646
3. Rose S, Bauer M, Dike J, Geiselmann A, Marzi I (1994) HAES-Desferoxamin-protektiver Effekt auf Hämodynamik und oxidativen Membranschaden im hämorrhagischen Schock. Unfallchirurg 241:136–141
4. Bauer M, Feucht K, Ziegenfuss T, Marzi I (1995) Attenuation of shock-induced hepatic microcircuatory disturbances by the use of a starch-deferoxamine conjugate for resuscitation. Crit Care Med 23:316–322
5. Marzi I, Bauer C, Hower R, Bühren V (1993) Leukocyte-endothelial cell interactions in the liver after hemorrhagic shock in the rat. Circ Shock 40:105–114
6. McEver R (1992) Leukocyte-entothelial cell interactions. Current opinion in cell biology 4:840–849

Das Ischämie/Reperfusions-Trauma der unteren Extremität als Modellsituation für die Untersuchung polytrauma-relevanter pathogenetischer Mechanismen. Eine klinische Studie zur Beurteilung der Tourniquet-induzierten β_2-Integrin- und Selectin-(LECAM-1)-Expression

C. Willy[1], W. Kaffenberger[2], S. Voss[1], R. Minholz[1], J. Sterk[1] und H. Gerngroß[1]

[1] Abteilung Chirurgie, Bundeswehrkrankenhaus Ulm, Oberer Eselsberg 40, D-89081 Ulm
[2] Institut für Radiobiologie, Sanitätsakademie der Bundeswehr; 80901 München

Zielsetzung der Studie war es, nach operativen Eingrifen an der unteren Extremität zu beurteilen, ob in der frühen Reperfusionsphase nach Lösen des Tourniquets, durch das Blutleere-induzierte Ischämie/Reperfusions-Trauma leukozytäre Adhäsionsmoleküle als Marker der granulozytären Aktivierung exprimiert werden. Es sollten traumarelevante Parameter im Rahmen einer im klinischen Alltag üblichen Kniegelenkoperation untersucht werden.

Einleitung

In einer Traumasituation werden zahlreiche Reaktionskaskaden in den betroffenen Biosystemen des Organismus aktiviert. Es interessierten nun besonders die pathogenetischen Mechanismen, die während eines protrahierten hypovolämischen Schocks initiiert werden. Von tierexperimentellen Arbeiten wissen wir, daß nach länger dauernder Hypoxie ein Punkt erreicht wird, an dem das Wiedereinsetzen des Blutflusses nicht mehr in einer prompten Erholung resultiert, sondern sekundäre, toxische Mechanismen zu einem fortschreitenden Mikrozirkulationsschaden im reperfundierten Gewebe führen. Wir sprechen vom Ischämie-Reperfusionssyndrom. In diesem Zusammenhang kann die besondere Situation des Schockgeschehens als Gesamtkörper-Ischämie-Reperfusions-Syndrom bezeichnet werden. Von wesentlicher pathogenetischer Bedeutung scheint hierbei die Leukozyten-Endothel-Interaktion zu sein.

Gefäßwand-adhärent tragen die polymorphkernigen neutrophilen Granulozyten (PMN) in besonderem Ausmaß zum lokalen Gewebeschaden bei. Sie setzen cytotoxische Sauerstoffradikale und Proteasen frei und induzieren auf diese Weise die Endotheldesintegration. Für die Initialinsierung dieser hochkomplexen Interaktionen ist die Expression von verschiedenen Zelloberflächen-Adhäsionsmolekülen mitverantwortlich. Es sind Peptidmoleküle, die der Zell-Zell-Kommunikation dienen. Wie nun diese Oberflächenmoleküle auf dem Granulozyten und Endothel die aufeinanderfolgenden Schritte der Adhäsion im einzelnen vermitteln, ist noch nicht exakt geklärt. Es scheint so zu sein (s. auch Abb. 1), daß:

- unter normalen Flußbedingungen das Adhäsionsmolekül L-Selektin (LECAM-1) auf der granulozytären Oberfläche in hoher Dichte exprimiert ist,
- dieses nach Aktivierung des Granulozyten abgeworfen wird und das langsame *Entlangrollen* an der Gefäßwand, das sogenannte „rolling", initiiert

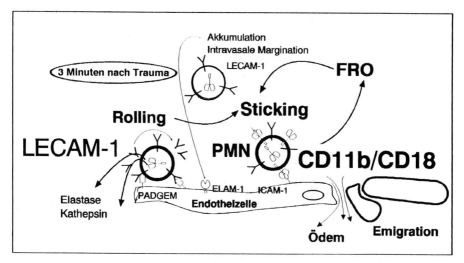

Abb. 1. Vereinfachte Modell-Darstellung der Leukozyten-Endothel-Interaktion (Rolling → Sticking → Emigration; Erklärung siehe Text)

- und dies dann die Vorbedingung für das Festanhaften des PMN ist, das sogenannte „sticking", an dem dann andere Adhäsionsmoleküle beteiligt sind: das β_2-Integrin CD11b/CD18 und sein endothelialer Partner, das ICAM-1. Jetzt erst können die schädigenden Reaktionsketten ablaufen und die Emigration des Granulozyten in das umliegende Gewebe erfolgen [1, 3, 4].

Die Untersuchung dieses Phänomens am schwerverletzten Patienten wird jedoch durch *grundsätzliche Probleme der Traumaforschung* erschwert. Sie ergeben sich aus der Komplexität des menschlichen Organismus und aus der Trauma-Management bedingten Methodik der klinischen Studien. So werden wir in der Traumasituation mit einem hochkomplexen Organismus konfrontiert, in dem schon bei völliger Gesundheit mit mehr als 10 Billiarden Reaktionen pro Sekunde zu rechnen ist, von denen dann in der extremen Situation des Schwerverletzten ein Großteil massiv beeinflußt wird, so daß letztlich das Polytrauma als „biokybernetischer Super-Gau" angesehen werden muß.

Neben dieser Überforderung unseres Verständnisses für die biologischen Regelkreise bestehen noch weitere, *methodische* Probleme: Die meisten Studien beginnen erst ca. 60 Minuten nach Trauma zum Zeitpunkt der Klinikaufnahme. Daher besteht gerade in der wichtigen ersten Stunde, in jedem Falle aber bis zum Eintreffen des Notarztes, ein *Schwarzes Analyse-Loch*. Weiterhin kann bei der Beurteilung der Laborergebnisse häufig der Traumaeffekt nicht mehr vom Therapieeffekt abgegrenzt werden. Dann neben der wohl bedeutendsten additiven Noxe, der Früh-Operation, werden die untersuchten Parameter auch durch die Hyperoxygenation, Volumensubstitution, Transfusion und zahlreiche Medikamente (Katecholamine u.a.) beeinflußt.

Methodik

Daher suchten wir nach einer Möglichkeit, die Komplexität des Traumas zu reduzieren und ausgeprägtere Störeinflüsse zu vermeiden. Als klinische „Modell"-Situation bot sich die BTB-(Bone-Tendon-Bone)-Kreuzbandplastik an, bei der zwei grundsätzliche Charakteristika einer Schock- bzw. Traumasituation bestehen: Die operations-bedingte mechanische Verletzung, und die Reperfusion nach vorbestehender (Tourniquet-induzierter) Hypoxie.

- n = 13 männliche Patienten
- Keine Einnahme von Corticosteroiden sowie NSAID
- Keine internistischen Begleiterkrankungen (Diabetes mellitus, Endangitis obliterans, ..)
- Genehmigt durch Ethikkommission der Universität Ulm (Antrag-Nr.: 54/94)
- Operation: Vordere Kreuzbandplastik (Arthroskopie und Arthrotomie, Blutleere für 60–170 min)
- Blutentnahmezeitpunkte: vor Anlegen des Tourniquets und 0, 2, 5, 10, 15, 30 und 120 Minuten nach Reperfusionsbeginn
- Blutentnahmeort: Fußrückenvene an operierter Extremität und aus dem nicht operierten Fuß (Systemkreislauf)
- Parameter: Lactat, pH, Hk, PMN-Granulozyten-Konzentration, Immunphänotypisierung von PMN-Granulozyten mit durchflußzytometrischer Bestimmung der Adhäsionsmoleküle β_2-Integrin CD11b/CD18 und Selektin LECAM-1 (FacsScan, Becton-Dickinson, Heidelberg)
- Angaben in % des Basiswertes vor OP
- Statistik: Kruskal-Wallis-Test für (un)verbundene Stichproben

Fragestellung

1. Liegen Hinweise dafür vor, daß lokal, im Tourniquet-Bein, im Vergleich zum Systemkreislauf eine vermehrte Leukozyten-Endothel-Interaktion bestehen?
2. Führt die Kombination aus einem Kniegelenks-Operations- und Ischämie-Reperfusions-Trauma zu einem systemischen Effekt?

Ergebnisse

Neben gleichsinnigen Veränderungen beim pH-Wert und Base Excess sehen wir ausgeprägte metabolische Veränderungen nach Tourniquetischämie: Einen deutlichen Anstieg des Lactatspiegels in der operierten Extremität (systemisch auf 191,1% des Ausgangswertes und lokal, in der operierten Extremität auf 448,6% der Baseline nach 30 Minuten und selbst zwei Stunden nach Operationsende noch systemisch erhöhte Werte (systemisch 144,8%, lokal 162,8%) (Abb. 2). Weiterhin zeigt sich ein nur minimaler Verdünnungseffekt (HK systemisch nach 30 Minuten auf 102,3% der Baseline; lokal auf 97,67%, nach 120 Minuten systemisch bei 84,5% und lokal bei 87,6%). Gleichzeitig besteht ein ausgeprägter Neutrophilenanstieg (systemisch nach 120 Minuten auf 180,2% und lokal auf 194,4%).

Auch die für den Mikrozirkulationsschaden bedeutende Adhäsionsmolekül-Expression an der Zelloberfläche der Granulozyten zeigt einen deutlichen Anstieg des Expressionsgrades sofort nach Ende der Blutsperre und zwar systemisch und lokal (Abb. 3). In der betroffenen Extremität ist eine signifikant vermehrte Expression des granulozytären β_2-Integrins CD11b (peak-systemisch: 112% der Baseline und 136% der Baseline lokal; p < 0,01) und CD18 (peak-systemisch: 105,5% der Baseline und 120,8%

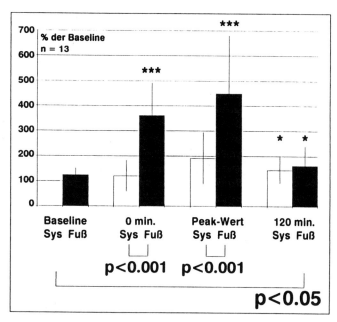

Abb. 2. Lactat-Konzentration in % des Ausgangswertes bei 13 Patienten. Abszisse: Zeitpunkte der Blutabnahme relativ zum Öffnen des Tourniquets, Zeitangabe in Minuten, *Fuß*: Abnahme aus Fußrückenvene des operierten Beines. Nach BTB-OP von 35–170 Minuten Dauer. *Sys*: Abnahme am kontralateralen, d.h. nicht operierten Bein, aus der Fußrückenvene, des von der OP nicht „betroffenen" Systemkreislaufs. Statistik: Kruskal-Wallis-Test

der Baseline lokal, p < 0,01) zu beobachten. Dieses Adhäsionsmolekül ist für das Festanhaften des PMN am Endothel verantwortlich und trägt entscheidend zum Mikrozirkulationsschaden bei. Das für das sogenannte Rolling verantwortliche L-Selektin zeigt keinen signifikant vermehrten Expressionsgrad.

In der *Gesamtsicht* erkennen wir, daß auch eine gegenüber dem Polytrauma komplexitätsgeminderte Traumasituation eine sehr früh auftretende und mehrere Stunden andauernde Gesamtkörperreaktion bedingt. Es besteht eine Konzentrationsanstieg immunkompetenter Zellen und eine vermehrte Expression von Adhäsionsrezeptoren. *Klinische Relevanz* erfährt die Studie dadurch, daß diese Veränderungen auch durch andere Arbeitsgruppen, während der Hypoxie, nach Endotoxin-Gabe und in mehreren klinischen Studien, beobachtet wurden. Dieses Wissen konnte in Tierversuchen therapeutisch genutzt werden, indem eine Hemmung von Adhäsionsmolekülen ein verbessertes Outcome bewirkte; erste klinische Studien mit Antikörpern gegen Adhäsionsmoleküle laufen an [2, 3, 5, 6].

Wir gewannen jedoch keine Aussage über Zell-Funktions-Leistungen wie Chemotaxis und Phagozytose. Weiterhin bietet die Bestimmung der rein zellulär ausgeprägten Adhäsionsmoleküle *nur ein kleines diagnostisches Fenster*. Es liegt keine Information über den Zustand des PMN-Knochenmark-Pools vor. Unbekannt bleibt auch der Expressionsgrad der besonders aktivierten Zellen, der PMN, die bereits „sticken" oder sogar schon in das umliegende Gewebe emigrierten. Eine weitere Einschränkung muß die Studie dadurch erfahren, daß wir den Ischämie-Reperfusions bedingten Mikrozirkula-

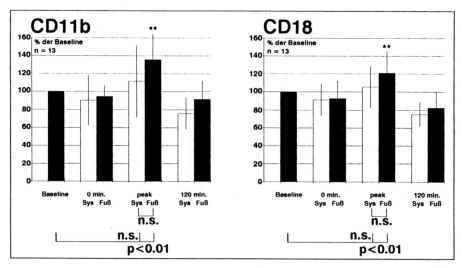

Abb. 3. Die Ausprägung des β_2-Integrin-Adhäsionsrezeptors CD11b/CD18 an der Zelloberfläche der polymorphkernigen Granulozyten in % des Ausgangswertes bei 13 Patienten. Abszisse: Zeitpunkte der Blutabnahme relativ zum Öffnen des Tourniquets, Zeitangabe in Minuten. *Fuß*: Abnahme aus Fußrückenvene des operierten Beines. Nach BTB-OP von 35–170 Minuten Dauer. *Sys*: Abnahme am kontralateralen, d.h. nicht operierten Bein, aus der Fußrückenvene, des von der OP nicht „betroffenen" Systemkreislaufes. Statistik: Kruskal-Wallis-Test

tionsschaden für das Traumageschehen als wesentlich werteten, jedoch nicht berücksichtigten, daß ein Polytrauma neben vielen anderen Reaktionen auch

- zur Freisetzung hochpotenter Mediatoren aus dem Lungen-Gewebe führen kann;
- und das Gerinnungssystem oder z.B.
- die neuro-immunologische Achse massiv stimuliert wird.
  • In dieser Studie ging es jedoch nicht um ein Modell, das ein gesamtes Polytrauma im Kleinen abbilden soll, sondern ...
  • es sollte ein Human-Modell gefunden werden, in dem die Aktivierung *eines* der wesentlichen Mechanismen (in diesem Fall die Leukozyten-Endothel-Interaktion) einer Polytrauma-Situation „kontrolliert" verfolgt werden kann und in der Zukunft eventuell unter standardisierten Bedingungen eine ausgesuchte therapeutische Maßnahme auf ihre Wirksamkeit *überprüft werden kann*.

Dies erscheint möglich, da die Ergebnisse auf die Aktivierung einer Reaktionskaskade hinweisen, die für das Traumageschehen relevant ist. Das Kniegelenk-Operation-/Ischämie-Reperfusions-Trauma führt zu *systematischen metabolischen Auswirkungen*, die selbst zwei Stunden nach Operationsende noch bestehen. Die *Leukozyten-Endothel-Interaktion ist lokal*, in der betroffenen Extremität durch eine im klinischen Alltag übliche und standardisierbare Operation *stärker ausgeprägt*.

Literatur

1. Andrian von UH, Chambers JD, McEvoy LM, Bargatze RF, Arfors KE, Butcher EC (1991) Two Step Model of Leukocyte. Endothelial Cell Interaction in Inflammation: Distinct Roles for LECAM-1 and the Leukocyte beta$_2$-Intergrins in vivo. Proc Natl Acad Sci USA 88:7538–7542
2. Clark WM, Madden KP, Rothlein R, Zivin JA (1991) Reduction of central nervous system ischemic injury in rabbits using leukocyte adhesion antibody treatment. Stroke 22:877–883
3. Ossa de la JC, Malago M, Gewertz BL (1992) Neutrophil-Endothelial Cell binding in neutrophil-mediated tissue injury. J Surg Res 53:103–107
4. Harlan JM, Vedder NB, Winn RK, Rice CL (1991) Mechanism and consequences of leukocyte-endothelial interaction. West J Med 155:365–369
5. Mileski W, Borgstrom D, Lightfoot E, Rothlein R, Faanes R, Lipsky P, Baxter C (1992) Inhibition of leukocyte-endothelial adherence follwing thermal injury. J Surg Res 52:334–339
6. Mulligan MS, Wilson GP, Todd RF, Smith CW, Andersonn DC, Varani J, Issekutz TB, Myasaka M, Tamatani T, Rusche JR, Vaporciyan AA, Ward PA (1993) Role of β1, β2 Integrins and ICAM-1 in lung injury after deposition of IgG and IgA immune complexes. J Immunology 150:2407–2417

Vergleich der Plasma-Zytokinkonzentration nach hämorrhagischem Schock oder intestinaler Ischämie im Rattenmodell

M. Grotz, G. Regel und H. Tscherne

Unfallchirurgische Klinik, Medizinische Hochschule Hannover, Konstanty-Gutschow-Straße 8, D-30624 Hannover

Einleitung

Das Multiorganversagen stellt mit einer Inzidenz von 15–20% und einer Letalität von 60–70% die wesentliche Spätkomplikation nach schwerem Trauma dar. Wichtige Publikationen zeigten in der Vergangenheit die Bedeutung des Gastrointestinaltraktes in der Pathogenese des Multiorganversagens [1]. Die Translokation von Bakterien der normalen Darmflora führt maßgeblich zu einer lokalen/systemischen immuninflammatorischen Antwort, welche ein MOV zur Folge haben kann (Damhypothese des MOV) [2]. Proinflammatorische Zytokine spielen im Rahmen dieser immuninflammatorischen Antwort eine wesentliche Rolle [3, 4]. Bisher wurden zur Untersuchung dieses Phänomens (Verletzung der Darmbarriere – Versagen von peripheren Organen) entweder ein Modell zur lokalen intestinalen Ischämie (Unterbindung der Arteria mesenterica superior (SMAO) oder ein Modell zur globalen Ischämie (hämorrhagischer Schock (HS) genutzt [5, 6]. Obwohl beide Modelle möglicherweise wichtige, evtl. sogar einzigartige Informationen geben, liegt bisher kein Vergleich beider Modelle vor.

Ziel dieser tierexperimentellen Studie war es nun, den Einfluß einer systemischen Hypotension versus lokaler intestinaler Ischämie auf die Induktion und/oder Modulation der Plasma-Zytokinantwort (Tumor-Nekrose-Faktor, Interleukin-6) sowie die Translokation von Bakterien und ihrer Bestandteile (Endotoxin) zu untersuchen.

Material und Methodik

Für diese tierexperimentelle Untersuchung wurden männliche Sprague/Dawley Ratten mit einem Gewicht von 300 ± 25 g herangezogen. Insgesamt wurden 5 Tiergruppen gebildet: eine nicht intrumentierte Kontrollgruppe (CON), eine mit 45minütiger Unterbindung der Arteria mesentericca superior (SMAO), eine mit 90minütigem hämorrhagischem Schock (HS) und die jeweiligen Scheinoperationen. Die Ratten wurden 0, 1, 3 und 24 Stunden nach dem jeweiligen Insult getötet. Zytokine (Tumor Nekrose Faktor (TNF), Interleukin-6 (IL-6) wurden mittels von BioAssays, Endotoxin mittels des Limulus Amebocyte Lysat Test im systemischen (s) und portalvenösen (p) Plasma bestimmt. Proben des mesenteriellen Lymphknotenkomplexes (MLN) sowie der peripheren Organe (Leber, Milz, Lunge) wurden zu den zuvor angegebenen Zeitpunkten nach Standardmethoden auf bakterielle Translokation getestet. Statistik: Kontinuierliche Daten wurden mit dem Student t-Test für unabhängige/abhängige Stichproben bzw. einer Varianzanalyse (ANOVA) mit post-hoc Tukey/Dunnett Test analysiert. Diskontinuierliche Daten wurden mit dem Chi-Quadrat-Test mit Yates Korrektur analysiert. Die Korrelation von zwei Variablen erfolgte mittels der Regressionsanalyse. Als Signifikanzgrenze wurde p < 0,05 angenommen (* vs. HS, ° vs. CON). Alle Daten sind als Mittelwert ± SEM angegeben.

Ergebnisse

Die 24 Stunden-Letalität betrug in der SMAO-Gruppe 33% (4/12), in der HS-Gruppe 14% (1/7) (p > 0,05). Die TNF und IL-6 Antwort ist in der Tabelle 1 zusammengefaßt. Direkt nach Öffnung der Unterbringung der Arteria mesenterica superior zeigen sich für TNF Peak-Werte, im weiteren Verlauf kommt es zu einer TNF Abnahme. Nach hämorrhagischem Schock ist hingegen ein plateau-förmiger Verlauf zu beobachten. Für IL-6 zeigt sich ebenfalls ein Peak 3 Stunden nach Öffnung der Unterbindung der Arteria mesenterica superior. Nach hämorrhagischem Schock ist hier wiederum ein plateauähnlicher Verlauf zu beobachten. Obwohl die Spitzen-Zytokinwerte nach SMAO früher zu beobachten sind (TNF: 0 Stunden; IL-6: 3 Stunden Reperfusion) als nach HS (TNF: 3 Stunden, IL-6: 8 Stunden) findet sich in beiden Modellen ein früherer Anstieg von TNF im Vergleich zu IL-6. Die Zytokin-Werte der Gruppen sSMAO und sHS liegen deutlich niedriger. Ein Unterschied zwischen den TNF bzw. IL-6 Konzentrationen im portalvenösen und systemischen Plasma ist nicht zu beobachten. Um eine Korrelation zwischen einer veränderten Integrität der intestinalen Barriere und der Zytokinantwort herzustellen wurden zwei potentielle Induktoren dieser Zytokinantwort gemessen: Bakterielle Translokation und Plasma-Endotoxin. Obwohl die Inzidenz der bakteriellen Translokation nach Unterbindung der Arteria mesenterica superior sowohl zum mesenteriellen Lymphknotenkomplex als auch zu den entfernten Organen größer war als nach hämorrhagischem Schock (Tabelle 2) konnte kein direkter Zusammenhang zwischen der Inzidenz bzw. dem Ausmaß der bakteriellen Translokation und den portalvenösen wie systemischen Zytokinkonzentrationen beschrieben werden. Plasma-Endotoxin konnte in keiner der Proben nachgewiesen werden.

Tabelle 1. TNF/IL-6 Bioaktivität im portalven./systemischen Blut in SMAO bzw. HS Ratten

	n		Tumor Nekrose Faktor (pg/ml)					Interleukin-6 (U/ml)			
SMAO		HS	SMAOp	SMAOs	HSp	HSs		SMAOp	SMAOs	HSp	HSs
CON	12	12	26 ± 5	27 ± 3				26 ± 1	26 ± 2		
0	8	8	527 ± 87°*	484 ± 50°*	106 ± 22*°	110 ± 28°		10 ± 1°*	13 ± 2°*	43 ± 10°	62 ± 12°
1	6	6	106 ± 27°	73 ± 23°	185 ± 42°	289 ± 106°		20 ± 4	29 ± 4	35 ± 10	54 ± 10
3	8	8	96 ± 25°	102 ± 21°	256 ± 79°	191 ± 68°		400 ± 39°*	385 ± 47°*	44 ± 9°	60 ± 8°
24	8	6	198 ± 44°*	203 ± 39°*	71 ± 20°	67 ± 18°		25 ± 5	34 ± 8	14 ± 4°	17 ± 5°

Tabelle 2. Inzidenz der bakteriellen Translokation (BT) zum MNL/peripheren Organen

	n		BT(MLN, %)		BT(Organe, %)	
	SMAO	HS	SMAO	HS	SMAO	HS
CON	12	12	33	33	0	0
0	8	8	63	50	11	0
1	6	6	100°*	17	50°*	0
3	8	8	100°*	13	21	4
24	8	6	88	50	38°*	0

Schlußfolgerungen

Diese unterschiedlichen blutflußabhängigen Modelle zur intestinalen Ischämie weisen sehr unterschiedliche Plasma-Zytokin-Muster auf. TNF wie auch IL-6 zeigen nach lokal intestinaler Ischämie eine wesentlich akzentuiertere Antwort als nach hämorrhagischem Schock. Wie auch in der Literatur angegeben zeigt sich eine frühe TNF Antwort, welche von einer späteren IL-6 Antwort gefolgt wird. Die bakterielle Translokation und die systematische Zytokinantwort sind zwei voneinander unabhängige Phänomene zu sein. Plasma-Endotoxin scheint als Mediator keine Rolle zu spielen.

Insgesamt bestätigen diese Untersuchungen die Bedeutung der intestinalen Ischämie für die Zytokinausschüttung, jedoch sind weitere Studien zur Überprüfung der Darmhypothese des Multiorganversagens notwendig – hieraus ließen sich dann auch Therapiekonzepte ableiten.

Literatur

1. Marshall JC, Christou NV, Meakins JL (1994) The gastrointestinal tract. The „undrained abscess" of multiple organ failure. Ann Surg 218:111–119
2. Deitch EA (1992) Multiple organ failure. Pathophysiology and potential future therapy. Ann Surg 216:117–134
3. Redl H, Schlag G, Bahrami S, Davies J, Waage A, Ceska M, Buurman WA, Adolf G (1993) The cytokine network in trauma and sepsis I: TNF and IL-8. In: Schlag G, Redl H (eds) Pathophysiology of shock, sepsis and organ failure. Springer-Verlag Berlin Heidelberg New York S 469–490
4. Waage A, Redl H, Schlag G, Schade U (1993) The cytokine network in trauma and sepsis II: IL-1 and IL-6. In: Schlag G, Redl H (eds) Pathophysiology of shock, sepsis and organ failure. Springer-Verlag Berlin Heidelberg New York S 491–501
5. Deitch EA, Xu D, Franko L, Ayala A, Chaudry IH (1994) Evidence favoring the role of the gut as a cytokine-generating organ in rats subjected to hemorrhagic shock. Shock 1:141–146
6. Koike K, Moore EE, Moore FA, Read RA, Carl VS, Banerjee A (1994) Gut ischemia reperfusion produces lung injury independent of endotoxin. Crit Care Med 22:1438–1444

Beschleunigung der Inkorporation allogener Knochentransplantate durch partielle Demineralisierung und Laser-Perforation

K. U. Lewandrowski[1], W. W. Tomford[2], A. Ekkernkamp[1] und G. Muhr[1]

[1] Chirurgische Klinik und Poliklinik, Universitätsklinik, Berufsgenossenschaftliche Klinik Bergmannsheil, Bürkle-de-la-Camp-Platz 1, D-44789 Bochum
[2] Orthopaedic Research Laboratories, Massachusetts General Hospital, Boston, USA

Einleitung

Allogene kortikale Knochentransplantate werden nur langsam in empfängereigenen Knochen inkorporiert, wodurch sich häufig klinische Komplikationen wie z.B. Infektion, verzögerte Heilung an den Osteosynthesestellen und Ermüdungsfrakturen ergeben. Der osteoinduktive Effekt von vollständig demineralisierter und laser-perforierter Knochenmatrix ist hinreichend dokumentiert. Um den Inkorporationsprozeß allogener kortikaler Knochentransplantate durch Verbesserung ihrer osteoinduktiver Eigenschaften zu beschleunigen, testeten wir den Effekt von partieller Demineralisierung und Laser-Perforation im Tiermodell.

Methodik

Erwachsene Ratten wurden mit einem syngenen diaphysären Tibiasegment orthotop transplantiert. Fixierung wurde mit Hilfe eines Kirschnerdrahtes erreicht. Alle Transplantate wurden vom Periost und Knochenmark befreit und bei −80 Celsius gelagert. Die Demineralisierung wurde in einem 0,5 N HCl Säurebad unter Anwendung mathematischer Modelle reproduzierbar durchgeführt. Zur Perforation diente ein Erbium:YAG Laser (λ = 2994 nm), mit dessen Hilfe 200-µm-Löcher durch den Kortex gebohrt wurden.

Sechs verschiedene Transplantattypen wurden verwendet: Typ 1 – Kontrolle, keine Behandlung, Typ II – maximale Demineralisierung, Typ III – extensive Demineralisierung, Typ IV – Laser Perforation, Type V – Laser Perforation + maximale Demineralisierung, Typ VI – Laser- Perforation + extensive Demineralisierung. In zwei separaten 4monatigen Tierstudien mit je 48 Ratten wurde die Transplantationkorporation histologisch und quantitativ durch Röntgenbildanalyse sowie Knochendichtenmessung bewertet.

Ergebnisse

Kontrolltransplantate (Typ I) wurden zu keinem postoperativen Zeitpunkt in empfängereigenen Knochen inkorporiert. Hingegen wurde eine Inkorporation demineralisierter Transplantate (Typ II, III, V und VI) mit Heilung an den Verbindungsstellen und Inkorporation entlang des Transplantatschaftes beobachtet. Quantitative Röntgenbildanalysen sowie Knochendichtemessungen zeigten keinen signifikanten Unterschied zwischen minimal (Typ II und V) und extensiv (Typ III und VI) demineralisierten Transplantaten. Alleinige Laser-Perforation führte zur Transplantatresorption (Typ IV). Kombinierte Laser-Perforation und Demineralisierung hatte eine beschleunigte Inkorporation zur Folge, die im Vergleich zu nur demineralisierten Transplantaten (Typ II und III) in der statistischen Analyse jedoch nicht signifikant war.

Diskussion

Die Inkorporation kortikaler Knochentransplantate läßt sich durch partielle Demineralisierung und Laser-Perforation beschleunigen. Minimale Demineralisierung scheint dabei ausreichend zu sein. Laser-Perforation ist nur in Kombination mit partieller Demineralisierung sinnvoll. Da während des gesamten postoperativen Beobachtungszeitraumes keine pathologischen Frakturen auftraten, scheinen die Transplantate trotz partieller Demineralisierung und Laser-Perforation eine ausreichende biomechanische Stabilität zu besitzen. Die Methode der kontrollierten partiellen Demineralisierung und Laser-Perforation könnte daher für klinisch verwendete allogene kortikale Knochentranplantate von Bedeutung sein.

Literatur

1. Lewandrowski KU, Tomford WW, Yeadon A, Deutsch TF, Mankin HT, Uhthoff HK (1995) Flexural rigidity in partially demineralized diaphyseal bone grafts. Clin Orthop 317:254–262
2. Lewandrowski KU, Venugopalan V, Tomford WW, Schomacker KT, Mankin HJ, Deutsch TF (1995) Kinetics of cortical bone demoralization. A method of controlled demineralization for cortical bone allografts. J Biomat Res. In Press

Zum Einwachsverhalten von Knochen in keramische und metallische Biowerkstoffe (Titan, Titanoxid, Aluminiumoxid) beim Kaninchen. Erste mikroradiographische und fluoreszenzmikroskopische Ergebnisse im 6-Wochen-Versuch

K. Dresing[1], K. M. Stürmer[1], K. Michael[1], U. Busse[2], E. Folwaczny[1], T. Rack[1], F. Kauer[2], M. Schüller[3] und G. Ondracek[4†]

[1] Klinik für Unfallchirurgie, Plastische und Wiederherstellungschirurgie
[2] Labor für Experimentelle Unfallchirurgie, Georg-August-Universität Göttingen, Robert-Koch-Straße 40, D-37075 Göttingen
[3] Abteilung für Glas-, Bio- und Verbundwerkstoffe, Institut für Gesteinshüttenkunde, Rheinisch-Westfälische Technische Hochschule Aachen
[4] Technisches Institut: Materialwissenschaft, Physikalische-Astronomisch-Technikwissenschaftliche Fakultät, Friedrich-Schiller-Universität, Jena

1 Einleitung

In den vorliegenden Grundlagenuntersuchungen soll die Osteointegration von Knochenersatzmaterialien im Tierexperiment erforscht werden. Hintergrund dieser Untersuchungen ist, daß die Osteointegration in Abhängigkeit von der Oberflächenenergie der Werkstoffe und der Porosität nicht geklärt ist. Insbesondere soll das Einwachsverhalten des Knochens in Poren mit definierten Durchmessen grundsätzlich erforscht werden.

2 Methode

Knochenersatzstoffe

Als Knochenersatzmaterialen wurden Aluminiumoxid (Al_2O_3), Titanoxid (TiO_2) sowie Reintitan verwendet. 4 x 5 x 8 mm große rechteckige Probekörper wurden im Institut für Gesteinshüttenkunde der RWTH Aachen hergestellt. Es wurden 4 mm lange Probekanäle durch Bohren und spätere Sinterung bei den keramischen Werkstoffen und durch alleiniges Bohren bei den Titankörper [12]. Alle Bohrungen wurden randomisiert auf

Tabelle 1. Durchmesser der Porenkanäle in den Werkstoffen Aluminiumoxid (Al_2O_3), Titanoxid (TiO_2) sowie Reintitan, alle Angaben in µm [nach 12]. In die Titanblöcke konnten aus technischen Gegebenheiten keine E-Poren gebohrt werden

Material	Porengröße				
	A	B	C	D	E
Al_2O_3	553 ± 27	390 ± 16	320 ± 21	242 ± 19	158 ± 14
TiO_2	580 ± 18	414 ± 11	332 ± 13	246 ± 13	163 ± 13
Titan	618 ± 27	514 ± 23	419 ± 29	313 ± 23	

der Probekörperfläche verteilt. Von jeder Porengröße wurden 3 Exemplare gebohrt. Folgende Porengrößen wurden hergestellt (Tabelle 1).

Operationsverfahren

Die Geometrie der Implantate mußte rechteckig sein, um die definierte Porenlänge von 4 mm konstant halten zu können. Zur Implantation dieser rechteckigen Implantate wurde ein spezielles press-fit-Operationsverfahren entwickelt. Auf Bohrvorgänge wurde dabei weitgehend verzichtet, um einerseits Osteonekrosen durch Hitzeentwicklung und andererseits ein Verschlemmen der interspongiösen Räume mit Bohrmehl beim Bohren zu vermeiden. Die Effektivität des Verfahrens wurde in einer Nullserie an 10 frischen Kaninchenleichenfemora röntgenologisch und mikroradiographisch validiert.

In den distalen Femur von 3 x 8 weiblichen, ausgewachsenen Chincilla-Kaninchen mit einem Gewicht von $3,39 \pm 0,21$ kg Körpergewicht bei Implantation wurden in Rompun-Ketanest-Vollnarkose Titan-, Titanoxid sowie Aluminiumimplantate im Rechts-Links-Versuch zu Aluminiumoxid implantiert. Postoperativ wurde die Lage der Implantate konventionell röntgenologisch dokumentiert. Die Tiere wurden halbtägig in Käfigen, halbtätig freilaufend gehalten. Die Versuchsdauer betrug 6 Wochen (Versuchsgenehmigung: Reg. Präs. Düsseldorf, Nr. 23.4203.2–41/92 vom 4.6.1992, ergänzt 13.9.1993).

Intravitale Markierungen

Im Abstand von 5 Tagen erfolgte eine polychrome Sequenzmarkierung durch subcutane Injektion von Fluoreszenzfarbstoffen nach Rahn [9] in der Reihenfolge Xylenorange, Calceingrün, Alizarinkomplex, Tetracyclin als Doppelmarkierung. Die zweimalige Gabe der Farbstoffe erlaubte eine Markierung des im 5- bzw. 10-Tagesabstand entstanden neuen Knochengewebes. Bei Versuchsende wurde das Gefäßsystem mit Tusche und dem Röntgenkontrastmittel Mikropaque zur Gefäßdarstellung gefüllt.

Präparatherstellung

Am Ende des Versuchs wurde konventionell in 2 Ebenen geröngt. Die in Metacrylat eingebetteten unentkalkten Knochen wurden mit der LEICA-Innenlochsäge in 150 mm dünne Schnitte quer zur Längsachse der Poren gesägt. Durch das Diamantsägeblatt kommt bei jedem Schnitt ein Schwund von 300 µm hinzu, so daß der 4-µm dicke Werkstoff in 9 bis 10 Serien-Schnittpräparaten vorliegt.

Auswertung

Alle Präparate wurden nach Einbettung im Faxitron-Röntgengerät auf High Density Plates der Fa. Kodak mikroradiographiert [8, 13]. Die Mikroradiographien und die Fluoeszenzpräparate wurden qualitativ im Durchlichtmikroskop sowie planimetrisch mit dem LEICA-Quantimet-System vermessen und detektiert. Die Daten wurden mit den Programmen 4th-Dimension und Excel 5.0 ausgewertet. Eine Varianzanalyse steht momentan noch aus.

3 Ergebnisse

93% aller 6654 Poren waren auswertbar. Nur 7% der Poren waren durch Präparationsartefakte nicht beurteilbar. Auf 97,4 ± 1,9% der angeschnittenen und auswertbaren Porenschnitte konnten wir beim Titan Knochenbildung nachweisen. Für Titanoxid traf dies für 89,6 ± 2,9%, für Aluminiumoxid in 81,9 ± 16,2% der Anschnitte zu. Das Knochenwachstum in den Porenkanälen zeigt Unterschiede in Bezug auf die verwendeten Materialien. Bei der Betrachtung der Ergebnisse ist zu beachten, daß in dieser ersten Auswertung alle Variablen enthalten sind, d.h. die Schwankungen im Rechts-Links-Versuch, die Streuung der Meßwerte pro Porengröße beim einzelnen Tier sowie Ausreißer wurden nicht korrigiert. Der prozentuale Anteil von Knochennachweis in den Poren nimmt mit der Tiefe des Porenkanals von beiden Öffnungen her betrachtet ab. Für Titan ergibt sich an den Porenkanaleingängen ein Wert von 65,3% bzw. 54,6%, im Zentrum des Kanals von 1,0% bzw. 1,2% (Abb. 1). Die entsprechenden Werte für Aluminiumoxid lauten: peripher 64,7% bzw. 53,5% sowie zentral 1,0% bzw. 1,7% (Abb. 2), für Titanoxid 54,3% und 48,9% sowie 0,4% und 2,3% (Abb. 3).

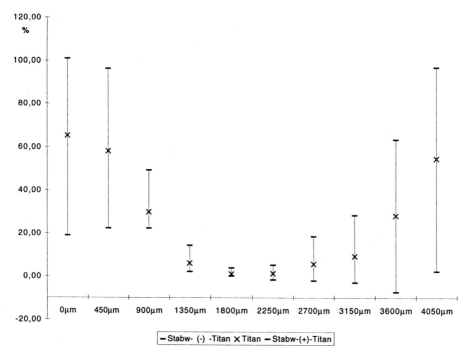

Abb. 1. Darstellung des Knochenanteils pro Porenfläche in Relation zur Porenkanaltiefe für den Werkstoff Titan. Der Knochen wächst von beiden Seiten in den Porenkanal ein. Betrachtet wird der Verlauf von ventral nach dorsal entsprechend in der Graphik von links nach rechts. In die Berechnung gehen alle Variablen wie Unterschiede im Rechts-Links-Versuch, unterschiedliche Porengröße, die Streubreite des Knochenwachstums in der einzelnen Porengrößen pro Tier u.a. ein

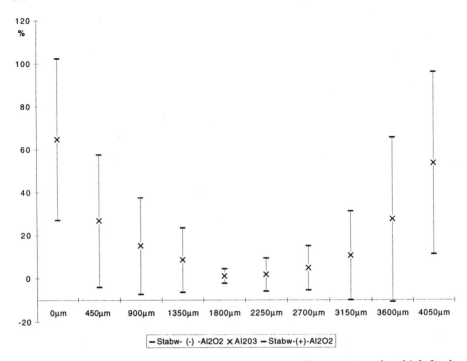

Abb. 2. Darstellung des Knochenanteils pro Porenfläche in Relation zur Porenkanaltiefe für das Implantat Aluminiumoxid. In die Berechnung gehen alle Variablen wie Unterschiede im Rechts-Links-Versuch, unterschiedliche Porengröße, die Streubreite des Knochenwachstums in der einzelnen Porengröße pro Tier u.a. ein

Bei der morphologischen Betrachtung ergibt sich einheitlich das Bild der Faserknochenbildung um den Implantatblock und eine Abdeckelung des Poreneingangs, d.h. eine vollständige Auffüllung des Porenquerschnitts mit Knochen (Abb. 4). Ab dem 15. Tag bilden sich konzentrische Ringe lamellären Knochens, die vom Deckel ausgehend fingerförmig in das Lumen des Porenkanals vorwachsen und teils füßchenartig teils komplett Kontakt zur Porenwand suchen (Abb. 5 und 6). Die Wachstumsgeschwindigkeit und der Porenwandkontakt nehmen vom Al_2O_3 über TiO_2 zum Reintitan zu, wobei innerhalb der einzelnen Materialien teilweise deutliche Unterschiede zu beobachten sind.

4 Diskussion

Das Kaninchen wurde als bewährtes Versuchstier für Fragen der Osteointegration gewählt [7, 14]. Die Verwendung von rechteckigen Probekörpern hat den Vorteil, daß die Porenkanäle exakt die gleiche Länge von 4 mm haben: dies ist bei zylindrischen Implantaten – wie sie von anderen Autoren verwendet wurden [10, 11] – nicht gegeben. Ein Problem der Methodik ist die Tatsache, daß das 300 μm dicke diamantbesetzte Sägeblatt der Innenlochsäge bei der Präparatherstellung nicht so geführt werden kann, daß mit dem ersten Schnitt exakt die Porenkanaleingangsebene freigelegt wird und reproduzierbare Schnitttiefen für den ersten und die folgenden Schnitte bei allen Implantaten er-

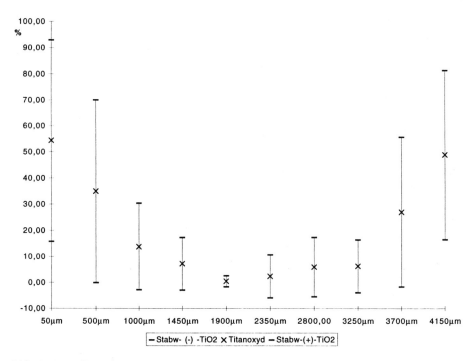

Abb. 3. Darstellung des Knochenanteils pro Porenfläche in Relation zur Porenkanaltiefe für das Implantat Titanoxid. In die Berechnung gehen alle Variablen wie Unterschiede im Rechts-Links-Versuch, unterschiedliche Porengröße, die Streubreite des Knochenwachstums in der einzelnen Porengröße pro Tier u.a. ein

reicht werden. Dies kann die relativ hohen Schwankungen erklären. Zusätzlich werden in dieser Darstellung sämtliche Ergebnisse ohne Berücksichtigung der Variablen verwendet. Die eingentliche Auswertung des Rechts-Links-Versuchs steht noch aus. Die laufende Varianzanalyse wird Aufschluß über diese Zusammenhänge geben können.

Die Ergebnisse für die 3 verwendeten Biomaterialien unterscheiden sich nicht signifikant hinsichtlich der Knochenmasse am Poreneingang. Aluminiumoxid und Titan haben tendentiell mehr Knochenanteil als Titanoxid. Am Poreneingang besteht direkter Kontakt zwischen Knochen und Implantat. Dies deckt sich mit Beobachtung anderer Gruppen [1, 5]. Die Deckelbildung am Porenkanal wird 1972 schon von Johner bei Porenkanälen (0,1–2,0 mm) innerhalb von 5 Wochen beschrieben [6], hier jedoch nicht bei Poren in Keramiken sondern bei Bohrungen in die Kaninchentibia. Der zeitlich dynamische Aspekt des Knochenwachstums in den Porenkanal hinein wird in den weiteren Auswertungen unserer Untersuchungen eine Rolle spielen.

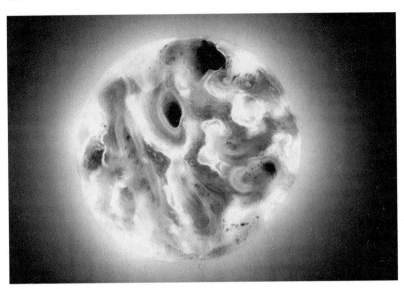

Abb. 4. Fluoreszenzmikroskopische Aufnahmen einer 600 µm Durchmesser Pore aus Aluminiumoxid nach 6wöchiger Implantation im distalen Kaninchenfemur. Die Pore liegt im ersten Sägeanschnitt der 4 x 5 x 5 mm großen Keramik. Erkennbar ist die Deckelbildung am Poreneingang mit fast kompletter Auffüllung der Pore. Im Zentrum gut erkennbar der konzentrische Knochenanbau. Die Fluoreszenzfarbstoffe markieren die zeitliche Knochenentwicklung: grün (Calceingrün) zwischen 11.–20.Tag, rot (Alizarinkomplex) 21.–30. Tag und gelb (Tetracyclin) 31.–40. Tag. Schwarz dargestellt die mit Mikropaque gefüllten Gefäße

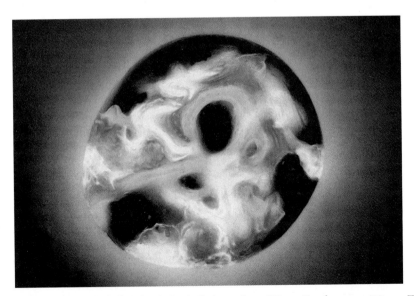

Abb. 5. Fluoreszenzmikroskopische Aufnahme einer 600 µm Durchmesser 450 mm Tief im Porenkanal. Zentral ein großes Gefäß. Der Knochen nimmt nur in 27% der Zirkumferenz direkten Kontakt zur Porenwand auf, zusätzlich ist die Formation eines Knochenfüßchens bei 3 Uhr erkennbar. Fluoreszenzmarkierung s. Abb. 4

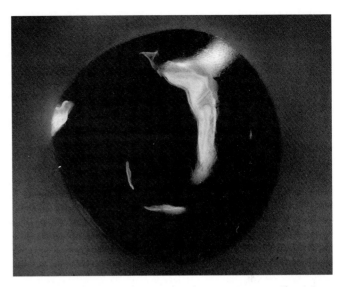

Abb. 6. Fluoreszenzmikroskopische Aufnahme einer 600 μm Durchmesser Pore aus Aluminiumoxid nach 6wöchiger Implantation im distalen Kaninchenfemur in 1800 μm Tiefe, was dem Zentrum der Keramik entspricht. Erkennbar ist das Wachstum von zentralem lamellärem Knochen, der Kontakt füßartig bei 1 und 9 Uhr mit der Keramik aufnimmt

5 Zusammenfassung

Nach der Implantation von 4 x 5 x 8 mm großen Probekörper mit definierten Porendurchmessern von 160 μm 600 μm bis 600 μm aus Aluminiumoxid (Al_2O_3), Titanoxid (TiO_2) bzw. Reintitan im 6-Wochen-Versuch in Chincilla-Bastard-Kaninchen wurden 6654 Porenabschnitte ausgewertet. 97,4 ± 1,9% der Titanporen, 89,6 ± 2,9% der Titanoxidporen 81,9 ± 16,2% der Aluminiumoxidporen waren von Knochen besiedelt. Die Relation von Knochen zur Porenquerschnittsfläche ergab für Titan an den Porenkanaleingängen einen Knochenanteil von 64,7% bzw. 53,5%, im Zentrum der Pore 1,0% bzw. 1,7%. Entsprechende Werte für Titanoxid lauten 54,3% und 48,9% bzw. 0,4% und 2,3%, für Aluminiumoxid peripher 64,7% und 53,5% sowie zentral 1,0% bzw. 1,7%. Weitere Varianz-Analysen und die Korrelation mit morphologischen Parametern sind Gegenstand der weiteren Auswertungen.

Literatur

1. Goodman S (1993) Ingrowth of bone into pores in titanium chambers implanted in rabbits: effect of pore cross-sectional shape in the presence of dynamic shear. J Biomed Mater Res 27:247
2. Griss PKrempien B, Adrian-Werbung H, Heimke G, Fleiner R, Diehm T (1974) Experimental analysis of ceramic-tissue interactions. A morphologic, fluorescenseoptic and radiographic study on dense alumina oxide ceramic in various animals. J Biomed Mater Res Symposium 5:39–47

3. Hayashi K, Matsuguchi K, Uenoyama K, Sugioka Y (1992) Re-evaluation of the biocompatibility of bioinert ceramics in vivo. Biomaterials 13:195–200
4. Heimke G, Griss P, Jentschra G, Werner E (1978) Die Aussagefähigketi histologischer Befunde zur Beurteilung von Knochenersatzstoffen. Arch Orthop Trauma Surg 91:267–276
5. Hulbert SF, Morison S, Klawitter JJ (1972) Tissue reaction to three ceramics of porous and no porous structures. J Biomed Mater Res 6:347–374
6. Johner R (1972) Zur Knochenheilung in Abhängigkeit von der Defektgröße. Helv chir Acta 39:409
7. Katthagen BD (1986) Knochenregeneration mit Knochenersatzmitteln. Hefte Unfallheilkd 178
8. Kölbel R, Bergmann G, Böhm E (1975) Mikroradiographie und „Makroradiographie" mit einem einfachen Röntgendurchleuchtungsgerät. Z Orthop 113:886–890
9. Rahn BA (1976) Die polychrome Sequenzmarkierung des Knochens. Nova Acta Leopoldina 44:249–255
10. Rueger JM (1992) Knochenersatzmittel. Hefte zur Unfallheilkd 213
11. Schlickewei W, Paul C (1991) Experimentelle Untersuchungen zum Knochenersatz mit bovinem Apatit. Hefte Unfallheilkd 216:59–69
12. Schüller M (1995) Herstellungsverfahren für poröse Implantatwerkstoffe. Dissertation: Fakultät für Bergbau, Hüttenwesen und Geowissenschaften der Rheinisch-Westfälischen Technischen Hochschule Aachen
13. Stürmer KM (1980) Mikroradiographie des Knochens. Technik, Aussagekraft und Planimetrie. Hefte Unfallheilkd 148:247–251
14. Wissing H, Stürmer KM, Breidenstein G (1990) Die Wertigkeit verschiedener Versuchstierspezies für experimentelle Untersuchungen am Knochen. Hefte Unfallheilkd 212:479–479

Zeitabhängige mechanische Stimulation in der Frakturheilung beim Schaf

B. Clasbrummel[1], A. E. Goodship[2], A. Ekkernkamp[1] und G. Muhr[1]

[1] Chirurgische Klinik und Poliklinik, Berufsgenossenschaftliche Kliniken Bergmannsheil, Universitätsklinik, Bürkle-de-la-Camp-Platz 1, D-44789 Bochum
[2] Department of Anatomy, University of Bristol, Comparative Orthopaedic Research Unite, Southwell Street, GB-Bristol BS2 8EJ

Zusammenfassung

Der positive Einfluß von dosierten Mikrobewegungen auf die Frakturheilung ist klinisch und tierexperimentell bekannt. Bisher wurden bei einer mechanischen Stimulation der Frakturzone die Parameter Amplitude und Kraft über die Zeit nicht variiert. In dieser Arbeit kann der positive Einfluß einer Änderung der Stimulationsamplitude über die Zeit gezeigt werden.

Am Modell der Schafstibia wurden eine 3 mm Osteotomie mit einem Oxford-Fixateur stabilisiert (2 Gruppen, n = 4). Initial wurden beide Gruppen ab dem 2. postoperativen Tag täglich mit einer axialen Amplitude von 1 mm stimuliert (0,5 Hz, max 400 N, 500 Zyklen/Tag). Während die erste Gruppe (A) mit einer sigmoid abfallenden Amplitude stimuliert wurde (unteres Level nach 4 Wochen 0,2 mm), blieb bei der zweiten Kontrollgruppe (B) die Amplitude (1 mm) über die Zeit konstant. Die Experimente wurden nach 7 Wochen beendet.

Gruppe A zeigte nach 4 bis 7 Wochen eine zunehmende signifikante Erhöhung der axialen Fraktursteifigkeit (p = 0,035). Die Verwindungssteifigkeit des Fixateurs war von der 4. bis 7. Woche in Gruppe A deutlich größer als in Gruppe B (p = 0,038). Radiologisch und Photonen-densitometrisch wurde in beiden Gruppen kein signifikanter Unterschied festgestellt.

Histologisch war in Gruppe A im Bereich der Kortikalis gegenüber Gruppe B ein deutliches Überwiegen der Knochenneubildung. In Gruppe B beobachteten wir in diesem Bereich vornehmlich Bindegewebe. Die Knochenneubildung war in Gruppe B überwiegend in Kallusrandzonen zu finden. Unsere mikroradiografischen Bilder sind in Übereinstimmung mit den histologischen Befunden.

Eine abfallende Stimulationsamplitude konnte in unserem Versuchsaufbau die axiale Steifigkeit in der Frühphase der Frakturheilung bei Schaf gegenüber einer konstanten Stimulationsamplitude signifikant verbessern. Unsere Daten weisen darauf hin, daß eine mechanische Stimulation der Frakturzone durch Variation von Stimulationsparametern über die Zeit zur Verkürzung der Knochenheilungszeit beitragen kann.

Einleitung

Im Gegensatz zu einer allzu rigiden Bruchstabilisierung werden heute mehr und mehr dynamische Fixationsverfahren verwendet, welche Mikrobewegungen zulassen und die Knochenbruchheilung via Kallogenese fördern (Burny 1976, McKibbin 1978; Wolf et al. 1981; De Bastiani et al. 1984; Rubin & Lanyon 1984; Goodship & Kenwright 1985; Cheal et al. 1991; Claudi & Odekoven 1991; Kenwright et al. 1991; Wallace et al. 1991). Gegenüber einer Knochenbruchheilung ohne Kallusbildung beobachtet man hierbei einen frühzeitigeren Durchbau der Frakturzone und damit eine frühere Belastbarkeit des Knochens.

Durch kontrollierte mechanische Stimulation am Fixateur Externe können Mikrobewegungen in Knochenbruchzonen eingeleitet werden. Mittels solcher Mikrobewegungen, welche spätestens eine Woche nach Operation einsetzten, wurde die Heilungszeit nach Tibiafrakturen von 23,2 auf 17 bzw. 18,1 auf 13,4 Wochen verkürzt (Kenwright & Goodship 1989, Kenwright et al. 1991). Die Stimulationsparameter (0,5 Hz; 0,5 mm Amplitude; 30 bzw. 20 min/d) wurden während des gesamten Heilungsverlaufs nicht geändert. Messungen der Verwindungssteife am Fixateur waren ein indirektes Maß für die Frakturzonenfestigkeit (Cunningham et al. 1989) und wurden zur Bestimmung des Zeitpunktes einer Fixateurentfernung herangezogen.

Da das sich in Richtung Knochen differenzierende Gewebe sehr empfindlich auf mechanische Reize reagiert und dabei selbst an Steifigkeit gewinnt, ist es wahrscheinlich, daß eine Variation von Amplitude und Kraft bei Anwendung von Mikrobewegungen einen weiteren heilungszeitverkürzenden Effekt ausübt. In dieser Studie soll gezeigt werden, daß die enchondrale Heilung der Frakturzone durch eine abfallende Stimulationsamplitude über die Zeit weiter angeregt werden kann. Bisher wurden Amplituden und Kräfte zur mechanischen Stimulation der Frakturzone über die Zeit nicht variiert.

Material und Methode

Frakturmodell: Eine 3 mm Osteotomie der rechten hinteren Schafstibia wurde mit einem Oxford-Fixateur stabilisiert (2 Gruppen, n = 4). *Stimulationsmodus*: Initial wurden beide

Gruppen täglich mit einer axialen Amplitude von 1 mm stimuliert (0,5 Hz, max. 400 N, 500 Zyklen/Tag). Nach 4 Tagen wurde eine Gruppe (Gruppe A) einer sigmoid abfallenden Stimulationsamplitude ausgesetzt (unteres Level nach 4 Wochen 0,2 mm), während die zweite Gruppe (B) als Kontrolle mit einer gleichbleibenden Amplitude von 1 mm diente. Die Experimente wurden nach 7 Wochen beendet. *Untersuchungsmethoden*: Wöchentlich: Röntgen, duale Photonen-Densitometrie, axiale Steifigkeit während mechanischer Stimulation, Verwindungssteife des Fixateurs während der Fortbewegung (gleichzeitige Ganganalyse). Histologie und Mikroradiografie nach Beendigung der Experimente. *Statistik*: T-Test, ANOVA 1 way.

Ergebnisse

Röntgen: Beide Gruppen zeigten über die Zeit eine zunehmende Kallusbildung ohne signifikanten Unterschied. *Duale Photonen Densitometrie*: Von der 4. bis 7. Woche beobachteten wir in Gruppe A eine höhere Knochendichte ohne signifikanten Unterschied ($p = 0{,}25$). *Fraktursteifigkeit*: Gruppe A zeigte nach 4 bis 7 Wochen eine zunehmende signifikante Erhöhung der axialen Steifigkeit ($p = 0{,}035$). Die Verwindungssteifigkeit des Fixateurs war von der 4. bis 7. Woche in Gruppe A deutlich größer als in Gruppe B ($p = 0{,}038$). *Histologie und Mikroradiographie*: In Gruppe A beobachteten wir im Bereich der Corticalis gegenüber Gruppe B ein deutliches Überwiegen der Knochenneubildung (Abb. 1). In Gruppe B beobachten wir in diesem Bereich überwiegend Bindegewebe. Die Knochenneubildung war in Gruppe B vornehmlich in Kallusrandzonen zu finden. Unsere mikroradiographischen Bilder (Abb. 2) sind in Übereinstimmung mit den histologischen Befunden.

Diskussion

In dieser Studie kann eindeutig gezeigt werden, daß eine abfallende Stimulationsamplitude die axiale Steifigkeit in der Frühphase der Frakturheilung bei Schaf gegenüber einer konstanten Stimulationsamplitude signifikant verbessern kann. Eine mögliche Erklärung für diese Beobachtung ist die bekannte Ablagerung von Kalksalzen in der 3. bis 4. Woche, die mit einer Zunahme der Festigkeit des Reparationsgewebes einhergeht (Cheal et al. 1991). Entsprechend dieser Veränderung haben wir die Stimulationsamplitude mit dem Ende der 4. Woche auf 0,2 mm im Frakturspalt reduziert, um ab der 5. Woche eine Destruktion von neu gebildetem Geflechtknochen in Kortikalisnähe zu vermeiden. Eine Stimulationsamplitude von 2 mm war imstande, eine Pseudarthrose zu produzieren (Goodship et al. 1985).

In der Literatur sind bisher keine Experimente mit einer Variation von mechanischen Parametern über die Zeit durchgeführt worden. Unsere Daten stärken somit unsere Hypothese, daß zeitabhängige Variationen von anderen mechanischen Stimulationsparametern wie Kraft und Beschleunigung weiter zur Verkürzung der Knochenheilungszeit beitragen können.

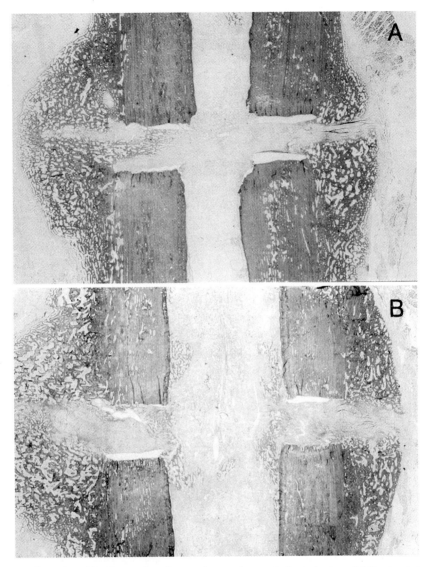

Abb. 1. Histologische Bilder (HE-Färbung) 7 Wochen nach Stimulation mit einer abfallenden (A) und konstanten (B) Stimulationsamplitude. In Kortikalisnähe beobachtet man im Bild A eine knöcherne Durchstrukturierung. Demgegenüber ist in Bild B in Kortikalisnähe überwiegend Bindegewebe zu finden. Eine knöcherne Brücke wird in der Gruppe mit konstanter Stimulationsamplitude erst im äußeren Kallusbereich gesehen

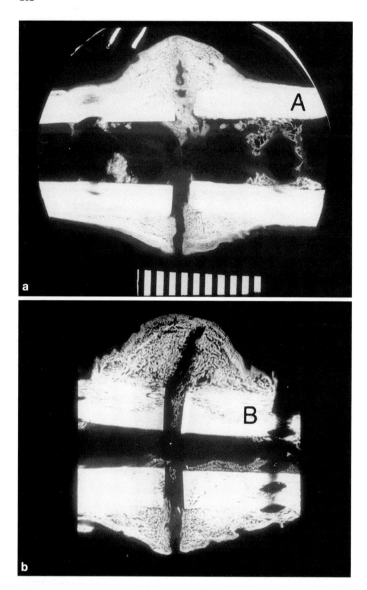

Abb. 2. Mikroradiographische Bilder 7 Wochen nach Stimulation mit einer abfallenden (**A**) und konstanten (**B**) Stimulationsamplitude. Während Bild **A** einen deutlichen röntgendichten Durchbau in Kortikalisnähe zeigt, ist in Bild **B** die knöcherne Überbrückung nur am äußeren Kallusrand zu sehen

Literatur

Burny F (1976) Biomécanique de la consolidation des fractures. Mesure de la rigidite du cal in vivo. Etude théoretique, expérimentale et clinique. Application à la théorie de l'ostéosynthese. Thèse d'aggrégation. U.L.S.

Cheal EJ, Mansmann KA, DiGioia III AM, Hayes WC, Perren SM (1991) Role of interfragmentary strain in fracture healing: ovine model of a healing osteotomy. J Orthop Res 9:131–142

Claudi BF, Oedekoven G (1991) „Biologische" Osteosynthesen. Chirurg 62:367–377

De Bastiani G, Aldegherie R, Brivio LR (1984) The treatment of fractures with a dynamic axial Fixator. J Bone Joint Surg (Br) 66-B(4):538–545

Goodship AE, Kenwright J (1985) The influence of induced micromovement upon the healing of experimental tibial fractures. J Bone Joint Surg (Br) 67(4)650–655

Kenwright J, Goodship AE (1989) Controlled mechanical stimulation in the treatment of tibial fractures. Clin Orthop 241:36–47

Kenwright J, Richardson JB, Cunningham JL, White SH, Goodship AE, Admas MA, Magnussen PA, Newmann JH (1991) Axial movement and tibial fractures. J Bone Joint Surg (Br) 73-B:654–659

McKibbin B (1978) The biology of fracture healing in long bones. J Bone Joint Surg (Br) 60:150–162

Rubin CT, Lanyon LE (1984) Regulation of bone formation by applied dynamic loads. J Bone Joint Surg (Am) 66-A(3):397–402

Wallace AL, Draper ERC, Strachan RK, McCarthy ID, Hughes SPF (1991) The effect of devascularisation upon early bone healing in dynamic external fixation. J Bone Joint Surg (Br) 73(5):819–825

Wolf JW, White AA, Panjabi MM, Southwick WO (1981) Comparison of cyclic loading versus constant compression in the treatment of long-bone fractures in rabbits. J Bone Joint Surg (Am) 63(5):805–810

Experimentelles Modell zur Untersuchung von osteokonduktiven und osteoinduktiven Knochenersatzmitteln am segmentalen Femurdefekt der Ratte

F. Czerny, J. M. Rueger, W. A. Linhart und A. Pannike

Unfallchirurgische Klinik, Zentrum der Chirurgie, Universitätsklinikum Frankfurt, Theodor-Stern-Kai 7, D-60590 Frankfurt/Main

Zusammenfassung

Wir stellen ein in vivo Modell vor, welches die Untersuchung von Knochenersatzmitteln im critical-size Defekt am diaphysären Femur bei der Ratte erlaubt. Vorteile der hier beschriebenen Methode ist die einfache und sichere Handhabung einer belastungsstabilen Osteosynthese, sowie die Bildung einer, vom umgebenden Weichteilmantel abgeschirmten Defekthöhle durch Ummantelung mit einer schlauchförmigen Membran.

Einleitung

Das Modell des segmentalen Defektes am Röhrenknochen bei der Ratte wurde unter anderen schon von Einhorn 1985, Gebhart 1985, Werntz 1986, Muschler 1989 und Yasko 1992 beschrieben. Bei den Untersuchungen von osteoinduktiv wirksamen Proteinen zeigte sich hierbei vor allem ein Problem in der Darreichungsform der flüssigen oder Gel-artigen Substanzen. So werden bsw. Mischpräparate aus Knochenpulver und Blutkoagel oder Gelatinekapseln als Träger dieser Substanzen in den Defekt eingesetzt um ein Abschwimmen der aktiven Materialien zu verhindern. Eine weitere Methode ist die sogenannte Sandwich-Technik, bei der die flüssigen Substanzen in Schichten zwischen feste Trägerstoffe eingearbeitet werden.

Wir haben nun eine einfache und praktikable Methode entwickelt, mit der sowohl diverse osteoinduktive als auch osteokonduktive Knochenersatzmittel untersucht werden können.

Material und Methode

Voraussetzung für ein Versuchsvorhaben zur Untersuchung des Einwachsens von Knochenersatzmitteln in segmentalen Defekten am Femur der Ratte ist eine belastungsstabile Osteosynthese, die den Defekt aufrecht erhält. Entsprechend der Versorgung beim Menschen haben wir aus dem Mini-Instrumentarium der Fa. Synthes eine Neutralisationsplatte 20 Loch/99 x 5 mm ausgesucht, welche mit einem Seitenschneidgerät auf die gewünschte Größe gekürzt werden kann. Die Fixierung am Knochen erfolgt mit Kortikalisschrauben der Größe 1,5 x 6 mm.

Es werden Ratten verschiedener Inzuchtstämme (Lewis, Wistar, Sprague-Dawley) verwendet mit einem Körpergewicht von 300 bis 350 Gramm. Über einen lateralen Zugang wird in der Linie zwischen Streck- und Beugemuskulatur das Femur so freigelegt, daß auf der Vorderseite des Schafts alle Schichten mitsamt Periost vom intertrochanteren Bereich bis zur Femurkondyle abgeschoben werden. Eine vorgefertigte 5-Loch-Miniplatte wird auf der Knochenvorderseite angelegt und die beiden oberen und unteren Löcher werden vorgebohrt. Nach lateralem Anlegen einer Schablone wird in Höhe des mittleren Plattenlochs ein segmentaler Defekt von 5 mm Länge aus dem Schaft gesägt. Die 5-Loch-Platte wird nun von ventral mit vier Schrauben am proximalen und distalen Schaftfragment fixiert. Es resultiert eine belastungsstabile Osteosynthese bei einem exakt angelegten Osteotomiedefekt.

(Wir haben anfangs bei den oft nur schwer darzustellenden Verhältnissen im Kondylenbereich des Femurs in den radiologischen Kontrollen ein gelegentliches Ausbrechen der distalen Schrauben gesehen. Dies kann durch eine zusätzliche „Cerclage" mit einem nicht resorbierbaren Faden, z.B. Prolene 2-0, in Höhe der distalen Schrauben sicher verhindert werden).

Der Defekt wird nun mit Vicrylnetz, Goretex oder einem ähnlichen alloplastischen Gewebe ummantelt und kann von lateral mit weiteren osteokonduktiv-induktiv wirksamen Präparaten aufgefüllt werden.

Wir haben verschiedene Studiengruppen gebildet, wobei unterschieden wird in der osteokonduktiven Wirkung von unterschiedlicher Ummantelung (Vicryl, Goretex, PTFE), und diversen Füllstoffen wie Spongiosa (entnommen von Tibiakopf und Femurkondyle histokompatibler Ratten), deproteinisiertem bovinen Knochen (Bio-Oss) und verschiedenen synthetischen Knochenersatzstoffen (z.B. BioBase®). In weiteren Gruppen wird die osteoinduktive Wirkung von rhBMP-2 allein und in Kombination mit großporigem Bio-Oss untersucht. Das flüssige BMP wird dabei einmalig intraoperativ mit und ohne Bio-Oss in den Defekt gegeben und von der undurchlässigen Goretex oder PTFE-Membran in situ gehalten. Es wird weiterhin die Möglichkeit geprüft, BMP transcutan (in wöchentlichen Rhytmus über 6 Wochen) in die Defekthöhle zu injizieren. In einer letzten Versuchsgruppe wird der Defekt mit einem „Living Composite", bestehend aus kultivierten Osteoblasten nach in vitro Züchtung histokompatiblen Knochengewebes, aufgefüllt.

Es folgt der Verschluß der Ummantelung mit einer fortlaufenden Naht, so daß eine den Knochendefekt umschließende Hülle resultiert und der Wundverschluß.

Wir benutzen an weiterem Instrumentarium handelsübliche Handbohrer 1 mm und eine Handkreissäge, beides gesteuert über ein Amperemeter, stufenlos regelbar. Gewindeschneider 1,5 mm, sowie Schraubendreher, Scheren, Pinzetten, Skalpelle und Nadelhalter. Dauer des Eingriffs jeweils 25–30 min.

Es werden ausschließlich Barbituratnarkosen (Nembutal 0,5 mg/kg) vorgenommen.

Ergebnisse

Die große Zahl der verschiedenen Versuchsgruppen ist uns vor allem aufgrund der oben beschriebenen simplen Technik der Methode möglich. Es können damit präzise, reproduzierbare Studienbedingungen für die Untersuchung osteoinduktiver und osteokonduktiver Materialien, bei ihrer Anwendung in segmentalen Knochendefekten des Rattenfemurs, erstellt werden. Die Ummantelung des Defektes erlaubt die Verwendung jeglicher Materialkonsistenz ohne die Gefahr eines vorzeitigen Verlustes durch Diffusion in das umliegende Gewebe oder Absorption.

Die Untersuchung der Kontrollgruppe, also der Tiere mit reinem Defekt zeigt über einen Zeitraum von 3 Monaten keine Defektüberbrückung in 100% (ein osteokonduktiver Effekt der Platte selbst ist demnach auszuschließen).

Bei dem Vergleich der osteokonduktiven Wirkung der verschiedenen zur Defekt-Ummantelung genutzten Hüllen zeigt sich bereits in der klinischen und radiologischen Prüfung eine deutliche Überlegenheit der nicht resorbierbaren Materialien. Nach drei Monaten kann nach Entfernung der unversehrten Defekthülle (Goretex, PTFE) eine mehr oder weniger gut ausgebildete knöcherne Röhre in dem Defekt dargestellt werden. Eine echte Überbrückung desselben bzw. knöcherne Durchbauung haben wir nach dieser Zeit jedoch nicht beobachtet. Weitere mikroradiographische und histomorphologische Untersuchungen stehen aus.

Erste Ergebnisse sprechen für die Entwicklung eines Knochenersatzmittels, welches aus deproteinisiertem bovinen Knochen, getränkt in BMP-Lösung, bestehen sollte und mit einer Goretex-Ummantelung versehen sein wird.

Diskussion

Die Arbeiten von Einhorn, Muschler, Werntz und Yasko (s.o.) haben mit einem vergleichbaren Versuchsmodell bereits nachweisen können, daß ein segmentaler, diaphysärer Defekt von 5 mm Länge am Rattenfemur unbehandelt in mehr als 90% zur Pseudarthrose führt. In diesen Studien wurde vor allem der osteoinduktive Effekt von BMP untersucht. Das BMP wurde hierbei in Form von Emulsionen mit Knochenmehl und Blut oder in einer Gelatinekapsel in die Defekthöhle eingebracht.

Die Idee einer Umhüllung der Defekthöhle mit einer Membran als osteokonduktivem Material wurde von uns aus der Forschung der Zahn- und Kieferchirurgie (Caffesee 1988/1990; Boyne 1991) übernommen. Das biologische Prinzip der gesteuerten Geweberegeneration mit Membranen besteht darin, knöcherne Hohlräume nur für das Einwachsen von zellulären Elementen, die für die Osteogenese verantwortlich sind, zugänglich zu machen. Ein unerwünschtes Einwachsen von Bindegewebszellen (Fibroblasten) soll damit verhindert werden. Die somit isolierte Defekthöhle kann nun mit weiteren Materialien jedweder Konsistenz aufgefüllt werden, welche durch den Membranschlauch zum einen in situ gehalten werden und zum anderen vor einer Resorption geschützt sind. Goretex und PTFE Membranen können aufgrund ihrer elastischen Materialeigenschaften über den Knochendefekt durch Fixation an der Osteosyntheseplatte und mit Hilfe einer fortlaufenden, nicht resorbierbaren Naht aufgespannt werden, so daß es zu keinem Kollaps der Membranhülle und damit zur Verlegung der Defekthöhle kommt.

Die Vorteile unseres Modells im Vergleich mit anderen üblichen Verfahren liegen

1. in der einfachen und schnellen Handhabung der Osteosynthese, welche
2. eine sichere coaxiale Fixierung der Fragmente bietet,
3. Übungsstabilität ohne wesentliche Beeinträchtigung für die Versuchstiere (wie bsw. bei einer äußeren Fixierung),
4. keine Störung der zu untersuchenden Materialien in der Defekthöhle wie bei der inneren Schienung durch die häufig angewendete Marknagelung,
5. die einfache Applikation und sichere Rentention von Materialien (osteokonduktiv oder osteoinduktiv) in der Defekthöhle unter Ausschluß der vorzeitigen Resorption und Verlegung oder Einwachsen von unerwünschten Elementen des Weichteilmantesl, und
6. die Möglichkeit, flüssige Substanzen wie BMP wiederholt mittels transcutaner Punktion in den Defekt einbringen zu können.

Art und Zusammensetzung der zu untersuchenden Biomaterialien, welche für den Knochenersatz eingesetzt werden können, sollten zumindest folgende Anforderungen erfüllen (Rueger 1992):

- keine Toxizität oder Kanzerogenität
- Histo- und Biokompatibilität
- Korrosions- und chemische Stabilität
- eigene mechanische Stabilität
- Osteoinduktivität
- Platzhalterfunktion, also Interposition verhindern
- leicht von einsprossendem Gewebe aufzuschlüsseln, bzw. leicht zu durchdringen sein
- als Platzhalter mit der Geschwindigkeit abbaubar sein, mit der das Knochengewebe einwächst oder
- eine physiko-chemische und mechanisch sichere Verbindung (Osteointegration) mit dem Knochengewebe eingehen können (Osteoimplantärer Verbund).

Die Anforderung an ein Knochenersatzmittel variieren weiterhin sehr stark mit dem operativen Fachgebiet innerhalb dessen es eingesetzt werden soll, den dort zu übernehmenden Aufgaben und dem geplanten Implantationsort. Das hier vorgestellte Modell zur Prüfung von Knochenersatzmitteln im segmentellen, diaphysären Defekt stellt dabei die höchsten Ansprüche an die zu testenden Materialien. Während in dem Modell des Bohrlochdefektes im epiphysären- oder metaphysären Bereich ein geeignetes Implantatlager vorliegt, muß bei der Implantation des Knochenersatzmittels in segmentale Defekte der größte Teil der Osteoreparation in einem bestenfalls „ersatzschwachen Lager" – Muskulatur – erfolgen. Ob die Knochenheilung unter diesen Bedingungen vorwiegend als osteoinduktiver oder osteokonduktiver Vorgang zu verstehen ist bleibt bislang unbeantwortet.

Bei der Auffüllung von Defekten in hochbelasteten Röhrenknochen der unteren Extremität ist eine vollständige Umwandlung des Knochenersatzmittels in vitales Knochengewebe erforderlich, welches allen Stoffwechsel- und mechanisch bedingten Umbauprozessen unterworfen werden kann. Ein entstehender osteoimplantärer Verbund muß dabei den mechanischen Eigenschaften des vitalen Knochens entsprechen. Dies setzt vorraus, daß auch der fertig ausgebildete Verbund einem knöchernen Umbau unterworfen werden kann.

Diese vielfältigen Anforderungen können unserer Meinung nach nicht von einem einzelnen Stoff erfüllt werden. Es muß daher ein Composite aus verschiedenen osteoinduktiven und osteokonduktiven Materialien entwickelt werden, der den oben ausgeführten Zielsetzungen entspricht.

Literatur

Boyne PJ (1991) Advances in preprosthetic surgery and implantation. Current opinion in dentistry 1:277

Caffessee R, Smith B, Castelli W, Nasjleti C (1988) New attachment achieved by guide tissue regeneration in beagle dogs. J Periodonthol 59(9):589

Caffessee R, Dominguez L, Nasjleti C, Castelli W, Morrison E, Smith B (1990) Furcation defects in dogs treated by guided tissue regeneration GTR. J Periodonthol 61(1):45

Einhorn TA, Lane JM, Burstein AH, Kompan CR, Vigorita VJ (1984) The healing of segmental bone defects by demineralized bone matrix. A radiographic and biomechanical study. J Bone and Joint Surg 66A:274–279

Gebhard M, Lane J, Rose R, Healey J, Burstein A (1985) Effect of demineralized bone matrix (DBM) and bone marrow (BM) on bone defect repair. A radiographic histological and biomechanical study. Orthop Trans 9:258–259

Muschler GF, Lane J, Werntz J, Gebhardt M, Sandu H, Piergentili C, Nottebaert M, Baker C, Burstein A (1989) Segmental femoral defect model in the rat. In: Aebi M, Regazzoni P (eds) Bone Transplantation, Springer New York pp 167–169

Rueger JM (1992) Knochenersatzmittel. In:. Rehn J, Schweiberer L, Tscherne H (Hrsg) Hefte z. Unfallheilkd Springer Berlin Heidelberg New York 213:1–38

Wentz J, Lane J, Piez K, Seyedin S, Burstein A, Gebhardt M (1986) The repair of segmental bone defects with collagen and marrow. Orthop Trans 10:262–263

Yasko AW, Lane J, Fellinger E, Rosen V, Wozney J, Wang E (1992) The healing of segmental bone defects, induced by recombinant human bone morphogenetic protein (rhBMP) A radiographic, histological and biomechanical study in rats. J Bone Joint Surg 74A:659–671

Die Kallusdistraktion nach Ilizarov induziert systemische osteoblastenstimulierende Faktoren

O. Hohlbein[1,2], C. Neidlinger-Wilke[1], G. Suger[2], L. Kinzl[2] und L.Claes[1]

[1] Abteilung für Unfallchirurgische Forschung und Biomechanik
[2] Abteilung Unfallchirurgie, Plastische- und Wiederherstellungschirurgie, Universität Ulm, Helmholtzstraße 14, D-89081 Ulm

Einleitung

Die biologischen Vorgänge bei der Knochenheilung werden entscheidend von mechanischen Effekten beeinflußt. Diese Tatsache wird besonders eindrucksvoll bei der Distraktionsosteogenese nach der Methode von Ilizarov verdeutlicht, bei der nach einer Kortikotomie unter dem Einfluß von mechanischer Dehnung neuer Knochen gebildet wird. Diese Knochenverlängerungsmethode ist ein ideales Modell, um die noch weitgehend unbekannten zellulären Reaktionen auf mechanische Stimuli während der Knochenheilung zu untersuchen.

Die Knochenheilung unterliegt aber nicht nur lokalen mechanischen Einflüssen, sondern sie wird auch durch systemische Faktoren reguliert [2]. Es sind zahlreiche in vivo Studien bekannt, die zeigen, daß es während der Heilung einer Fraktur auch zu einer Aktivititätssteigerung von Zellen in frakturfernen Knochen kommt [1, 3, 4, 5]. Die Autoren postulieren, daß im Frakturbereich produzierte Faktoren über die Blutzirkulation verbreitet werden und dadurch die systemischen Wirkungen ausüben. Diese Faktoren wurden bisher noch nicht charakterisiert, und es ist ebenfalls noch unbekannt, ob die Produktion dieser systemischen osteoblastenstimulierenden Faktoren (OSF) von den mechanischen Bedingungen in der Frakturzone abhängt. Ziel dieser Studie war es zu untersuchen, ob systemische OSF während der Kallusdistraktion produziert werden und im Serum der Patienten nachgewiesen werden können (Teil 1).

Die Reaktionen von humanen Osteoblastenkulturen auf mechanische Dehnungen wurden im zweiten Teil der Arbeit im Zellkulturmodell untersucht. Damit sollte die Frage geklärt werden, ob Dehnungsreize Knochenzellen zur Proliferation und Produktion von mitogenen Faktoren stimulieren können. Für diese Versuche wurden aus Knochenexplantaten derselben Patienten Osteoblasten angezüchtet und in einem speziell entwickelten Zellstimulator mechanisch gedehnt.

Material und Methoden

Teil 1: Die Bestimmung der mitogenen Aktivität von Serumproben, die in wöchentlichen Intervallen vor, während und nach der Distraktionsbehandlung von 12 Kallusdistraktionspatienten gewonnen wurden, erfolgte in einem Proliferationsbioassay mit der humanen osteoblastenähnlichen Zellinie SaOS-2. Dazu wurden die Patientenseren den Zellkulturen in einer Konzentration von 5% mit dem Nährmedium zugesetzt und die mitogene Wirkung dieser serumkonditionierten Medien auf die Osteoblasten untersucht. Serumproben von 6 Patienten, die nach Umstellungsosteotomie eine stabile Plattenosteosynthese erhielten, wurden in parallelen Versuchen untersucht. Die mitogene Wirkung der Serumproben der verschiedenen Heilungsstadien wurde immer mit dem präoperativen Serum desselben Patienten verglichen. In den Seren wurden außerdem die Wachstumsfaktoren TFGβ, IGF-1 und PDGF bestimmt.

Teil 2: Subkonfluente Osteoblastenkulturen aus Kortikalisbiopsien derselben Patienten wurden in einem speziell entwickelten Zellstimulationsgerät [6] an drei aufeinanderfolgenden Tagen zyklischen mechanischen Dehnungen ausgesetzt (1% Dehnung, 1 Hz Frequenz, 30 Minuten). Die Veränderung der Proliferation sowie die TGFβ-Produktion der Osteoblasten im Vergleich zu nicht stimulierten Kontrollkulturen wurde bestimmt.

Ergebnisse

Teil 1: Serumkonditioniertes Medium aus der 3. und 4. Distraktionswoche von 12 Kallusdistrationspatienten (Nr. 1–12) führte zu einer signifikanten Stimulierung der Osteoblastenproliferation im Vergleich zu den präoperativen Serumproben derselben Patienten (p < 0,005). Im Gegensatz dazu konnte durch die Seren der Osteomiepatienten ohne Distraktionsbehandlung (Nr. 13–18) die Proliferationsrate der Osteoblasten nicht erhöht werden (Abb. 1).

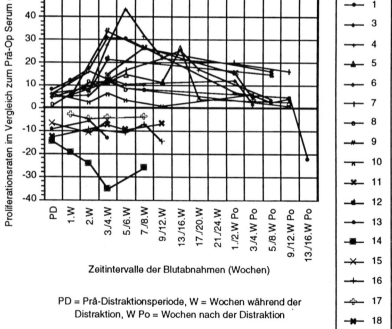

Abb. 1. Einfluß serumkonditionierter Medien der Kallusdistraktionspatienten (*Nr. 1–12; alle Kurven über der Nullinie*) und der Osteotomiepatienten (*Nr. 13–18; alle Kurven unterhalb der Nullinie*) auf die Proliferationsrate der Osteoblasten (SaOS-2) im Vergleich zum präoperativen Serum jedes Patienten (*Nullinie*)

In den Seren der Kallusdistraktionspatienten, die eine erhöhte mitogene Wirkung auf die Osteoblasten zeigten, konnte eine signifikant erhöhte Konzentration der Wachstumsfaktoren TGFβ und IGF-1 nachgewiesen werden ($p < 0{,}05$). Dagegen waren die TGFβ und IGF-1 Konzentrationen in den Seren der Osteomiepatienten während der Heilungsphase nicht signifikant erhöht ($p > 0{,}05$). Der Wachstumsfaktor PDGF war sowohl in den Serumproben der Kallusdistraktionspatienten als auch in denen der Osteotomiepatienten während der Heilungsphase signfifikant erhöht ($p < 0{,}05$).

Teil 2: Die zyklische mechanische Dehnung von humanen Osteoblasten in vitro führte zu einer signifikanten Erhöhung der Zellproliferationsraten ($p < 0{,}05$) im Vergleich zu den nicht stimulierten Kontrollkulturen. In den mechanisch stimulierten Osteoblastenkulturen wurde die Freisetzung von TGFβ signifikant erhöht ($p < 0{,}05$).

Diskussion

Die erhöhte mitogene Aktivität in den Patientenseren während der Distraktionsbehandlung läßt vermuten, daß während der Kallusdistraktion systemische osteoblastenstimulierende Faktoren (OSF) produziert werden. Da dieser Effekt in den Seren der stabil fixierten Osteotomiepatienten nicht beobachtet wurde, und in den Seren der Distraktionspatienten nach Beendigung der Kallusdistraktion die systemische OSF wieder zum präoperativen Niveau zurückkehrten, ist anzunehmen, daß der systemische Anstieg der OSF durch die mechanische Gewebedehnung induziert wurde. Aus den signifikant erhöhten Serumkonzentrationen der Wachstumsfaktoren TGFβ und IGF-1 während der Distraktionsphase kann geschlossen werden, daß beide Faktoren bei der Regulation der mechanisch induzierten Osteoneogenese bei der Kallusdistraktion eine Rolle spielen. Die Untersuchung von PDGF hingegen deutet darauf hin, daß die Produktion dieses Wachstumsfaktors unabhängig von den mechanischen Bedingungen als ein Effekt der Osteotomieheilung in beiden Patientengruppen erhöht ist.

Die Untersuchung von mechanisch stimulierten Osteoblasten in Teil 2 unterstützen die Befunde in den Patientenseren. Durch mechanische Stimulierung der Osteoblastenkulturen wurde sowohl deren Proliferation als auch die zelluläre TGFβ-Freisetzung gesteigert. Aus diesen Befunden kann geschlossen werden, daß die mechanische Stimulierung der Osteogenese bei der Kallusdistraktion über eine Vermehrung der Zellen im Kallusgewebe und eine Steigerung der Zellsyntheseleistungen unter Beteiligung des Wachstumsfaktors TGFβ zur Knochenverlängerung führen könnte. Die Rolle anderer hier noch nicht untersuchter Mediatoren und Wachstumsfaktoren bei der Kallusdistraktion sollte Gegenstand weiterführender Studien zu den zellulären Effekten der Kallusdistraktion sein.

Literatur

1. Bab I, Gazit D, Massarawa A, Sela J (1985) Removal of tibial marrow induces increased formation of bone and cartilage in rat mandibular condyle. Calcif Tissue Int 37:551–555
2. Bolander ME (1992) Regulation of fracture repair by growth factors. Proc Soc Exp Med Biol 200:165–170
3. Einhorn TA, Simon G, Devlin VJ, Warman J, Sidhu SPS, Vigorita VJ (1990) The osteogenic response to distant skeletal injury. J Bone and Joint Surg 72A:1374–1378
4. Gazit D, Karmisch M, Holzman L, Bab I (1990) Regenerating marrow induces systemic increase in osteo- and chondrogenesis. Endocrinology 126:2607–2613

5. Mueller M, Schilling T, Minne HW, Ziegler R (1991) A systemic acceleratory phenomenon (SAP) accompanies the regional acceleratory phenomenon (RAP) during healing of a bone defect in the rat. J Bone and Min Res 6:401–410
6. Neidlinger-Wilke C, Wilke HJ, Claes L (1994) Cyclic stretching of human osteoblasts effects proliferation and metabolism: A new experimental model and its application. J Orthop Res 12/1:70-78

Gewebeneubildung im knöchernen Lager nach Implantation von korallinem Kalziumkarbonat – Ist das Ziel der gerichteten Generation erreicht?

C. Voigt, C. Müller-Mai, H. Herbst, R. Rahmanzadeh und U. M. Gross

Abteilung für Unfall- und Wiederherstellungschirurgie, Universitätsklinikum Benjamin Franklin, Universität Berlin, Hindenburgdamm 30, D-12200 Berlin

Einleitung

Bereits 1977 wurden erste Untersuchungen mit korallinem Implantatmaterial der Spezies Porites publiziert (Chiroff et al. 1977). Das damals benutzte Material war durch eine hydrothermische Konversion aus Kalziumkarbonat in Hydroxylapatit verwandelt worden. Später wurde das lediglich deproteinisierte originäre Material verwendet. Es konnte gezeigt werden, daß unterschiedliche Abbauraten des Implantatmaterials im trabekulären und im kortikalen Knochen bestanden (Guillemin et al. 1987).

Es sollte nun untersucht werden, ob eine gerichtete Gewebeneubildung durch das Kalziumkarbonat ausgelöst werden kann. Diese Phänomene sollten am Röhrenknochen mit bikortikal eingebrachten, die Markhöhle durchquerenden Implantaten untersucht werden. Auf diese Weise konnte die Kinetik des Umbaues im Markraum der Kinetik des Umbaues im kortikalen Knochen gegenübergestellt werden. Außerdem sollte auf elektronenmikroskopischem Niveau untersucht werden, ob Unterschiede im Bindungsmechanismus des neugebildeten Knochens am Kalziumkarbonat gegenüber bekannten Biomaterialien bestehen. Die Aktivierung der Osteoblasten im Rahmen der Knochenneubildung sollte durch Nachweis spezifischer Gentranskripte mit der in situ Hybridisierung erfolgen.

Material und Methoden

Untersucht wurden Zylinder aus natürlichem Kalziumkarbonat (Biocoral®). Das Material (Abb. 1) liegt in der Kristallform des Aragonit (97%) vor, weniger als 1% sind Aminosäuren, Spurenelemente sind zu mehr als 1% nach Angaben des Herstellers enthalten (Roudier et al., im Druck). In Verbindung stehende Makroporen mit einem Durchmesser von bis zu 250 µm (im Mittel 140 µm) führen zu einer Porosität des Materials von etwa 49%. Die Proben waren 6 mm lang mit einem Durchmesser von 1,5 mm. Sie waren

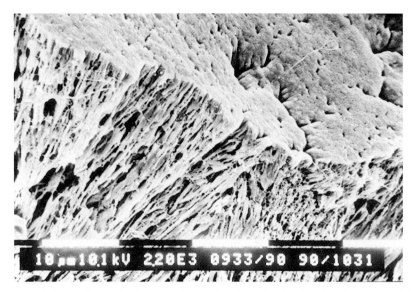

Abb. 1. Glatte Oberfläche des Materials vor Implantation (*rechte obere Bildhälfte*). Schräg durch das Bild Bruchlinie laufend, *links* rauhe Bruchfläche. SEM Untersuchung, *Balken* 10 µm

durch Gammastrahlen entsprechend der Handhabung von Implantaten für den humanen Gebrauch vom Hersteller sterilisiert worden.

Erwachsene Sprague-Dawley Ratten mit einem Körpergewicht von 450–650 g bei Beginn des Versuchs wurden zu zweit in Käfigen unter standardisierten Bedingungen in den Zentralen Tierlaboratorien der Freien Universität Berlin gehalten. Sie erhielten Altromin® Standard-Trockenfutter und Wasser ad libitum. Die Operation wurde unter Vollnarkose durch Gabe von Ketanest® und Rompun® i.m. in der Mischspritze durchgeführt. Nach Rasur wurde von einer seitlichen Inzision durch das Septum intermusculare laterale das Femur dargestellt und mit einem 1,5-mm-Bohrer, der über eine Rollenpumpe und Innenbohrung ständig mit physiologischer Kochsalzlösung gekühlt wurde, ein Bohrloch bikortikal vom lateralen Aspekt eingebracht. In dieses Bohrloch wurde das Implantat dergestalt eingebracht, daß es beide Kortikales und den Markraum durchdrang. Nach Spülung des Wundsitus mit physiologischer Kochsalzlösung wurde eine adaptierende Naht der Faszie sowie eine Hautnaht vorgenommen. Bei jedem Tier wurden beide Seiten mit je einem Implantat versehen. Postoperativ erhielten die Tiere 20 mg Gentamycin als Antibiotikaprophylaxe sowie 0,5 ml Antiphlogisticum 30%^{R} als Analgetikum.

7, 14, 21 und 28 Tage nach der Operation wurden die Tiere geopfert. Untersuchungen wurden mit lichtmikroskopischen (LM) Methoden, mit der Histomorphometrie, der Rasterelektronenmikroskopie (SEM) und der Transmissionselektronenmikroskopie (TEM) sowie der in-situ-Hybridisierung (ISH) durchgeführt. Die Methoden der LM wurden kürzlich publiziert (Voigt et al. 1994), für die SEM s. Müller-Mai et al. (1990), für die TEM wurde in OsO_4 1% und Cacodylat-Puffer ohne zusätzliche Färbung fixiert, um intakte Interfaces zwischen dem Implantat und dem Knochen zu erhalten (Müller-Mai et al. 1995). Die in-situ-Hybridisierung wurde nach Fixierung in Formaldehyd und Entkalkung mit EDTA mit Digoxygenin-markierten Uridintriphosphat vorgenommen (Herbst et al. 1992, Müller-Mai et al. im Druck 1996).

Ergebnisse

Die lichtmikroskopische Untersuchung zeigte 7 Tage nach der Implantation Blutkoagel, hauptsächlich Erythrozyten, die bis in das Zentrum der Implantate reichten. Im äußeren Drittel war bereits Organisationsgewebe mit Fibroblasten, Kapillaren, Makrophagen und Osteoblasten sichtbar. Zwischen dem präexistenten Knochen und dem korralinen Implantat bestanden schon Brücken aus trabekulärem neu geformtem Knochen. Diese waren bereits mineralisiert und zeigten Osteoblasten mit Osteoid an ihren Oberflächen. Einige wenige Osteoklasten in Lakunen und multinukleäre Riesenzellen waren sichtbar.

Nach 14 Tagen hatte sich die Knochenneubildung bis in das Zentrum der Implantate erstreckt. Die Oberfläche der Implantate war teilweise unregelmäßig geformt als Folge von Degradationsvorgängen, insbesondere im Bereich des Markes. Viele Osteoblasten lagen aufgereiht über Osteoid auf neu gebildeten Trabekeln und auf der Oberfläche des Implantates. Im Bereich des Knochenmarkes war eine fortgeschrittene Degradation des Biomaterials sichtbar, jedoch auch eine Ablagerung von Knochen auf der Oberfläche des korralinen Materials.

Nach 21 und 28 Tagen postoperativ zeigte sich eine langsame Zunahme des Abbaues des Implantates im Kortex und im Knochenmark, während es zu einer Zunahme der Knochenneubildung im Kortex sowie zu deren Abnahme im Markbereich kommt, wo Weichgewebe und hämatopoetische Gewebe sich unmittelbar am Biomaterial etablierten. Unmittelbar aneinanderliegend waren Bereiche mit Knochenaufbau und Knochenabbau, dieses schien durch eine genaue örtliche Regulation der Zellaktivität in umschriebenen Bereichen hervorgerufen zu sein. Nach 21 Tagen, deutlicher nach 28 Tagen, war in den Poren des Implantates im Bereich des Markraumes ein Nachweis von hämotopoetischem Gewebe möglich. Im Bereich des präexistenten Knochens wurde die Dichte des neu gebildeten Knochens gesteigert, vermutlich durch die biomechanische Notwendigkeit der Verstärkung des durch das Bohrloch geschwächte Kortex.

Die histomorphometrischen Untersuchungen zeigten dann auch, daß im kortikalen Verlauf Knochen gebildet wurde, im Markraum jedoch das eingebrachte Biomaterial der Degradation anheim fiel. Statistisch (Wilkoxon-Test) zeigte sich nach 28 Tagen ein starker Trend ($p = 0,07$) bezüglich größerem Knochenkontakt am Implantat im Bereich des präexistenten Knochens als im Markraum. Im Gegensatz dazu waren mehr Weichgewebe (hämatopoetisches Gewebe) im Markraumbereich am Implantat als im präexistentem Knochen nachweisbar ($p = 0,07$). Osteoid und Osteoblasten waren ebenfalls im Bereich des Kortex am Implantat stärker nachweisbar als im Markraum ($p = 0,07$).

Diese lichtmikroskopischen Ergebnisse wurden bestätigt durch die ISH, wobei die gewählte Nachweismethode mit Digoxygenin bei Anwesenheit von m-RNA für Alpha-1 (I) Prokollagen ein hellrotes Signal im lichtmikroskopischen Bild ergab. Aufgrund der Entkalkung waren anstelle des Implantatmaterials Löcher in den Schnitten vorhanden. Das positive Signal für den Nachweis der m-RNA zeigte sich nach 7 Tagen in den als Osteoblasten identifizierten Zellen über Osteoid von neu gebildetem Knochen (Abb. 2) sowie auch in Lakunen von frisch umschlossenen Osteoblasten (d.h. Osteozyten). Ein gleiches Signal wurde in den Poren des Implantatmaterials auf der Oberfläche von neu gebildetem Knochen nachgewiesen. Eine Reaktion fehlte bei älteren, präexistenten Trabekeln. Einige wenige Zellen im Weichteilgewebe zeigten ebenfalls ein positives Signal wie auch wenige Zellen im Periost in der Nähe des Bohrloches.

Nach 14–28 Tagen war die Situation ähnlich, wobei jedoch die zu Osteozyten umgeformten, in Lakunen liegenden Zellen mehr und mehr negativ für die m-RNA für Alpha-1 (I) Prokollagen waren.

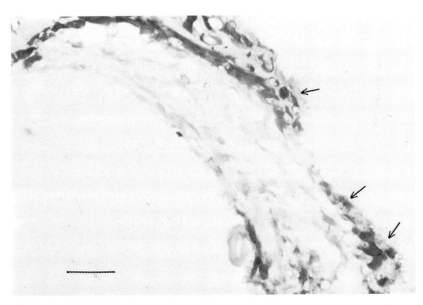

Abb. 2. Kräftiges (auf dem Original rotes) Signal für den Nachweis intrazellulärer Gentransskripte für m-RNA für Alpha-1 (I) Prokollagen (*Pfeile*) in Zellen über neugebildetem Trabekel. Lichtmikroskopie, *Balken* 30 µm

Die SEM- und TEM-Untersuchungen zeigten eine hohen Abbaurate des korallinen Kalziumkarbonats. Durch Auslaugungs- und Resorptionsphänomene kam es zur Ausbildung einer Mikrorauhigkeit mit aus der Oberfläche herausragenden Kristallen aus $CaCO_3$ Auf diesen entstanden – offensichtlich durch Osteoblasten gebildet – kleine globuläre Gebilde, außerdem fibrilläre Strukturen. Diese setzten vorzugsweise auf den Spitzen einzelner Kristalle an (Abb. 3). Auf diese Weise wurde ein dünner Film auf der Implantatoberfläche erzeugt. Diese Phänomene waren besonders gut nach 7 Tagen sichtbar. Nach 14 Tagen war die Situation ähnlich, bis dahin war der größte Teil des noch nicht von neu gebildetem Gewebe bedeckten Implantates durch Degradation aufgerauht. Nach 21 und 28 Tagen war der größte Teil der Oberfläche mit neu gebildetem Gewebe bedeckt, das auch mineralisierten Knochen enthielt oder auch Zellen, die in einer Schicht auf der Implantatsoberfläche wie Osteoblasten lagen.

Die TEM-Untersuchung zeigte, daß die Poren im Inneren des Implantatmaterials fast vollständig mit einem Gewebe gefüllt waren, das eine amorphe, mineralisiert erscheinende Substanz darstellte (Abb. 4). Die Knochenbindung an de Implantatoberfläche war durch die hohe Degradationsrate des $CaCO_3$ beeinflußt. Im Gegensatz zu langsamer degradierbaren Materialien wie z.B. Hydroxylapatit erfolgte die Bindung ohne eine amorphe afibrilläre Zwischenschicht, die von präosteoblastären Zellen gebildet wird (Müller-Mai et al. 1995, Zhou et al. 1994). Durch die hohe Degradation war die Bildung einer zusammenhängenden afibrillären, d.h. kollagenfreien Schicht aus den beschriebenen Globuli nicht möglich. Es kam zur direkten Insertion von neugebildeten Fasern an der Implantatoberfläche, die sukzessive mineralisierten. Nach 21 und 28 Tagen zeigte sich im Bereich von nicht knöchern bedecktem Material eine große Zahl von multinukleären Riesenzellen, unter denen zwischen Implantat und Zelle losgelöste Teile des

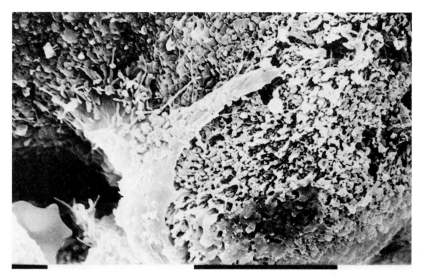

Abb. 3. Aufgerauhte Oberfläche des Materials nach Degradation. Ein Osteoblast exprimiert Fasern und globuläre Strukturen die auf den Spitzen der Oberfläche deponiert werden. SEM Untersuchung, *Balken* 10 µm

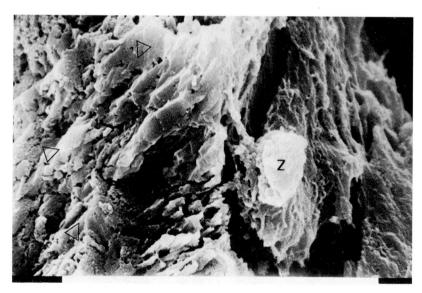

Abb. 4. Pore des Materials, hauptsächlich mit amorphem Material gefüllt (*Pfeile*), mit Zelle (Z) auf der Implantatoberfläche. Bruchfläche. SEM Untersuchung, *Balken* 10 µm

Implantatmaterials frei in der extrazellulären Matrix nachweisbar waren. Einige dieser Teilchen waren auch innerhalb der Zellen sichtbar. Diese Zellen bildeten an der Implantatoberfläche einen für Osteoklasten typischen Bürstensaum aus.

Diskussion

Die vorliegende Untersuchung zeigt, daß eine gerichtete Gewebeneubildung mit korallinem Kalziumkarbonat im Bereich des Knochens und Markraumes auftritt. Im Mark raum überwiegen resorptive Vorgänge sowie die Neuetablierung des hämatopoetischen Systems. Im Bereich des Knoches überwiegt der Knochenbau und die Ausbildung eines stabilen Interface. Außerdem konnte gezeigt werden, daß ein zum Teil degradierbares Material wie Kalziumkarbonat in der Kristallform des Aragonit offensichtlich einen anderen Knochenbindungsmechanismus als bekannte Biomaterialien, die langsamer degradiert werden, aufweist. Es entseht kein Gewebe zwischen Biomaterial und neu gebildetem Knochen, das frei von Fibrillen ist und an eine Zementlinie des lamellären Knochens erinnert.

Der hier dargestellte Mechanismus der Knochenbindung zeigt die Ausbildung einer feinsten Rauhigkeit der Oberfläche des implantierten Biomaterials und nachfolgender Deposition von kleinen rundlichen, verkalkenden Strukturen, die aufgrund der hohen Degradationsrate der Implantatoberfläche nicht konfluieren. Die kurz darauf einsetzende Kollagenproduktion führt zur direkten Insertion dieser fibrillären Strukturen an den Spitzen der Implantatrauhigkeit und mineralisiert nachfolgend auch durch die Mineralinduktion in Matrixvesikeln wie beim Geflechtknochen.

Konklusion

Kalziumkarbonat in der Form des Aragonit aus der Korallenspezies Porites zeigt ein unterschiedliches Abbauverhalten im Bereich von kortikalem Knochen und Markraum. Dieses Verhalten führt zur Etablierung von neuem Knochen im Kortexbereich sowie zur Resorption des Biomaterials im Markraumbereich. Im Gegensatz zu den bekannten Bindungsmechanismen von langsam degradierbaren Biomaterialien wie Hydroxylapatit oder Glaskeramik wird bei der Knochenbindung an Kaliumkarbonat keine Kittlinie gesehen, sondern der neugebildete Geflechtknochen erreicht direkt die Implantatoberfläche.

Literatur

1. Chiroff RT, White RA, White EW, Weber JN, Roy D (1977) J. Biomed Mater Res 11:165
2. Guillemin G, Patat J-L, Fournie J, Chetail M (1987) J Biomed Mater Res 21:557
3. Herbst H, Steinbrecher E, Niedobitek G, Young LS, Brooks L, Müller-Lantsch N, Stein H (1992) Blood 80:484
4. Müller-Mai C, Voigt C, Gross U (1990) Scanning Microsc 4:613
5. Müller-Mai C, Stubb SI, Voigt C, Gross U (1995) J Biomed mater Res 29:9
6. Müller-Mai C, Voigt C, Almeida Reis SR, Herbst H, Gross UM (1996) J Mater Sci: Mater Med 7 (im Druck)

7. Roudier M, Bouchon C, Rouvillan JL, Amédée J, Bareille R, Rouais F, Dupuy B, Kien P, Jeandot R, Basse-Cathalinat B J Biomed Mater Res (im Druck)
8. Voigt C, Merle C, Müller-Mai C, Gross U (1994) J Mater Sci: Mater Med 5:688
9. Zhou H, Chernecky R, Davies JE (1994) J Bone Mineral Res 9:367

Die Studie wurde unterstützt durch INOTEB, Paris, Frankreich

Stoffwechselregulation der Knochenzelle – Experimentelle Untersuchung zum Einfluß energiereicher Phosphate auf die Revaskularisation von corticalem Knochengewebe

J. Buchholz, A. Ekkernkamp, C. Josten, G. Muhr

Berufsgenossenschaftliche Krankenanstalten Bergmannsheil, Universitätsklinik, Bürkle-de-la-Camp-Platz 1, D-44789 Bochum

(Manuskript nicht eingegangen)

Forum: Experimentelle Unfallchirurgie II

Vorsitz: E. Neugebauer, Köln; H. Gerngroß, Ulm; J. M. Rueger, Frankfurt/M.

Organoapatite – eine Gruppe neuer Apatite zur gerichteten Geweberegeneration

C. Müller-Mai[1], R. Rahmanzadeh[1], M. Lubnow[2], C. Voigt[1], S. I. Stubb[3] und U. Gross[2]

[1] Abteilung für Unfall- und Wiederherstellungschirurgie, Klinikum Benjamin Franklin, Freie Universität Berlin, Hindenburgdamm 30, D-12200 Berlin
[2] Institut für Pathologie
[3] Department of Materials, Science and Engineering and Chemistry, University of Illinois at Urbana-Champaign, 1304 West Green Street, Urbana, Illinois 61801, USA

Einleitung und Zielsetzung

Hydroxylapatit wird seit Jahren in der Unfallchirurgie und in anderen medizinischen Fachrichtungen mit Erfolg klinisch angewendet. Dies beruht auf der ausgezeichneten Gewebsverträglichkeit des Materials und seinen knochenbindenen Eigenschaften [1, 2]. Die Degradationsrate unterschiedlicher Hydroxylapatite (HA) varriert in Abhängigkeit von den Materialeigenschaften wie z.B. Dichte, Verunreinigungen mit anderen Ca/P-Phasen, Mikro- und Makroporosität, Kristallinität aber auch der Größe einzelner HA-Partikel [2-4].

Apatitkristalle des menschlichen Knochens weisen in früheren Untersuchungen durchschnittliche Dimensionen von 25 x 3,5 nm auf [5]. Im Alveolarfortsatz wurden Längen von 47 nm gemessen [6]. Diese Angaben sind jedoch variabel und schwanken mit dem Alter und bei bestimmten Erkrankungen. Demgegenüber bestehen synthetisch hergestellte Apatite meist aus polygonalen gesinterten Partikeln, welche sich in Form und Größe deutlich vom Apatit des Knochens unterscheiden. Implantate in Knochen mit Partikelgrößen über 0,1 µm wurden jedoch nur spärlich degradiert [2]. Ähnliche Ergebnisse erzielten Zhang et al. [7] mit HA/β-Tricalciumphophatkeramik-Kompositen (70/30 Volumenprozent) mit Partikelgrößen um 0,5 µm. Hier wurden nur Oberfläche Degradationsphänomene an einzelnen oberflächlichen Partikeln beobachtet. Im Idealfall sollte ein Implantat bei guter Histokompatibilität die Regeneration organtypischen Gewebes nicht nur in der Implantatumgebung, sondern auch durch Ersatz des Implantates ermöglichen was bei ungenügender Degradation nicht geschehen kann. Somit verbliebe ein biomechanisch minderwertiges Implantat im Knochen.

Zielsetzung der hier vorliegenden Untersuchung war es daher eine neue Gruppe von HA mit einer dem menschlichen Knochen entsprechenden Kristallgröße sowie mit organischem Anteil zu entwickeln. Die organische Komponente sollte die Bindung von Medikamenten und eine Steuerbarkeit der Degradationsrate sowie Festigkeit erlauben. Die Einheilung und insbesondere der Abbau sollte autologen Knochen entsprechen und damit eine gerichtete Gewebsregeneration durch zuminest partiellen Ersatz des Implantates ermöglichen. Da bei partikulärem Zerfall fokal Entzündungsreaktionen in Interfacenähe beobachtet wurden, sollte eine HA-Charge mit antiinflammatorischem Zusatz hergestellt und geprüft werden.

Material und Methoden

Es wurden 3 Serien von je 5 HA-Implantaten (jeweils > 93% reiner HA) durch Präzipitation in wässriger Lösung und anschließender Kompression mit einer Kristallgröße um 10 x 50 nm produziert [8]. Ein 6. Implantat jeder Serie wurde zur Charakterisierung der Oberflächenstruktur rasterlektronenmikroskopisch untersucht. Die Prüfkörper waren zylindrisch und wiesen einen Durchmesser von 3,5 mm sowie eine Länge von 4 mm auf. Die Präzipitation erfolgte ohne organische Komponente (Nanoapatit, NA), in Gegenwart von 2-3% eines organischen Nanopeptids (Organoapatit, OA) oder in Gegenwart von Tyrosin, Hydroxyethylmethacrylat und Indometacin (Indoapatit, IA). Die Untersuchung erfolgte nach 28 d Liegezeit im spongiösen Knochen von Chinchilla-Kaninchen und entsprechender Präparation für die Lichtmikroskopie und Histomorphometrie wie im Detail in einer früheren Untersuchung beschrieben [9]. Eine Probe jeden Materials wurde für die Rasterelektronen- bzw. Transmissionselektronenmikroskopie wie beschrieben präpariert [2]. Histomorphometrisch wurden die Gewebeanteile im Interface vermessen. Die Implantation erfolgte aufgrund der geringen Festigkeit der verwendeten Materialien nicht press-fit in ein Bohrloch von 4 mm Durchmesser.

Ergebnisse

Nach 28 Tagen waren alle Materialien histologisch mit dem Knochen über direkt an der Oberfläche inserierende schlanke Trabekel verbunden. Der höchste Prozentsatz von Knochen an der Implantatoberfläche war bei IA zu finden (38,6%, Abb. 1). Kein signifikanter Unterschied bestand zwischen AO und NA mit 16,7 bzw. 13,9% (Tabelle 1). Der Abbau erfolgte über Auslaugung und partikulären Zerfall sowie durch Bioresorption

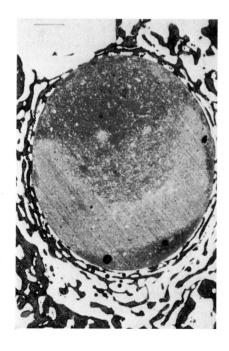

Abb. 1. In der Frontalebene leicht tangential getroffener IA-Zylinder. Schlanke neuformierte Trabekel im Bohrloch in Kontakt zur Implantatoberfläche. Alte, präformierte, dickere Trabekel um das Bohrloch herum, von Kossa/Fuchsin-Färbung, *Balken* 500 μm

Tabelle 1. Anteil von Knochen, Osteoid und Chondroid (Os/Ch) in % ± SEM (Schwankung des Mittelwertes) der Implantatoberfläche in Kontakt zu OA, NA und IA

	Knochen	Os/Ch
NA	13,9 ± 8	6,9 ± 2
OA	16,7 ± 7	4,6 ± 2
IA	38,6 ± 3	5,6 ± 0

durch osteoklastäre Zellen (Abb. 2–4), die in neugebildeten Lakunen der Implantatoberfläche lagen. In größeren Lakunen war oft trabekulärer Knochen neugebildet. Makrophagen waren in Implantatnähe insbesondere in Abschnitten mit partikulärem Zerfall, zu sehen und hatten partikuläres Implantatmaterial phagozytiert.

Rasterlektronenmikroskopisch konnte eine Veränderung der Implantatoberfläche im Vergleich zum präoperativen Zustand in umschriebenen Abschnitten nachgewiesen werden. Neben großflächigen Aufrauhungen der Oberfläche fanden sich Lakunen auf allen Implantaten (Abb. 3). In diesen waren z.T. große multi- und kleinere uninukleäre Zellen zu sehen (Abb. 4). Transmissionselektronenmikroskopisch entsprachen die multinukleären Riesenzellen in neuformierten Lakunen Osteoklasten. Die Implantatoberfläche wies in Kontakt zum Bürstensaum der Zellen eine deutliche Verminderung der Dichte im Vergleich zu anderen Implantatabschnitten auf (Abb. 4).

Diskussion

NA, OA und IA waren in den Knochenumbau einbezogen und nach dem Abbau durch trabekulären Knochen ersetzt. Der Abbau erfolgt durch passiver Prozesse wie Auslagerung und partikulären Zerfall aber auch durch zelluläre Resorption. Die zelluläre Re-

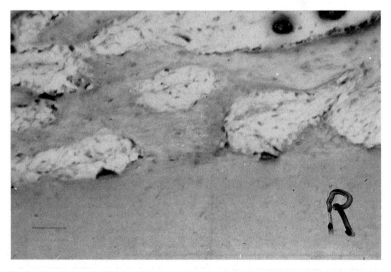

Abb. 2. NA-Zylinder (*unten*) mit füßchenförmigen Knochenkontakten. Dazwischen in neuformierten Lakunen mehrkernige Riesenzellen. Giemsa-Färbung, *Balken* 50 μm

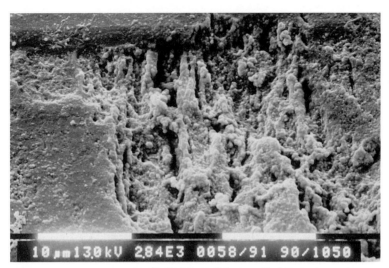

Abb. 3. Rasterelektronenmikroskopisches Bild einer OA Oberfläche nach Explantation. Neuformierte Lakune in der Implantatoberfläche, übrige Anteile der Oberfläche wie vor Implantation, *Balken* 10 µm

sorption war quantitativ stärker als bei HA mit größeren Einzelkristallen [2, 7]. IA band zu einem größeren Prozentsatz als NA und OA an Knochen was auf die verminderte periimplantäre zelluläre Reaktion durch die indometacinbedingte Hemmung der Cyclooxygenase erklärbar ist. Der Indometacinanteil wird durch Hydrolyse freigesetzt und wirkt über die Hemmung der Prostaglandinproduktion in Makrophagen aber auch in

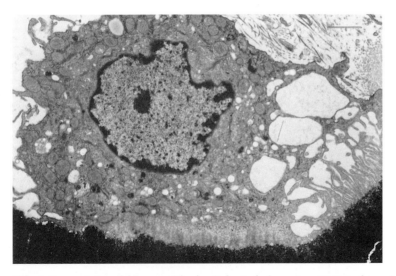

Abb. 4. Transmissionselektronenmirkoskopische Aufnahme eines OA-Interface mit uninukleärer resorbierender Zeller (an Serienschnitten geprüft). Bürstensaum der Zelle auf der Implantatoberfläche als OA-resorbierendes Organ. Implantatoberfläche dort mit verminderter Dichte im Vergleich zu anderen Implantatabschnitten. Uranylacatat und Bleicitratkontrastierung, *Balken* 3 µm

Osteoblasten, insbesondere von PG E_2. Es konnte gezeigt werden, daß Osteoblasten durch Interleucin 1 oder Tumornekrosefaktor die bei Aktivierung von Makrophagen z.B. nach Phagozytose produziert werden an der Kollagensynthese gehindert werden und bei Einwirkung genannter Substanzen ebenso wie Makrophagen Prostaglandine produzieren. Diese aktivieren Osteoklasten und verstärken die Degradation sowohl des HA-Implantats als auch des umgebenden Knochens [10, 11]. Neben Prostaglandinen können andere osteoblastäre Faktoren wie z.B. Interleucin 1 und 6 oder Tumornekrosefaktor alpha u.a. Osteoklasten stimulieren [11].

Die hier untersuchten Implantate eröffnen völlig neue Möglichkeiten. Durch den Zusatz organischer Komponenten kann das Verhalten im knöchernen Lager (Anbau, Degradation) in gewünschter Weise verändert werden, was durch die Bindung von Medikamenten wie Indometacin an die organische Komponente prinzipiell nachgewiesen wurde.

Literatur

1. Jarcho M (1981) Clin Orthop & Rel Res 157:259–278
2. Müller Mai CM et al. (1990) Scanning Microsc 4:613–624
3. Klein CPAT et al. (1985) Biomaterials 6:189–192
4. Müller-Mai CM et al. (1993) In: Ducheyne P, Christiansen D (eds) Butterworth Bioceramics, Vol. 6. Heinemann, London, pp 129–134
5. Posner A (1985) Clin Orthop & Rel Res 200:87–99
6. Cuisinier F et al. (1987) Calcif Tissue Int 40:332–338
7. Zhang J et al., Mater J (1994) Sci Mater in Med 5:243–251
8. Stupp SI, Ciegler GW (1992) J Biomed Mater Res 26:169–183
9. Müller-Mai C et al. (1989) J Biomed Mater Res 23:1149–1168
10. Nathan CF (1987) J Clin Invest 79:319–326
11. Greenfield EM et al. (1992) Calcif Tissue Int 51:317–323

Immunolokalisation von BMP-2/4 in der Embryonalentwicklung der Ratte. Spielt das Nervensystem eine Rolle in der Entwicklung des muskuloskeletalen Systems?

T. A. Schildhauer[1], M. P. Bostrom[2], J. M. Lane[3], V. M. Rosen[4] und G. Muhr[1]

[1] Chirurgische Klinik und Poliklinik, Berufsgenossenschaftliche Krankenanstalten Bergmannsheil, Universitätsklinik, Bürkle-de-la-Camp-Platz 1, D-44789 Bochum
[2] Hospital for special surgery, New York
[3] UCLA, Los Angeles
[4] Genetics Institute Cambridge

Einleitung

Bereits 1965 wies M. Urist eine osteoinduktive Proteinfamilie nach, die als 'Bone Morphogenetic Proteins' bekannt wurden. Mittlerweile sind neun BMPs identifiziert und deren humane komplementäre DNA bekannt.

Neben den osteinduktiven Eigenschaften wurde auch eine Rolle der BMPs als Signalproteine in der Embryonalentwicklung vermutet, da sie anderen embryonalen Signalproteinen, wie z.B. dem dVgr, DPP und Xenopus Bg1, sehr ähnlich sind. Ein indirekter Beweis dieser Vermutung wurde durch in-situ-Hybridisationstechniken gegeben, die BMP-2-, BMP-4- und BMP-6-RNA in verschiedenen embryonalen Organen und Geweben nachwiesen, wie z.B. im präkartilaginösen Mesenchym, Knorpel, Knochen, Herz, Integument, Hirn und Rückenmark.

Ein direkter Nachweis der BMP-Synthese im embryonalen Gewebe war allerdings erst mit der Entwicklung monoklonarer Antikörper gegen rhBMP-2 und rhBMP-4 möglich.

Daher war das Ziel dieser Studie die BMP-Lokalisation von BMP-2 und BMP-4 in der Embryonalentwicklung der Ratte in Abhängigkeit vom Entwicklungszeitpunkt und Gewebeart.

Materialien und Methodik

Vier schwangere Lewisratten wurden am 15., 17., 19. und 21. Tag post conceptionem eingeschläfert. Die Embryos wurden präpariert und bei –70 °C zur immunhositochemischen Untersuchung tiefgefroren.

Ein monoklonaler Antikörper für rekombinantes humanes BMP 2 und 4 wurde in Mäusen hergestellt. Die Spezifität des Antikörpers für BMP 2 und 4 wurde dann im Western Blot und Immunpräzipitationsessay überprüft. Es zeigte sich, daß der monoklonale Mausantikörper AbH3b2/17, IgG2A-kappa, spezifisch für rhBMP2 und rhBMP4 war, aber mit rhBMP-1, -3, -5, -6 und -7 nicht reagierte. Ebenso zeigte sich keine Kreuzreaktivität mit purifiziertem TGF-β-1.

Es wurden 5 μm dicke histologische Schnitte coronal und sagittal angefertigt. Danach wurden Standard-Avidin-Biotin-Immunoperoxidase Verfahren und H/E-Färbung angewandt, wobei von den Präparaten Parallelschnitte einerseits mit negativen Kontrollen mit normalem Mäuse IgG, und andererseits mit dem monoklonalen Antikörper hergestellt wurden. Schließlich wurde die Lokalisation von BMP-2/4 anhand der braunen Immunoperoxidasefärbung bestimmt.

Ergebnisse

Muskuloskeletales System
BMP-2/4 fand sich in den Lakunen der Chrondrozyten der sich entwickelnden flachen und langen Knochen. In Bereichen, in denen die Mineralisation schon stattgefunden hatte, wie z.B. in den Metaphysen der langen Knochen und Rippen, konnte nur noch ein schwacher Nachweis an BMP-2/4 geführt werden. Das Perichondrium um den Knorpel des sich entwickelnden Knochens zeigte eine ausgeprägte Anfärbung als Knorpel oder Knochen selbst.

Neben einer positiven BMP-2/4 Färbung im Knorpel und Knochen, fand es sich auch in den sich entwickelnden Bändern und Sehnen. Z.B. konnte BMP-2/4 über die gesamte Länge und die Ansätze des vorderen Kreuzbandes nachgewiesen werden. Die Anfärbung erschien extrazellulär um die spindelartigen Fibroblasten im Ligament. Ähnliche Anfärbung wurde auch am 19. Tage im Ansatzbereich der Patellasehne gefunden.

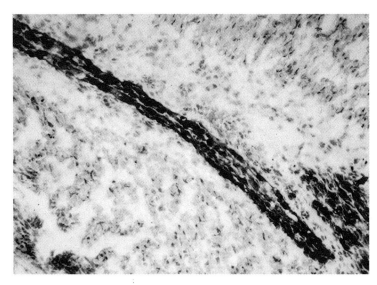

Abb. 1. Instensivste BMP-2/4 Anfärbung im Bereich des Nervus ischiadicus

Nervensystem
Überraschenderweise fand sich BMP-2/4 intensivst im zentralen und peripheren Nervensystem. Das Hirn selbst zeigte dabei keine Anfärbung, wohingegen am 19. Tag das Rückenmark, speziell die aszendierenden sensorischen Bahnen, intensiv angefärbt war. Allerdings fand sich die intensivste Färbung in den dorsalen Spinalganglien zwischen dem 15. und 21. Tag. Periphere Nerven in den Extremitäten (Abb. 1) zeigten ebenfalls die intensive Färbung wie auch kleiner Nerven in den Viscera. Die Intensität der Anfärbung schien sich mit dem Entwicklungstag im Nervensystem nicht zu verändern.

Andere Organsysteme
Zu allen Zeitpunkten war BMP-2/4 zu einem geringen Anteil im Peritoneum nachweisbar. Am 19. Tag war es in den Nebennieren und am 21. Tag im Urogenitaltrakt, besonders den Nieren, zu finden. BMP-2/4 war dabei jedesmal in der Umgebung von kleinen peripheren Nerven im Stützgewebe, nicht aber dem Organparenchym anwesend. Im Respirationstrakt, kardiovaskulären System und in der Haut fand sich kein BMP-2/4.

Diskussion

Nachdem schon in-situ-Hybridisationstechniken BMP-RNA in der Embryonalentwicklung nachwiesen, ist allerdings erst durch den monokonalen Antikörper der direkte Nachweis möglich gewesen. Im Vergleich zu diesen Studien war BMP-2/4 nicht in all den selben Geweben vorgefunden worden. Dies kann einerseits daran liegen, daß die nachgewiesene mRNA nur ein 'Precursor'-Protein kodierte, das durch den Antikörper nicht erkannt wird. Anderseits könnten auch BMP-2/4 in Geweben festgestellt werden, die vorher keine Färbung zeigten, vielleicht weil dort keine direkte Produktion über eine mRNA stattfand, sondern dieses erst sekundär 'antransportiert' wurde.

Obwohl BMP-2/4 in verschiedenen Geweben festgestellt wurde, war das auffälligste Ergebnis dieser Studie die intensivste Färbung im Nervensystem, intensiver als im muskuloskeletalen System. Das läßt grundsätzlich zwei Schlüsse zu:

1. BMP-2/4 hat eine vom skeletalen System unabhängige Funktion im Nervensystem im Sinne eines Wachstums- oder Differenzierungsfaktors ähnlich wie in der Knochenformation, oder wirkt dort als messenger Molekül.
2. BMP-2/4 ist an das BMP-2/4 im muskuloskeletalen System gebunden, und wirkt als Botenstoff, der durch das Nervensystem zur Verfügung gestellt wird, und damit eine Kontrollfunktion des Nervensystems in der Entwicklung erlaubt. Letztere Hypothese wird durch die Anwesenheit des BMP in den Spinalganglien und Ganglienzellen unterstützt.

Geht man von der zweiten Hypothese aus, so kann man eventuell durch weitere Forschung in diesem Bereich den Pathomechanismus von Erkrankungen im muskuloskeletalen System in Verbindung mit dem Nervensystem erklären, wie z.B. beim Sudeck'schen Syndrom oder heterotopen Ossifikationen.

Dabei sollten allerdings die möglichen Wirkmechanismen der BMPs mit in die Überlegungen einbezogen werden:

1. Aktivitätsänderung mit der lokalen Konzentration,
2. Unterschiedliche Wirkung in Abhängigkeit vom Vorliegen eines Homodimers oder einer Verbindung mit einem anderen BMP-Polypeptid,
3. Einfluß eines anderen Wachstumshormons, und
4. Aktivität in Abhängigkeit von einem autokrinen oder parakrinen Wirkmechanismus in Abhängigkeit von einem Zytoplasma- oder Membranrezeptor.

Literatur

1. Bostrom M, Lane JM, Berberian W, Missri A, Tomin E, Rosen V, Doty S, Glaser D (1995) Immunolocalization and expression of BMP 2 and 4 in fracture healing. Jor 13(3):357–367
2. Celeste A, Iannazzi J, Taylor R, Hewick R, Rosen V, Wang E, Wozney J (1990) Identification of transforming growth factor beta family members present in bone-inductive protein purified from bovine bone. Proc Natl Acad Sci USA 87:9843–9847
3. Jones C, Lyons K, Hogan B (1991) Involvement of BMP-4 and Vgr-1 in morphogenesis and neurogenesis in the mouse. Development 111:531–542
4, Lyons K, Pelton R, Hogan B (1990) Organogenesis and pattern formation in the mouse: RNA distribution patterns suggest a role of BMP-2a. Development 109:833–844
5. Rosen V, Wozney J, Wang E, Cordes P, Celeste A, McQuaid D, Kurtzberg L (1989) Purification and molecular cloning of a novel group of BMPs and localization of BMP mRNA in developing bone. Connect Tissue Res 20:313–319

Vergleichende Untersuchung zur Osteointegration von Knochenersatzstoffen im Tierexperiment

K. P. Günther[1], H.-P. Scharf[1], H.-J. Persch[2] und W. Puhl[1]

[1] Orthopädische Abteilung des RKU, Orthopädische Klinik mit Querschnittgelähmtenzentrum, Universität Ulm, Oberer Eselsberg 45, D-89081 Ulm
[2] Pathologisches Institut, Universtität Erlangen-Nürnberg

Zur Auffüllung knöcherner Defekte in Orthopädie und Traumatologie sind mitunter große Mengen an Knochentransplantaten erforderlich. Die Entnahme körpereigener Spongiosa (autogene Transplantation) ist für Patienten mit den Risiken und Nachteilen eines zusätzlichen Eingriffes (Hämatom, Infektion, Schmerzen, Narbenbildung) behaftet [1, 2, 3]. Zudem macht die begrenzte Verfügbarkeit eine Verwendung in ausgedehnten Defektsituationen häufig unmöglich. Der alternative Einsatz kältekonservierten Spenderknochens (allogene Transplantation) birgt jedoch ohne aufwendige Screeningmaßnahmen [4] das nicht unerhebliche Risiko einer Übertragung infektiöser Erkrankungen [5, 6, 7, 8]. Auf der Suche nach geeigneten Alternativen sind auch unterschiedliche Knochenersatzstoffe synthetischer oder biologischer Herkunft entwickelt worden. Aufgrund uneinheitlicher Versuchsmodelle und Untersuchungstechniken fällt ein unmittelbarer Vergleich einzelner Substanzen sehr schwer. Deshalb sollte in der vorliegenden Arbeit ein Vergleich unterschiedlicher Knochenersatzstoffe hinsichtlich ihres Einwachsverhaltens im standardisierten Defektmodell des Kaninchen-Femurkondylus erfolgen.

Material und Methodik

Im Rahmen eines genehmigten Tierversuches (AZ211-253.02-91/11) wurden bei 53 halbjährigen weißen Neuseeländer-Kaninchen (Durchschnittsgewicht 3,27 kg) insgesamt 105 zylindrische Bohrlöcher mit einem Durchmesser von 5,4 mm in jeweils beide Femurcondylen gesetzt [9]. Der jeweils rechte und linke Femurkondylus eines Tieres wurde randomisiert einer der insgesamt 5 Versuchsgruppen sowie 7 unterschiedlichen Tötungsterminen [2, 4, 6, 8, 12, 26 und 52 Wochen p.op.] zugeordnet. Die Überprüfung von jeweils 3 Lochtests pro Versuchsgruppe und Tötungstermin machte eine Gesamtzahl von 105 Lochtests erforderlich.

Versuchsgruppen

Die Substanzdefekte wurden in Pressfittechnik mit 3 unterschiedlichen Knochenersatzstoffen aufgefüllt.
  Es erfolgte die Implantation eine korallinen Hydroxylapatitgranulates (Interpore 200®[1], n = 21) welches durch hydrothermale Konvertierung aus dem natürlichen Kalziumkarbonatskelett von Steinkorallen gewonnen wird. Die Korngröße des Gamma sterilisierten Biomatrix-Granulates liegt zwischen 0,5–1,0 mm.

---

[1] Interpore Int., Irvine, California (Vertrieb: Herdlicka Medizintechnik GmbH, 80801 Fürstenfeldbruck).

In weitere 21 Femurcondylen wurde synthetisches Hydroxylapatit (Friabone®[2] mit einer Korngröße von 1,5-2,0 mm nach Autoklavierung (120 °C über 12 min) eingebracht.

Weiterhin wurde synthetisch hergestelltes Trikalziumphosphat (Ilmaplant-R1®[3] bzw. BioBase®[4], n = 21) appliziert, welches bei einer Korngröße von 0,5-1,0 mm eine Kalziumphosphat-Oberfläche aufweist und ebenfalls dampfsterilisiert wird.

Als Kontrolle diente die Lehrlochbohrung ohne Einbringung eines Knochenersatzstoffes (n = 21) und die Implantation allogener kältekonservierter Kaninchenspongiosa (n = 21): nach Entnahme von Spongiosazylindern aus beiden Femurcondylen bei gleichaltrigen weißen Neuseeländer-Kaninchen 3 Monate vor Besuchsbeginn erfolgte eine Kryokonservierung bei −78 °C bis zur Implantation.

Versuchsauswertung

Die histomorphologische Untersuchung des Einwachsverhaltens erfolgte an unentkalkten Methylmetacrylat-Dünnschnitten bzw. -schliffen nach Goldner-Trochrom-Färbung [10].

Zuätzlich wurde eine histomorphometrische Analyse 4, 8, 12 und 26 Wochen p. op. vorgenommen, um einen quantitativen Vergleich der Knochenregeneration unter dem Einfluß der verschiedenen Substanzen zu ermöglichen. Hierzu erfolgte am halbautomatischen Bildanalysesystem eine Messung der durchschnittlichen Fläche neugebildeter Spongiosa im Verhältnis zur Transplantat- bzw. Implantatfläche und zur gesamten Meßfläche [11, 12]. Die Berechnung der „volumetrischen Dichte" (Vv) von untersuchten Implantaten und neugebildeter Spongiosa ermöglicht einen zeitlichen Überblick über das Resorptions- bzw. Remodelling-Verhalten des Implantat-Knochen-Verbundes. Die gleiche Strukturanalyse wurde zusätzlich bei 24 unbehandelten (nativen) Femurcondylen von gleich alten Kaninchen desselben Stammes durchgeführt, um damit eine originäre Spongiosastruktur am Ort der Implantation im Tierexperiment zu definieren und mit Umbauveränderungen nach Applikation der Versuchssubstanzen vergleichen zu können.

Ergebnisse

Nach Applikation von synthetisch hergestelltem Hydroxylapatitgranulat (Friabone®), korallinem Biomatrix-Granulat (Interpore 200®) und synthetischem Trikalziumphosphat (Ilmaplant-R1® bzw. BioBase®) zeigt sich im gesamten Beobachtungszeitraum ein recht ähnliches Bild: Bereits 2 Wochen p. op. erfolgt eine ringförmig vom Bohrlochrand ausgehende Knochenneubildung mit Einschluß randständiger Granulatkörner, die im weiteren Verlauf nach 4 Wochen zu einer vollständigen Durchbauung auch im Zentrum der meisten Implantate führte. Der neugebildete Knochen umgibt die Granulatkörner tapetenartig und die Spongiosatrabekel liegen der Implantatoberfläche unmittelbar auf, ohne daß eine bindegewebige Zwischenschicht erkennbar wäre. Nach dieser zeit bleibt eine wesentliche Veränderung sowohl der Gesamtmenge wie auch der Struktur des neugebildeten Knochens aus. Frühe Resorptionsvorgänge im Bereich des angelagerten Kno-

---

[2] Friedrichsfeld GmbH, 68165 Mannheim.
[3] ASM 68 K, Leitz Wetzlar GmbH, 35585 Wetzlar.
[4] Ehemals Illmenauer Glaswerke GmbH, O-3693 Illmenau (Jetzt: Biovision GmbH, 98693 Illmenau).

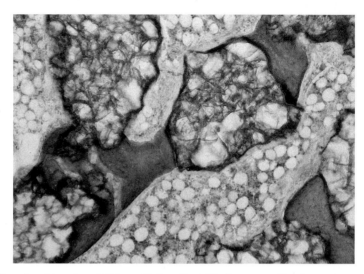

Abb. 1. Trikalziumphosphat (Ilmaplant-R1® bzw. Biobase®) 52 Wochen p. op: Knöcherne Integration des Implantat-Granulats ohne wesentliche Resorption, Ausbildung von sekundärem Fettmark und blutbildendem Mark (10fache Vergr., Masson-Goldner)

chens durch vereinzelte Osteoklasten und wenige Osteoblastenlayer sind zwar Hinweise auf ein spärliches Remodelling, jedoch ist eine nennenswerte Resorption von synthetischem und korallinem Hydroxylapatit nicht erkennbar. Auch beim oberflächenmodifizierten Trikalziumphosphat zeigt sich keine wesentliche Abnahme der Keramikmenge 26 und 52 Wochen p. op. (Abb. 1). Bei allen Ersatzstoffen läßt sich eine Ausreifung von Fettmark und blutbildendem Mark aus anfangs zellreichem Bindegewebe in nicht ossifizierten Bereichen etwa ab der 6. Woche p. op. nachweisen.

Bei den in der Kontrollgruppe mit kryokonservierter allogener Spongiosa behandelten Tieren zeigt sich ein vollständig anderes Bild: Auch hier beginnt die knöcherne Integration durch eine initiale Ausbildung von Geflechtknochen zunächst an der Peripherie der Transplantatzylinder 2 Wochen p. op., jedoch verläuft der weitere Durchbau bis ins Zentrum deutlich langsamer.

Nach der knöchernen Integration avitaler Transplantattrabekel über den gesamten Querschnitt 6–8 Wochen p. op. folgt ein sekundärer osteklastärer Abbau der Transplantatbälkchen. Dies führt zu einem fortschreitenden Remodelling über einen Zeitraum von 12–26 Wochen p. op. und resultiert in einem vollständigen Umbau der Prüfkörper. Letztendlich folgt die Wiederherstellung einer trabekulären Architektur ähnlich der Spongiosastruktur im unbehandelten Kondylus (Abb. 2).

Nach Lehrlochbohrungen kommt es im gesamten Beobachtungszeitraum bei 7 Tieren zu einer dezenten Knochenneubildung in den Randpartien und in 2 Fällen hat nach 2 bzw. 26 Wochen p. op. auch im Bohrlochzentrum eine geringe Knochenregeneration eingesetzt. Bei den verbleibenden Lehrlochbohrungen ist am Ende des Versuchszeitraumes der Defekt frei von Knochen und wird mit fettzellreichem sekundärem Knochenmark aufgefüllt.

Die histomorphometrischen Untersuchungsergebnisse sind als Boxplot-Diagramm in Abb. 3 dargestellt (Angabe von Median, 75. bzw. 25. Perzentil als Kästchengrenze und 90. bzw. 10. Perzentil als Linienpunkte). Die volumetrische Dichte des Verbundes aus

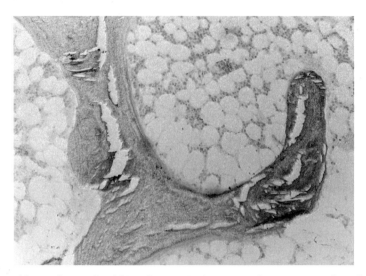

Abb. 2. Allogene kryokonservierte Spongiosa 52 Wochen p. op.: Im ehemaligen Bohrlochbereich abgeschlossener Umbau der avitalen Transplantatbälckchen zu lamellärer Spongiosa mit Auffüllung des intertrabekulären Raumes durch sekundäres Knochenmark (10fache Vergr., Masson-Goldner)

Prüfkörper und neugebildeter Spongiosa liegt über dem gesamten Untersuchungszeitraum bei den Keramiken deutlich über den Vergleichswerten für allogene kryokonservierte Transplantate. Mit abgeschlossenem Remodelling kommt es bei den Transplantaten der Kontrollgruppe nach 26 Wochen zu einer volumetrischen Dichte (Median 19,5%), die sich nur unwesentlich von den Vergleichswerten in unbehandelten, nativen Femurkondylen (16,2%) unterscheidet. Die fehlende Resorbierbarkeit der Keramiken

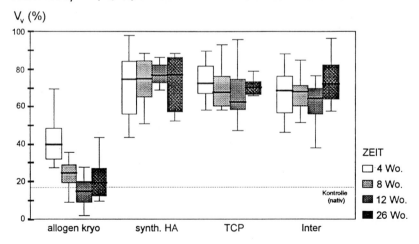

Abb. 3. Volumetrische Dichte (V_v) von allogenen kryokonserviertem Transplantat, synthetischem Hydroxylapatit (*HA*), Trikalziumphosphat (*TCP*) und korallinem Granulat (*Inter*) im Beobachtungszeitraum. Referenzlinie (Kontrolle nativ) mit Angabe der volumetrischen Dichte in unbehandelten, nativen Femurkondylen bei gleichaltrigen Tieren

resultiert in Dichtewerten von 70,4% (Trikalziumphosphat) bis 77,1% (synthetisches Hydroxylapatit) 26 Wochen p. op.

Diskussion

In Übereinstimmung mit anderen Autoren [9, 13, 14, 15] haben die vorliegenden Untersuchungen gezeigt, daß ohne spontane knöcherne Auffüllung der Lehrlochbohrungen in der Kontrollgruppe das gewählte Modell zur Bearbeitung der aufgeworfenen Fragestellung geeignet ist.

In Kenntnis der beim Kaninchen beschleunigt ablaufenden Reparationsvorgänge [16] wurde als zusätzliche Kontrolle die Implantation kryokonservierter allogener Spongiosa vorgenommen. Die bei der Inkorporation festgestellten Umbauvorgänge decken sich mit den Beobachtungen anderer Untersucher [9, 17, 18] und zeigen einen vollständigen knöchernen Umbau des Transplantates über den Beobachtungszeitraum mit Wiederherstellung einer originären Spongiosastruktur.

Mit der Transplantation allogener Spongiosa ist im klinischen Bereich die potentielle Übertragung infektiöser Erreger verbunden [5, 6, 7, 8]. Deshalb werden zunehmend synthetische bzw. semisynthetisch hergestellte Knochenersatzstoffe angeboten. Bei diesen Substanzen soll ein stoffschlüssiger Knochenanbau („Bonding") durch die Proteinabsorption und Anlagerung von Osteoblasten an eine primär das Implantat bedeckende biologische Apatitschicht erfolgen [20, 21, 22]. Nachdem bereits in vorangegangenen in-vitro-Studien eine gute Zellverträglichkeit der verwendeten Keramiken dokumentiert worden war [23], bestätigen die vorliegenden tierexperimentellen Ergebnisse eine rasche und vollständige knöcherne Integration der Prüfkörper.

Während eine ausbleibende Resorption der Prüfsubstanzen bei den als langzeitstabilen Implantaten geltenden korallinen und synthetisch hergestellten Hydroxylapatitkeramiken zu erwarten war [19, 24, 25, 26], gelten Trikalziumphosphatkeramiken als abbaubar [19]. In der vorliegenden Untersuchung kommt es im Verlauf der ersten 12 Monate nach Applikation von granulärem Alpha-Trikalziumphosphat jedoch erstaunlicherweise nicht zu einer nennenswerten Resorption der Substanz. Unterschiedliche Versuchsergebnisse zur Geschwindigkeit des Abbaus von Trikalziumphosphat [26, 27, 28, 29] sind möglicherweise auf Unterschiede in Zusammensetzung und Struktur der Substanz sowie unterschiedliche pyhsiologische Eigenschaften der Implantationsorte und Tiermodelle zurückzuführen. Möglicherweise liegt das von uns beobachtete Ausbleiben einer Resorption an der initial raschen und weitgehend vollständigen knöchernen Ummantelung, die zu einer Integration des Granulates in ein trabekuläres Netzwerk führt. Damit bleibt ein längerfristiger Kontakt mit flüssigem Milieu, in dem eine chemische Auflösung der Substanz denkbar wäre, aus.

Nach Schenk [30] stellen Ersatzstoffe, die nach 6 Monaten im Tierversuch noch nicht substituiert sind, keine echte Alternative zu autogener Spongiosa dar. Die Geschwindigkeit des osteoklastären Abbaus eines Implantates sollte dem Umbau des Knochengewebes angeglichen sein, um einen Einbruch des Leitgerüstes durch zu leichte Resorbierbarkeit oder aber dessen übermäßig lange Persistenz bei schlechter Resorbierbarkeit und die daraus resultierende Beeinträchtigung des Aufbaus einer normalen Knochenstruktur zu vermeiden. Die vorliegenden Ergebnisse jedoch zeigen bei allen verwendeten Knochenersatzstoffen ein schnelles knöchernes Einwachsverhalten bei anschließend ausbleibendem Remodelling in Folge fehlender Resorbierbarkeit. Damit liegt die volumetrische Dichte des Verbundes aus Prüfkörper und neugebildeter Spongiosa zu Ende des Versuchszeitraumes wesentlich höher als bei kryokonservierten allogenen Transplantaten und nativen, unbehandelten Femurcondylen.

Die untersuchten Hydroxylapatitkeramiken und korallinen Knochenersatzstoffe sind damit zusammenfassend als langzeitstabile Implantate zu betrachten, deren verzögerte Resorbierbarkeit einem gewünschten Bone-Remodelling am Implantationsort mit Ausbildung einer individuellen und den örtlichen biomechanischen Anforderungen angepaßten Spongiosastruktur im Wege steht.

Literatur

1. Gerngross H, Burri C, Kinzl L, Merk J, Müller GW (1982) Komplikationen an der Entnahmestelle autologer Spongiosatransplantate. Akt Traumatol 12:146-152
2. Younger EM, Chapman MW (1989) Morbidity at bone graft donor sites. J Ortho Trauma 3:192-195
3. Grob D (1989) Autologous bone grafts: Problems at the donor site (Abstract). In: Aebi M, Regazzoni P (eds): Bone transplantation. Springer, Berlin Heidelbart, S. 245
4. Wissenschaftlicher Beirat der Bundesärztekammer (1990) Richtlinien zum Führen einer Knochenbank. Dt Ärzteblatt 87:41-44
5. Buck BE, Malinin TI, Brown MD (1989) Bone transplantation and human immunode ficiency virus: an estimate or risk of aquired immunodeficiency syndrome (AIDS). Clin Orthop 240:129-136
6. Center of Disease Control (1988) Transmission of HIV through bone transplantation. JAMA 260:2487-2488
7. Seipp HM (1991) Zur Hygiene von Knochenbanken: III. Biomechanische und thermodynamische Untersuchungen an wärmebehandelten Spongiosa-Blocktransplantaten. Hyg+Med 16:299-316
8. Tomford WW, Starkweather RJ, Goldman MH (1981) A study of the clinical incidence of infection in the use of banked allograft bone. J Bone Joint Surg 63A:244-248
9. Katthagen BD (1986) Knochenregeneration mit Knochenersatzmaterialien. In: Rehn J, Schweiberer L, Tscherne H (Hrsg) Hefte zur Unfallheilkunde, Springer, Berlin Heidelberg, 178:54-151
10. Schenk RK, Olah AJ, Herrmann W (1991) Preparation of calcified tissues for light microscopy. In: Dickson GR (ed) Methods of calcified tissue preparation. Elsevier, Amsterdam, pp. 23-35
11. Merz WA, Schenk RK (1970) Quantitative structural analysis of human cancellous bone. Acta Anat 75:54-66
12. Pesch HJ, Henschke F, Seibold H (1977) Einfluß von Mechanik und Alter auf den Spongiosaumbau in Lendenwirbelkörpern und im Schenkelhals. Virchows Arch A Path Anat and Histol 377:27-42
13. Schenk RK, Willenegger HR (1977) Zur Histologie der primären Knochenheilung. Unfallheilkunde 81:219-225
14. Nizard M (1981) Knochengewebsneubildung durch Collagen-Apatit-Implantation, Habilitationsschrift, Universität Homburg
15. Schlickewei W, Paul C (1991) Experimentelle Untersuchungen zum Knochenersatz mit bovinem Apatit. In: Huggler AH, Kuner EH (Hrsg) Hefte zur Unfallheilkunde, Springer, Berlin Heidelberg, 216:59-69
16. Wissing H, Stürmer KM, Breidenstein G (1990) Die Wertigkeit verschiedener Versuchtierspecies für experimentelle Untersuchungen am Knochen. In: Probst J (Hrsg) Hefte zur Unfallheilkunde, Springer, Berlin Heidelberg, 212:479-488
17. Glimcher MJ, Kato F, Ninomia S, Hirotani H, Suzuki T, Miyaji N, Eguro H, Landis WJ, Shaprio F (1983) The biology of bone healing and the repair of auto graft, allograft and xenograft metatarsal-phalangeal joint transplants in rab bits. In: Friedländer GE, Mankin JH, Sell KW (eds) Osteochondral allografts. Biology, banking and clinical application. Little, Brown & Co. Boston Toronto, pp 9-36
18. Burchardt H (1991) Biological and biomechanical differences between autogenious and allogenic bone grafts (Abstract). 1st European Conference on Tissue Banking and Clinical Application, proceedings p 37

19. Spector M (1991) Charakterisierung biokeramischer Kalziumphosphat-Implantate. In: Huggler AH, Kuner EH (Hrsg) Hefte zur Unfallheilkunde, Springer, Berlin Heidelberg, 216:11-22
20. Osborn JF (1985) Implantatwerkstoff Hydroxylapatitkeramik. Grundlagen und klinische Anwendung. Quintessenz Verlags-GmbH, Berlin, S 41-60
21. Kokubo T, Ito S, Huang ZT, Hayashi T, Sakka S (1990) CaP-rich layer formed on high strength bioactive glass-ceramic. J Biomed Mat Res 24:331-334
22. Damien CJ, Ricci HL, Christel P, Alexander H, Patat JL (1993) In vivo calcium phosphate-rich layer formation on natural coral (Abstract). 3rd Conference of the European Orthopaedic Research Society, proceedings p 59
23. Günther KP, Scharf HP, Puhl W (1993) In-vitro-Toxizitätstestung von Biokeramiken und Knochentransplantaten in der Fibroblastenkultur. Biomed Technik 38:249-254
24. Holmes RE, Buchholz RW, Mooney V (1987) Porous hydroxiapatite as a bone graft substitute in diaphyseal defects: A histometric study. J Orthop Res 5:114-121
25. Kühne JH, Bartl R, Frisch B, Hammer C, Jansson V, Zimmer M (1994) Bone formation in coralline hydroxyapatite. Effects of pore size studied in rabbits. Acta Orthop Scand 65:246-252
26. Egglie PS, Müller W, Schenk RK (1988) Porous hydroxyapatite and tricalciumphosphate cylinders with two different pore size ranges implanted in the cancelous bone of rabbits. Clin Orthop 232:127-138
27. Meiss L (1991) Experimentelle Untersuchungen und klinische Ergebnisse zur Stimulation der Knochenregeneration mit zerkleinerter Kortikalis und porösen Kalziumphosphatkeramiken. In: Huggler AH, Kuner EH (Hrsg) Hefte zur Unfallheilkunde, Springer, Berlin Heidelberg, 216:85-87
28. Thieme V, Müller EI, Mägdefessel U, Raabe G, Berger G (1988) Zur Füllung zystischer Knochendefekte mit oberflächenmodifiziertem alpha-Tricalciumphosphat. Dtsch Z Mund Kiefer GesichtsChir 12:18-24
29. Hein W, Bartels T (1992) Langzeitergebnisse nach Implantation von alpha-Tricalciumphosphat in der Orthopädie (Abstract). Osteologie 1, Supp. 1:28
30. Schenk RK (1991) Zur Problematik der Knochenersatzstoffe: Histophysiologie des Knochenumbaus und der Substitution von Knochenersatzstoffen. In: Huggler AH, Kunder EH (Hrsg) Hefte zur Unfallheilkunde, Springer, Berlin Heidelberg, 216:59-69

Freisetzung proteolytischer Enzyme in der Folge von Kniegelenkstraumen – Kann damit die Langzeitentwicklung von Knorpelschaden prognostiziert werden?

L. Erlacher, R. Maier, W. Woloszcuk, W. Graninger und V. Vécsei

Abteilung für Rheumatologie I, Klinik für Innere Medizin III, Universitätsklinik für Unfallchirurgie, Währinger Gürtel 18-20, A-1190 Wien

(Manuskript nicht eingegangen)

Biomechanische Wirksamkeit eines autogenen Meniskusersatzes aus einem fascienumscheideten Knochen-Band-Knochen-Präparat der Patellarsehne

G. Metak[1,2], M. A. Scherer[1], C. Stephan[1], G. Blümel[1]

[1] Institut für Experimentelle Chirurgie, Technische Universität München, Ismaninger Straße 22, D-81675 München
[2] Abteilung für Allgemein- und Unfallchirurgie, Städtisches Krankenhaus München-Bogenhausen

Einleitung

Der Bedeutung der Menisci für die Integrität des Kniegelenkes wird zunehmend durch Meniskusnaht und durch sparsamere Resektionstechniken Rechnung getragen. Der komplette Meniskusverlust nach komplexen Meniskusläsionen führt unausweichlich in die Arthrose. Für diesen Fall steht derzeit noch kein allgemein anerkanntes biomechanisch überprüftes Verfahren zum Meniskusersatz zur Verfügung. Die überwiegende Zahl der publizierten Ergebnisse zum Meniskusersatz bezieht sich auf allogene Meniskustransplantationen [7]. Jedoch bergen die frischen oder kältekonservierten allogenen Transplantate das Risiko einer Krankheitsübertragung, was diese für einen nicht vitalen Gewebsersatz disqualifiziert. Alle Meniskusprothesen sind bisher fehlgeschlagen.

Theoretische Vorgaben

Ein ideales Meniskustransplantat sollte kein Infektionsrisiko in sich bergen, muß möglichst alle biomechanischen Funktionen des ursprünglichen Meniskus übernehmen und soll insbesondere eine Knorpelprotektion bewirken. Autogenes Gewebe hat dieses Infektionsrisiko nicht.

Als Grundlage des Neomeniskus dient das mittlere Patellarsehnendrittel mit patellarer und tibialer Knochenschuppe, wie es sich für die Kreuzbandrekonstruktion bewährt hat. Die Verlaufsrichtung der Patellarsehnenfasern entspricht der zentralen und überwiegend longitudinalen Orientierung der Meniskusfasern. Die beiden Knochenblöcke erlauben die tibiale knöcherne Verblockung des Transplantates und sollen so die physiologische Umwandlung der Druckspannung in Zugspannung ermöglichen. Die oberflächlich zirkulär verlaufende Gewebsschicht des Meniskus wird durch einen autogenen Fascia lata-Streifen vom ipsilateralen Oberschenkel imitiert. Die Patellarsehne wird mit

Tabelle 1. Voraussetzungen zum autogenen Meniskusersatz

Aufbau bzw. Funktion des Meniskus	wird erreicht durch
longitudinale Kollagenfasern	Patellarsehne
stabile Verankerung	Knochenblöcke
oberflächliche Schicht	Fascia lata
Übernahme von Zugspannung	Vorspannung
Quervernetzung der Schichten	Vernarbung im subkutanen Lager

diesem umhüllt. Die notwendige Vernarbung zwischen Sehne und Hüllfascie wird durch Subkutanverlagerung des präparierten Transplantates und erst spätere, zweizeitige Implantation erreicht. Als am günstigsten hat sich dabei in Vorversuchen [2] eine 8 bis 10wöchige Konditionierungsphase erwiesen (Tabelle 1).

Zielsetzung

Tierexperimentelle Überprüfung der biomechanischen Wirksamkeit eines Meniskusersatzes aus Patellarsehne und Fascia lata am Schafsmodell.

Material und Methoden

Nach Versuchsgenehmigung wurde bei 22 weiblichen Merinoschafen in Inhalationsanästhesie entweder der linke Innenmenikus entfernt ($n = 7$) oder primär durch ein subcutan konditioniertes autogenes mit Fascia lata umscheidetes Patellarsehnentransplantat mit anhaftenden Knochenblöcken ersetzt ($n = 8$) bzw. erst sekundär 6 Monate nach Meniskektomie ($n = 7$). Als Kontrolle dienten 28 nicht operierte Kniegelenke. Nach 1jähriger Überlebenszeit wurden die Tiere geopfert.

Zwei prinzipiell verschiedene biomechanische Testverfahren wurden durchgeführt:
1. Zerstörende Testung von Stanzproben aus Menisci bzw. Meniskustransplantaten und Patellarsehne.
2. Kompressionsmessungen im Sinne der axialen Translation am Knochen-Band-Präparat des Kniegelenkes in 60° Flexion

Zerreißtests von Stanzproben

Nach Sektion wurden Stanzproben mit einer Sollbruchstelle von 1 mm² aus allen Transplantaten, nativen Patellarsehnen und Menisci getestet. Die Proben wurden dabei aus der Pars intermedia parallel zur Hauptfaserorientierung der Menisci gewonnen. Die Proben wurden in der Materialprüfmaschine bei einer freien Einspannlänge von 2 mm mit einer Vorschubgeschwindigkeit von 5 mm/min bis zum Materialversagen unter Zug gesetzt. Bestimmt wurden die Reißfestigkeit und die maximale Steifigkeit (N/mm). Bei den Zerreißtests wurden grundsätzlich mindestens 2 Stanzproben aus dem gleichen Präparat von benachbarter Lokalisation getestet. Das Gewebe wurde innerhalb von 2 Stunden nach Entnahme frisch untersucht.

Kompressionstests

Dazu wurden Knochen-Band-Präparate mit jeweils 15 cm langem Ober- bzw. Unterschenkelschaft in rechteckigen Stahlformen mit Epoxidharz (Ureol® Firma Ciba Geigy) eingegossen. Femur und Tibia wurden in einem Winkel von 60° zur Horizontalen eingespannt, sodaß eine Kniebeugung von 60° resultiert. Dieser Winkel wurde anhand von Röntgenaufnahmen von stehenden Schafen als beste Näherung an den physiologischen Winkel im Stand des Schafes festgelegt. Unter einer Vorschubgeschwindigkeit von

10 mm/min wurden in der Universalprüfmaschine vertikal Druckkräfte bis 350 N aufgewendet, Die Messung erfolgte nach 5 Vorlaufzyklen. Aus der Hystereseschleife wurden die axiale Translation bei 70 N (t70 in mm), bei 350 N (t 350 in mm), die Compliance bei 350 N (N/mm) und die Steifigkeit zwischen 300 und 350 N (N/mm) abgeleitet. Ein modifizierter Compliance Index (mci) wurde als t 350 minus t 70 definiert.

Aufgetretene Knorpelschäden wurden nach einer modifizierten Einteilung von Fründ klassifiziert. Die Quantifizierung erfolgte anhand der makroskopischen Beurteilung nach Opferung der Tiere und Eröffnung des Kniegelenkes anhand eines eigens entwickelten Chondromalazie-Scores, in den Ausmaß und Schweregrad der Knorpelschäden eingehen. Dieser kann Werte für das Gesamtkniegelenk zwischen 0 (vollkommen intakter Knorpel) und 1800 (in allen Kompartimenten komplett zerstörter Knorpel) ergeben.

Ergebnisse

Vorversuche

Die Testung von Stanzproben aus allen zum Meniskusersatz konditionierten Patellarsehnen – Fascia lata –Transplantaten (jeweils 2 Transplantate nach 2, 3, 4, 6, 8, 10 und 12 Wochen) hatte ergeben, daß es in den ersten Wochen zu einem nicht signifikanten Abfall von Festigkeit und Steifigkeit kommt. Von der 4. Woche bis zum längsten Beobachtungszeitpunkt nach 12 Wochen bleiben die Werte etwa auf dem gleichen Niveau.

Zerreißtests von Stanzproben

Die Reißfestigkeit nativer Innenmenisci ergab sich als 44,1 ± 12,3 N/mm² (n = 17), während die der primären Transplantate nur 8,7 ± 2,9 N/mm² (n = 8) beträgt, sich aber von nativen Patellarsehnen nicht statistisch signifikant unterscheidet (Abb. 1). Nach sekun-

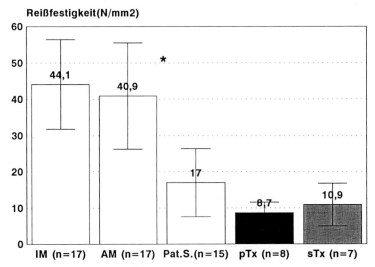

Abb. 1. Festigkeit (N/mm^2) von Stanzproben aus dem Transplantat bei primärem (*pTx*) bzw. sekundärem (*sTx*) Ersatz, Patellarsehne (*Pat.S.*) und Innen- (*IM*) bzw. Außenmeniskus (*AM*) (*p < 0,05)

därem Meniskusersatz werden im Gegensatz zu den anderen Befunden ähnliche Werte gefunden 10,9 ± 5,9 N/mm^2 (n = 7). Die Steifigkeit der Stanzproben verhält sich analog. Eine im Zeitverlauf zunehmende Verfestigung des Gewebes ist nicht aufgetreten. Die Reißfestigkeit der Transplantate nach 1 Jahr entspricht in etwa den nach der Konditionierungsphase gemessenen Werten. Die Werte intakter Menisci werden keinesfalls erreicht. Gleiches gilt für die Steifigkeit des Transplantatgewebes.

Kompressionsmessungen

Nach Meniskektomie nehmen die axialen Translationswege sowohl bei 70 N als auch bei 350 N ab (t70 – 21%, t350 – 18%). Nach primärem Meniskusersatz kommt es im Vergleich zur meniskektomierten Kontrolle zu einem signifikanten (p < 0,05) Wiederanstieg der axialen Translation. Es werden sogar tendenziell übernormale Werte erreicht (Abb. 2). Entsprechend der verlorenen Pufferfunktion der Menisken kommt es nach medialer Meniskektomie zu einem Anstieg von Steifigkeit und Compliance (19% bzw. 26%), nach primärem Meniskusersatz werden wieder niedrigere Werte gemessen. Während diese Ergebnisse für die Compliance auf dem 5%-Niveau signifikant sind, kann das für die Steifigkeit wegen der hohen Schwankungsbreite in der Meniskektomiegruppe nicht belegt werden (Abb. 3). Während nach primärem Meniskusersatz teilweise übernormale Werte erreicht werden, liegen die Werte aller Parameter nach sekundärem Meniskusersatz in bereits vorgeschädigten Knien zwischen den meniskektomierten und den primär versorgten bzw. unversehrten Kniegelenken. Diese Ergebnisse nach sekundärem Meniskusersatz passen in das Gesamtbild der makroskopischen Befunde.

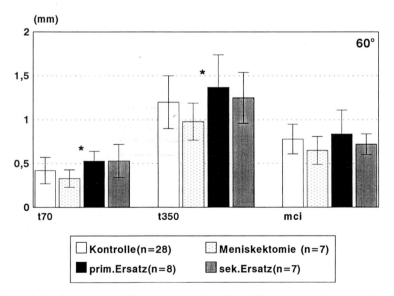

Abb. 2. Axiale Translation bei 70 N (t70) bzw. 350 N (t350) und modifizierter Compliance-Index (*mci*) für intakte Kniegelenke, meniskektomierte und durch Meniskusersatz versorgte Kniegelenke bei 60° Flexion (*p < 0,05). Nach Meniskektomie kommt es zur Abnahme der Translation, die durch primären Meniskusersatz sogar überkompensiert wird

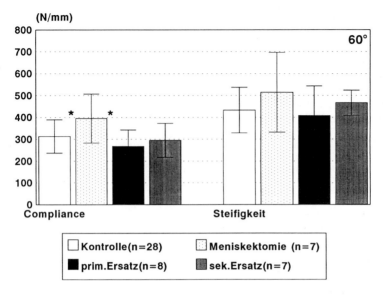

Abb. 3. Compliance (*comp*) und Steifigkeit bei 350 N für intakte Kniegelenke, meniskektomierte und durch Meniskusersatz versorgte Kniegelenke bei 60° Flexion (*p < 0,05). Steifigkeit und Compliance steigen nach Meniskektomie an als Ausdruck der verlorenen Pufferfunktion und sind nach Meniskusersatz wieder niedriger

Knorpelschaden und Arthrose

Die Sektionsbefunde dokumentieren die geringeren degenerativen Veränderungen nach primärem und teilweise auch noch sekundärem Meniskusersatz gegenüber der meniscopriven Kontrolle. Drittgradige Chondromalazien werden beim primären Menis-

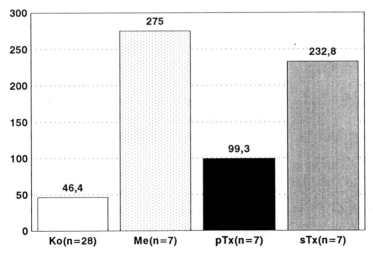

Abb. 4. Chondromalazie-Index für das gesamte Kniegelenk: intakte Gelenke (*Ko*), meniscoprive Kontrolle (*Me*), primärer Meniskusersatz (*pTx*) und sekundärer Ersatz (*sTx*). Alle 1 Jahr Gesamtbeobachtungszeitraum

kusersatz im Gegensatz zur Meniskektomiegruppe nicht gefunden. Der flächenbezogene Chondromalazie-Index ergibt deutlich bessere Werte als nach Meniskektomie. Beim verzögerten Meniskusersatz ist der Knorpelschaden in allen Fällen gegenüber dem Zeitpunkt der Meniskektomie im nicht meniskusbedeckten Areal fortgeschritten. Im durch das Transplantat geschützten Bereich war der Knorpel nicht wesentlich weiter als zum Zeitpunkt der Transplantation geschädigt bzw. noch intakt. Nach dem berechneten Chondromalazie-Index ist der Knorpelschaden nach einem Jahr nur geringfügig geringer als in der meniscopriven Kontrolle, aber mehr als doppelt so schwer als nach primärem Meniskusersatz (Abb. 4).

Diskussion

Daß eine Meniskusplastik prinzipiell mit Sehnengewebe möglich ist, hat Kohn [2, 4] experimentell und auch klinisch gezeigt. Allerdings hat er einen wichtigen Gesichtspunkt außer acht gelassen. Die entscheidende biomechanische Funktion ist die Lastverteilung und Stoßdämpfung, was insbesondere durch Umwandlung von Druck- in Zugspannung bewirkt wird. Da Kohn aber lediglich Sehnenstreifen verwendet hat, die nicht ausreichend stabil an ihren Enden unter Vorspannung fixiert werden konnten, scheint diese biomechanische Aufgabe in diesem Modell in Frage gestellt. Nur eine stabile knöcherne Verankerung erlaubt die physiologische Umwandlung von Druck- in Zugspannung.

In Übereinstimmung mit Kohn [2, 3] kommt es zu einer anfänglichen Schwächung der Reißfestigkeit des Patellarsehnengewebes. Dies dürfte auch der kritischen Phase der Patellarsehnenplastik zum Kreuzbandersatz entsprechen. Die eigenen Ergebnisse zur Reißfestigkeit der Transplantat- und Meniskusproben widersprechen teilweise den von Kohn an nicht umhüllter Patellarsehne gewonnen Werten. Die eigenen Meßwerte für Patellarsehne, native Menisci und die Transplantate liegen um mindestens 50% höher mit Ausnahme von Kohns Ergebnissen nach 12 Monaten, wo er eine Verdopplung der Reißfestigkeit gegenüber seinen 6-Monatsergebnissen beschreibt. Diese Zunahme der Reißfestigkeit kann in den eigenen Versuchen weder in den Untersuchungen zur Transplantatkonditionierung noch im Hauptversuch nachvollzogen werden.

Die Ergebnisse von Zerreißtests von Stanzproben sind nicht nur von der entnommenen Region, sondern auch von der Orientierung (parallel bzw. quer zum Hauptfaserverlauf) abhängig [3, 8]. Die gemessene Zugfestigkeit und Steifigkeit der Transplantatproben entspricht keinesfalls den Werten normaler Menisci. Doch kann keine Aussage darüber gemacht werden, welche Zugfestigkeit zur Übernahme der notwendigen Funktion tatsächlich erforderlich ist. Möglicherweise besteht bei der Zugfestigkeit von Meniskusproben eine Redundanz gegenüber den tatsächlichen Erfordernissen. Somit liefern Ergebnisse aus Zerreißtests alleine keine stichhaltige Aussage über die biomechanische Funktionsfähigkeit eines Meniskusersatzes. Erst die nicht zerstörende Testung am Knochenbandpräparat des Kniegelenkes läßt realitätsnahe Aussagen zu.

Mit der Kompressionstestung konnte ein eindeutiger stoßdämpfender Effekt der Meniskustransplantate belegt werden. Nach Innenmeniskusentfernung nimmt die axiale Translation ab. Das bedeutet, das Femur kann weniger weit gegen das Tibiaplateau gedrückt werden. Entsprechend nehmen Steifigkeit und Compliance des Systems zu. Das ist Ausdruck des Fehlens der Pufferfunktion des Meniskus vergleichbar dem Sitzen auf einem Polsterstuhl, in den man tiefer einsinkt als auf einer Holzbank.

Daß nach Meniskusrekonstruktion die gemessenen Werte zum Teil übernormal sind, kann mehrere Gründe haben. Einerseits muß die vermehrte anterior-posteriore Translation in dieser Gruppe mit ins Kalkül gezogen werden, andererseits spielen die Materialeigenschaften des Ersatzgewebes dabei eine Rolle. Für den Dämpfungseffekt, der, wie bereits erwähnt, durch Umwandlung von Druck- in Zugspannung erfolgt, ist die stabile Knochenverankerung unabdingbare Voraussetzung.

Kurosawa [5] konnte bei unterschiedlich einwirkender Kraft die Druckbelastung auf dem Tibiaplateau am intakten Knie messen, die gleichen Messungen nach Meniskektomie zeigen nicht nur höhere Absolutwerte, sondern auch einen mit steigender Krafteinwirkung überproportionalen Anstieg der am Tibiaplateau entstehenden Drucke. Mit diesem Versuch wird die energieabsorbierende Funktion des Meniskus belegt. Diese Wirkung geht aber bereits bei Radiärdurchtrennung des Meniskus verloren. Dieses Ergebnis belegt die Bedeutung der vom Vorder- zum Hinterhorn verlaufenden Hauptrichtung der Kollagenfaserbündel, und ihre Aufgabe, einwirkende Druckkräfte in Zugspannung umzuwandeln und damit eine stoßdämpfende energieabsorbierende Wirkung auf das Kniegelenk auszuüben. In die gleiche Richtung gehen die Ergebnisse von Hoshino und Wallace [1], die bei einer Radiärdurchtrennung der Menisci eine Zunahme der übertragenen Kraft von 12,8% auf die Tibia beschreiben.

Schlußfolgerungen

Die Materialeigenschaften der Patellarsehne erreichen auch 1 Jahr nach Transplantation nicht die Werte nativer Menisci. Dennoch läßt sich bei der nicht zerstörenden Testung von Kniegelenken mit Meniskusersatz aus einem fascienumscheideten Knochen-Patellarsehne-Knochen-Transplantat eine statistisch eindeutige biomechanische Wirksamkeit in Hinblick auf Kraftverteilung und Pufferung im Vergleich zur meniskektomierten Kontrolle nachweisen. Diese Daten ergeben die Berechtigung für eine klinische Machbarkeitsstudie.

Literatur

1. Hoshino A, Wallace WA (1987) Impact-absorbing properties of the human knee. J Bone Joint Surg 69 B(5):807–811
2. Kohn D, Wirth CJ, Reiss G, Plitz W, Maschek H, Erhardt W, Wülker N (1992) Medial meniscus replacement by a tendon autograft. Experiments in sheep. J Bone Joint Surg 74B:910–917
3. Kohn D, Mussack T, Plitz W (1993) Materialeigenschaften von Meniskusgewebe sowie der Einfluß der Menisken auf das Kompressionsverhalten des Kniegelenks. Z Orthop 131:397–403
4. Kohn D (1994) Autograft meniscus replacement: experimental and clinical results. Knee Surg Sports Traumatol Arthroscopy 1:123–125
5. Kurosawa H, Fukubayashi T, Nakajima H (1980) Load-bearing mode of the knee joint. Physical behavior of the knee joint with or without menisci. Clin Orthop 149:283–290
6. Metak G, Scherer MA, Nickisch F, Henke J, Herfeldt K, Blümel G (1995) Autogener Meniskusersatz aus Patellarsehne und Fascia lata – eine experimentelle Studie am Schaf. Langenbecks Arch chir Forum S 85–90
7. Milachowski KA, Kohn D, Wirth CJ (1994) Transplantation allogener Menisken. Orthopäde 23 (2):160–163
8. Mow VC, Ratcliffe A, Chern KY, Kelly MA (1992) Structure and function relationships of the menisci of the knee. In: Van Mow C et al., (ed) Knee Meniscus: Basic and Clinical Foundations, Raven Press, Ltd., N.Y.

Die Beeinflußung des Strecksehnenapparates am Kniegelenk nach Hebung eines Patellarsehnen-Transplantates

M. A. Scherer[1], G. Metak[2] und G. Blümel[1]
in ehrendem Gedenken *18. Mai 1927 – t16. Mai 1995

[1] Institut für Experimentelle Chirurgie, Klinikum rechts der Isar, Technische Universität München, Ismaninger Straße 22, D-81675 München
[2] Chirurgische Abteilung, Städtisches Krankenhaus München Bogenhausen

Einleitung

Die Patellarsehnenplastik ist die am häufigsten angewendete Methode zur Rekonstruktion des VKB bei chronischer Instabilität, im englischen Sprachraum auch bei akuten Läsionen. Als seltene Komplikationen dieser Operationstechnik werden mit einer Inzidenz von unter 1% Patellaluxationen [6, 7], Rupturen der Patellasehne nach Transplantathebung [1, 5, 6, 9] und Patellafrakturen [3, 5, 11, 12, 14] beschrieben. Daluga [3] fordert zur weiteren Reduzierung des Risikos einer Patellafraktur, eine primäre Knochentransplatation in den Hebedefekt durchzuführen.

Das Hauptargument der Gegner dieser Operationsmethode ist die Schwächung des Strecksehnenapparates, wobei hier auch die knöchernen Ansatz- und Ursprungsregionen einzubeziehen sind.

Die trotz allem nur befriedigenden Langzeitergebnisse hinsichtlich Stabilität und v.a. Arthroseentwicklung [4] führen zum restriktiveren Stellen der Op-Indikation. Ein Grund für die nicht aufzuhaltende Arthrosebildung könnte neben einer „Zwangsbelastung" nach Rekonstruktion (funktionelle Anisometrie) auch in einem Defizit der Kapselbandstrukturen liegen.

Fragestellung/Zielsetzung

Auswirkungen der Hebung eines Patellarsehnentransplantates auf Morphologie und Funktion der Funktionseinheit des Strecksehnenapparates Tibiakopf-verbleibende Patellarsehne-Patella?

Material und Methoden

Nach Versuchsgenehmigung durch die Ethik- und Tierschutzkommission sowie die Regierung von Oberbayern wurde bei insgesamt 114 weiblichen Merinoschafen in Allgemeinnarkose eine Patellarsehnenplastik oder ein Meniskusersatz mit einem Patellarsehnenstreifen, alternativ Augmentationsnähte oder sonstige Kniebinneneingriffe ohne Beteiligung der Patellarsehne durchgeführt. Das Knochen-Band-Knochen-Transplantat der Patellarsehne maß 5 bis 6 mm im queren Durchmesser. Die Entnahmestelle wurde nicht primär vernäht, sondern nur das peritendinöse Gewebe zusammen mit der Fascia cruris profunda über dem Defekt fortlaufend verschlossen. Keines der Tiere wurde p.op. immobilisiert, Analgetika waren nur innerhalb der ersten vier p.op. Tage erforderlich.

Tabelle 1. Methoden. Angegeben ist die Anzahl der Tiere pro Untersuchungszeitraum

Parameter	Beobachtungszeitraum						
	t0	1	3	6	9	12	18
radiologische Beurteilung Insall/Salvati	78	13	41	45	36	56	1
Biomechanik	14	3	14	18	-	14	-
CT-OAM	20	-	-	-	-	20	-
Morphometrie Länge/Querschnitt	49	18	35	35	21	26	-
Wassergehalt-Bestimmung	77	14	12	8	-	7	-
Zellzahl	7	-	-	-	-	9	1
Histologie	7	1	2	5	1	24	1

Nach einem Beobachtungszeitraum von 1, 3, 6, 9, 12 und 18 Monaten wurden eine unterschiedliche Zahl von Tieren zu den einzelnen Untersuchungsparametern herangezogen, eine exakte Auflistung ist in Tabelle 1 angeführt. Unter den Parametern radiologische Beurteilung und dem Patella-Höhenindex nach Insall und Salvati [8], Biomechanik, computertomographische Osteoabsorptiometrie, Morphometrie, Wassergehaltsbestimmung, Zellzahl und Histologie sind methodisch folgende Spezifika zu erwähnen: An Kontrollknien wurde ein 5 mm breiter, zentraler Streifen der Patellarsehne reseziert und die verbleibende Patellarsehne mit dem Hebedefekt biomechanisch getestet. Bei insgesamt 49 Tieren wurde die Patellarsehne, aus der das freie bzw. gestielte Transplantat entnommen worden war, palpatorisch und inspektorisch vom Narbengewebe abgegrenzt und scharf derart präpariert, daß ein Knochenband-Knochen-Präparat (Patella – Patellarsehne – Tibia) verblieb. Die morphometrischen Längen- und Dickenbestimmungen erfolgten mit einer Meßlehre mit einem Anpressdruck von 1 N. Tibia und Patella werden über 6 mm Bohrungen mit Stahlstiften in die Materialprüfmaschine eingespannt, die freie Sehnenlänge sowie Breite und Dicke der Sehne vermessen und anschließend biomechanisch getestet. Parameter zur Auswertung: freie Sehnenlänge (mm), Querschnittsfläche (mm^2), maximale Bruchkraft (N), Steifigkeit (N/mm), „Festigkeit" (Elastizitätsmodul – N/mm^2) und die Versagensart (Patellafraktur, Sehnenruptur an der Patella, mittige Ruptur, Sehnenruptur an der Tibia und tibialer Ausriß mit Knochen).

Bei der Wassergehaltsbestimmung wurden jeweils aus der Mitte der verbliebenen Patellarsehne zwei durchschnittlich 0,8 g schwere Gewebestücke entnommen und als Doppelbestimmung nach 72 h Trocknung bei 124 °C gemessen. Die Technik der computertomographischen Osteoabsorptiometrie wurde andernorts ausführlich beschrieben. An Paraffin-Schnitten wurden 10 Gesichtsfelder pro Präparat bei 482facher Vergrößerung ausgezählt.

Ergebnisse

Insall/Salvati-Index. Im Vergleich zu den entsprechenden Werten beim Menschen (1,04, n = 114) beträgt der mediane Normwert beim Schaf 1,42. Im p.op. Verlauf kommt es bei der Gruppe mit Arthrotomie – ohne Hebung eines Patellarsehnentransplantates – im Beobachtungszeitraum nicht zu einer signifikanten Änderung des Index-Wertes. Tendenziell erniedrigt sich der Index bei Tieren mit Hebedefekt an der Patellarsehne. Dies gilt insbesondere für Schafe, bei denen es trotz oder auf Grund des Eingriffes zu arthrotischen Veränderungen und zu sekundären, heterotopen Ossifikationen kommt.

Biomechanik. 0-Wert-Operation: Bei der hier verwendeten biomechanischen Einspannung versagen die meisten Präparate nach der 0-Wert-Operation im Sehnenverlauf und nahe an der Patella. Das Heben eines Transplantats reduziert die Ausgangsfestigkeit der Patellarsehne auf durchschnittlich 60–70% der Ausgangssituation an einer intakten Patellarsehne. Die Steifigkeit wird bis auf 50% reduziert.

Biomechanische Veränderungen im p.op. Verlauf: Die maximale Bruchkraft liegt zu keinem p.op. Zeitpunkt unter dem Ausgangswert zum Zeitpunkt 0: Nach einem initialen Anstieg im ersten p.op. Monat kommt es zu einem relativen Abfall, wobei der niedrigste Wert 6 Monate p.op. vorliegt. Nach einem Jahr Beobachtungszeit bewegt sich die maximale Bruchkraft wieder nahe dem Normalbereich einer unverletzten Patellarsehne. Bei Betrachtung der „Festigkeit" (Elastizitätsmodul) ist ein massiver Abfall bis zum 6. p.op. Monat zu erkennen, erst ein Jahr p.op. wird die Ausgangssituation wieder erreicht. Die Gesamtsteifigkeit des Systems verhält sich vergleichbar der maximalen Bruchkraft und zeigt eine stete Zunahme im p.op. Verlauf bis in den Normalwert 1 Jahr p.op.. Die Steifigkeit bezogen auf den Sehnenquerschnitt beschreibt einen der „Festigkeit" analogen Verlauf mit einem Tiefpunkt 6 Monate p.op. und hochnormalen Werten nach einem Jahr.

CT-OAM, Radiologie. Bei allen Versuchstieren läßt sich auch ein Jahr p.op. an der tibialen Entnahmestelle über die verringerte Knochendichte ein Defekt nachweisen. Das knöcherne Lager reagiert teilweise mit einem wolkigen Kallus, teils mit einem resorptiven Umbau am Hebedefekt. Die Mineralisation der Tuberositas tibiae und des distalen Patellapols nimmt analog der geänderten Beanspruchung (Defekt) ab.

Morphometrie. Im Rahmen der Meßgenauigkeit tritt keine signifikante Längenänderung der verbleibenden Patellarsehne auf, wohl aber eine signifikante Querschnittserhöhung, die bis Ende des Untersuchungszeitraumes persistiert. Patellarsehnengeometrie im p.op. Verlauf: Die interindividuell zum jeweiligen Opferungszeitpunkt nach 1, 3, 6 und 12 Monaten bestimmten freien Patellarsehnenlängen unterscheiden sich nach Rückrechnung auf die Größe und das Gewicht der Versuchstiere nicht signifikant voneinander. Der Sehnenquerschnitt ist im gesamten p.op. Verlauf deutlich, d.h. zwischen 80 und 100% erhöht; diese Messung ist allerdings von sehr großen Standardabweichungen und starken subjektiven Einflüssen (scharfe Präparation aus dem Narbengewebe!) geprägt.

Wassergehalt. Der Wassergehalt aus dem Lagerdefekt bewegt sich auch 1 Jahr p.op. noch auf pathologischem, einer Narbe entsprechenden Niveau.

Histologische Untersuchungen

1. *Zellzahl.* 12 Monate p.op. ist die Zellzahl im Entnahmebereich noch auf das Doppelte der Norm erhöht.
2. *entkalkte und unentkalkte Schnitte.* Histologisch zeigt sich im ersten p.op. Monat unreifes Narbengewebe mit verstärkter Vaskularisation. Nach 3 und 6 Monaten findet sich eine straffe, allerdings in den verschiedenen Richtungen des Raumes uneinheitlich angeordnete Bindegewebsplatte bzw. -septen zwischen den verbleibenden Hauptschenkeln der Patellarsehne. Eine besonders ausgeprägte Angioarchitektur läßt sich nicht mehr nachweisen. Auch 12 Monate p.op. kommt es zu keiner weiteren

Erhöhung der Organisationsstruktur des Narbengewebes am Patellarsehnenrest, die kollagenen Faserzüge verteilen sich ohne eindeutige Bevorzugung einer Hauptrichtung in allen Ebenen des Raumes. Dieser Befund läßt den Schluß zu, daß nach Feinadaptation oder gar unversorgtem Hebedefekt keinesfalls eine Umformung des entstandenen Narbengewebes in ein der Patellarsehne auch nur *ähnliches* Gewebe zu erwarten ist.

Diskussion

Mit sämtlichen in dieser Untersuchung herangezogenen Parametern läßt sich eine Defektheilung nach Hebung eines Patellarsehnentransplantates nachweisen.

Die Veränderungen betreffen nicht nur die verbliebene Patellarsehne sondern den gesamten Streckapparat. Trotz dieser Tatsache bleiben die Defekte im Normalfall klinisch stumm, also asymptomatisch. Analog zur Entwicklung sekundärer Schäden kommt es bei arthrotischen Veränderungen am Kniegelenk zu einer geringen Verkürzung der Restsehne mit relativem Patella-Tiefstand.

Bereits die Art und Verteilung der Versagensmuster bei der biomechanischen Testung lassen die methodischen Schwierigkeiten erkennen: Bei den natürlichen anatomischen Voraussetzungen – sanduhrförmige tibiale und patellare Ansätze – wäre regelmäßig eine Ruptur der getesteten Sehne im intraligamentären Bereich zu erwarten. Aufgrund der freien Rotationsmöglichkeit der mit einer Bohrung gefaßten Patella verschiebt sich der Locus minoris resistentiae bei der Testung in Richtung Patella, alle „Normwerte" unverletzter Patellarsehnen sind sicherlich als falsch niedrig anzusehen, da es stets zum Ausriß der knöchernen Fixation aus der Patella und nicht zum Versagen in der Sehne selbst kam.

Die Schwächung der Patellarsehne durch den operativen Eingriff hängt in erster Linie von der Geometrie des Patellarsehnentransplantates ab: Setzt man als Berechnungsgrundlage eine ventrodorsale Dicke der humanen Patellarsehne von 5 mm und eine rechteckige Grundfläche (falsch hohe Werte!) an, dann wird die Querschnittsfläche bei Verwendung eines 10 mm breiten Tansplantats gegenüber einem 14 mm breiten Patellarsehnenstreifen bereits um 29% reduziert. Die Arbeit von Noyes [13] hat durch den direkten biomechanischen Vergleich verschiedener Ersatzgewebe zur Rekonstruktion des VKB die Verwendung der Patellarsehne stark begünstigt. Obwohl zu einer älteren Arbeit von Kennedy [10] extreme Unterschiede bei den gemessenen Absolutwerten bestehen, ergeben sich vergleichbare relative Aussagen im Vergleich zum natürlichen VKB. Beide o.g. Untersuchungen unterstreichen die Bedeutung der Gewebegeometrie auf die biomechanischen Eigenschaften.

Kollagenes Bindegewebe verhält sich während der Heilung völlig dem Knochen vergleichbar, der Körper wendet den gleichen physiologischen „Trick" an – über eine Querschnittserhöhung wird die mechanische Minderwertigkeit des Ersatzgewebes kompensiert: Die kallöse Auftreibung mit Geflechtknochen bei der sekundären Frakturheilung entspricht völlig der Erhöhung sowohl des Sehnenquerschnitts bei der Patellarsehne mit Hebedefekt [2] als auch beim Patellarsehnentransplantat selbst. In der verfügbaren Literatur sind bei drei Arbeitsgruppen, die diese Fragestellung bis dato unter verschiedenen Teilaspekten bearbeitet haben [2, 6, 9], keine gravierenden Diskrepanzen zu den eigenen Ergebnissen nachweisbar.

Zusammenfassend läßt sich feststellen, daß es zu einer zeitabhängigen Änderung der biomechanischen Eigenschaften kommt, die strukturellen Schwächen mit Maximum 6

Monate p.op. werden über eine Querschnittszunahme kompensiert. Der Körper ist nicht in der Lage, die Patellarsehnen ad integrum zu restituieren.
Auch die knöchernen Defekte an Patella und Tibiakopf persistieren zum überwiegenden Teil.

Schlußfolgerungen/Klinische Konsequenzen

Nach Heben eines Patellarsehnentransplantates treten Veränderungen an der Restsehne, dem Tibiakopf und der Patella auf, die innerhalb eines Jahres p.op. keine restitutio ad integrum zeigen: Es wird ein bleibender, subklinischer Schaden gesetzt. Beim Fehlschlagen der Rekonstruktion oder sekundären Schäden treten diese bis dahin asymptomatischen Defektzustände kofaktoriell i.S. einer beschleunigten Arthroseentwicklung ins Spiel. Eine Zweitentnahme vom gleichseitigen Patellarsehnenlager ist nicht zu empfehlen, es sei denn, die morphologische Integrität wäre durch bildgebende Verfahren belegt.

Danksagung

Die Autoren sind Frau Priv.-Doz. Dr. Magdalena Müller-Gerbl, Anatomisches Institut der Ludwigs-Maximilian-Universität München, für die Anfertigung der CT-OAM zu Dank verpflichtet.

Korrespondierender Autor:

Scherer, Michael A., Priv.-Doz. Dr., Institut für Experimentelle Chirurgie der Technischen Universität München, Klinikum rechts der Isar, Ismaningerstr. 22, 81675 München.

Literatur

1. Bonamo JJ, Krinick RM, Sporn AA (1984) Rupture of the Patellar Ligament after Use of Its Central Third for Anterior Cruciate Reconstruction. A report of two cases. J Bone Joint Surg 66-A:1294–1297
2. Burks RT, Haut RC, Lancaster RL (1990) Biomechanical and Histological Observations of the Dog Patellar Tendon after Removal of Its Central One-Third. Am J Sports Med 18:146–152
3. Daluga D, Johnson C, Bach BR (1990) Primary Bone Grafting Following Graft Procurement for Anterior Cruciate Ligament Insufficiency. Arthroscopy 6:205–208
4. Fink C, Hoser C, Benedetto KP (1994) Arthroseentwicklung nach Ruptur des vorderen Kreuzbandes. Unfallchirurg 97:357–361
5. Graf B, Uhr F (1988) Complications of Intraarticular Anterior Cruciate Reconstruction. Clin Sports Med 7:835–848
6. Holzmüller W, Rehm KE, Perren SM, Ecke H (1989) Schwächt die Jones-Plastik die Patellarsehne? H z Unfallheilkd 207:278 (Abstract)
7. Hughston JC (1985) Complications after Anterior Cruciate Ligament Surgery. Orthop Clin North Am 16:237–240
8. Insall J, Salvati E (1971) Patella position in the normal knee joint. Radiology 101: 101–104
9. Kasperczyk WJ, Bosch U, Rosocha S, Oestern HJ (1989) Die Patellarsehne nach Transplantatentnahme zur Kreuzbandrekonstruktion – Eine tierexperimentelle biomechanische Studie. H z Unfallheilkd 207:287–288

10. Kennedy JC, Roth JH, Mendelhall HV, Sanfort JB (1980) Intraarticular Replacement in the Anterior Cruciate Ligament-Deficient Knee. Am J Sports Med 8:1-8
11. Lambert KL, Cunningham RR (1988) Anatomic Substitution of the Ruptured ACL Using a Vascularized Patellar Tendon Graft with Interference Fixation. In: Feagin JA (ed) The crucial ligaments. Churchill Livingstone New York, pp 401-408
12. McCarroll JR (1983) Fracture of the Patella During a Golf Swing Following Reconstruction of the Anterior Cruciate Ligament. Am J Sports Med 11:26-27
13. Noyes FR, Butler DL, Grood ES (1984) Biomechanical Analysis of Human Ligament Grafts Used in Knee Ligament Repairs and Reconstructions. J Bone Joint Surg 66A:344-352
14. Wang JG, Hewson GF (1988) Anterior Cruciate Ligament Reconstruction Using the Lateral One-Third of the Patellar Tendon. In: Dorr L (ed) Techniques in orthopedics. Aspen Publ Aspen Colorado, pp 23-27

Histologische Untersuchungen zur Metaplasie in xenogen-alloplastischen Composite-Grafts zur Meniskusrekonstruktion

A. Heitland[1], G. Metak[2], K. A. Michalowski[3], M. A. Scherer[1] und G. Blümel[1]

[1] Institut für Experimentelle Chirurgie, Technische Universität München, Klinikum rechts der Isar, Ismaningerstr. 22, D-81675 München
[2] Chirurgische Abteilung, Städtisches Krankenhaus München Bogenhausen
[3] Orthopädische Praxis, Innere Wiener Straße 8, D-81667 München

Einleitung

Die zentrale Rolle der Knorpelprotektion durch die Mensici im Kniegelenk ist seit längerem bekannt. Deswegen wird ein verletzter oder degenerativ geschädigter Meniskus heutzutage therapeutisch möglichst mittels arthroskopischer oder offener Naht versorgt und, sofern dies nicht möglich ist, sparsam teilreseziert.

Der vollständig zerstörte Meniskus stellt die Unfallchirurgie vor das Problem, daß durch Meniskektomie eine Präarthrose geschaffen wird.

Ein vollständiger, funktionsfähiger Ersatz des Meniskus durch unbeschränkt verfügbares, resorbierbares Material, wie es das hier erstmals vorgestellte composite-graft darstellt, würde einen faszinierenden Ansatz zur therapeutischen Versorgung des meniskopriven Kniegelenks bedeuten.

Zielsetzung

Durch ein xenogenes composite-graft soll dem Körper die Möglichkeit gegeben werden, ein individuell an die Kniegelenksanatomie angepasstes Implantat zu formen, das eine vorzeitige Knorpeldegeneration verhindert oder verlangsamt.

Material und Methode

Nach Versuchsgenehmigung durch die Regierung von Oberbayern wurden 14 weibliche Merinoschafe in Intubationsnarkose medial meniskektomiert.

7 Schafe dienen als Kontrollgruppe, bei 7 weiteren Schafen wurde das unten beschriebene composite graft als Innenmeniskusersatz eingesetzt.

Die Tiere wurden postoperativ nicht immobilisiert und belasteten die operierten Hinterläufe sofort.

Nach 12 Monate erfolgte die makroskopische und histologische Auswertung.

Als Meniskusimplantat wurde gammasterilisiertes und lyophilisiertes Rinderperikardkollagen (Lyoplant Fa. B. Braun Melsungen) verwendet, das circulär um eine PDS-Kordel (Fa. Ethicon) gewickelt und als xenogenes Innenmeniskusimplantat eingesetzt wurde.

Zur histologischen Auswertung werden die Implantate mit Astrablau-HE gefärbt, um die Bildung von Knorpelgrundsubstanz nachzuweisen; im Lichtmikroskop stellen sich saure Mukopolysaccharide blau dar.

Zur Darstellung der elastischen Fasern wird eine Elastika van Gieson-Färbung verwendet, um die evtl. verbliebenen elastischen Fasern des ursprünglichen Rinderperikardkollagens von neu organisiertem Gewebe unterscheiden zu können.

Ergebnisse

Makroskopische Knorpelbefunde nach 12 Monaten: Auf den medialen Tibiaplateaus der Versuchstiere konnten die Kollagenimplantate die Arthroseentwicklung auf den von

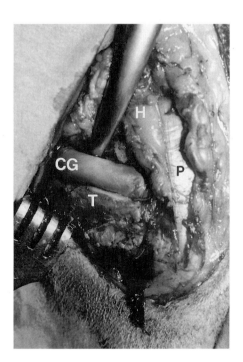

Abb. 1. Op-Situs; anteromediale Arthrotomie.
T = Tibiakopf, H = Hoffa'scher Fettkörper,
P = Patellarsehne, CG = Composite Graft

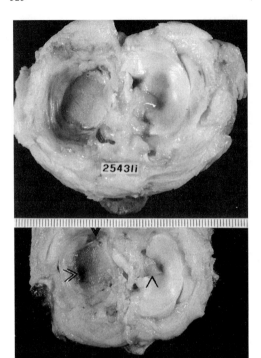

Abb. 2. Makroskopische Befunde. *Oben:* Beachte den rillenförmigen, längs strukturierten Verlauf der Faserbündel des Ersatzmeniskus. Im Hinterhornbeeich metaplastische, teils knorpelige, teils knöcherne Umwandlung. *Unten:* Grad III-Schaden (*Doppelpfeil*) am Tibiaplateau; Vorderhornbereich fehlend, Übergang zum tibialen Bohrloch (*Pfeilspitze*); Granulation am Hinterhornbereich des Außenmeniskus

ihnen *bedeckten* Arealen verhindern, die mit den Femurcondylen artikulierenden *freien* Flächen der Tibiae wurden in allen 7 Gelenken nach der Einteilung von Fründ erstgradig, in 6 Gelenken zweitgradig und in 4 Gelenken sogar, auf kleine Bereiche beschränkt, drittgradig geschädigt.

Es bilden sich in 4 Kniegelenken medial osteophytäre Leisten aus, die als Reaktion auf die Dislokation der Implantate zu verstehen sind.

Der makroskopische Befund der Implantate ergibt folgendes Bild:

Ein Kollagenimplantat ist vollständig aus dem Kniegelenk disloziert, in einem Knie erfolgt eine ventrale Dislokation und in zwei Knien eine mediale Dislokation. Einem weiteren Implantat widerfährt sowohl eine ventrale als auch mediale Dislokation. Dem stehen nur zwei völlig orthotop gelegene composite-grafts gegenüber.

Des weiteren kommt es zu sekundären Läsionen der Implantate: In einem Kniegelenk erleidet das Implantat einen Längsriß kombiniert mit einer aufgefaserten Basis. Außerdem tritt ein Lappenriß mit einer aufgefaserten Basis bei einem weiteren Implantat auf und ein composite-graft wird durch einen Radiärriß in seiner Funktion maßgeblich gestört.

An drei Implantaten entstehen keine sekundären Schädigungen.

In der Paraffinhistologie ergibt sich ein sehr komplexes Erscheinungsbild:

Die Differenzierungsgrade der Kollagenimplantate reichen von weitgehendst unstrukturiert und damit nicht organisiert bis zu einem dem genuinen Knorpel ähnlichem Bild.

Grundsätzlich entstehen keine Entzündungs- oder Abstoßungsreaktionen und in allen 7 Implantaten finden sich trotz der sehr dicken Wickelung der Kollagenlagen immigrierte Fibroblasten, die zu Chondrozyten differenzieren und unterschiedlich ausgeprägte Zonen mit sauren Mukopolysacchariden ausbilden.

Es bilden sich in der Astrablau-HE-Färbung „blau" dargestellte Inseln oder netzförmige Verbände saurer Mukopolysaccharide aus, was auf das Vorhandensein von chondroiden Zellen oder Chondrozyten hinweist und des weiteren dazwischenliegende „rote" Areale, die Bindegewebszellen, vereinzelt chondroide Zellen, einige Chondrozyten, aber auch Degenerationszeichen wie Fettzellen und Ossifikationszentren enthalten.

Die Befunde im Einzelnen:

Das Präparat 1 zeigt eine mensikoide Form mit multiplen, teils präparationsbedingten, teils wegen des Zellbesatzes sicher als vorbestehend zu erklärenden Horizontalrißen an der freien Spitze und den typischen, netzförmigen Organisationsaufbau.

Das Präparat 2 stellt sich medial mit angedeutet keilförmig-meniskoider Form im Bereich der vermuteten Druckbelastung dar, wird aber mikroskopisch von multiplen Horizontalrißen unterbrochen.

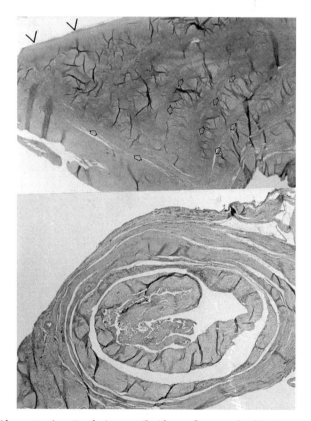

Abb. 3. Histologische Befunde. *Oben*: günstiges Ergebnis, mensikoider Aufbau, regelrechte Organisationsstruktur mit interkurrierenden Septen; zum Gelenksbinnenraum Änderung der Zellpopulation. *Unten*: schlechtes Ergebnis, persistierende Wickelung des Implantats, Hyperzellularität. Beide Abb. Astrablau-HE, Verg. 5fach

Im lateralen Abschnitt zeigen sich fettige Degenerationen und ein rundlicher Narbenkegel als Ausdruck der Organisation des Kollagenimplantats.

Beim Präparat 3 ist die ursprüngliche zirkuläre Wickelung der Kollagenlagen noch erkennbar. Dieser Hinweis verdeutlicht die äußerst niedrige Immigration und strukturelle Anpassung des Implantats, das ein sehr ungünstiges Ergebnis repräsentiert.

Präparat 4 weist wegen der vollständigen Dislokation aus dem Gelenk nur einen geringen Organisationsgrad auf. Es treten vereinzelt Bindegewebszellen neben Fettzellen und minimalst umgebauten Kollagengewebe auf.

Drei Implantate der insgesamt sieben Versuchstiere zeigen einen meniskusähnlichen Aufbau und damit ein günstigeres Ergebnis:

Im Präparat 5 werden sowohl im Vorder- als auch im Hinterhorn durchgehend Knorpelgrundsubstanz bildende chondroide Zellen ohne Unterbrechung durch geringer differenzierte Bereiche nachgewiesen.

Damit findet sich hier die gewünschte meniskoide Ultrastruktur, die sich auch makroskopisch in einem keilförmigen Aufbau bestätigt.

Einzelne radiär und längsverlaufende Bindegewebszügel verdeutlichen den insgesamt kompakten Aufbau des Implantats.

Auf der femoralen Kontaktfläche bilden die für den genuinen Meniskus typischen flachen, synovialen Deckzellen eine aufgelockerte Schicht.

In der Elastika van Gieson Färbung stellt sich beim Präparat 6 eine gut organisierte, dem Mensikus ähnliche Struktur dar, in der einzelne längs- und radiär verlaufende Bindegewebszügel auffallen.

An der Spitze entwickelt sich ein kleiner Horizontalriß.

Auch dieses Präparat hat einen kompakten, keilförmigem Aufbau, wird aber von vereinzelten geringer differenzierten Arealen unterbrochen.

Das Präparat 7 differenziert besonders in den stärker belasteten, medialen zwei Dritteln durchgehend chondroid bei keilförmigem mensikoiden Aufbau.

Trotz des halbkreisförmigen Rißes überwiegt der kompakte Aufbau.

Diskussion

Das Implantat dient als „Leitschiene", d.h. Zellen immigrieren entlang des kollagenen Gerüsts und bilden durch Ausdifferenzierung zu chondroiden Zellen den therapeutisch gewünschten Neomeniskus.

Die netzförmige Strukturierung, die sich besonders in den geringer differenzierten Präparaten ausbildete, wird vermutlich zum einen auf die zirkuläre Wickelung der Kollagenlagen um die PDS-Kordel und zum anderen auf die unterschiedliche Belastung aufgrund der Dislokationen der Neomenisci zurückzuführen sein.

Nach Pauwels [1] bestimmt der hydrostatische Druck den Differenzierungsgrad der eingewanderten Zellen, d.h. stärker belastete Anteile der Kollagen-PDS-Implantate differenzieren höher zu Knorpelgrundsubstanz bildenden Zellen. Das läßt vermuten, daß die orthotope Verankerung der Implantate das größte Problem darstellt.

Die zentrale PDS-Kordel sollte das Implantat primär stabilisieren, es nach Durchzug durch die Bohrkanäle transossear fixieren, die Last übertragen bzw. Druck- in Zugspannung umwandeln und zusätzlich eine arthroskopische Operationstechnik ermöglichen. Aber auch durch die transosseäre Fixation mit der PDS-Kordel kann keine ausreichende stabile Verankerung erreicht werden.

Wie aus den geschilderten makroskopischen und histologischen Ergebnissen ableitbar, bewirkt aber die teilweise unzureichende orthotope Fixation der Kollagenimplantate, deren Aufgabe die Umwandlung von Druck- in Zugspannung sein sollte [2], nur bei drei der sieben Versuchstiere eine durchgehende meniskoide Umwandlung und somit nur bei dreien eine wirksame Knorpelprotektion.

Stone [3] hatte in seinen Versuchen mit kollagenem Ersatzmaterial eine subtotale 80% Meniskusresektion vorgenommen, den äußeren Anteil des Meniskus belassen und damit die orthotope Lage des Ersatzmeniskus nicht gefährdet.

Im vorliegenden Versuchaufbau wird mit der vollständigen Entfernung des Meniskus, dem Körper der biomechanisch so wichtige äußere „Ring" genommen, der aufgrund seiner ligamentären Fixation mit den meniskalen Bändern die unter Belastung auftretende Zugspannung trägt.

Zusammenfassung

Es erfolgt bei den 6 überwiegend im Gelenk liegenden Kollagen-PDS-Implantaten ein langsamer, fortschreitender Umbau zu einem Neomeniskus.

Von diesen bilden drei composite grafts durchgehend chondroide Zellen, Chondrozyten und Cluster mit der Produktion saurer Mukopolysaccharide aus. Die gewünschte Umstrukturierung des Kollagen-PDS-Implantats zu einem Neomeniskus ist hier also erfolgt.

Nur die von den Implantaten bedeckten tibialen und femoralen Knorpelflächen werden nicht geschädigt. Diese lokale Chondroprotektion wird auch bei Implantaten, die sekundäre Läsionen und Rißbildungen aufweisen, beobachtet.

Es erfolgt aber wegen der autretenden Schädigung der miteinander artikulierenden freien Knorpelflächen kein Kompartmentschutz des Kniegelenks gegen arthrotische Degeneration.

Klinische Konsequenz

Die sehr stark variierenden morphologischen Ergebnisse lassen eine Empfehlung für den klinischen Einsatz nicht zu.

Literatur

1. Pauwels F (1965) Gesammelte Abhandlungen zur funktionellen Therapie des Bewegungsapparates. Springer Verlag, Berlin
2. Wagner HJ (1976) Die Kollagenfaserstruktur der Menisken des menschlichen Kniegelenks. Mit besonderer Beachtung des medialen Meniskus und seiner Verbindung mit dem medialen Bandapparat. Z Mikr Anat Forsch 90: 302–324
3. Stone KR, Rodkey WG, Webber RJ, McKinney L, Steadman JR (1992) Meniscal Regeneration with copolymeric collagen scaffolds. In vitro and in vivo studies evaluated clinically, histologically and biochemically. Am J Sports Med 20 (2): 104–111

Einfluß des Faktors Avaskularität auf Mechanik und Histologie des Ligamentum-patellae-Transplantates zur VKB-Plastik

S. Rupp, S. Tempelhof und T. Hopf

Orthopädische Universitätsklinik, D-66421 Homburg/Saar

Einleitung

Der Ersatz des vorderen Kreubandes (VKB) durch das frei transplantierte mittlere Drittel der autologen Patellarsehne kann heute als Standardverfahren gelten [17].

Aus Tierexperimenten ist bekannt, daß das Patellarsehnengewebe im Gelenk einen histologischen Umbau erfährt. In der Regel werden 4 Phasen unterschieden (Avaskularität, Revaskulierung, Kollagensynthese, Remodeling). Mehrere tierexperimentelle Arbeiten haben sich mit der Frage der Änderung der mechanischen Eigenschaften des Transplantates im Zeitverlauf beschäftigt. Aber nur 4 Arbeiten machen Angaben zur maximalen Reißfestigkeit in den ersten Wochen nach der Operation [6, 7, 20, 26]. Bezogen auf die Werte des VKB wurden Reißfestigkeiten des Patellarsehnentransplantates zwischen 1% und 14% angegeben. Bei genauer Analyse sind diese Werte jedoch anzuzweifeln. Alle Autoren hatten Tibia und Femur in die Materialprüfmaschine eingespannt, so daß es in dieser frühen postoperativen Phase zu einem Versagen der Primärfixation der Transplantate kommen mußte, die in Abhängigkeit von der jeweils gewählten Technik nur einer geringen Ausrißkraft widerstand. Eine Aussage über die mechanische Qualität des Patellarsehnentransplantates in dieser Phase der Avaskularität kann auf der Basis der zitierten Arbeiten nicht getroffen werden. Valide Daten zu dieser Frage werden somit in der Literatur vermißt.

In der klinischen Rehabilitation nach VKB-Ersatzplastik ist angestoßen durch die klinische Studie von Shelbourne und Nitz [25] ein Trend zu aggresiveren Nachbehandlungskonzepten zu verzeichnen.

Die Avaskularität des Transplantats ist der bestimmende biologische Einflußfaktor der ersten postoperativen Wochen. Ziel dieser Untersuchung war es deshalb, in einem Gewebekulturmodell an menschlichen Patellarsehnentransplantaten die Bedingungen der Avaskularität nachzubilden und Auswirkungen auf mechanische Qualität und histologisches Erscheinungsbild des Sehnengewebes zu untersuchen.

Material und Methoden

Präparatenentnahme. Von insgesamt 11 frisch Verstorbenen (zwischen Tod und Entnahme lagen weniger als 36 Stunden) wurden unter sterilen Bedingung jeweils das mittlere und das mediale Drittel der Patellarsehne des rechten und des linken Kniegelenkes in einer Breite von 10 mm mit endständigen Knochenblöckchen entnommen und randomisiert seitenweise der Kontrollgruppe bzw. der Gewebekulturgruppe zugeordnet. Die Gewebekulturpräparate wurden nach randomisierter Zuordnung entweder 2 oder 4 Wochen inkubiert.

Gewebekultur. Die zur Gewebekultur vorgesehenen Präparate wurden in frischem Humanplasma unter Gewebe- bzw. Zellkulturbedingungen inkubiert. Ein Zellkulturantibiotikum war beigemischt. Die Begasung des Zellkulturschrankes (Nunc, Darmstadt) erfolgte mit einem Gemisch aus 95% gefilterter Luft und 5% CO_2. Die Inkubationsdauer betrug 2 Wochen und 4 Wochen. Die Inkubationsmedien wurden in wöchentlichen Abständen ausgetauscht.

Mechanische Prüfung. Die Untersuchungen zur mechanischen Belastbarkeit wurden mit einer hydraulischen Universalprüfmaschine (Zwick, Ulm; Typ 1774) bei Raumtemperatur durchgeführt. Die Präparate wurden ständig mit physiologischer Kochsalzlösung befeuchtet.

Zu Beginn der Testung wurden alle Präparate zur Gewährleistung eine einheitlichen kurzfristigen Belastungsvorgeschichte durch 10 Belastungszyklen zwischen 40 und 100 N präkonditioniert.

Nach einer Ruhephase von 15 Minuten wurde ein Zugversuch bis zur Rißgrenze mit einer Zuggeschwindigkeit von 500 mm/Min. durchgeführt.

Aus den Zugversuchen wurden folgende Struktureigenschaften bestimmt: Maximale Reißkraft (F_{max}) in N, Lineare Steifigkeit (S_{lin}) in N/mm, Relative Rißdehnung (δl) in % der Ausgangslänge. Unter Berücksichtigung des Präparatequerschnitts wurden daraus die Materialeigenschaften maximale Rißspannung (σ_{max}) in Mpa und Elastizitätsmodul (E) in Mpa errechnet.

Histologische Untersuchung. Von allen Präparaten wurden Hämatoxilin-Eosin Färbungen angefertigt, die lichtmikroskopisch ausgewertet wurden. Die Prüfung der Kollagenstruktur erfolgte im polarisierten Licht.

Statistik. Die Kollektive wurden nach dem Wilcoxontest für ungepaarte Stichproben (mechanische Daten) und nach dem Chi-Quadrat Test (Rupturmodus) verglichen.

Ergebnisse

Mechanische Prüfung. Die Material- und Struktureigenschaften der Patellarsehnenpräparate sind in Tabelle 1 dargestellt. Zwischen den Kontrollpräparaten und den Gewebe-

Tabelle 1. Material- und Struktureigenschaften

	Kontrolle		2 Wochen		4 Wochen	
F_{max} (N)	1085,7	(255,8)	1009,0	(314,9)	1076,8	(414,8)
S_{lin} (N/mm)	118,5	(30,8)	110,9	(55,1)	113,5	(40,7)
Dehnung (%)	25,7	(5,6)	24,4	(4,8)	24,5	(4,7)
σ_{max} (MPa)	33,9	(7,3)	31,7	(9,6)	32,8	(12,0)
E-Modul (Mpa)	186,2	(44,7)	185,6	(64,1)	173,3	(60,5)

Mittelwert (Standardabweichung); F_{max} = maximale Reißfestigkeit; S_{lin} = lineare Steifigkeit; Dehnung = relative Rißdehnung; σ_{max} = maximale Rißspannung; E = Elastizitätsmodul.

Tabelle 2. Zusammenfassung des Versagensmodus der Transplantate im Zerreißtest bezogen auf die Untergruppen

Modus	Kontrolle	2 Wochen	4 Woche
ligamentär	7	2	1
ansatznah	5	3	2
Fraktur	8	4	5
komplex	2	2	3
gesamt	22	11	11

ligamentär = Ruptur in der Bandsubstanz; ansatznah = knochennaher Abriß; Fraktur = Bruch des Knochenblöckchens; komplex = Längsteilung der Sehne mit ansatznahmen Abriß der einzelnen Streifen an den entgegengesetzten Knochenblöcken.

kulturpräparaten ergaben sich keine signifikanten Unterschiede. Auch im Versagensmodus ergaben sich keine signifikanten Unterschiede (Tabelle 2).

Histologie. Die Kontrollsehnen zeigten das typische histologische Bild mit dichtgepackten Kollagenbündeln in gefalteter Anordnung. Zwischen die Bündel waren die Sehnenfibroblasten in Reihen eingelagert.

Die Gewebekulturpräparate zeigten ein Kollagenmuster, welches entweder völlig unverändert war oder allenfalls eine fokale Desintegration aufwies. Infiltrate im Sinne eines Granulationsgewebes ließen sich nicht nachweisen. Die Fibroplastenpopulation war entweder vollständig oder überwiegend erhalten. Es zeigte sich allerdings eine fokale Reduktion der Zelldichte insbesondere in den zentralen Transplantatabschnitten.

Diskussion

Die Übertragbarkeit im Modell experimentell erarbeiteter Daten hängt davon ab, wie exakt in vitro die tatsächliche in vivo-Situation in ihren wesentlichen Parametern dupliziert werden kann. Das in dieser Arbeit verwendete Modell simuliert nur den Faktor „Avaskularität". Die erarbeiteten Ergebnisse können deshalb zunächst auch nur auf diese Einflußgröße bezogen werden. D.h., daß das devaskularisierte Transplantat unter den Bedingungen der Diffusionsernährung in den ersten Wochen weitgehend seine Struktur erhält und die mechanischen Eigenschaften nicht signifikant verändert werden.

Ist dieses Modell aber auf die in vivo-Situation übertragbar? Oder sind postoperativ weitere „transplantataggressive Faktoren" vorherrschend, die zur Gewebestruktion und Verschlechterung der mechanischen Eigenschaften führen?

Der gewählte experimentelle Ansatz geht davon aus, daß sich das Transplantat zunächst ohne synovialen Überzug im intraartikulären Milieu befindet und dort von Synovialflüssigkeit umspült ist.

Offensichtlich wird das vordere Kreuzband teilweise durch Diffusion aus der Synovialflüssigkeit ernährt [2, 11]. Auch die in synovialen Scheiden verlaufenden Sehnen insbesondere an der Hand beziehen einen Teil ihrer Ernährung mittels Diffusion aus der Synovialflüssigkeit [19, 23]. In den Rezessus suprapatellaris transplantierte Sehnenstreifen blieben vital und synthetisierten Kollagen [10].

Dem intrasynovialen Milieu wurden jedoch nicht nur positive, strukturerhaltende Aufgaben zugeschrieben. Klinisch fällt die mangelhafte Heilungstendenz von Kreuzbandverletzungen auf. Kreuzbandstümpfe bilden sich nach VKB-Rupturen häufig schnell zurück [16]. Der Begriff des „hostile environment" wurde für die intrasynoviale Umgebung geprägt, die als ursächlich für dieses Verhalten des rupturnierten VBK angesehen wurde [22]. Untersuchungen zum Einfluß der Synovialflüssigkeit auf Fibroblasten in der Gewebekultur führten bisher nicht zu übereinstimmenden Ergebnissen. Sowohl eine Hemmung der Fibroblastenproliferation [4] als auch das Gegenteil wurde beschrieben [21, 24]. Ein Einfluß eine Haemarthros auf das VKB konnte an Kaninchen nicht nachgewiesen werden [14].

Einige Arbeitsgruppen versuchten in jünster Zeit eine Analyse auf molekularer Ebene. Aktivierte Synovialzellen können prinzipiell eine Reihe von Produkten sezernieren, die sicherlich derzeit nicht vollständig bekannt sind. Darunter befinden sich unter anderem Zytokine wie die verschiedenen Interleukine, Enzyme wie Kollagenasen und andere Proteasen sowie Laktat, Hyaluronsäure, Lubrizin und Sauerstoffradikale [9, 12, 13, 15, 18, 21]. Die zitierten Studien kommen bisher über eine rein quantitative Deskription nicht hinaus. Die Bedeutung der beschriebenen Konzentrationsveränderungen einzelner Bestandteile der Synovialflüssigkeit für die Abläufe auf molekulärer Ebene ist noch völlig unklar.

Zur Klärung der Frage, ob die Ischämie nach VKB-Ersatz als entscheidende Einflußgröße betrachtet werden muß oder ob ein „hostile environment" mit gewebsaggressiven Faktoren vorliegt, erscheint deshalb ein theoretischer Ansatz erfolgversprechender.

Das Transplantat ist zunächst ohne Durchblutung (funktionell avaskulär) und von Synovialflüssigkeit umspült. Das Gewebe käme mit eventuell aggressiven Bestandteilen der Synovialflüssigkeit deshalb zunächst ausschließlich oder zumindest überwiegend an seiner Oberfläche in Kontakt.

Deshalb müßte ein direkt schädigender „Milieufaktor" (Zelle, Molekül oder physikalische Milieuveränderung wie pH-Wert) auch überwiegend histologische Veränderungen an der Transplantatoberfläche hervorrufen, während die tieferen Transplantatschichten zunächst nicht verändert würden.

Dieses Muster ist jedoch in keinem der aus der Literatur bekannten Tierversuche [1, 3, 5, 8] auffindbar. Ganz im Gegensatz zu dieser theroretischen Forderung sind eben die oberflächlichen Transplantatschichten in den ersten postoperativen Wochen zunächst vital. Rückläufige Kernanfärbbarkeit und Degradation der Kollagenstruktur wird zunächst einhellig von allen Arbeitsgruppen in den zentralen Transplantatabschnitten gefunden. Dies entspricht auch den eigenen Ergebnissen. Die „Umgebungseinflüsse" wirken sich offensichtlich in den zentralen Transplantatschichten erheblich stärker als an der Transplantatoberfläche aus.

Ein solches Muster paßt zum Modell der Diffusionsernährung. Aufgrund der kürzeren Diffusionsstrecken sind die oberflächlichen Transplantatschichten besser versorgt als die tiefen Transplantatschichten.

Das Verteilungsmuster stimmt nicht mit der Therorie eines „hostile environment" überein.

Aus diesen Gründen erscheint das vorgestellte Gewebekulturmodell nicht nur geeignet, isoliert den Faktor Avaskularität zu simulieren, sondern auch das intraartikuläre Milieu in den ersten postoperativen Wochen ausreichend zuverlässig im Hinblick auf die dadurch induzierten histologischen und mechanischen Transplantatveränderungen darzustellen.

Es erscheint deshalb gerechtfertigt, zu folgern, daß in den ersten Wochen nach VKB-Ersatz durch das Ligamentum-patellae-Transplantat keine Schwächung des Transplantatgewebes auftritt. Somit ist die Primärfixation der Knochenblöckchen das schwächste Glied in der Kette. Bei Verwendung einer Technik mit ausreichender Ausrißkraft wie z.B. der Fixation mit Interferenzschrauben, ist in dieser Phase eine akzelerische Rehabilitation gefahrlos durchführbar.

Literatur

1. Alm A, Gillquist J, Strömberg B (1974) The medial third of the patellar ligament in reconstruction of the anterior cruciate ligament. A clinical and histologic study by means of arthroscope or arthrotomy. Acta Chir Suppl 455:5-14
2. Amiel D, Abel MFR, Kleiner JB, Lieber RL, Akeson WH (1986) Synovial fluid nutrient delivery in the diarthdrial joint: an anylsis of rabbit knee ligaments. J Orthop Res 4:90-95
3. Amiel D, Kleiner JB, Roux RD, Harwood FL, Akeson WH (1986) The phenomenon of „ligamentization": anterior cruciate ligament reconstruction with autogenous patellar tendon. J Orthop Res 4:162-172
4. Andrish J, Holmes R (1979) Effects of synovial fluid on fibroblates in tissue culture. Clin Orthop 138:279-283
5. Arnoczky SP, Tarvin GB, Marshall JL (1982) Anterior cruciate ligament replacement using patellar tendon. J Bone Joint Surg 64-A:217-224
6. Ballock RT, Woo SL-Y, Lyon RM, Hollis HM, Akeson H (1989) Use of patellar tendon autograft for anterior cruciate ligament reconstruction in the rabbit: a long-term histologic and biomechanical study. J Orthop Res 4:474-485
7. Butler DL, Hulse DA, Kay MD, Grood ES, Shires PK, D'Ambrosia R, Shoji H (1983) Biomechanics of cranical cruciate ligament reconstruction in the dog: II. Mechanical properties. Vet Surg 12:113-118
8. Clancy WG, Narechania RG, Rosenberg TD, Gmeiner JG, Wisnefske DD, Lange TA (1981) Anterior and posterior cruciate ligament reconstruction in rhesus monkeys. J Bone Joint Surg 63-A:1270-1284
9. Dahlberg L, Friden T, Roos H, Lark MW, Lohmander LS (1994) A longitudinal study of cartilage matrix metabolism in patients with cruciate ligament rupture-synovial fluid concentrations of aggrecan fragments, stromelysin-1 and tissue inhibitor of metalloproteinase-1. Br J Rheumatol 33:1107-1111
10. Fulkerson JP, Berke A, Parthasarathy N (1990) Collagen biosynthesis in rabbit intraarticular patellar tendon transplants. Am J Sports Med 18:249-253
11. Ginsburg JH, Whiteside LA, Piper TL (1980) Nutrient pathways in transferred patellar tendon used for anterior cruciate ligament reconstruction. Am J Sports Med 8:15-18
12. Goldeberg RL, Toole BP (1987) Hyaluronate inhibition of cell proliferation. Arthritis Rheum 30:769-778
13. Hung GL, Evans CH (1994) Synovium. In: Fu FH, Harner CD, Vince KG (eds) Knee surgery. Williams & Wilkins Baltimore - Philadelphia, pp 141-154
14. Ishizue KK, Lyon RM, Amiel D, Woo SL-Y (1990) Acute hemarthrosis: a histological, biochemical, and biomechanical correlation of early effects on the anterior cruciate ligament in a rabbit model. J Orthop Res 8:548-554
15. Kahle P, Saal JG, Schaudt K, Zacher J, Fritz P, Pawelec G (1992) Determination of cytokines in synovial fluids: correlation with diagnosis and histomorphological characteristics of synovial tissue. Annals of the Rheumatic Diseases 51:731-734
16. Kohn D (1986) Arthroscopy in acute injuries of anterior cruciate deficient knees: fresh and old intraarticular lesions. Arthroscopy 2:98-102
17. Lobenhoffer P, Tscherne H (1993) Die Ruptur des vorderen Kreuzbandes. Heutiger Behandlungsstand. Unfallchirurg 96:150-168
18. Lohmander LS, Roos H, Dahlberg L, Hoerrner LA, Lark MW (1994) Temporal patterns of stromelysin-1, tissue inhibitor, and proteoglycan fragments in human knee joint fluid after injury to the cruciate ligament of meniscus. J Orthop Res 12:21-28

19. Manske PR, Whiteside LA, Leske PA (1978) Nutrient pathways to flexor tendons using hydrogen washout technique. J Hand Surg 3:32-36
20. McPherson GK, Mendenhall HV, Gibbons DF, Plenk H, Rottmann W, Sanford JB, Kennedy JC, Roth JH (1985) Experimental, mechanical and histologic evaluation of the Kennedy ligament augmentation device. Clin Orhtop 196:186-195
21. Nickerson DA, Joshi R, Williams S, Ross SM, Frank C (1992) Synovial fluid stimulates the proliferation of rabbit ligament. Fibroblasts in vitro. Clin Orthop 274:294-299
22. O'Donoghe DH, Rockwood CA, Frank GR, Jack SC, Kenyon R (1966) Repair of the ACL in dogs. J Bone Joint Surg 48-A:503-519
23. Potenza AD (1964) The healing of autogenous tendon grafts within the flexor digital sheaths in dogs. J Bone Joint Surg 46-A:1462-1484
24. Salo P, Frank C, Marchuk L (1990) Synovial fluid does not inhibit collagen synthesis. Bovine cruciate ligament studied in vitro. Acta Orthop Scand 61:570-574
25. Shelbourne KD, Nitz P (1990) Accelerated rehabilitation after anterior cruciate ligament reconstruction. Am J Sports Med 18:292-299
26. Yoshiya S, Andrish JT, Manley MT, Kurosaka M (1986) Augmentation of anterior cruciate ligament reconstruction in dogs with protheses of different stiffness. J Orthop Res 4:475-485

Kollagener Meniskusersatz. Tierexperimentelle Untersuchung am Schaf

K. A. Milachowski[1], G. Metak[2], M. A. Scherer[1] und G. Blümel[1]

[1] Institut für Experimentelle Chirurgie, Technische Universität München, Klinikum rechts der Isar, Ismaningerstraße 22, D-81675 München
[2] Chirurgische Abteilung, Städtisches Krankenhaus München Bogenhausen

Einleitung und Zielsetzung

Ein idealer Meniskusersatz ist noch nicht gefunden. Die Zunahme schwerer Kapselbandverletzungen des Kniegelenkes insbesondere die Situation nach medialer Meniskektomie und fehlendem vorderem Kreuzband wirft die Frage der Meniskustransplantation zur optimalen Rekonstruktion der Kapselbandverhältnisse des Kniegelenkes auf.

Die eigenen tierexperimentellen und klinischen Untersuchungen zeigen, daß lyophilisiertes Meniskusgewebe sich für den klinischen Bereich nicht bewährt hat. Entsprechendes gilt für den Meniskusersatz durch den Hoffa'schen Fettkörper [3].

Bei tiefgefrorenen Meniskustransplantaten besteht die Gefahr der Krankheitsübertragung. Ziel der Untersuchung war daher die Entwicklung eines geeigneten Meniskusersatzgewebes zur Vermeidung der Kniegelenksarthrose und Instabilität sowie zum Knorpelschutz.

Material und Methodik

Nach Versuchsgenehmigung durch die Regierung von Oberbayern wurde bei 14 weiblichen Merinoschafen in Allgemeinnarkose über eine mediale Arthrotomie der Innenmeniskus entfernt und bei 7 Tieren der Meniskus durch einen Composite-graft aus zentraler Polydioxanon-Kordel – zur Lastübertragung und Primärfixation – sowie einem zirkulär gewickelten lyophilisierten Rinderpericardstreifen (Lyoplant) ersetzt.

Der Versuchszeitraum betrug ein Jahr. Danach erfolgte die klinische, makroskopische und biomechanische Auswertung.

Die Kniegelenkpräparate wurden in Serienschnitten histologisch untersucht. Daneben kamen Verlaufsbeobachtungen mit Ultraschall. Röntgen und kernspintomografischen Untersuchungen zur Anwendung.

Ergebnisse und Diskussion

Die histologischen Ergebnisse sind im Rahmen einer eigenen Studie bereits publiziert (Heitland u. Mitarb., 1996). Die durchgeführten kernspintomografischen Untersuchungen zeigen eine Umwandlung zu kollagenem Meniskusersatzgewebe teilweise mit Ausbildung einer stabilen Randleiste (Abb. 1). Entsprechende Umwandlungsvorgänge sind auch sonografisch nachweisbar. Die biomechanischen Untersuchungen zeigen verminderte physikalische Werte der Neomenisken, insbesondere was die Druck- und Reißfestigkeit angeht.

Hingegen kann gezeigt werden, daß unter dem neugebildeten Meniskusregenerat eine zuverlässige Knorpelprotektion gegeben ist.

Während alle Tiere der Kontrollgruppe eine schwere Arthrose entwickelten, war in der Versuchsgruppe eine signifikant geringere Knorpelschädigung zu beobachten.

Insbesondere infolge des noch nicht gelösten Problems der Implantatfixierung und der dadurch bedingten Variabilität der histologischen Ergebnisse kann eine klinische Anwendung derzeit noch nicht empfohlen werden.

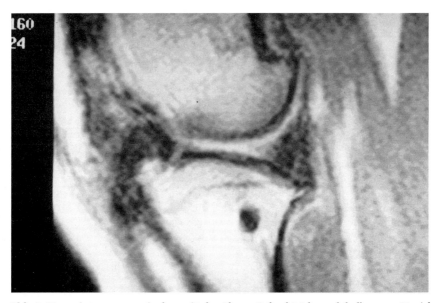

Abb. 1. Kernspintomogramm in der sagittalen Ebene, Befund 1 Jahr nach kollagenem Meniskusersatz durch Lyoplant, vollständige Ausbildung eines Neomeniskus im Hinterhornbereich mit noch nicht abgeschlossenem Umbau in der zentralen Zone

Literatur

1. Heitland A, Scherer MA, Metak G, Milachowski KA (24.02.1996) Histological, macroscopical and biomechanical results of a collagen-polydioxanon implant for meniscal replacement. Meniscal transplantation study group, AAOS, 63rd Annual Meeting, Atlanta, Gerogia
2. Milachowksi KA, Metak G, Scherer MA, Erhardt W (18.01.95) Freeze dried pericard for meniscal replacement – animal experimental investigations in sheep. Meniscal transplantation study group, AAOS, 62rd Annual Meeting, Orlando, Florida
3. Milachowski KA, Kohn D, Wirth CJ (1994) Transplantation allogener Menisken. Orthopädie 23:160–163

Die Verankerung des Patellarsehnentransplantates beim vorderen Kreuzbandersatz mit resorbierbaren Spreizdübeln: Primärstabilität in vitro

G. Lob, E. Mayer und T. Mittelmeier

Abteilung für Unfallchirurgie, Chirurgische Klinik und Poliklinik, Universität München, Klinikum Großhadern, Marchioninistraße 15, D-81377 München

(Manuskript nicht eingegangen)

Begünstigt die Form der intercondylären femoralen Notch die Ruptur des vorderen Kreuzbandes?

M. Masmoudi[1], J. Petermann[1], E. M. Walters[2] und L. Gotzen[1]

[1] Zentrum für operative Medizin I, Klinik für Unfallchirurgie, Philipps-Universität, Baldingerstraße, D-35033 Marburg
[2] Abteilung für Strahlendiagnostik, Zentrum für Radiologie, Philipps-Universität, Baldingerstraße, D-35033 Marburg

Einleitung

Die Ruptur des vorderen Kreuzbandes zählt zu den häufigsten Verletzungen des Kniegelenkes und ist als Resultat mehrerer Faktoren wie Unfallmechanismen, die Stuktur des vorderen Kreuzbandes und noch nicht näher beforscht die Form (Weite und Höhe) der interkondylären Notch.

Erstmals berichtete Anderson von einer computertomographischen Vermessung der intercondylären Notch und verglich hierbei die Form der Notch in Kniegelenken ohne Ruptur des vorderen Kreuzbandes mit derjenigen von Kniegelenken, bei denen eine einseitige bzw. zweiseitige Instabilität vorlag. Es zeigte sich bei den 96 untersuchten Kniegelenken eine Häufung des Auftretens einer akuten Ruptur des vorderen Kreuzbandes je enger die Notchweite bzw. je geringer die Notchfläche war. Eine Normverteilung konnte er auf Grund der geringen Fallzahl nicht angeben und forderte weitere Studien.

Souryal bestimmte als erster 1988 anhand von nativ Rö-Aufnahmen den sogenannten Notchweitenindex (NWI) d.h. das Verhältnis zwischen Notchweite und epikondylären Breite auf der Höhe des Sulcus der Sehne des Muskulus popliteus an der lateralen Femurkondyle. Er stellte einen NWI von 0,2338 bei gesunden Knien und 0,2248 bei Knien mit vorderen Kreuzbandruptur fest. In einer zweiten Untersuchung 1994 fand er einen Durchschnittsindex von $0,231 \pm 0,044$. Ein signifikanter Anstieg der vorderen Kreuzbandrupturen zeigte sich bei einem Index von 0,189. Die Untersuchungen wurden allerdings nur bei Athleten durchgeführt und sind daher nicht auf die normale Bevölkerung übertragbar.

1991 berichtete Good über Vermessungen bei 93 Patienten mit einer chronischen vorderen Instabilität, 62 Patienten mit akuter vorderen Kreuzbandruptur und 38 Leichenkniegelenke. Er fand signifikante Unterschiede. Einen Vergleich zu Normkollektiv und eine Analyse des Unfallmechanismus führte er nicht durch.

Herzog et al. zeigte 1994 im ersten Teil seiner Studie, daß MRT-Messungen am Knie keinen Unterschied, im Gegenteil zu konventionellen Rö-Bildern, zur direkten Messungen die am Leichenknie durchgeführt wurden, zeigen.

Im zweiten Teil der Studie verglich Herzog zwischen MRT-Messungen und konventionellen Rö-Bilder bei Patienten mit vorderen Kreuzbandruptur und Personen der Kontrollgruppe. Die MRT-Messungen ergeben, daß der laterale Notchwinkel und der Notchwinkel in Knien mit VKB-Ruptur wesentlich steiler sind als in „gesunden Knien". Mit der gleichen Aussagekraft zeigen die konventionellen Rö-Aufnahmen, daß Knie mit VKB-Ruptur einen wesentlich kleineren NWI haben als gesunde Knie.

Ziel der Studie

In unserer Studie ermitteln wir eine Normverteilung der Notchweite, Höhe und der korrelierenden Indices und analysierten, in wieweit ein Zusammenhang zwischen diesen Parametern und dem Auftreten von vorderen Kreuzbandrupturen besteht.

Material und Methode

Für unsere Studie wurden 500 Tunnelaufnahmen nach Frik von Patienten der Unfallchirurgischen Klinik der Philipps-Universität Marburg nach einem Zufallsprinzip aus dem Zentralarchiv der Abteilung für Strahlendiagnostik ermittelt. Die Aufnahmen entstanden zwischen Januar 1990 und Dezember 1993.

Ausschlußkriterien

Ausgeschlossen von der Untersuchung wurden Patienten mit Achsenfehlstellung, nichtabgeschlossenem Längenwachstum, Meniskusschaden, degenerative Veränderungen (Arthrosen, rheumatische Arthritis ...), Voroperationen am Knie (Osteosynthese im

Bereich des distalen Femurs, der proximalen Tibia oder Patella, Meniskusrektion, Bandrekonstruktion ...) und Frakturen (intraartikulär sowie in unmittelbarer Nähe des Kniegelenkes).

Um die Reproduzierbarkeit zu gewährleisten, legten wir definierte Meßpunkte fest
- die Notchweite (an der Höhe des Sulcus der Popliteussehne)
- die epicondyläre Breite (an der Höhe des Sulcus der Popliteussehne)
- die Notchhöhe (Distanz von der Linie vom tiefsten Punkt beider Kondylen zum höchsten Punkt des Notches).

Aus diesen Meßwerten wurden folgende Parameter ermittelt:
- Der NWI (Notchweitenindex): Notchweite durch Epikondylärenbreite.
- Der M-Index: Notchweite durch Notchhöhe berechnet.

Unterschieden wurde zwischen frischen Läsionen und chronischen Instabilitäten, sowie direkten und indirekten oder non-contract Traumata. Dokumentiert sind auch Alter und Geschlecht der Patienten, sowie die Seite des untersuchten Knies.

Die statistische Auswertung erfolgte nach dem Fisher's exact Test, Student's t-Test und dem Wilcoxon signed rank Test. Mit der Standardabweichung (SA) wird die Variabilität des Mittelwertes ermittelt. Die Signifikanzgrenze wurde mit $P < 0,05$ definiert.

Ergebnisse

Patientenkollektiv

Die Untersuchung von den 500 Röntgenaufnahmen ergab ein Kollektiv von 371 männlichen Kniegelenken davon 183 linke und 188 rechte sowie 129 weibliche Kniegelenke davon 58 linke und 71 rechte Knie. Das Durchschnittsalter betrug 32 Jahre.

Einzeldarstellung der Ergebnisse

Es zeigte sich ein Durchschnittswert für den Notchweitenindex von $0,226 \pm 0,034$, dabei betrug der Wert für die männlichen Kniegelenke 0,224 und für die weiblichen 0,230. Es bestand kein signifikanter Unterschied ($P > 0,05$).

Die Durchschnittswerte des M-Indexes lagen bei $0,679 \pm 0,10$. Bei den männlichen Kniegelenke 0,686, und bei den weiblichen 0,666, hier war kein signifikanter Unterschied festellbar ($P > 0,05$).

Von den 500 ausgewerteten Knien haben 51 (10,2%) eine vordere Kreuzbandruptur.

Getrennt analysiert wurden Patienten ohne vordere Kreuzbandruptur (n = 449; 89,8%), solche mit einer non-contact Verletzung (n = 24; 4,8%), mit einem akuten Kontakttrauma (n = 10; 2%) und diejenigen bei denen eine chronische Instabilität vorhanden ist (n = 17, 3,4%) (Abb. 1).

Die Durchschnittswerte in den verschiedenen Gruppen sind in der Tabelle 1 zu lesen. Daraus entnehmen wir einen eindeutigen Unterschied zwischen den verschiedenen Gruppen. Die hohen Werte bei den Kontakt-Traumen spricht für die hohe direkte Gewalteinwirkung auf das Kniegelenk. Eindeutig sind die niedrigen Durchschnittswerte bei

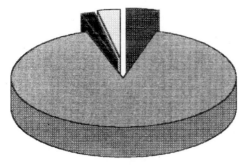

Abb. 1. Darstellung der verschiedenen Gruppen

den chronischen Instabilitäten sowie bei den Patienten mit einer non-kontakt Verletzung (Abb. 2).

Wie bereits schon erwähnt wurden Rö-Bilder von Probanten mit chronischen Instabilitäten sowie mit direkten Taumata aus der Studie ausgeschlossen. Wir haben uns deswegen mit den restlichen 473 Daten, die für unsere Studie geeignet sind, intensiver befaßt. Die vordere Kreuzbandrupturrate betrug in dieser Gruppe 5,07%.

Bei dem Kollektiv ohne vordere Kreuzbandruptur lagen die Durchschnittswerte bei einem NWI von 0,228 und einem M-Index von 0,686, und bei dem Kollektiv mit Nonkontaktinstabilitäten bei einem NWI von 0,177 oder einem M-Index von 0,572.

Ein signifikanter Anstieg ($P < 0,05$) der vorderen Instabilität zeigte sich ab einem NWI von 0,192 (eine Standardabweichung unterhalb des Mittelwertes) (Tabelle 2 und Abb. 3).

Ab einem Mittelwert von 0,560 (eine Standardabweichung unterhalb des Mittelwertes) stellten wir einen bedeutsamen Anstieg der vorderen Instabilität ($P < 0,05$) (Tabelle 3 und Abb. 4).

Tabelle 1. Durchschnittswerte von NWI und M-Index bei den verschiedenen Gruppen

Durchschnitt	NWI	M-Index
1-Gesamtkollektiv (500)	0,226	0,679
2-Chronische Instabilität (17)	0,191	0,588
3-Kontakt Trauma (10)	0,259	0,765
4-Restkollektiv (473)	0,226	0,681
5-Kollektiv ohne VKB-Ruptur (449)	0,228	0,686
6-Non Kontakt Instabilität (24)	0,177	0,572

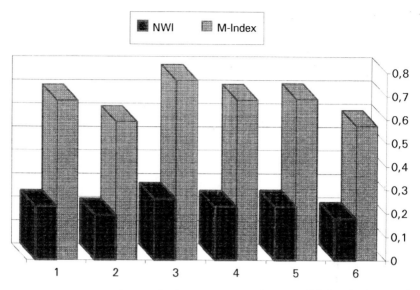

Abb. 2. Durchschnittswerte bei den verschiedenen Gruppen; *1* Gesamt Kollektiv, *2* Patienten mit chronischen Instabilitäten, *3* Patienten mit kontakt Traumata, *4* Restkollektiv, *5* Kollektiv ohne VKB-Ruptur, *6* Patienten mit nonkontakt Verletzungen

Tabelle 2. Auftreten von vorderen Kreuzbandrupturen in Abhängigkeit zum NWI

NWI	Zahl der Fälle	Ruptur-Absolut	Ruptur-Relativ
0,12:0,15	10	2	20,00%
0,15:0,18	41	7	17,07%
18:0,21	91	6	6,59%
0,21:0,24	135	7	5,19%
0,24:0,27	113	0	0,00%
0,27:0,30	60	2	3,33%
0,30:0,33	20	0	0,00%
0,33:0,36	2	0	0,00%
0,36:0,39	1	0	0,00%
Summe	473	24	5,07%

VKB-RUPTUR / NWI

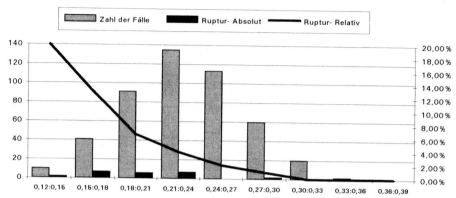

Abb. 3. Darstellung der Beziehung vom Auftreten einer vorderen Kreuzbandruptur zum NWI

Tabelle 3. Auftreten von vorderen Kreuzbandrupturen in Abhängigkeit zum M-Index

NWI	Zahl der Fälle	Ruptur-Absolut	Ruptur-Relativ
0,30:0,40	2	0	0,00%
0,40:0,50	34	6	17,65%
0,50:0,60	90	8	8,89%
0,60:0,70	139	8	5,76%
0,70:0,80	125	2	1,60%
0,80:0,90	48	0	0,00%
0,90:1,00	28	0	0,00%
1,00:1.10	5	0	0,00%
Summe	473	24	5,07%

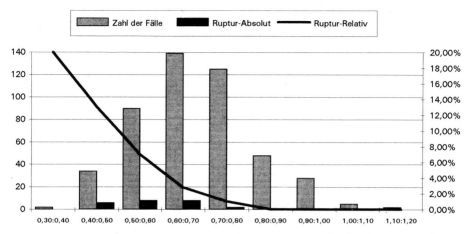

Abb. 4. Darstellung der Beziehung vom Auftreten von vorderen Kreuzbandruptur zum M-Index

Schlußfolgerung

Patienten mit einer vorderen Kreuzbandruptur als Folge einer non-Kontakt Verletzung haben einen signifikanten Notchweitenindex und M-Index. Es besteht eine hohe Korrellation zwischen einer interkondylären Notchstenose und den gehäuften Auftreten von vorderen Kreuzbandrupturen. Hierbei hat sich als Korrelat für die in der Tunnelaufnahme nach Frik abgebildete Notchfläche der M-Index als aussagekräftiger erwiesen als der Notchweitenindex nach Souryal, da hierbei zusätzlich die Notchhöhe berücksichtigt wurde.

In weiteren Untersuchungen sollte die Notwendigkeit einer Notchplastik in Abhängigkeit zur Notchform analysiert werden.

In situ Zugentlastung des Ligamentum patellae der Ratte
Biomechanische und histomorphologische Veränderungen

Th. Müller[1], O, Kwasny[1], R. Schabus[1], R. Reihsner[3], H. Plenk jr.[2] und R. Mallinger[2]

[1] Universitätsklinik für Unfallchirurgie, Währinger Gürtel 18–20, A-1090 Wien
[2] Laboratorium für Biomaterial und Stützgewebeforschung,
Laboratorium für Mikromorphologie und Elektronenmikroskopie,
Histologisch-Embryologisches Institut
[3] Labor für Spannungsoptik am Institut für Festigkeitslehre, Technische Universität

Einleitung

Das zentrale Drittel des Ligamentum patellae (LP) als Knochen-Band-Knochen Transplantat ist das Gewebe der Wahl für den Ersatz des vorderen Kreuzbandes (VKB). Es ist zum Zeitpunkt der Entnahme um 60% belastbarer als das VKB und die Gewinnung führt zu keiner zusätzlichen Destabilisierung des Kniegelenks [3]. Amiel wies erstmals auf strukturelle Unterschiede zwischen Sehnen und Bändern hin [2]. Die Avaskularisierung nach der Transplantation führt zur Nekrose fast aller zellulären Bestandteile, zu einer Abnahme der Belastbarkeit, die, obwohl sie langsam wieder zunimmt, nie wieder den Ausgangswert erreicht [2, 3]. Die veränderte biomechanische Beanspruchung unterstützt durch das intraartikuläre Milieu und führen zu einem Umbau des Transplantates in eine Struktur mit bandähnlichen Eigenschaften. Dies wird allgemein als Ligamentisation bezeichnet [1, 6, 7]. In klinischen Studien und im Tiermodell wird dieser Prozeß beschrieben, wobei die Größe der dabei auf das Transplantat einwirkenden Belastungen nicht objektivierbar ist und der Einfluß einer Augmentation kontrovers diskutiert wird [8, 11].

Gegenstand dieses Tierversuchs war die Frage, wie das Ligamentum patellae auf eine Zugentlastung durch unterschiedlich rigide Materialien reagiert.

Material und Methode

Bei 21 Albinoratten wurde das Ligamentum patellae (LP) einseitig durch eine durch die Tuberositas tibiae und oberhalb der Patellabasis geführte Naht aus Vicryl, Prolene bzw. Draht entlastet, wobei die kontralaterale Seite scheinoperiert wurde. Ein Tier verstarb postoperativ. Bei 6 Tieren wurde das Material licht- und elektronenmikroskopisch untersucht. Bei 14 Tieren wurde das LP im Paarversuch der mechanischen Untersuchung zugeführt. Die statistische Auswertung erfolgte mittels Mann-Witney-Tests. Die Bänder der ersten Versuchsreihe wurden bis 10 N belastet und wiederum entlastet, die Dehnung bei 5 N und 10 N wurde notiert und für die statistische Auswertung verwendet. Die Bänder der zweiten Projektgruppe wurden 2,5 N, 5 N und 10 N belastet und nach Erreichen der drei Belastungsstufen ein Relexationsexperiment durchgeführt (Statistische Auswertung mit dem paired-t-Test).

Ergebnisse

Lichtmikroskopisch färbte sich das nicht entlastete LP homogen an, während bei den entlasteten eine Zwei- und Dreiteilung der Sehnenarchitektur erkennbar war. Dort von sich eine erhöhte Metachromasie und die Kollagenfibrillen waren wellig angeordnet. Bei der elektronenmikroskopischen Untersuchung fand sich bei den augmentierten LP Präparaten eine hoch signifikante Abnahme des Fibrillendurchmesser ($p < 0,05$). Die Kontrollgruppe hatte den Peak bei ca. 220 nm, während die Zugentlastung eine Abnahme der Fibrillendurchmesser auf $\varnothing$ 80 nm bewirkte. Biomechanische Tests zeigten, daß das zugentlastete LP im physiologischen Bereich um 38% signifikant dehnbarer war ($p < 0,05$) und die Steifigkeit mit einer Signifikanz von $p < 0,05$ um 37% abnahm.

Schlußfolgerung

Dieses Modell einer zugentlasteten aber nicht transplantierten Patellarsehne zeigt, bezogen auf die Steifigkeit der Augmentation signifikante Veränderungen der biomechanischen und histomorphologischen Eigenschaften. Das veränderte Lastdehnungsverhalten und die korrespondierende Neubildung von neuen kleineren Kollagenfibrillen mit der begleitenden Metrachromasie demonstriert einen „remodeling" Prozeß. Dieses „remodeling" ist unter Umständen vergleichbar mit den Vorgängen einer Transplantation, da ähnliche histomorphologische und biomechanische Veränderungen u.a. von Decker nach alleiniger Transplantation beschrieben wurden [5].

Das durch Zugentlastung bzw. Transplantation entstehende „junge und adaptative" Bindegewebe reagiert empfindlich auf Überbeanspruchung mit einer Elongation. Wenn aber die Remodeling Phase bestimmt wird durch „stress sharing" anstatt „stress shielding" oder Überbeanspruchung, sollte daraus eine bandähnliche Struktur von akzeptabler Länge und Stärke werden [9, 10].

Literatur

1. Abe S, Kurosaka M, Iguchi T, Yoshiya S, Hirohata K (1993) Light and electron microscopic study of remodeling and maturation process in autogenous graft for anterior cruciate ligament reconstruction. Arthroscopy 9:394
2. Amiel D, Frank C, Harwood F, Fronek J, Akeson W (1984) Tendons and ligaments: A morphological and biochemical comparison. J Orth Research 1:257
3. Butler DJ, Kay MD, Stouffer DC (1986) Comparison of material properties in fascicle-bone units from human patellar tendon and knee ligaments. J Biomech 18:425
4. Clancy WG, Nelson DA, Reide B, Narechania RG (1982) Anterior cruciate ligament reconstruction using one third of the patellar ligament, augmented by extra-articular tendon transfers. J Bone Joint Surg 64-A, 3:352
5. Decker B, Bosch U, Gässler N, Tugtekin I, Kasperczyk , Reale E (1994) Histochemical aspects of the proteoglycans of the patellar tendon autograft used t replace the posterior cruciate ligament. Matrix Biology 14:101
6. Kapserczyk WJ, Bosch U, Oestern H-J, Tscherne H (1993) Staging of patellar tendon autograft healing after posterior cruciat ligament reconstruction. Clin Orthop 286:271
7. Kleiner JB, Amiel D, Harwood F, Akeson WH (1989) Early histologic, metabolic and vascular assessment of anterior cruciate ligament autografts. J Orth Research 7:235
8. Kwasny O, Schabus R, Wagner M, Plenk H (1987) Stellt die Reinsertion des vorderen Kreuzbandes mit alloplastischer Augmentation eine Alternative zum vorderen Kreuzbandersatz dar? Hefte zur Unfallheilkunde 189:1105

9. Muneta T, Lewis JL, Stewart NJ (1994) Load effects remodeling of transplanted, autogenous Bone-Patellar Tendon-Bone Segments in a Rabbit Model. J Orthop Research 12:138
10. Ohno K, Yasuda K, Yamamoto N, Kaneda K, Hayashi K (1993) Effects of complete stress shielding on the mechanical properties and histology of in situ frozen patellar tendon. J Orthop Research 11:592
11. Schabus R (1968) Die Bedeutung der Augmentation für die Rekonstruktion des VKB's. Acta Chir Austriaca Suppl 76

Forum: Experimentelle Unfallchirurgie III

Vorsitz: L. Claes, Ulm; M. Nerlich, Regensburg; K. Wenda, Mainz

Intramedullärer Druck; Knochenmarksfettintravasation und PMN-Elastase Freisetzung im Rahmen der unaufgebohrten Femurmarknagelung

A. Kröpf[1], U. Berger[1], H. Naglik[1], Ch. Primavesi[1], H. Hertz[1] und G. Schlag[2]

[1] Unfallkrankenhaus Salzburg, Dr.-Franz-Rehrl-Platz 5, A-5010 Salzburg
[2] Ludwig-Boltzmann-Institut für experimentelle und klinische Traumatologie

Zahlreiche Studien haben die Vorteile der primären Frakturstabilisierung speziell bei mehrfachverletzten Patienten dargelegt [1, 2, 3, 18].

Die Kombination eines Thoraxtraumas mit Lungenkontusion und gleichzeitig vorliegender Oberschenkelschaftfraktur führt jedoch nicht selten zu postoperativen Problemen hinsichtlich pulmonaler Dysfunktion nach primärer konventioneller aufgebohrter Marknagelungstechnik [15, 16, 17, 19], wobei das Aufbohren der Femurmarkhöhle nicht nur zu einer deutlichen Druckerhöhung in der Femurmarkhöhle [14], sondern auch zu einem akuten Anstieg des Pulmonalarterien-Druckes und nachfolgend zu einer weiteren Dekompensation einer bereits gestörten Lungenfunktion führen kann [5, 9, 10, 11, 12].

Speziell der polytraumatisierte Patient mit einer Lungenkontusion befindet sich in einer Situation, in welcher nur Teile der Lunge ausreichend ventiliert und pulmonale Kompensationsmechanismen maximal ausgelastet sind. Diese klinischen Situation wird von Pape als „Borderline Patient" umschrieben [11]. Ein zusätzlicher belastender Faktor wie die aufgebohrte Obeschenkelmarknagelung kann unter diesen speziellen Umständen die Entwicklung eines ARDS auslösen [10].

Durch die Einführung neuer Implantatmaterialien mit verbesserten biomechanischen Eigenschaften [8] konnten intramedulläre Kraftträger mit geringeren Durchmessern, jedoch ausreichender mechanischer Belastbarkeit auch für die ungebohrte Femurmarknagelung der klinischen Anwendung zugeführt werden.

Im Unfallkrankenhaus Salzburg wird seit April 1992 ein Oberschenkel-Verriegelungsnagel der dritten Generation (AIM Femoral Nail, ACE Medical, Los Angeles), bestehend aus einer Titan-Aluminium-Vanadium-Legierung (Ti-6AL-4V) bei der Versorgung von Oberschenkelschaftfrakturen in unaufgebohrter Technik angewandt [6, 7].

Ziel der vorliegenden Untersuchung ist, die intramedulläre Druckentwicklung, das Ausmaß der Knochenmarksfett-Ausschwemmung sowie die posttraumatische inflammatorische Reaktion gemessen an der Aktivierung der PMN-Elastase im Rahmen der unaufgebohrten Femurmarknagelung zu eruieren und diese Werte mit einer Kontrollgruppe mit konventionell aufgebohrten Femurnagelungen zu vergleichen.

Tabelle 1. Patientengut (n = 34)

Singuläre Fraktur	UFN	n = 13
Polytrauma	UFN	n = 14
Singuläre Fraktur	RFN	n = 7

Tabelle 2. Verwendete Implantate

FN	9 mm	n = 23
	10 mm	n = 4
RFN	10 mm	n = 2
	12 mm	n = 5

Patientengut und Methodik

Nach Genehmigung des Studienprotokolls durch die Ethikkommission erfolgte im Rahmen einer prospektiven nicht-randomisierten klinischen Studie sowohl bei monoverletzten Patienten (n = 13) als auch bei mehrfachverletzten bzw. polytraumatisierten Patienten (n = 14) mit einer Oberschenkelschaftfraktur, welche mittels primärer unaufgebohrter Femurmarknagelung (UFN) versorgt wurden, die Messungen der intramedullären Druckentwicklung, des Ausmaßes der Knochenmarksfett-Ausschwemmung sowie der Aktivierung der PMN-Elastase. In einer Kontrollgruppe mit singulären Femurschaftfrakturen (Monoverletzungen, n = 7) wurden selbige Parameter nach konventionell aufgebohrter Femurmarknagelung (RFN) erhoben. Aus ethischen Bedenken wurden in der Kontrollgruppe polytraumatisierte Patienten mit Femurschaftfrakturen nicht mittels einer aufgebohrten Femurmarknagelung versorgt.

Das Durchschnittsalter der Patienten betrug 37,1 Jahre, der durchschnittliche ISS der Polytraumagruppe betrug 32,6 Punkte.

Das Patientengut der einzelnen Gruppen ist in Tabelle 1 angeführt, die verwendeten Implantatdurchmesser sind aus Tabelle 2 ersichtlich.

Der intramedulläre Druck wurde im distalen Femurschaftfragment supracondylär mittels eines P 10EZ Gould Statham Druckaufnehmers gemessen und on-line aufgezeichnet. Die Knochenmarksfett-Freisetzung wurde mittels Blutproben über einen Vena cava inferior-Katheter im modifzierten Gurd-Test nach Schlag [4, 13] beurteilt. Die Auswertung der Blutproben für den modifizierten Gurd-Test erfolgte fluoreszenzmikroskopisch, wobei die Ergebnisse in einer Punkteskala von 0–4 bewertet wurden [13]. Die Bestimmung der PMN-Elastasewerte erfolgte mittels IMAC-Test, Merck, Darmstadt, wobei die präoperativen Ausgangswerte mit den höchsten postoperativen Werten in einem Beobachtungszeitraum von 10 Tagen postoperativ verglichen wurden.

Ergebnisse

Die Ergebnisse der intramedullären Druckwerte für die unaufgebohrt und aufgebohrt versorgten Gruppen sind in Tabelle 3 und 4 angeführt. Die gemessenen Werte im Gurd-Test hinsichtlich der Knochenmarksfett-Freisetzung sind in den Tabellen 5 und 6 ange-

Tabelle 3. Intramedullärer Druck UFN (n = 27)

Ruhedruck	33,2 mm Hg
Markraumeröffnung	46,6 mm Hg
Führungsdraht	76,4 mm Hg
Nagelung	91,7 mm Hg
Ende Nagelung	29,3 mm Hg

Tabelle 4. Intramedullärer Druck RFN (n = 7)

Ruhedruck	31,2 mm Hg
Markraumeröffnung	42,4 mm Hg
Aufbohrung	377,3 mm Hg
Nagelung	76,8 mm Hg
Ende Nagelung	27,6 mm Hg

Tabelle 5. Gurd-Test UFN Rating 0–4 (n = 27)

Präoperativ	1,31
Markraumeröffnung	1,90
Führungsdraht	2,04
Nagelung	2,11
Ende Nagelung	1,79

Tabelle 6. Gurd-Test RFN Rating 0–4 (n = 7)

Präoperativ	0,83
Markraumeröffnung	1,51
Führungsdraht	3,14
Nagelung	2,53
Ende Nagelung	2,16

geben. Angeführt sind jeweils die Druckwerte im distalen Femurschaftfragment und die Werte des Gurd-Testes zu folgenden Zeitpunkten:

- Zu Operationsbeginn
- Bei Eröffnung des Femurmarkkanals
- Bei der Insertion des Führungsspießes in der unaufgebohrt versorgten Gruppe bzw. während der Bohrvorgänge in der aufgebohrt versorgten Gruppe
- Beim Einschlagen des Marknagels in das distale Femurschaftfragment
- Nach unmittelbarer Beendigung des Einschlagens des Marknagels

Die PMN-Elastase Werte stiegen bei isolierten Femurschaftfrakturen in der unaufgebohrt versorgten Gruppe (UFN) von präoperativ 54,5 ± 7,71 µg/l auf postoperativ 59,5 ± 7,35 µg/l (Steigerungsfaktor: x 1,09) und in der unaufgebohrt versorgten Gruppe (RFN) von präoperativ 37,6 ± 5,73 µg/l auf postoperativ 50,2 ± 4,57 µg/l (Steigerungsfaktor: x 1,33).

Diskussion

Im Vergleich zur gebohrten Oberschenkelmarknagelung zeigt die unaufgebohrte Femurmarknagelung in den bisher vorliegenden Daten unserer klinischen Studie signifikant geringere intramedulläre Druckanstiege im zeitlichen Ablauf der Nagelung, wobei der deutliche Unterschied zum Zeitpunkt der Aufbohrvorgänge in der RFN-Gruppe besteht.

Damit korrelierend zeigt sich auch ein statistisch deutlich signifikanter Unterschied in der Knochenmarksfett-Intravasation ebenfalls zum Zeitpunkt der Aufbohrvorgänge der RFN-Gruppe im Vergleich zu der unaufgebohrt versorgten Patientengruppe. Hinsichtlich der PMN-Elastase-Freisetzung zeigt sich bei den singulären Femurschaftfrakturen ebenfalls ein Trend zu geringeren postoperativen Elastaseerhöhungen in der UFN-Gruppe im Vergleich zur RFN-Gruppe.

Basierend auf den vorliegenden Ergebnissen stellt die unaufgebohrte Femurmarknagelung im Vergleich zur konventionell aufgebohrten Oberschenkelmarknagelung ein deutlich geringeres operatives Trauma dar und ist als alternatives Osteosyntheseverfahren bei der Versorgung der Femurschaftfraktur, speziell beim polytraumatisierten Patienten, der aufgebohrten Marknagelung vorzuziehen.

Literatur

1. Behrmann SW, Fabian TC, Kudsk KA et al. (1990) Improved outcome with femur fractures: Early versus delayed fixation. J Trauma 30:792
2. Bone LB, Johnson KD, Weigelt J et al. (1989) Early versus delayed stabilization of fractures-A prospective randomized study. J Bone Joint Surg 71-A:336
3. Goris RJA, Gimbrère JSF, van Niekerk JLM et al. (1982) Early osteosynthesis and prophylactic mechanical ventilation in the multitrauma patient. J Trauma 22:895
4. Gurd AR (1970) Fat embolism: An aid to diagnosis. J Bone Joint Surg 52-B:732
5. Hofmann S, Huemer G, Kratochwill Ch et al. (1995) Pathophysiology of fat embolism in orthropaedic and traumatic surgery. Orthopäde 24:84
6. Kröpfl A, Naglik H, Primavesi Ch et al. (1995) Unreamed intramedullary nailing of femoral fractures. J Trauma 38:717
7. Kröpfl A, Naglik H, Niederwieser B et al. (1995) Unaufgebohrte Oberschenkelmarknagelung – Ein neues Therapiekonzept, Osteo Int 3:196
8. Latta L (1992) Biomechanics of femoral nails. Abstract Symposium Current Concepts in Trauma Care, Park City/Utah, Park Nicollet Medical Foundation, pp 55–63
9. Nast Kolb D, Waydhas C, Jochum M et al. (1990) Günstiger Operationszeitpunkt für die Versorgung von Femurschaftfrakturen beim Polytrauma? Chirurg 61:259
10. Pape H-C, Aufmolk M, Paffrath T et al. (1993) Primary intramedullary femur fixation in multiple trauma patients with associated lung contusion – A cause of posttraumatic ARDS? J Trauma 34:540
11. Pape H-C, Regel G, Dwenger A et al. (1993) Influences of different methods of intramedullary femoral nailing on lung function in patients with multiple trauma. J Trauma 35:709
12. Pell ACH, Christie J, Keating JF et al. (1993) The detection of fat embolism by transoesophageal echocardiography during reamed intramedullary nailing. J Bone Joint Surg 75-B:921
13. Schlag G, v. Sommoggy S (1972) Modifikation des „Gurdt-Tests" zur Diagnostik der Fettembolie im Blut. Akt Chir 7:347
14. Stürmer KM, Schuchardt W (1980) Neue Aspekte der gedeckten Marknagelung und des Aufbohrens im Tierexperiment – Der intramedulläre Druck beim Aufbohren der Markhöhle. Unfallheilunde 83:346
15. Talucci RC, Manning J, Lampard S et al. (1983) Early intramedullary nailing of femoral shaft fractures. A cause of fat embolism syndrome. Am J Surg 146:107

16. Wenda K, Ritter G, Ahlers J et al. (1990) Nachweis und Effekte von Knochenmarkseinschwemmungen bei Operationen im Bereich der Femurmarkhöhle. Unfallchirurg 93:56
17. Wenda K, Runkel M, Rudig L et al. (1995) Influence of bone marrow embolization on the choice of procedure in the stabilization of femur fractures. Orthopäde 24:151
18. Wolinsky PR, Johnson KD (1995) Early osteosynthesis in the polytrauma patient: Pulmonary advantages. Osteo Int 3:209
19. Wozasek GE, Simon P, Redl H et al. (1994) Intramedullary pressure changes and fat intravasation during intramedullary nailing: An experimental study in sheep. J Trauma 36:202

Experimentelle Frakturbehandlung mit dem Point Contact Fixator (PC-Fix) – eine in vivo Studie an der Schafstibia

M. Lederer[1,2], S. Tepic[1] und S. M. Perren[1]

[1,] AO-Forschungszentrum, Clavadelerstraße, CH-7270 Davos-Platz
[2] Klinik und Poliklinik für Orthopädie, Universität Essen, Hufelandstraße 55, D-45122 Essen

Einleitung

Der Point Contact Fixator (PC-Fix) ist ein neuartiges Implantat zur internen Frakturstabilisierung, welches aufgrund seines Designs einen hohen Schutz der Knochenvaskularität bietet. Dies wird durch seinen auf wenige Punkte reduzierten Implantat-Knochenkontakt, sowie die Fixierung mittels im Implantat verblockender, unikortikal verankerter Schrauben, erzielt. Im Tierversuch ließ sich bei der Frakturbehandlung an Schafstibiae mit dem PC-Fix eine beschleunigte Festigkeitszunahme und Frakturheilung im Vergleich zu konventionellen Platten nachweisen. Inwieweit sich unterschiedliche Frakturspaltbedingungen (Kompression, Adaptation, Spalt) bei der Stabilisierung mit dem PC-Fix auf die Heilung auswirken, ist bisher noch nicht untersucht. Unter dieser Fragestellung ist nachfolgendes Experiment durchgeführt worden, zusätzlich wurde der Einfluß einer zirkulären epiperiostalen Weichteilablösung im Frakturbereich auf die Kallusentstehung und Bruchfestigkeit untersucht.

Methode

An 45 weiblichen Schweizer Bergschafen wurde eine reproduzierbare Tibiaquerfraktur mittels Vierpunktbiegung erzeugt. Die Tiere wurden in drei Gruppen zu je 15 Tieren aufgeteilt. In Gruppe 1 erfolgte nach Reposition eine Kompression der Fraktur, in Gruppe 2 wurden beide Fragmente adaptiert und in Gruppe 3 der Frakturspalt auf 1,5 mm distrahiert. Die Stabilisation erfolgte mit einem PC-Fix (8 Loch), welcher durch unikortikale, selbstschneidende Schrauben an der medialen Tibiafläche fixiert wurde. Gruppe 3 erhielt zusätzlich einen unilateralen Fixateur externe. Jede dieser drei Gruppen wurde nochmals in drei Untergruppen zu je 5 Schafen aufgeteilt. Diese unterschieden sich im Ausmaß der epiperiostalen Weichteilablösung, welche unter Schonung des Periostes zirkulär im Frakturbereich auf einer Länge von 0, 15 oder 40 mm durchgeführt wurde. Der Beobachtungszeitraum betrug 12 Wochen. Anhand der angefertigten Röntgenaufnahmen wurden mittels eines Bildanalysesystems (IMCO 1000, Kontron, München) die Kallusflächen planimetrisch bestimmt. Nach Euthanasie der Tiere, Explantation beider Tibiae und Implantatentfernung wurden die Knochen unter Vierpunktbiegung (Instron 4302, Instron Ltd, High Wycombe Bucks, England), bei der sich die mediale Tibiafläche (ehemalige Plattenseite) unter Zugspannung befand, bis zum Bruch getestet. Wir verglichen die Bruchfestigkeit der operierten Tibia mit der jeweiligen nicht operierten Gegenseite (relative Festigkeit). Die statistische Auswertung basierte auf der Zwei-Weg-Varianzanalyse sowie dem Newman-Keuls Multiple Range Test ($p > 0,05$ als Signifikanzniveau).

Resultate

Alle Frakturen konsolidierten ohne Infekt oder lokalen Komplikationen. Bei allen Tieren war eine Heilung über Kallusbildung zu verzeichnen.

Bei den Verfahren Kompression und Adaptation (Gruppe 1 und 2) konnten keine signifikanten Unterschiede in der Bruchfestigkeit nach 12 Wochen festgestellt werden ($p > 0,05$). Es fanden sich Werte von $55,7 \pm 4\%$ bzw. $51,7 \pm 1,6\%$ (Mittelwert ± SEM). In diesen Gruppen bestand kein signifikanter Einfluß der Weichteilablösung auf die Kallusmenge und Festigkeit ($p > 0,05$). In Gruppe 3 (1,5 mm Spalt) zeigten die Tiere mit 40 mm Weichteilablösung die größte Kallusmenge und eine signifikant höhere Bruchfestigkeit ($p < 0,05$) im Vergleich zu den Schafen mit 0 bzw. 15 mm Ablösung. Bei diesen Tieren waren mit $68,8 \pm 7\%$ die höchsten Werte zu verzeichnen, die der Tibiae bei 1,5 mm Spalt und 0 bzw. 15 mm Ablösung lagen mit $43,5 \pm 4\%$ bwz. $44,8 \pm 5\%$ am niedrigsten.

Schlußfolgerung

Die Frakturstabilisierung einer Tibiaquerfraktur beim Schaf mit dem PC-Fix weist einen komplikationslosen Verlauf auf. Die vorliegenden Ergebnisse zeigen, daß hierbei eine zusätzliche Kompression des Frakturspaltes gegenüber der alleinigen Adaptation der Fragmente keinen signifikanten Vorteil bezüglich der Bruchfestigkeit erbringt. Bei diesen Spaltsituationen zeigt eine Weichteilablösung unter Schonung des Periostes keinen signifikanten Einfluß auf Bruchfestigkeit und Kallusformation.

Bei Vorliegen eines Frakturspaltes von 1,5 mm läßt sich im Experiment ein positiver Einfluß der Weichteilablösung auf die Kallusmenge und Bruchfestigkeit nachweisen. Trotz biomechanisch ungünstiger Spaltsituation finden sich bei 40 mm Ablösung die höchsten Festigkeitswerte. In diesem mechanischem Umfeld scheint die Weichteilablösung einen positiven Einfluß auf die Frakturheilung auszuüben. Diese Beobachtung könnte einen zusätzlichen Erklärungsversuch zum Verständnis der Behandlungserfolge bei den biologischen Osteosyntheseverfahren von Mehrfragmentfrakturen, welche oft mit einer unfallbedingten massiven Weichteilablösung einhergehen, liefern.

Die Osteosynthese monokondylärer Femurfrakturen mit unterschiedlichen Werkstoffen. Eine biomechanische und histologische Analyse am standardisierten Femurmodell

P. A. W. Ostermann, A. Ekkernkamp, A. Pommer und G. Muhr

Chirurgische Abteilung Klinik und Poliklinik, Berufgenossenschaftliche Kliniken Bergmannsheil, Universitätsklinik, Bürkle-de-la-Camp-Platz 1, D-44789 Bochum

Einleitung

Die Zugschraubenosteosynthese monokondylärer Femurfrakturen hat zu guten Langzeitresultaten geführt [1]. Die Nachteile sind jedoch prominente Schraubenköpfe, evtl. Metallallergien und die notwendigen Metallentfernungen, welche die Risiken eines Infektes, einer Thrombose oder anderen Komplikationen beinhalten. Die Kosten für eine Metallentfernung beträgt ca. gesamtwirtschaftlich DM 20.000,--. Daher stellt sich die Frage ob „press-fit" implantierte Dübel als biologisch integrierbare und biologisch resorbierbare Materialien die herkömmliche Zugschraubenosteosynthese ersetzen können.

Material und Methodik

Als Werkstoff wurden autologe Spongiosadübel der kontralateralen Seite, Hydroxylapatit-(Endobon) Dübel sowie Polyactid-Dübel gewählt. Es erfolgte eine randomisierte Verteilung von je 18 Kaninchen in vier Gruppen. Die Stabilisierungsverfahren in den einzelnen Gruppen waren Kleinfragment-Spongiosazugschrauben, Polyactid-Dübel, Hydroxylapatit-Dübel und autologe Spongiosa-Dübel. Die Opferung nach Operation erfolgte jeweils ein, drei und acht Wochen von jeweils 6 Tieren. Operationstechnisch wurde eine monokondyläre Femurfraktur im Bereiche des lateralen Femurkondylus erzeugt. Die Stabilisierung erfolgte mit den genannten Techniken. Bei der Verdübelungstechnik wurde ein Diamond-Bone-Cutting-System (DBCS) verwandt, es wurde ein 3,6 mm durchmessender Kanal gefräst und es wurden „press fit" 3,7 mm durchmessende Dübel aus den entsprechenden Werkstoffen implantiert.

Die methodische Untersuchung erfolgte mittels Nativ-Röntgenbilder, polyfluorochromer Sequenzmarkierung, einer histologischen Untersuchung und einer biomechanischen Untersuchung. Bei der biomechanischen Untersuchung wurden Druckversuche mit der UTS-10-Testmaschine in einem zerstörenden Versuch durchgeführt. Die Krafterfassung erfolgte vollelektronisch mit graphischer Darstellung. Histologisch wurde entkalkte und unentkalkte Knochenschnitte angefertigt. Die unentkalkte Knochenschnitte erfolgten in einer Trenn-Dünnschleif-Technik nach Donath.

Ergebnisse

Die röntgenologische Evaluierung ergab, daß die Spongiosadübel-Osteosynthese instabil waren. Die Schrauben-Polylactid-Dübel- und HA-Dübel-Osteosynthese waren stabil. Die Heilungsdauer für die monokondyläre Fraktur betrug drei Wochen in allen Gruppen!

Biomechanisch ließen sich in den Druckversuchen weder nach einer Woche, noch nach drei oder acht Wochen signifikante Unterschiede im Druckversuch zwischen Schrauben-PLLA und HA-Gruppe nachweisen. Die Bruchheilungsstadien als Korrelation von Bruchlinienverlauf und Steifigkeit [2] ergaben ebenfalls keine signifikanten Unterschiede zwischen den einzelnen Gruppen.

In der Histologie zeigte sich bei den stabilen Verfahren, die zur Heilung führten, eine primäre Knochenbruchheilung im Sinne einer Spaltheilung. Die Knorpelregeneration bestand aus Faserknorpel, sie war nach acht Wochen abgeschlossen. Ebenso konnte die Histologie zeigen, daß das Hydroxylapatit osteokonduktiv wirkt. In der Sequenzmarkierung zeigte sich der Hydroxydapatitporenschluß von zentripetal und ein zentrifugales Knochenwachstum im Bereiche der Schrauben.

Zusammenfassung

Die Frakturverdübelung mit Spongiosazylindern war instabil. Biomechanisch und histologisch ließen sich keine signifikanten Unterschiede zwischen Zugschraubenosteosynthese und Verdübelung mit HA- und PLLA nachweisen. Eine entsprechende Dimensionierung von HA- und PLLA-Dübeln könnten eine neue biologische Osteosyntheseform in der Unfallchirurgie darstellen.

Literatur

1. Ostermann PAW, Neumann K, Ekkernkamp A, Muhr G (1994) Long term results of unicondylar fractures of the femur. J Orthop Tauma 8:142–146
2. White AA, Panjabi MM, Southwick WO (1977) The foarbiochemical stages of fractur repair. J Bone Joint Surg 59-A:188–192

Einfluß des Implantatmaterials auf die lokale Infektentstehung. Tierexperimentelle Untersuchung von DC-Platten aus V4A-Stahl und Reintitan

St. Arens[1,2], U. Schlegel[1], G. Printzen[3], W. Ziegler[1], S.M. Perren[1] und M. Hansis[2]

[1] AO/ASIF Forschungsinstitut, Davos, Schweiz
[2] Klinik und Poliklinik für Unfallchirurgie, Universität Bonn, Sigmund-Freud-Straße 25, D-53105 Bonn
[3] Institut für Medizinische Mikrobiologie, Kantonspital Luzern, Schweiz

Die Infektion kann eine wesentliche Komplikation nach offener Reposition und interner Stabilisierung von Frakturen sein. Nach Robson (1980) ist die Infektion das Ergebnis eines Ungleichgewichts zwischen einer überwältigenden Anzahl virulenter Bakterien und den lokalen Abwehrmechanismen des Wirts. Die Abwehrkräfte sind aufgrund der primären unfallbedingten Schädigung geschwächt. Die zusätzliche chirurgische Traumatisierung der lokalen Abwehrkräfte, einschließlich der Implantation von Fremdkörpern in Form von Metallimplantaten, steigert die Infektanfälligkeit der lokalen Umgebung (Hansis 1990). Die Gewebereaktion auf das Implantatmaterial (z.B.: Kapselbildung) und/oder die Affinität der Bakterien, meistens Staphylococcus aureus, zu Metall dürfte hier von Bedeutung sein, wie von Waldvogel und Vasey (1980) und Gristina (1987) beschrieben wurde.

Neben Form und Oberflächeneigenschaften des Implantats scheint die Art des Metalls ein bedeutender Faktor für die Gewebereaktion und die bakterielle Adhäsion zu sein. Die ideale Metallart sollte gute Gewebeverträglichkeit vorweisen, mechanische Gewebeirritation durch optimale Adhäsionseigenschaften vermeiden, keine allergenisierenden Komponenten enthalten und nur eine minimale Korrosionsrate haben. Bezüglich dieser Eigenschaften gibt es bekanntermaßen Unterschiede zwischen V4A-Stahl (stainless steel – SSt) und kommerziellem Reintitan (cpTi), die beide routinemäßig als Material für DC-Platten (DCP) eingesetzt werden (Gerber und Perren 1980; Sutow und Pollak 1981; Williams 1981; Petty et al. 1985; Woodward und Salthouse 1986; Gristina 1987; Steinemann und Mäusli 1988; Vasey 1990; Hierholzer und Hierholzer 1991; Perren 1991, Pascual et al. 1992; Cordero et al. 1994).

Die Biokompatibilität des Implantatmaterials beeinflußt die implantatabhängige Schädigung der lokalen Abwehrmechanismen. Unsere Hypothese war, daß folglich die Infektresistenz bei den Implantatmaterialien V4A-Stahl und Reintitan in Anwesenheit eines lokalen bakteriellen Inokulums, vergleichbar dem bei kontaminierten Frakturen, unterschiedlich ist.

Material und Methode

Bei 46 „White New-Zealand"-Kaninchen[1] wurde unter sterilen Bedingungen eine Standard-6-Loch-2.0-DCP aus V4A-Stahl oder Reintitan (Synthes® no. 2/444.06) am medialen Tibiaschaft fixiert. Eine Pilotserie (n = 4) und 2 Tiere mit „selbstinduzierter" Wund-

---

[1] Tierversuchsbewilligung 3/94, Kantonales Veterinäramt Graubünden.

dehiszenz am 3. postoperativen Tag wurden ausgeschlossen. 40 Tiere (20/20 SSt/cpTi) wurden in die Evaluation einbezogen. Nach Hautnaht erfolgte über einen intraoperativ plazierten Katheter unmittelbar in das Plattenlager die Inokulation eines humanpathogenen Stammes Staphylococcus aureus in Konzentrationen zwischen $4 \times 10^3 - 4 \times 10^6$ KBE (Kolonie bildende Einheit) nahe der erwarteten 50% Infektionsdosis (ID50). Die Präparation und Kontrolle des bakteriellen Inokulums wurde entsprechend der von Melcher et al. (1994) beschriebenen Methode durchgeführt.

Die Versuchsplanung basierte auf einer gruppiert sequentiellen Methode. Diese Technik ermöglicht die Bestimmung des Niveaus der bakteriellen Inokulumkonzentration, bei dem die Unterschiede der Infektionsraten der verglichenen Gruppen deutlich werden. Diese Konzentration ist nahe der 50%igen Infektionsdosis (ID50). Das bakterielle Inokulum in jeder Untersuchungsphase wird entsprechend den Ergebnissen der vorangegangenen Phase sequentiell adaptiert. In jeder einzelnen Untersuchungsphase und bei jeder Inokulumkonzentration wurden eine gleiche Anzahl Stahl- und Titanimplantate eingesetzt. Das Experiment bestand aus vier Phasen. Nach jeder Phase wurde die Inokulumkonzentration schrittweise an die angestrebte ID50 adaptiert und folglich die Anzahl der Versuchstiere pro Phase erhöht, um statistische Aussagekraft zu erlangen, ohne Tiere im Bereich zu hoher oder zu niedriger bakterieller Konzentrationen zu verlieren.

Nach vier Wochen Überlebenszeit wurden die steril entnommenen Implantate, der darunterliegende Knochen und die Weichteile des Plattenlagers auf bakterielles Wachstum quantitativ mikrobiologisch ausgewertet. Infektion war vor Versuchsbeginn definiert worden als positiver Befund zumindest im Knochen und/oder am Implantat. Bakterielle Befunde wurden lysotypisiert.

Die statistische Auswertung der Unterschiede der Infektraten beider Gruppen basierte auf dem $\chi 2$-test ($P < 0.05$ als Signifikanzniveau).

Ergebnisse

Die Infektionsraten für beide Gruppen geordnet nach Untersuchungsphasen zeigt Abb. 1. Die in den einzelnen Phasen eingesetzten Inokulumdosen und Tierzahlen sind

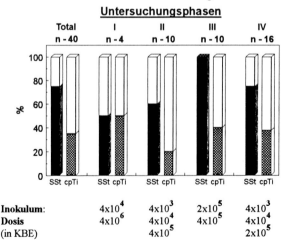

Abb. 1. Infektionsraten für DCP aus V4A-Stahl (SSt) und Reintitan (cpTi) geordnet nach Untersuchungsphasen und Inokulumdosen der einzelnen Phasen

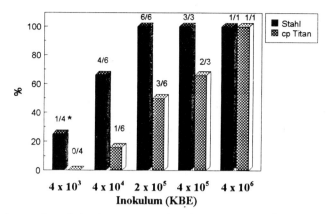

Abb. 2. Infektionsraten geordnet nach Inokulumkonzentration (KBE). Nur positive Befunde sind als %-Anteil jeder Gruppe dargestellt. * Die Ziffern bezeichnen die Anzahl infizierter Tiere / untersuchter Tiere bei der jeweiligen Inokulumkonzentration und Gruppe

angegeben. In den Phasen II, III und IV fanden sich höhere Infektionsraten bei DCP aus V4A-Stahl.

Die Gesamtinfektionsrate der 40 in die Untersuchung eingeschlossenen Tiere betrug 55%. Die Infektionsrate für DCP aus Reintitan betrug 35% (7/20 Tiere), für DCP aus V4A-Stahl 75% (15/20 Tiere). Dieser Unterschied ist statistisch signifikant ($P < 0{,}05$).

Abbildung 2 demonstriert die Infektionsraten (infizierte/untersuchte Tiere) an den eingesetzten Inokulumkonzentrationen. Der größte Unterschied zwischen den beiden Materialien konnte bei einem Inokulum zwischen 4×10^4 und 2×10^5 KBE beobachtet werden.

Basierend auf den kumulativen Infektionsraten wurde als ID 50 berechnet:

V4A-Stahl DCP – 2×10^4 KBE
Reintitan DCP – 2×10^5 KBE

Schlußfolgerung

In unserer Untersuchung fanden wir einen signifikanten Unterschied der Infektionsraten für DCP aus V4A-Stahl und Reintitan. Nach unseren Ergebnissen scheint Reintitan in Situationen mit mäßiger bakterieller Kontamination Vorteile zu bieten, während bei massiver Kontamination der Einfluß des Implantatmaterials auf die Infektentstehung irrelevant erscheint.

Diskussion

Der günstigere Einfluß des Reintitans auf die lokale Infektentstehung bei DC-Platten ist am ehesten auf die Biokompatibilitätseigenschaften dieses Materials zurückzuführen. Im Gegensatz zum Titan, bei dem die Weichteile meist fest an der Implantatoberfläche adhärent sind, ist bei Stahlimplantaten die Bildung einer fibrösen Kapsel bekannt. Die

Kapsel bildet einen Hohlraum mit einem Flüssigkeitsfilm, in dem sich Bakterien gut geschützt vermehren können.

Literatur

Cordero J, Munuera L, Folgueira MD (1994) Influence of metal implants on infection. J Bone Joint Surg [Br] 76-B:717–720
Gerber H, Perren SM (1980) Evaluation of tissue compatibility of in vitro cultures of embryonic bone. In: Winter GD et al. (eds) Evaluation of Biomaterials. John Wiley & Sons Ltd.
Gristina AG (1987) Biomaterial-centered infection: microbial adhesion versus tissue integration. Science 237:1588–1595
Hansis M (1990) Wundinfektionen in der Unfallchirurgie. mhp Verlag GmbH Wiesbaden
Hierholzer S, Hierholzer G (1991) Osteosynthese und Metallallergie. Klinische Untersuchungen, Immunologie und Histologie des Implantatlagers. Traumat aktuell; Thieme, Stuttgart, New York
Melcher G, Claudi B, Perren SM, Schlegel U, Muntzinger J, Printzen G (1994) Influence of type of medullary nail on the developement of local infection. J Bone Joint Surg [Br] 76-B:955–959
Pascual A, Tsukayama DT, Wicklund BH, Bechtold JE, Merritt K, Peterson PK, Gustilo RB (1992) The effect of stainless steel, cobalt-chromium, titanium alloy, and titanium on the respiratory burst activity of human polymorphonuclear leucocytes. Clin Orth 280:281–288
Perren SM (1991) Das Konzept der biologischen Osteosynthese unter Anwendung der Dynamischen Kompressionsplatte mit limitiertem Kontakt (LC-DCP). Injury 22 (Suppl 1); Butterworth-Heinemann
Petty W, Spanier S, Shuster JJ, Silverthorne C (1985) The influence of skeletal implants on incidence of infection. Experiments in a canine model. J Bone Joint Surg [Am] 67-A:1236–1244
Robson MC (1980) Infection in the surgical patient: An imbalance in the normal equilibrium. Clin Plast Surg 6:493
Steinemann SG, Mäusli PA (1988) Titanium alloys for surgical implants – Biocompatibility from physicochemical principles. Sixth World Conference on Titanium, Cannes
Sutow EW, Pollak SR (1981) The biocompatibility of certain stainless steel. In: Williams D (ed) Biocompatibility of Clinical Implant Materials. CRC-Press, Boca Raton, Florida:45–98
Vasey H (1990) A multidisciplinary approach to the problem of tissue and microbial adhesion to metallic implant material. Clin Materials 5:191–200
Waldvogel FA, Vasey H (1980) Osteomyelitis: The Past Decade. N Engl J Med 303:360–370
Williams D (1981) Titanium an titanium alloys. In: Williams D (ed) Biocompatibility of clinical implant materials. CRC-Press, Boca Raton, Florida:9–44
Woodward SC, Salthouse TN (1986) The tissue response to implants and its evaluation by light microscopy. In: von Recum AF (ed) Handbook of biomaterial evaluation. Collier Macmillan Publishers, London, GB:364–378

Der ungebohrte solide Marknagel – Einfluß auf Infektion? Experimentelle Studie am Kaninchenmodell

G. Melcher, A. Metzdorf, U. Schlegel, S. Perren und G. Printzen

Chirurgische Klinik, Kantonsspital, CH-7000 Chur

(Manuskript nicht eingegangen)

Hefte zu „Der Unfallchirurg", Heft 257
Zusammengestellt von K. E. Rehm
© Springer-Verlag Berlin Heidelberg 1996

Mastzellaktivierung als Indikator einer neuroendokrin-immunologischen Aktivierung bei Osteosynthesen an den Extremitäten

M. Künneke, C. Feld, H. Goricke, L. Gotzen und W. Lorenz

Institut für Theoretische Chirurgie, Baldingerstraße, D-35033 Marburg

(Manuskript nicht eingegangen)

Der Einfluß der autogenen Knochenmarkaugmentation auf den Einbau von allogenen Knochentransplantaten. Experimentelle Untersuchungen an der Ratte

H.-E. Schratt[1], O. Schuppan[1], K. Kück[1], B. Decker[2], G. Regel[1] und U. Bosch[1]

[1] Unfallchirurgische Klinik, Medizinische Hochschule Hannover
[2] Abteilung für Elektronenmikroskopie, Konstanty-Gutschow-Straße 8, D-30623 Hannover

Fragestellung

Gerade bei ausgedehnten Knochendefekten und oft vielfach voroperierten Patienten stellt die allogene Knochentransplantation noch immer ein häufig angewandtes Verfahren zur Defektauffüllung dar. Doch zeigen sich hier auch immer wieder die Grenzen dieser Behandlungsmöglichkeit: fehlender Transplantatumbau oder gar Sequestierung des Transplantates. Seit den klinischen Untersuchungen von Lexer [5] ist bekannt, daß der Erfolg einer allogenen Knochentransplantation wesentlich von der Qualität des Lagergewebes abhängt. Da jedoch gerade in den oben beschriebenen Fällen diese „Lagerqualität" häufig schlecht ist, war es das Ziel unserer Untersuchungen, nach neuen Wegen zu suchen, um auch bei schlechter biologischer Qualität des Lagerknochens eine Verbesserung des Transplantatumbaus zu erzielen.

Material und Methodik

Alle Versuche wurden von der zuständigen Bezirksregierung genehmigt, die Bestimmungen des Tierschutzes wurden befolgt.

Wir wählten zwei Versuchsmodelle: die heterotope Transplantation in die Glutealmuskulatur sowie die orthotope Tibiasegmenttransplantation. Die Beobachtungsdaten und die Gruppenaufteilung sind Tabelle 1 zu entnehmen.

Als Versuchstiere dienten ausgewachsene Inzucht-Ratten, die über eine starke antigene Barriere transplantiert wurden (BN x LEW). Alle Eingriffe erfolgten in Ketamin/Xylazin Allgmeinanästhesie.

Tabelle 1. Gruppenaufteilung

Gruppen-bezeichnung	Tx-Lokalisation	Knochenmark-Augmentation	Beobachtungs-dauer	Tierzahl
H-OK-2	heterotop	nein	2 Wochen	5
H-OK-4	heterotop	nein	4 Wochen	5
H-OK-6	heterotop	nein	6 Wochen	5
H-MK-2	heterotop	ja	2 Wochen	5
H-MK-4	heterotop	ja	4 Wochen	5
H-MK-6	heterotop	ja	6 Wochen	5
O-OK-6	orthotop	nein	6 Wochen	8
O-OK-8	orthotop	nein	12 Wochen	8
O-MK-6	orthotop	ja	2 Wochen	8
O-MK-12	orthotop	ja	12 Wochen	8

Bei der heterotopen Transplantation verwendeten wir 1 cm lange diaphysäre Tibiasegmente, die mechanisch von Knochenmark und Periost befreit wurden. Diese wurden in die Glutealmuskulatur der Empfängertiere transplantiert, wobei auf eine parallele Lage zu den Muskelfasern geachtet wurde. Je nach Gruppenzugehörigkeit wurde zusätzlich syngenes Knochenmark (ca. 10 mg) seitlich angelegt.

Zur orthotopen Transplantation verwendeten wir identische Transplantate, wie oben beschrieben. Diese wurden mittels intramedullärem Kirschnerdraht fixiert. Eine zusätzliche Ruhigstellung der betroffenen Extremität erfolgte nicht.

Die Einheilung der Transplantate bzw. der Transplantatumbau wurde histologisch ausgewertet. Wir verwendeten dazu bei den heterotopen Transplantaten nur entkalkte Paraffinschnitte in H.E. sowie Azanfärbung. Zudem wurden immunhistologische Untersuchungen mit Anti-ED-1 sowie Anti-CD 4 Antikörpern durchgeführt. Bei den orthotopen Transplantaten verwendeten wir zusätzlich nicht-entkalkte Hartschnitthistologien, die mit Methylen-Blau bzw. nach Masson-Goldner gefärbt wurden.

Ergebnisse

Bei den heterotopen Transplantaten konnten wir bereits nach 2 Wochen eine beginnende Resorption der Transplantate nachweisen. Zudem fanden wir daneben auch aktiven Zonen der Knochenneubildung. Sowohl die Resorption wie auch die Knochenneubildung war bei den Transplantaten mit zusätzlicher syngener Knochenmarkaugmentation deutlich stärker ausgeprägt. Eine histomorphometrische Auswertung bezüglich der Fläche neugebildeten Knochens sowie der Anzahl resorptiver Areale am Transplantat ergab hier eine Zunahme bei Knochenmarkaugmentation um etwa den Faktor 3. Dieser Trend blieb bis zum Versuchsende zur 6. Woche bestehen. Zu diesem Zeitpunkt waren in der H-MK-6-Gruppe über 50% des Transplantates bereits resorbiert und durch den neuen Knochen ersetzt, wohingegen bei der H-OK-6-Gruppe nur ca. 15% des Transplantates umgebaut waren.

Immunhistologisch konnten wir ED-1-positive Zellen nachweisen, also Zellen mit resorptiver Aktivität. Diese fanden sich v.a. in den Resorptionszonen im Transplantatbereich, aber auch in den Arealen der Knochenneubildung als Zeichen einer dort ebenfalls stattfindenden Strukturierung des Knochens. Die Zahl ED-1 positiver Zellen war bei den Tieren mit syngener Knochenmarkaugmentation deutlich höher, wobei eine genaue morphometrische Auswertung hier schwierig ist. CD-4 positive Zellen (= T_{Helfer}-Zellen) konnten wir nicht sicher nachweisen, doch ist dies v.a. auf systematische Schwierigkeiten mit diesem Antikörperansatz zurückzuführen und nicht als negativer Nachweis zu werten.

Ähnliche Resultate erhielten wir bei den Untersuchungen der orthotopen Transplantate, wenngleich die Unterschiede hier nicht in dem Maße ausgeprägt waren.

Nach 6 Wochen fanden wir in beiden Gruppen im Bereich der proximalen Kontaktstelle eine meist stark ausgeprägte Kallusbrücke, ausgehend vom Lagerknochen. Diese Kallusbrücke war bei Knochenmarkaugmentation deutlich stärker ausgeprägt. Die Kontaktstellen waren zu diesem Zeitpunkt noch nicht durchbaut, die Transplantate wiesen vereinzelte Resorptionsareale auf. Der Durchbau der Kontaktstellen war erst zur 12. Woche weitestgehend erreicht, wobei die Tiere mit syngener Knochenmarkaugmentation hier deutlich bessere Resultate aufwiesen. Die Resorption und der Transplantatumbau waren zu diesem Zeitpunkt deutlich fortgeschritten, bei beiden Gruppen jedoch nocht nicht abgeschlossen. Auffällig war, daß bei den Transplantatempfängern mit zusätzlicher Knochenmarkaugmentation die periostale Resorption wesentlich stärker ausgeprägt war, wohingegen die endostalen Umbauvorgänge vergleichbar waren. ED-1 positive Zellen konnten wir in beiden Gruppen nachweisen, etwas vermehrt bei den Tieren mit Knochenmarkaugmentation. CD-4 positive Zellen konnten wir auch bei diesem Versuchsansatz nicht nachweisen, wobei hier ebenfalls o.g. Einschränkung gilt.

Diskussion

Beide Versuchsansätze zeigen, daß durch die Augmentation von syngenem Knochenmark, was immunologisch autogenem Knochenmark gleichzusetzen ist, der Transplantatumbau von allogenen Kortikalistransplantaten deutlich beschleunigt werden kann. Dabei wird sowohl die Resorption verstärkt, gleichzeitig kommt es aber zu einer deutlich vermehrten Knochenneubildung. Dies entspricht Beobachtungen von Burwell [3, 4] bei Spongiosatransplantaten. Diese Beobachtungen waren in unseren Versuchen bei den heterotopen Transplantaten jedoch wesentlich stärker ausgeprägt, als nach orthotoper Transplantation. Der Grund dafür ist nach unserer Meinung vor allem im Operationsverfahren zu suchen. Durch das Aufbohren des proximalen Anteils des Lagerknochens bei der orthotopen Transplantation kommt es zu einem Austritt von autogenem Knochenmark, so daß sowohl die Tx-Lager-Kontaktstellen, wie auch das Transplantatinnere autogenes Knochenmark aufweisen. Die zusätzliche Augmentation von syngenem Knochenmark kann hier lediglich als „äußere Verstärkung" auftreten. Demgegenüber kommt es bei den heterotopen Transplantationen nicht zu einem Austritt von autogenem Knochenmark, so daß hier die exakten Unterschiede erfaßt werden.

Wie läßt sich nun dieser Effekt der verstärkten Knochenneubildung und Knochenresorption erklären? Sicher handelt es sich hier um eine Summierung verschiedener Reaktionen, die histologisch nur in ihrer Gesamtheit erfaßt weden. Nach der Theorie von Rosin et al. [6] werden durch Resorption einzelner Knochenfragmente pluripotente Stammzellen im Knochenmark aktiviert, die dann zu den oben beschriebenen Reaktionen führen. Bislang konnten sowohl osteogene Zellen wie auch Knochen-resorptive Zellen im Knochenmark nachgewiesen werden [1, 2], wobei der genaue Ablauf der Differenzierung bislang noch nicht verstanden wird. Auch die Regulation der gleichzeitigen Knochenneubildungen und -resorption ist bislang nicht geklärt. Eine aktive Rolle des Immunsystems bzw. immunologischer kompetenter Zellen ist jedoch zu vermuten.

Für die klinische Anwendung erscheint die Augmentation von autogenem Knochenmark gerade bei schlechtem Lagergewebe eine gute (und preiswerte) Möglichkeit darzustellen, die Ergebnisse hier zu verbessern und den Ein- und Umbau der Transplantate zu beschleunigen. Eine definitive Empfehlung kann zum jetzigen Zeitpunkt jedoch noch nicht gegeben werden, da die experimentellen Grundlagen dafür noch nicht ausreichend sind. Nach unserer Meinung sind die Ergebnisse aber vielversprechend, so daß, nach weiterer experimenteller Absicherung, klinische Anwendungen zumindest im Rahmen prospektiver Studien erfolgen sollten.

Literatur

1. Bennet JH, Joyner CJ, Triffitt JT, Owen ME (1991) Adipocytic cells cultured from marrow have osteogenic potential. J Cell Science 99:131
2. Bonucci E (1981) New knowledge of the origin, funtion and fate of osteoclasts. Clin Orthop 158:252
3. Burwell RG (1964) Studies in the transplantation of bone. VII. The fresh composite homograft – autograft of cancellous bone. An analysis of factors leading to osteogenesis in marrow transplantats and marrow containing bone grafts. J Bone Joint Surg 46B:110
4. Burwell RG (1966) Studies in the transplantation of bone. VIII. Treated composite homograft – autografts of cancellous bone: an analysis of inductive mechanisms in bone transplantation. J Bone Joint Surg 48 B:532
5. Lexer E (1919) Die freien Transplantationen. I. und II. Teil. Ferdinan Enke Verlag, Stuttgart
6. Rosin A, Freiberg H, Zajicek K (1963) The fate of rat bone marrow, spleen and periosteum cultivated in vivo in the diffusion chamber, with special reference to bone formation. Exp Cell Res 29:176

Vergleichende biomechanische Untersuchungen der Gleitnagel (GN)-Osteosynthese als neues Verriegelungsnagelsystem und der dynamischen Hüftschraube (DHS) mit Abstützplatte bei per- und subtrochantären Femurfrakturen

W. Friedel[1] und C. Fitz[2]

[1] Klinikum Aschaffenburg, Am Hasenkopf 1, D-63739 Aschaffenburg
[2] Chirurgische Universitätsklinik, Kirschnerstraße 1/Im Neuenheimer Feld 120, D-69120 Heidelberg

In den letzten Jahren haben für die Versorgung pertrochantärer Femurfrakturen als extramedulläres Implantat die dynamische Hüftschraube und als intramedulläres Verriegelungsnagelsystem die Gammanagel-Osteosynthese eine weite Verbreitung erfahren.

Dabei ermöglicht die DHS-Osteosynthese wegen ihrer unzureichenden biomechanischen Belastbarkeit und der insb. bei reversen petrochantären Frakturen günstigen biomechanischen Eigenschaften keine volle Belastungsstabilität bei instabilen Frakturformen. Andererseits zeigte die Gammanagel-Osteosynthese eine sehr hohe Rate intra- und postoperativer Komplikationen [1, 2].

Es war daher logisch, daß von unterschiedlichen Arbeitsgruppen eine Weiterentwicklung zur Verbesserung der biomechanischen Eigenschaften, der Belastbarkeit und zur Verminderung der potentiellen Komplikationsrate betrieben wurde. So wurde die dynamische Hüftschraube durch eine laterale Abstütz-/Zuggurtungsplatte ergänzt. Der Gleitnagel stellt eine Kombination von Eigenschaften des Gammanagels als kurzes Verriegelungsnagelsystem mit den Vorteilen einen Schenkelhalskraftträgers mit Doppel-T-Profil und entsprechend höherem Widerstandmoment und primärer Rotationsstabilität gegenüber dem Nagel und Kopf-Halsfragment sowie der gleichzeitigen Möglichkeit der Einstauchung in Schenkelhals, wie in Femurschaftrichtung dar.

Material und Methode

In der vorliegenden experimentellen Untersuchung sollte die Wechseldruckbelastbarkeit und maximale Belastbarkeit der DHS-Osteosynthese mit Abstützplatte und der GN-Osteosynthese bei instabilen petrochantären Femurfrakturen gestestet werden. In dieser Arbeit werden die Wechseldruck- und maximale Belastbarkeit nach Osteosynthese analysiert.

Insgesamt wurden 18 Leichenfemora und 9 Kunststoffemora mit beiden Implantaten getestet. Bei allen, außer zwei Femura, erfolgte ein Wechseldruckbelastungsversuch mit jeweils 1000 Lastwechseln von 500, 1.000, 1.500 und 2.000 N. Bei nichteingetretener Instabilität wurde anschließend eine statisch zunehmende Belastung bis zum Versagen der Osteosynthese appliziert. Die getesteten Osteotomieformen sind in Abb. 1 dargestellt.

Die restlichen zwei Femora wurden in einem Langzeitwechseldruckbelastungsversuch von beabsichtigten 100.000 Lastwechseln bei 2.000 N und einer Frequenz von 1 Hz ausgesetzt. Die Zuteilung der Leichenfemora, die alle von über 60 Jahre alten Spendern stammten, zu den einzelnen Osteotomie- und Osteosynthesegruppen, erfolgte zufällig.

Alle Femora wurden präoperativ nach Osteosynthese und nach dem Maximalbelastungsversuch röntgenologisch dokumentiert.

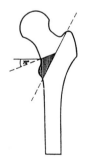
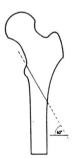
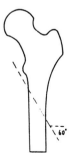
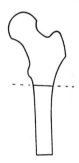

Abb. 1. Getestete Osteotomieformen

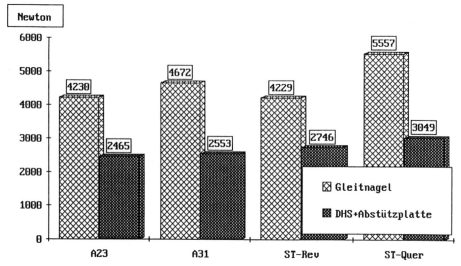

Abb. 2. Maximale Belastbarkeit der Gleitnagel- und DHS-Osteosynthese mit Abstützplatte bei Kunststoffknochen

Ergebnisse

Die Maximalbelastbarkeit der GN-Osteosynthese bei den Kunststoffknochen mit entprechend ausgeschlossener biologischer Variabilität betrug in den unterschiedlichen Osteotomiegruppen 4.229 bis 5.557 N. Sie zeigte somit, unabhängig von der Frakturform, eine geringe Streubreite.

Auch bei der DHS mit Abstützplatte war die Streuung gering. Die Belastbarkeit betrug 2.465 bis 3.049 N. Die Belastbarkeit der DHS mit Abstützplatte war somt durchschnittlich 1.800 N niedriger als bei der GN-Osteosynthese (Abb. 2).

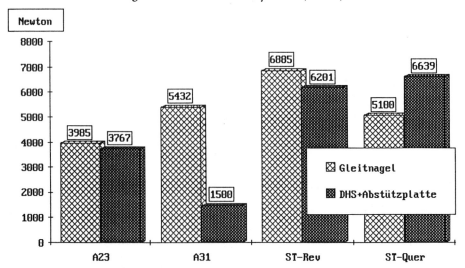

Abb. 3. Maximale Belastbarkeit der Gleitnagel- und DHS-Osteosynthese mit Abstützplatte bei Leichenknochen

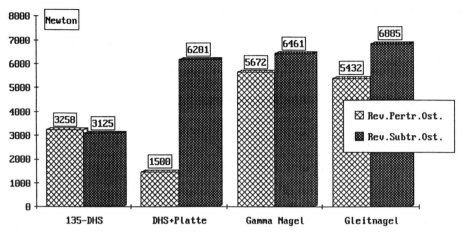

Abb. 4. Maximale Belastbarkeit der Gleitnagel- und DHS-Osteosynthese mit Abstützplatte im Vergleich zur konventionellen DHS-Osteosynthese und Gammanagel

Bei den Leichenfemora betrug die durchschnittliche Belastbarkeit der GN-Osteosynthese 3.464 bis 6.885 N. Die Belastbarkeit der DHS mit Abstützplatte betrug 3.787 bis 6.679 N (s. Abb. 3). Die biologische Streuung der Maximalbelastbarkeitswerte war in beiden Osteosynthese-Gruppen wesentlich höher als bei den Kunststoffknochen. Bei pertrochantären Osteotomien mit reversem Frakturverlauf kam es bei der DHS-Osteosynthese mit lateraler Abstützplatte zu einer Instabilität unter physiologischen Wechseldruckbelastungsbedingungen bei 1.500 N.

Zur Beurteilung des biomechanischen Verhaltens der beiden Implantate und der Langzeitbelastung wurden zwei Femora mit einer subtrochantären Querosteotomie getestet. Während bei der GN-Osteosynthese keine Instabilität nach 100.000 Lastwechseln bei 2.000 N auftrat, war eine solche bei der DHS-Osteosynthese mit Abstützplatte nach 15.900 Cyclen nachzuweisen. Die Gesamtverformung betrug bei der GN-Osteosynthese nach 100.000 Lastwechseln 13,3 mm, die plastische Verformung 12,3 mm.

Der Vergleich zu früheren Untersuchungen zeigt, daß die DHS mit Abstützplatte eine Verbesserung der biomechanischen Eigenschaften der DHS ermöglicht. Die Ergebnisse der GN-Osteosynthese sind ähnlich wie die der Gammanagel-Osteosynthese, jedoch kam es nur bei der GN-Osteosynthese in keinem Fall zu einer Wechseldruckbelastungsinstabilität (Abb. 4).

Schlußfolgerungen

Die dargestellten Ergebnisse zeigen, daß die DHS mit lateraler Abstützung eine Verbesserung der Belastbarkeit bei subtrochantären reversen Osteotomien im Vergleich zu der konventionellen DHS-Osteosynthese ermöglicht (Abb. 4).

Bei petrochantären reversen Osteotomien ermöglichte die DHS mit Abstützplatte dagegen keine Erhöhung der biomechanischen Belastbarkeit. Die GN-Osteosynthese weist sowohl bei Leichen wie Kunststoffemora eine höhere biomechanische Belastbarkeit auf.

Die biologische Streubreite der Meßergebnisse bei Leichenknochen ist wesentlich höher als die bei Testung von Kunststoffemora. Daher muß bei der Interpretation von Ergebnissen von Leichenknochen immer eine ausreichende Probantenzahl pro Untersuchungsgruppe ausgewertet oder eine zusätzlich Testung von Kunststoffknochen im Rahmen experimenteller Untersuchungen durchgeführt werden.

Langzeitwechseldruckbelastungsversuche anderer Autoren haben für kein Implantat eine Langzeitbelastbarkeit von 2.000 N ergeben. Die Gammanagelung tolerierte eine Belastung von 1.600 N bei mehr als 91.000 Cyclen [3].

Literatur

1. Friedl W, Colombo-Benkmann M, Dockter S, Mechens HG, Mieck U (1994) Gammanagel-Osteosynthese per- und subtrochanterer Femurfrakturen 4-Jahres-Erfahrungen und ihre Konsequenzen für die weitere Implantatentwicklung. In: Chirurg 65:953–963
2. Friedl W (1993) Relevance of osteotomy and implant characteristics in inter- and subtrochaneric osteotomies. Experimental examination under alternating and static load after stabilisation with different devices including gamma nail osteosynthesis. In: Arch Orthop Trauma Surg 113:5–11
3. Kreusch-Brinker R, Jensen H, Rohlmann A (1992) Vergleichende biomechanische Untersuchungen zur Dauerschwingfestigkeit trochantärer Femurosteosynthesen. In: Gerhard Küntscher-Kreis, Osteosynthese International Budapest, Aesculart Verlag Budapest, pp 392–393

Der Einfluß der axialen Stabilität und Dynamisierung auf die Knochenheilung

L. Claes, P. Augat, K. Margevicius und G. Suger

Abteilung Unfallchirurgische Forschung und Biomechanik, Universität Ulm, Helmholzstraße 14, D-89081 Ulm

(Manuskript nicht eingegangen)

Forum: Experimentelle Unfallchirurgie IV

Vorsitz: N. Haas, Berlin; V. Bühren, Murnau; H. Winker, Erfurt

Laparoskopische Wirbelsäulenfusion als tierexperimentelles Trainingsmodell am Schwein

A. Olinger, E. Schmitt, U. Hildebrandt und M. Menger

Abteilung für Unfallchirurgie, Chirurgische Universitätsklinik, D-66421 Homburg/Saar

(Manuskript nicht eingegangen)

Die perkutane transcorporelle Spondylodese beim Schaf. Radiologische, biomechanische und histologische Untersuchungen

J. W. Maurer[1], D. Döring[2], S. Görblich[2], N. Köhle[2] und Ch. Kutschker[3]

[1] Chirurgische Klinik und Poliklinik
[2] Institut für Experimentelle Chirurgie
[3] Institut für Röntgendiagnostik, Technische Universität, Ismaningerstraße 22, D-81675 München

Einleitung

Zur optimalen Stabilisierung und Prävention eines Korrekturverlustes bei der operativen Versorgung von lumbalen Wirbelfrakturen mit Beteiligung der Bandscheibe verwenden wir ein kombiniert dorso-ventrales Verfahren. Nach Reposition und Fixation der Fraktur von dorsal resezieren wir die rupturierte Bandscheibe und verblocken das Bewegungssegment mit einem autologen kortikospongiösen Knochenspan. Der operative Zugang erfolgt über eine linksseitige Lumbotomie. Geringer invasiv sind die transpedikuläre Wirbelfusion nach Daniaux [1] und die von Leu [2] beschriebene diskoskopische, perkutane Spondylodese. Bei beiden Verfahren wird das Bewegungssegment mit fragmentierter Spongiosa aufgefüllt. Eine initiale, mechanisch stabile Abstützung ist im Gegensatz zur konventionellen Operation nicht gegeben. Wir haben im Tiermodell eine perkutane Technik entwickelt, die die Verblockung des Intervertebralraumes von dorsal mit einem soliden kortiko spongiösen Span ermöglicht.

Methodik

Die Untersuchungen wurden an 23 ausgewachsenen Merinoschafen durchgeführt. Bei 7 Schafen haben wir unter Verwendung autologen Knochens eine konventionelle Wirbelverblockung vorgenommen. 9 Tiere wurden transpedikulär fusioniert und 7 Schafe operierten wir perkutan nach dem neuen Verfahren.

Die Inhalationsnarkose mit einem Isofluran/Lachgas/Sauerstoff-Gemisch [3] erfolgte mit einem Servo-Ventilator (Siemens). Die Tiere wurden postoperativ bzgl. Vitalfunktion, Wundheilung und Schmerzen kontinuierlich überwacht. Eine Sequenzmarkierung mit Fluochromen [4] erfolgte nach 4 (Xylenol), 8 (Calcein), 12 (Tetrazyklin) und 16 Wochen (Alizarin). Nach einer Überlebenszeit von 6 Monaten wurden die Tiere durch eine i.v. Überdosis Pentobarbital getötet, die fusionierten Wirbelsegmente direkt postmortal entnommen und von Weichteilen befreit.

Die radiologische Auswertung der Fusionsergebnisse erfolgte im konventionellen Röntgenbild sowie mittels qualitativer und quantitativer CT-Untersuchung in kontinuierlicher, coronarer Schichtung von 1 mm (Siemens Somatom Plus). Die biomechanische Steifigkeit wurde für Druck, Zug und Biegung auf einem Universalprüfgerät Wolpert, Typ 5 TZZ 707 getestet. Die nicht destruierten Präparate konnten anschließend für die histologische Auswertung weiterverarbeitet werden.

Operationstechnik. Bei allen Tieren wurde das Segment L2/L3 mittels USI-System nach Zielke [5] ohne Distraktion oder Kompression von dorsal fixiert. Beim percutanen Verfahren wurde die rechte Pedikelschraube in L3 erst nach durchgeführter Verblockung inseriert. Aus dem vorderen linken Beckenkamm erfolgte die Entnahme eines zylindrischen, unicorticalen Knochenspanes im Durchmesser von 11 mm mit einer Hohlfräse. Konventionell wurde der Intervertebralraum über eine linksseitige Lumbotomie dargestellt, nach Versorgung der Lumbalgefäße ein zylindrisches Spanlager von 10,5 mm Durchmesser präpariert und mit dem etwas größer dimensionierten kortikospongiösen Beckenspan (Abb. 1a und 1b) analog dem von uns entwickelten thorakoskopischen Verfahren verblockt [6]. Für die transpedikuläre Fusion haben wir aus dem autologen Span die Spongiosa entnommen und über den rechten Pedikel von L3 nach partieller

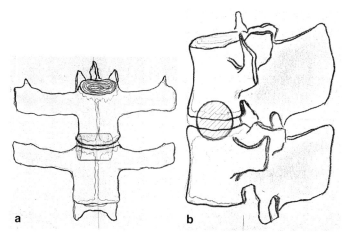

Abb. 1a,b. Anteriore (a) und seitliche Sicht (b) auf ein konventionell mit einem zylindrischen Knochenspan verblocktes Wirbelsegment

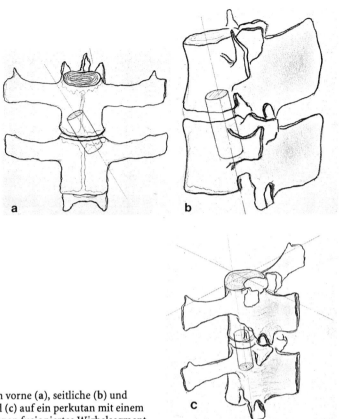

Abb. 2a–c. Aufsicht von vorne (a), seitliche (b) und schräge Sicht von dorsal (c) auf ein perkutan mit einem zylindrischen Knochenspan fusioniertes Wirbelsegment

Resektion der Bandscheibe L2/L3 und Anfrischen der benachbarten Wirbeldeckplatten eingefüllt.

Beim perkutanen Verfahren erfolgte möglichst simultan die Durchleuchtung der BWS im dorso-ventralen und sagittalen Strahlengang zur Identifikation des Segmentes L2/L3. In die posteriore rechte Circumferenz von L3 wurde im a.p. Strahlengang perkutan ein zur Medianlinie ca. 20 °C konvergent laufender K-Draht in das Corpus von L3 eingebracht, dieser ascendierte im Winkel von ca 15 °C zur Wirbelhinterkante nach cranial und ventral im seitlichen Bild (Abb. 2a–2c). Dabei waren die harte Deckplatte von L3 und konsekutiv nach deren Perforation die Bodenplatte von L2 eindeutig mit dem K-Draht tastbar.

Anschließend wurde der musculo-cutane Kanal mit der Schere stumpf gespreizt und nach Einführen eines Gewebeschutzes mit einem perforierten 10,5 mm Kronen-Bohrer unter Röntgenkontrolle in zwei Ebenen überbohrt. Die Austastung des Bohrkanals ergab bei 2 Tieren eine Perforation in den Spinalkanal, jedoch ohne stärkere Blutung oder Liquorfluß.

Der zylindrische Beckenspan wurde an einem Ende leicht konisch präpariert und über den transcorporellen Kanal in den Intervertebralraum mit einem Stößel unter Röntgenkontrolle vorgetrieben. Im Röntgenbild erkannte man eine Schattierung im Bewegungssegment. Durch Besetzen von L3 mit der rechtsseitigen Pedikelschraube wurde der Span fixiert, anschließend die rechtsseitigen Schrauben in L2 und L3 mit der Gewindestange armiert.

Ergebnisse. Die intraoperative Durchleuchtungszeit betrug für das neue Verfahren durchschnittlich 3 min 20 sec. Die Operationszeiten lagen im Mittel für die konventionelle Operation bei 151 min, für die transpedikuläre Technik bei 122 min und betrugen beim perkutanten Verfahren 111 min.

Ein Tier der konventionellen Serie entwickelte im dorsalen Wundbereich einen Weichteilinfekt, der durch einmaliges Debridement ausgeheilt werden konnte. Zwei nach der neuen Methode operierte Tiere litten an Bronchitiden, die durch Gabe von Antibiotika und Mucolytica ausgeheilt werden konnten. Zwei nach dem transpedikulären Verfahren operierte Tiere mußten getötet werden, ein Tier zeigt post op. eine progrediente Paraparese, Ursache war ein Fraktur des Pedikels mit hämatombedingter Myelonkompression.

Das zweite Tier entwickelte einen Wundinfekt mit therapierefraktärer Spondylodiszitis.

Im Mittel betrug die Dauer der post op. Lahmheit in der konventionellen Gruppe 14 Tage (2 Tage–8 Wochen), für die transpedikulär operierten Tiere 8 (2–14) Tage und für nach der neuen Methode operierten Tiere 6 (2–14) Tage.

Durch quantitative Ct wurde die Fusionsfläche für die konventionell operierten Tiere mit 31,6% ± 6,40% bezogen auf die Fläche der Wirbeldeckplatte bestimmt. Beim perkutanen Verfahren beträgt die erzielte OP-Fläche 23,4% ± 3,12%. Im Bereich der Fusion wurden jedoch Mikrospalten im CT erkennbar. Unter Ausschluß dieser Areale lag die Fläche der Spondylodese nur bei 6,5% ± 1,44%. Bei transpedikulärer Fusion betrug die errechnete Fläche 4,5% ± 1,93%. Die im CT gemessene Knochendichte (mg Hydroxylapatit/ml Knochen) lag in allen Gruppen mit 757 ± 28 mg/ml (konventionell) bzw. 760 ± 27 mg/ml (perkutan) und 750 ± 14 mg/ml (transpedikulär) im Bereich der Fusion höher als die Dichte der normalen Wirbelkörperspongiosa von 478 ± 16 mg/ml.

Die konventionell fusionierten Wirbelsegmente zeigten bei der biomechanischen Testung eine höhere Zugfestigkeit gegenüber den perkutan und transpedikulär verblockten Wirbeln (Tabelle 1). Hinsichtlich Druck- sowie Biegung nach lateral, dorsal und ventral waren konventionell und perkutan fusionierte Segmente den transpedikulär verblockten Wirbeln auf dem 5%-Niveau nach dem Kruskal-Wallis-Test an Steifigkeit überlegen.

In der Paraffin-Histologie erfolgte die Auswertung nach einem Score bzgl. der ossären Integration an den Rändern und dem Umbau im Zentrum des Transplantates (schlecht bis 12, mäßig 13–24, gut 25–36). Je 5 Tiere der verschiedenen Gruppen erreich-

Tabelle 1. Biomechanische Zugtestung (Range of motion) der verschiedenen Versuchsgruppen

ROM [mm] bei 480 N Zug		
Konventionell:	0,27	(SEM 0,022)
Perkutan:	0,41	(SEM 0,038)
Vergleich:	0,48	(SEM 0,076)
Intaktes Segm.:	0,82	(SEM 0,064)

SEM = Standardabw. des Mittelwertes.

ten eine Punktzahl von 26,0 (konvent.), 19,3 (percut.) und 11,5 (transped.). Mittels Farbsequenzmarkierung lassen sich vor allem bei der percutanen Methode auch 4 Monate post op. noch Umbauvorgänge im Zentrum der Knochentransplantate mit ausgeprägter Neubildung von wenig mineralisiertem Geflechtknochen nachweisen.

Diskussion

Wir haben im Tierversuch gezeigt, daß technisch ohne aufwendiges Intstrumentarium die perkutane Verblockung eines lumbalen Wirbel-Bewegungssegmentes mit einem soliden Knochenspan als minimiert invasiver Eingriff möglich ist. Die radiologischen Untersuchungen belegen, daß eine zu herkömmlichen Methoden vergleichbare Fusionsfläche mit diesem Verfahren erreicht werden kann.

Die biomechanischen Ergebnisse ergeben für die neue Methode eine gegenüber herkömmlichen Verfahren der intercorporellen Spondylodese geringere Zugfestigkeit. Dies ist auf die auch noch nach 6 Monaten post op. ablaufenden Umbauvorgänge im Transplantat zurückzuführen. Der im histologischen Schnitt in der perkutanen Fusion erkennbare, wenig mineralisierte Geflechtknochen stellt sich im hochauflösenden CT durch Mikrospalten im Transplantat dar. Die in der Knochensequenzmarkierung auch nach 4 Monaten zu beobachtenden Umbauvorgänge sowie das Fehlen von Knochennekrosen im Paraffinschnitt nach 6 Monaten post op. lassen den Schluß zu, daß mit dem neuen Verfahren bei längerer Überlebenszeit der Tiere eine bessere Wirbelfusion zu erzielen gewesen wäre. Der Vergleich der Transplantatorientierung bei der perkutanen Methode mit der Positionierung des zylindrischen Knochenspanes bei offener OP-Technik läßt den Schluß zu, daß die Ein- und Umbauzeit eines Knochenspanes u.a. von seiner Ausrichtung im Transplantatlager abhängig ist.

Zusammenfassung

Unter radiologischer Kontrolle ist die Verblockung eines lumbalen Wirbel-Bewegungssegmentes mit einem soliden Knochenzylinder perkutan als minimiert invasiver Eingriff im Tierversuch möglich. Die Untersuchungen ergeben eine zu herkömmlichen Methoden vergleichbare Verblockungsfläche, die ossäre Integration des Knochentransplantates ist histologisch beim neuen Verfahren nach 4 Monaten und radiologisch nach 6 Monaten noch nicht vollständig abgeschlossen.

Summary

Under fluosroscopic control lumbar spine motion segments can successfully be fused with a solid bone-graft by a new percutaneous technique. Radiologic evaluations show that the fusion-area of the percutaneous technique is comparable to the conventional operation procedure. Histologic and biomechanic results give evidence that osseous integration of percutaneous inserted solid bone-grafts is not completed 6 months after operation.

Literatur

1. Daniaux H, Seykora P, Genelin A, Lang Th, Kathrein A (1991) Application of posterior plating and modifications in thoraco-lumbar spine injuries. Indications, techniques and results. Spine 16,3S:S125–S133
2. Leu HJ (1990) Von der perkutanen Nukleotomie mit Diskoskopie bis zur perkutanen Spondylodese: Ein neues Konzept zeichnet sich ab. Z Orthop 128:266–275
3. Schindele M, Blättchen C, Brosch W, Blümel G, Roder J, Erhardt W (1990) Die Kombinitionsanästhesie beim Schaf mit Ketamin-(Fentanyl-) Guaifenesin (My 301^e-)Lachgas-Halothan. Tierärztl Prax 18:585–589
4. Rahn BA (1976) Die polychrome Sequenzmarkierung des Knochens. In: Matzen PF (Hrsg) Nova acta Leopoldina, Leipzig 223(44):249–255
5. Zielke K (1989) USI-System: Derzeitiger Entwicklungsstand und Anwendungsmöglichkeiten. In: Stuhler T (Hrsg) Fixateur externe-Fixateur interne. Springer, Berlin Heidelberg
6. Maurer JW, Henke J, Scharvogel St, Feussner H (1993) Minimal-invasive Chirurgie: Endoskopisch transthorakale Spondylodese bei traumatischer Bandscheibenläsion – Eine tierexperimentelle Studie –Langenbecks Arch Chir Suppl:189–192

Experimentelle Erzeugung instabiler Wirbelsäulenfrakturen als Grundlage für die biomechanische Testung von Implantaten

R. Kothe, M. Panjabi und K. Westermann

Klinik für Unfall-, Hand- und Wiederherstellungschirurgie, Krankenhaus Nordstadt, Haltenhoffstraße 41, D-30167 Hannover

(Manuskript nicht eingegangen)

Multidirektionale Instabilität der thorakalen Wirbelsäule nach intraoperativer Pedikelverletzung: Eine biomechanische Studie

K. Westermann, R. Kothe und M. Panjabi

Klinik für Unfall-, Hand- und Wiederherstellungschirurgie, Krankenhaus Nordstadt, Haltenhoffstraße 41, D-30167 Hannover

(Manuskript nicht eingegangen)

Anzugsmomente und resultierende Axialkräfte von unterschiedlichen Schrauben bei ventralen HWS-Spondylodesen

P. M. Zink[1], M. Samii[1], W. Lüdemann[1] und C. Rathjen[2]

[1] Neurochirurgische Klinik der Landeshauptstadt Hannover, Forschungslabor, Krankenhaus Nordstadt, Haltenhoffstraße 41, D-30167 Hannover
[2] Institut für Meßtechnik im Maschinenbau, Universität Hannover, Nienburger Straße 17, D-30167 Hannover

Zusammenfassung

Die Festigkeit der Schrauben-Knochen-Verbindung von unterschiedlich gestalteten Schrauben bei HWS-Spondylodesen wurde untersucht. Klinisch und experimentell liegt die Quote unsicherer Fixierung von Standardschrauben bei 20%. Durch ein geändertes Schraubendesign soll diese Quote vermindert werden. Die Autoren haben bereits nachgewiesen, daß eine kritische Grenze für eine sichere Schrauben-Knochen-Verbindung bei einer Mineralsalzdichte (BMD) der Wirbelkörper von 180 mg/ml liegt. Darüber hinaus weist der HWK 7 aufgrund seiner Struktur eine weniger feste Schrauben-Knochen-Verbindung auf, als der BMD entsprechend zu erwarten wäre.

Entsprechend einer an gleicher Stelle gegebenen Beschreibung wurden jeweils 44 neuentwickelte Schrauben mit 3,5 mm Außen-, 2,2 mm Kerndurchmesser und 1,25 mm Gewindesteigung (Typ C) sowie 4,5 Außen-, 1,9 mm Kerndurchmesser und 1,75 mm Gewindesteigung (Typ D) bikortikal bis zum Gewindeversagen in ebenso viele menschliche HWK 4 bis 7 mit bekannter BMD eingedreht. Dabei wurden simultan das Anzugsmoment T und die resultierende Axialkraft F_{ax} über dem Drehwinkel gemessen. Die Ergebnisse wurden mit den bei 3,5 mm-Standardschrauben (Typ A) und bei 4,5 mm-Rettungsschrauben (Typ B) ermittelten Werten verglichen.

Typ D weist die höchsten Werte für T und F_{ax} auf, in keinem Fall unter der kritischen Grenze von $F_{ax} = 200$ N. Typ C hat für beide Werte die beste Korrelation zur BMD ($r = 0,87$ bzw. 0,85). Die Korrelation T/F_{ax} liegt bei allen untersuchten Schrauben in derselben Größenordnung ($0,92 < r < 0,98$), so daß sehr gut vom Anzugsmoment auf die Axialkraft geschlossen werden kann.

Schraubentyp C wird mittelfristig Typ A ersetzen, Typ B wird weiterhin bei Eintritt eines Gewindeversagens gute Dienste leisten. Typ D sollte bei Verdacht auf Osteoporose und im HWK 7 routinemäßig angewandt werden.

Einleitung

Eine frühere Arbeit der Autoren [5] setzt sich mit den ultimativen Verhältnissen bei Schrauben-Knochen-Verbindungen von ventralen HWS-Spondylodesen in Abhängigkeit von der Mineralsalzdichte (BMD) der Wirbelkörper auseinander. Die Festigkeit der Verbindung wurde dabei über die ultimative Axialkraft beim Eindrehen der Schraube definiert. Unter anderem konnte nachgewiesen werden, daß ein sicherer Sitz von 3,5 mm-Standardschrauben [2] in 20% der Fälle nicht erreicht werden kann, vor allem bei einer BMD von weniger als 180 mg/ml. Auch der Ersatz durch 4,5 mm-Rettungsschrauben führt nicht immer zu einer sicheren Schrauben-Knochen-Verbindung.

Die Axialkraft einer Schraube setzt sich zusammen aus der Summe aller von dem knöchernen Gewindebett auf die Gewindeflanken ausgeübten Teilkräfte und den Bettungskräften, die via Schraubenkopf auf die Spondylodeseplatte wirken. Die Teilkräfte sind abhängig von der Fläche der Gewindeflanken und deren Flankenwinkel. Es lag daher nahe, das Verhalten von Schrauben mit anderer Gewindegeometrie zu untersuchen.

Material und Methoden

Die Methodik wurde bereits an gleicher Stelle ausführlich beschrieben [5]:

Insgesamt standen 140 postmortem entnommene, frisch eingefrorene Halswirbel 4–7 mit einer BMD < 300 mg/ml zur Verfügung (36 Spender, davon 16 w, 20 m; Alter: 55,3 ± 16,6 a, Median 54,5 a, Min. 24 a, Max. 81 a). Daraus wurden nach dem Zufallsprinzip 87 Wirbel ausgewählt.

Mit einer elektronischen Meßeinrichtung wurden ventrale Spondylodeseschrauben standardisiert und reproduzierbar bikortikal bis zum Gewindeversagen eingedreht. Dabei wurden simultan das Anzugsmoment T und die resultierende Axialkraft F_{ax} in Abhängigkeit vom Drehwinkel gemessen. Die BMD jedes einzelnen Wirbels war zuvor mit Single Energy Quantitative CT (SEQCT) ermittel worden.

Die Daten der getesteten Schraubentypen sind der Tabelle 1 zu entnehmen. Der von den Autoren entwickelte Typ D weist gegenüber den 3,5 mm-Standardschrauben eine fast doppelt so große Gewindefläche auf.

Die Rettungsschrauben wurden entsprechend ihrer klinischen Bestimmung in die ausgerissenen Löcher der 3,5 mm-Standardschrauben eingedreht. Die Testung von Typ C und D erfolgte jeweils an einem Wirbel.

Die ermittelten Spitzenwerte von T und F_{ax} wurden zur BMD des jeweils getesteten Wirbels in Beziehung gesetzt, wobei in allen Fällen die beste Annäherung an eine Gerade herzustellen war, das heißt, die Beziehung mit einer linearen Korrelation zu beschreiben ist. Außerdem wurde die Korrelation F_{ax}/T ermittelt. Zur besseren Vergleichbarkeit der ermittelten Werte von T und F_{ax} wurden diese zusätzlich durch die jeweilige effektive Gewindelänge dividiert, so daß Werte mit der Dimension [Nmm/mm] für das relative Anzugsmoment (T^{rel}) und [N/mm] für die relative Axialkraft (F_{ax}^{rel}) entstanden.

Tabelle 1. Abmessung der getesteten Schrauben: A – Standardschraube; B – Caspar-Rettungsschraube; C – optimierte Caspar-Schraube; D – Samii/Zink – Osteoporoseschraube; Alle Schrauben haben Linsenköpfe mit 6 mm ∅ und 2,5 mm-Sechskantimbus

Schraubentyp	A	B	C	D
Außendurchmesser [mm]	3,5	4,5	3,5	4,5
Kerndurchmesser [mm]	1,9	3,1	2,2	1,9
Gewindesteigung [mm]	1,75	1,75	1,25	1,75
oberer Flankenwinkel β (°)	3	3	30	3
unterer Flankenwinkel α (°)	45	45	30	45

Hersteller von Typ A, B und C: Aesculap AG, Tuttlingen;
Hersteller von Typ D: aap GmbH & Co., Berlin.

Die Untersuchung auf statistische Signifikanz der ermittelten Werte der einzelnen Schraubentypen wurden bei A/B und C/D untereinander mit dem t-Test für verbundene paarige Stichproben vorgenommen, da die genannten Schrauben jeweils an einem Wirbelkörper untersucht wurden; die Vergleiche gegeneinander erfolgten mit dem t-Test für unverbundene Stichproben. Als Signifikanzniveau wurde p < 0,01 gewählt.

Tabelle 2. Mittelwerte, Standardabweichung (SD), Medianwerte, Minima, Maxima und Zahl der auswertbaren Messungen von BMD, effektiver Gewindelänge, T, F_{ax}, T^{rel} und F_{ax}^{rel}, getrennt nach Schraubentypen

Schraubentyp		A	B	C	D
BMD [mg/ml]	Mittel	185,83	173,49	185,14	185,14
	SD	47,77	39,36	49,49	49,49
	Median	182,35	174,40	178,99	178,99
	Minimum	94,88	94,88	105,39	105,39
	Maximum	299,06	262,65	273,44	273,44
	n	43	36	44	44
	Normalv.	ja	ja	ja	ja
effektive Gewindelänge [mm]	Mittel	15,51	15,49	16,28	15,77
	SD	2,03	2,12	1,86	2,06
	Median	15,3	15,3	15,95	15,5
	Minimum	11,8	11,8	13,0	12,2
	Maximum	19,8	19,8	20,8	20,8
	n	43	36	44	43
T [Nmm]	Mittel	643,76	820,45	534,59	1365,6
	SD	255,89	347,91	239,37	643,59
	Median	603,35	826,6	480,0	1231,8
	Minimum	187,4	236,3	108,9	505,9
	Maximum	1212,6	1506,6	1372,6	3061,6
	n	42	35	44	37
F_{ax} [N]	Mittel	323,65	303,95	338,28	510,85
	SD	130,70	140,97	148,12	211,88
	Median	303,65	292,35	321,05	466,9
	Minimum	63,5	82,4	75,6	204,5
	Maximum	581,7	592,7	805,7	1044,3
	n	42	36	44	42
T^{rel} [Nmm/mm]	Mittel	41,69	52,99	33,07	89,43
	SD	15,92	22,01	14,35	44,49
	Median	40,07	53,14	29,90	71,79
	Minimum	15,20	15,65	6,37	33,93
	Maximum	76,81	110,89	65,99	208,27
	n	42	35	44	37
F_{ax}^{rel} [N/mm]	Mittel	20,97	19,55	20,87	33,06
	SD	8,18	8,76	8,60	14,48
	Median	19,39	18,47	19,30	27,83
	Minimum	4,78	5,46	6,42	13,73
	Maximum	38,56	40,05	39,78	72,02
	n	42	36	44	42

Tabelle 3. Korrelationskoeffizienten von T, F_{ax}, T^{rel} und F_{ax}^{rel} gegen BMD, sowie untereinander, aufgeschlüsselt nach Schraubentypen

Schraubentyp		A	B	C	D
	T vs. BMD	0,62	0,54	0,83	0,79
	T^{rel} vs. BMD	0,73	0,68	0,87	0,79
Korrelations-	F_{ax} vs. BMD	0,59	0,56	0,79	0,72
koeffizient r	F_{ax}^{rel} vs. BMD	0,72	0,70	0,85	0,74
	T vs. F_{ax}	0,92	0,93	0,96	0,98
	T^{rel} vs. F_{ax}^{rel}	0,91	0,92	0,95	0,99

Ergebnisse

Die untersuchten Wirbelkollektive waren bezüglich ihrer Zusammensetzung vergleichbar (Tabelle 2). Die Schrauben vom Typ B wurden nicht an sehr harten Wirbeln getestet, da hier ein Gewindeversagen der Standardschrauben unter Operationsbedingungen nicht zu erwarten ist. Die BMD liegt daher etwas niedriger.

Bei Schraubentyp A (n = 43) kam es bei einer Messung zum Ausbrechen des Sechskantimbus, so daß keine Meßwerte ermittelt werden konnten. Bei Typ B (n = 36) wurde einmal der Meßbereich für T überschritten, so daß nur der Wert für F_{ax} ermittelt wurde. Bei Typ C konnten alle 44 Messungen ausgewertet werden; bei Typ D wurden einmal die Daten versehentlich gelöscht, einmal kam es zum Materialversagen und fünfmal wurde bei der Messung von T ein zu kleiner Meßbereich vorgewählt, so daß keine verwertbare Messung resultierte.

1. Die höchste Zugkraft sowohl absolut als auch relativ erzielte die Samii/Zink-Osteoporoseschraube (D), gefolgt von der optimierten Caspar-Schraube (C/Tabelle 2).
2. Beim Drehmoment war die Reihung D-B-A-C, sowohl bei den Absolutwerten als auch bei den Relativwerten (Tabelle 2).
3. Die Korrelationskoeffizienten liegen bei den Schraubentypen C und D in einem günstigeren Bereich als bei A und B. Die Korrelation maximales Anzugsmoment/resultierende Axialkraft war bei allen Schraubentypen vergleichbar eng (Tabelle 3).
4. Im HWK 7 wurden von allen Schraubentypen niedrigere Werte für maximales Anzugsmoment und resultierende Axialkraft gemessen als rechnerisch aufgrund der Korrelationskurvengleichungen der zu erwarten gewesen wäre (Tabelle 4).

Diskussion

Da postoperative MRT-Untersuchungen aller Wirbelsäulenabschnitte bei Verwendung von Titanimplantaten deutlich weniger artefaktüberlagert sind als bei Stahlimplantaten, werden letztere an der HWS nur noch ausnahmsweise verwendet. Daher wurden nur Titanimplantate untersucht.

Tabelle 4. Mittelwerte von BMD, effektiver Gewindelänge, T und F_{ax}, sowie theoretisch zu erwartende Werte von T und F_{ax}, aufgegliedert nach Schraubentypen und Wirbelsegmenten

Wirbelsegment Schraubentyp	Mitelwert von		C4	n	C5	n	C6	n	C7	n
3,5 mm Standard (A)	BMD	[mg/ml]	212,22	11	191,00	10	170,25	10	170,40	12
	effekt. Gewindel.	[mm]	14,98	11	15,17	10	15,67	10	16,15	12
	T	[Nmm]	796,02	11	669,70	9	590,66	10	528,99	12
	$T^{theoret}$	[Nmm]	729,33		659,49		591,19		591,69	
	F_{ax}	[N]	395,47	11	389,99	10	308,83	10	250,25	12
	$F_{ax}^{theoret}$	[N]	365,37		331,32		298,01		298,25	
4,5 mm Rettungsschraube (B)	BMD	[mg/ml]	192,44	10	184,34	8	164,97	9	151,30	9
	effekt. Gewindel.	[mm]	14,93	10	15,34	8	15,70	9	16,02	9
	T	[Nmm]	1013,00	10	921,08	8	727,33	9	583,88	9
	$T^{theoret}$	[Nmm]	910,93		872,77		781,50		717,09	
	F_{ax}	[N]	367,04	10	359,89	8	267,47	9	220,60	9
	$F_{ax}^{theoret}$	[N]	342,25		325,88		286,74		259,12	9
Caspar optimiert (C)	BMD	[mg/ml]	196,95	11	201,64	11	173,71	11	168,22	11
	effekt. Gewindel.	[mm]	15,45	11	15,93	11	16,70	11	17,02	11
	T	[Nmm]	597,14	11	637,56	11	502,69	11	400,97	11
	$T^{theoret}$	[Nmm]	582,29		601,22		488,51		466,36	
	F_{ax}	[N]	375,19	11	397,90	11	324,26	11	255,75	11
	$F_{ax}^{theoret}$	[N]	366,13		377,18		311,38		298,44	
Samii/ Zink (D)	BMD	[mg/ml]	196,95	11	201,64	11	173,71	11	168,22	11
	effekt. Gewindel.	[mm]	14,93	11	15,05	11	16,45	10	16,69	11
	T	[Nmm]	1556,97	10	1554,09	7	1385,82	9	1055,12	11
	$T^{theoret}$	[Nmm]	1519,17		1567,44		1280,01		1223,51	
	F_{ax}	[N]	555,98	11	587,95	10	506,53	10	399,56	11
	$F_{ax}^{theoret}$	[N]	532,36		547,77		456,04		438,00	

Alle Schrauben weisen eine enge, lineare Beziehung zwischen Anzugsmoment und resultierender Axialkraft auf, so daß – für jeden Schraubentyp unterschiedlich – aus dem intraoperativ meßbaren Anzugsmoment direkt auf die Axialkraft geschlossen werden kann.

Die bei der 3,5 mm-Standardschraube ermittelten Werte können als Basis für die weiteren Untersuchungen dienen. Es hat sich aus mehreren Gründen als zweckmäßig erwiesen, als Mindest-Axialkraft für eine sichere Schraubenfixierung 200 N anzunehmen:

- 200 N entspricht dem in der Literatur [1] angegebenen Mindest-Anzugsmoment von 400 Nmm,
- experimentell lag die Quote, bei welcher 200 N nicht erreicht wurde, bei 20% [6],
- in der klinischen Praxis liegt die Quote an Standardschrauben, welche durch 4,5 mm-Schrauben ersetzt werden, ebenfalls bei 20% [7].

Im Vergleich zu Typ A, den sie bei einem intraoperativen Gewindeausriß ersetzen soll, weist Typ B ein deutlich höheres T auf. Die erzielte F_{ax} liegt niedriger als bei Typ A, allerdings nicht statistisch signifikant. Das heißt, daß die Rettungsschraube dem Operateur durch ihr höheres Anzugsmoment den taktilen Eindruck eines festen Sitzes vermittelt, möglicherweise jedoch – und nicht vorhersehbar – eine niedrigere Axialkraft aufbaut als die bereits ausgerissene 3,5 mm-Schraube.

Typ C wurde entwickelt, um die Zuverlässigkeit der Methode weiter zu erhöhen. In der Tat „läuft" die Schraube in ihrem vorgeschnittenen Gewinde sehr reibungsarm und die aufgezeichneten Kurven für Drehmoment und Zugkraft weisen sehr gleichmäßige, nahezu lineare Anstiege auf bei zeitgleich erreichten Gipfelpunkten (Abb. 1c). Dies scheinen ideale Voraussetzungen für die Entwicklung eines „denkenden" elektronischen Schraubendrehers zu sein. F_{ax} liegt dabei in einem Typ A vergleichbaren Bereich, T allerdings deutlich niedriger (p < 0,01). Das heißt, daß das Anzugsmoment aufgrund der unterschiedlichen Gewindegeometrie eine höhere resultierende Axialkraft bedingt. Bei Auftreten eines intraoperativen Gewindeversagens kann Typ C ebenfalls durch Typ B ersetzt werden.

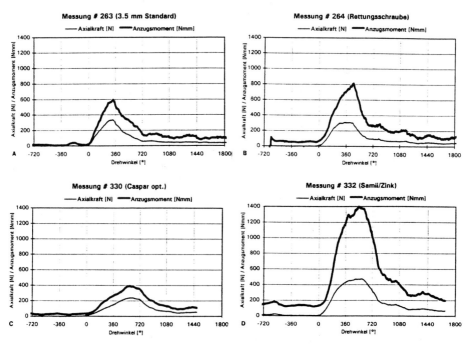

Abb. 1a–d. Meßkurven für T und F_{ax} über dem Drehwinkel. Als Nullpunkt wurde der Zeitpunkt gewählt, zu dem der Schraubenkopf auf der Platte aufsitzt. Die BMD beträgt bei Messung # 263 und 264 (**A** und **B**) 176,16 mg/ml (HWS # 34, HWK 6), bei Messung # 330 (**C**) 148,49 mg/ml (HWS # 36, HWK 5) und bei Messung # 332 (**D**) 173,13 mg/ml (HWS # 37, HWK 7)

Typ D wurde zur Anwendung an Wirbeln mit vermindertem Mineralsalzgehalt entwickelt. Bei den Untersuchungen wurde der Wert von 200 N kein einziges Mal unterschritten.

Zwei Arbeiten [3, 4] geben durchschnittliche Ausreißkräfte bzw. ultimative Anzugsmomente an, welche sich in den HWK 3–6 nicht wesentlich voneinander unterscheiden, im HWK 7 jedoch deutlich niedriger liegen. Die vorliegende Arbeit bestätigt dies: im HWK 7 lagen die Werte von T und F_{ax} signifikant (u-Test, p < 0,05 für T und p < 0,01 für F_{ax}) unter denen im HWK 6, während sich die BMD im Gesamtkollektiv nicht statistisch signifikant unterschied (C 6: 193,66 ± 65,12 mg/ml, Median 190,73 mg/ml, Min. 97,76 mg/ml. Max. 393,68 mg/ml, n = 44; C 7: 184,81 ± 55,75 mg/ml, Median 182,84 mg/ml, min. 93,20 mg/ml, Max. 355,38 mg/ml, n = 44). Die Hälfte aller Fälle insgesamt von F_{ax} < 200 N war im HWK 7 zu beobachten, im Verhältnis doppelt so oft, wie aufgrund der BMD im Vergleich mit den darüberliegenden Wirbeltagen zu erwarten gewesen wäre.

Ein weiterer Aspekt scheint zu sein, daß bei Patienten mit Lebererkrankungen die BMD relativ wenig über die tatsächliche Festigkeit der Wirbelspongiosa aussagt [7]. Hierbei handelt es sich jedoch um eine auf wenige Daten gestützte Vermutung, die erst noch ausführlich klinisch untersucht werden muß.

Schlußfolgerungen

1. Die 3,5 mm-Standardschraube (Typ A) bietet in 80% der Fälle bei vorderen Spondylodesen der Halswirbelsäule mit bikortikaler Fixierung eine ausreichend feste Schrauben-Knochen-Verbindung.
2. Die optimierte Caspar-Schraube (Typ C) ist aufgrund ihrer Leichtgängigkeit bei gleichzeitig gleich hohem F_{ax} wie Typ A besonders zur Verwendung mit einem derzeit in Erprobung befindlichen automatischen Schrauber geeignet. Sie wird mittelfristig die Standardschraube verdrängen.
3. Tritt intraoperativ bei Verwendung von Typ A oder C ein Gewindeversagen auf, leistet die 4,5 mm-Rettungsschraube (Typ B) nach wir vor gute Dienste.
4. Die Samii/Zink-Osteoporoseschraube (Typ D) sollte regelmäßig im HWK 7, und darüber hinaus bei Verdacht auf Osteoporose, bzw. wenn eine BMD < 180 mg/ml gemessen wurde.

Literatur

1. Caspar W, Barbier DD, Klara PM (1989) Anterior cervical fusion and Caspar plate stabilisation for cervical trauma. Neurosurgery 25:491–502
2. ISO 5835 (1991) Implants for surgery – Metal bone screws with heaxagonal drive connection, spherical under-surface of head, asymmetrical thread – Dimensions. International Organization of Standardization Genève
3. Maiman DJ, Pintar FA, Yoganandan N, Reinartz J, Toselli R, Woodward E, Haid R (1992) Pullout strength of Caspar cervical Screws: Neurosurgery 31:1097–1101
4. Sandor L, Antal A (1985) Die primäre Stabilität der AO-Plattenosteosynthese an der unteren Halswirbelsäule I–III. Z Exp Chir Transplant Künstl Organe 18:87–110
5. Zink PM, Samii M, Oppenborn H, Rathjen C, Böhm W, Hartung C (1994) Anzugsdrehmomente und Normalkräfte über 3,5 mm-Spongiosaschrauben an HWS-spondylodesen bei Osteoporose. Hefte zu „Der Unfallchirurg" 241:232–238

6. Zink PM (1996) Performance of ventral spondylodesis screws in cervical vertebrae of varying bone mineral density. Spine 21: im Druck
7. Zink PM: bis dato noch nicht publiziert

CT-gestützte Frakturrisikovorhersage von metastatischen Wirbelkörpern als Grundlage zur prophylaktischen Stabilisierung

H. Windhagen, J. Hipp, M. Raschke, N. Haas und C. Hayes

Unfall- und Wiederherstellungschirurgie, Virchow Klinikum, Humboldt-Universität, Augustenburger Platz 1, D-13353 Berlin

Fragestellung

Wirbelmetastasen verursachen ossäre Defekte in Wirbelkörpern. Damit droht eine pathologische Fraktur mit ernsthaften Komplikationen wie unbeherrschbarer Schmerz, Instabilität und Paresen. Ein optimales Behandlungskonzept für solche Patienten verlangt eine genaue Abschätzung des Frakturrisikos der betroffenen Wirbel. Da gegenwärtig keine Methoden zur exakten Vorhersage der Belastbarkeit von Wirbelkörpern mit metastatischen Defekten existieren, war das Ziel dieser experimentellen Studie,

1. eine zuverlässige, nicht-invasive Methode zur Belastbarkeitsvorhersage von metastatischen Wirbelsäulensegmenten zu entwickeln und
2. diese Methode mit herkömmlicher Belastbarkeitsabschätzung auf Grundlage der Defektgröße zu vergleichen.

Methodik

Mittels spezieller Fräswerkzeuge wurde durch ein Pilotkanal (2 mm) cylindrische Defekte in 30 frischen, humanen Wirbelsegmenten BWK 10–12 und BWK 4–6 gesetzt. Die Wirbelsegmente wurden anschließend in einem Computertomographen (GE) gescannt und die Tomographien in ein EDV-Bildverarbeitungssystem transferiert (Advances Visualisation Systems, Waltham, USA). Die relative Größe der Defekte wurde für jede horizontale Schicht gemessen. Die axiale Rigidität jeder Schicht wurde als ΣAE berechnet, wobei A die Pixelfäche des Wirbelkörpers und E das Elastizitätsmodul des Knochens darstellt. Die Wirbelsäulensegmente wurden anschließend in einem speziell angefertigten hydraulischen Kompressionssystem mit kontinuierlicher Belastungssteigerung frakturiert, wobei die Wirbelkörperbruchkraft festgehalten wurde. Lineare Regression zwischen CT-gemessener axialer Rigidität und experimentell bestimmter Bruchkraft, sowie Defektfläche und experimentell bestimmter Bruchkraft wurden durchgeführt, um zu zeigen, ob die Bruchkraft vorhergesagt werden kann.

Ergebnisse

Die Ergebnisse zeigten eine signifikante Korrelation für die Regression zwischen axialer Rigidität und Bruchkraft (p = 0,0001 r^2 = 0,85), während keine Korrelation zwischen Defektgröße und Bruchkraft feststellbar war.

Schlußfolgerung

Diese Erkenntnisse machen deutlich, daß die Bruchkraft eines metastatischen Wirbelkörpers neben der Geometrie des Wirbels und Defektes in hohem Maße von der Dichte des Wirbelknochens abhängig ist und nur die QCT-Messung von Knochendichte und -geometrie eine absolute Belastbarkeitsvorhersage zuläßt. Die vorgestellte Methodik könnte klinisch eingesetzt ein erster Schritt zu exakter Risikoabschätzung einer pathologischen Fraktur bei Wirbelmetastasen sein und damit Grundlage für Indikation zu prophylaktischer Stabilisierung.

Führen Drahtcerclagen oder Querverbinder zu einer Verbesserung der primären Stabilität einer mit Fixateur interne versorgten komplexen Wirbelsäulenverletzung? Eine biomechanische Studie

L. Bastian, M. Blauth, S. Maack und H. Tscherne

Unfallchirurgische Klinik, Medizinische Hochschule Hannover, Konstanty-Gutschow-Straße 8, D-30623 Hannover

Zur Erhöhung der Stabilität einer Fixateur interne-Montage wird vielfach ein Querverbinder oder Cerclagen empfohlen. Im Rahmen einer biomechanischen Studie an kältekonservierten humanen Wirbelsäulenpräparaten mit einer instabilen komplexen Wirbelsäulenverletzung sollte überprüft werden, in welchen Bewegungsrichtungen die Stabilität dieses Wirbelsäulenmodells durch die zusätzliche Montage eines Querverbinders oder einer Cerclage beeinflußt wird. Die Versuche wurden an einer speziell entwickelten Testmaschine durchgeführt, die die von Panjabi [1, 2] geforderten Bedingungen einer flexiblen Testmethode mit Bewegungen in allen sechs Freiheitsgraden erfüllt.

Material und Methoden

Die Versuche wurden an neun kältekonservierten humanen Wirbelsäulenpräparaten der Höhe T 8 bis L 5 durchgeführt. Das durchschnittliche Alter lag bei 41,3 Jahren (SD 7,64 Jahre), die Wirbelsäulen stammten sowohl von weiblichen (n = 3) als auch von männlichen (n = 6) Personen. Die Präparate wurden frisch entnommen und in Plastikbeuteln bei −20 °C tiefgefroren. Vor den Untersuchungen wurden anamnestisch und radiologisch (konventionelle Röntgenaufnahmen in zwei Ebenen) degenerative Veränderungen ausgeschlossen. Durch Präparation wurden Knochen-Band-Präparate hergestellt, wobei die Bänder und der Diskus intervertebralis geschont wurde. Darauf erfolgte das Einspannen in die Testmaschine, so daß die Bewegungssegmente T12 und L1 für die Untersuchungen als freie Bewegungssegmente zur Verfügung standen. Die Fixierung in den speziellen Aufnahmegefäßen aus Acryl erfolgte mit Gewindestangen, Zackenmuttern und speziellen Schrauben. Abstandsstangen für die Magnetfeldaufnehmer des Motiontrackers, mit dem direkt Bewegungen gemessen werden können, wurden in T12 und L1 plaziert. Vor jeder Messung wurde eine Vorlast von 0,2 kp eingestellt, was einem Drehmoment von 0,47 Nm entspricht, die Belastung erfolgte mit einem Steppermotor bis zu einem Maximalwert von 10 Nm [3]. Die ersten Messungen erfolgten jeweils an den unverletzten Präparaten, es folgte die Montage eines Fixateur interne nach Olerud [4] von T12 bis L1 und die Anlage einer standardisierten Rotationsverletzung mit Ausräumung der Bandscheibe T12/L1 und der Deckplatte L1, Entfernung des kleinen Wirbelgelenkes T12/L1 links und die Durchtrennung des dorsalen und ventralen Bandapparates. Zu diesem Zeitpunkt wurde die zweite Messung durchgeführt, danach gekreuzte Cerclagen um die Schraubenköpfe gelegt und erneut gemessen. Vor der vierten Messung wurde ein Querverbinder statt der Cerclagen verwendet.

Verglichen wurden die Maximalwerte bei 10 Nm Belastung (ROM, range of motion [5]). Die Statistik wurde mit dem t-Test für verbundene Stichproben durchgeführt, nachdem zunächst eine Normalverteilung nachgewiesen werden konnte.

Ergebnisse

Zwischen den gesunden und den osteosynthetisch versorgten verletzten Präparaten zeigt sich ein signifikanter Stabilitätsverlust für die Rotation ($p < 0{,}01$) bei den verletzten Präparaten. Dagegen führten alle Instrumentierungen zu einer signifikanten Bewegungseinschränkung für die Flexion, Extension und die Seitneigung ($p < 0{,}01$). Die zusätzliche Montage einer gekreuzten Cerclage erbrachte keine signifikante Veränderung, die Montage eines Querverbinders erhöhte aber die Stabilität hoch signifikant ($p < 0{,}001$) für die Rotationsbewegung (Abb. 1).

Diskussion

Biomechanische Untersuchungen zeigten, daß unterschiedliche dorsale Instrumentierungen eine grundsätzliche Schwäche hinsichtlich der Stabilisierung unter Torsionsbelastung aufwiesen [6, 7]. Dies war vor allem der Fall, wenn dorsale Verletzungsmuster vorlagen [6]. In der vorliegenden Untersuchung konnte gezeigt werden, daß die zusätzliche Montage von gekreuzten Cerclagen nicht zu einem Stabilitätsgewinn führte, die eines Querverbinders aber zu einer hochsignifikanten Stabilitätszunahme hinsichtlich der Rotationsbelastung führte, so daß eine zusätzliche Montage bei allen C-Verletzungen und bei allen anderen potentiell rotations-instabilen Verletzungen der Wirbelsäule indiziert ist, hierunter fallen insbesondere mehrsegmentale Verletzungen.

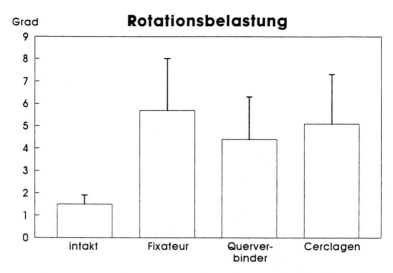

Abb. 1. Bewegungsmaße (ROM - range of motion) in Grad (Mittelwerte und Standardabweichungen) für Rotationsbelastung. Alle Instrumentierungen waren signifikant instabiler als die intakten Präparate ($p < 0,01$), die zusätzliche Montage eines Querverbinders erbrachte eine hochsignifikanten Stabilitätsgewinn ($p < 0,001$)

Literatur

1. Panjabi MM (1991) Dreidimensionale Testung der Stabilität von Wirbelsäulenimplantaten. Orthopädie 20:106–111
2. White AA, Panjabi MM (1978) Clinical biomechanics of the spine. Lippincott Philadelphia Toronto
3. Yamamoto I, Panjabi MM, Crisco T, Oxland T (1989) Three-Dimensional Movements of the Whole Lumbar Spine and Lumbosacral Joint. Spine 14:1256–1260
4. Olerud S, Karlström G, Sjöström L (1988) Transpedicular Fixation of Thoracolumbar Vertebral Fractures. Clin Orthop 227:44–51
5. Panjabi MM, Abumi K, Duranceau J, Oxland T (1989) Spinal Stability and Intersegmental Muscle Forces. A Biomechanical Model. Spine 14:194–200
6. Mann KA, McGowan DP, Fredrickson BE, Falahee M, Yuan HA (1990) A biomechanical investigation of short segment spinal fixation for burst fractures with varying degrees of posterior disruption. Spine 15:470–478
7. Panjabi MM, Kuniyoshi A, Duranceau J, Crisco JJ (1988) Biomechanical evaluation of spinal fixation devices: II. Stability provided be eight internal fixation devices. Spine 13:1135–1140

Experimentelle Erprobung eines pneumatischen Gürtels zur äußeren Beckenkompression

F. Baumgaertel, M. Wilke und L. Gotzen

Klinik für Unfallchirurgie, Philipps-Universität Marburg, Baldingerstraße, D-35033 Marburg

Einleitung

Beckenringinstabilitäten können zu pelvinen Massenblutungen führen, die mit hohen Morbiditäts- und Mortalitätsraten einhergehen. In der präklinischen Rettungsphase eines Patienten im hypovolämischen Schock aus pelviner Ursache gibt es kaum Möglichkeiten, die pelvine Blutung ursächlich zu bekämpfen, obwohl aus den Ergebnissen des Traumamanagements im Schockraum und im OP bekannt ist, daß eine Beckenringstabilisierung die Hämostase begünstigt. Gegenwärtige Lösungsansätze sind die Vakuummatratze, die jeoch nur eine stabile Lagerung aber keine Beckenringkompresson hervorruft, und die sogenannten PASG's (pneumatic antischock garment), die eine Kompression der gesamten unteren Extremität inclusive Becken ermöglichen. Dem gegenüber stehen die erheblichen Nachteile des großen Zeitaufwandes und der Unhandlichkeit der „Schockhosen" sowie Berichte über Kompartmentsyndrome und Kreislaufinstabilität nach notwendiger Abnahme des Apparates im Schockraum. Die günstige Wirkung einer dorsalen Kompression des Beckenringes auf die Hämodynamik mittels verschiedener Arten der Beckenzwinge ist bereits klinisch nachgewiesen worden. Das Problem bleibt die Behandlungsstrategie in der präklinischen Rettungsphase, für die der pneumatische Beckengürtel als mögliche Lösung anzusehen ist.

Material und Methode

An 10 Leichen wurden C-Instabilitäten des Beckens nach Tile (transiliosakral, transsymphysär) hergestellt, indem von ventral die Symphyse gespalten und von dorsal der iliosakrale Komplex mit einem Meißel gesprengt wurde. Dabei wurde darauf geachtet, daß sowohl die Rotations- als auch die Vertikalebene instabil waren. Mit einem zirkulär angelegten, mit Klettverschlüssen gesicherten Beckengürtel, der 3 pneumatische Kammern zur gezielten Weichteilkompression besitzt, wurde eine Beckenstabilisierung durch Aufblasen der pneumatischen Kammern vorgenommen, die gluteal bzw. suprapubisch positioniert waren. Die Wirksamkeit des Beckengürtels wurde durch Druckmessungen ventral und dorsal in den Instabilitätsbereichen in Abhängigkeit der äußeren Kompression und durch Röntgenaufnahmen des Beckens im instabilen und stabilisierten Zustand überprüft. Gleichzeitig wurden Kompartmentdruckmessungen gluteal, suprapubisch-subcutan und infrainguinal intrafascial vorgenommen. Weiterhin wurden an 5 Probanden neurologische und vaskuläre Parameter während und nach zweistündiger Tragezeit des Gürtels bei aufgeblasenen Kammern bis 100 mmHg untersucht.

Ergebnisse

Kammerdruckwerte von 50 und 100 mmHg führten zu einer deutlichen Stabilisierung des Beckenringes durch röntgenologisch nachgewiesener Schließung der Symphyse und Aproximierung der dorsalen knöchernen Strukturen. Dabei erreichten die Symphysendrucke durchschnittlich 95–100 mmHg. Die Drucke der Iliosakralfuge erreichten Werte nur wenig oberhalb der Ausgangswerte von 20 mmHg. Wenig beeinflußt wurde der dorsale Druck durch Weglassen der suprapubischen Kammer, der in der Symphyse gemessene pneumatische Druck erreichte jedoch nur Werte um 60 mmHg, wenn die suprapubische Kammer nicht aufgeblasen wurde. Die Kompartmentdrucke erreichten bei 100 mmHg subcutan suprapubische Werte bis 19 mmHg, inguinal subfascial bis 17 mmHg. Gluteal lagen die Kompartmentdrucke zwischen 30–35 mmHg (Spitzenwert 51). Zwei Probanden berichteten während des Tragens des Beckengürtels über einseitige Taubheitsgefühle im Versorgungsgebiet des N. cutaneus femoris lateralis.

Diskussion

Die experimentell gewonnenen Daten konnten die Effektivität einer anatomisch begründeten pneumatischen Kompression der glutealen und suprapubischen Weichteile zur Beckenringstabilisierung nachweisen. Die Dreipunktkompression (gluteal rechts u. links, suprapubisch) führt zu einer Stabilisierung des knöchernen Beckenringes. Die suprapubische Kammer verhindert eine Translation der Beckenschaufeln nach innen. Gleichzeitig werden gluteale Weichteile großflächig komprimiert und die suprapubischen intrapelvinen Organe durch die suprapubische Kammer nach dorsal gepreßt. Die Tragedauer von 2 Stunden entspricht einem Maximalwert eines theoretischen Zeitablaufes zwischen Zeitpunkt der präklinischen Erstversorgung und der Traumaversorgung im Schockraum. Die niedrigen Kompartmentwerte lassen vermuten, daß Komplikationen hinsichtlich Kompartmentsyndrome nicht zu erwarten sind. Taubheitsgefühle, die während des Tragens auftreten, bilden sich nach kurzer Zeit vollständig zurück. Auch nach 24 Stunden sind keine nachteiligen Effekte bei den Probanden hinsichtlich Sensibilität, Motorik, Parästhesien, Pulsqualität und Blutdruck zu verzeichnen.

Zusammenfassung

Die anatomisch ausgerichtete äußere Kompression des Beckens führt zu einer nicht invasiven ventralen und dorsalen Beckenstabilisierung. Durch den gleichzeitigen Druck auf die glutealen und suprapubischen Weichteile ist eine Hämostasewirkung des Gürtels anzunehmen. Der Einsatz des Gürtels kann in der präklinischen Phase der Versorgung der Beckenverletzung eine günstigen Einfluß auf den Schockverlauf ausüben. Der leicht zu handhabende und in sehr kurzer Zeit anzulegende Beckengürtel hat das Potential, eine effektive Hämostase von pelvinen Blutungen bereits während der präklinischen Versorgung von Patienten mit Beckenverletzungen zu bewirken.

Vergleichende biomechanische Untersuchung verschiedener Fixationstechniken bei Beckenbrüchen Typ C

O. Russe, Ch. Josten und G. Muhr

Chirurgische Klinik und Poliklinik, Berufsgenossenschaftliche Krankenanstalten Bergmannsheil, Universitätsklinik, Bürkle-de-la-Camp-Platz 1, D-44789 Bochum

(Manuskript nicht eingegangen)

Kontinuierlicher Segmenttransport zur Behandlung des Tibiaschaftdefektes – Experimentelle Untersuchung

M. Wiedemann[1], U. Schlegel[2], S. M. Perren[2] und A. Rüter[1]

[1] Klinik für Unfall- und Wiederherstellungschirurgie, Zentralklinikum, Stenglinstraße 2, D-86156 Augsburg
[2] Forschungsinstitut der AO (ARI), Clavadelustraße, Davos, Schweiz

Zusammenfassung

Im Rahmen einer experimentellen Studie an der Schafstibia werden die frühen Phasen eines motorgetriebenen kontinuierlichen Segmenttransportes untersucht. In einer ersten Versuchsserie (12 Schafe) erfolgt der Transport mittels Pinless Fixateur über einen ungebohrten Nagel. Diese Montage führt zu einer Reihe von Komplikationen, so daß in einer angeschlossenen Serie (14 Schafe) die Versuche mit einer modifizierten Anordnung durchgeführt und erfolgreich abgeschlossen werden. Eine kontinuierliche Segmentverschiebung ist bis zu einer Geschwindigkeit von 1,9 mm/Tag unter Ausbildung eines guten Regenerates möglich. Die Messung der auftretenden Gewebswiderstände dient der Kontrolle der Geschwindigkeit. Das Verfahren wird zur Zeit klinisch eingesetzt.

Summary

The early phases of motor-driven continuous segment transport were investigated within the framework of an experimental study on the sheep tibia. In an initial test series (12 sheep), tranport was performed with a pinless fixator over an unreamed nail. This combination led to a series of complications such that a modified system had to be used in a subsequent series (14 sheep) which was completed successfully. Continuous segment transport with good regeneration of bone is possible at a speed of 1,9 mm per day. The measurement of tissue resistance during transport helps to regulate the speed. The procedure is now in clinical use.

Einleitung

Die Segmentverschiebung als Form der Kallusdistraktion ist in den letzten Jahren zur Behandlung posttraumatischer, -infektiöser oder -tumoröser Knochenschaftdefekte klinischer Standard geworden. Die Grundbedingungen des Verfahrens sind bekannt und werden ständig optimiert. Bisher verwendet man – eventuell mehrfach fraktioniert – routinemäßig diskontinuierliche Transportschritte von 1 mm/Tag. Dadurch wird jedoch das sensible Regenerat im Distraktionsspalt bei jedem Transportschritt einer Zerreißung unterworfen, wodurch Regeneratbildung und -reifung gestört werden. Ziel der experimentellen Studie ist die Erarbeitung früher qualitativer und quantitativer Daten der Gewebsbildung und -differenzierung unter den Bedingungen streng kontinuierlicher Distraktion im Tierversuch als Voraussetzung einer späteren Optimierung der Verschiebe- und Verlängerungsverfahren.

Die Versuche wurden am Forschungsinstitut der AO in Davos, Schweiz (ARI) durchgeführt. Zuerst erfolgte die Entwicklung eines modifizierten Rahmenfixateurs mit einem extern aufgesetzten, motorgetriebenen Mechanismus zur Durchführung eines kontinuierlichen Segmenttransportes an der Schafstibia.

1. Versuchsserie

Material und Methode

In einer ersten Serie von 12 Schafen eines standardisierten Tibiaschaftdefektes von 50 mm Länge mit der oszillierenden Säge, anschließend Stabilisation der Tibia mit einem für diesen Zweck entwickelten Verriegelungsnagel (ungebohrte Technik). Proximal metaphysäre, periostschonende Sägeosteotomie, wodurch ein mobiles, in seinem Weichteilverbund belassenes Segment von 20 mm Länge entsteht. Der externe motorgetriebene Transportmechanismus findet mittels Pinless Fixateur Klammern (später Schanz Schrauben), proximal und distal metaphysär verankert, Halt auf der Tibia. Er besteht aus einer diese Klammern verbindenden Gewindestange, auf der eine weitere Pinless Klammer (oder bogenförmige Metallklammer mit Kirschnerdrähten), die das mobile Segment faßt, reibungsarm gleiten kann. Eine auswechselbare Feder mit definierter Federkonstante drückt das Segment nach distal. Ein modular aufgebauter, linear arbeitender Elektromotor mit hoher Untersetzung läuft mit kontinuierlicher Geschwindigkeit auf der Gewindestange in Transportrichtung und erlaubt damit die Distalverschiebung des mobilen Segmentes exakt in Höhe der gewünschten Geschwindigkeit. Er arbeitet damit als motorgetriebene Mutter, die den Transport des Segmentes in definierter Form abbremst. Der Segmenttransfer erfolgt mit kontinuierlichen Geschwindigkeiten zwischen 1,0 und 2,0 mm/Tag. Keine postoperative Wartezeit, sofortiger Beginn mit der Verschiebung.

Evaluation

2mal wöchentlich Röntgen. Polychrome Sequenzmarkierung. Täglich mehrfache Messungen der durch die Feder ausgeübten, sowie auf dem Motor lastenden Kräfte mittels Dehnungsmeßstreifen und darüber Berechnung der im Gewebe entstehenden Widerstandskräfte. Euthanasie der Tiere nach 1, 2, 3, 4 Wochen. Angiografie bei Euthanasie mit Mikropaque. Aufarbeitung der Präparate nach makroskopischer Beurteilung mittels quantitativem CT, Makroradiografie, Mikroradiografie, Fluoreszenzmikroskopie und Histologie. Die feingeweblichen Untersuchungstechniken befinden sich noch in Auswertung.

Ergebnisse der ersten Serie

Durch das gewählte Modell, den aufwendigen Versuchsablauf und die ständigen Irritationen am Versuchstier auf Grund des motorgetriebenen Verfahrens traten in dieser ersten Versuchsreihe eine Reihe von Komplikationen auf, die sukzessive von Versuch zu Versuch eine Veränderung des Modelles erforderten. Auf Grund dieser Erfahrungen wurden mehrere Modelle erprobt, bis schließlich ein stabiles Verfahren entwickelt werden konnte, das die Durchführung einer kontrollierten zweiten Serie und damit die Untersuchung im Sinne der eigentlichen Fragestellung der Arbeit erlaubte.

Komplikationen – Klammermechanik
Ausgeprägte Klammerkippung führt zu verzögertem Transportbeginn. Die frühe Kallusbildung im Distraktionsspalt verhindert eine weitere Verschiebung. (2 Tiere).

Abgleiten der Klammer vom mobilen Segment bei vermehrtem Lastaufbau und damit Unterbrechung der weiteren Verschiebung. (3 Tiere).

Komplikationen – Infekte
Beherrschbare Pin Infekte an den Spitzen der Pinless Fixateur Klammern oder in späteren Versuchen der Schanz Schrauben vor allem im Bereich der proximalen Metaphyse (7 Tiere), bei einem Versuchstier nicht beherrschbarer Pin-Infekt und damit erzwungener Versuchsabbruch.

Bei drei Versuchstieren zeigte sich nach Versuchsende und Aufarbeitung der Tibia ein ausgedehnter Infekt, das Kniegelenk, den Markraum, den Distraktionsspalt und den Defekt betreffend.

Ursachen
Eröffnung und Verbindung sämtlicher Kompartimente des Unterschenkels durch den operativen Eingriff (Kniegelenk und Markhöhle durch das Einbringen des ungebohrten Nagels, periossäres Weichgewebe durch die Präparation des Defektes sowie durch die Sägeosteotomie zur Erzeugung des mobilen Segmentes). Zu diesen großen inneren Wundflächen bestehen außerdem permanente Verbindungen mit der Haut durch die stationären oder mobilen Pinless Fixateur Klammern oder die Schanz Schrauben, welche zudem kontinuierlich durch die Weichteile geführt werden. Damit Verschleppung von Pin-Infekten auf die großen inneren Wundflächen und Entstehung ausgedehnter Infekte. Deren Ausbreitung wird unterstützt durch den periostalen und endostalen Devaskularisationsschaden.

Nicht verfahrensbedingter Abbruch des Versuches
Endometritis an Tag 9 des Transportes (1 Tier).
Unkontrollierte Fraktur der Tibia intraoperativ (1 Tier).

Ergebnisse der auswertbaren Versuche

Achsengerechter Transport auf der Leitschiene des ungebohrten Nagels. Erste dorsolaterale Kalluszeichen ab Tag 14 der Distraktion. Nach Beendigung der Distraktion zunehmende Ausbildung einer longitudinal orientierten Kallusspange. Histologisch zeigt sich vor allem eine periostale Knochenneubildung mittels einer Geflechtknochenwolke, die sich schnell longitudinal organisiert. Resorptive Vorgänge an den endostalen Anteilen der Osteotomieebenen. Keine Unterschiede der Knochenneubildung bezüglich der unterschiedlichen kontinuierlichen Geschwindigkeiten, auch bei Geschwindigkeiten von 2,0 mm/Tag frühe periostale Kallusbildung.

Nachweis einer linearen Korrelation zwischen Distraktionszeitpunkt und Gewebekräften. Diese werden mit Dehnungsmeßstreifen ermittelt. Sie steigen während des Verlaufs der Distraktion auf Werte bis 200 N an. Ein stärkerer Anstieg korreliert mit früher Knochenbildung, ein Abfall der Kräfte zeigt u.a. einen methodischen Fehler an (Abspringen der Pinless Fixateur Klammer).

Konsequenz aus der ersten Versuchsserie

1. Verlassen der zusätzlichen inneren Stabilisierung mit einem ungebohrten Nagel, um zum einen keinen medullären vaskulären Schaden zu setzen und zum anderen das Kompartment Kniegelenk nicht zu eröffnen. Diese Maßnahme dient vor allem der Infektprophylaxe.
2. Vergrößerung des Segmentes auf 50 mm, Verkleinerung des Defektes auf 20 mm zur Erzeugung eines besser vaskularisierten Segmentes als Voraussetzung für eine optimalere Osteoneogenese und weiterhin einer Verringerung der Tierbelastung (stabilere Situation, Abkürzung der Distraktionsphase).
3. Verlassen der Pinless Fixateur Montagen. Unter den gegebenen Versuchsbedingungen ist dieser Fixateur nicht geeignet, die nötige Stabilität für die kontinuierliche Verschiebeanordnung herzustellen und damit sicher reproduzierbare Ergebnisse zu ermöglichen. Die in der ersten Serie aufgetretenen Komplikationen – wie Verhinderung der Verschiebung durch Klammerkippung oder Klammerabspringen, sowie ausgedehnte Pin-Infekte und Weichteildurchschneidungen während des Transportes erfordern eine neue Konzeption bezüglich Stabilität und Verschiebeanordnung.

2. Versuchsserie

Komponenten des modifizierten Systems

Stabile Rahmenmontage mit parallelen Steinmann-Nägeln durch beide Metaphysen sowie Kohlefaserstangen. Auf den Stangen zeltförmige Anordnung zum Tragen der bewährten, im wesentlichen unveränderten motorgetriebenen Transporttechnik mit nachspannbarer Feder, Halbrohrbügel und Motor. Kein Marknagel. Das mobile Segment wird mittels vier Gewinde-Kirschnerdrähten, die im Bügel verankert werden, sicher gefaßt.

Ergebnisse

Insgesamt unkomplizierte Operation und Verlauf von 14 Versuchstieren. Identische Evaluation wie bei Serie 1. Euthanasie nach 1, 2, 3, 4 Wochen. Verschiebung mit Geschwindigkeiten zwischen 1,0 und 1,9 mm/Tag kontinuierlich. In Auswertung befinden sich noch die quantitativen Verfahren CT und Histologie.

Makroskopisches Erscheinungsbild

Nach Präparation werden die Tibiasegmente longitudinal geteilt und makroskopisch beurteilt. Es findet sich nahezu identisch in sämtlichen Proben eine initial mittig im Distraktionsspalt liegende Osteotomieebene, die im Verlauf des Transportes nach distal wandert, so daß der proximale Markrauminhalt quasi wie ein Schlauch nach distal gezogen wird und am Ende der Verschiebung am oberen Ende des Segmentes zu Liegen kommt. Diese Ebene wirkt bei den früh euthanasierten Schafen bräunlich auf Grund der eingelagerten Hämatomreste und wird später weiß mit dem körneligen Aspekt eines frischen Geflechtknochens.

Radiologisches Erscheinungsbild

Noch während der Distraktion, etwa ab Tag 10, finden sich unabhängig von der Transportgeschwindigkeit im Röntgenbild erste Zeichen der longitudinal orientierten end- und periostalen Kallusformationen und zwar als schwach röntgendichte Bänder an der proximalen und distalen Osteotomieoberfläche. Diese klar abgrenzbaren, zunehmend sklerosierenden und nach zentral fortschreitenden Fronten mit zick-zack-förmiger Abschlußlinie schließen ein konstant ca. 5–8 mm messendes kallusfreies Band ein, das während der gesamten Distraktionszeit persistiert. Nach abgeschlossener Verschiebung ossifiziert dieses Band kontinuierlich und bei den nach 4 Wochen euthanasierten Schafen sind die beiden sklerotischen Zonen teilweise oder vollständig fusioniert.

CT

Es findet sich eine graduelle Zunahme der Röntgendichte von der zentralen Zone zu den beiden Osteotomieoberflächen hin, wobei mehrere abgrenzbare Zonen zu identifizieren sind. Direkt proximal und distal der fibrösen Zentralplatte erscheinen Bänder, gebildet von schwach röntgendichten Mikrosäulen. Diese werden zu den Osteotomieoberflächen hin von stark radiodensen Zonen mit fortgeschrittener Ossifikation flankiert.

Feingewebliches Erscheinungsbild

In den frühen Phasen findet sich unter der progressiven axialen Distraktion eine ausgeprägte longitudale Polarisierung des interfragmentären Gewebes. Dieses junge Verbindungsgewebe besteht aus fibroblastenähnlichen, metabolisch sehr aktiven Zellen, die ihre Längsachse parallel zum Distraktionsvektor ausrichten und zahlreichen Kapillaren, die vor allem von periostal einsprießen. Die Zellen konzentrieren zu Knäueln in der

Umgebung weiter vaskulärer Sinus vor allem an den periostal zugewandten Osteotomieoberflächen, aber auch im Zentrum des Distraktionsspaltes und scheiden fibröse Matrix aus, welche sich in Form von Fasern parallel und longitudinal ausrichtet, zu Bündeln kondensiert und damit zu kollagenem orientiertem Bindegewebe ausreift. Der Verlauf entspricht frühen Veränderungen bei der Entstehung von Frakturkallus.

Zusammen mit den Kapillaren erscheinen Osteoblasten hoher synthetischer Aktivität, die sich nahe der Fragmentenden wie Bordüren entlang der kollagenen Faser aufreihen und parallele Osteoidsäulen bilden. Es kommt zu direkter desmaler Knochenneubildung, indem das präossäre, bereits sehr reguläre, dreidimensionale Gerüst weitere Anastomosen bildet und schnell mineralisiert. Diese Form der Osteogenese findet sich schwerpunktmäßig in Form einer periostalen Manschette mit hochaktiven Osteoblastenkuppen, aber auch in der Mitte des Distraktionsspaltes.

Die Trabekel and den Osteotomieoberflächen unterliegen bereits in dieser Phase einem regen Remodeling. Sie expandieren durch den axialen, aber auch einen transversalen Prozess, indem weitere kollagene Fasern in die Knochensäulen mit einbezogen werden. Die zunehmende Konnektion der Primärtrabekel führt vor allem osteotomienah zu einem dichten spongiösen Netzwerk mit inniger Verbindung zum originären Knochen. Gleichzeitig werden die mit der Osteotomie an den Fragmentoberflächen erzeugten Schäden revaskularisiert und remodelliert. In sämtlichen histologischen Schnitten lassen sich Knorpelstrukturen nicht nachweisen. Dies ist Ausdruck der Transportsituation unter optimalen Zugbedingungen, die den Umweg über die chondrale Osteogenese nicht nötig werden läßt.

Schlußfolgerungen aus den bisherigen Ergebnissen, klinische Konsequenzen

Unter der Anwendung eines kontinuierlichen motorgetriebenen Transportmechanismus ist eine optimale Regeneratbildung mit höheren Geschwindigkeiten als unter einem diskontinuierlichen Verfahren im Tierversuch möglich. Geschwindigkeiten bis 1,9 mm/Tag kontinuierlich führen zu einem optimal longitudinal orientierten Regenerat.

Durch die permanente Messung der extern eingebrachten und auf dem Motor lastenden Kräfte ist ein Rückschluß auf die Steifigkeit des neugebildeten Regenerates möglich. Dadurch könnte in der klinischen Situation eine Kontrolle der Verschiebegeschwindigkeit möglich werden. (Erhöhung der Verschiebegeschwindigkeit bei ansteigenden Gewebekräften, die eine frühe Ossifikation anzeigen, sowie Verringerung der Transportgeschwindigkeit bei abfallenden Gewebekräften, wodurch eine drohende Zerreissung des frühen Blastems signalisiert wird).

Das Verfahren ist noch sehr aufwendig und anspruchsvoll und erfordert ständige Kontrolle und Reaktion auf auftretende Probleme.

Inzwischen wurde nach Entwicklung eines für humane Situation adaptierten Verfahrens ein Segmenttransport am Femur über 7 bzw. 6 cm mit sehr gutem Erfolg abgeschlossen.

Die experimentelle Arbeit wurde ermöglicht durch ein Forschungsstipendium der AO-Stiftung.

Literatur beim Verfasser

Die Regeneration von Chondrocyten bei Chondropathie Grad I–II durch Laserstimulation – Tierexperimentelle Ergebnisse am Kaninchengelenk

T. John, E. Scheller, D. Pfander, M. Shakibaei und R. Rahmanzadeh

UKBF, Abteilung für Unfall- und Wiederherstellungschirurgie, Freie Universität Berlin, Hindenburgdamm 30, D-12200 Berlin

(Manuskript nicht eingegangen)

Forum: Experimentelle Unfallchirurgie V

Vorsitz: K. M. Stürmer, Göttingen; D. Paul, Dresden; B. Bouillon, Köln

Die biomechanischen Eigenschaften eines mit einer porösen Hydroxylapatitkeramik gefüllten Segmentdefektes der Schafstibia korrelieren mit der Menge des in die Keramik eingewachsenen Knochens

B. Wippermann[1], H. Zwipp[2] und H. Tscherne[1]

[1] Unfallchirurgische Klinik, Medizinische Hochschule, Konstanty-Gutschow-Straße 8, D-30623 Hannover
[2] Universitätsklinikum „Carl Gustav Carus", Technische Universität Dresden, Klinik für Unfall- und Wiederherstellungschirurgie, Fetscherstraße 74, D-01307 Dresden

Einleitung

Die Auffüllung großer Knochendefekte stellt eine große Herausforderung in der Traumatologie dar. Bei den bekannten Problemen mit der autologen oder allogenen Knochenverpflanzung ist die Suche nach Knochenersatzstoffen weiterhin aktuell. Unter den Knochenersatzstoffen erscheinen die Biokeramiken besonders in Kombination mit osteoinduktiven Substanzen besonders viel versprechend [1, 2]. Ein potentieller Nachteil der Hydroxylapatitkeramiken (HA) ist die Tatsache, daß sie nicht oder nur sehr langsam resorbierbar sind. Das Remodeling eines so aufgefüllten Defektes kann deshalb beeinträchtigt sein.

Fragestellung

In dieser Studie sollte geklärt werden, wie sich ein mit einer porösen aus boviner Spongiosa HA-Keramik aufgefüllter Tibiasegmentdefekt bei längerer Beobachtungszeit verhält. Untersucht wurden das biomechanische Verhalten und das Einwachsen von Knochen nach 3 und 6 Monaten. Besonders die Korrelation von in die Keramik eingewachsenem Knochen und mechanischen Eigenschaften des Defektes wurde analysiert.

Methoden

In Intubationsnarkose mit Halothan-Lachgas wurde ein einseitiger 2 cm langer Tibiasegmentdefekt bei ausgewachsenen weiblichen Schwarzkopfmutterschafen mit einer sonderangefertigten DC-Platte versorgt. Die Platte weist die Dimensionen einer schmalen Acht-Loch-Platte auf, in welcher die zentralen 2 Löcher nicht gefertigt waren. Die Auffüllung des Defektes erfolgte wie folgt:

1. Keramik + Mark 3 Monate (n = 8),
2. Keramik + Mark 6 Monate (n = 8),
3. Spongiosa 3 Monate (n = 7),
4. Spongiosa 6 Monate (n = 7).

Das Knochenmark (10 ml) wurde mittels Jamshidi-Punktion vom hinteren Beckenkamm aspiriert und der Keramikzylinder (Länge und Durchmesser je 20 mm) darin getränkt. Zusätzlich wurde eine Achillotenotomie durchgeführt.

Ergebnisse

Nach 6–8 Wochen belasteten die Tiere die operierte Extremität voll. Am Ende der Beobachtungszeit wurden die Tiere getötet, beide Tibiae explantiert und die Osteosyntheseplatten an der operativ – experimentellen Tibia entfernt. Es erfolgte die Torsionsprüfung der Tibiae in einer Materialprüfmaschine im Seitenvergleich bis zum Versagen mit einer Winkelgeschwindigkeit von 20°/min. So konnte das maximale Drehmoment ermittelt werden. Es fand sich bei je einem Tier in den beiden Keramikgruppen in der mechanischen Prüfung ein bindegewebiges Versagen. Die Mittelwerte und Standardabweichungen des maximal erreichten Drehmomentes ausgedrückt in % der intakten Gegenseite sind in Abb. 1 zusammengefaßt. Der Unterschied im Drehmoment waren für die Spongiosagruppen signifikant (Mann Witney U Test p < 0,05), während sich für die Keramikgruppen kein signifikanten Unterschiede ergab. Für die Torsionssteifigkeit ergab sich für die Versuchsgruppen kein signifikanter Unterschied bei längerer Beobachtungszeit (Abb. 2). Die quantitative Bestimmung des in die Porosität der Keramik eingewachsenen Knochens erfolgte mittels digitaler Bildanalyse an Kontaktmikroradiographiepräparaten. Die Ergebnisse sind in Abb. 3 dargestellt. Hier ergab sich eine signifikante Zunahme der in die Keramik eingewachsenen Knochenmenge (Mann Witney U Test p < 0,05). Betrachtet man die Ergebnisse der beiden Keramikgruppen gemeinsam, so korreliert die Menge an eingewachsenem Knochen mit dem erreichten maximalen Drehmoment (Korrelationskoeffizient 0,48 P ≤ 0,05) (Abb. 4).

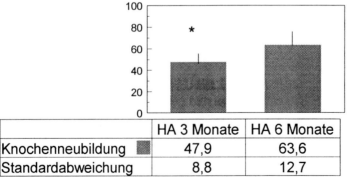

	HA 3 Monate	HA 6 Monate
Knochenneubildung	47,9	63,6
Standardabweichung	8,8	12,7

* p < 0,05 Mann Whitney U Test

Abb. 1. Mittelwert und Standardabweichung der Knochenneubildung in der Porosität der Keramik ausgedrückt in Prozent der verfügbaren Fläche

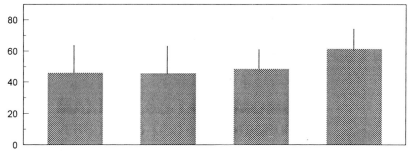

Abb. 2. Mittelwert und Standardabweichung des maximalen Drehmomentes beim Versagen in der Torsionsprüfung ausgedrückt in Prozent der intakten Gegenseite

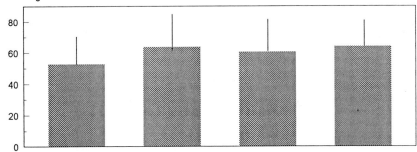

Abb. 3. Mittelwert und Standardabweichung der Torsionssteifigkeit ausgedrückt in Prozent der intakten Gegenseite

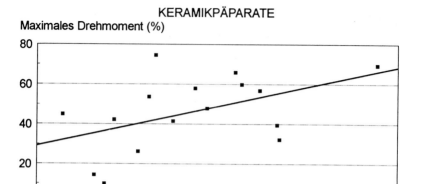

Abb. 4. Korrelation von intrakeramischer Knochenneubildung und maximalem Drehmoment beim Versagen in der Torsionsprüfung

Diskussion

Unsere Ergebnisse zeigen, daß in in der Keramik auch nach 3 Monaten ein weiteres Einwachsen von Knochen stattfindet. Dieses vermehrte Einwachsen hat sich in unserem Modell im zeitlichen Verlauf nicht signifikant auf das der mechanischen Festigkeit ausgewirkt. Das maximale Drehmoment blieb unverändert und es kam zu einer geringen Zunahme der Torsionssteifigkeit. Dagegen beobachteten wir bei der autologen Spongiosaplastik eine signifikante Zunahme des maximalen Drehmomentes bei unveränderter Torsionssteifigkeit.

Im zeitlichen Verlauf kam es zu einer zunehmenden knöchernen Erschließung der Poren in der Keramik, welches sich in einer signifikanten Zunahme der Knochenneubildung innerhalb der Keramik äußerte. Aus dieser Beobachtung kann man schließen, daß das Komposit aus Keramik und dem darin neugebildeten Knochen ein bedarfsangepaßtes Remodeling erfährt. Eine Zunahme der knöchernen Erschließung innerhalb der Keramik ist nur so sinnvoll zu erklären.

Auch die Korrelation zwischen Knochenwachstum und Torsionsfestigkeit zeigt, daß die mechanischen Eigenschaften des Defektes tatsächlich von der Menge des in die Keramik eingewachsenen Knochens abhängen. Diese Beobachtung steht allerdings in gewissem Widerspruch zu der beobachteten unveränderten mechanischen Festigkeit bei zunehmender knöcherner Erschließung im zeitlichen Verlauf.

Insgesamt sind die Ergebnisse für die Keramik mit Knochenmark fast so gut wie die der autologen Spongiosaplastik und damit vielsprechend für den klinischen Einsatz [2]. Wir möchten jedoch betonen, daß das hier benutzte Modell des diaphysären Defektes wegen der Möglichkeit gewählt wurde, am gleichen Präparat morphologische und biomechanische Beobachtung zu korrelieren. Für den klinischen Einsatz haben wir die HA-Keramik bisher nur im metaphysären Bereich und dort mit gutem Erfolg verwendet.

Literatur

1. Buchholz RW, Charlton N, Homes ER (1987) Hydroxyapatite and tricalcium phosphate bone graft substitutes. Orthopaedic Clin North America 18:323–334
2. Grundel RE, Chapman MD, Yee MD, Moore DC (1991) Autogeneic bone marrow and porous biphasic calcium phosphate ceramic for segmental bone defects in the canine ulna. Clin Orthop 266:244–256

Molekularbiologische Untersuchungen zur Rolle des Hitzeschockprotein 70 in der menschlichen Wunde

R. Hanselmann, U. Seybold, M Oberringer, B. Vollmar, M. Koschnik und W. Mutschler

Chirurgische Universitätsklinik, D-66421 Homburg/Saar

Die Wundheilung ist ein komplexer biologischer Prozeß, der in vier sich überlagernden Phasen abläuft (Bennett and Schultz I+II, 1993). Direkt nach dem Trauma bildet sich ein Hämatom aus. Unmittelbar danach beginnt die Entzündungsphase. Dabei wandern immunkompetente Zellen in das Wundgewebe ein, um nekrotisches Gewebe abzubauen und eventuell eingedrungene Keime zu eliminieren. Fibroblasten und Endothelzellen folgen. In der Proliferationsphase zeigen diese Zellen eine deutlich erhöhte Teilungsrate und führen so zum Auffüllen des Wunddefektes. In dieser Zeit synthetisieren vor allem Fibroblasten Proteine der extrazellulären Matrix, die in der darauf folgenden Remodelling-Phase organisiert werden, wodurch das Gewebe seine endgültige Festigkeit erhält.

In den vergangenen jahren wurde eine große Zahl von Untersuchungen durchgeführt, die sich mit der Regulation der Wundheilung mittels der Zytokine (Wachstumsfaktoren) beschäftigen. Experimente über intrazelluläre Mechanismen wurden bisher nur wenig durchgeführt. Eine Proteinfamilie, die in den letzten Jahren eine immer größer werdende Bedeutung erlangt hat, sind die Hitzeschock-Proteine (Nover 1984). Es handelt sich dabei um Proteine, die bei mehreren wichtigen intrazellulären Prozessen beteiligt sind. Dazu gehört der Transport von Proteinen durch das Zytoplasma und Membranen, der Schutz von Proteinen durch exo- und endogene Noxen, sowie die Kontrolle, daß neu synthetisierte Proteine regelrecht gefaltet werden und beschädigte Proteine repariert oder abgebaut werden. Alle diese Mechanismen sind im Wundheilungsprozeß von Bedeutung. In ersten Unsterschungen konnten wir anhand eines Northern-blot Experiments zeigen, daß das Hitzeschock-Protein 70 (HSP 70) in gut heilenden Wunden hoch und in schlecht heilenden Wunden nur wenig gebildet wird (Hanselmann und Mutschler 1995). Die Expression dieses Gens fand fast ausschließlich in Endothelzellen statt. Nach Weiterführung dieser Untersuchung an einer größeren Fallzahl zeigte sich, daß sich dieser Befund nicht immer bestätigen ließ. So fanden wir gut heilende Wunden, die nur sehr wenig HSP 70 Transkripte aufwiesen und chronische Wunden mit sehr viel HSP 70 mRNA. Eine Korrelation zwischen der mRNA Expression und dem Heilungstyp der Wunden konnte danach nicht mehr postuliert werden. In der hier vorgestellten Arbeit wollten wir nun überprüfen, ob eine Korrelation zwischen der Proteinebene und dem jeweiligen Wundtyp besteht. Desweiteren untersuchten wir, ob HSP 70 von bFGF und VEGF, zwei wichtigen Wachstumsfaktoren mit Bezug zur Angiogenese und Wundheilung, induziert wird. Dies würde die Bedeutung dieses Proteins in der Wundheilung unterstreichen (Oberringer et al. 1995). Um festzustellen, ob HSP 70 selbst eine angiogenetische Potenz besitzt, führten wir außerdem Experimente an der Chorion-Allantoismembran von Hühnerembryonen durch. Dieses in-vivo-Modell ist zur Überprüfung solcher Fragestellungen sehr gut geeignet und wurde schon mehrfach von verschiedenen Arbeitsgruppen eingesetzt.

Material und Methode

Gewebe. Es wurde von insgesamt 30 Wundbiopsien entnommen und bis zur Weiterverarbeitung bei –70 °C gelagert. 17 Biopsien (acht von klinisch gut heilenden, zwei von mittelmäßig heilenden und sieben von chronischen Defektwunden) wurden für ein Northern-blot (RNA) und Western-blot (Protein) Experiment zum quantitativen Nachweis eingesetzt. Proben von sechs chronischen und sieben gut heilenden Wunden wurden für immunhistochemische und In-situ-Hybridisierungsexperimente eingesetzt. Folgende Kriterien dienten zur Einordnung des Wundgewebes: Als gut heilende Wunde galt eine offene Defektwunde, die innerhalb kurzer Zeit viel Granulationsgewebe entwickelte, gut vaskularisiert war und zu einem schnellen Wundverschluß führte. Mäßig heilendes Gewebe zeigte nur wenig Granulationsgewebe und eine deutlich verzögerte Wundheilung. Als eine chronische, schlecht heilende Wunde wurde Gewebe bezeichnet, das keine Heilungstendenz aufwies.

Northern-blot. Die RNA-Isolierung wurde nach dem Protokoll von Chomczynski und Sacchi (1987) durchgeführt. Für die Northern-blot Analyse wurden 20 µg gesamt RNA pro Lane aufgetragen und nach der Elektrophorese und dem Blotten auf eine Nylonmembran gegen eine HSP 70 spezifische, radioaktive Sonde hybridisiert. Die Signale wurden mittels eines Röntgenfilms nachgewiesen.

Western-blot. Die Western-blot Analyse wurde nach einem modifzierten Protokoll durchgeführt (Oberringer et al. 1995).

Immunhistochemie. Die immunhistochemische Färbung mit HSP 70 spezfischem Antikörper erfolgte nach der von Welter et al. (1992) beschriebenen Methode. Der monoklonale Antikörper gegen HSP 70 (Affinity BioReagents, mouse) wurde 1:400 verdünnt.

In-situ-Hybridisierung. Für das in-situ-Hybridisierungsexperiment mußten wir den entsprechenden Kit der Firma Boehringer Mannheim modifizieren. Für den Nachweis der HSP 70 mRNA verwendeten wir ein 21-mer Olikonukleotid (sense 5'tgttccgttccagcccccaa 3' und antisense 5'gggcttgtctccgtcgttgat 3'). Markiert wurden die Proben mit Biotin-16-UTP. Zur Farbreaktion verwendeten wir Streptavidin-FITC.

Zellkultur und Stimulationsexperimente. Um festzustellen, ob HSP 70 von den Wachstumsfaktoren (WF) bFGF und VEGF in Endothelzellen induziert werden kann, wurden diese aus der Nabelschnur von Neugeborenen isoliert und in einem speziellen Medium bei 5% CO_2 kultiviert (RPMI 1640 mit Endothelial cell growth suppl., 10% FCS und 2%

Penizillin-Streptomycin). Für das Stimulationsexperiment wurden die Zellen zunächst für 24 Stunden gehungert (Kultivierung ohne FCS) und anschließend der jeweilige WF zugegeben. Für den Faktor bFGF verwendeten wir eine Konzentration von 5 ng/ml und für den VEGF die Konzentration 10 ng/ml. Die Zellen wurden nach einer halben, einer und vier Stunden abtrypsiniert, deren Proteine isoliert und für ein Western-blot Experiment eingesetzt. Als Negativkontrolle diente eine gehungerte, nicht stimulierte Zellkultur.

Chorion Allantois Membran Experiment. Für dieses Experiment wurden sterile SPF-Hühnereier angebrütet. Am dritten Tag wurde ein kleines Fenster in die Schale gefräst und die darunterliegende Allantoismembran freipräpariert. Das Protein wurde in einem speziellen Trägermaterial (Hydron) gelöst und nach dem Trocknen auf die Membran gelegt. Es konnte nun aus dem Träger in das umliegende Gewebe diffundieren und seine biologische Aktivität entfalten. Als Ausgangskonzentration wählten wir für den bFGF und HSP70 1 µg, das als Negativkontrolle verwendete Humanalbumin wurde ebenfalls in einer Konzentration von 1 µg eingesetzt.

Ergebnisse

Northern-blots. Mit 17 Proben wurden ein Northern-blot Experiment gegen HSP 70 durchgeführt. Zwei von acht gut heilenden Wunden zeigten eine hohe Expression, während die der restlichen sechs nur schwach war (Abb. 1). In der Gruppe der schlecht heilenden Wunden bestand ebenfalls eine sehr variable Expression. Bei fünf Biopsien konnten wir ein geringes und in zwei Proben ein deutlich erhöhtes Signal nachweisen. Die beiden als mäßig heilend eingestuften Proben wiesen ebenfalls eine unterschiedliche HSP 70 Transkriptrate auf.

Western-blot. Im Gegensatz zu den RNA-Daten sind die Proteindaten sehr einheitlich (Abb. 2). Es zeigte sich, daß gut heilende Wunden viel und schlecht heilende Wunden nur wenig HSP 70 zu synthetisieren in der Lage sind, obwohl zum Teil große Mengen an Transkripten vorliegen.

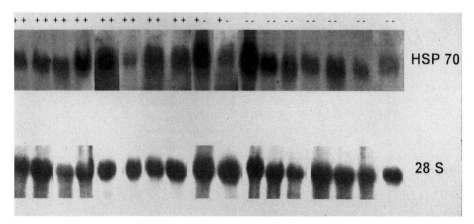

Abb. 1. Northern-blot Analyse mit einer HSP 70 spezifischen Sonde, gegen mRNA aus unterschiedlich heilendem menschlichem Gewebe (++/gut heilendes; +–/mäßig heilendes, – – schlecht heilendes Gewebe). Die Expression der Transkripte ist sehr variabel

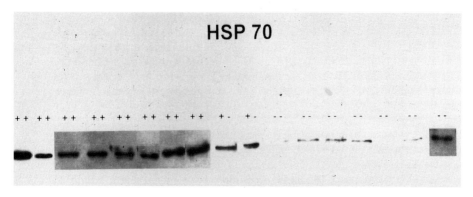

Abb. 2. Western-blot Analyse mit einen gegen HSP 70 gerichteten Antikörper. Das Gesamtprotein wurde aus den selben Wundproben isoliert, wie im Northern-blot Experiment. Die Reihenfolge der untersuchten Proben ist in beiden Untersuchungen gleich. Die Expression von HSP 70 ist, für den jeweiligen Wundtyp, einheitlich (++/gut heilendes, +-/mäßig heilendes, -- schlecht heilendes Gewebe)

Immunhistochemie. Es wurden 13 Biopsien unterschiedlichen Wundtyps immunhistochemisch gefärbt. Die höchste Expression des HSP 70 ließ sich fast ausschließlich in Endothelzellen nachweisen (Abb. 3).

RNA In-situ-Hybridisierung. Die In-situ-Hybridisierungsdaten stimmen mit den immunhistochemischen Ergebnissen überein. Auch in diesem Experiment konnten die stärksten Signale in Endothelzellen nachgewiesen werden (Abb. 4).

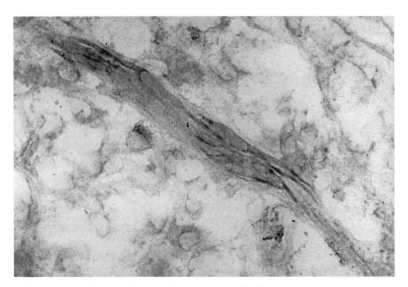

Abb. 3. Immunhistochemische Färbung an gut heilendem Gewebe mit einem HSP 70-spezifischen Antikörper. Die stärksten Signale zeigen sich in Endothelzellen

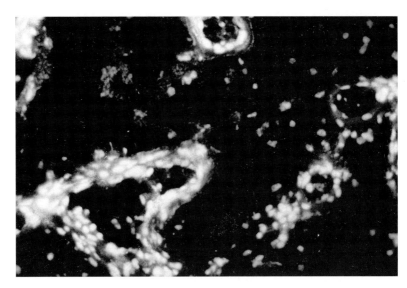

Abb. 4. In-situ Hybridisierung an gut heilendem Gewebe mit einem HSP 70 spezifischen 21-mer Oligounkleotid. Die Färbung wurde mit FITC (grün) durchgeführt. Die höchste Expression zeigt sich in Endothelzelle

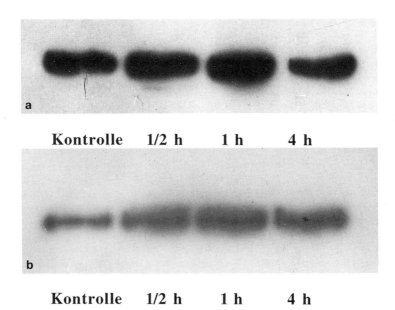

Abb. 5 a,b. Westen-blot Analyse mit einem HSP 70 Antikörper gegen Gesamtprotein aus menschlichen Endothelzellen nach einem Stimulationsversuch mit bFGF (**a**) und VEGF (**b**). Die HSP-Menge steigt in beiden Experimenten innerhalb der ersten Stunde an und erreicht nach vier Stunden wieder seine Ausgangskonzentration

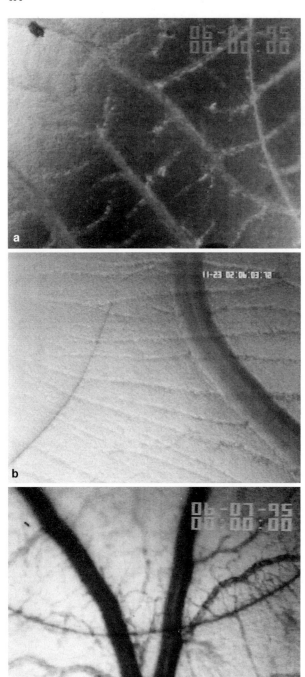

Zellkultur und Stimulationsexperimente. Die Stimulation der Endothelzellen mit den beiden Wachstumsfaktoren bFGF und VEGF war sehr einheitlich. In beiden Fällen kam es innerhalb der ersten Stunde zu einem Anstieg des HSP 70, der nach vier Stunden wieder zu seinem Ausgangswert zurückkehrte (Abb. 5 und 6).

Chorion Allantois Membran Experiment. Die Positivkontrolle mit bFGF zeigte eine deutliche Zunahme der Angiogenese. Hingegen konnte keine Änderung der Angiogenese in den Kontrollexperimenten nachgewiesen werden. Die Exposition der Chorion Allantoismembran mit HSP 70 zeigte keine echte Zunahme der Angiogenese. Es kam jedoch zur Bildung kleiner Kapillargefäße mit morphologisch unruhiger Struktur.

Diskussion

Während der vergangenen Jahren wurde eine Vielzahl von molekularbiologischen Untersuchungen an Wundgewebe durchgeführt. Dabei waren vor allem Experimente von Interesse, die sich mit Zytokinen, Wachstumsfaktoren und mit Proteinen der Extrazellulären Matrix beschäftigten (Bennett and Schultz, I + II). Untersuchungen, die sich mit intrazellulären Regulationsmechanismen der Wundheilung beschäftigen, sind eher spärlich. Eine Proteinfamilie, die in den letzten zwanzig Jahren immer mehr an Bedeutung gewinnt, ist die Hitzeschock-(Lindquist and Craig, 1988). Hitzeschockproteine (HSPs) werden durch verschiedene Streßformen induziert (Hitze, Toxische Substanzen, Infektionen, Proliferation u.a.). Besonders interessant in diesem Zusammenhang sind die unterschiedlichen Funktionen, die diese Proteine intrazellulär erfüllen. So sind sie für die regelrechte Faltung neu synthetisierter Proteine verantwortlich (z.B. HSP 70, 60) und transportieren diese durch das Zytoplasma und Membranen. Sie sind außerdem in der Lage, beschädigte Proteine zu reparieren (HSP 70, 60 und 10) oder abzubauen (HSP 8,5). Desweiteren schützen sie Proteine und damit auch die Zelle bis zu einem gewissen Grad vor letalen Noxen. Alle diese Funktionen sind in der Wundheilung von Bedeutung und der Verlust eines solchen Proteins könnte möglicherweise eine Ursache für eine schlecht heilende Wunde sein.

Die von uns durchgeführten Untersuchungen zeigen, daß das HSP 70 auf der Proteinebene in schlecht heilenden Wunden nur wenig oder gar nicht synthetisiert wird. Dieser Befund gewinnt noch mehr an Bedeutung, wenn man bedenkt, daß dieses Protein fast ausschließlich in Endothelzellen gebildet wird, denn nur gut vaskularisiertes Gewebe kann heilen. Der Verlust von HSP 70 könnte möglicherweise die Ursache für die schlechte Durchblutung von chronischen Wunden sein. Ein weiterer Befund ist die sehr variable Expression dieses Gens auf der mRNA-Ebene. Wir sind derzeit noch nicht in der Lage, zu erklären, warum in den verschiedenen Wundtypen die HSP 70-Transkripte so unterschiedlich gebildet werden und die Proteinebene eine so einheitliche Expression aufweist. Es handelt sich hierbei vermutlich um einen posttranskriptionellen oder

◀―――――――――――――――――――――――――――――――――

Abb. 6 a–c. Experiment an der Chorion Allantoismembran von Hühnerembryonen. a zeigt die vergrößerte Übersicht des Kontrollexperiments mit Humanalbumin. Die Gefäße zeigten keine morphologischen oder quantitative Veränderungen durch dieses Protein. Hingegen konnte die Angiogenese durch bFGF (**b**) induziert werden. **c** zeigt eine mit HSP 70 exponierte Membran. Es ist lediglich eine unspezifische Gefäßreaktion zu beobachten, die nicht als Angiogenese zu betrachten ist

translationellen Regulationsmechanismus. Es könnte auch sein, daß Proteine durch bakterielle Proteasen abgebaut werden, die immer in einer offenen Defektwunde vorliegen.

Wie die durchgeführten Western-blot zeigen, wird HSP 70 sowohl von bFGF als auch von VEGF induziert. Beide Faktoren sind in der Lage, Endothelzellen zur Proliferation anzuregen. Dies geschieht offensichtlich parallel mit der Induktion des HSP 70. Dieser mögliche Mechanismus erscheint sinnvoll, denn die proliferierende Zelle benötigt eine Reihe neuer Proteine, die durch Hitzeschockproteine gefaltet und transportiert werden müssen. Bei den von uns durchgeführten Chorion Allantoismembran Experimenten konnten wir keine typischen Zeichen einer echten Angiogenese erzeugen. Eine angiogenetische Potenz für das HSP 70 muß daher verneint werden.

Aufgrund der von uns erhobenen Ergebnissen nehmen wir an, daß dem Hitzeschockprotein 70 in der Heilung einer menschlichen Wunde eine wichtige Bedeutung zukommt.

Literatur

Bennett NT and Schultz GS (1993) Growth factors and wound healing: Part I. Biochemical properties of Growth factors and their receptor. Am J Surg 165:728–737

Bennett NT and Schultz GS (1993) Growth factors and wound healing: Part II. Role in normal and chronic wound healing. Am J Surg 166:74–81

Nover L (1984) In: Heat shock response of eukaryotic cells. Springer-Verlag, Berlin Heidelberg New York Tokyo

Hanselmann R, Mutschler W (1995) Aus der Grundlagenforschung zur Wundheilung: Rolle und Funktion von Heat Shock Proteinen. Hefte zu „Der Unfallchirurg", Heft 249:443–448

Oberringer M, Baum HP, Jung V, Welter C, Frank J, Kuhlmann M, Mutschler W and Hanselmann RG (1995) Differential expression of heat shock protein 70 in well healing and chronic human wound tissue. Biochemical and Biophysical Research Communication 214, No. 3:1009–1914

Chromczynski P, and Sacchi N (1987) Single step method of RNA isolation by acid guanidinium thiocyanate-phenol-chloroform extraction. Anal Biochem 162:156–159

Welter C, Theisinger B, Seitz G, Tomasetto C, Rio MC, Chambon P et al. (1992) Association of the human spasmolytic polypeptide and an estrogen-induced breast-concer protein (pS2) with human pancreatic carcinoma. Lab Invest 66:187–192

Lindquist S and Craig AE (1988) The heat shock proteins. Annu Rev Genet 22:631–677

Monoklonaler Antikörper gegen Leukozyten-CD 18 hemmt den mikrovaskulären Zusammenbruch nach Starkstromverletzung in der Skelettmuskulatur der Ratte

J. Hussmann[1], D. Hebebrand[1], D. Erdmann[2], J. O. Kucan[2], R. C. Russel[2] und H. U. Steinau[1]

[1] Klinik für Plastische Chirurgie und Schwerbrandverletzte, Berufsgenossenschaftliche Kliniken Bergmannsheil, Universitätsklinik, Bürkle-de-la-Camp-Platz 1, D-44789 Bochum
[2] Institute for Plastic and Reconstructive Surgery, Burn Center, Southern Illinois University, School of Medicine, P. O. Box 19230, Springfield, IL 62794-9230, USA

Einleitung

Die klinische Therapie nach Stromunfall beschränkt sich weitgehend auf symptomatische Maßnahmen, da der exakte Pathomechanismus der elektrischen Verletzung bisher unvollkommen geklärt ist. Rekonstruktive Maßnahmen und Stumpfversorgungen nach Amputation stehen neben der Therapie von systemischen Komplikationen im Vordergrund der Behandlung [12, 39].

Die Mortalität nach Elektrotrauma liegt zwischen 3% und 15%. Als häufigste Todesursache führt akutes Kammerflimmern am Unfallort zum therapierefraktären Herzstillstand [6, 42]. Nach Transport in ein Verbrennungszentrum verringert sich die Mortalität, wohingegen die verletzungsbedingte Morbidität des Elektrotraumas eine große Herausforderung für das Behandlungsteam darstellt. Etwa 4–6,5% aller Aufnahmen eines Verbrennungszentrums sind durch elektrische Verletzungen bedingt [5, 23]. Wichtige Probleme der stationären Behandlung stellen die Schädigung der Haut und Unterhautfettgewebe, die verdeckte Weichgewebszerstörung mit unregelmäßigem Verteilungsmuster, sowie multiple konsekutive Organschädigungen dar [24, 32]. Unfallbedingte signifikante Begleitverletzungen wie Frakturen oder Organkontusionen treten bei 6–12% der Patienten auf und können den Krankheitsverlauf erheblich komplizieren [9]. Die funktionellen Langzeitdefizite und Rehabilitationsprobleme sind vielfältig [1, 14, 27].

Da selbst in spezialisierten Zentren Amputationsraten zwischen 35% und 71% berichtet werden und für eine weitere Patientengruppe durch ausgedehnte Muskelnekrosen schwergradige funktionelle Beeinträchtigungen entstehen, sollten durch die vorliegende Studie Behandlungsansätze für die potentiell reversible Schädigung der Intermediärzone zwischen avitalem und vitalem Gewebe gefunden werden, vor allem aber das Leukozytenverhalten evaluiert werden.

Material und Methode

Zweiundzwanzig männliche Wistar-Ratten mit einem Körpergewicht zwischen 130 g und 180 g wurden randomisiert nach Rasterschema einer der drei in Tabelle 1 aufgeführten Gruppen zugeordnet. Zur Betäubung erhielten alle Versuchstiere standarisiert Pentobarbital (Nembutal®) intraperitoneal in einer Dosierung von 45 mg/kg Körpergewicht. Nach Lagerung der Ratte unter dem Mikroskop wurde jeweils eine Ruheperiode von 30

Minuten zur Stabilisierung der Durchblutungsverhältnisse eingehalten. Während dieser Zeit wurden die arteriellen und venösen Gefäßaufzweigungen des axialen Gracilismuskellappens im Bereich des anterioren Muskelbauches unter schwacher Vergrößerung schematisch von proximal nach distal auf ein Blatt aufgezeichnet und verschiedene Beobachtungspunkte im Rahmen der zuvor festgelegten unter genannten Kriterien nach einem Randomschema (Rasterauswahl) für wiederholte Datenkollektion definiert. Als Kriterien für die Beobachtungspunkte galten:

1. die klare Abgrenzbarkeit der Arteriolen gegenüber ihrer Umgebung,
2. die unmittelbare Nähe der Arteriole (< 15 µm) zu einer Venole,
3. die deutliche Erkennbarkeit von adhärenten und rollenden Leukozyten in 100 µm langen postkapillären Venolenabschnitten eines Durchmessers von 20–40 µm vor Elektrostimulation, und
4. der Ausschuß eines kapillären oder venösen Zustroms in einem Abstand von 50 µm vom Beobachtungspunkt.

Die Muskelpräparation wurde unter einem Mikroskop in eingeführter Technik durchleuchtet und die Bilder über eine Kamera auf einen hochauflösenden Videobildschirm übertragen [45]. Die mikrozirkulatorischen Vorgänge wurden vor und während der Elektrostimulation, sowie fünf Minuten, 15 Minuten, 30 Minuten, eine Stunde, zwei Stunden, drei Stunden, und vier Stunden nach Stimulation beobachtet und zur späteren Datenauswertung auf Videoband aufgezeichnet. Die Auswertung erfolgte durch zwei unabhängige Untersucher. Die beiden Elektrodenenden wurden mit einem Wechselstromgenerator verbunden, der mit einem Volt-Ohm-Meter parallel geschaltet war. Über einen Zeitraum von 10 Sekunden und eine Strecke von einem Zentimeter wurde mit einer Spannung von 40 Volt stimuliert (Gruppe 2 und 3). Die resultierende Stromstärke betrug etwa 30 ma. Die Stromdichte im verwendeten Modell des Gracilismuskels betrug 750 Milliampere pro Quadratzentimeter (ma/cm²).

In der Behandlungsgruppe (Gruppe 3) wurden nach Elektrostimulation 0,2 mg monokonaler Antikörper (anti-rat LFA-1 β chain) gegen CD 18 (Firma Seikagaku Corporation, Tokyo, Japan) in 0,1 ml Phosphatpufferlösung (pH 7,4) gelöst und über einen Zeitraum von 10 Minuten, beginnend 5 Minuten nach Elektrostimulation, über einen Katheter in die kontralaterale Femoralvene injiziert. Die Präparation und Plazierung der Elektroden erfolgte in allen Gruppen in gleicher Weise, ebenso die Elektrostimulation in den Gruppen zwei und drei.

Die Daten wurden mittels 2 factor split-plot Anova analysiert. Individuelle Vergleiche wurden mit paarweisen oder unabhängigem T-Test, sowie post-hoc Tukey-Test durchgeführt. Die statistische Signifikanz wurde bei 5% festgesetzt.

Tabelle 1. Gruppeneinteilung

Gruppe 1 (Scheinbehandlung)	Präparation + Anlage der Elektroden, Scheinbehandlung
Gruppe 2 (Kontrollgruppe)	Präparation + Wechselstromstimulation (AC)
Gruppe 3 (Behandlungsgruppe)	Präparation + Wechselstromstimulation (AC) + MAB gegen CD 18

Tabelle 2. Zahl der Versuchstiere je Gruppe (n), sowie der arteriellen und venösen Beobachtungspunkte je Gruppe und Zeitpunkt

n = 22	Gefäße	Basis	5 min	15 min	30 min	1h	2h	3h	4h
Gruppe 1, n = 5 (Scheinbehandl.)	Venolen	16	16	16	16	16	16	16	16
	Areteriolen	16	15	15	15	12	12	12	12
Gruppe 2, n = 9 (Kontrollgruppe)	Venolen	38	38	38	38	38	35	30	27
	Arteriolen	27	27	27	27	27	27	27	27
(MAB anti CD 18)	Arteriolen	20	entfällt	20	20	20	20	20	20

Ergebnisse

In Gruppe 1 blieben die Zahl der rollenden und adhärenten Leukozyten (Abb. 1), sowie die arteriolären Durchmesser (Abb. 2) während der gesamten Beobachtungsphase konstant. Während der Elektrostimulation (Gruppe 2 + 3) traten Blasenbildung, Verfärbung des Muskels und ein Sistieren der muskulären Blutzirkulation auf. Konstante Beobachtungen waren der initiale Stop des Blutstroms mit fokaler Stromumkehr, Normalisierung der Mikrozirkulation innerhalb von 5–10 Minuten, starker initialer Vasodilation, gefolgt von zunehmder Vasokonstriktion (Abb. 4) mit komplettem Kollaps der Mikrozirkulation 3–4 Stunden nach Elektrostimulation. Diese Phänomene waren begleitet von einer Zunahme anhärenter Leukozyten (Abb. 3) über den Beobachtungszeitraum (Gruppe 2). Nach Elektrostimulation und Gabe von MAB gegen CD 18 war die Zahl

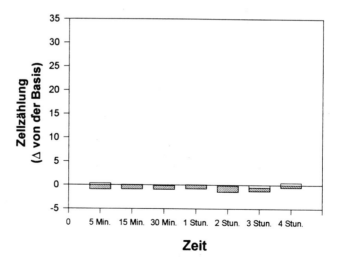

Abb. 1. Rollende bzw. adhärente Leukozyten nach Präparation und Aufspannen des Gracilismuskels in der Beobachtungskammer (Gruppe 1)

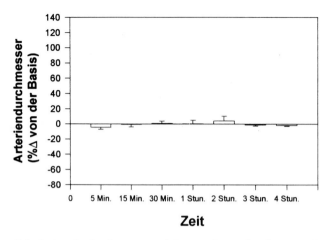

Abb. 2. Arteriendurchmesser nach Präparation und Aufspannen des Gracilismuskels in der Beobachtungsphase (Gruppe 1)

rollender und adhärenter Leukozyten deutlich reduziert (Abb. 3), die Vaskokonstriktion benachbarter Arteriolen war ebenfalls signifikant ($p < 0,05$) geringer (Abb. 4).

Diskussion

Bei Hochspannungsverletzungen besteht experimentell und klinisch weitgehend Einigkeit, daß durch die elektrische Kontaktverletzung eine Koagulationsnekrose überwiegend infolge thermischer Schädigung zustande kommt [15]. Hohe Amputationsraten

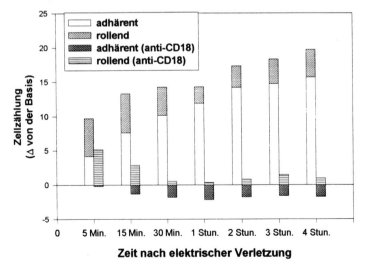

Abb. 3. Vergleich der rollenden bzw. adhärenten Leukozyten nach Wechselstromstimulation mit 40 Volt für 10 Sekunden und intravenöser Gabe von MAB gegen CD 18 (Gruppen 2 und 3)

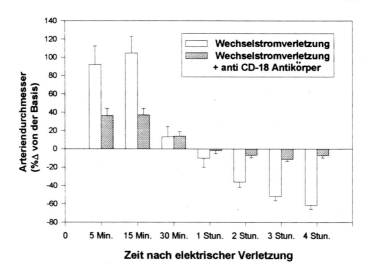

Abb. 4. Vergleich der Arteriendurchmesser nach Wechselstromstimulation mit 40 Volt für 10 Sekunden und intravenöser Gabe von MAG gegen CD18 (Gruppen 2 und 3)

der oberen und unteren Extremitäten sind die Folge. Die Unfallopfer sind nur selten in der Lage, ihren ursprünglichen Beruf wiederaufzunehmen [16, 34]. Weitere Langzeitfolgen, die zu einer erheblichen Invalidität führen können, sind neurologische und neuropsychiatrische Funktionsausfälle bzw. Defektheilungen [40, 43], sowie Katarakte [35]. Ferner werden Weichgewebsverkalkungen, insbesondere am distalen Ende langer Röhrenknochen, nach Elektrotrauma und Extremitätenamputation berichtet [11, 17]. Zur Erklärung des gesamten Gewebeschadens werden in der Literatur biochemische, biophysikalische, chemische, elektrophysiologische, physikalische, thermische und vaskuläre Ursachen genannt. Aufgrund der verwendeten Methoden und Modelle konnte bei früheren Studien jedoch keine Aussage zu möglichen mikrovaskulären Einflüssen auf die Pathophysiologie der Verletzung gemacht werden.

Besondere Vorzüge des verwendeten Modells waren der geringe Durchmesser dieses flachen Skelettmuskels mit willkürlicher Innovation, die anatomische Konstanz der mikrovaskulären Architektur und die gute Transilluminierbarkeit in vivo. Das Modell erlaubte qualitative Beobachtungen zu Veränderung der Mikrozirkulation, sowie quantitative Aussagen über die Verändertung von Arteriolendurchmessern, sowie über das Verhalten rollender und adhärenter Leukozyten in Venolen mit einem Durchmesser von 20–40 µm über einen Beobachtungszeitraum von mehr als vier Stunden. Die Zahlen adhärenter und rollender Leukozyten in postkapillären Venolen vor Verletzung waren vergleichbar mit denen von Zamboni [45], der unter Verwendung eines ähnlichen Modells Untersuchungen zur Ischämie-Reperfusionsverletzung durchgeführt hat. Bei Untersuchungen am Cremaster-Muskel des Hamsters durch eine andere Arbeitsgruppe lag die Zahl der adhärenter Leukozyten geringfügig höher [7].

Nach Elektrostimulation trat im vorliegenden Experiment eine massive Zunahme der rollenden und adhärenten Leukozyten je Gesichtsfeld auf, die stärker ausgeprägt war als bei Zamboni's Experimenten. Worthen [44] führte eine erhöhte Akkumulation aktivierter Granulozyten im Kapillarnetz unter anderem auf deren vermehrte, möglicherweise mediator-induzierte Steifigkeit zurück. Bei Vorliegen physiologischer Verhältnisse besteht eine gleichmäßige Verteilung der Leukozyten innerhalb des Gefäßlumens. Leukozyten sind bei äußeren Reizen wie Entzündung, Trauma oder Verbrennung vermehrt in der Nähe der Gefäßwand zu finden, ein Vorgang, der als Margination beschrieben wird [13, 21]. Für die Modulation dieser „Aktivierung" wird das Integrin $\alpha_L\beta_2$ verantwortlich gemacht [29]. Nahe der Gefäßwand sind einzelne Leukozyten sichtbar, die gegenüber dem zentralen Blutstrom deutlich verlangsamt sind und sich kurzzeitig an die Gefäßwand anheften. Schwartz und Harlan [36], sowie andere Arbeitsgruppen haben gezeigt, daß durch eine Entzündung neutrophile Granulozyten und Monozyten, sowie das betroffene Endothel aktiviert werden können. Als Folge kommt es zu einer Adhäsion beider Zelltypen an das geschädigte bzw. aktivierte Endothel. Wichtige Mediatoren sind Sauerstoffradikale [18], Komplement C5a [22, 41], Zytokine [4], PAF (platelet activating factor), Leukotriene, TXA2 (Thromboxan A2), TNF (tumor necrosis factor), IL-1 (Interleukin-1) [8] und Prostaglandin E2 [26]. Granulozyten und Monozyten bewegen sich entlang des Endothels vorwärts, bleiben adhärent, geben Mediatoren frei, und wandern mittels Diapedese zwischen benachbarten Endothelzellen durch die subendotheliale Matrix in den extravasalen Raum. Die interzellulären Zwischenräume werden durch Mediatoren wie LTE4 erweitert, die eine Kontraktion der glatter Muskelzellen und Endothelzellen bewirken [19, 20]. Verschiedene in vivo-Modelle bestätigten, daß durch die Blockierung des Leukozytenrezeptors CD18 die Akkumulation von Granulozyten verringert und die Gewebeschädigung bei IR-Schaden gemindert werden kann [37].

Je nach Struktur lassen sich die Adhäsionsmoleküle in folgende drei Familien bzw. Obergruppen unterteilen: Selektine, Integrine und die Immunoglobulin-Supergruppe [28]. Die Leukozytenrezeptor CD18 gehört zur Familie der Integrine. Der Rezeptor CD18 hat eine herausragende Bedeutung bei der Adhäsion von Leukozyten an das Endothel [10, 25, 31]. Arbteien von Romson [33], Belkin [2] und anderen über die pathophysiologische Rolle der Leukozyten nach ischämischer Herz- und Skelettmuskelverletzung zeigten einen deutlichen protektiven Effekt bei experimentell erzeugter Neutropenie.

Durch die Kombination von Fasziotomie und Gabe von monoklonalen Antikörpern gegen CD-18 hat Petrasek [30] eine signifikante Reduktion der Muskelnekrosen nach 4stündiger Ischämie am Kaninchenhinterlauf erzielt. Simpson [38] konnte aus seinen experimentellen Beobachtungen folgern, daß die Gabe von MAG gegen CD18 eine effektive Protektion vor sekundärer Myokardschädigung durch die Reperfusion darstellt. Bucky et al. [3] haben eine geringere Verbrennungstiefe nach Behandlung von thermischen Verbrennungen der Haut mit MAB gegen CD18 gefunden.

Die hier vorliegenden Untersuchungen nach standardisiertem Elektrotrauma zeigten einen signifikanten und progredienten Anstieg rollender und adhärenter Leukozyten pro Beobachtungspunkt (Abb. 3). Parallel trat eine zunehmende, ebenfalls signifikante Vasokonstriktion von Arteriolen auf, die weniger als 15 µm von einem venösen Beobachtungszeitpunkt entfernt waren (Abb. 4). Nach Gabe von monoklonalen Antikörpern gegen Leukozyten CD18 war die Zahl rollender und adhärenter Leukozyten signifikant reduziert (Abb. 3). Ferner war die arterioläre Konstriktion fast aufgehoben (Abb. 4). Die beobachteten mikrozirkulatorischen Veränderungen ähnelten denen bei Ischämie-Reperfusionsschaden. Ein klinischer Einsatz von MAB gegen CD18 ist z.Zt. vorsichtig zu bewerten, da möglicherweise weitere vitale Leukozytenfunktionen unterdrückt werden.

Literatur

1. Achauer B, Applebaum R, Vander Kam VM (1994) Electical burn injury to the upper extremity. Br J Plast Surg 47:331-340
2. Belkin M, LaMorte WL, Wright JG, Hobson II. RW (1989) The role of leukocytes in the pathophysiology of skeletal muscle ischemic injury. J Vasc Surg 10:14-19
3. Bucky LP, Veder NB, Hong HZ (1994) Reduction of burn injury by inhibiting CD18-mediated leukocyte adherence in rabbits. Plast Reconstr Surg 93(7):1473-1480
4. Cotran RS, Pober JS (1990) Cytokine-endothelial interactions in inflammation, immunity and vascular injury. J Am Soc Nephrol 1:225-235
5. Gang RK, Bajec J (1992) Electrical burns in Kuwait: a review and analysis of 64 cases. Burns 18 (6):497-499
6. Geddes LA, Bourland JD, Ford G (1986) The mechanism underlying sudden death from electric shock. Medical Instrumentation 20(6):303-315
7. Goldberg M, Serafin D, Klitzman B (1990) Quantification of neutrophil adhesion to skeletal muscle venules following ischemia-reperfusion. J Reconstr Microsung 6(3):267-270
8. Goldman G, Welbourn R, Paterson IS (1990) Ischemia-induced neutrophil activation and diapedesis is lioxygenase dependent. Surgery 107(4):428-433
9. Gordon MWG, Reid WH, Awwaad AM (1986) Electrical burns-incidence and prognosis in Western Scotland. Burns 12(4):254-259
10. Haskard D, Cavender D, Beatty P, Springer TA, Ziff M (1986) T-lymphocyte adhesion to endothelial cells: mechanisms demonstrated by anti-LFA-1 monoclonal antibodies. J Immunol 137:2901-2906
11. Helm PA, Walker SC (1987) New bone formation at amputation sited in electrically burn-injured patients. Arch Phys Med Rehabil 68:284-286
12. Herndl E, Henkel von Donnersmarck G, Hupfer W, Mühlbauer W (1989) Funktionelle Sofortrekonstruktion an der oberen Extremität nach Starkstromverbrennungen. Langenbecks ArchChir Suppl II:853-857
13. House SD, Lipowsky HH (1988) In vivo determination of the force of leukocyte-endothelium adhesion in the mesenteric microvasculature of the cat. Circ Res 63:658-668
14. Hülsbergen-Krüger S, Pitzler D, Paartecke B-D (1995) Hochspannungsunfälle, Besonderheiten und Behandlung. Unfallchir 98:218-223
15. Hunt JL, Mason AD, Masterson TS, Pruitt Jr BA (1976) The pathophysiology of acute electric injuries. J Trauma 16:335-340
16. Hussmann J, Kucan JO, Russell RC, Bradley T (1995) Electical injuries - morbidity, outcome and treatment rationale. Burns 21(7):530-535
17. Hussmann J, Russell RC, Kucan JO, Khardori R, Steinau HU (1995) Soft tissue calcifications - differential diagnosis and therapeutic approaches. Ann Plast Surg 34(2):138-147
18. Im MJ, Manson PN; Bulkley BG, Hoopes JE (1985) Effects of superoxide dimutase and allopurinal on the survival of acute island skin flaps. Ann Surg 201(3):357-359
19. Joris I, Majno G, Corey EJ, Lewis RA (1987) The mechanism of vascular leakage induced by leukotriene E4. Am J Pathol 126:19-24
20. Lewis RA, Austen KF (1984) The biologically active leucotrienes: biosynthesis, metabolism, receptors, functions, and pharmacology. J Clin Invest 73:885-897
21. Ley K, Pries AR, Gaehtgens P (1988) Preferential distribution of leukocytes in rat mesentery microvessel networks. Pflügers Arch 412:93-100
22. Lo SK, Detmers PA, Levin SM, Wright SD (1989) Transient adhesion of neutrophils to endothelium. J Exp Med 169:1779-1793
23. Luce EA (1993) The spectrum of electical injuries. In: Lee RC, Vracalho EG, Burke JF (eds) Electrical trauma. New York, Cambridge University Press, pp 105-121
24. Luce EA, Dowden WL, Su CT, Hoopes JE (1978) High-tension electical injury of the upper extremity. Surg Gynec Obst 147:38-42
25. Menther SJ, Burakoff SJ, Faller DV (1986) Adhesion of T-lymphocytes to human endothelial cells is regulated by the LFA-1 membrane molecule. J Cell Physiol 126:285-290
26. Movat HZ, Wasi S (1985) Severe microvascular injury induced by lysosomal releasates of human polymorphonuclear leukocytes. Am J Pathol 121:404-417

27. Nafs FJE, Aromir CF, Carreira S. Olaso PSC (1993) High tension electrical burns: a review of 85 patients. Eur J Plast Surg 16:84–88
28. Patarroyo M, Prieto J, Rincon J (1990) Leukocyte-cell adhesion: a molecular process fundamental in leukocyte physiology. Immunol Rev 114:67–108
29. Peter K, O'Toole TE (1995) Modulation of cell adhesion by changes i alpha-L-beta-2 cytoplasmic domain/cytoskeleton interaction. J Exp Med 181:315–326
30. Petrasek PF, Liauw S, Romaschin AD, Walker PM (1994) Salvage of postischemic skeletal muscle by monoclonal antibody blockade of neutrophil adhesion molecule CD18. J Surg Res 45:5–12
31. Prieto J, Beatty PG, Clark EA, Patarroyo M (1988) Molecules mediating adhesion of T and B cells, monocytes, and granulocytes to vascular entothelial cells. Immunol 63:631–637
32. Quinby WC, Burke JF, Trelstad RL, Caulfield J (1978) The use of microscopy as a guide to primary excision of high-tension electrical burns. J Trauma 18(69):423–431
33. Romson JL, Hook BG, Kunkel SL, Abrams GD, Schork MA, Lucchesi BR (1993) Reduction of the extent of ischemic myocardial injury by neutrophil depletion in the dog. Circulation 67(5):1016–1023
34. Rosenberg DB, Nelson M (1988) Rehabilitation concerns in electrical burn patients: a review of the literature. J Trauma 28:808–812
35. Saffle JR, Crandall A, Warden GD (1985) Cataracts: a long-term complication of electrical injury. J Trauma 25(1)17–21
36. Schwartz BR, Harlan JM (1988) Mechanisms of leukocyte adherence to endothelium. Vol. II of Endothelial Cells. Boca Raton, Fl.:CRC Press
37. Simpson PJ, Todd III RF, Fantone JC, Mickelson JK, Griffin JD, Lucchesi BR (1988) Reduction of experimental canine myocardial reperfusion injury by a monoclonal antibody (anty-Mo1, anti-CD11b) that inhibits leukocyte adhesion. J Clin Invest 81:624–629
38. Simpson PJ, Todd III RF, Mickelson JK (1990) Sustaines limitation of myocardial reperfusion injury by a monoclonal antibody that alters leukocyte function. Circulation 81(1):226–237
39. Steinau HU, Roher S, Germann G, Gradinger J (1992) Bilateral subcapital loss of arms following high-voltage electrical injury in the child: a new method for stump distalisation. Eur J Plast Surg 15:253–256
40. Tarsy D, Sudarsky L, Charness ME (1994) Limb dystonia following electrical injury. Mov Disord 9(2):230–232
41. Tonessen MG, Anderson DC, Springer TA, Knedler A, Avdi N, Henson PM (1989) Adherence of neutrophils to cultured human microvascular endothelial cells. J Clin Invest 83:637–646
42. Tung L (1993) Electrical injury to heart muscle cells. In: Lee RC, Cravalho EG, Burke JF (eds) Electical Trauma: The pathophysiology, manifestations and clinical management. New York, N.Y., Cambridge University Press, pp 361–400
43. Waingwright DJ, Fuchshuber P (1994) Delayed spinal cord damage and a unilateral macular hole following electrical trauma. Injury 25:275–276
44. Worthen GS, Schwab B, Elson EL, Downey GP (1989) Mechanics of stimulated neutrophils: cell stiffening induces retention in capillaries. Science (Wash. DC) 245:183–186
45. Zamboni WA, Roth AC, Russel RC, Graham B, Suchy H, Kucan JO (1993) Morphologic analysis of microcirculation during reperfusion of ischemic skeletal muscle and the effect of hyperbaric oxygen. Plast Reconstr Surg 91:1110–1123

Die anterior-superioren Stabilisatoren des Glenohumeralgelenkes – eine vergleichende anatomische und biomechanische Untersuchung der Ligg. coracohumerale und glenohumerale superius

R. W. Fermerey[1], U. Bosch[1], P. Lobenhoffer[1] und F. H. Fu[2]

[1] Unfallchirurgische Klinik, Medizinische Hochschule Hannover, Konstanty-Gutschow-Straße 8, D-30625 Hannover
[2] Sports Medicine Institute/Musculoscetal Research Center, University of Pittsburgh, USA

Zusammenfassung

Das Rotatorenintervall zwischen den Mm. supraspinatus und subscapularis wird durch die Ligg. glenohumerale superius (SGHL) und coracohumerale (CHL) verstärkt. CHL und SGHL sind elementare statische Stabilisatoren der Bewegungen im Glenohumeralgelenk und limitieren insbesondere die inferiore und posteriore glenohumerale Translation sowie die Außenrotation. An 20 frisch-gefrorenen Schultern wurden die anatomischen und biomechanischen Strukturparameter dieser Ligamente untersucht. Das CHL ist eine eher kräftige, flächige und gut abgrenzbare Kapselverstärkung, während das annähernd oval ausgebildete SGHL einen typisch ligamentären Charakter aufweist. Beide Ligamente weisen im mittleren Banddrittel einen gemeinsamen Faserverlauf auf. Das CHL ist die biomechanisch weitaus belastbarere Struktur mit einer gegenüber dem SGHL signifikant höheren Reißkraft, Reißdehnung, Steifigkeit und Energieabsorption. Somit scheint unter Berücksichtigung der biomechanischen Strukturparameter das kräftige CHL der entscheidende Stabilisator im Bereich des Rotatorenintervalls zu sein.

Die differenzierte Funktion des Glenohumeralgelenkes ist nur durch eine komplexe Interaktion von einer Vielzahl von statischen und dynamischen Stabilisatoren möglich. Insbesondere die inferiore und multidirektionale Schulterinstabilität (MDI) stellt ein erhebliches klinisches Problem dar. Die MDI ist gekennzeichnet durch eine abnorme Kapselausdehnung oder Kapselhyperlaxität mit begleitender Instabilitätssymptomatik [5, 13, 14], wobei die Bedeutung der verschiedenen glenohumeralen Stabilisatoren kontrovers diskutiert wird [1, 3, 9, 10, 12, 14, 19, 22]. Dabei wurde die elementare Bedeutung des Ligg. glenohumerale superius (SGHL) und coracohumerale (CHL) als statische Gegenspieler der inferioren und posterioren Translation sowie der Außenrotation deutlich [1, 12, 20, 21]. Bereits 1959 stellten Basmajian und Bazant [1] fest, daß insbesondere die inferiore glenohumerale Translation vorwiegend durch diese Strukturen limitiert wird. Eine Läsion oder Hypoplasie dieser Ligamente führt zur pathologischen inferioren glenohumeralen Translation und imponiert klinisch als Sulkuszeichen nach Warren [26].

Material und Methode

Präpariert wurden 20 frisch-gefrorene Leichenschultern (X = 67,7 ± 5,4 Jahre, 12 rechte, 8 linke Schultern, 14 Männer, 6 Frauen). Operationsnarben oder ähnliche Hinweise auf Schultererkrankungen waren nicht zu erkennen. Die bei –28 °C tiefgefrorenen Schultern wurden 12 Stunden vor der Präparation langsam aufgetaut. Während der Untersuchungen wurden sämtliche Bestandteile regelmäßig mit physiologischer Kochsalzlösung benetzt, um eine Austrocknung zu verhindern.

Zunächst wurden sämtliche Weichteile bis auf die glenohumerale Gelenkkapsel vorsichtig entfernt, wobei die Kapsel zunächst intakt blieb. Humerus und Skapula wurden in Epoxy-Harz Blöcke eingegossen.

Die Integrität der Gelenkbinnenstrukturen wurde über eine dorsale Kapsulotomie visuell überprüft. Nach Resektion der anterioren, posterioren und inferioren Kapselanteile erfolgte die sorgfältige, größtenteils stumpfe Präparation von CHL und SGHL. Aufgrund der biomechanischen Testanordnung konnte lediglich ein Ligament pro Schulterpräparat getestet werden, so daß nach Randomisierung jeweils 10 SGHL und ebenfalls 10 CHL biomechanisch geprüft wurden.

Die Ermittlung der Querschnittsfläche erfolgte jeweils im mittleren Bandanteil mittels Laser-Mikrometrie.

Nach sorgfältiger Bestimmung der anatomischen Größenverhältnisse wurden die Knochen-Ligament-Knochen Präparate longitudinal und beweglich in einer Instron-Universalprüfmaschine eingespannt. Zunächst wurden die Präparate für 1 Minute mit 2 Newton vorbelastet („preloading") und dann in 10 Zyklen um jeweils 2% ihrer Ausgangslänge vorgedehnt („preconditioning"). Unmittelbar danach erfolgte der uniaxiale Reißversuch mit einer konstanten Prüfgeschwindigkeit von 100 mm/min (Abb. 1).

Die aufgezeichneten Kraft-Elongationsdiagramme wurde digitalisiert, so daß anhand dieser Daten unter Anwendung eines speziell erstellten Computerprogrammes die Reißkraft (N), Reißdehnung (%), Bandsteifigkeit (N/mm) und die bis zur Bandruptur absorbierte Energie (N*mm) direkt errechnet werden konnte. Die statistische Auswertung erfolgte unter Verwendung des t-Tests für unpaarige Stichproben mit einem Signifikanzniveau von $p < 0{,}05$.

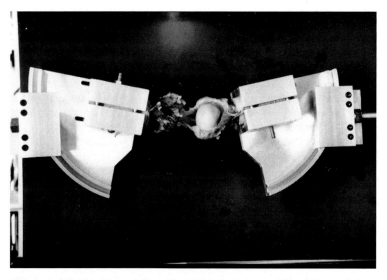

Abb. 1. Stabile Fixation von Glenoid und Humerus in speziellen Haltevorrichtungen. Die Ausrichtung der Zugrichtung erfolgt über ein Kugelgelenk. Prüfgeschwindigkeit = 100 mm/min

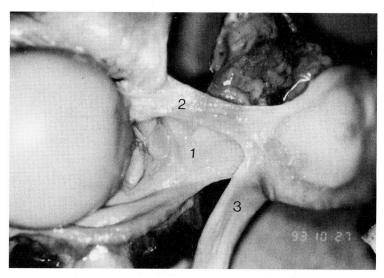

Abb. 2. Präparat einer linken Schulter. CHL und SGHL sind durch scharfe Präparation selektiv dargestellt. Das CHL ist eine flächige, gut abgrenzbare Kapselverstärkung, während das SGHL einen typischen, oval-ligamentären Charakter aufweist. (*1* CHL, *2* SGHL, *3* Lange Bizepssehne)

Ergebnisse

Anatomie

Das CHL wird insbesondere bei inferiorer Translation und Außenrotation des Humeruskopfes als prominente Kapselverstärkung deutlich. Es entspricht flächig an der lateralen Oberfläche des Processus coracoideus und verbreitet sich leicht in seinem Verlauf nach lateral. Die Insertion erfolgt mit zwei Zügen im Bereich der Tuberkula majus und minus, wobei hier die Fasern von CHL und anteriorer Kapsel zusammenlaufen (Abb. 2). Im Bereich des Sulcus intertubercularis formt das CHL einen Tunnel für die lange Bizepssehne, der durch das transverse humerale Ligament überbrückt wird. In seinem Verlauf überspannt das CHL zeltförmig in Form eines umgekehrten „V" das Intervall zwischen der anterioren Begrenzung des M. supraspinatus und der superioren Begrenzung des M. subscapularis. Im posterioren Anteil ist das CHL mit der Supraspinatusfaszie verwachsen, im anterioren Bereich strahlen seine Fasern in die Subscapularissehne ein.

Im inferioren Bereich des mittleren Banddrittels weisen CHL und SGHL einen gemeinsamen Faserverlauf auf, so daß hier beide Strukturen nur durch vorsichtige Präparation getrennt werden konnten. Das SGHL entspringt anterior der langen Bizepssehne im Bereich des Tuberkulum supraglenoidale, wobei es hier sowohl über einige Fasern knöchern verankert ist und teilweise direkt aus dem superioren Labrum glenoidale hervorgeht. Nach dem gemeinsamen Verlauf mit dem CHL inseriert das SGHL, deutlich getrennt vom CHL, im Bereich des Tuberkulum minus. In seinem Verlauf von proximal nach distal zeigt das SGHL eine deutliche Verjüngung (Abb. 3).

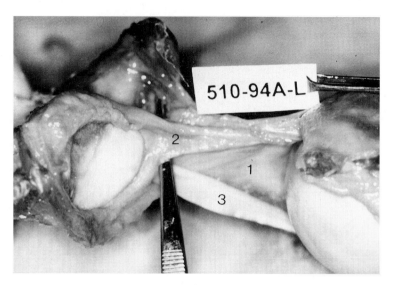

Abb. 3. Präparat einer rechten Schulter. CHL und SGHL sind durch scharfe Präparation selektiv dargestellt. Deutlich erkennbar ist die Verjüngung des SGHL in seinem Verlauf von proximal nach distal. (*1* CHL, *2* SGHL, *3* Lange Bizepssehne)

In der vorliegenden Serie war das CHL in sämtlichen Präparaten als konstante Struktur vorhanden, während das SGHL zwar ebenfalls immer vorhanden, jedoch in seiner Größe und Querschnittsfläche sehr variabel war. Das CHL ist insgesamt eher eine kräftige, flächige Kapselverstärkung, wohingegen das SGHL eine schmächtigere, ovalligamentäre Ausprägung zeigt. Dementsprechend weist das CHL die signifikant größere Querschnittsfläche als das SGHL auf (Tabelle 1).

Biomechanik

Im uniaxialen Zugversuch kam es bei sämtlichen CHL Präparaten zum proximalintraligamentären Bandversagen, wobei ein CHL knöchern vom Coracoid ausriß. Im Gegensatz dazu zeigten sämtliche SGHL Präparate eine distal-intraligamentäre Bandruptur.

Die Auswertung der biomechanischen Meßdaten wieß für sämtliche Strukturparameter signifikante Differenzen ($p < 0,05$) zwischen CHL und SGHL auf. Dabei zeigte das CHL gegenüber dem SGHL eine mehr als 3fache höhere maximale Reißkraft bei einer

Tabelle 1. Anatomie (n = 10)

	CHL	SGHL
Querschnittsfläche (mm²)	36,7 ± 8,6	11,3 ± 3,7
Länge (mm)	39,3 ± 6,1	35,0 ± 7,8

Mittelwerte ± Standardabweichungen.

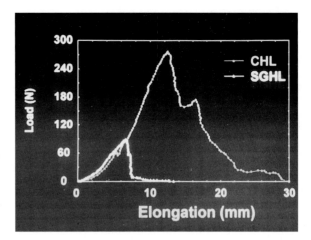

Abb. 4. Repräsentatives Kraft-Elongationsdiagramm eines Zugversuches. Erkennbar ist die weitaus höhere Reißkraft des CHL mit einer ebenfalls deutlich höheren Energieabsorption (Belastungskurvenintegral)

nahezu 6fach höheren absorbierten Energie (Abb. 4). Reißdehnung und Steifigkeit waren beim CHL ebenfalls signifikant größer als beim SGHHL (Tabelle 2).

Diskussion

Die Bedeutung des Rotatorenintervalls (RI) in der Pathogenese der multidirektionalen Schulerinstabilität wurde vielfach beschrieben [1, 4, 12, 15, 20, 21]. Dabei limitieren CHL und SGHL vor allem bei adduzierter Schulter die inferiore Translation, die bei Patienten mit inferiorer oder multidirektionaler Instabilität bzw. Hyperlaxität klinisch als positives Sulkuszeichen nach Warren [26] imponiert. Daneben wirken CHL und SGHL eine unphysiologischen Außenrotation [8, 9, 18] und posterioren Translation [20, 27] entgegen.

Im Gegensatz zum relativ ausgiebig untersuchten inferioren Kapselbandkomplex [2, 8, 17, 23] liegen vergleichsweise wenig Erkenntnisse zum anatomischen und biomechanischen Charakter des anterior-superioren Kapselapparates vor.

Neer [16] untersuchte das CHL an 63 Leichenschultern und beschrieb eine „gut definierbare, ligamentäre Struktur, die hauptsächlich die Außenrotation limitiert". Im Gegensatz dazu beschrieb Cooper [6] anhand einer Untersuchung von 12 frisch-gefrorenen Präparaten das CHL lediglich als anterior-superiore Kapselfalte, die histologisch eine ungeordnete Kollagenfaseranordnung aufweist und somit keinen typisch ligamentären Charakter zeigt. Neer benutzt in seiner Studie allerdings größtenteils anatomische Dau-

Tabelle 2. Biomechanische Strukturparameter (n = 10)

	CHL	SGHL
Steifigkeit (N/mm)	36,7 ± 8,5	17,4 ± 5,4
Reißkraft (N)	359,5 ± 53,5	101,9 ± 31,2
Reißdehnung (%)	12,5 ± 3,7	8,7 ± 3,0
Energieabsorption (N*mm)	2285,7 ± 305,8	384,4 ± 121,6

Mittelwert ± Standardabweichungen.

erpräparate, die aufgrund der Fixierung eine vermehrte Weichteilkonsistenz vortäuschen können [6].

In der vorliegenden Studie, in der 20 frisch-gefrorene Präparate verwendet wurden, fand sich in sämtlichen Schultern ein relativ kräftiges und flächig ausgebildetes CHL. Diese Struktur wurde jedoch erst bei inferiorer Translation und Außenrotationsstellung als prominente, zeltförmige Vorwölbung deutlich, do saß es sich beim CHL insgesamt eher um eine gut abgrenzbare Kapselverstärkung als um ein „echtes" Ligament handelt.

Im Gegensatz dazu zeigte das SGHL einen typischen, oval-ligamentären Charakter, wobei das Band jedoch in seiner Größe und Dicke sehr variabel ausgeprägt war. Das SGHL weist zudem auch histologisch eine parallel ausgerichtete Kollagenanordnung auf [6].

SGHL und CHL waren im mittleren Banddrittel fest miteinander verwachsen und mußten teilweise scharf getrennt werden. Dieser gemeinsame Verlauf führte frühere Anatomen zu der Annahme, daß es sich beim SGHL um einen inferioren Anteil des CHL handelt [24]. Erst 1910 wurde das SGHL erstmalig von Delorme [7] als eigenständiges Ligament beschrieben.

In früheren schulterkinematischen Studien wurde vor allem das CHL als wichtigster Gegenspieler der inferioren Translation beschrieben [11, 12, 22]. Allerdings wurden SGHL und CHL in diesen Arbeiten nicht isoliert, so daß hier möglicherweise beide Ligamente gemeinsam durchtrennt und somit als eine einheitliche Struktur gewertet wurden. In der neueren, detaillierten biomechanischen Studie von Warner [25], der CHL und SGHL isolierte und selektiv resezierte, begrenzte vor allem das SGHL und weniger das CHL die inferiore Translation.

Diese Hypothese wird durch die Resultate dieser Studie nicht gestützt. In der vorliegenden Meßreihe war das CHL gegenüber dem SGHL die biomechanisch weitaus signifikantere Struktur mit einer deutlich höheren Reißkraft, Reißdehnung, Steifigkeit und Energieabsorption. Somit scheint unter Berücksichtigung dieser Ergebnisse vorwiegend das CHL die Stabilität im Bereich des anterior-superioren Kapselbandapparates zu gewährleisten.

Neben der beachtlichen biomechanischen Belastbarkeit wies vor allem das CHL eine relativ hohe Reißdehnung auf, wie sie auch bereits von Bigliani [2] für den inferioren glenohumeralen Kapselkomplex beschrieben wurde. Durch diese hohe Elastizität des Kapselbandapparates können zwar unphysiologische Belastungsspitzen kompensiert werden, wobei es jedoch dabei zu einer Kapselüberdehnung ohne knöcherne Bandausrisse mit resultierender Hyperlaxität bis hin zur Instabilität kommen kann.

Klinische Relevanz

Eine erfolgreiche chirurgische Behandlung der Schulterinstabilität muß somit neben der Rekonstruktion einer eventuellen glenoidalen Läsion die Wiederherstellung des physiologischen Länge und Vorspannung der Kapselstrukturen umfassen [2].

Bei Patienten mit glenohumeraler Bewegungseinschränkung, sei es durch adhäsive Kapsulitis oder degenerative Erkrankungen, kann durch ein „Release" des RI eine deutliche Steigerung der Außenrotation und Flektion erreicht werden [11]. Im Gegensatz dazu sollte bei konservativ nicht beherrschbarer inferiorer, posteriorer oder multidirektionaler Instabilität ein möglicherweise bestehender Defekt im Bereich des RI verschlossen werden. Es muß jedoch berücksichtigt werden, daß eine zu umfangreiche Raffung des RI zu einer unphysiologischen anterioren und superioren glenohumeralen Translation mit der Gefahr eines iatrogenen Impingement-Syndroms oder einer Spätarthrose führen kann [11].

Schlußfolgerungen

SGHL und CHL sind gut abgrenzbare Strukturen im Bereich des RI, welche insbesondere im mittleren Drittel einen gemeinsamen Verlauf aufweisen. Dabei handelt es sich beim CHL eher um kräftige, flächige Kapselverstärkung, während das SGHL einen typisch ligamentären Charakter aufweist. Die Aussage verschiedener Autoren, welche die Strukturen des RI als elementare statische Stabilisatoren des Glenohumeralgelenkes beschreiben, wird durch die vorliegenden biomechanischen Strukturparameter von CHL und SGHL gestützt. Dabei ist das CHL die biomechanisch belastbarere Struktur mit einer erheblich höheren Reißkraft, Reißdehnung, Steifigkeit und Energieabsorption als das schmächtigere SGHL. Eine valide Differenzierung der Funktion von CHL und SGHL ist anhand dieser Studie jedoch nicht möglich und bleibt zukünftigen Untersuchungen am dynamischen Schultermodell vorbehalten.

Literatur

1. Basmajian JV, Bazant FJ (1959) Facors preventing downward dislocation of the adducted shoulder joint. An electromyographic and morphological study. J Bone Joint Surg 70A:227-232
2. Bigliani LU, Pollock RG, Soslowsky LJ, Flatow EL, Pawluk RJ, Mow VC (1992) Tensile properties of the inferior glenohumeral ligament. J Orthop Res 10:187-197
3. Browne AO, Hoffmeyer P, An KN (1990) The influence of atmospheric pressure on shoulder stability. Orthop Trans 14:259
4. Clark J, Sidles JA, Matsen FA (1990) The relationship of the glenohumeral joint capsule to the rotator cuff. Clin Orthop 254:29-34
5. Cofield RH, Irving JF (1987) Evaluation and classification of shoulder instability: With special reference to examination under anesthesia. Clin Orthop 223:32-43
6. Cooper DE, O'Brien SJ, Arnoczky SP, Warren RF (1993) The structure and function of the coracohumeral ligament: An anatomic and microscopic study. J Shoulder Elbow Surg 2:70-77
7. Delorme DHD (1910) Die Hemmungsbänder des Schultergelenks und ihre Bedeutung für die Schulterluxation. Arch Klin Chir 92:72-101
8. Ferrari DA (1990) Capsular ligaments of the shoulder. Anatomical and functional study of the anterior superior capsule. Am J Sports Med 18:20-24
9. Harryman DT III, Sidles JA, Clark M (1990) Translation of the humeral head on the glenoid with passive glenohumeral motion. J Bone Joint Surg 72A:1334-1343
10. Harryman DT III, Sidles JA, Matsen FA III (1990) Range of motion and obligate translation in the shoulder. The role of the coracohumeral ligament. Trans Orthop Res Soc 39:273
11. Harryman DT II, Sidles JA, Harris JL, Matsen FA III (1992) The role of the rotator interval capsule in passive motion and stability of the shoulder. J Bone Joint Surg 74A:53-66
12. Helmig P, Sojbjerg JO, Kjaersgaard-Anderson P (1990) Distal humeral migration as a component of multidirecitonal shoulder instability. An anatomical study in autopsy specimens. Clin Orthop 252:139-143
13. Howell SM, Galinat BJ, Renzie AJ (1988) Normal and abnormal mechanics of the glenohumeral joint in the horizontal plane. J Bone Joint Surg 70A:227-232
14. Kumar VP, Balsubramaniam P (1985) The role of atmospheric pressure in stabilizing the shoulder. An experimental study. J Bone Joint Surg 67B:719-721
15. Neer CS II, Foster CR (1980) Inferior capsular shift for involuntary and multidierecitonal instability of the shoulder. J Bone Joint Surg 62A:897-907

16. Neer CS II, Satterlee CC, Dalsey RM, Flatow EL (1992) The anatomy and potential effects of contracture of the coracohumeral ligament. Clin Orthop 280:182–185
17. O'Brien SJ, Neves MC, Rozbruck RS, DiCarlo RF, Arnoczky SP, Warren RF, Swartz RE, Wickiewicz TL (1990) The anatomy and histology of the inferior glenohumeral ligament complex of the shoulder. Am J Sports Med 18:449–456
18. O'Connell PW, Nuber GW, Mileski RA (1990) The contribution of the glenohumeral ligaments to anterior stability of the shoulder joint. Am J Sports Med 18:579–584
19. Ovesen J, Nielsen S (1985) Experimental distal subluxation in the glenohumeral joint. Arch Orthop Trauma Surg 104:78–81
20. Ovesen J, Nielsen S (1986) Anterior and posterior shoulder instability: A cadaver study. Acta Orthop Scand 57:324–327
21. Ovesen J, Nielsen S (1986) Posterior instability of the shoulder. A cadaver study. Acta Orthop Scand 57:436–439
22. Ovesen J, Sojbjerg JO (1987) Transposition of coracoacromial ligament to humerus in treatment of vertical shoulder joint instability. Arch Orthop Trauma Surg 106:323–326
23. Sarrafian SK (1983) Gross and functional anatomy of the shoulder. Clin Orthop 173:11–19
24. Schlemm F (1853) Über die Verstärkungsbänder am Schultergelenk. Arch Anat, S 45–48
25. Warnder JJP, Deng XH, Warren RF, Torzilli PA, O'Brien SJ (1982) Superior-inferior translation in the intact and vented shoulder. Am J Sports Med 20:675–685
26. Warren RF (1983) Subluxation of the shoulder in athletes. Clin Sports Med 2:339–359
27. Warren RF, Kornblatt IB, Marchand R (1984) Static factors affecting postior shoulder stability. Orthop Trans 8:89

Komplementfaktoren im Liquor und Serum Schädel-Hirn-verletzter Patienten

M. C. Morganti-Kossmann[1], T. Kossmann[1], J. Jones[1], R. Stocker[1], O. Trentz[1] und S. Barnum[2]

[1] Klink für Unfallchirurgie, Departement Chirurgie, Universitätsspital, Rämistraße 100, CH-8091 Zürich
[2] Department of Microbiology, University of Alabama at Birmingham, Birmingham AL 35294, USA

Einleitung

Bei Patienten mit schwerem Schädel-Hirn-Trauma (SHT) wurden tiefgreifende immunologische Veränderungen festgestellt. Zu diesen Veränderungen gehören eine herabgesetzte T-Zellfunktion, eine verminderte Interleukin-2 (IL-2)-Rezeptorexpression auf T-Zellen sowie eine reduzierte IL-2 und Interferon-γ Produktion [9, 15, 16]. Neben dieser Immunsuppression haben klinische Untersuchungen, in-vivo und in-vitro Experimente die wichtige Rolle von Zytokinen bei diesen pathophysiologischen Veränderungen gezeigt [6, 10, 11, 19]. Das Auftreten dieser Mediatoren zieht eine Reihe von immunologischen Veränderungen nach sich, die aber nur teilweise charakterisiert sind [5, 13]. Bisher gibt es keine Untersuchungen, die einen Zusammenhang zwischen einer traumatischen Schädigung des Gehirns und einer Aktivierung des Komplementsystems hergestellt haben. Trotzdem ist eine Aktivierung dieses Systems nach einem SHT denkbar, da das Komplementsystem bei vielen pathophysiologischen Veränderungen eine wichtige Rolle spielt [2]. In verschiedenen in-vitro Studien konnte gezeigt werden, daß Astrozyten nach Stimulation mit Zytokinen Komplementfaktoren produzieren [1, 3, 4, 8, 17, 21]. Der Nachweis von Zytokinen im Liquor und im Serum von Patienten mit schwerem SHT führt somit zwangsläufig zur Frage, ob und, wenn ja, welche Komplementfaktoren eine Rolle bei den pathophysiologischen Vorgängen nach SHT spielen.

Material und Methoden

Patienten

In diese Untersuchungen wurden nur Patienten mit isoliertem SHT eingeschlossen, die einen Ventrikelkatheter erhielten. Gemäß dem Behandlungskonzept der Klinik für Unfallchirurgie für Schädel-Hirn-Verletzte sind dies Patienten, die einen Glasgow Coma Score (GCS) < 9 und pathologische Veränderungen im Computer-Tomogramm (CT) aufweisen [18]. Intrakranielle Hämatome wurden falls nötig operativ entfernt. Zur weiteren Therapie wurden die Patienten auf die Intensivpflegestation (IPS) der Klinik für Unfallchirurgie verlegt und gemäß einem Stufenschema behandelt [18]. Bei stabilen ICP-Verhältnissen erfolgte die Entfernung des Katheters.

Die Studien wurden gemäß den Vorschriften und Richtlinien der Ethikkommission der Universität Zürich durchgeführt. Sie erfolgten mit der finanziellen Unterstützung des Schweizerischen Nationalfonds zur Förderung der wissenschaftlichen Forschung (No. 31-36375.92 und No. 31-42490.94), der National Multiple Sclerosis Society (RG2402-A) und der National Institutes of Health (NS297199).

Liquor- und Serumproben

Bei Patienten mit Ventrikelsonden wurden bis zur Entfernung der Sonde täglich Liquorproben und zeitgleich Serumproben entnommen. Liquor wurde wenn immer möglich frisch entnommen (2 bis 5 ml). Der therapeutisch drainierte Liquor wurde über 24 Stunden bei 4 °C gesammelt. Alle Proben wurden bei 170 x g und 4 °C während 10 Minuten zentrifugiert und der Überstand aliquotiert und bei –70 °C bis zur Analyse tiefgefroren. Als Kontrolle diente durch Lumbalpunktion gewonnener Liquor von Patienten ohne neuropathologische Befunde.

Bestimmung von Interleukin-6

Interleukin-6 (IL-6) wurde im Liquor und Serum mittels eines kommerziellen „Sandwich"-Enzyme-linked-immunosorbent-assay (ELISA)-Kits bestimmt entsprechend den Vorschriften des Herstellers (Quantikine®, R & D Systems, Minneapolis, MN, USA).

Charakterisierung der Blut-Hirn-Schranke

Als sensitiver Parameter der Blut-Hirn-Schranken (BHS) Funktion wurde täglich das Verhältnis von Albumin im Liquor zu Albumin im Serum, der sogenannten Albuminquotient Q_A bestimmt. Die Albuminmessungen erfolgten mittels eines automatischen Laser Photometers (BNA Automat, Behring Werke, Marburg a.L., Deutschland). Tabel-

Tabelle 1. Einteilung der BHS-Funktionsstörung anhand des Albuminquotienten

BHS-Funktion	normal	Q_A:	< 0,007
Funktionsstörung	leicht	Q_A:	0,007–0,01
	mittelschwer	Q_A:	0,01–0,02
	schwer	Q_A:	>0,02

le 1 gibt einen Überblick über die Beschreibung der BHS-Funktion mittels des Albuminquotienten Q_A [12].

Komplementfaktoren C3 und Faktor B

C3 wurde mit einem Solid-Phase-Radio-Immunoassay bestimmt [1, 7]. Bei allen Bestimmungen wurde eine Standardkurve mitgeführt mit entsprechenden Kontrollproben und internen Standards, um die Qualität und Reproduzierbarkeit zu garantieren. Alle Meßwerte wurden in Doppelmessungen bestimmt und als Durchschnitt der Duplikate berechnet.

Faktor B wurde mittels ELISA bestimmt [4] und mit den gleichen Standards und Kontrollproben durchgeführt. Dieser Assay verwendet als erster Antikörper (Ak) einen Kaninchen-anti-Faktor B-Ak und als zweiten einen monoklonalen Maus-anti-Faktor B-Ak (freundlicherweise zur Verfügung gestellt von Dr. John Volanakis, Department of Medicine, University of Alabama, Birmingham, AL, USA). Die Farbreaktion erfolgte mittels eines konjugierten Anti-Maus-Alkalische-Phosphate-Ak (Jackson Immunochemicals, Jackson, ME, USA).

Ergebnisse

Es wurden Liquor- und Serumproben von 10 Patienten mit einer Monitoringdauer von 5 bis 20 Tagen untersucht. Der Durchschnittswert von C3 im Liquor bei den Kontrollpatienten (n = 25) lag bei 2,5 ± 2,5 µg/ml und entspricht den in der Literatur beschriebenen Werten [7]. Benutzt man diesen Wert als Normalwert, waren bei allen untersuchten SHT-Patienten die C3-Konzentrationen mindestens doppelt so hoch, bei einigen Patienten sogar bis zu 20fach erhöht (Tabelle 2). Bei den Untersuchungen zeigte sich, daß jeder Patient ein sehr individuelles Muster der C3-Spiegel aufwies.

Faktor B, ein Vertreter des alternativen Aktivierungsweges, wurde ebenfalls in diesem Patientengut untersucht. Die Spiegel für Faktor B lagen bei den Kontrollpatienten bei 0,55 ± 0,68 µg/ml. Auch bei diesen Untersuchungen zeigte sich ein sehr individuelles Muster für jeden Patienten (Tabelle 2). Die Faktor B-Werte waren ebenfalls mindestens 2fach erhöht. Bei einigen Patienten waren die Werte bis zu 10fach erhöht. Serumspiegel von C3 und Faktor B waren im Vergleich zu den Liquorspiegeln um ein vielfaches erhöht. Somit kann nicht ausgeschlossen werden, daß eine Dysfunktion der BHS für die im Liquor gemessenen Werte dieser beiden Komplementfaktoren verantwortlich ist.

Aus diesem Grund wurde das Ausmaß der BHS-Störung mit Hilfe des Albuminquotienten quantifiziert. Bei drei Patienten ergaben sich während der gesamten Untersuchungszeit keine pathologischen Veränderungen der BHS-Funktion, d.h. Q_A war bei

Tabelle 2. Bei 10 Patienten mit schwerem SHT wurden die BHS-Funktion und die Konzentrationen der Komplementfaktoren C3 und Faktor B untersucht. Diese Meßergebnisse wurden den Konzentrationen von IL-6 gegenübergestellt

Patient	Alter/Geschlecht	CT	Maxima Q_A	C3 (µg/ml)	Faktor B (µg/ml)	IL-6 (pg/ml)
1	18/m	D2	0,005	1,8–9,2	0,7–4,9	6–281
2	42/m	D2	0,039[a]	9,3–60	1,1–6,2	77–1399
3	26/m	NEML	0,012	1,0–18	0,5–6,1	18–269
4	48/m	NEML	0,080[a]	3,3–69	0,4–1,0	19–31300
5	28/m	EML	0,025[a]	1,4–16	0,4–2,3	30–5952
6	17/m	EML	0,013	1,3–20	0,5–4,5	63–3627
7	70/w	D2	0,015	2,0–25	0,7–5,5	29–947
8	22/m	D2	0,006	0,4–11	0,4–1,5	8–140
9	33/m	EML	0,003	0,8–4,1	0,6–1,0	40–586
10	60/m	D2	0,030[a]	2,7–9,7	0,2–1,0	52–7250
Kontrolle (n = 25)				0,5–11,0	0,1–3,1	0
Mittelwerte ± SEM				(2,5 ± 2,5)	(0,6 ± 0,7)	

CT = Klassifikation des ersten postraumatischen Cts: D2 = Diffuse Hinschädigung mit Mittellinienverschiebung < 5 mm und hyper-/hypo-hyperdenser Läsion < 25 cm³ EML = Ausgeräumte Massenläsion, NEML = Nicht-ausgeräumte Massenläsion. [a] = schwere BHS-Störung.

diesen Patienten zu keinem Zeitpunkt größer als 0,007. Bei diesen Patienten fanden sich erst nach 2 bis 3 Tagen nach dem Trauma erhöhte Komplement-Konzentrationen, die ihr Maximum um den 5. bis 7. Tag erreichten. In Abb. 1 sind die Verläufe für die Faktoren C3 und B im Liquor sowie die BHS-Funktion für einen repräsentativen Patienten dieser Gruppe dargestellt. In dieser Abbildung wird ebenfalls die BHS-Funktion dargestellt, die zeigt, daß es innerhalb der ersten beiden Wochen zu keiner bzw. nur einer milden BHS-Dysfunktion kommt. Die hier gezeigten Daten deuten darauf hin, daß die

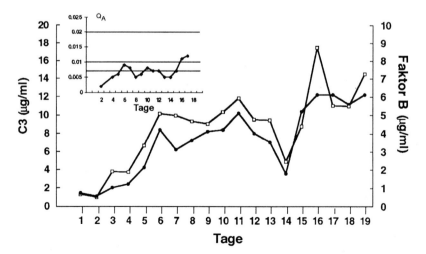

Abb. 1. C3 und Faktor B Messungen im Liquor eines Patienten mit keiner bzw. nur einer milden BHS-Funktionsstörung. Jeder Punkt stellt den Mittelwert einer Doppelbestimmung dar. C3 (□) und Faktor B (●). Der Einschub zeigt den Verlauf des BHS Funktion anhand des Q_A (< 0,007–0,01 milde, 0,01–0,02 mäßige, > 0,02 schwere BHS-Störung

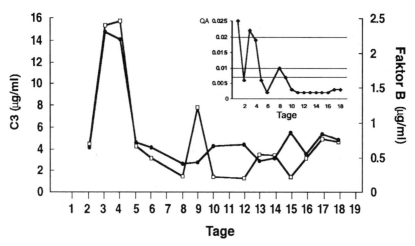

Abb. 2. C3 und Faktor B Messungen im Liquor eines repräsentativen Patienten mit initial schwerer (BHS-Funktionsstörung. C3 (□) und Faktor B (●)

erhöhten C3 Werte Resultat einer intrathekalen Synthese sind und nicht durch eine Leckage der BHS verursacht werden. Dies wird unterstützt durch die Tatsache, daß bei 9 der 10 Patienten keine Korrelation zwischen den C3-Konzentrationen im Liquor und im Serum (r = 0,24) gefunden wurde.

Die anderen sieben Patienten dieser Studie hatten während der ersten Woche eine mehr oder minder ausgeprägte BHS Störung (Tabelle 2). Bei diesen Patienten waren parallel zur BHS-Dysfunktion die Werte von C3 und Faktor B im Liquor erhöht. Abbildung 2 zeigt die Werte eines für diese Gruppe repräsentativen Patienten. Unter solchen Umständen ist eine Lokalisation der Komplementproduktion nur schwer möglich. Interessanterweise zeigt sich eine Korrelation zwischen C3 und Faktor B (r-Werte von 0,7 bis 0,9) in beiden Patiengruppen. Dies läßt auf eine koordinierte Expression beider Proteine schließen.

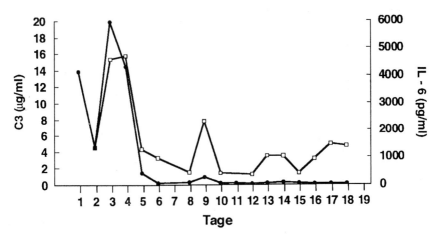

Abb. 3. Bei einem repräsentativen Patienten wurden die Liquorspiegel von C3 (□) mit den von Il-6 (●) verglichen

Die IL-6-Konzentrationen waren bei den untersuchten Patienten im Liquor stark erhöht. Beim Vergleich des Verlaufs dieses Zytokins mit den Verläufen von C3 und Faktor B ergaben sich interessante Auffälligkeiten. So zeigten sich bei einigen Patienten starke Korrelationen zwischen dem Komplementfaktor-Konzentrationen und IL-6 (Abb. 3). Der r-Wert war für C3 und IL-6 bei diesem repräsentativen Patienten 0,92 und für Faktor B und IL-6 0,95. Bei denjenigen Patienten (5/10), bei denen die Korrelation zwischen Zytokinen und Komplementfaktoren nicht so stark war, zeigte sich aber, daß dem Anstieg der Zytokinspiegel der Anstieg der Komplementwerte folgte (Daten nicht gezeigt).

Diskussion

Neben Zytokinen [13] gibt es noch andere Mediatoren, die zu immunologischen Veränderungen im Liquor und Serum von Patienten mit SHT beitragen können. In diesem Zusammenhang wurden Liquor und Serum von Patienten mit schwerem Schädel-Hirn-Trauma auf das Vorhandensein von Komplementfaktoren untersucht.

Die Aufgaben des Komplementsystems und seine Bedeutung im Zusammenhang mit anderen pathophysiologischen Veränderungen im zentralen Nervensystem (ZNS) sind heute hinreichend bekannt [2]. So verursachen z.B. Komplementfaktoren das Absterben von Oligodendrozyten [20]. Jedoch wurden Patienten mit schwerem Schädel-Hirn-Trauma bisher nicht hinsichtlich des Komplementsystems untersucht, obwohl Astrozyten bekannterweise viele Faktoren des alternativen und des klassischen Aktivierungsgewebes der Komplementkaskade synthetisieren könen [1, 2, 8, 17, 21]. Durch das Auftreten von Zytokinen in hohen Konzentrationen innerhalb des ZNS könnten ortsständige Zellen (vor allem Astrozyten) stimuliert werden, Komplementfaktoren zu synthetisieren. Theoretisch ist es außerdem möglich, daß eine Komplementaktivierung zu Sekundärschäden am Gehirn führt. Daher wurde bei dieser Untersuchung der Frage nachgegangen, ob es nach SHT zu einer Expression von Kompelementfaktoren im ZNS kommt und ob das Auftreten dieser Faktoren im Zusammenhang mit Zytokinen steht. Es wurden je ein Faktor des klassischen (C3) und des alternativen (Faktor B) Aktivierungsweges im Liquor und im Serum von Patienten mit schwerem SHT untersucht und mit den IL-6 Konzentrationen im Liquor verglichen.

Die Komplementfaktoren C3 und Faktor B sind im Liquor von Patienten mit schwerem SHT erhöht. Gegenüber Kontrollpatienten ist C3 bis zu einem Faktor 20, Faktor B bis zu 10fach erhöht. Der Vergleich zwischen Liquor- und Serumwerten für diese Faktoren legt die Vermutung nahe, daß die Erhöhung zumindest teilweise durch eine intrathekale Produktion von C3 und Faktor B bedingt ist. Diese Aussage wird unterstützt durch die Tatsache, daß bei der Hälfte der Patienten keine oder nur milde Funktionsstörung der BHS vorlag. Interessanterweise zeigt sich ein paralleler Verlauf zwischen den Konzentrationen von IL-6 und denen der Komplementfaktoren, was vermuten läßt, daß es eine zytokininduzierte Komplementaktivierung gibt. Diese Hypothese wird durch in-vitro Untersuchungen unterstützt, in denen gezeigt wurde, daß Astrozyten nach Zytokinstimulation Komplementfaktoren produzieren [1, 3, 8, 17, 21]. Weitergehende Untersuchungen müssen aber die genauen Interaktionen zwischen Zytokinfreisetzung und Komplementaktivierung nach SHT klären.

Literatur

1. Barnum SR, Jones JL (1994) Transforming growth factor-b1 inhibits inflammatory cytokine-induced C3 gene expression in astrocytes. J Immunol 152:756
2. Barnum SR (1993) Biosynthesis and regulation of complement by cells of the central nervous system. In: Crus JM, Lewis RE (eds) Complement today: Complement profiles. Karger, Basel, p 76
3. Barnum SR, Jones JL, Benveniste EN (1993) Interleukin-1 and tumor necrosis factor-mediated regulation of C3 gene expression in human astroglima cells. Glia 7:225
4. Barnum SR, Jones JL , Benveniste EN (1992) Interferon-gamma regulation of C3 gene expression in human astroglioma cells. J Neuroimmunol 38:275
5. Benveniste E (1995) The role of cytokines in multiple sclerosis/autoimmune encephalitis and other neurological disorders. In: Agarwal B, Puri R (eds) Human cytokines, their role in research and therapy. Blackwell Science, Boston, p 195
6. Benveniste EN, Sparacio SM, Norris JG, Grenett HE, Fuller GM (1990) Induction and regulation of interleukin-6 gene expression in rat astrocytes. J Neuroimmunol 30:201
7. Dujardin BCG, Dreidijk PC, Roijers AFM, Out TA (1985) The determinatin of the complement components C1q, C4 and C3 in serum and cerebrospinal fluid by radioimmunoassay. J Immunol Meth 80:227
8. Gasque P, Ischenko A, Legoedec J, Mauger M, Schouft M-T, Fontaine M (1993) Expression of complement classical pathway by human glioma in culture. J Biol Chem 268:25068
9. Hoyt DB, Ozkan N, Hansbrough JF, Marshall L, vanBerkum-Clark M (1990) Head injury: An immunologic deficit in T-cell activation. J Trauma 30:759
10. Kossmann T, Hans VHJ, Imhof H-G, Stocker R, Grob P, Trentz O, Morganti-Kossmann MC (1995) Intrathecal and serum interleukin-6 and the acute-phase response in patients with traumatic brain injuries. Shock 4:311
11. Kossmann T, Hans V, Imhof H-G, Trentz O, Morganti-Kossmann MC (1996) Interleukin-6 released in human cerebrospinal fluid following traumatic brain injury triggers nerve growth factor production in astrocytes. Brain Res (in press)
12. Link H, Tibbling G (1977) Principles of albumin and IgG analyses in neurological disorders. II. Relation of the concentration of the proteins in serum and cerebrospinal fluid. Scand J Clin Lab Invest 37:391
13. Morganti-Kossmann MC, Kossmann T (1995) The immunology of brain injury. In: Rothwell NJ (ed) Immune responses of the nervous system. Bios Scientific Publishers, Oxford, p 159
14. Oglesby TJ, Schultz DR, Schein RMH, Sprung CL, Volanakis JE (1989) Measurement of complement proteins C2 and B in systemic lupus erythematosus and septic shock. Complement Inflamm 6:27
15. Quattrocchi KB, Miller CH, Wagner FC Jr, DeNardo SJ, DeNardo GL, Ovodov K, Frank EH (1992) Cell-mediated immunity in severly head-injury patients: the role of suppressor lymphocytes and serum factors. J Neurosurg 77:694
16. Quattrocchi KB, Frank EH, Miller CH, Amin A, Issel BW, Wagner FC Jr (1991) Impairment of helper T-cell function and lymphokine-activated killer cytotoxicity following severe head injury. J Neurosurg 75:766
17. Rus HG, Kim LM, Niculescu FI, Shin ML (1992) Induction of C3 expression in astrocytes is regulated by cytokines and new castle disease virus. J Immunol 148:928
18. Stocker R, Bernays R, Kossmann T, Imhof H-G (1995) Monitoring and treatment of acute head injury. In: RJA Goris, O Trentz (eds) The integrated approach to trauma care. Springer, Berlin, p 197
19. Taupin V, Toulmond S, Serrano A, Benavides J, Zavala F (1993) Increase in IL-6, Il-1 and TNF levels in rat brain following traumatic lesion. Influence of pre- and post-traumatic treatment with Ro5 4864, a peripheral-type (p site) benzodiazepine ligand. J Neuroimmunol 42:177
20. Wren DR, Noble M (1989) Oligodendrocytes and oligodendrocyte/type 2 astrocyte progenitor cells of adult rats are specifically susceptible to the lytic effects of complement in absence of antibody. Proc Natl Acad Sci USA 86:9025
21. Yang CY, Jones JL, Barnum SR (1993) Expression of decay-accelerating factor (CD55), membrane cofactor protein (CD46) and CD59 in the human astroglioma cell line, D54-MG, and primary rat astrocytes. J Neuroimmunol 47:123

Biomechanik biokompatibler und biodegradabler Osteosyntheseverfahren am humanen Modell der dorsal instabilen, distalen Radiusfraktur

Th. Fritz und R. Klavora

Sektion Unfall- und Wiederherstellungschirurgie, Chirurgische Universitäts-Klinik, Im Neunheimer Feld 110, D-69120 Heidelberg

Fragestellung

Bei der Behandlung der dorsal instabilen, distalen Radiusfraktur (Colles Typ) hat sich in unserer Klinik die übungsstabile Versorgung mit der kombinierten Kirschnerdrahtoesteosynthese (KKO) bewährt. Im Rahmen einer klinischen Analyse unseres Patientenkollektivs ergaben sich Ansatzpunkte zur Entwicklung von alternativen Osteosyntheseformen, die wie die KKO übungsstabil und minimal invasiv sind. Dabei geht es vor allem um die Vermeidung einer Metallentfernung und der damit verbundenen Komplikationen sowie um die Minderung des Repositionsverlustes, die bei der KKO in typischer Weise in Form der axial-dorsalen Sinterung auftritt. Desweiteren war aufgrund einer biomechanischen Analyse der KKO die Anforderungen an die Stabilität bekannt. Jetzt sollten im Rahmen einer experimentellen Studie am humanen Unterarmmodell der Colles-Fraktur biokompatible Osteosynthesen entwickelt und deren biomechanischen Eigenschaften analysiert werden.

Materialmethode

Am intakten menschlichen Unterarm wird eine dorsal instabile, distale Radiusfraktur durch Keilosteotomie unter Schonung des Weichteilmantels simuliert. Dieses Frakturmodell wird mit folgenden alternativen Osteosyntheseformen versorgt:

1. Kombinierte Spickung mit Polyglycolsäurestiften;
2. Hydroxylapatitkeil mit PDS-Zuggurtung;
3. Intermedulläre Plombe mit resorbierbarem Gips;
4. Verriegelungskeil.

Zusätzlich wird das Standardverfahren der kombinierten Kirschnerdrahtosteosynthese (Stahlstifte der Stärke 1,6) als Referenzmethode durchgeführt [5]. Die Stabilität dieser Osteosynthese wird durch statische Belastung in den 4 Hauptbelastungsebenen mit Hilfe einer Kraftprüfungsmaschine getestet (14 Versuchsreihen pro Unterarm, Krafteinleitung bis 2000 N/mm, statisch). Sowohl die Fixation des Unterarmes wie die Kraftübertragung erfolgt über Schanzschrauben im Sinne einer Fixateur externe Montage. Eine Röntgendokumentation dient zur Überprüfung der korrekten Lage von Osteotomie und Osteosynthesematerial. Die statistische Auswertung erfolgt in Form der Varianzanalyse (Bonferoni-t-Test; Auswertungssystem: SAS Version 6.03).

Ergebnisse

An insgesamt 10 Leichenunterarmen wurden die o.g. Untersuchungen durchgeführt. Von operationstechnischer Seite waren alle Osteosyntheseverfahren minimal invasiv, d.h. über Stichincisionen durchführbar. Von seiten des operativen Aufwandes werden die Vorteile der Biokompatibilität erkauft durch einen höheren technischen Aufwand, längere Operationszeit sowie höhere Materialkosten. Lediglich die Injektionsosteosynthese mit Gips ist diesbezüglich vergleichbar mit der konventionellen KKO. Von seiten der Stabilität spielt die dorsal-axiale Kraftaufnahme die entscheidende Rolle. Hier zeigten alle Osteosynthesen vergleichbare Werte mit der konventionellen KKO. Demgegenüber fand sich eine instabilere Situation bei der volar-axialen sowie bei der vertikalen Belastung in 2 Ebenen (signifikant geringere Stabilität). Die Kraftaufnahme lag jedoch bei allen Osteosyntheseformen bzgl. aller Belastungsrichtungen über den klinischen Erfordernissen. Unter Berücksichtigung aller experimentellen Ergebnissen ergab sich für die klinische Realisation folgende Reihenfolge: 3 > 1 > 2 > 4.

Schlußfolgerung

Die Vorteile der biokompatiblen Osteosyntheseformen werden erkauft durch einen in der Regel höheren technischen Aufwand und eine geringere Stabilität. Die experimentellen Untersuchungen haben jedoch gezeigt, daß sowohl von seiten der OP-Technik wie der Stabilität die Anforderungen für den klinischen Einsatz erfüllt werden. Die besten Voraussetzungen bringt dabei die Injektionsosteosynthese mit resorbierbarem Gips mit sich.

Proliferative Effekte bei der Anwendung von tangentialen Hautdistraktionsverfahren

H. J. Böhm und G. Hierholzer

Berufsgenossenschaftliche Unfallklinik Duisburg-Buchholz, Großenbaumer Allee 260, D-47249 Duisburg

Zusammenfassung

Bei der sequentiellen Biopsieentnahme aus distrahierten Hautarealen am Unterschenkel vor und nach durchschnittlich 9tägiger Distraktion zeigt sich eine dehnungsinduzierte Proliferationssteigerung in der Epidermis auf das 4fache des Ausgangswertes. Die dermale Expression des Glykoprotein Tenascin ist ebenfalls vermehrt. Beide Ergebnisse sprechen dafür, daß mechanische Gewebedehnung an Dermis und Epidermis biologische Aktivitäten induziert.

Einleitung

Die klinische Anwendung verschiedener Verfahren der Dermatotraktion insbesondere bei Exzisionsdefekten führt zu der Frage, inwieweit neben der mechanischen Dehnung auch biologische Aktivitäten in der Haut induziert werden. Aus vielen Mitteilungen in der Literatur ist bekannt, daß sowohl bei tangentialem Hautzug als auch unter der Hautexpansion eine erhöhte, epidermale Mitoserate resultiert. Hierin ist ein Indiz für das Vorhandensein proliferativer Effekte zu sehen. Entsprechende Veränderungen in der Dermis, die durch ihre Fasermorphologie die mechanische Dehnbarkeit limitiert, sind nicht beschrieben worden, woraus sich der Verdacht ergibt, daß hier weniger proliferative Mechanismen sondern vielmehr Matrixsynthese und -remodeling im Vordergrund stehen. Ziel der vorliegenden Untersuchung war es, dermale und epidermale Veränderungen nachzuweisen, die durch die Anwendung von Distraktionsverfahren ausgelöst werden, wobei immunhistochemische Techniken zum Einsatz kamen.

Untersuchte Gewebeeigenschaften

Ki-67 ist ein nukleäres Epitop, das nur während des Zellzyklus in der G1- bis M-Phase aktiviert ist [1]. Im Gegensatz zur S-Phasenmarkierung mit DNA-Bausteinen ist der histochemische Nachweis des Ki-67 Epitop ohne Lokalinjektionen in den untersuchten Bereich und ohne Zwischenkultivierung der Gewebeproben möglich. Die ermittelte Proliferationsrate entspricht somit dem aktuellen Zustand zum Zeitpunkt der Probengewinnung.

Tenascin, in der Literatur auch unter den Namen Hexabrachion, J1, Cytotactin, GMEM und myotendineous antigen zu finden, stellt ein Glykoprotein der extrazellulären Matrix dar, das unter physiologischen Bedingungen eine entwicklungs- und altersspezifische Expression zeigt. Während der embryonalen Entwicklung ist Tenascin in vielen Geweben nachweisbar, wobei jedoch epithelial-mesenchymale Übergangsbereiche bevorzugt werden. Beim Erwachsenen ist die Expression erheblich geringer. In der Haut beschränkt sich der Nachweis auf ein zartes, teils diskontinuierliches Band in der subepidermalen Region der Dermis. Höhere Gewebekonzentrationen finden sich bei hyperproliferativen Hauterkrankungen, in der Umgebung von Tumoren, bei der Wundheilung sowie bei Entzündungen [2].

Material und Methoden

Bei 10 Patienten (19–46 J., MW 26 J.), bei denen Hautzugverfahren zum Defektverschluß am Unterschenkel angewandt wurden, erfolgten sequentielle 3 mm-Stanzbiopsien aus der gesunden, distrahierten Haut, erstmals zum Zeitpunkt der Anlage des Zugverfahrens (Probe 0) sowie anläßlich des definitiven Hautverschlusses zum Ende der Distraktion mittels Sekundärnaht (Probe 1). Zwischen den beiden Biopsien lagen 7 bis 12 Tage mit MW 9 Tage. Der Abstand zwischen Wundrand und Entnahmestelle betrug mindestens 1,5 cm.

Nach initialem Tieffrieren wurden die Proben bis zur Aufarbeitung bei –20 °C gelagert. Senkrecht zur Hautoberfläche angelegte, 6 µm dicke Schnitte wurden auf Objektträger aufgebracht und 10 min bei 4 °C in Aceton fixiert. Die anschließende Histochemie erfolgte mit einem handelsüblichen Peroxidase-Nachweissystem (Unitect, Dianova,

Tabelle 1. Beurteilungskriterien der dermalen Tenascinexpression

0 – keine oder schwache Hintergrundfärbung
1 – diskontinuierliches, schwaches Signal
2 – kontinuierlich, schwaches Signal
3 – kontinuierlich, verstärktes Signal
4 – kontinuierlich, verbreitertes Signal

Hamburg) nach Herstellerprotokoll mit Primärantikörpern gegen Ki-67 (MIB-1, Dianova, 1:25, 60 min) und Tenascin (NCL-Tenascin, Novocastra, Newcastle upon Tyne, 1:150, 30 min). Zum Schluß erfolgte eine Gegenfärbung mit Hämatoxylin. Negativ- und Positivkontrollen, bei denen der Primärantikörper durch PBS bzw. Kappa/Lambda ersetzt war, wurden in jeden Arbeitsgang eingeschlossen. Alle Reaktionsschritte fanden bei Raumtemperatur statt.

Datensammlung und -auswertung

Nach der Kontrolle auf technisch korrekte Durchführung wurden die Präparate anonymisiert und erst nach Abschluß der Serien ausgewertet. Die Analyse der epidermalen Proliferationsrate erfolgte durch Auszählen der Ki-67-positiven Zellen in einem Epidermisabschnitt, der einer Basalzellänge von 100 Zellen entsprach. Suprabasale Mitosen wurden eingeschlossen, Regionen von Hautanhangsgebilden wurden wegen der dort immer hohen Proliferationsrate nicht miteinbezogen. Der Vergleich zwischen 0- und 1-Proben erfolgte mit t-Test für verbundene Stichproben. Die Auswertung der Tenascinexpression wurde nach den Kriterien in Tabelle 1 vorgenommen.

Ergebnisse

Die mittlere epidermale Proliferationsrate war zum Zeitpunkt der Probe 1 im Vergleich zum Ausgangswert auf das 4fache erhöht (Abb. 1). Die initiale Tenascinexpression zeigte bei allen Patienten nur ein geringes Ausmaß, positive Regionen entsprachen dem bekannten Lokalisationsmuster in den subepidermalen Anteilen der Dermis. Nach Distraktion zeigte sich ein durchgehendes, verstärktes Signal in ebenfalls typischer Lokalisation (Abb. 2).

Diskussion

Aus meheren Mitteilungen in der Literatur ist das Phänomen der dehnungsinduzierten Proliferationssteigerung in der Epidermis bekannt [3, 4, 5]. Mit Ausnahme der Tatsache, daß in der jetzigen Untersuchung die Analyse der Mitoserate mit einer anderen Nachweistechnik als der bisher verbreiteten S-Phasenmarkierung durchgeführt wurde, ergeben sich mit den Voruntersuchungen vergleichbare Ergebnisse. Wesentlich am Nachweis der epidermalen Proliferationssteigerung in unserer Patientenserie ist ihre Monitorfunktion für das Verhalten der dermalen Tenascinexpression (Abb. 3a,b). Die klinische Verlaufsbeobachtung der Patienten während der Distraktion zeigte keine Anzei-

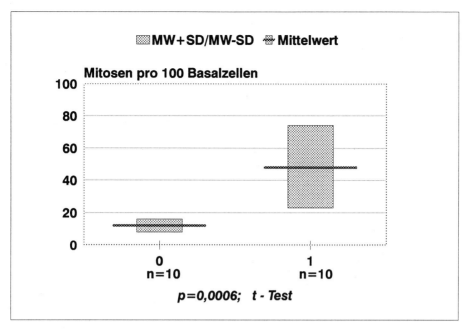

Abb. 1. Epidermale Proliferationsrate vor (0) und nach durchschnittlich 9tägiger Distraktion

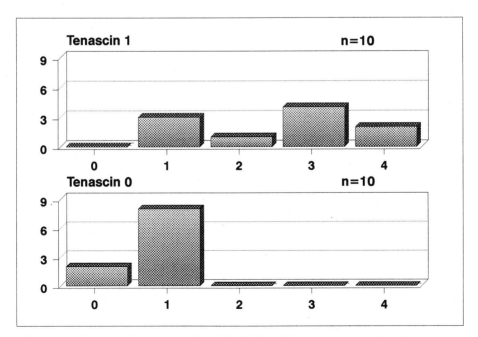

Abb. 2. Tenascinexpression vor (0) und nach durchschnittlich 9tägiger Distraktion (1)

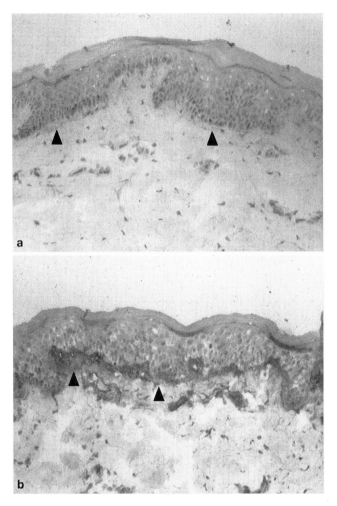

Abb. 3. Nach initial schwachem Tenascinsignal (a, *Pfeile*) zeigt sich nach 7 Tagen Dehnung (b) eine deutliche Verstärkung. (Zur Technik siehe Abschnitt Material und Methoden) x 100

chen entzündlicher Veränderungen im biopsierten Areal. Außerdem war ein Sicherheitsabstand zwischen Wundrand und Probenentnahme, sowie zwischen erster und zweiter Biopsie gewährleistet. Eine Induktion der verstärkten Tenascinexpression durch entzündliche Veränderungen ist somit unwahrscheinlich, zumal die epidermale Proliferationssteigerung erstens als dehnungstypisch beschrieben und zweitens in genau der angegebenen Form in unserer Untersuchung nachweisbar ist.

Welche Bedeutung die bei Hautdehnung erhöhte Tenascinexpression besitzt, ist unklar. Jedoch ist ein verstärktes Auftreten von Tenascin bei Proliferationssteigerungen der Haut beobachtet worden, was zur Hypothese einer Wirkung analog einem Wachstumsfaktor geführt hat [6]. Bei dieser Einschätzung muß jedoch bedacht werden, daß Tenascin lediglich ein schmales Segment in den komplexen Interaktionen in der extrazellulären Matrix darstellt.

Literatur

1. Gerdes J (1985) An immunohistological method for estimating cell growth fractions in rapid histopathological diagnosis during surgery. Int J Cancer 35: 13–20
2. Lightner VA, Tenascin (1994) Does it play a role in epidermal morphogenesis and homeostasis? J Invest Dermatol 102: 273–277
3. Olenius M, Daalsgaard CJ, Wickman M (1993) Mitotic activity in expanded human skin. Plast Reconstr Surg 91: 213–216
4. Squier CA (1980) Stretching of mouse skin in vivo: Effect on epidermal proliferation and thickness. J Invest Dermatol 74: 68–73
5. Austad ED, Thomas SB, Pasyk K (1986) Tissue Expansion: Divident or loan? Plast Reconstr Surg 78: 63–67
6. Engel J (1989) EGF-like domains in extracellular matrix proteins: Localized signals for growth and differentiation. FEBS Lett 251: 1–7

Inaktivierung von HIV I und HIV II durch das Spongiosathermodesinfektionssystem Lobator SD 1

H. Knaepler[1], T. v. Garrel[2] und L. Gürtler[3]

[1] Klinik für Unfallchirurgie, Kreiskrankenhaus Wetzlar, Forsthausstraße 1, D-35581 Wetzlar
[2] Unfallchirurgische Klinik, Philipps-Universität, Baldingerstraße, D-35033 Marburg
[3] Max von Pettenkofer Institut der LMU München

Seit Bekanntwerden der ersten HIV-Infektionen nach allogener Knochentransplantation, zuerst in den USA und später auch in Deutschland, ist die Zahl der Knochentransplantationen trotz unverändert hohem Bedarf rückläufig [4].

Das seit 1991 in der klinischen Anwendung eingesetzte Spongiosadesinfektionssystem Lobator SD 1 arbeitet mit einer Temperatur von 80 °C für mindestens 15 min. Da HIV und seine Untergruppe sehr thermolabil sind, war anzunehmen, daß dieses nach der Thermodesinfektion wie die bakteriellen Erreger und die umhüllten Viren ebenfalls inaktiviert ist.

Die Versuche im Max von Pettenkofer Institut für Hygiene und Medzinische Mikrobiologie der LMU München (WHO Collaborating Centre for Reference and Research on AIDS) sollten diese Annahme überprüfen.

Material und Methode

In 8 Femurköpfen mit einem Durchmesser von 40 bis 55 mm wurden Bohrlöcher eingebracht, die es erlaubten, ein 100 nl PCR Gefäß einzubringen. Die Bohrlöcher wurden dann mit Silicon mit einem Durchmesser von 15 mm und einer Tiefe von etwa 15 mm verschlossen. In die PCR Gefäße wurde HIV-1 III B Virus von R. Gallo eingebracht. Das Virus wurde gezüchtet auf HUT-78 Zellen in RPMI mit 10% Serum und Antibiotika.

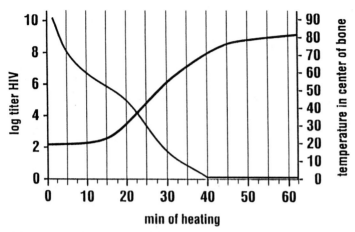

Abb. 1. HIV Inaktivierung in Abhängigkeit zur Zeit und Temperatur im Spongiosadesinfektionssystem Lobator sd 11

Nach der Titration fanden sich 10 hoch 6 Zellen pro ml Medium. Nach weiterer Anzüchtung fanden sich folgende Titer: 10log10.12 und 10log10.38.

Diese Suspensionen wurden während der Durchführung der Thermodesinfektion im Originalverfahren des Lobator sd-1 und am Ende mit dem p-25 Antigentest, der HIV Titer-Bestimmung, sowie dem Auftreten von Riesenzellen gemessen.

Ergebnisse

Der Verlauf des HIV Titers in Abhängigkeit zur Temperatur und Zeit während der Thermodesinfektion ist in Abb. 1 zusammengefaßt. Nach 40 min Prozeßzeit ist kein HIV Titer mehr meßbar, die Inaktivierung war vollständig. Die Kerntemperatur im Knochen betrug in diesem Zeitpunkt > 68 °C. Nach Abnahmen von der 40. bis 62. min konnten nach dreiwöchiger Anzüchtung keine Riesenzellen und kein Anstieg von p-24 Antigen beobachtet werden.

Diskussion

Das HIV im intraossären Röhrchen war sowohl zellgebunden wie frei und entsprach damit in etwa den Verhältnissen im Körper. Der erzielte Titer betrug mehr als 10 hoch 8 und ist somit etwa hundertfach höher als der höchste, der bisher unter natürlichen Verhältnissen im Patienten gefunden werden konnte [1].

In der Literatur ist bekannt, daß HIV bei 60 °C noch für einige Minuten überleben kann [3]. Dies hängt im wesentlichen von der Proteinbindung des Virus ab. Da diese im vorliegenden Versuch sehr hoch war, konnte die Inaktivierung erst später, sicher jedoch ab 40 min Prozeßzeit bewiesen werden.

Zusammenfassung

Die Versuche bestätigen die Literatur der Thermolabilität von HIV I und II [2, 3, 5], sowie HTL V [6]. Trotz hundertfach höherer Konzentration des HIV im Zentrum des humanen Femurkopfes als in vivo kann eine sichere Inaktivierung im Spongiosadesinfektionsverfahren Lobator SD 1 nachgewiesen werden.

Literatur

1. Cao Y, Ho DD, Todd J, Kokka R et al. (1995) Clinical evaluation of branched DNA signal amplification for quantifying HIV type 1 in human plasma. AIDS Res Human Retrovir 11:353–361
2. Charm SE, Landau S, Williams B et al. (1992) High-temperature short-time heat inactivation of HIV and other viruses in human plasma. Vox Sang 62:12–20
3. McDougal SJ, Marin LS, Cort SP et al. (1985) Thermal inactivation of the acquired immunodeficiency syndrome virus, human T lymphotropic virus III/lymphadenopathy-associated virus, with special reference to antihemophilic factor. J Clin Invest 76:875–877
4. Knaepler H, v Garrel G, Gürtler L (1994) Die allogene Knochentransplantation – eine aktuelle Standortbestimmung. Dtsch Ärzteblatt 15A:696–700
5. Spire B, Dormont D, Barre-Simoussi et al. (1985) Inactivation of lymphadenopathy-associated virus by heat, gamma rays, and ultraviolett light. Lancet i:188–189
6. Yamato K, Taguchi H, Yoshimoto S et al. (1986) Inactivation of lymphocyte-transforming activity of human T-cell leukemia virus type 1 by heat. Jpn J Cancer Res (Gnann) 77:13215

Elektronische Datenfernübertragung in der Notfallmedizin

C. Böllinger, M. Andreas, C. Neumann und M. Nerlich

Abteilung für Unfallchirurgie, Klinikum, Universität Regensburg, Franz-Josef-Strauß-Allee 11, D-93042 Regensburg

Einleitung

„Leben retten, gesundheitlichen Schaden begrenzen, die Lebensqualität bestmöglich wiederherstellen", sind die Zielsetzungen aller notfallmedizinischer Bemühungen. Um diese Ziele zu erreichen, ist eine leistungsstarke Rettungskette notwendig. Diese beginnt bei der Alarmierung der Einsatzkräfte und schließt mit der Outcome-Beurteilung der Patienten ab. Die Effektivität der Rettungskette ist dabei in hohem Maße von der Informationsweitergabe zwischen den einzelnen Kettengliedern abhängig.

Problemstellung

Während des präklinischen Intervalles ist es notwendig Informationen über den Notfall an die Rettungsleitstelle als Koordinationsinstanz zu übermitteln.

Die derzeitige Kommunikation wird über Sprechfunk abgewickelt und ist zumeist fahrzeuggebunden. Dadurch können Informationen über den Notfall meist erst zum Zeitpunkt der Transportbereitschaft an die Rettungsleitstelle weitergegeben werden. Ist die Funkmeldung an die Rettungsleitstelle mit der Notwendigkeit eines Intensivbettes verbunden, kann erst jetzt die meist zeitaufwendige Suche einem Intensivbett erfolgen. Erst wenn die Rettungsleitstelle ein aufnahmebereites Krankenhaus gefunden hat, kann der Transport erfolgen. Folge ist eine unnötige Verlängerung des präklinischen Intervalles.

Weitere Schwachstellen der mündlichen Kommunkikation während des präklinischen Intervalles sind das hohe Risiko des Informationsverlustes bzw. der Informationsverfälschung. Informationsverlust entsteht zum einem durch die lückenhafte Protokollierung der Notfalldaten durch den Leitstellendisponenten, der zur weiteren Koordination nur ausgewählte Meldedaten (Geschlecht, intubiert, beatmet) benötigt. Medizinische Daten (Verletzungs-/Erkrankungsmuster) sind hierbei von untergeordneter Rolle. Darüberhinaus unterliegen die dann mündlich an das Zielkrankenhaus weitergeleiteten Daten der großen Gefahr des Informationsverlustes und -verfälschung, insbesondere wenn die Daten im Zielkrankenhaus nicht direkt an den eigentlichen Empfänger (Dienstarzt) sondern über Dritte übergeben werden müssen.

Zielsetzung an eine Kommunkationstechnologie in der Notfallmedizin ist daher, daß diese frühzeitig, direkt und reproduzierbar erfolgen kann.

Lösungsansatz: Durch eine standartisierte Datenerhebung und -dokumentation mittles eines Notepad-PC in Verbindung mit einer Datenfernübertragung könnten die genannten Schwächen vermieden werden.

In einem Feldversuch sollte die Anwendbarkeit der Datenfernübertragung sowie die Effektivität der Datenerhebung vorort untersucht werden.

Material und Methodik

1. Datenerhebung
Die Datenerhebung erfolgte über einen sogenannten Notepad-Computer (386er Prozessor), in den die Daten über einen „Penscreen" über die Bildschirmmaske eingegeben werden konnten. Als Software diente eine speziell entwickelte elektronische Version des DIVI-Protokolls. Am Einsatzort erfolgte die unmittelbare Eingabe der Notfalldaten in das Notepad.

2. Datenfernübertragung
Die Datenfernübertragung erfolgte über ein angeschlossenes Funkmodem, über das die Daten über das Datenfunknetz „Modacom" der Telekom und Datex-P-Leitung zum Empfangs-PC der Notaufnahme der Zielklinik übertragen wurden. Parallel erfolgte die Dokumentation der Eingabe- und Sendezeiten der Datenfernübertragung sowie die Zeiten und des Informationsaustausches zwischen Rettungsteam und Rettungsleitstelle.

Auf diese Weise wurden insgesamt 66 Notarzteinsätze dokumentiert und ausgewertet.

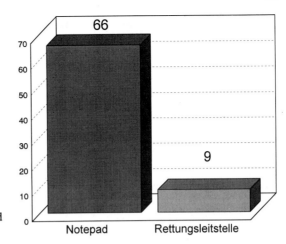

Abb. 1. Zahl der Vorinformationen: durch Notepad-Einsatz Informationsgewinn für Zielkrankenhaus und Rettungsleitstelle

Ergebnisse

1. Technologie. Der Notepad-Computer hielt den Anforderungen im täglichen Notarzteinsatz stand. Zu Ausfällen der Hardware kam es nicht. Voraussetzung ist das zwischenzeitliche Aufladen der Notepad Akkus.

2. Vorinformationen. Während durch die Rettungsleitstelle das Zielkrankenhaus insgesamt 9mal über den Notfallpatienten vorinformiert wurde, erfolgte durch die Datenfernübertragung in allen Notfällen eine direkte Vorinformation der Zielklinik (Abb. 1). Dies ist als deutlicher Informationsgewinn durch die Datenfernübertragung zu werten.

3. Zeitpunkt. Der Zeitpunkt der Voranmeldung durch die Rettungsleitstelle lag bei lebensbedrohlichen Notfällen durchschnittlich 12,6 Minuten vor Eintreffen des Patienten in der Notaufnahme. Durch die Datenfernübertragung konnte die Zielklinik bereits 29,4 Minuten vor Eintreffen des Patienten informiert werden. Das entspricht einem Zeitgewinn für die Rettungsleitstelle von 16,8 Minuten (Abb. 2).

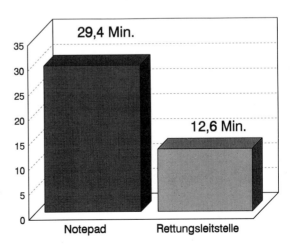

Abb. 2. Zeitanalyse: Zeitgewinn (16,8 min) durch Vorinformation für Rettungsleitstelle und Zielkrankenhaus durch Notepad-Einsatz bei lebensbedrohlichen Notfällen

4. Informationsgehalt. Die Analyse des Informationsgehaltes der vorort erhobenen Daten erbrachte ein deutlich genaueres und vor allem vollständiges Meldebild des Notfalles im Vergleich zu den regulär mündlich übermittelten Daten.

Diskussion

Der rasche Ablauf der Rettungskette ist Voraussetzung für eine adäquate Versorgung des Notfallpatienten. Daraus resultiert die Notwendigkeit einer leistungsstarken Kommunikationstechnologie, die nicht nur schnell und mobil verfügbar sein sollte, sondern auch Daten übermittelt, die reproduzierbar und ohne Informationsverlust an ein Zielkrankenhaus weitergeleitet werden können. Koordinationsinstanz des präklinischen Versorgungsablaufes ist die Rettungsleitstelle, die vor allem zu einem frühen Zeitpunkt über Informationen verfügen muß. Die bisherige Kommunikationstechnologie mittels fahrzeuggebundenem Sprechfunk genügt diesen Anforderungen nicht. Die Informationsweitergabe kann meist erst bei Transportbereitschaft des Patienten erfolgen, so daß sich das präklinische Intervall unnötig verlängert und die Fortsetzung einer adäquaten klinischen Therapie verzögert wird. Aufgrund der mündlichen Datenweitergabe besteht die große Gefahr des Informationsverlustes und der Informationsverfälschung. Als Lösungsansatz wurde der Einsatz eines mobilen, tragbaren Notepad-Computers mit Datenfernübertragung untersucht. Die Analyse erfolgte unter den Gesichtspunkten der technischen Praktikabilität, der Datenerfassung sowie des zeitlichen Informationsablaufes. Die gewonnenen Ergebnisse zeigten die technische Anwendbarkeit des Notepad-Computers im realen Notfalleinsatz, eine signifikante Verkürzung des präklinischen Intervalles und die deutlich verbesserte Informationslage für die Rettungsleitstelle und das Zielkrankenhaus. Positiver Effekt der frühzeitigen Vorinformation des Zielkrankenhauses ist die problemorientierte Vorbereitung der Notaufnahme: dadurch können Behandlungseinheiten (OP, CT, Koronarangiographie usw.) freigehalten werden oder beispielsweise in Rufbereitschaft stehende Hintergrunddienste frühzeitig benachrichtigt werden, um in lebensbedrohlichen Fällen lebensrettende Therapiemaßnahmen einzuleiten.

Sowohl die problemorientierte Vorbereitung der Notaufnahme als auch die frühere Einsatzbereitschaft des Rettungsmittels kann zur Kostenreduktion im Rettungs- und Krankenhauswesen beitragen.

Darüberhinaus reduziert die unmittelbare Dateneingabe vorort sowie die jederzeit mögliche Abrufbereitschaft der Notfalldaten Doppelarbeiten im Rahmen der vorgeschriebenen Dokumentationspflicht und ermöglicht Analysen zur Qualitätssicherung in der Notfallmedizin.

Schlußfolgerungen

1. Durch diese Studie konnte die technische Realisierbarkeit der Datenfernübertragung im Rettungsdienst gezeigt werden.
2. Die Notepad-Datenerfassung und Datenfernübertragung erbrachte einen signifikanten Zeit- und Informationsgewinn für die Rettungsleitstelle und das Zielkrankenhaus. Hierduch wird das präklinische Intervall deutlich verkürzt.

3. Das elektronische DIVI-Protokoll ermöglicht die Qualitätssicherung durch direkte Datenerhebung vorort und vermeidet Doppelarbeiten im Rahmen der erforderlichen Dokumentation.

X. Arbeitsgemeinschaften

Kindertraumatologie der DGU

W. Kurz

Chirurgische Abteilung, Kreiskrankenhaus, Schillerstraße 29, D-15907 Lübben

Die Arbeitsgemeinschaft Kindertraumatologie in ihrer ursprünglichen Form ist ein Kind der ehemaligen DDR. Sie wurde 1974 auf Anregung des Kinderchirurgen Herrn Prof. Meissner gegründet.

Bei dem Zerfall aller Wissenschaftlichen Gesellschaften der ehemaligen DDR verlor auch die Arbeitsgemeinschaft ihre Heimat, nämlich die Sektion Traumatologie der Deutschen Gesellschaft für Chirurgie der DDR und der Gesellschaft für Kinderchirurgie der DDR. Dem Auftrage der Mitglieder der Arbeitsgemeinschaft folgend, diese Arbeitsgemeinschaft nach Möglichkeit zu erhalten, bin ich gern nachgekommen und habe beim damaligen Präsidenten der Gesellschaft für Unfallchirurgie, Herrn Prof. Havemann und dem Generalsekretär, Herrn Prof. Probst, offene Ohren und Arme gefunden und so sind wir geschlossen der Deutschen Gesellschaft für Unfallchirurgie beigetreten. Ich habe viele Möglichkeiten genutzt, den Repräsentanten insbesondere den beiden angesprochenen Herren für die unkomplizierte und aufgeschlossene Übernahme unseren Dank auszusprechen. Ich möchte dies hier noch einmal ausdrücklich wiederholen.

Welche Motivationen gab es damals zur Gründung einer Arbeitsgemeinschaft Kindertraumatologie.

Wir können damals wie heute davon ausgehen, daß verunfallte Kinder sowohl im niedergelassenen wie stationären Bereich versorgt werden. Allgemeinchirurgische Abteilungen, Traumatologische, Kinderchirurgische und Orthopädische Abteilungen an kleinen Krankenhäusern bis hin zur Universitätsklinik teilen sich die Versorgung.

Es wird so verständlich, daß aus vielerlei Gründen nicht überall die probaten Behandlungsmethoden praktiziert werden.

Die Arbeitsgemeinschaft hat zunächst versucht durch retrospektive Erhebungen in Form von Gemeinschaftsstudien bei den häufigsten Verletzungen die Ist-Situation darzustellen. Mit dieser Arbeitsweise erfassen wir ein großes Krankengut, insbesondere auch von Einrichtungen, die in der Regel auf klinische Forschungstätigkeit nicht eingerichtet sind und deren oft umfangreiches Material ansonsten verloren gehen würde. So sind z.B. häufig auftretende Verletzungsarten, wie Frakturen am Unterarm, Oberschenkel, Unterschenkel oder Verbrennungen untersucht worden. Die Ergebnisse lassen sich dann statistisch sichern. Des weiteren lassen sich z.B. bei häufigen Frakturen bestimmte Risikogruppen aufdecken, für die das Standardtherapieverfahren nicht angewandt werden kann.

In den letzten Jahren haben wir uns dann zunehmend mit den selteren Verletzungen befaßt, die nur in Gemeinschaftsstudien erfolgreich bearbeitet werden können. Die erhobenen Ergebnisse sind dann in den jährlich durchgeführten Tagungen diskutiert und danach in den zur Verfügung stehenden Fachzeitschriften veröffentlich worden.

Den eigentlichen Wert unserer gemeinschaftlichen Bemühungen sehen wir im Folgenden.

1. Schnelle Datenerhebung über ein umfangreiches klinisches Material. Dabei kann bei ausreichender Teilnahme auf relativ kurze Zeiträume von 3–5 Jahre zurückgegriffen werden. Dies hat unter anderem den Vorteil, daß in diesen Zeiträumen keine wesentliche Veränderungen im Therapiekonzept in den einzelnen Einrichtungen eingetreten sind.
2. Die in unseren Arbeiten erfaßten hohen Fallzahlen eines vergleichsweise kurzen Zeitraumes sind in der Literatur meist unerreicht. Die großen Zahlen ergeben absolut repräsentative Aussagen über die Epidemiologie, die praktizierten Behandlungsmethoden und die auf die einzelnen Therapieverfahren bezogenen Spätergebnisse.
3. Da in unserer Arbeitsgemeinschaft Kliniken aller Größenordnungen und aus allen Regionen Deutschlands vertreten sind, kann davon ausgegangen werden, daß das jeweils bearbeitete Krankengut im wesentlichen den aktuellen Querschnitt in Deutschland repäsentiert.
4. Die großen Zahlen lassen Vergleiche verschiedener Therapieverfahren zu. So konnten wir z.B. anhand der Ergebnisse der Arbeit über die Oberschenkelschaftfrakturen an einem überzeugend großem Material nachweisen, daß die intramedulläre Stabilisierung solcher Frakturen über die Trochanterapophyse oder medial von ihr nicht mehr ausgeführt werden sollte, wegen der Gefahr der Veränderung der Winkelverhältnisse im Hüftbereich.

   Unsere Arbeit über die Osteosynthese kindlicher Vorderarmfrakturen lieferte mit 327 Fällen das Material für eine Grundsatzarbeit über Fehler und Gefahren dieser Behandlungsmethode.
5. Für die Bewertung verschiedener Therapieverfahren sind letztlich nur die Spätergebnisse entscheidend. Die Nachuntersuchung nach einem angemessenem Zeitraum ist stets das Hauptanliegen unserer Erhebungen. Das Material einer einzelnen Einrichtung liefert schwerlich in einem überschaubarem Zeitraum ein hinsichtlich Zahl und feststehenden Therapiekonzept ausreichendes Krankengut, das zuverlässige Aussagen über Spätergebnisse bezogen auf bestimmte Therapieverfahren erlaubt.

Nach der Übernahme der Arbeitsgemeinschaft durch die Deutsche Gesellschaft für Unfallchirurgie haben wir unsere jährlichen Arbeitstagungen kontinuierlich weitergeführt, jetzt aber mit dem großen Vorteil, deutschlandweit präsent zu sein.

In guter Erinnerung ist unsere erste gemeinsame Tagung in Erfurt 1991, wo große Teilgebiete der Kindertraumatologie abgehandelt wurden.

Die folgenden Arbeitstagungen 1992 in Lübben, 1993 in Basel, 1994 in Hamburg und 1995 in Braunschweig befaßten sich jeweils mit einem Thema, daß so in seiner ganzen Breite und Vielfalt dargestellt werden konnte.

Die diesjährige Arbeitstagung in Braunschweig mag dafür Beispiel sein. Das Thema lautete: „Funktionshemmende Deformitäten nach diaphysären Unterarmfrakturen im Wachstumsalter".

Referenten aus Freiburg, Ambach, Bochum und Hamburg haben zunächst in einem theoretischen Teil funktionshemmende Deformitäten nach diaphysären Unterarmfrakturen aus funktionell-anatomischer sowie radiologischer Sicht dargestellt. Besonderes Augenmerk wurde auf die ulnoradiale Längenrelation und auf den Einfluß der posttraumatischen Rotationsfehler auf die Pro- und Supination gelenkt.

In einem zweiten Komplex nahmen Referenten aus Mainz, Basel, Hamburg, Ulm und Graz zu klinischen Problemen Stellung. Hier waren von besonderer Bedeutung die Problematik der vollständig dislozierten Frakturen, die Problematik der Grünholzfrakturen sowie die Möglichkeiten der Spontankorrekturen bei Fehlstellung und die Frage, wann und welche Korrekturen beim Kind sinnvoll sind. Mit den Unfallursachen und den Möglichkeiten der Prävention befaßte sich das abschließende Referat dieses Komplexes.

Im dritten Teil der Veranstaltung wurden von jüngeren Mitgliedern der Arbeitsgemeinschaft aus Burg, Augsburg, Braunschweig, Basel und Lübben die Ergebnisse der Sammelstudie vorgestellt.

Basis der Arbeit der Arbeitsgemeinschaft waren immer Sammelstudien, so auch bei der letzten Sitzung.

Ich möchte deshalb von dieser Stelle aus alle interessierten Mitglieder aber auch andere aufrufen, an diesen Sammelstudien teilzunehmen.

Wir werden in Zukunft versuchen, vermehrt prospektive Studien anzufertigen. Zur Zeit laufen als prospektive Studien die Untersuchungen zu den supracondylären Humerusfrakturen und den Schenkelhalsfrakturen im Kindesalter.

Der Vorstand der Arbeitsgemeinschaft hat auf seiner letzten Sitzung die Vorbereitungen für die nächsten Arbeitstagungen und andere Aktivitäten der Arbeitsgemeinschaft besprochen und der Mitgliederversammlung in Braunschweig vorgestellt.

Nach Einvernehmen in der Mitgliederversammlung wurde festgelegt, die XVI. Arbeitstagung vom 10. bis 11. Mai 1996 in Suhl (Thüringen) abzuhalten.

Das Thema lautet: „Die distale intraartikuläre Oberarmfraktur im Wachstumsalter". Dazu wird von Mitgliedern der Arbeitsgemeinschaft eine Gemeinschaftsstudie angefertigt, die die Jahre 1991 und 1992 retrospektiv aufarbeitet. Die Vorarbeiten für diese Studie sind abgeschlossen und die entsprechenden Erhebungsbögen an die Mitglieder versandt. Die Rücksendung ist bis zum 31.01.1996 abzuschließen.

Als weiter zu bearbeitende Gemeinschaftsstudien sind vorgesehen, Beckenfrakturen, proximale Oberarmfrakturen und Wirbelfrakturen.

Desweiteren hat der Vorstand der Mitgliederversammlung vorgeschlagen, eine 2. Tagung Kindertraumatologie 1997 in Zusammenarbeit mit den Arbeitsgemeinschaften der Schweiz und Österreichs durchzuführen.

Dieses Vorhaben wurde zu folgenden Themenkomplexen von der Mitgliederversammlung einstimmig unterstützt.

- Das mehrfach verletzte Kind
- Verletzungen parenchymatöser Organe
- surpracondyläre Humerusfrakturen
- mediale Schenkelhalsfrakturen
- Pseudarthrosen.

Zwischenzeitlich habe ich mit den Herren Vorsitzenden in der Schweiz und Österreich Kontakt aufgenommen. Beide fanden die Idee einer gemeinsamen Tagung als sehr gut, diene sie neben dem wissenschaftlichen Teil auch einer intensiveren, besseren Zusammenarbeit.

Herr Prof. Schärli, Luzern, schreibt mir, ich zitiere: „Es entspricht durchaus meinen Vorstellungen, daß die Kindertraumatologie verschiedener Länder sich zusammenschließen und aus der Klause eigener Bearbeitungswerkstätten heraus und an die Öffentlichkeit treten sollten".

Herr Prof. Schatz, Wien, ließ mich wissen, ich zitiere: „Es liegt eine enge Zusammenarbeit der Arbeitsgemeinschaften ganz in meinem Interesse. Bisher hat es wohl an Gelegenheiten gemangelt, aber vielleicht ist eine gemeinsame Tagung ein neuer Beginn."

Bis heute haben wir uns auf den Tagungsort und die Zeit geeinigt. Die Tagung wird Anfang Juni 1997 in Mainz stattfinden.

Herr Prof. Hofmann von Kap-herr wird in Mainz die nötigen Vorbereitungen treffen. Unsere erste gemeinsame Zusammenkunft zur Absprache von Detailfragen ist für den 15. Dezember dieses Jahres vereinbart.

Becken[*]

T. Pohlemann

Unfallchirurgische Klinik, Medizinische Hochschule Hannover, Konstanty-Gutschow-Straße 8, D-30623 Hannover

Einleitung

Die Beckenfraktur gilt auch heutzutage noch als „Problemfraktur" in der Unfallchirurgie. Sie ist zwar insgesamt selten, tritt aber häufig in Verbindung mit schweren Allgemeinverletzungen auf. Eine Vielzahl von Komplikationsmöglichkeiten kann sowohl in der Primär- aber auch in der definitiven Behandlung erhebliche Probleme ergeben. Genannt seien die Blutungskomplikationen bis zur akuten Verblutung, Schwierigkeiten in Indikationsstellung und Osteosynthesetechnik instabiler Beckenring- oder Acetabulumfrakturen oder aber schwere lokale oder allgemeine Komplikationen in der späteren Behandlungsphase bis hin zu den korrekturbedürftigen Fehlstellungen.

Untersuchungen aus jüngerer Zeit lassen vermuten, daß auch nach anatomischer Rekonstruktion des Beckenrings mit einer hohen Rate an dauerhaften Spätschäden gerechnet werden muß. Hervorzuheben sind hier besonders dauerhafte Schmerzen, neurologische Ausfälle, aber auch die bisher vielfach vernachlässigten Einschränkungen auf urologischen und sexualmedizinischem Gebiet.

Aufgrund der Seltenheit von Beckenfrakturen – ihre Inzidenz wird mit 3-8% aller Frakturen angegeben [5, 8] – konnte bisher auch in großen Schwerpunktkliniken eine für statistische Analysen aussagefähige Anzahl von Patienten nur innerhalb eines langfristigen Zeitraumes beobachtet werden. Diese längsschnittartigen Untersuchungen haben den Nachteil, daß sich während des erforderlichen, langen Beobachtungszeitraumes erhebliche Änderungen in der Therapie einstellen. Fortschritte in der Intensiv- oder Notfallmedizin schränken eine Vergleichbarkeit der einzelnen Gruppen weiter ein.

Basierend auf diesem Informationsdefizit wurde Ende 1990 eine „Arbeitsgruppe Becken" gegründet um durch eine konsekutive, multizentrische Erhebung ein statistisch relevantes Datenmaterial zur derzeitigen epidemiologische Verteilung von Beckenverletzungen und ihrer Therapie zusammenzustellen. Ein weiteres wesentliches Ziel bestand darin, das „Spätergebnis", den sogenannten „Outcome", nach den verschiedenen Beckenverletzungen festzustellen.

---

[*] Studie gefördert durch Mittel AO-International sowie der Arbeitsgruppenförderung der Deutschen Sektion der AO-International und durch Arbeitsgruppenförderung der Deutschen Gesellschaft für Unfallchirurgie.

Die prospektive Studie wurde in den 10 traumatologischen Zentren zum 1.1.1991 begonnen und am 31.12.1993 nach der Primärerfassung von 1722 Patienten mit Beckenverletzungen abgeschlossen[1].

Da bislang noch kein befriedigendes System zur Evaluation des Spätergebnis nach Beckenverletzung besteht, wurde ein Nachuntersuchungskonzept entwickelt, das alle eingangs genannten Aspekte der „Outcome-Analyse" umfaßt. Mit einem Nachuntersuchungszeitraum von mindestens 2 Jahren, wurden aus den Jahrgängen 1991 und 92 insgesamt 486 Patienten (73%) nachuntersucht.

Die Arbeitsgruppe hat damit ihre Arbeit weitgehend abgeschlossen. Nach Beschluß der Mitglieder der Arbeitsgruppe wird das Jahr 1996 der letzten Aufarbeitung und Publikation der Daten vorbehalten sein. Im Anschluß daran wird über eine eventuelle Weiterführung unter neuer Aufgabenstellung entschieden.

Da aus dieser umfassenden Studie eine große Datenmenge hervorgegangen ist, beschränkt sich die vorliegende Übersicht auf eine eher summarische Darstellung der Epidemiologie und der Ergebnisse nach der Behandlung von Beckenringfrakturen. Es wird der „derzeitige Stand" der Behandlung dargestellt und Problembereich aufgezeigt, Eine zusammenfassende Publikation des umfassenden Datenmaterials erfolgt an anderer Stelle.

Methodik

Primärerfassung. Die Methodik der Primärerfassung wurde bereits in vorangegegangen Berichten vorgestellt und an anderer Stelle publiziert [11], auf eine detaillierte Besprechung der Primärerfassungsbögen wird deswegen hier verzichtet.

---

[1] An der Studie beteiligten Kliniken der Areitsgruppe Becken:
Unfallchirurgische Klinik der Medizinischen Hochschule Hannovr (Direktor Prof. Dr. H. Tscherne, Vorsitzender der Arbeitsgruppe)
PD Dr. T. Pohlemann, PD Dr. U. Bosch, A. Gänsslen
Zentralklinikum Augsburg, Klinik für Unfall- und Wiederherstellungschirurgie (Direktor Prof. Dr. A. Rüter)
Dr. E. Mayr
Unfallchirurgische Klinik, Städtisches Klinikum Braunschweig (Cherfarzt Prof. Dr. H. Reilmann)
Dr. A. M. Weinberg, Dr. T. Wachtel
Abt. Unfallchirurgie, Chirurgische Universitätsklinik Freiburg (Direktor Prof. Dr. E. Kuner)
PD Dr. W. Schlickewei
Klinik für Unfallchirurgie, Chirurgische Universitätsklinik Kiel (Direktor Prof. Dr. D. Havemann)
PD Dr. H. J. Egders, Dr, F, Draijer
Abt. für Unfallchirurgie, Zentrum der Operativen Chirurgie I, Universität Marburg (Direktor Prof. Dr. L. Gotzen)
PD Dr. F. Baumgärtel
Klinikum Innenstadt, Chirurgische Klinik und Chirurgische Poliklinik, Ludwig-Maximilians-Universität München (Direktor Prof. Dr. L. Schweiberer)
PD Dr. E. Euler
BG-Unfallklinik Tübingen (Direktor Prof. Dr., Dr. h.c. S. Weller)
Dr. F. Maurer
Ab 1992: Abt. Unfall- und Wiederherstellungschirurgie, Allgemeines Krankenhaus Celle (Chefarzt Prof. Dr. H. J. Oestern)
Dr. W. Quirini
Abt. Unfall- und Wiederherstellungschirurgie, Freie Universität Berlin Klinikum Benjamin Franklin (Direktor Prof. Dr. R. Rahmanzadeh)
Prof. Dr. A. Meißner, Dr. M. Fell

Die epidemiologische Auswertung der Primärerfassungsdaten umfaßt alle 1722 Patienten der 3 Jahrgänge.

Nachuntersuchung. In die Nachuntersuchung eingeschlossen wurden die Patienten der Jahrgänge 1991 und 1992 (1140 Patienten). Nachuntersucht wurden alle Patienten mit Frakturen der Klassifikationsgruppen B und C (nach Tile), alle Acetabulumfrakturen, komplexe Beckenverletzungen und über eine Zufallsauswahl 25% der Verletzungen des Types A (133 Patienten). Die Nachuntersuchungsergebnisse werden somit aus einem Kollektiv von 486 Patienten (73% der vorgesehenen Nachuntersuchungen) ermittelt.

Die Nachuntersuchung umfaßte eine detaillierte klinische Untersuchung unter Einschluß eines neurologischen und urologischen Screenings, sowie die Anfertigung von Beckenübersichtsaufnahmen. Bedarfsweise wurden auch Schrägaufnahmen (Inlet- und Outlet Aufnahmen angeschlossen). Mit Hilfe eines Fragebogens, ergänzt durch ärztliche Befragung, wurde versucht, ein möglichst genaues Bild der akutellen Patientenbeschwerden, der Arbeitsfähigkeit und der sozialen Reintegration der Patienten zu bekommen.

In der vorliegenden Arbeit werden folgende Paramter der Nachuntersuchung näher betrachtet:

Schmerzen. Die beckenbezogenen Schmerzangaben der Patienten wurden unterteilt in – keine Schmerzen –, – leichte Schmerzen – (z.B. nach längerer körperlicher Belastung oder Gehstrecke), – mittlere Schmerzen – (schon nach leichter Belastung auftretend, aber keine Ruheschmerzen) und – starke Schmerzen – (Ruhe- und Nachtschmerzen).

Miktionsstörungen. Es wurden sämtliche von den Patienten angegebenen unfallbedingten Miktionsstörungen erfaßt und für die vorliegende Untersuchung in subjektiv störend und nicht störend unterteilt. Störungen nach komplexen Beckentraumen wurden mit den vorliegenden primären urogenitalen Verletzungen korreliert.

Sexualstörungen. Es wurden alle von den Patienten angegebenen unfallbedingten Sexualstörungen (erektile Dysfunktion, Schmerzen beim Geschlechtsverkehr) erfaßt und nach Geschlecht sowie subjektiv störende und nicht störende Behinderungen unterteilt.

Zur Beurteilung des „Gesamtergebnis" wurde ein „Outcome Score" entwickelt, der die Bereiche „Radiologisches Ergebnis", „Klinisches Ergebnis" und „Soziale Reintegration" umfaßte (Tabelle 1). Die Bereiche „Radiologisches Ergebnis" und „Klinisches Ergebnis" wurden zu einem „Outcome Becken" zusammengefaßt. Innerhalb der Teilbereiche wurden im Maximum 3 bzw. 4 Punkte vergeben.

I Radiologisches Resultat. Hier wurde im wesentlichen der Frage nachgegangen, ob das Ziel der chirurgischen Behandlung, d.h. die anatomische Wiederherstellung des Beckenrings realisiert wurde. Die Einschätzung erfolgte von 1 Punkt (Minimum) bis 3 Punkten (Maximum).

II Klinisches Resultat. Es wurde die Frage beantwortet, inwieweit der Patient durch die Folgen der Beckenverletzung eingeschränkt ist. Aufgrund der größeren Wertigkeit der klinischen Beschwerden wurde hier von 1 Punkt (Minimum) bis 4 Punkten (Maximum) vergeben.

Tabelle 1. „Outcomebeurteilung"

Punkte	Radiologisches Resultat (maximal 3 Punkte)
3	• Posterior anatomische Heilung • Fehlstellung vorderer Beckenring Symphyse < 5 mm und/oder • Maximale Fehlstellung Scham-/Sitzbein < 10 mm
2	• Maximale posteriore Fehlstellung 5 mm und/oder • Maximale Fehlstellung vorderer Beckenring Symphyse 6–10 mm und/oder • Maximale Fehlstellung Scham-/Sitzbein 10–15 mm
1	• Posteriore Fehlstellung > 5 mm und/oder • Fehlstellung vorderer Beckenring Symphyse > 10 mm und/oder • Maximale Fehlstellung Scham-/Sitzbein > 15 mm

Punkte	Klinisches Resultat (maximal 4 Punkte)
4	• Keine Schmerzen • Kein neurologisches Defizit • Keine urologisches Defizit • Keine funktionellen Einschränkungen
3	• Schmerzen nach intensiver Behandlung, keine Analgetika • Leichte funktionelle Einschränkungen (gelegentliches Hinken) • Leichte sensible Nervenstörungen, subjektiv nicht störend
2	• Nach Belastung immer Schmerzen, gelegentlich Analgetika • Deutliche Funktionsbehinderung (Hinken, Gehstock) • Motorische Nervenstörungen nicht behindernd und/oder ausgedehntere Sensibilitätsstörungen ohne Verlust der Schutzsensibilität • Miktionsstörungen ohne Restharnbildung und/oder erektile Dysfunktion oder andere Sexualstörungen, die subjektiv nicht behindernd empfunden werden
1	• Dauerschmerzen, Ruheschmerzen, häufig Analgetika • Dauerhafte beckenbedingte Benutzung von Gehstützen oder Rollstuhl • Behindernde motorische Nervenstörungen und/oder sensible Störungen mit Verlust der Schutzsensibilität • Miktionsstörungen mit Restharnbildung und/oder subjektiv behindernder erektilen Dysfunktion oder anderen Sexualstörungen • Blasen- oder Mastdarmkontinenz

Punkte	Soziale Reintegration (maximal 3 Punkte)
3	• Unveränderte Berufstätigkeit wie vor Unfall • Freizeit und Sportverhalten unverändert • Unveränderte soziale Situation
2	• Eingeschränkte Tätigkeit im alten Beruf • Umschulung im Gange oder abgeschlossen • Verminderter sportlicher Aktivitätsgrad • Leichte Einschränkungen in sozialen Kontakten • Gelegentliche externe Hilfe erforderlich
1	• Unfallbedingt berufsunfähig oder Behindertentätigkeit • Deutlich eingeschränkte Freizeitaktivitäten, kein Sport • Sozial deutlich eingeschränkt oder desintegriert • Häufig fremde Hilfe erforderlich

III Soziale Reintegration. Hier wurde evaluiert, inwieweit der Patient durch die Folgen des Unfalls, also der Gesamtverletzung, in seiner Lebensführung behindert ist. Neben der Beckenverletzung gehen hier auch allgemeine Verletzungsfolgen ein. Zu diesem Themenkomplex wurden hier minimal 1 Punkt, maximal wiederum 3 Punkte vergeben.

Um das Gesamtergebnis nach der Beckenverletzung einzuschätzen („Outcome Becken"), wurden die Punktwerte der Gruppen I und II addiert und die resultierende 7 Punkte-Skala wie folgt beurteilt: 7 Punkte stellte ein ausgezeichnetes Resultat dar, 6 Punkte ein gutes Resultat, 4 und 5 Punkte ein ausreichendes Resultat sowie 3 und 2 Punkte ein schlechtes Resultat.

Ergebnisse

Geschlechts- und Altersverteilung (Abb. 1)

45% der erfaßten Patienten waren Frauen, 55% Männer. Die Altersverteilung aller Patienten zeigte einen zweigipfliger Kurvenverlauf mit einer Häufung der Beckenfrakturen im Lebensabschnitt zwischen 20 und 35 Jahren sowie eine zweite Häufung um das 80. Lebensjahr. Betrachtet man die Altersverteilung nach Geschlecht aufgeschlüsselt so ist der erste Häufigkeitsgipfel der jungen Patienten sowohl für Männer als auch für Frauen darstellbar. Die männlichen Patienten zeigten um das 50. Lebensjahr einen zweiten

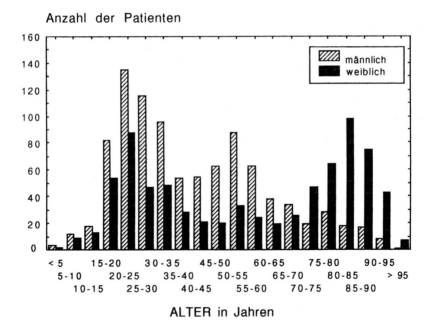

Abb. 1. Die Altersverteilung wurde nach dem Geschlecht getrennt aufgetragen. Bei den männlichen Patienten kommt es nach der initialen Häufung um das 20. Lebensjahr zu einem erneuten Anstieg um das 50. Lebensjahr. Bei den weiblichen Patienten kommt es nach einer weniger stark ausgeprägten Häufung um das 20. Lebensjahr erst ab dem 70. Lebensjahr zu einer deutlichen Zunahme der Häufigkeit der Beckenfratkur

Altersgipfel, während die Frauen einen deutlichen Altersgipfel um das 80. Lebensjahr aufweisen, der den Großteil der Beckenfrakturen im Alter umfaßte.

Kindliche Beckenfrakturen waren insgesamt selten, nur 57 aller Beckenfrakturen (3,3%) betrafen Kinder bis zum 14. Lebensjahr. Grenzt man diese Patientengruppe weiter bis zum vollendeten 12. Lebensjahr ein, erlitten sogar nur 42 Kinder (2,4%) eine Beckenfraktur.

Frakturklassifikation

Zur Frakturklassifikation der Beckenringverletzung wurde die AO-Klassifikation von 1991 zugrundegelegt (modifizierte Tile-Klassifikation in [3]). Die Frakturen wurden zunächst in die Typen A, B und C unterteilt. Ihnen werden isolierte Acetabulumfrakturen gegenübergestellt. Die Gruppe 'Komplextrauma' umfaßt fast alle genannten Frakturtypen zusammen, wenn die Definition des Komplextraumas mit begleitenden beckennahem Weichteil- oder Organschaden erfüllt war [2]. Die Verteilung in den einzelnen Gruppen ist in der Tabelle 2 wiedergegeben.

Begleitverletzungen

Eine instabile Beckenringverletzung ist in der Regel als Ausdruck einer schweren, allgemeinen Verletzung zu werten. In der vorliegenden Untersuchung lag zwar bei 1185 Patienten (68,8%) lediglich eine isolierte Beckenverletzung vor, die weitere Analyse zeigte allerdings, daß es sich in 61,4% um Frakturen des Typs A, in 17,3% um Frakturen des Typs B und nur in 12,4% um Frakturen des Typs C handelte.

Der durchschnittliche Hannover Polytrauma Score (PTS) [9] aller Patienten lag bei $21,1 \pm 13,4$ Punkten (Minimum 3 Punkte, Maximum 92 Punkte). Auch zwischen den Beckenverletzungen des Typs A, B, C und der Komplextraumen zeigte sich eine deutliche Zunahme der Gesamtverletzungsschwere.

In Abb. 2 sind zusätzlich verletzte Körperregionen und die Kombination von Verletzungsregionen dargestellt. Besonders häufig sind Kombinationen mit Schädel-Hirn-Verletzungen, den Extremitätenverletzungen und Traumen des Körperstamms.

Tabelle 2. Klassifikation der Beckenverletzung

Verletzungstyp	Anzahl	Prozent	nur Beckenring
Typ A	764	44,4	63,6 %
Typ B	252	14,6	21,0%
Typ C	186	10,8	15,5%
Acetabulum isoliert	360	20,9	
Komplextrauma	160	9,3	
Summe	1722	100%	
alle Acetabulumfrakturen	537	31,2	

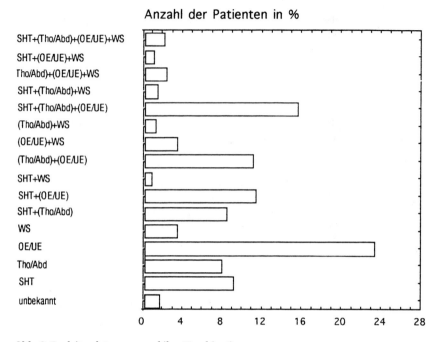

Abb. 2. Begleitverletzungen und ihre Kombinationen

Therapie der Beckenverletzung

Im Gesamtkollektiv der Patienten wurden bei insgesamt 516 Patienten Osteosynthesen durchgeführt. Rechnet man 199 Osteosynthesen ab, die zur Stabilisierung isolierter Acetabulumfrakturen durchgeführt wurden, verbleiben 317 Osteosynthesen am Beckenring. Ihre Verteilung innerhalb der Klassifikationsgruppen ist in Tabelle 3 dargestellt. Auch nach Verletzungen des Typs C wurden lediglich 54,3% der Patienten operativ stabilisiert.

Zur Untersuchung des Osteosynthesetechnik wurden die einzelnen Verfahren innerhalb der Klassifikationsgruppen in rein anteriore Stabilisierungsverfahren, rein poste-

Tabelle 3. Rate der operativen Stabilisierungen bei Beckenring- und Acetabulumfrakturen

	gesamt	OP	
		n =	% =
Typ A	764	30	3,9
Typ B	252	94	37,3
Typ C	186	101	54,3
Komplextraumen	160	92	57,5
ACi	516	199	38,6

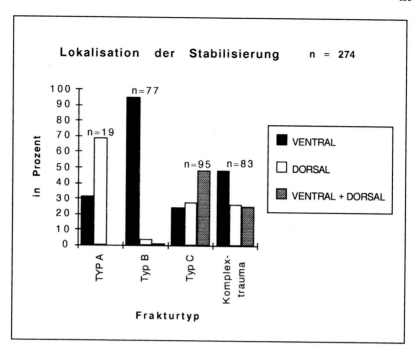

Abb. 3. Osteosynthesekombinationen nach Klassifikation. Die durchgeführten operativen Stabilisierungen am Beckenring wurden nach der Lokalisation am Becken zusammengefaßt. Die Stabilisierungen wurden als rein ventrale Osteosynthese, rein dorsale oder kombinierte dorsale und ventrale Stabilisierungen bezeichnet

riore Verfahren oder kombinierte anteriore und posteriore Stabilisierungen unterteilt (Abb. 3).

Letalität

Die Gesamtletalität betrug 7,9%, wobei erwartungsgemäß eine deutliche Abhängigkeit vom Verletzungstyp besteht (Abb. 4). Es ist eine deutliche Zunahme der Letalität zwischen den Beckenringfrakturen vom Typ A mit 3,3% zu den Verletzungen des Typs B mit 12,7% und den Verletzungen des Typs C mit 15,6% zu verzeichnen.

Signifikant war der Unterschied zwischen Patienten ohne Komplextrauma (7,2%), und nach Komplextraumen (21,3%). Bei den Verletzungen ohne Komplextrauma war die Letalität nach A-Verletzungen signifikant niedriger als nach B- und C-Verletzungen. Eine im wesentlichen beckenbedingte Todesursache wurde allerdings bei insgesamt nur 0,9% der Patienten angegeben.

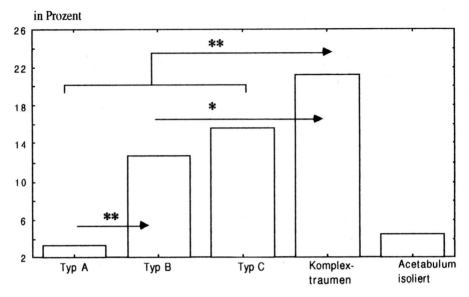

Abb. 4. Letalität in Abhängigkeit zur Klassifikation. Komplexe Beckentraumen haben eine signifikante höhere Letalität, als die Gesamtheit der Beckenfrakturen ohne pelvine Weichteilschäden (Chi^2 Test: ** $\approx$ P < 0,01, * $\approx$ P > 0,05)

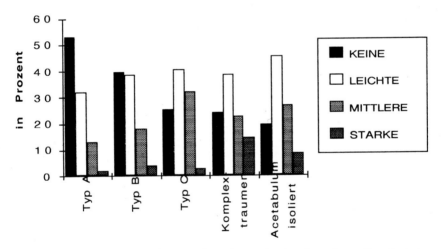

Abb. 5. Schmerzen bei der Nachuntersuchung (n = 486). Die Schmerzbeurteilung im Rahmen der Nachuntersuchung wurden wie folgt zusammengefaßt: keine Schmerzen, leichte Schmerzen entsprechend Schmerzen nach längerer Belastung oder Gehstrecke, mittlere Schmerzen entsprechend Schmerzen schon nach kurzer Gehstrecke und jeglicher körperlicher Belastung und starke Schmerzen als Ruhe- oder Nachtschmerz

Nachuntersuchung

Schmerzen (Abb. 5)

In keiner Gruppe waren alle Patienten schmerzfrei, selbst bei den bisher weitgehend bagatellisierten Verletzungen des Typs A gaben nur 55% der Patienten keinerlei Schmerzen im Beckenbereich an! Erwartungsgemäß lag diese Rate bei den Verletzungen vom Typ B mit 41% und nach Verletzungen des Typs C mit 27% noch niedriger. Nur 17% der Patienten nach isolierter Acetabulumfrakturen wurden als „schmerzfrei" beurteilt.

Das Merkmal „starke Schmerzen" zeigte deutliche Unterschiede zwischen „Beckenringfrakturen", „Komplextrauma" und isolierten Acetabulumfrakturen. Die Rate der starken Schmerzen lag nach den Beckenringverletzungen zwischen 0% (A) und 4% (B), nach Komplextrauma bei 13% und nach isolierten Acetabulumfrakturen bei 10%.

Urologische Störungen (Miktionsstörungen)

Miktionsstörungen wurden in der Nachuntersuchung von 7,6% aller Patienten angegeben (5,4% Männer). Das durchschnittliche Alter dieser Patienen lag bei 44,5 Jahren. Der höchste Anteil an Miktionsstörungen wurde mit 20,1% nach Komplextraumen beobachtet.

Schlüsselt man diese Störungen nach Komplextraumen weiter auf, so wurden diese von den insgesamt 13 Patienten in 11 Fällen als subjektiv nicht störend und zweimal als störend angesehen. Die subjektiv nicht störenden Veränderungen traten in keinem Fall nach A-Verletzungen, in 3 Fällen nach B-Verletzungen, in 8 Fällen nach C Verletzungen auf. Subjektiv störende Miktionsbeschwerden traten in 2 Fällen und hier lediglich nach C-Verletzungen auf.

Werden diese 13 Fälle zu den primären urogenitalen Verletzungen korreliert, so traten die subjektiv nicht störenden Defizite in 6 Fällen nach kombinierten Blasen-Urethraverletzungen auf, in je einem Fall nach Blasen- oder Urethraverletzung. Ebenfalls in je einem Fall lagen Verletzungen der pelvinen Gefäße, der perianalen Weichteile oder des pelvinen Weichteilmantels vor. Die beiden subjektiv störenden Läsionen traten in einem Fall nach kombinierter Blasen-Urethraverletzung und in einem anderen Fall nach einseitiger Schädigung des Plexus lumosakralis auf.

Sexualstörungen

Unfallbedingte sexuelle Störungen („erektile Dysfunktion", „Schmerzen beim Geschlechtsverkehr") wurden von 35 der 302 Männern (11,6%) und 4 der 186 Frauen (2,2%) angegeben.

Aufgeschlüsselt nach der Klassifikation lage der Anteil der erektilen Dysfunktionen der Männer nach Frakturen des Typs A bei 11,4% (n = 5, alle subjektiv nicht störend), des Typs B bei 8,1% (n = 5, in einem Fall subjektiv störend), des Typs C bei 20,5% (n = 8, in einem Fall subjektiv störend) und nach komplexen Beckentraumen bei 30% (n = 12, in 5 Fällen subjektiv störend). Aber auch nach isolierten Acetabulumfrakturen geben immer noch 4,5% der Patienten (n = 5, in keinem Fall subjektiv störend) unfallbedingte Erektionsstörungen an.

Die Sexualstörungen der Frauen wurden in allen 4 Fällen als subjektiv nicht störend bezeichnet und traten einmal nach A-Verletzung, 2mal nach B Verletzungen und einmal nach komplexem Beckentrauma auf. Nur im letzten Fall war ein primäre vaginale Verletzung mit Dammriß vorausgegangen.

„Outcomebeurteilung"

Klinisches Gesamtergebnis

Die zusammenfassende Beurteilung des klinischen Gesamtergebnisses zeigte deutliche Unterschiede in den einzelnen Klassifikationsgruppen. Während ein sehr gutes Ergebnis nach 43,4% der A-Verletzungen erreicht wurde, lag die Rate nach Komplextraumen lediglich bei 12,3%. Umgekehrt verhält sich die Verteilung der schlechten Ergebnisse: 36,8% der Patienten nach Komplextrauma wurden als schlecht beurteilt, erstaunlicherweise aber auch 8,1% nach Verletzungen des Typs A (Abb. 6).

Radiologisches Gesamtergebnis

Bei der Beurteilung des radiologischen Gesamtergebnisses ist zu berücksichtigen, daß bei 67 Patienten bei Beschwerdefreiheit auf eine Röntgenkontrolle verzichtet wurde oder auf Wunsch des Patienten verzichtet werden mußte. Bei 61,2% dieser Fälle handelte es sich um Verletzungen des Typs A. Die für diese Klassifikationsgruppe analysierten 66 primären und Kontrollröntgenaufnahmen zeigten, daß das radiologische Ergebnis in allen Fällen primär als anatomisch beurteilt wurde.

Nach Verletzungen des Typs B wurden in 90,8%, nach Verletzungen des Typs C immerhin noch in 74,6% eine Ausheilung des Beckenrings in anatomischer Stellung erreicht. Die Rate der radiologisch „schlechten Ergebnissen" lag nach C-Verletzungen bei 17,9% nach B-Verletzungen bei 2% (Abb. 7).

„Outcome Becken"

Um das „Gesamtergebnis" der Beckenverletzung einzuschätzen, wurden das radiologische und das klinische Ergebnis zu dem „Outcome" Becken zusammengefaßt. Es zeigen

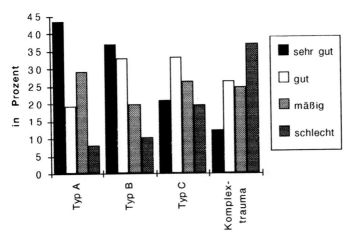

Abb. 6. Beurteilung des „Klinischen Outcome"

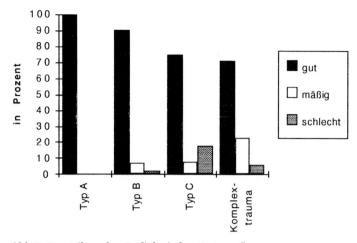

Abb. 7. Beurteilung des „Radiologischen Outcome"

sich hier deutliche Unterschiede zwischen den einzelnen Klassifikationsgruppen. Während die Rate der sehr guten Ergebnisse nach Verletzungen des Typs A bei 42,4% ausmacht, liegt sie nach Komplextrauma nur bei 9,6%. Schlechte Bewertungen wurden nach Verletzungen des Typs A nicht und nach Typ B nur in einem Fall beobachtet. Diese Rate lag nach den Typ C-Verletzungen bei 14,9%, nach Komplextraumen bei 15,5% (Abb. 8).

Restitutio ("soziale Reintegration")
Im Vergleich zum klinischen und radiologischen Ergebnis lagen hier die unfallbedingten Einschränkungen deutlich höher (Abb. 9). Eine nach dem Unfall unveränderte Lebensführung gaben lediglich 45,8% der Patienten nach A-Verletzungen, 48,6% nach B-Verletzungen, 23% nach C-Verletzungen und 21% nach Komplextraumen an. Erhebliche Einschränkungen wurden von 51,7% der Patienten nach Komplextraumen, 46,5% nach Typ C-Verletzungen und erstaunlicherweise 32,3% nach Typ A-Verletzungen angegeben. Nach den Verletzungen des Typs B lag diese Rate bei 29,5%.

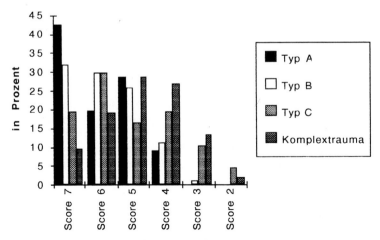

Abb. 8. Beurteilung des „Beckenoutcomes"

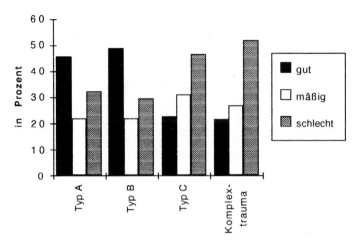

Abb. 9. Beurteilung der „Sozialen Reintegration"

Diskussion

Die Analyse der vorgelegten Serie ergibt einige interessante Aspekte bei der Beurteilung von Beckenfratkuren. Als konsekutive Serie neuesten Datums spiegelt sich in den Ergebnissen der aktuelle Stand der Behandlung von Beckenfrakturen in traumatologischen Schwerpunktkliniken in Deutschland wieder. Mit der hohen Rate von Begleitverletzungen bestätigt sich erneut, daß die instabile Beckenverletzung als „Indikator" für die schwere Allgemeinverletzung gelten kann.

Die angegebene Gesamtletalität von 7,8% ist im Vergleich zu vorangegangenen Längsschnittuntersuchungen (18,1%) gesunken [10]. Sie hängt weiterhin im wesentlichen von der Schwere der Allgemeinverletzung ab. Innerhalb der Beckenverletzungen haben komplexe Beckentraumen eine signifikant erhöhte Letalität im Vergleich zu den Beckenfrakturen ohne begleitenden Weichteilschaden. Mit einer Letalität von 21% konnte die Überlebensrate aber im Vergleich zu älteren Untersuchungen um 10% verbessert werden [10].

Die Rate der operativen Stabilisierungen beträgt auch in diesem, in „spezialisierten" Zentren behandelten Patientengut maximal 54% (C-Frakturen). Allerdings zeigt die Analyse des radiologischen Ergebniss gerade bei den problematischen Verletzungen des Typs C eine mit 80% im Vergleich zu anderen Studien sehr hohe Rate von anatomischen oder nahezu anatomischen Ausheilungen (Abb. 10). Das bedeutet, daß die Indikationsstellung zur operativen oder konservativen Therapie größtenteils „korrekt" war und auch die Problematik der Osteosynthesetechnik in den Hintergrund tritt. Trotz dieses im Vergleich ausgezeichneten radiologischen Ergebnisses, ist nach C-Verletzungen die Rate von nur 60% klinisch guten und sehr guten Ergebnissen insgesamt noch unbefriedigend. Es muß davon ausgegangen werden, daß eine ganze Reihe von zusätzlichen prognostischen Faktoren bestehen, die ein schlechtes klinisches Ergebnis bedingen können. Diese Analyse dieses Problembereiches ist noch nicht komplett abgeschlossen, es ist allerdings jetzt schon zu erkennen, daß den Parametern „Komplextrauma", „C-Verletzung", „SI-Beteiligung" und „Sakrumfraktur" eine wichtige Bedeutung zukommt.

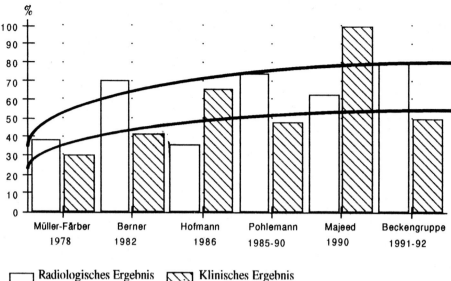

Abb. 10. Derzeitiger „Stand der Beckenchirurgie". Berücksichtigt wurden nur Studien mit radiologischen und klinischen Ausheilungsergebnissen nach Verletzungen des Typs C. Zur besseren Vergleichbarkeit mit vorangegangenen Arbeiten wurde eine radiologische Fehlstellung bis maximal 10 mm, entsprechend älterer Definitionen, noch dem „guten" radiologischen Ergebnis zugeordnet

Die zukünftigen Untersuchungen müssen zeigen, welche Parameter trotz anatomischer Ausheilung bestimmend für ein schlechtes Resultat sind, und ob diese Veränderungen zur Zeit überhaupt therapeutisch beeinflußbar sind.

Literatur

1. Berner W, H.-J. Oestern, Sorge J (1982) Ligamentäre Beckenringverletzungen: Behandlung und Spätergebnisse. Unfallheilkunde 85:377
2. Bosch U, Pohlemann T, Haas N, Tscherne H (1992) Klassifikation und Management des komplexen Beckentraumas. Unfallchirurg 95:189
3. Hofmann G, Bredow J (1986) Spätergebnisse der Beckenringverletzungen – Behandlung mit dem Fixateur externe. Hefte Unfallheilk 181:612
4. Majeed SA (1990) External fixation of the injured pelvis – the function outcome. J Bone Joint Surg Br 72:612
5. Mucha P, Farnell M (1984) Analysis of pelvic fracture management. J Trauma 24:379
6. Müller M, Allgöwer M, Schneider R, Willenegger H (1991) Manual of internal fixation. Chapter 9: Pelvis. 3rd Edition
7. Müller-Färber J, Müller K (1978) Stabile und instabile Beckenfrakturen. Arch Orthop Traumat Surg 93:29
8. O'Malley KF, Ross SE (1990) Pulmonary embolism in major trauma patients. J Trauma 30:748
9. Oestern H, Tscherne H, Nerlich M (1985) Klassifizierung der Verletzungsschwere. Unfallchirurg 88:465
10. Pohlemann T, Gänsslen A, Kiessling B, Bosch U, Haas N, Tscherne H (1992) Indikationsstellung und Osteosynthesetechniken am Beckenring. Unfallchirurg 95:197

Scoring Systeme

H. J. Oestern

Unfallchirurgsiche Klinik, Allgemeines Krankenhaus, Siemensplatz 4, D-29223 Celle

Primäres Ziel der im Januar 1992 gegründeten Arbeitsgemeinschaft war es, ein bundesweit abgestimmtes Konzept für eine deutliche Dokumentation von Schwerverletzten von der Präklinik bis zur Entlassung zur erarbeiten. Hierdurch sollten die Voraussetzungen für Qualitätskontrolle und -sicherung geschaffen und damit ein Beitrag zur Verbesserung der Versorgung Schwerverletzter geleistet werden.

Im weiteren bedeutete dies die Auswahl relevanter Daten, die Erarbeitung einer geeigneten Form der Dokumentation und prospektive Erfassung einer ausreichenden Zahl von Patienten.

Um den Vergleich von Ergebnissen verschiedener Institutionen und damit eine Qualitätskontrolle zu ermöglichen, mußte ein geeignetes Scoresystem ausgewählt werden. Hierfür sollten auf Basis der gesammelten Daten die geläufigsten Scores kritisch überprüft und - bei unbefriedigtem Ergebnis - auch neue Systeme entwickelt werden.

Während einer einjährigen Vorbereitungsperiode wurden die relevant erscheinenden Parameter ausgewählt, ein vierteiliger Dokumentationsbogen erarbeitet und die Voraussetzungen für die Datenverarbeitung geschaffen.

1993 konnte an den fünf Kernkliniken (Ludwig-Maximilian-Universität München, II. Chirurgischer Lehrstuhl der Universität Köln, Medizinische Hochschule Hannover, Universitätsklinikum Essen und Allgemeines Krankenhaus Celle) mit der Datensammlung in einem zentralen Traumaregister nach dem Vorbild der amerikanischen Major Trauma Outcome Study (MTOS) begonnen werden.

Die erfaßten Daten werden regelmäßig analysiert und die Ergebnisse auf den Treffen der Arbeitsgemeinschaft diskutiert. Grundsätzlich stehen die Daten den beteiligten Kliniken zur Verfügung.

Methode

Im Traumaregister soll jeder Patient erfaßt werden, der lebend über den Schockraum einer Klinik aufgenommen wird.

Dokumentiert werden Zustand und Versorgung eines Schwerverletzten prospektiv zu vier definierten Zeitpunkten (A: Präklinik, B: Klinikaufnahme, C: Aufnahme Intensivstation, D: Entlassung). Neben dem zeitlichen Ablauf und dem Unfallmechanismus werden antomische, physiologische und biochemische Parameter, diagnostische und therapeutische Schritte sowie Komplikationen festgehalten.

Aus den erfaßten Daten lassen sich die meisten international verbreiteten Scores (u.a. Revised Trauma Score, Abbreviated Injury Score, Injury Severity Score, TRISS, APACHE II) berechnen.

Die zentrale Ausweitung der anonymen Dokumentationsbögen sowie Pflege und Verwaltung der Datenbank erfolgt durch die Biochemische und Experimentelle Abteilung am II. Chirurgischen Lehrstuhl der Universität zu Köln.

Ergebnisse

Patientengut

Von August 1993 bis Juli 1995 wurden insgesamt 566 Patienten aus 9 Kliniken erfaßt, davon 530 Patienten aus den primär an der Studie beteiligten Institutionen. 51% der Patienten wurden primär versorgt, 49% sekundär aus anderen Kliniken verlegt.

Mit einem Durchschnittsalter von 38,4 Jahren und einem Überwiegen des männlichen Geschlechts mit 70% findet sich eine für Unfallverletzte typische Zusammensetzung.

Hinsichtlich des Unfallmechanismus fanden sich 91% stumpfe und 9% penetrierende Traumen, Angaben zur Unfallart finden sich in Tabelle 1.

Patientenstatus am Unfallort

Am Unfallort waren 23% der Patienten bewußtlos, 22% bewußtseinsgestört. Der Mittelwert der Glasgow Coma Scale lag bei 11,3. Massive Ventilationsstörungen wiesen 21% der Verletzten auf. Im Schock befanden sich 8% der Patienten, ein Kreislaufstillstand lag bei 4% vor. Der mittlere Revised Trauma Score betrug 6,4.

Therapie

Die Therapiemaßnahmen am Unfallort und in der Notaufnahme sind in Tabelle 2 zusammengefaßt.

Qualität der präklinischen Versorgung

In jeweils 80% der Fälle lag die Notarzteintreffzeit unter 10 Minuten und die Behandlungszeit vor Ort unter 30 Minuten. 50% der Patienten konnten in weniger als 15 Minuten in die Klinik transportiert werden.

Tabelle 1. Unfallart bei 566 Schwerverletzten (Traumaregister der DGU)

Verkehrsunfälle	47%
davon	
PKW / LKW	58%
Zweirad	26%
Fußgänger	16%
Sturz > 3 m	10%
Suizid	5%
Sonstige	38%

Tabelle 2. Therapie am Unfallort und in der Notaufnahme bei 556 Schwerstverletzten

	Unfallort	Notaufnahme
Volumen über 500 ml	55%	
Transfusion		36%
Analgosedierung	52%	79%
Intubation	42%	59%
Thoraxdrainage	8%	24%
Katecholamine	5%	21%
Reanimation	4%	5%

Bildgebende Diagnostik bei Klinikaufnahme

79% der Patienten wurden sonographiert, 40% erhielten eine craniale Computertomographie. Ein CT anderer Körperregionen erfolgte in 19% der Fälle, eine Angiographie in 4%. Bei 7% der Patienten mußte die Diagnostik vorzeitig beendet werden, da ein Notfalleingriff erforderlich war.

Verletzungsmuster und Verletzungsschwere

Ernsthafte Verletzungen (AIS > 2) fanden sich am häufigsten (42%) in der Thoraxregion, 39% der Patienten wiesen Extremitätenverletzungen auf. Es folgten die Schädelverletzungen mit 32% und das Bauchtrauma mit 15%. Hinsichtlich der Gesamtverletzungsschwere wurde für das untersuchte Patientengut ein mittlerer ISS von 19,2 errechnet.

Behandlungsdauer und Komplikationen

Die Verweildauer in der Klinik betrug maximal 276 Tage, im Durchschnitt 28 Tage. Davon verbrachten die Patienten im Mittel 12 (max. 203) Tage auf der Intensivstation und blieben durchschnittlich 10 (maximal 85) Tage intubiert. An Komplikationen war mit 31% am häufigsten ein Lungenversagen zu verzeichnen, es folgte die Sepsis mit 15%. Ein Versagen der Leber trat bei 10%, ein Nierenversagen bei 5% der Patienten auf.
Die Gesamtletalität lag bei 20%.

Diskussion

Es wäre verfrüht, aus den vorgelegten Ergebnissen weitergehende Schlußfolgerungen zu ziehen. Die wegen der hohen Versorgungsstufe der teilnehmenden Kliniken sehr große Gruppe sekundär verlegter Patienten wird, sobald der Umfang des Traumaregisters dies zuläßt, einer gesonderten Analyse unterzogen.

Insbesondere bei der präklinischen Versorgung lassen sich jedoch einige interessante Tendenzen erkennen. So wurde die Empfehlung, schädelhirnverletzte Patienten mit einer Glasgow Coma Scale < 9 zu intubieren, zu 90% befolgt. Hingegen ist eine gewisse Zurückhaltung im Legen der Thoraxdrainage am Unfallort und in der präklinischen Gabe von Katecholaminen zu verzeichnen. Die Zahlen zur bildgebenden Diagnostik zeigen eindeutig, daß sich Sonographie als Standardverfahren bei Schwerzverletzten etabliert hat.

Auch wenn bisher nur ein kleiner Teil der gesammelten Daten ausgewertet wurde, zeigt sich bereits, welche Möglichkeiten der Unfallforschung durch ein zentrales Traumaregister eröffnet werden.

Perspektiven

Angesichts der erfreulichen Tatsache, daß immer mehr Kliniken zur aktiven Teilnahme bereits sind, wird der Umfang des Traumaregisters im Laufe des Jahres 1996 auf über 1000 Patienten zunehmen.

Analog zur MTOS erfolgt dann ein Vergleich der Ergebnisse der einzelnen Institutionen mit dem Gesamtkollektiv. Ebenfalls verspricht ein Ergebnisvergleich zwischen Traumaregister und MTOS interessant zu werden.

Grundsätzlich, insbesondere aber bei signifikanten Abweichungen von der Norm, soll sich im Sinne einer Ursachenforschung eine detaillierte Analyse der unerwarteten Todesfälle anschließen. So wird es möglich, Mängel der Strukturqualität (personelle und materielle Resourcen) und der Prozeßqualität (Behandlungsabläufe) zu erkennen und zu beseitigen.

Über das Kernthema hinaus erlaubt ein zentrales Traumaregister die Bearbeitung von Fragestellungen, die am Patientengut einer einzelnen Klinik in einem überschaubaren Zeitraum nicht zu beantworten sind. Sie beinhaltet auch die Möglichkeit, objektiv die Kosten für ein Polytrauma zu erfassen.

Arthroskopie der DGU

P. Lobenhoffer und M. Schulze

Unfallchirurgische Klinik, Medizinische Hochschule Hannover, Konstanty-Gutschow-Straße 8, D-30623 Hannover

Die AG Arthroskopie begann 1995 mit einer prospektiven multizentrischen Studie zum offenen versus dem arthroskopischen vorderen Kreuzbandersatz. Beteiligt an Planung und Durchführung der Studie sind Prof. Hertel, Berlin, Prof. Lobenhoffer, Hannover, Dr. Pässler, Heidelberg, Prof. Tiling, Köln, Dr. Hoffmann, Rosenheim (als Gast). Bislang hat sich für den vorderen Kreuzbandersatz noch keine Operationstechnik endgültig etablieren können. Angesichts der hohen Zahl derartiger Eingriffe wäre es wünschenswert, klarere Vorstellungen zu entwickeln, wohin sich zukünftig diese Chirurgie bewegen wird. Zielkriterien der Studie sind daher die Erfassung der eingesetzten Ressourcen, des Zeitbedarfs, der intraoperativen Präzision, der Komplikationsrate und der Ergebnisse (Prozeß- und Ergebnisqualität). Dies soll künftig Aussagen erlauben, welche Methoden für die Unfallchirurgie die größte Sicherheit und das beste Kosten/Nutzen-Verhältnis bietet. Es wird ein Operationsverfahren (Ersatz des vorderen Kreuzbandes) untersucht.

Tabelle 1. Zielkriterien

Kriterium	Dokumentationsmittel
Intraoperative Präzision	Rö.-Vermessung der Bohrkanäle
perioperative Probleme der Techniken	Fragebogen
OP-Dauer und Kosten	Fragebogen
postoperative Behandlung mit Komplikationen	Fragebogen
Rehabilitation mit Aufwand und Dauer	Fragebogen
Stabilität mit instrumenteller Testung	KT-1000, IKDC
Subjektive Einschätzung	VAS, IKDC
Körperl. Aktivitätsniveau	IKDC
Bewegungsumfang	IKDC
Kniefunktion	one-leg-hop
Röntgenbefund	IKDC
Gesamtscores	IKDC

Variable sind die Transplantatwahl (freies Patellarsehnendrittel, Semitendinosussehne) und die Operationstechnik (offen versus vollarthroskopisch). Die Studie soll zusätzlich die Frage beantworten, ob der vollarthroskopische Ersatz des vorderen Kreuzbandes tatsächlich eine Verbesserung darstellt. Sofern langfristig die Mehrzahl der Kliniken auf dieses Verfahren umstellt, ergibt sich ein enormer Investitionsbedarf sowie eine erhebliche Lernkurve für die Operateure.

Das Studiendesign ist prospektiv multizentrisch mit Vergleichsgruppen. Die Studie ist offen mit definierten Einschlußkriterien mit einer Nachbeobachtungszeit von 2 Jahren und einer Nachuntersuchungsrate von über 85%. Einschlußkriterien sind die isolierte Ruptur des vorderen Kreuzbandes (d.h. ohne mediale Aufklappbarkeit oder massive Schmerzen medial, ohne Meniskusruptur mit Refixation), wobei frische und chronische Läsionen erfaßt werden. Die Operation muß durch den Studienteilnehmer oder unter seiner Assistenz erfolgen. Dokumentiert werden nur Fälle mit vollständiger Erfassung aller Daten.

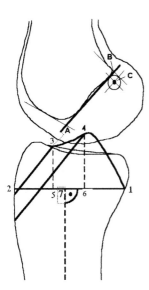

Abb. 1. Röntgenvermessungsschema für vordere Kreuzbandplastiken. Die Röntgenaufnahme muß in voller Streckung und exakt seitlicher Projektion erfolgen. Das Verhältnis B–C zu A–B gibt den relativen Abstand des femoralen Bohrkanalzentrums zur Hinterkante der Interkondylärgrube an. Das Verhältnis 2–7 zu 2–1 gibt die relative Lage des tibialen Bohrkanals in der Sagitalebene an

Tabelle 2. Operationsverfahren

Verfahren	Patientenzahl
offener VKB-Ersatz, Patellarsehne, keine laterale Inzision, schraubenlose Fixation	20
offener VKB-Ersatz, Patellarsehne, keine laterale Inzision, tibiale Fixation mit Spickdraht	22
offener VKB-Ersatz, Patellarsehne, laterale Inzision, Zweikanaltechnik	14
arthroskopischer transtibialer VKB-Ersatz, Patellarsehne, keine laterale Inzision	11
arthroskopischer transtibialer VKB-Ersatz, Patellarsehne, keine laterale Inzision	18
arthroskopischer VKB-Ersatz mit Semitendinosussehne, gebündelt, keine laterale Inzision	19

Zur Ergebnisbeurteilung wird der IKDC-Bogen verwendet, der neben objektiven Kriterien einschließlich Arthrometrie auch die Aktivität und Zufriedenheit des Patienten mißt. Zusätzlich wird ein subjektiver Evaluationsbogen im Visual-Analog-Verfahren eingesetzt. Ein neu entwickeltes Röntgenvermessungsschema dient der Beurteilung der Qualität der Transplantatplazierung und ein Fragebogen erfaßt Zeitbedarf, Ressourcenverbrauch und postoperativen Verlauf (Tabelle 1 und Abb. 1).

Ergebnisse

Bisher wurden 104 Patienten aus 5 Kliniken erfaßt, wobei aus einer Institution Patienten mit offenem und vollarthroskopischem Ersatz in die Studie eingehen (Tabelle 2).

Präoperative Daten

Es handelt sich um das für diese Verletzung typische Kollektiv: das mittlere Alter betrug 31 Jahre in 86% waren Sportunfälle, die Ursache der VKB-Ruptur, 63% der Patienten waren männlich, in 67% lagen chronische vordere Knieinstabilitäten vor. Die präoperative Translation (MMD), gemessen mit dem KT-1000-Arthrometer betrug 7,4 mm, der

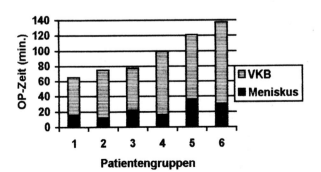

Abb. 2. Operationszeiten

Visual-Analog-Wert bei den chronischen Instabilitäten im Mittel 65%, alle Patienten wurden im IKDC-Score mit D eingestuft.

Operationsdaten

Die mittleren Operationszeiten der einzelnen Patientengruppen lagen zwischen 65 und 157 Minuten, wobei anteilig 16 bis 31 Minuten für Meniskus- und Knorpeleingriffe entfielen. Der Anteil operierter Meniskusläsionen lag je nach dem Verhältnis akuter zu chronischer Verletzungen zwischen 28 und 90% (Abb. 2, 3). Alle Patienten wurden in Blutsperre mit Drucken von 250 bis 600 mmHg. operiert, die Dauer betrug 50 bis 114 Minuten. Als Implantate wurden Interferenzschrauben, Endobuttons und Spickdrähte verwendet. 20 Patienten erhielten keine Implantate. Der stationäre Aufenthalt lag zwischen 7 und 12 Tagen (Abb. 4). Es wurden perioperativ 3 Komplikationen beobachten, eine Infektion, die nach arthroskopischer Revision ausheilte, ein revisionspflichtiges Hämatom und ein intraoperativer Instrumentenbruch. Diese Komplikationen traten in den Patientengruppen mit arthroskopischer Operationstechnik auf.

Vermessung der Bohrkanäle

Mit dem dargestellten Vermessungsschema wurden die postoperativen seitlichen Röntgenbilder vermessen. Das Zentrum der tibialen Bohrkanäle lag zwischen 43 und 54% von der Vorderkante des Tibiakopfes nach dorsal versetzt. Der relative Abstand des Zentrums der femoralen Kanäle von der Hinterkante wies dagegen eine erhebliche Streuung auf, wobei die Mittelwerte der einzelnen Gruppen zwischen 6 und 26% betrug. Die endoskopischen Verfahren mit Patellarsehne plazierten dabei die Kanäle ventraler als die übrigen Methoden (Abb. 5 und 6).

Atypische Bohrkanalpositionen

Aus anatomischen Erwägungen definierten wir eine femorale Bohrkanalposition von mehr als 30% vor der Hinterkante und eine tibiale Position mit weniger als 30% Abstand von der Vorderkante als pathologisch. Unter diesen Kriterien wiesen 8 Patienten abweichende Positionen der Femurkanäle und 2 Fälle Abweichungen der Tibiakanäle auf. Alle Femurkanäle wichen nach ventral ab, ebenso alle Tibiakanäle. Die Abweichungen der Tibiakanäle waren auf arthroskopische und offene Verfahren verteilt, atypische Femurkanäle fanden sich sämtlich in der Gruppe der endoskopisch operierten Patienten.

Perspektiven für 1996

Die Datenerfassung wird in 1996 die Auswertung der Daten der Rehabilitation erlauben. Zusätzlich können die klinischen 1-Jahresergebnisse ausgewertet werden. Unterschiede der Operationsverfahren hinsichtlich Stabilität und Funktion sollten sich dann aufzeigen lassen. Die Stabilitätsergebnisse können mit den Röntgenvermessungen korreliert werden, um die Standards für die Plazierung der Bohrkanäle zu etablieren.

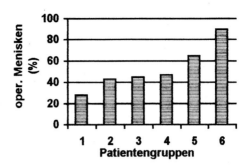

Abb. 3. Anteil operierter Meniskusläsionen

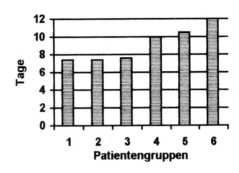

Abb. 4. Dauer des stationären Aufenthalts

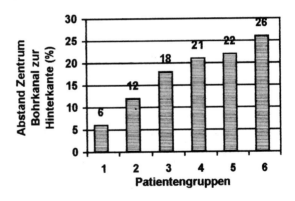

Abb. 5. Relative Position des Femurkanals

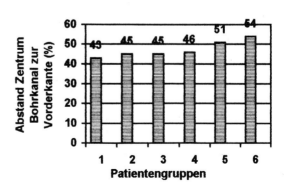

Abb. 6. Relative Position des Tibiakanals

Literatur

1. Bernard M, Hertel P, Lais E, Gomez F (1990) Die Rekonstruktion des proximalen vorderen Kreuzbandansatzes. Untersuchungen zur Genauigkeit einer nichtinstrumentierten Methode. Unfallchirurg 93(12):565–569
2. Flandry F, Hunt JP, Terry GC, Hughston JC (1991) Analysis of subjective knee complaints using visual analog scales. Am J Sports Med 19(2):112–118
3. Höher J, Münster A, Eypasch E, Klein J, Tiling Th (1995) Ein neuer Patientenfragebogen mit visueller Analogskala zur quantitativen Erfassung subjektiver Kniebeschwerden. Arthroskopie 8(1):25–31
4. Stäubli H-U, Rauschning W (1994) Tibial attachment area of the anterior cruciate ligament in the extended knee position. Knee Surg, Sports Traumatol, Arthroscopy 2(3):138–146

EDV und Qualitätskontrolle

J. Grüber

Abteilung für Unfallchirurgie, Wolsteinkamp 60, D-22607 Hamburg

(Manuskript nicht eingegangen)

Notfall- und Intensivmedizin

J. Sturm

Unfallchirurgische Abteilung, Kreiskrankenhaus, Röntgenstraße 18, D-32756 Detmold

Die Arbeitsgemeinschaft hat das Ziel, die Beteiligung der Unfallchirurgie an der Notfallmedizin mindestens zu halten, wenn nicht auszudehnen, mit folgenden Maßnahmen verfolgt.

Als Grundlage entsprechender Aktionen sollte nach Beschluß der Arbeitsgemeinschaft eine Umfrage durchgeführt werden.

Diese Umfrage bei sämtlichen zur Weiterbildung für Unfallchirurgie befugten Ärzte hat ergeben, daß erfreulicherweise in 57,3% Unfallchirurgen die verantwortlichen Leiter der Notaufnahme und der Rettungsstelle sind. In 71,1% nehmen Vertreter der Unfallchirurgie am örtlichen Rettungsdienst teil, allerdings haben nur 38,7% der Kliniken oder Abteilungen Ärzte beschäftigt, die über die Qualifikation „Leitender Notarzt" verfügen.

Die ärztliche organisatorische Verantwortung für den Notarztwagen hat in 10,7% der Unfallchirurgie, in 44,4% der Anästhesist in 5,3% der Internist und in 1,3% der Allgemeinchirurg. Dieses insgesamt erfreuliche Bild spiegelt jedoch nicht wieder, daß der Anteil der Chirurgen in der Ausbildung zum Notarzt deutlich abnimmt und daß die eigene subjektive Einschätzung über die Beteiligung am Notdienst bei Chirurgen immer negativer wird.

Im Vergleich von 1990 gegenüber 1985 haben die befragten Chirurgen in 40% den Eindruck, daß sie weniger am Notdienst beteiligt seien, während 60% der Ansicht sind, sie seien deutlich mehr eingebunden. Dabei ist die Beteiligung objektiv in etwa gleichgeblieben.

Diese eher emotionale Beurteilung signalisiert, daß die Chirurgie sich zurückgedrängt fühlt, bzw. sich zurückzieht.

Als Möglichkeit, diese Beteiligung zu halten, wird folgendes vorgeschlagen:

1. Stärkere Beteiligung in den Arbeitsgemeinschaften der Notärzte
2. Verbesserung der Ausbildung der Chirurgen, um über bessere Qualität eine Beteiligung zu fixieren.
3. Engagement in DIVI und den Gremien der Bundesärztekammer, um die Weiterbildungsmöglichkeit für Chirurgen zur Zusatzbezeichnung Notfallmedizin sicher zu stellen.

- Mitglieder der Arbeitsgemeinschaft kandidieren zum Vorstand verschiedener Arbeitsgemeinschaften der Notärzte. Eine Aufnahme in Vorstände kann erreicht werden, ist teilweise bereits erfolgt.
- Die Arbeitsgemeinschaft hat das Pilotprojekt einen sogenannte ATLS-Kurs („Advanced-Trauma-Life-Support-Kurse") nach amerikanischem Muster zur Verbesserung der Ausbildung während des Chirurgenkongresses 1995 durchgeführt. Durch die Kursstruktur bedingt, konnten nur kleine Teilnehmerzahlen ausgebildet werden.

Solche Kurse müßten möglichst an jeden chirurgischen/unfallchirurgischen Kongreß angeschlossen werden. Insbesondere Mitglieder der AG aus München haben auf dem Sektor der Ausbildung die Unfallchirurgie nach vorn gebracht. Die Durchführung solcher Kurse erfordert jedoch einen hohen personellen und finanziellen Aufwand.

- Bei Konsensuskonferenzen und vor der Bundesärztekammer wurde erreicht, daß die Ausbildung zum Notfallmediziner für Chirurgen geöffnet bleibt. Die Bemühung, nur die Intensivmedizin als Grundlage zuzulassen, wurden auf die Tätigkeit in der Notaufnahme ausgedehnt.

Vor der Bundesärztekammer wurde der Versuch, der Sektion Rettungswesen der DIVI als Weiterbildung eine Ausbildung zum Gebietsarzt und eine zweijährige zusätzliche Tätigkeit in einem anderen Gebiet zu zementieren, negativ beschieden. Der Facharztstandard, der in Zukunft erforderlich sein wird, kann nach dreijähriger klinischer Tätigkeit erreicht werden.

Zusammenfassung

Die Arbeitsgemeinschaft hat eine Umfrage durchgeführt, um eine Grundlage für Ihre Arbeit zu haben.

Als Pilotprojekt wurde ein ATLS-Kurs zur Verbesserung der Ausbildung im Rahmen des Chirurgenkongresses in Berlin durchgeführt.

Die Beteiligung an den Arbeitsgemeinschaften der Notärzte, den Weiterbildungskommissionen der Bundesärztekammer bzw. einer Bundeskonsensuskonferenz hat negative Entwicklungen für die Unfallchirurgie vermieden.

Ohne eine Verbesserung und Strukturierung der Ausbildung der Unfallchirurgen in der Notfallmedizin, wird ein bleibender Anteil an der Notfallmedizin für die Unfallchirurgie nicht zu halten sein.

Die Arbeitsgemeinschaft würde vor allem auf diesem Gebiet weiter arbeiten.

Determinanten der Lebensqualität nach offenem Unterschenkelbruch Typ III: Erste Ergebnisse einer multizentrischen Studie

W. Knopp[1], J. Kugler[2], V. Heppert[3], E. Knoth[4], J. Kock[5], F. Ruß[6], P. Reckert[7] und K. Weise[8]

[1] Klinik für Unfallchirurgie, Plastische und Wiederherstellungschirurgie, Georg-August-Universität, Robert-Koch-Straße 40, D-37075 Göttingen
[2] Abteilung für Medizinische Psychologie, Ruhr Universität, Universitätsstraße 150 (MA-0-145), D-44780 Bochum
[3] BG Unfallkliniken Ludwigshafen, Postfach 25 03 62, D-67035 Ludwigshafen
[4] Abteilung für Unfallchirurgie des Diakoniekrankenhauses, Diakoniesraße 10, D-74523 Schwäbisch Hall
[5] Abteilung für Unfallchirurgie, Universitätsklinikum Essen, Hufelandstraße 55, D-45147 Essen
[6] Abteilung für Unfallchirurgie, Chirurgische Universitätkliniken, D-66421 Homburg
[7] Chirurgische Klinik und Poliklinik, BG-Kliniken, Bergmannsheil Universitätsklinik, Bürkle-de-la-Camp-Platz 1, D-44789 Bochum
[8] Chirurgische Klinik III, Zentrum für Chirurgie, Universität Leipzig, Liebigstraße 20, D-04130 Leipzig

Im vorherigen Jahrhundert und um die Jahrhundertwende stand das Überleben und der Erhalt der Extremität an erster Stelle der therapeutischen Bemühungen. Neu entwickelte Behandlungsprinzipien der Bruchstabilisierung und Weichteilbehandlung hatten zum Ziel, die funktionellen Ergebnisse zu verbessern und die Infektrate zu senken. Die Diskussion um die Beurteilungs-Kriterien medizinischer Maßnahmen hat sich intensiviert. Eine Beurteilung der Traumafolgen läßt sich nicht nur unter funktionellen Gesichtspunkten, sondern auch unter psychosozialen Aspekten vornehmen [5]. Die Lebensqualität stellt für diese Patienten einen relevanten Faktor dar. Die ausschließliche Berücksichtigung von Symptomen, funktionellen Ergebnissen, radiologischen Kriterien und Überlebensraten, die chirurgischen Studien zugrunde liegen, wurde deshalb kritisiert.

Bereits 1947 hat die WHO in ihrer Charta Gesundheit nicht nur als physisches, sondern auch als psychisches und soziales Wohlbefinden, definiert – und das heißt ja nichts anderes als auch die Lebensqualität zu berücksichtigen [6]. Der Bereich „Lebensqualität" ist aber erst seit 1980 Forschungsschwerpunkt geworden. In der Chirurgie wurde die Problematik der Lebensqualität zunächst bei onkologisch erkrankten Patienten untersucht, weil die verschiedenen Behandlungskonzepte mit einer Reihe massiv beeinträchtigender unerwünschter Wirkungen verbunden sind. Es ging um die Frage, inwieweit durch die Therapie das Leben zwar länger, aber weniger lebenswert wird [1]. Die Lebensqualität wird aber auch jetzt in der Unfallchirurgie verstärkt ein Forschungsobjekt,

Tabelle 1. Anzahl der Patienten und der Responserate der beteiligten Zentren

Zentrum	N		Responserate (%)
Bochum	I + II:	20	53%
	III:	48	91%
Essen	III:	24	72%
Göttingen	I + II:	18	
	III:	18	50%
Homburg	III:	34	89%
Leipzig	III:		50%
Ludwigshafen	III:	15	39%
Schwäbisch Hall	III:		66%
Tübingen	III:	12	68%
Gesamt	204 (Typ III:166, Typ I/II: 38)		65%

da die Auswirkungen chirurgischer Behandlungen auf das tägliche Leben des Patienten interessieren.

Es gibt sicherlich viele Definitionen der Lebensqualität, auch aufgrund unterschiedlicher Studien, die sich mit dem Thema beschäftigen. Lebensqualität bezieht sich auf die emotionalen, funktionalen, sozialen und physischen Aspekte menschlicher Existenz. Lebensqualität ist natürlich nicht direkt beobachtbar, sondern nur aus verschiedenen Komponenten erschließbar [1].

Aufgenommen wurden in dieser Multizenter-Studie Patienten, die in dem Zeitraum von 1991 bis 1993 behandelt wurden, um einen genügend großen Nachuntersuchungszeitraum zu erhalten. Aufgenommen wurden Patienten, die in der Einteilung nach Gustilo einen Unterschenkelbruch Grad III erlitten hatten [2]. Um die Beeinträchtigung der Lebensqualität durch weitere Verletzungen auszuschließen, wurden nur Patienten mit isolierten Verletzungen des Unterschenkels, lediglich mit Ausnahme begleitender Fußverletzungen, in die Studie mitaufgenommen. Als Vergleichsgruppe wurden einerseits die Normwerte der Lebensqualitätsskalen als auch eine Patientengruppe (38 Patienten) mit Unterschenkelbrüchen Typ I und II herangezogen (Tabelle 1).

Die Beurteilung der Lebensqualität erfolgte anhand klinischer Skalen zur Krankheitsverarbeitung, visueller Analogskalen und international anerkannten Instrumenten (Nottingham Health Profile, Freiburger Fragebogen zur Krankheitsverarbeitung), die in einem Fragebogenset zusammengefaßt wurden [3, 4].

Ergebnisse der Studie

Die funktionellen Ergebnisse zeigten, daß stärkere Beeinträchtigungen der Bewegungsfunktion im Knie- und Sprunggelenk nur in geringer Anzahl vorlagen (Tabelle 2). In 21

Tabelle 2. Funktionelles Ergebnis nach offenem Unterschenkelbruch Typ III

Funktionelles Ergebnis	N = 145 TYP III – Erhaltung	
Funktion Kniegelenk	Einschränkung über 0 – 0 – 90	3%
Funktion Sprunggelenk	Einschränkung über 0 – 0 – 15	8%
Achse	Varus > 10°	4%
	Valgus > 10°	2%
Weichteilstatus	instabile Narbe	6%
	Schwellneigung	69%
	livide Hautfärbung	16%
Nervenläsion	inkomplett	31%
	komplett	3%
Fußsohle	asensibel	2%

Fällen mußte eine Amputation durchgeführt werden, wobei überwiegend eine Typ III C Verletzung (17 Patienten) vorlag.

Bei der Globaleinschätzung der Lebensqualität zeigte sich, daß die Patienten nach Typ III B der III C Frakturen, bzw. Patienten nach Amputation signifikant niedrigere Werte angaben als Patienten nach Typ I oder Typ II Fraktur. Unterschiede zwischen den Patienten nach Fraktur Typ III B oder III C bzw. nach Amputation waren nicht signifi-

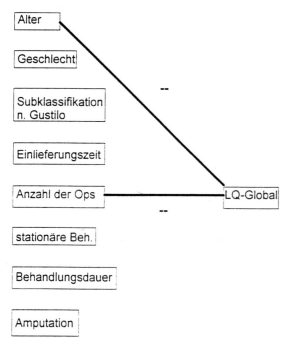

Abb. 1. Dimension Lebensqualität: Die Lebensqualität wird statistisch signifikant (p < 0,05) nur durch die Anzahl der Operationen und das Lebensalter determiniert

kant. Ähnliches ergab sich für die eingeschätzte physische Mobilität im Nottingham Health Profile. Patienten nach Typ III B oder III C Fraktur, bzw. Patienten nach Amputation zeigten signifikant stärkere Probleme als Patienten nach Typ I oder II Fraktur. Unterschiede zwischen Patienten nach Typ III B oder III C bzw. nach Amputation waren nicht signifikant.

Ein weiters, ganz wesentliches Ergebnis zeigte die Regressionsanalyse. Die Unterklassifizierung der Typ III Frakturen n. Gustilo stand in keinem signifikanten Zusammenhang zur erlebten Lebensqualität. Die Lebensqualität wird statistisch signifikant ($p < 0,05$) durch die Anzahl der Operationen und das Lebensalter des Patienten definiert (Abb. 1). Neben dem Lebensalter sind Faktoren des Therapieverlaufes eher geeignet, die Lebensqualität des Patienten vorherzusagen.

Literatur

1. Bullinger M, Pöppel E (1988) Lebensqualität in der Medizin: Schlagwort oder Forschungsansatz. Dt. Ärzteblatt 85:32
2. Gustilo RB, Mendoza RM, Williams DN (1984) Problems in the Management of Typ III (Severe) Open fractures: A new classification of Typ III open fractures. J Trauma 24:742
3. Kohlmann T, Bullinger M, Hunt SM, Mc Kenna SP (1992) Zur Messung von Dimensionen der subjektiven Gesundheit: Die deutsche Version des Nottingham Health Profilw (NHP). Lübeck, Arbeitsbericht
4. Muthny F (1988) Freiburger Fragebogen zur Krankheitsverarbeitung (FKV). Beltz-Verlag, Weinheim
5. Neugebauer E, Troidl H, Wood-Dauphine S, Eypasch E, Bullinger M (1991) Quality-of-life assessment in surgery: Results of the Meran Consensus Developpment Conference. Theroretical Surg 6:123
6. World Health Organisation (1947) The constitution of the World Health Organization. WHO Chron 1:29

Physikalische Therapie – Aspekte der funktionellen Therapie in der Behandlung von Extremitätenverletzungen

U. Moorahrend

Fachklinik Enzensberg, Höhenstraße 56, D-87629 Füssen/Hopfen am See

Einleitung

Die funktionelle Behandlung von Extremitätenverletzungen in der Unfallchirurgie hat Geschichte. Behandlungsverfahren bei Frakturen unter funktionellen Aspekten wurden von Sarmiento [12, 13], Specht [15, 16], Braun [1] und anderen beschrieben. Bei der nicht operativen, funktionellen Behandlung von Bandverletzungen haben viele Arbeiten und Untersuchungen die Gleichwertigkeit gegenüber dem operativen Vorgehen für die Außenknöchelbänder und vereinzelt auch bereits für die Achillessehnenrupturen belegt

[2, 3, 4, 5, 6, 7, 8, 9, 10, 11, 14, 17, 18, 19, 20]. Trotzdem fehlt bis heute eine klare Definition, was eine funktionelle Behandlung darstellt und/oder beinhalten sollte. Deshalb gibt es logischerweise auch keine Systematik dieser Behandlungsform.

Definition

Allgemein ist festzustellen, daß der Begriff „funktionelle Behandlung" in der Medizin weit verbreitet ist, z.B. in der Behandlung von Sprach- und Sprechstörungen, in der Behandlung des Schielens, in der Behandlung der Skoliosen und von degenerativen Gelenkprozessen. Nimmt man als Definitionsansatz nur Funktionsstörungen der Gliedmaßen, so engt sich das Verständnis zur funktionellen Therapie wesentlich ein:

Alle therapeutischen Maßnahmen, die bewegungsphysiologische Bedingungen von iatrogen (traumatisch/operativ) und autogen verursachten Funktionsstörungen eines Gliedmaßenabschnittes nachahmen oder schaffen und zur (rascheren) Beseitigung der primär bestandenen Dysfunktionen beitragen.

Unter bewegungsphysiologischem Therapieansatz wird die Begriffsdefinition „funktionelle Behandlung" noch enger:

Aktive und/oder unterstützt geführte Bewegung eines Gliedmaßenabschnittes in seinem/n angrenzenden Gelenk(en) unter Wahrung und Schutz der physiologischen Bedingungen seiner verletzten Struktur(en) in eine oder mehrere Bewegungsrichtung(en).

Die Behandlung im Sinne der zweiten Definition war erst mit Standardisierung und Verbreitung der operativen Knochenbruchbehandlung nach den Methoden der Arbeitsgemeinschaft für Osteosynthesefragen möglich. Das heißt, daß eine funktionelle Behandlung einen operativen Eingriff primär nicht ausschließt, im Gegenteil, diesen sogar in den meisten Fällen voraussetzt.

Trotzdem ist gerade bei Unfallchirurgen der Begriff „funktionelle Behandlung" durch Ergänzung unsinniger Zusätze (Adjektive) verballhornt worden; das gipfelt in „primär frühfunktionelle, postoperative Nachbehandlung".

Funktionelle Behandlung ohne Operation

Bei Durchsicht der Literatur vermißt man bis heute eine Systematik zu solchen Verletzungen, die funktionell ohne Operation zu behandeln sind. Nach der heutigen Erfahrung und Praxis sind das:

- Periartikuläre, intrakapsuläre Bandrupturen,
- Rupturen gleitgewebsumscheideter Sehnen, ein und zwei Gelenke überschreitender Muskeln,
- Schaftfrakturen (Spiral-/Längs-/Schräg-) nicht paariger Röhrenknochen der oberen Extremitäten,
- Diaphysenfrakturen nicht gelenktragender Röhrenknochen,
- Mehrfragmentfrakturen des Oberarmkopfes,
- eingestauchte mediale Schenkelhalsfrakturen,
- isolierte Pfeilerfrakturen des Acetabulums,
- Kompressionsfrakturen kubischer Knochen,

- unverschobene Frakturen von Plattenknochen,
- isolierte ein- und zweiseitige, unverschobene Frakturen knöcherner Ringstrukturen.

Lassen sich Verletzungen dieser Gruppe nicht zuordnen, wird man im Regelfall den operativen Eingriff erwägen, sofern nicht Alter, Begleiterkrankungen oder die grundsätzliche Einstellung des Betroffenen dagegensprechen.

Welche neuromuskulären Reaktionen laufen während/nach dem Trauma ab?

Mit Erleiden einer Extremitätenverletzung, sei es muskulär, ligamentär, ossär, kommt es zur Aktivierung von Mechanorezeptoren und Nozizeptoren in der Gelenkkapsel und Muskulatur. Diese hemmt die alpha-1- und alpha-2-Motoneurone. Es resultiert die Schmerzschonhaltung der Gliedmaße. Mit Reposition, Schienung und „therapeutischer" Bewegung nimmt die Implusfrequenz der Nozizeptoren über die A-Delta- und C-Fasern ab, es kommt damit zu einem Rückgang der hemmenden Impulse auf die alpha-Motoneurone und Möglichkeit zur Aufnahme von Willkürinnervation und Willkürbewegung. Das hat eine Schmerzabnahme, eine Muskeltonusregulierung und die Möglichkeit zur gerichteten Bewegung zur Folge. Eine aktive koordinative Bewegung wird möglich. Es kommt damit zur Zunahme der efferenten Impulse und Abnahme der afferenten A-Delta- und C-Faser-Impulse, was letztendlich zu einer Mehrdurchblutung aller Gewebe und einer Funktionsverbesserung des verletzten Gliedmaßenabschnittes führt (s. hierzu Abb. 1).

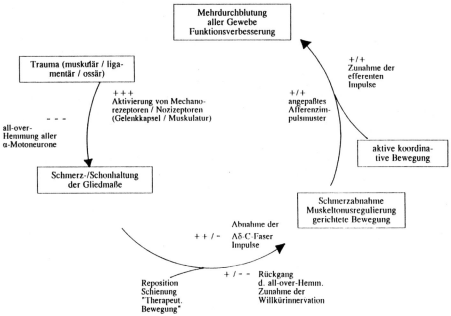

Abb. 1

Vergegenwärtigt man sich dieses Schaubild, so ist frühestmöglich die Aufnahme einer „therapeutischen Bewegung" anzustreben. Dabei spielt es keine Rolle, ob dies unter der Bedingung „mit oder ohne" Operation stattfindet

Schlußbemerkung

Zur funktionellen Therapie in der Behandlung von Extremitätenverletzungen fehlt es bisher an einer allgemein gültigen Definition und einer sauberen Systematik. Das hat in den vergangenen Jahren dazu geführt, daß ein „Wildwuchs" in der Umschreibung funktioneller Therapieinhalte Platz gegriffen hat. Nach den dargestellten Gründen sollte nur noch der Begriff

„funktionelle Behandlung nach ... (Verletzungsbild)"
oder
„funktionelle Behandlung nach ... (Operation/Operationsverfahren)"

gebraucht werden.

Literatur

1. Braun W, Wiedemann M, Rüter A (1993) Indikation zur konservativ-funktionellen Behandlung von Patellafrakturen. Hft z d Unfallchirg 232:156–157
2. Hoffmann R, Zwipp H, Krettek C, Tscherne H (1987) Zur funktionellen Behandlung der frischen fibularen Bandruptur; experimentelle Studie. Unfallchirurg 90:441–447
3. Hoogenbrand CR, Moppes FJ, Stapert JWL, Coumans PF, Greep JM (1982) Konservative Behandlung der fibulo-talaren und fibulo-calcanearen Bandverletzung mit Coumans-Bandage, eine prospektive Vergleichsstudie. Abstraktband 130. Tagung Vereinigung Westdeutscher Chirurgen, Hamburg
4. Jakob RP, Reamy H, Steffen R, Wetz B (1986) Zur funktionellen Behandlung des frischen Außenbandrisses mit der Aircastschiene. Orthopäde 15:434–440
5. Klein J, Rixen D, Albring T, Tiling T (1991) Funktionelle versus Gipsbehandlung bei der frischen Außenbandruptur des oberen Sprunggelenkes. Unfallchirurg 94:99–104
6. Konradsen L, Holmer P, Sondergaard L (1991) Frühfunktionelle Behandlung frischer Außenbandrupturen III. Grades am oberen Sprunggelenk. Foot and Ankle 12/2: 69–73
7. Lea RB, Smith L (1972) Non-surgical treatment of tendoachillis rupture. The Journal of Bone and J Surg 54A:1398–1407
8. MacMaster PE (1943) Treatment of the ankle sprain: observations in more than 500 cases. J Amer Med Ass 122:659–600
9. Neumann K (1987) Ist die konservativ-funktionelle Behandlung frischer Außenbandrupturen am OSG gerechtfertigt? Hft Unfallheilk 189: 1018–1020
10. Raemy H, Jakob RP (1983) Die funktionelle Behandlung der frischen fibularen Bandläsion mit der Aircast-Schiene. Schweiz Zeitschr Sport Med 31: 53
11. Richter J, S Schmidt RP, Neumann K, Muhr G (1993) Funktionelle konservative Behandlung der frischen Achillessehnenruptur – Alternative zur Operation? Hft z d Unfallchirg 232:160–161
12. Sarmiento A, Kinman PB, Galvin EG, Schmitt RH, Phillips JG (1977) Functional bracing of fractures of the shaft of the humerus. J Bone Joint Surg 59:596–601
13. Sarmiento A, Latta L (1984) Nichtoperative funktionelle Frakturbehandlung. Springer-Verlag, S 441–479
14. Sommer HM, Arza D (1987) Die konservative funktionelle Behandlung der fibularen Kapselbandrupturen auch beim Leistungssportler? Sortverl Sportsch 1:25–29
15. Specht G (1976) Primäre funktionelle Behandlung nach Oberarmschaftbrüchen. Akt Chir 11:227

16. Specht G, Scheibe O, Kreft R (1979) Ergebnisse der primären funktionellen Behandlung von Oberarmschaftbrüchen. Akt Chir 14:249–258
17. Spring R, Hardegger F (1981) Die frische Ruptur der fibulo-talaren Bänder – Operative Therapie und gipsfreie Nachbehandlung mit Spezialschuh. Helv Chir Acta 48:709
18. Wasmer G, Wörsdorfer O (1984) Funktionelle Behandlung von Oberarmschaftbrüchen mit der Sarmiento-Manschette. Mschr Unfallheilk 87:309–315
19. Zwipp H, Tscherne H, Hoffmann R, Wippermann B (1986) Therapie der frischen fibularen Bandruptur. Orthopäde 15:446–453
20. Zwipp H, Tscherne H, Hoffmann R, Thermann H (1988) Riß der Knöchelbänder: Operative oder konservative Behandlung. Deutsches Ärzteblatt 85/42:2897–2902

Die neue Ausbildung: Fachphysiotherapeut Orthopädie/Traumatologie

D. Borlinghaus

BG-Unfallklinik, Professor-Küntscher-Straße 8, D-82418 Murnau

(Manuskript nicht eingegangen)

Laser-Chirurgie

H. Rudolph

Diakoniekrankenhaus, II. Chirurgische Klinik, Elise-Averdieck-Straße 17, D-27342 Rotenburg/Wümme

(Manuskript nicht eingegangen)

Wirbelsäule

V. Bühren

Professor-Küntscher-Straße 8, D-82418 Murnau

Die Arbeitsgemeinschaft Wirbelsäulenchirurgie der Deutschen Gesellschaft für Unfallchirurgie tagte im Berichtszeitraum 1994/1995 fünfmal. Insgesamt beteiligten sich 15 Kliniken aktiv an den Arbeitstreffen. Als gemeinsame Ziele wurden definiert:

- Erfahrungsaustausch mit Fallvorstellungen aus den einzelnen Kliniken und Diskussionen
- Erprobung von bestehenden Klassifikationen für die verschiedenen Wirbelsäulenabschnitte, Erarbeitung traumatologisch relevanter Klassifikation für die HWS
- Durchführung eines öffentlich zugänglichen Symposiums einmal jährlich
- Umfragen unter den Mitgliedern der Arbeitsgruppe zu klinisch relevanten Fragestellungen, z.B. Technik der Pedikelaufbohrung
- Durchführung gemeinsamer Studien

Die Durchführung klinischer Studien soll mit Fallzahl- und Zeitbegrenzung durchgeführt werden. Avisiert wird eine Studiendauer von 2 Jahren, zum jeweiligen Zeitpunkt sollen nicht mehr als zwei Studien durchgeführt werden. Hieraus resultiert die Initierung einer Studie pro Jahr.

Derzeit läuft seit ca. 1 Jahr eine gemeinsame prospektive Beobachtungsstudie zur operativen Versorgung von Frakturen des thorako-lumbalen Überganges, über deren erste Ergebnisse im Anschluß gesondert berichtet wird.

Mit Beginn 01.07.1995 wurde eine gemeinsame prospektive Studie zu Verletzungen der Halswirbelsäule initiiert. Hierbei werden obere HWS (C 0 bis C 2/3) und untere HWS (C 3 bis C 7/Th 1) getrennt erfaßt.

Der Schwerpunkt für die obere Halswirbelsäule liegt in der Erfassung der Behandlungsmodalitäten der oft komplexen Frakturen. Relevante Fragestellungen sind die Effektivität der Densverschraubung, die Anwendung der dorsalen Verfahren, insbesondere mit Blick auf die intraartikulären Verschraubungen sowie die Effizienz der häufig angewandten äußeren Ruhigstellung mit Halo-Fixateur.

Der Schwerpunkt für die untere Halswirbelsäule liegt neben der Erfassung der Behandlungsmodalitäten, insbesondere in der Protokollierung neurologischer Ausfälle und ihrer Beeinflussung durch das Therapieregime.

Zur Erfassung wurde ein strukturierter Fragebogen entwickelt, der sich im allgemeinen Teil an den bestehenden Fragebogen der thorako-lumbalen Studie anlehnt. Eingeschlossen in die Studie werden alle Verletzungen der HWS mit radiologisch sichtbarer struktureller Zerstörungen sowie alle objektiv nachweisbaren neurogenen Läsionen. Nicht eingeschlossen werden sog. HWS-Distorsionen.

Die Klassifikation der Verletzungen an der oberen HWS wurde für die einzelnen Abschnitte aus den bestehenden Einteilungen von Anderson, Thyranelis, Geweiler und Efendi abgeleitet. Für die untere HWS wurde eine A/B/C-Einteilung mit den Grundtypen Kompressionsverletzung/Distraktionsverletzung/Rotationsverletzung vereinbart. Zur Klassifikation der neurologischen Ausfälle wurde die ASIA-Einteilung vereinbart mit gleichzeitiger Erfassung der betroffenen Segmente.

Erhebungszeitpunkte wurde mit präoperativ, postoperativ sowie 1 Jahr postoperativ vereinbart. Im Falle neurologischer Ausfälle wird eine Zwischenerhebung 4 Monate postoperativ durchgeführt. Die Erhebungen erfolgen wiederum standardisiert über Aufzeichnungsbögen, die Verletzungsart, radiologischen Befund, Behandlungsstragie, operatives Verfahren, Implantate sowie operative Komplikationen erfassen.

Im bisherigen kurzen Erfassungszeitraum sind 65 Verletzungen eingegangen, wobei in 60% der Fälle keine neurologischen Ausfälle bestanden, in 20% der Fälle wurde eine Komplettlähmung gefunden. 22 Fälle betrafen die obere HWS. Bei 40 Fällen wurde operativ behandelt, fünfmal kam der Halo-Fixateur zum Einsatz.

Für die Zukunft läßt sich bei Zeitlimitierung der Studie auf 2 Jahre eine Fallzahl von 200–300 Verletzungen erwarten, die statistisch haltbare Aussagen zu den vorgenannten Fragestellungen erlauben dürften.

Parallel zu den zeitlich begrenzten Studien wird eine Sammlung sog. „besonderer Fälle" durchgeführt. Diese Fälle umfassen kindliche Verletzungen, offene Verletzungen sowie andere sehr seltene und auffällige Verletzungsformen.

Sämtliche Erfassungen der Arbeitsgemeinschaft werden in EDV-Programme übertragen, die eine sofortige Auswertung der Daten nach verschiedenen Gesichtspunkten erlauben. Jede beteiligte Klinik kann dabei die eigenen von ihr eingebrachten Daten jederzeit abrufen. Für die Auswertung der Gesamtdaten wurde eine gemeinsame Veröffentlichung vereinbart.

Studie zur Therapie thorakolumbaler Frakturen

M. Blauth und C. Knop

Unfallchirurgische Klinik, Medizinische Hochschule Hannover, Konstanty-Gutschow-Straße 8, D-30623 Hannover

Die neu gegründete Arbeitsgemeinschaft „Wirbelsäulenchirurgie" der DGU hat 1994 als erstes Forschungsprojekt eine klinische Studie zur operativen Behandlung von Frakturen der thorakolumbalen Wirbelsäule begonnen. Ziel der Studie ist eine umfassende prospektive Datenerfassung aller operativ versorgten Patienten mit frischen traumatischen Frakturen von BWK 10 bis LWK 2. Grundlage ist die Frakturklassifikation nach Magerl, die damit in der klinischen Anwendung geprüft und bewertet werden soll. Durch die Beteiligung von derzeit 18 Kliniken ist der Arbeitsgemeinschaft eine umfassende Bestandsaufnahme des aktuellen Behandlungsspektrums möglich. Die verschiedenen Therapieformen werden anhand von Komplikationen, radiologischem Verlauf sowie den funktionellen und sozialen Ergebnissen beurteilt. Eine letzte Nachuntersuchung ist mindestens ein halbes Jahr nach Implantatentfernung vorgesehen.

Für die Datenerfassung wurde ein Nachuntersuchungsprotokoll entwickelt, das sich in drei Abschnitte gliedert.

1. **Aufnahmebogen A.** Dieser Satz dient der Erfassung eines Patienten beim ersten stationären Aufenthalt nach operativer Versorgung eines Wirbelsäulenbruches. An-

hand eines neu entwickelten Scores werden Angaben des Patienten zu Rückenbeschwerden vor dem Unfall (persönlicher 'Ausgangswert' für das subjektive Ergebnis), die Unfalldaten und die Diagnose mit möglichen Begleitverletzungen aufgenommen. Der neurologische Status wird bei Aufnahme und - bei vorhandenen Defiziten - nochmals bei Entlassung des Patienten ausführlich dokumentiert (Klassifikation nach ASIA/Frankel). Die Details der operativen Versorgung mit Dauer, Blutverlust, operativem Vorgehen, Implantat usw. werden mit Angabe von intra- und postoperativen Komplikationen protokolliert. Die prä- und postoperativ angefertigten Röntgenbilder und Computertomogramme werden vermessen. Im Vordergrund stehen dabei Winkelmessungen in der Sagittal- und Frontalebene, um initiale Fehlstellung und erzielte Korrektur zu quantifizieren, die Messung der Spinalkanaldurchmesser und -flächen (CT) sowie eine deskriptive Analyse der Implantatlage.
2. **Kontrollbogen K.** Zum Zeitpunkt der Implantatentfernung wird der zweite Satz angelegt. Neben den Angaben zur Dauer von stationären Aufenthalten (Akut- und Reha-Kliniken), ambulanter Physiotherapie, Arbeitsunfähigkeit und ggf. Berentung wird ein erstes subjektives Ergebnis abgefragt (Kriterien s.o.). Es folgen die Meßwerte der klinischen Untersuchung (entsprechend den Richtlinien der BG) und der aktuelle neurologische Status. Der radiologische Verlauf wird anhand einer Verlaufskontrolle (3-6 Monate postop.) und der aktuellen Röntgenaufnahme bei Implantatentfernung dokumentiert, der Spinalkanal auf den nach Implantatentfernung angefertigten Computertomogrammen vermessen.
3. **Nachuntersuchungsbogen N.** Hier werden die Daten einer abschließenden Nachuntersuchung zum Zeitpunkt 6-9 Monate nach Implantatentfernung erfaßt. Die Dauer von ambulanter Physiotherapie, Arbeitsunfähigkeit und ggf. Berentung werden vervollständigt, ein subjektives Ergebnis anhand des Scores abgefragt und der klinische und neurologische Status abschließend dokumentiert (Kriterien s.o.). Ein radiologischer Abschlußbefund existiert in Form von konventionellen Röntgenaufnahmen (Vermessung s.o.).

Alle Patienten wurden über die Teilnahme an einer Studie informiert und haben der Datenerfassung und -auswertung zugestimmt. Die einzelnen Protokollsätze werden als Durchschlag zur Erfassung in der zentralen Datenbank (Unfallchirurgische Klinik der Medizinischen Hochschule Hannover) verschickt. Die Datensätze jeder einzelnen Klinik sind von dieser bei Bedarf abrufbar. Eine bestmögliche Datenkonsistenz und -überprüfung ist dabei durch die kontrollierte Eingabe eines Arztes gewährleistet.

Studienbeginn war der 1. September 1994. Es sollen 500 Patienten erfaßt werden. Spätestens endet die Erfassung im September 1996.

Derzeit sind von den 18 teilnehmenden Kliniken 364 Patienten nach operativer Versorgung eingegeben:

Unfallchirurgie Augsburg	12	Uniklinik Innsbruck	8
Bergmannsheil Bochum	18	Uniklinik Kiel	10
AKH Celle	9	BG-Unfallklinik Ludwigshafen	20
BG-Unfallklinik Duisburg	16	Klinikum Rechts der Isar München	11
UCH/Orthopädie Fulda	21	Uniklinik Innenstadt München	2
BG-Unfallklinik Fankfurt/M.	17	Uniklinik Großhadern München	28
Klinik a. Eichert, Göppingen	13	BG-Unfallklinik Murnau	40
Med. Hochschule Hannover	59	Uniklinik Ulm	20
Uniklinik Homburg/Saar	11	Uniklinik Würzburg	40

Tabelle 1. Lokalisation und Klassifikation der Frakturen nach Magerl; fehlende Prozentsätze entstehen durch unvollständige Angaben

Lokalisation	Anzahl	Anteil
BWK 10	3	0,8%
BWK 11	16	4,4%
BWK 12	92	25,3%
LWK 1	172	47,3%
LWK 2	80	22,0%

Es handelt sich um 141 (38,7%) weibliche und 223 (61,3%) männliche Patienten mit einem Altersdurchschnitt von 39 Jahren (7–83 Jahe). 180 Patienten (49,5%) zogen sich ihre Verletzung infolge eine Sturzes aus größerer Höhe zu, gefolgt von Verkehrsunfällen (87/23,9%), banalen Stürzen (51/14,3%) und Stürzen in suizid. Absicht (34/9,3%). 325 Patienten (89,3%) erlitten eine mono- oder bisegmentale Wirbelsäulenverletzung, in 15 Fällen (4,1%) lag eine Mehrsegment- (> 2 Segmente) und in 23 Fällen (6,3%) eine Mehretagenverletzung (unverletzte Segmente dazwischen) vor. Frakturlokalisation und -klassifikation (bei mehreren die jeweils schwerste Verletzung ist in den Tabellen 1 und 2 zu entnehmen.

284 Patienten (78,0%) hatten bei Aufnahme keine neurologischen Ausfälle (ASIA E), in 18 Fällen (4,9%) bestand ein kompletter Querschnitt (ASIA A). Ein kompletter Querschnitt lag bei 46 Patienten vor (ASIA D: 31/8,5%; C: 10/2,7%; B: 5/1,4%). Etwa die Hälfte der Patienten hat die Wirbelsäulenfraktur als isolierte Verletzung erlitten (206 Patienten; 56,6%), 24 Pateinten (6,6%) waren polytraumatisiert und in 134 Fällen (36,8%) lagen eine oder mehrerer Begleitverletzungen vor. Am häufigsten waren hier Extremitätenverletzungen (90/24,7%), Schädel-Hirn-Traumata (42/11,5%) und knöcherne Thoraxverletzungen (41/11,3%).

Zwei Drittel der Wirbelsäulenverletzungen (242/66,5%) wurden isoliert von dorsal und lediglich 16 Patienten (4,4%) isoliert nach ventral stabilisiert. 116 Patienten (29,1%) wurden kombiniert versorgt, wobei etwa eine Hälfte einzeitig (50/13,7%), die andere zweizeitig (56/15,4%) operiert wurde. Zur Anwendung kam dabei in 188 von 348 Fällen

Tabelle 2

Klassifikation	Anzahl	Anteil
A1	15	4,1%
A2	13	3,6%
A3	208	57,1%
B1	42	11,5%
B2	30	8,2%
B3	4	1,1%
C1	28	7,7%
C2	19	5,2%
C3	3	0,8%

Tabelle 3

Operatives Vorgehen	Anzahl (%)		OP-Zeit [min]		Rö.-Zeit [sec]		Blutverlust [ml]	
Dorsal	242	(66,5%)	130	(30–480)	240	(5–1458)	841	(100–6000)
Ventral	16	(4,4%)	204	(108–205)	89	(6–290)	1001	(400–5500)
Kombiniert (gesamt)	106	(29,1%)	239	(80–530)	189	(6–1320)	1412	(210–6300)
Kombiniert einzeitig	50	(13,7%)	207	(80–330)	145	(6–618)	1194	(265–4500)
Kombiniert zweizeitig	56	(15,4%)	268	(132–330)	224	(24–1320)	1622	(210–6300)

(54,0%) das USS. Nach der Häufigkeit der Anwendung folgen der Dick-Fixateur (99/28,4%), das CCD (15/4,3%) und der Wolter-Plattenfixateur (12/3,4%).

Bei den 242 von dorsal stabilisierten Patienten wurde die Osteosynthese in 155 Fällen (64%) durch eine transpedikuläre Spongiosatransplantation ergänzt: Bei 121 Patienten (50%) erfolgte die interkorporelle Spondylodese, bei 34 Patienten (14%) nur die intrakorporelle Defektfüllung. Von den verbleibenden 87 Patienten wurden 64 (26,4%) nur osteosynthetisch versorgt, 23 (9,5%) erhielten zusätzlich eine dorsale Spondylodese der kleinen Wirbelgelenke.

Im Gesamtkollektiv wurde die Reposition in 78 Fällen (21,4%) durch eine intraoperative Myelografie kontrolliert, eine intraop. sonografische Kontrolle ist lediglich in einem Fall (0,3%) dokumentiert. Tabelle 3 sind weitere OP-Daten (Mittelwert mit Angabe von Minimum und Maximum) zu entnehmen:

Vergleicht man die dorsale Operationstechnik mit dem kombinierten Vorgehen, so überrascht es nicht, daß sich statistisch signifikante Unterschiede finden: Die Operationstechnik ist kürzer ($p < 0,001$) und der Blutverlust geringer ($p < 0,001$) bei isoliert dorsaler Versorgung. Die intraoperative Durchleuchtungszeit ist beim kombinierten Vorgehen signifikant kürzer ($p < 0,03$).

Im Gesamtkollektiv waren fünf Todesfälle (1,37%) während des postoperatien stationären Aufenthaltes (4–15 Tage postop.) zu verzeichnen (Patientenalter 22–68 Jahre). Als Todesursache lag in zwei Fällen eine fulminante Lungenembolie, in zwei Fällen Multi-Organversagen während des intensivmedizinischen Verlaufes und in einem Fall ein Leberversagen bei vorbestehender Zirrhose vor.

Insgesamt wurden 22 revisionspflichtige Komplikationen (6,04%) beobachtet: Es handelte sich in acht Fällen (2,2%) um eine Wundheilungsstörung ohne Infektnachweis, in fünf (1,4%) um eine Infektion, in fünf (1,4%) um eine Instabilität oder Implantatfehllage, in drei (0,8%) um eine Wundheilungsstörung oder Infektion am Beckenkamm (Spongiosaentnahme) und in einem Fall (0,3%) um eine persistierende Fistel und Infektion nach intraoperativer Duraverletzung. Die genannten Komplikationen verteilen sich folgendermaßen auf die unterschiedlichen operativen Vorgehensweisen: Bei isolierter dorsaler Operation traten 10 (4,1%) revisionspflichtige Komplikationen auf, bei isoliert ventralem Vorgehen 2 (12,5%) und bei kombinierter Versorgung waren 10 (9,4%) Komplikationen zu verzeichnen.

Zum jetzigen Zeitpunkt liegen komplette Kontrollbögen K (Implantatentfernung) von 38 und Nachuntersuchungsbögen N (Nachuntersuchung) von drei Patienten vor, so daß eine Auswertung derzeit nicht sinnvoll erscheint. Die vorliegende Analyse läßt jedoch darauf hoffen, daß 1996 ein aussagekräftiges Zwischenergebnis nach erfolgter Implantatentfernung und etwa Mitte 1997 ein abschließendes Ergebnis anhand von

Nachuntersuchungen an einem großen Kollektiv vorliegen. Diese Daten wären die ersten multizentrisch und prospektiv erhobenen zum Thema der thorakolumbalen Wirbelsäulenverletzungen im deutschsprachigen Raum. Es ist anzunehmen, daß sie einen wichtigen Diskussionsbeitrag in der Entscheidung um die adäquate Behandlung der untersuchten Verletzungen leisten werden.

Sporttraumatologie – Relevanz der Sporttraumatologie in der Unfallchirurgie

Th. Tiling

Unfallchirurgische Abteilung, II. Chirurgische Universitätsklinik, Ostmerheimer Straße 200, D-51109 Köln

(Manuskript nicht eingegangen)

XI. Vorlesungen

Anatomie der A. circumflexa femoris medialis und chirurgische Konsequenzen

T. Ganz

Klinik für Orthopädische Chirurgie, Universität Bern, Inselspital, CH-3010 Bern

(Manuskript nicht eingegangen)

Standards in der Therapie von Brandverletzungen

H. U. Steinau

Abteilung für Plastische Chirurgie, Chirurgische Universitätsklinik, Bürkle-de-la-Camp-Platz 1, D-44789 Bochum

(Manuskript nicht eingegangen)

XII. Sonderforum

Klinische Forschung in der Unfallchirurgie: Eine Standortbestimmung I

Vorsitz: L. Kinzl, Ulm; J. Sturm, Detmold; F. Eitel, München

Chirurgische Forschungskultur in Deutschland – Eine kritische Analyse

L. Schweiberer und Chr. K. Lackner

Chirurgische Universitätsklinik, Klinikum Innenstadt, Ludwig-Maximilans-Universität, Nußbaumstraße 20, D-80336 München

Grundgesetz, Art. 5, Abs. 3: „Kunst und Wissenschaft, Forschung und Lehre sind frei". Damit ist die Freiheit in der Forschung zu einem Grundrecht erhoben und steht unter dem besonderen Schutz des Staates. Man wird daher leicht geneigt sein zu glauben, der Freiheit in der Forschung drohten keine Gefahren und Forschungskultur könnte sich dadurch faziliert prosperierend entwickeln.

Thema des kurzen Referates ist eine kritische Standortbestimmung, insbesondere der chirurgischen Forschungskultur in Deutschland.

In der modernen Chirurgie und Unfallchirurgie stellt die klinische Forschung das Bindeglied dar zwischen dem Endpunkt der chirurgischen Bestrebungen, dem ärztlichen Versorgungsprozeß und dem ersten Glied in der medizinischen Leistungskette, der studentischen Ausbildung und der chirurgischen Weiterbildung.

Klinische Forschung
Der Begriff „klinische Forschung" umfaßt dabei alle Formen der Erforschung von Ursachen, Entstehung und den Verlauf von Krankheiten, sowie die wissenschaftliche Evaluierung von Diagnostik und Therapie.

Es mangelt wahrscheinlich nicht an Stellungnahmen, die der klinischen Forschung in Deutschland Ineffizienz vorwerfen. Stellvertretend hierzu sei der Wissenschaftsrat aus dem Jahre 1986 zitiert, welcher zu dem Schluß kommt, daß „der Leistungsstand der klinischen Forschung, unbeschadet mancher hervorragender Einzelergebnisse, insgesamt unbefriedigend" ist. Bis heute wird nachhaltig beklagt, daß der Anteil deutscher Autoren am Volumen der internationalen Zeitschriften mit dem höchsten Impact-Faktor zu klein ist und daß die Präsenz deutscher Referenten bei internationalen Tagungen hinter dem zurückbleibt, was man aufgrund der Größe und Leistungsfähigkeit des Landes eigentlich erwarten müßte.

Wir bekennen uns *nachhaltig* zu denjenigen, die den Standpunkt vertreten, daß klinische Forschung in Deutschland besser werden kann und soll. Lassen sie uns nun an dieser Stelle gemeinsam kurz eine kritische Analyse in Form einer Standortbestimmung durchführen. Beginnen wir mit der Grundvoraussetzung jeden wissenschaftlichen Unterfanges:

Dies ist Etablierung und Zurverfügungstellung von Infrastrukturen, welche personell und materiell den Rahmenbedingungen moderner Forschungskultur entsprechen. Bereits hier stößt man auf ein strukturimmanentes Defizit. Trotz erheblicher Bemühungen war es nicht möglich, eine detaillierte Auflistung der Wissenschaftsförderung in den Bereichen *Chirurgie* und *Unfallchirurgie* sowie die Trendentwicklungen in den letzten Jahren für die Bundesrepublik Deutschland zu bekommen. Weder die Bundeseinrichtungen noch die hierbei betroffenen *Fachgesellschaften* waren in der Lage, valides Datenmaterial hierzu zur Verfügung zu stellen.

Dies stellt in einem Zeitalter der knapper werdenden Ressourcen einen sehr gefährlichen Weg dar. Politik und Administration sind nicht länger bereit, Argumenten, und seien sie noch so begründet, Glauben zu schenken, welche nicht durch hartes Datenmaterial eindeutig belegt sind.

Unbestritten bleibt, daß in Deutschland erhebliche Mittel für die Forschung im Bereich der Hochschulmedizin aufgewendet werden.

Die DFG beispielsweise stellte im Jahre 1991 einen Betrag von 1,3 Milliarden DM zur Verfügung. Diese Mittel wurden überwiegend der Forschung an den Universitäten gewidmet, wobei das Teilgebiet Biologie und Medizin mit einem Anteil von 36% (entsprechend 474 Mio) den größten Anteil des Gesamtvolumens darstellt.

Auf die Medizin entfielen im Jahre 1991 223,8 Mio DM. Diese Summe steigerte sich bis in das Jahr 1994 um mehr als 120 Mio DM. Betrachten wir in diesem Rahmen den Gesamtkomplex Medizin, der interessanterweise zusammen mit der Ernährungsforschung ausgewiesen wird, so finden wir hierbei eine Zuwachsrate, die im Vergleich zum Gesamtkomplex Biologie deutlich geringer ausfällt. Berücksichtigt man bei der Entwicklung dieses Gesamtvolumens darüber hinaus noch die hinzugekommene Förderung medizinischer Forschung in den fünf neuen Bundesländern, relativiert sich das Gesamtgefüge doch erheblich.

Grundsätzlich muß man hier betonen, daß die Zahlen auf Bundesebene nicht hinreichend deutlich zwischen der grundlagennahen klinischen Forschung und der sogenannten angewandten klinischen Forschung unterscheiden.

Grundlagennahe klinische Forschung wird überwiegend an den Einrichtungen der deutschen Universitätsklinika und -Instituten in einer Verbindung mit der Lehre geleistet.

Dies ist gut so und muß so bleiben. Zu warnen ist aber eindringlich davor, nur die Förderung der grundlagennahen klinischen Forschung als alleiniges Kriterium der wissenschaftlichen Leistungsfähigkeit einer chirurgischen Klinik zu werten. Ebenso wichtig, ja geradezu vital ist die angewandte klinische Forschung in Chirurgie und Unfallchirurgie. Hier geht es unmittelbar und direkt um die Verbesserung von Prophylaxe, Diagnose, Therapie und Rehabilitation, einschließlich der sogenannten Umsetzungs- und Versorgungsforschung.

Eine gute kontrollierte, randomisierte und häufig multizentrische Studie bedeutet in aller Regel einen enormen Arbeitsaufwand. Solche Studien haben auch für deutsche Autoren zu hohem internationalem Renommee und zu praktisch relevanten und validen Ergebnissen geführt. Dennoch wird diese Arbeit der erfolgreichen angewandten klinischen Forschung praktisch nie durch die DFG und bei weitem nicht immer durch das

Bundesministerium für Bildung und Forschung gefördert. Angewandte klinische Forschung ist deutlich unterfinanziert. Dieses Dilemma zwischen den beiden Hauptströmungen klinischer Forschung wirkt hinein bis in die tägliche Arbeit der einzelnen Forschungsgruppen.

Struktur der Hochschulmedizin
Wenn mangelnde Transparenz und Organisationsdefizite bei der Mittelverteilung der klinischen Forschung angemahnt werden, so muß im gleichen Atemzug auch die Struktur der heutigen Hochschulmedizin in Deutschland kritisch analysiert werden.

In einem Entschließungsantrag des Deutschen Ärztetages aus diesem Jahr, bezüglich der medizinischen Forschung wurde von der Delegierten-Versammlung nachfolgender Beschluß einstimmig verabschiedet:

„Medizinische Forschung dient der Aufklärung von Krankheitsursachen und der Entwicklung neuer oder der Verbesserung bestehender Methoden zur Prävention, Erkennung und Behandlung von Krankheiten, Linderung von Beschwerden und Beseitigung von Funktionsstörungen".

Dieser Grundanspruch wurde von der Delegierten-Versammlung mit der Frage verbunden, ob der hohe Standard nicht durch knapper werdende Ressourcen aufgrund der Rahmenbedingungen gefährdet ist und ob die immer höher werdenden Anforderungen der Administration, welche Universitätsklinika und Krankenhäuser zu erfüllen haben, letztlich die Effizenz der Forschung hemmt.

Haben wir in der Vergangenheit vorwiegend über den Begriff Effektivität, also dem Verhältnis zwischen Aufwand und Nutzen gesprochen, so drängt nun mit dem Terminus Effizienz ein nachdrücklich merkantiler Charakter als Beurteilungsgröße immer mehr in den Vordergrund.

Satzungsgemäß sollen sich die Universitätskliniken in Priorität der Forschung und Lehre widmen und den Anforderungen zur Ausbildung qualifizierter Fachärzte genügen. Die Versorgung der Bevölkerung mit allgemeinen ärztlichen Leistungen der Grund- und Regelversorgung gehört hingegen nicht zum primären Aufgabenprofil der Hochschulklinika. Diese Forderung ist bis heute de facto nie wirklich realisiert worden. In aller Regel haben die Universitätskliniken, mittlerweile als Einrichtungen der Maximalversorgung, ein deutliches Übergewicht klinischer Aufgabenstellungen gegenüber Lehre und Forschung entwickelt. Trotz Bemühungen ist es nicht gelungen, dieses Mißverhältnis durch entsprechend strukturelle und organisatorische Voraussetzungen zu beseitigen. Angewandte klinische Forschung der Chirurgie und die damit verbundene Lehre verfügt *nicht* über den Raum, der ihr zusteht.

Allen ist durchaus bewußt, daß wir uns bei der Neugewichtung der Aufgabenstellungen auf einem schmalen Grat zwischen Scylla und Charybdis bewegen. Insbesondere für die effiziente angewandte klinische Forschung ist ein kritisches Minimum an hochqualifizierter Versorgungsmedizin an den den chirurgischen Lehrstühlen unverzichtbar. Dies ist eine Conditio sine qua non, um neue diagnostische und therapeutische Verfahrensweisen zu evaluieren. Wir müssen uns allerdings davor hüten, daß die klinische Versorgung in Konkurrenz zur klinischen angewandten Forschung im Bereich der Unfallchirurgie und Chirurgie tritt.

Der forschende Chirurg

Auch wenn wir die Hochschulstrukturen ändern und weiterentwickeln, müssen wir uns heute kritisch fragen, ob nicht auch der forschende Chirurg selbst in der Interaktion mit seinem Umfeld dem wissenschaftlichen Erfolg bisweilen entgegensteht.

Ursachen darin sind zum einen in der mittlerweile eingetretenen Habilitationsrealität zu suchen. Nicht selten zeigt der klinisch tätige Chirurg nur in einem sehr überschaubaren Zeitraum Engagement und Energie in einem Bereich der klinischen Forschung. Ist das persönliche Ziel, die Venia legendi, erreicht, verschwindet auch nicht selten die Stringenz der wissenschaftlichen Beharrlichkeit des klinischen Chirurgen. Im weiteren Verlauf findet er sich wieder im Spannungsfeld zwischen organisatorischen, administrativen und klinischen Verantwortungsbereichen. Dies führt dann schlußendlich dazu, daß der Kollege dem ursprünglichen Forschungsbereich verloren geht.

So finden wir im Querschnitt der klinisch forschenden Chirurgen und Unfallchirurgen nur wenige Kollegen, die über Jahrzehnte sich mit gleichbleibendem Engagement der Lösung spezifischer Fragestellungen verschrieben haben.

Betrachten wir diese Kollegen und ihr Umfeld, so stellen wir fest, daß sie in weiten Teilen zu ihren anglo-amerikanischen Widerparts benachteiligt sind. Dies liegt zum einen in der gegenwärtigen Publikationskultur der klinischen Medizin, in welcher die deutschen Fachmedien häufig nicht ausreichend in den verschiedenen Indices und im Rahmen der Peer Review widergespiegelt werden. Ebenso finden wir im Bereich der wissenschaftlichen Diskussion und Auseinandersetzung verschiedener Forschergruppen dies- und jenseits des Atlantik nur eine *uni*direktionale Wertschätzung. Dies bedeutet konkret, daß zwar die deutschen Kollegen sich intensiv mit den Ergebnissen der amerikanischen Wissenschaftler auseinandersetzen, es aber umgekehrt beinahe singulären Ereignissen gleichkommt, wenn ein amerikanischer Kollege seine eigenen Ergebnisse mit deutschen Forschergruppen in einem Kontext setzt.

Ebenso ist aber umgekehrt anzumahnen, daß es sich offensichtlich um eine typisch deutsche Tugend handelt, etablierte Verfahrensweisen aus dem anglo-amerikanischen Raum vor Einführung in deutsche Systeme beinahe regelhaft neu zu definieren und zu bewerten. Dies hat insbesondere im Bereich des modernen Qualitätsmanagements der klinischen Medizin, und hier besonders der Akutchirurgie, enorme Zeitverzögerung bei der Strukturimplementierung mit sich gebracht.

Im Gegensatz zu uns hatte es die amerikanische Chirurgie frühzeitig fertiggebracht, den Gesamtkomplex des sog. „Brain Trusting" als integralen Bestandteil vieler wissenschaftlicher Prozesse zu etablieren. Der forschende Teamgeist wird hier an die erste Stelle gesetzt. Sie konnten es erfolgreich verhindern, daß die Chirurgen zwar in der Lage sind, wissenschaftliche Fragestellung zu definieren, die Antworten jedoch von anderen Gruppen kommen. Exemplarisch sei verwiesen auf derartige Entwicklungen bei der Infekt-, Schock- und Immunforschung. Es muß uns wieder gelingen, Forschung und Fortschritt als synergetische Effekte zu etablieren. Hierzu ist es nötig, Nivellierungen zu bekämpfen und kostenintensive Redundanzen zu verhindern. Wir müssen dringend erreichen, daß die bisweilen vorgefundene elitäre Arroganz des Nebeneinanderherforschens in vertrauensvolle Kommunikation und Kooperation mündet.

Es ist bekannt, daß es keine Sicherheit gibt, einen Irrtum oder eine Ungerechtigkeit zu vermeiden. Wir müssen aber gemeinsam verhindern, daß der erbetene Freiraum für die klinische Forschung in der Unfallchirurgie nicht in fragwürdige Selbstverwirklichung führt, in welcher die Zahl die Qualität ersetzt.

Wir tun gut daran, unseren Leistungsstand laufend kritisch zu überprüfen und dürfen uns hierbei weder mit optimistischen noch mit pessimistischen Pauschalurteilen abfinden. Ebenso müssen wir unsere organisatorischen Gegebenheiten laufend überprüfen und berichtigen, denn auch sie spielen neben dem Geld eine nicht zu unterschätzende Rolle für unsere wissenschaftliche Leistungsfähigkeit.

Vielfältige Einflußfaktoren bestimmen erfolgreiche klinische Forschung. Das beständige kritische Beobachten der Gewichtung zwischen chirurgischer Klinik, Lehre und Forschung ist eine der wichtigsten Voraussetzungen für eine leistungsfähige Forschungskultur. Hierbei muß die Lehre im jeweiligen Aufgabenbereich als zentraler Kristallisationspunkt der Veröffentlichung erhalten bleiben.

Welche Aufgabe der Lehre hierbei zufällt, mag dem Berliner Studentenführer des Jahres 1963 entnommen werden, in welchem Professor Kniehahn folgendes ausführt:

„Man soll in einem möglichst kurzem Studium nicht ein Gefäß füllen, sondern ein Feuer entfachen. Der lebendigen Praxis sollte man nicht in lähmender Breite übersättigte oder gar von ihrem Können überzeugte Intellektuelle zuführen, sondern einen, zwar unvollendeten, aber doch hoffnungsvollen und noch begeisterungsfähigeren Menschen".

Kultur beginnt und endet beim Menschen.

Forschungspolitik ohne Kliniksubvention: Versuche zur Quadratur des Kreises

P. Lange

Bundesministerium für Bildung, Wissenschaft, Forschung und Technologie (BMBF), D-53175 Bonn

(Manuskript nicht eingegangen)

Möglichkeiten der Effizienzsteigerung klinischer Forschung Eine persönliche Sicht

P. Scheid

Ruhr-Universität Bochum, Universitätsstraße, D-44789 Bochum

Vorbemerkungen

Der Titel meines Referates impliziert, daß es Effizienzprobleme mit der klinischen Forschung in Deutschland gibt. Ich erlaube mir, die Prämisse verbesserungsbedürftiger klinischer Forschung zu adoptieren, ohne sie zu belegen; tatsächlich haben ja auch renommierte Institutionen, wie etwa der Wissenschaftsrat, mehrfach auf derartige Probleme hingewiesen. Fragen möchte ich vielmehr nach Gründen für diese Defizite und dann nach Verbesserungsmöglichkeiten.

Ich bitte, meine Ausführungen als sehr persönliche Randbemerkungen eines Theoretikers zu verstehen, der sich allerdings seit seiner Zeit als Dekan und jetzt in der Position eines Prorektors für Forschung für dieses Thema brennend interessiert; mein Interesse erwächst ferner aus der außergewöhnlichen Situation unseres Bochumer Modells der klinischen Ausbildung, das uns in letzter Zeit zu vermehrter Anstrengung veranlaßt hat, die Voraussetzungen für eine effektive klinische Forschung zu verbessern, da nämlich ihre Unterstützung durch das Land systembedingt nahezu brach liegt.

Gründe für Defizite in der deutschen klinischen Forschung

Ich möchte die folgenden Gründe als bedeutsam für das Defizit in der klinischen Forschung benennen.

1. Grund: Mangelnde Grundausstattung für Forschung

Ich möchte mit einem vergleichsweise harmlosen Argument beginnen: der mangelhaften Förderung der Gundausstattung für klinische Forschung durch die Länder. Bekanntlich erhalten die Medizinischen Fakultäten von den Wissenschaftsministerien einen Zuführungsbetrag, der als Defizitfinanzierung die nicht von den Kassen erstatteten Kosten decken soll. Hieran hat auch das neue Krankenhausfinanzierungsgesetz mit dem Über-

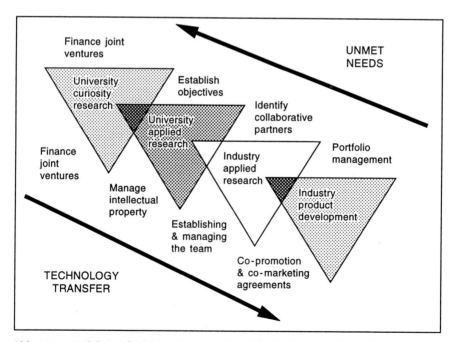

Abb. 1. A typical chain of collaborative networks within the pharmaceutical Industry

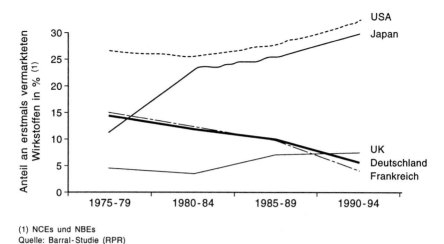

(1) NCEs und NBEs
Quelle: Barral-Studie (RPR)

Abb. 2. Auszug aus The Boston Consulting Group „Der Wert von Arzneimitteln und die Bedeutung der forschenden Arzneimittelhersteller für den Standort Deutschland"

gang vom Prinzip der Selbstkostendeckung zu dem der „leistungsorientierten" Erlöse grundsätzlich nichts geändert. Ich möchte hier nicht auf die komplizierte Berechnung dieses Zuführungsbetrages eingehen. Relevant im Zusammenhang mit unserem Thema ist lediglich, daß er pauschal an die Fakultäten für die Belange von Forschung, Lehre und Krankenversorgung gewährt wird und daß es keine zwingende Aufteilung auf diese unterschiedlichen Bereiche gibt; daraus ergibt sich eine unübersichtliche Gemengelage. So wird denn auch immer wieder beklagt, daß ein Goßteil dieser Mittel in der Krankenversorgung versickert und somit für Forschung und Lehre nicht zur Verfügung steht.

Bezüglich der öffentlichen Drittmittel, insbesondere von Seiten der Deutschen Forschungsgemeinschaft (DFG), ist die klinische Forschung nicht anders bedacht als die Theorie; mit der einzigen Ausnahme vielleicht, daß die DFG angewandt-klinische Projekte nicht fördert und meist an das Bundesministerium für Bildung, Wissenschaft, Forschung und Technologie (BMBF) verweist, was nicht gerade der Unterstützung klinischer Forschung zugutekommt. Bemerkenswert ist aber, daß im Vergleich mit den USA unser Land aus öffentlichen Drittmitteln sehr gut gefördert wird; den wachsenden Bereich des „approved but not funded" von NIH und NSF gibt es bei uns (noch) nicht.

Fehlende Mittel der Grundausstattung können also durchaus ein Grund für eingeschränkte Möglichkeiten zu klinischer Forschung sein. Daß dies aber nicht alles sein kann, erkennt man schon daraus, daß hiervon ja in gleicher Weise auch die theoretischen Institute und Arbeitsgruppen betroffen sind, bei denen aber ein derart krasses Defizit, jedenfalls im internationalen Vergleich, nicht erkennbar zu sein scheint.

Im übrigen ist aber dieses Argument verstärkt für außeruniversitäre Forschung anzuwenden, die überhaupt keine Grundausstattung für Forschung erhält, da die Kostenträger gar streng darauf achten, daß mit den von ihnen finanzierten Personalstellen keine so abwegigen Aktivitäten wie Forschung unternommen werden.

2. Grund: Geringes Zeitbudget für Forschung

Im internationalen Vergleich ist das Lehrdeputat an deutschen Hochschulen immens. Das gilt zwar für alle Teilbereiche, insbesondere auch für die theoretische Medizin. Dennoch darf man nicht vergessen, daß der Kliniker einen zusätzlichen vollen Beruf ausübt, nämlich den der Versorgung seiner Patienten. Mangelnde Zeit für Forschung ist ein wichtiger Grund in meinen Augen; dennoch werden wir sehen, daß nicht nur die Lehre und die Grundversorgung der Kranken in Zeitkonkurrenz mit der Forschung treten.

3. Grund: Das Liquidationsrecht

Ich behaupte nämlich, daß das geltende Liqidationsrecht für Chefärzte die klinische Forschung stark behindert. Ich möchte hierzu aus einem Papier zitieren, das die Arbeitsgruppe „Hochschulmedizin" der Kultusministerkonferenz (KMK) in deren Auftrag erarbeitet hat und das die KMK Ende September 1995 zustimmend zur Kenntnis genommen hat und das nun in den Ländern diskutiert wird. In diesem Papier mit dem Titel „Überlegungen zur Neugestaltung von Struktur und Finanzierung der Hochschulmedizin" heißt es zum Liquidationsrecht der Chefärzte: „Das Liquidationsrecht dient im wesentlichen der Ergänzung der Besoldung, die vielfach nicht ausreicht, um die für die Gewinnung hervorragender Chefärzte notwendige Attraktivität zu begründen." Die Notwendigkeit finanzieller Anreize für Chefärzte wird auch in anderen Ländern gesehen und erscheint mir dringend erforderlich; fatal ist m.E. nur, daß die Höhe der Erträge aus der Liquidation direkt gekoppelt ist an die Anzahl behandelter Privatpatienten. Denn damit tritt die Möglichkeit der Steigerung der eigenen Einkünfte in direkte Konkurrenz mit möglichem Zeitaufwand für die Forschung. Und wo der Chef nicht forscht und zu Forschung anregt, gibt es keinen Nährboden für wesentliche Forschung seiner Mitarbeiter. Auch dieses Problem wird von der KMK gesehen.

4. Grund: Inflation durch Entfremdung des Professorentitels

Oft ist „mehr" in Wahrheit „weniger", wie die Inflation lehrt. Dies gilt auch für das Problem der Verwässerung klinischer Forschung durch den Zwang zur Habilitation. Was ich damit meine, ist die große Zahl klinischer Forschungsaktivitäten, die weniger aus der wissenschaftlichen Neugier als aus dem planvollen Karrierestreben entsteht. Der Titel eines außerplanmäßigen Professors setzt die Habilitation voraus; der Professorentitel ist aber vielfach erwünscht, wenn nicht gar gefordert, bei der Besetzung einer Abteilung in einem außeruniversitären Krankenhaus. Dies scheint zunächst verwunderlich, da doch die Träger derartiger Häuser nur in den seltensten Fällen an raumgreifender Forschungsaktivität ihrer Chefärzte interessiert sind; es kann sich also nur um die Steigerung der Reputation des Hauses durch den Titel handeln.

Sei dies, wie es wolle: Auch derjenige junge Arzt, der nicht an eine Universitätskarriere denkt, wird die Habilitation – und damit den Professorentitel – erstreben. Und, was dann als – zumeist recht dicke – Habilitationsschrift vorgelegt wird, ist wohl nicht in jedem Fall auch international hoffähig.

Dies mag die Tabelle 1 erläutern, in der ich die Zahl der Habilitationen in meiner Fakultät derjenigen aller übrigen Fakultäten unserer Universität gegenübergestellt habe. Dabei ist zu bemerken, daß Bochum bezüglich des Fächerspektrums den zweiten Platz

Tabelle 1. Habilitationen an der Ruhr-Universität Bochum im Zeitraum 1987 bis November 1995

Jahr	Medizinische Fakultät			Übrige Fakultäten (insgesamt 19)
	Klinik	Theorie	Gesamt	
1987	7	3	10	18
1988	10	2	12	14
1989	6	7	13	14
1990	6	4	10	12
1991	15	1	16	9
1992	9	5	14	16
1993	9	3	12	16
1994	17	4	21	21
1995 (bis Nov.)	9	4	13	noch keine Angaben

in der Bundesrepublik einnimmt. Sie sehen auch, daß die hohe Zahl medizinischer Habilitationen tatsächlich von der Übermacht klinischer Habilitationen herrührt. Bei den apl.-Verfahren sieht es nicht besser aus.

5. Grund: Trennung von theoretischer und klinischer Medizin

Lassen Sie mich einen letzten Punkt anführen. In Deutschland gibt es erhebliche Berührungsängste zwischen medizinisch-theoretischer Grundlagenforschung und klinischer Forschung. Die Gründe sind sicher komplex; doch trifft unsere Ausbildungsordnung zumindest eine Teilschuld an dieser Entfremdung. Die klare Trennung zwischen vorklinischer und klinischer Medizin trägt nämlich nicht gerade dazu bei, daß sich Lehrende und Forschende beider Abschnitte näher kommen. Wenn man aber nicht regelmäßig miteinander spricht, so kommen gemeinsame Forschungsprojekte nicht zustande; ja selbst unbefangene Beratungen erweisen sich als psychologischer Kraftakt. So liegen die Erfahrungen der Theoretiker-Kollegen, die doch einen größeren Teil ihrer Zeit der Forschung widmen können, für die Kliniker brach.

Gibt es Abhilfe?

Viele dieser Mängel sind zutiefst in unserem System der universitären Medizin verhaftet. Es ist also eigentlich müßig, über Abhilfen zu sinnieren, will man doch nicht zum Michael Kohlhaas verkommen. Und dennoch gibt es einige interssante Ansätze zu möglichen Änderungen, wobei ich wiederum auf das Papier der KMK verweisen kann. Lassen Sie mich einiger Punkte herausstellen.

1. Maßnahme: Transparenz in der Finanzierung der Forschung

Es wäre unbedingt erforderlich, die Finanzierung der Hochschulmedizin transparenter zu gestalten, insbesondere die Zuwendungen für Forschung und Lehre von denjenigen

für die Krankenversorgung zu trennen. Genau dies schlägt denn auch das KMK-Papier vor. Es sollte dann für Forschung und Lehre zwei Blöcke geben:
- eine sog. Grundausstattung für ständig obliegende Aufgaben in Forschung und Lehre sowie
- einen Forschungs- und Lehrfonds, der grundsätzlich der befristeten Finanzierung einzelner Projekte in Forschung und Lehre vorbehalten ist und damit wechselnden Empfängern zugute kommen kann. Aus ihm können nicht nur Sach-, sondern auch Personalmittel bereitgestellt werden, so daß klinisch tätige Kollegen zeitlich befristet für Forschungsaufgaben freigestellt werden können.

Ich möchte aber hier einen wesentlichen Punkt hinzufügen, der auch für die außeruniversitäre Forschung bedeutsam sein kann. Bisher verweigern die Krankenkassen eine Beteiligung an der klinischen Forschung; und dies wird mit gesetzlichen Vorgaben begründet. Ich halte dies für kurzsichtig und nicht vertretbar. Wenn wir nämlich bedenken, wieviel die moderne Forschung zur Verhütung von Krankheiten und zur geradlinigen Diagnostik beiträgt, so sollte es ein Anliegen der Krankenkassen sein, dies auch selbst zu unterstützen. Das Argument, eine Unterstützung der medizinischen Forschung würde letztlich die medizinische Behandlung weiter verteuern, greift zu kurz.

Es sollte aber auch eine klare räumliche Trennung der Forschungslabors für klinische Grundlagenforschung von den Bereichen der Krankenversorgung angestrebt werden. In Basel und Mainz, um Beispiele zu nennen, gibt es Klinische Forschungszentren, und wir sind gerade dabei, ein solches in Bochum einzurichten. Die Idee hierbei ist die Bereitstellung eines eigenen Gebäudes für zeitlich befristete Projektforschung im Bereich der klinischen Medizin. Auf der Grundlage des Votums einer Forschungskommission werden insbesondere diejenigen Kollegen, die ein drittmittelgestütztes Forschungsprojekt bearbeiten, im Zentrum für Klinische Forschung Laborräume erhalten. Es werden ihnen ferner Mittel für die Grundausstattung bereitgestellt, und das Zentrum hält einen Grundservice von allgemein benötigten Geräten bereit. Damit ist die Trennung der Aufwendungen für Forschung von denen für Patientenversorgung erheblich transparenter.

2. Maßnahme: Änderung des Liquidationsrechts

Bezüglich der Konkurrenz zwischen Zeitaufwand für liquidationsrelevante Krankenbetreuung und Forschung müßte das Liquidationsrecht überdacht werden. An verschiedenen Universitäten der Vereinigten Staaten ist das Gehalt für Mediziner höher als für alle anderen Professoren der Universität. An der University of California gibt es darüber hinaus in der Medizin neben dem erhöhten Grundgehalt – der X-Komponente – eine Y-Komponente, sofern der Professor erfolgreich forscht; ihre Höhe wird an den eingeworbenen Drittmitteln bemessen. Hinzu kommt dann eine Z-Komponente, die sich nach der Patientenbetreuung bemißt. Wichtig ist jedenfalls, daß die Patientenbetreuung pauschal – und sehr gut – honoriert wird und daß die Forschungsleistung ebenfalls einen Gehaltsanreiz bietet. Insgesamt können Y- und Z-Komponente die X-Komponente des Grundgehalts weit übersteigen.

Das KMK-Papier hat auch hierzu einen interessanten Vorschlag. Es könnte hiernach nämlich das Liquidationsrecht entfallen und ersetzt werden durch eine Sondervergütung, die aber nicht mehr unmittelbar von der Anzahl der behandelten Privatpatienten abhängt. So könnte ein größerer Teil der Sondereinkünfte als Fixum für einen bestimmten Zeitraum vereinbart werden; hinzu käme ein kleinerer flexibler Anteil, der der wirtschaftlichen Mitverantwortung des Chefarztes am Unternehmen Krankenhaus Rechnung tragen könnte. Hierzu heißt es in dem KMK-Papier: „Bei der Bemessung der flexiblen Anteile ... wäre darauf zu achten, daß bestimmte Aufgabenanteile (z.B. die Behandlung von Privatpatienten) kein Gewicht erhalten, das eine unangemessene Konzentration auf einen Arbeitsbereich erwarten läßt und demzufolge mit anderen Aufgaben (insbesondere in Forschung und Lehre) nicht vereinbar wäre."

Der Ansatz meiner Kritik am Liquidationsrecht ist keinesfalls, daß ich das Einkommen der Ärzte für zu hoch halte; ich bin im Gegenteil der Meinung, daß der herausragende Einsatz der praktisch tätigen Kollegen angemessen und gut bezahlt werden muß. Ich halte nur die verführerische Verknüpfung des Einkommens mit der Intensität der Betreuung von Privatpatienten für schädlich aus Sicht der Effizienz klinischer Forschung.

3. Maßnahme: Bereitstellung eines Zeitbudgets für Forschung

Es müßte auch bei der Verteilung der Dienstaufgaben im Hauptamt die Forschung vernünftig berücksichtigt werden. So müßten die Zeitanteile für Krankenversorgung, Lehre und Forschung vorgegeben werden; insbesondere müßte wohl das Lehrdeputat für klinisch tätige Kollegen zugunsten der Forschung herabgesetzt werden.

4. Maßnahme: Bereinigung der Inflation Medizinischer Titel

Das Problem der Inflation medizinischer Titel, das ja schon bei der weiten Spanne der Qualität medizinischer Promotionen beginnt, sollte mutig und drastisch angegangen werden. So sollte man aus meiner Sicht den Titel eines Dr. med. zusammen mit dem Staatsexamen verleihen, ohne eine besondere Dissertation. Einen Dr. med. sci. sollte man dann solchen Promotionen vorbehalten, die tatsächlich auf einer originellen Forschungsleistung beruhen.

Und entsprechendes müßte für die Habilitationen gelten sowie für den Titel des apl.-Professors. Wenn wir die Venia legendi nur auf der Grundlage international anerkannter und origineller Forschungsleistung vergäben, so würde sich vielleicht auch der unsinnige Anspruch vieler Krankenhäuser auf den Professoren-Titel bei ihren Chefärzten erledigen. In den Vereinigten Staaten ist der Professorentitel bedeutungslos; was zählt, ist der Titel des MD. Und auch in Großbritannien nennt sich Professor nur der full professor, also der head of department. Die Inflation, die uns das Hochschulgesetz – vielleicht nicht ohne Absicht – einst bescherte, gibt es in diesen Ländern nicht.

5. Maßnahme: Stärkere Verquickung zwischen Vorklinik und Klinik

Das Potential der Forschungsprofis in der theoretichen Medizin ließe sich viel besser nutzen, wenn die rigiden Schranken zwischen Vorklinik und Klinik fielen. Dies scheint sich mit der neuen Approbationsordnung anzukündigen, deren Entwurf ja die Abschaffung des Physikums vorsieht und damit eine Verzahnung zumindest der vorklinischen mit den theoretisch-klinischen Bereichen bedingt, die aber ihrerseits auch im praktisch-klinischen Studienabschnitt lehren.

In den USA gibt es diese Trennung nicht. Kliniker beteiligen sich regelmäßig an den Vorlesungen der Vorklinik, und gar manches Textbuch der Physiologie ist gemeinsam von Vertretern beider Gruppen geschrieben, übrigens sehr zum Vorteil des Inhalts, da sich Relevantes und Grundlegendes sinnvoll vereinigen. Als Mitglied der American Thoracic Society nehme ich regelmäßig an deren Kongressen teil; das letzte Treffen im Mai d.J. in Seattle vereinigte 12.000 Wissenschaftler aus allen Bereichen der theoretischen und praktischen Pulmonologie. Beeindruckend ist das gemeinsame Arbeiten von Theoretikern und Klinikern an einem Forschungsobjekt. Gemessen an den Publikationen in internationalen Journalen übertrifft die Effizienz klinischer Forschung in den USA diejenige in Deutschland um Größenordnungen, die sich aus der unterschiedlichen Bevölkerungszahl nicht erklären lassen.

Zum Abschluß dieser Gedanken erlauben Sie mir, meiner Überzeugung Ausdruck zu verleihen, daß eine ausreichende finanzielle Unterstützung mit sächlichen, personellen und räumlichen Mitteln für die Effizienz der Forschung zwar unabdingbar notwendig, jedoch noch nicht hinreichend ist. Überaus wichtig ist immer noch der ideenreiche Forscher selbst, der das Ohr am Puls der wissenschaftlichen Strömungen hält und wichtige Fragestellungen von Nebensächlichkeiten zu unterscheiden vermag; der Forscher, der ein klares und durchführbares wissenschaftliches Projekt entwirft; der dann unbeirrt und fleißig seine Untersuchungen ausführt; und der sich freut, mit seinen Ergebnissen schließlich einen bescheidenen Beitrag zum besseren Verständnis der komplexen Zusammenhänge unserer Welt geleistet zu haben. Es wäre sicherlich eine reizvolle, wenngleich wohl unmögliche Aufgabe, der Frage nachzugehen, ob eigentlich die monetären oder die intellektuellen Resourcen die Erfolge in unserer Wissenschaft limitieren. Jedenfalls glaube ich, einige Gründe aufgezeigt zu haben, die den Ideenreichtum manches potentiellen klinischen Forschers auf Abwege leiten.

Das Forschungsinstitut: Koordinationszentrum oder Konkurrent?

L. Claes

Abteilung Unfallchirurgische Forschung und Biomechanik, Universität Ulm, Helmholtzstraße 14, D-89081 Ulm

(Manuskript nicht eingegangen)

Forschungsförderung: Auch eine Aufgabe der gesetzlichen Krankenversicherung?

G. Nachtigal

AOK-Bundesverband, Kortrijker Straße 1, D-53177 Bonn

Sehr geehrte Damen und Herren,

die medizinische Versorgung in unserem Land hat ein Niveau erreicht, das der Bundesrepublik Deutschland im internationalen Vergleich einen Spitzenplatz sichert. Dies gilt zunächst einmal für die Güte und Qualität der medizinischen Leistungen. Genauso wichtig aber ist die allgemeine Verfügbarkeit dieser Leistungen: an allen Orten, zu jeder Zeit, für alle Bevölkerungsschichten. Dies ist besonders für einen Bereich wie die Unfallchirurgie, in der dem Menschen in Not in kürzester Zeit geholfen werden muß, von entscheidender Bedeutung.

Im Rahmen des Möglichen garantiert das Solidarprinzip der Gesetzlichen Krankenversicherung, daß die Verfügbarkeit medizinischer Spitzenqualität weder vom Einkommen des Einzelnen noch dem Wohn- bzw. Unfallort abhängig sein darf. Dieser Grundgedanke muß trotz knapper Mittel und aller Reformbemühungen erhalten bleiben. Dafür stehen die Allgemeinen Ortskrankenkassen ein, und die AOK versucht auf allen Ebenen, dieser Idee weiterhin Geltung zu verschaffen.

Es reicht aber nicht aus, allein den Status quo sichern zu wollen. Um das Erreichte zu verbessern, muß die medizinische Forschung weiter vorangetrieben werden. Dieser gesamtgesellschaftlichen Aufgabe sollten sich die Verantwortlichen nicht entziehen, da die medizinische und insbesondere die klinische Forschung einen wesentlichen Beitrag zum Wohlergehen der Bevölkerung leistet. Die Fortschritte in der Medizin sind zugleich Ergebnis und Schrittmacher für die Weiter- und Neuentwicklung von Verfahren in anderen Disziplinen.

Letztendlich tragen diese Fortschritte auch zur Stärkung des Wirtschaftsstandorts Deutschland bei. Zum einen gelingt es zunehmend besser, behandlungsbedürftige Menschen wieder in den Arbeitsprozeß einzugliedern und so das Potential und die Fähigkeiten des Einzelnen auch zum Vorteil aller zu erhalten. Zum anderen zählen medizinische Hochleistungsprodukte zu den wichtigsten Exportartikeln Deutschlands. Somit ist es sicherlich unzureichend, die Diskussion um die weitere Förderung der medizinischen Forschung auf eine Kostendebatte zu verengen, auch wenn vielleicht mancher Nutzen nicht so direkt quantifizierbar ist wie auf anderen Forschungsfeldern.

Nicht ohne Grund liegt daher die Verantwortung für die Forschungsförderung auf staatlicher Seite bei Bund und Ländern. Eine Aufgabe von solch großem öffentlichen Interesse muß aus Mitteln der Allgemeinheit finanziert werden. Dahingegen ist es Aufgabe der Krankenkassen, die Versorgung der Versicherten mit medizinischen Leistungen sicherzustellen. Die Forschungsförderung ist daher konsequenterweise durch die Regelungen des Sozialgesetzbuches vom Leistungsspektrum der Kassen der Gesetzlichen Krankenversicherung, die nur einen Teil der Bevölkerung vertreten, ausdrücklich ausgenommen.

Dennoch, und hier darf ich Herr Scheid ergänzen, leistet die Gesetzliche Krankenversicherung bereits jetzt auf vielfältige Weise ihren Beitrag zur Weiterentwicklung des medizinischen Kenntnisstandes. Dazu gehören, wie Herr Lange schon erwähnte, die

Pflegesätze der Universtitätskliniken und akademischen Lehrkrankenhäusern, deren Entgelte deutlich über denen vergleichbarer Krankenhäuser liegen, so daß beispielsweise die Fallkosten im Bereich der Universitätskliniken um fast ein Drittel höher sind. Zudem fließt der Bestand an modernen Großgeräten und Aus- und Weiterbildungsstätten in die Findung der Pflegesätze ein. Und schließlich amortisieren sich die Forschungs- und Entwicklungskosten der pharmazeutischen Industrie durch die im internationalen Vergleich sehr hohen Medikamentenpreise, die in die Kosten der klinischen Versorgung eingehen. Trotz dieses Beitrages kommen den Krankenkassen keinerlei Mitspracherechte zu.

Die Forschungsförderung ist allerdings von den konjunkturellen Einbrüchen der letzten Jahre und den andauernden und sich noch verschärfenden Problemen der öffentlichen Haushalte nicht verschont geblieben, so daß einige Projekte in ihrem Bestand bedroht sind. Dies betrifft vor allem die Förderung seitens der Bundes- und Landesregierungen, die sich zu Einsparungen im Bereich der Hochschulen und sonstigen wissenschaftlichen Förderungen gezwungen sehen. Diese Knappheit der Mittel verstärkt die Notwendigkeit, die bereitgestellten Ressourcen möglichst effizient einzusetzen.

Hierfür ist eine sinnvolle und sachgerechte Arbeitsteilung zwischen den verschiedenen Finanziers Voraussetzung. Dabei gilt es, die durchaus unterschiedlichen Interessen der Beteiligten zu berücksichtigen. Während die öffentliche Hand versuchen muß, die heterogenen Ziele zur Steigerung des Allgemeinwohls miteinander zu vereinen, und die Unternehmen primär die Rentabilität der von ihnen eingesetzten Mittel im Auge haben, müssen die Krnakenkassen ihren gesetzlichen Versorgungsauftrag erfüllen und die Interessen ihrer Versicherten und damit der Patienten wahren. Dazu gehört auch, daß die Kassen Herr über ihre Finanzen bleiben müssen und entscheiden können, wofür die Gelder der Arbeitnehmer und Arbeitgeber verwendet werden.

Entsprechend dieser Interessen sollten auch die Aufgaben in der Forschungsförderung verteilt sein. Wie bereits erwähnt, ist der medizinische Fortschritt eine primär gesamtgesellschaftliche Aufgabe. Daher sollte das Gros der Forschungsgelder weiterhin aus Mitteln der Allgemeinheit aufgebracht und von staatlicher Seite bereitgestellt werden. Dies bedeutet, daß der Staat vor allem in der Grundlagenforschung und dort, wo höherrangige Interessen eine Rolle spielen, aktiv wird.

Neben der direkten Förderungen durch die Ministerien müssen auch den unabhängigen Gesellschaften und Stiftungen, wie der Deutschen Forschungsgemeinschaft, den Max-Planck-Gesellschaften oder der Deutschen Forschungsanstalt für Luft- und Raumfahrt ausreichende Mittel zur Verfügung stehen.

Zudem sollten sich die Bundesländer ihrer Verantwortung im Hochschulsektor bewußt sein, sehen sie doch die Kultushoheit der Länder als eines der konstitutiven Prinzipien unseres föderalen Systems an. Die universitären Forschungseinrichtungen auch im klinischen Bereich müssen lebensfähig bleiben und dürfen finanziell nicht austrocknen.

Die Unternehmen sind gehalten, ihre betriebsinternen Forschungsvorhaben weiterzuführen und ggf. noch zu verstärken, um ihre Stellung auf den Märkten innerhalb und außerhalb Deutschlands behaupten zu können. In diesem Zusammenhang muß auch überlegt werden, wie die Attraktivität Deutschlands als Forschungsstandort erhöht werden kann. Dabei käme es dem Gesetzgeber zu, Regelungen zu finden, welche die Balance zwischen wirtschaftlichen Interessen und ethischen Bedenken z.B. im Bereich der Gentechnologie zu wahren. Ebenfalls sollte überlegt werden, wie die Kooperation zwischen den Unternehmen und den Kliniken einschließlich der Vergabe von Drittmitteln verbessert und transparenter gestaltet werden kann.

Die Krankenkassen müssen dort, wo sie bereits jetzt mehr oder weniger direkt an der Finanzierung beteiligt sind, über die Mittelverwendung entscheiden können, um medizinischen Fortschritt der gesamten Bevölkerung zugute kommen zu lassen. Dies betrifft einerseits die Verbreitung des Wissens bei Ärzten, Pflegepersonal und allen anderen Berufsgruppen, die am klinischen Leistungsgeschehen beteiligt sind. Andererseits trägt die Gesetzliche Krankenversicherung ihren Anteil zur Finanzierung des Unterhalts und der Modernisierung der technischen Ausstattung bei. Die AOK und die anderen Kassen der Gesetzlichen Krankenversicherung wollen sich dieser Aufgabe nicht grundsätzlich entziehen, wenn ihnen die Möglichkeit gegeben würde, entsprechend der ihnen zugewiesenen Aufgaben über die Verwendung ihrer Gelder selbst entscheiden zu können.

Von verschiedener Seite wird beklagt, daß es durch die Einführung neuer Entgeltformen wie den Fallpauschalen und den Sonderentgelten zu Einschränkungen in der Forschungsfinanzierung über die laufenden Einnahmen kommt. Wegen der Orientierung an Durchschnittswerten wird der Forschungsaufwand der Universitätskliniken nicht gesondert berücksichtigt. Doch diese Probleme sollten nicht auf Kosten der Krankenkassen gelöst werden. Hier steht vielmehr der Verordnungsgeber in der Verantwortung, die Folgen der von ihm initiierten Normen in adäquater Weise zu regeln. Im Gegenzug war nämlich zu beobachten, daß der Einbezug der Universitätskliniken den Durchschnitt der Behandlungskosten stark anhob, so daß letztendlich die Preise der Fallpauschalen und Sonderentgelte überhöht sind.

An dieser Schwierigkeit wird nochmals deutlich, wie undurchsichtig die Finanzierung der klinischen Forschung derzeit ist. Bereits jetzt zahlen die Krankenkassen „De-facto-Forschungszuschläge", indem höhere Fallkosten und Medikamentenpreise in Kauf genommen werden, ohne daß man sagen könnte, wie hoch der Forschungsanteil ist. Zum einen widerspricht dies der Intention der Regelungen im Sozialgesetzbuch, zum anderen erscheint eine solche Finanzierung auch unter sozialen Gesichtspunkten fragwürdig. Denn diese Finanzierung wirkt auch steigernd auf die Beitragssätze und dies vor allem bei den Kassen, deren Versicherte in besonderem Maße die stationäre Behandlung in Anspruch nehmen müssen.

Gelänge es, zu einer klaren Trennung von Behandlungsentgelten und Forschungsgeldern zu gelangen, ließe sich auch die beschriebene Arbeitsteilung verwirklichen. Es wäre ein Beitrag, die Bereitstellung der Mittel transparenter zu gestalten und Klarheit über Herkunft und Höhe zu schaffen. Über die konkrete Ausgestaltung einer solchen Lösung ließe sich trefflich streiten, wäre man sich im Grundsatz einig. Die derzeitige Kontroverse gleicht jedoch eher einem „Schwarzer Peter"-Spiel, in dem wegen der Informationsmängel einer dem anderen die Schuld in die Schuhe schieben kann, ohne daß der Wahrheitsgehalt der Vorwürfte überprüfbar wäre.

Im Ergebnis kann die an die Kassen gestellte Frage, ob denn die Forschungsförderung auch eine Aufgabe der Gesetzlichen Krankenversicherung sei, nicht eindeutig beantwortet werden. Die beobachteten Widersprüche zwischen gesetzlichem Auftrag und „De-facto-Finanzierung" bringen die Krankenkassen in eine zweifelhafte Lage. Es bedürfte einer Neuregelung, die eine klare Trennung der Fördermittel von den Behandlungskosten, eine eindeutige und überschaubare Arbeitsteilung und ein Bestimmungsrecht der GKV, das den Aufgaben und den Organisationsprinzipien der Selbstverwaltung entspricht, beinhaltet. Meine Hoffnung und die der AOK ist es, daß die Krankenkassen zusammen mit Medizinern, Bund, Ländern und Unternehmen auf eine neue Weise das Wohlergehen jedes einzelnen Bürgers und damit auch des Gesamtstaates in Zukunft und auf Dauer sichern könnten.

Gesprächen hierzu stehen wir jederzeit offen gegenüber. Der Dialog über das Thema „Forschungsförderung" sollte fortgeführt und intensiviert werden. Dieses Sonderforum ist hierzu ein wichtiger Beitrag, und ich freue mich, daß ich Ihnen die Auffassung der Allgemeinen Ortskrankenkasse vorstellen durfte.

Vielen Dank für Ihre Aufmerksamkeit.

Sonderforum: Klinische Forschung in der Unfallchirurgie: Eine Standortsbestimmung II

L. Kinzl, Ulm; J. Sturm, Detmold, F. Eitel, München

Die Berufsperspektiven des jungen Forschers – oder – Flucht in die Patientenversorgung?

W. Mutschler

Unfallchirurgische Abteilung, Chirurgische Universitätsklinik, Postfach, D-66424 Homburg

Wohlgesetzte Artikel zum Komplex „Chirurgische Forschung" mit historischen Reminiszenzen, breiten Schilderungen der schwierigen Gegenwart, beschwörende Appelle an die Verantwortlichen zur Verbesserung der Lage und mit schönen Zukunftsvisionen sind in den einschlägigen nationalen und internationalen Zeitschriften in ausreichendem Ausmaß vorhanden [3, 4, 8, 9, 10]. Dem soll hier kein weiterer klassisch aufgebauter Ein- und Ausblick folgen. Der vorgegebene (polemische) Titel zum Thema erlaubt eine eher holzschnittartige, thesenhafte Darstellung einiger Aspekte aus der Sicht eines Arrivierten, der für die Organisation der Wissenschaft an einer Klinik, für die Motivation der Mitarbeiter, für ihre Karriere und für Strukturpolitik im kleinen Rahmen verantwortlich zeichnet.

Wer ist der junge Forscher?

Forschung wird von Personen erbracht. Ihre Leistungsbereitschaft und Kreativität entscheiden letztendlich über die Qualität der Forschungsergebnisse.

Die Institutionen, an denen unfallchirurgische Forschung betrieben wird, sind in erster Linie die Universitätskliniken, die großen BG-Kliniken und eingeschränkt die akademischen Lehrkrankenhäuser.

Der typische junge Forscher in der Unfallchirurgie findet sich in einer der genannten Institutionen in der Weiterbildung zum Facharzt für Chirurgie oder Unfallchirurgie, er hat mit einem mehr oder weniger anspruchsvollen Thema promoviert und ist junger Familienvater. (Der Anteil der Frauen an der jungen Forschergeneration ist verschwindend gering.) Seine Voraussetzungen, Forschung zu betreiben, sind ganz unterschiedlich. Sie reichen von geringer wissenschaftlicher Ausbildung und Anleitung (z.B. nicht anspruchsvolle Promotion) bis zum 1- bis 2jährigen Aufenthalt in einer Institution der (angewandten) Grundlagenforschung im Ausland.

Der sog. junge Forscher ist nicht mehr jung. Der erste Fixpunkt der wissenschaftlichen Karriere, die Habilitation, wird heute in der Medizin durchschnittlich mit 38 Jahren erreicht [13]. 1850 lag das Durchschnittsalter der Habilitanden noch bei 27 Jahren [13].

Warum forscht der junge Forscher? Wir wissen es nicht, zumindest liegt keine Literatur dazu vor. Es ist anzunehmen, daß es eine Kombination aus echter Wißbegier und legitimer Berechnung ist: Wer forscht, erwartet für sich als kurzfristige Perspektive innerhalb der Institution bessere Aufstiegsmöglichkeiten und langfristig eine Chefarztkarriere.

Nach einer Arbeit von Trede [12] strebt etwa 1/3 der Universitätsassistenten in der Chirurgie (deshalb?) die Habilitation an.

Sind diese Karriereperspektiven real oder Phantasie?

Forschung ist der Karriere dienlich

In Deutschland sind nach den Mitteilungen der DGCH (4/95) bzw. der Aufschlüsselung des Berufsverbandes und nach der Ärztestatistik des Deutschen Ärzteblattes [1] etwa 2 600 Chirurgen mit der Gebietsbezeichnung Unfallchirurgie tätig. In 250–300 Krankenhäusern sind 400–600 Unfallchirurgien in leitender Position tätig. Nimmt man die durchschnittliche Wechselrate (= Anzahl der frei werdenden Stellen) pro Jahr mit etwa 5% an [13], sind jährlich etwa 15–30 leitende Positionen neu zu besetzen.

Für die Mehrzahl dieser Positionen ist die Habilitation und damit ein gewisses Quantum an Forschung und Lehre geforderte Voraussetzung.

Dementsprechend gestaltet sich die Karriere von Chirurgen an Universitätskliniken. Bei der Umfrage von Trede [12] an 32 deutschen Universitätskliniken mit rund 12 000 dort tätigen Chirurgen ergab sich, daß sich etwa 2/3 der Assistenten in der Weiterbildung befinden und 31% die Gebietsbezeichnung erworben haben. 20% sind als Oberärzte tätig, 17% sind habilitiert. Innerhalb von 10 Jahren stiegen 24% in Chefarztpositionen auf, 12% übernahmen Oberarztfunktionen in anderen Häusern, knapp 1% wurden Direktoren einer Universitäts- oder BG-Klinik. ¼ der Mitarbeiter kann (konnte) also mit einer „soliden" Karriere rechnen; gut 1/3 rückt(e) in leitende Positionen ein.

Forschung ist also noch karrieredienlich. Damit ist ein wesentlicher Anreiz für eine Forschungstätigkeit gegeben. Allerdings ist zu beachten, daß für die Leitungsposition an Nicht-Universitätskliniken ein völlig anderes Anforderungsprofil als das „Forscherprofil" verlangt wird [2]. Diese Tatsache ist jedem bekannt. Folglich wird Forschung als Mittel zum Zweck und nicht mehr als Selbstzweck eingesetzt. Hieraus resultiert eine Art limitierte Beharrlichkeit mit zeitlich begrenzter Motivation, fehlender langfristiger Forschungsplanung und kalkuliertem Zeiteinsatz, die viele Projekte nach einer Habilitation zum Erliegen bringt.

Die Rahmenbedingungen für die Forschung haben sich verschlechtert

Allgemeiner gesellschaftlicher Konsens ist es, die Nachwuchsförderung im Wissenschaftsbereich als Grundvoraussetzung für künftiges gesellschaftliches Wohlergehen zu betrachten. An den heute gültigen Rahmenbedingungen für die Forschung erweist sich aber, daß es sich dabei eher um ein Lippenbekenntnis handelt.

Die Forschung ist in den letzten Jahren gesellschaftlich begrenzt worden. Die Diskussion um die Tierversuche, die erweiterten Schutzvorschriften für die Patienten u.v.a. belegen, daß emotional, bürokratisch-administrativ und rechtlich eine Begrenzung der Forschung erfolgt ist.

Die Universitätskliniken sind unterfinanziert. Mit den heute konkret zur Verfügung stehenden Forschungsetats ist keine aufwendige und kontinuierliche Forschung möglich. Vor allem das Investitionsdefizit nimmt derzeit drastisch zu [5].

Die Mittel zur Forschungsförderung steigen, an den allgemeinen Wachstumsraten gemessen, unterdurchschnittlich an, und der Wettbewerb um die Mittel ist härter geworden.

Die veränderten Finanzierungsbedingungen für die Kliniken führen zu Einsparungen bei Personal und Mitteln für die Forschung, denn bei der Forschung läßt sich am ehesten etwas einsparen, ohne daß akute Nachteile für eine Krankenhausverwaltung zu befürchten sind. Dies ist gegenüber den forschungsinteressierten Ärzten auch relativ einfach durchzusetzen, da aus ethischen und medico-legalen Gründen der Priorität der Krankenversorgung Folge zu leisten ist.

Gleichzeitig verlangt die zunehmende Komplexität der Forschungsinhalte eine immer aufwendigere Methodik.

Es braucht also heute mehr Zeit und Energie, um – gemessen an dem möglichen Standard – mit weniger Ausstattung, weniger Geld und weniger Personal eine qualitativ anspruchsvollere Forschung durchzuführen.

Die Strukturbedingungen der Unfallchirurgie sind für die Forschung erschwerend

Wiederum darf ich zunächst ein ständig wiederholtes Lippenbekenntnis vorwegstellen: Die (unfallchirurgische) Forschung darf nicht als Feierabendforschung, als Nebenbei-Tätigkeit durchgeführt werden. Die Realität sieht anders aus.

Die Hochschulkliniken sind nach wie vor mit 30–70% an der Maximalversorgung von Patienten beteiligt. Die Konzentration auf die Hochleistungsmedizin bindet viele Kräfte und Zeiteinheiten des Tages. Und: Die Priorität der Krankenversorgung hat in der Unfallchirurgie, in der der Notfall nicht die Ausnahme, sondern die Regel ist, einen besonderen Stellenwert.

Unsere jungen Mitarbeiter verhalten sich also systemkonform, wenn sie sich auf die klinische Weiterbildung konzentrieren. Dies entspricht ihrem inneren Bedürfnis. Das Erlernen der Chirurgie ist eine sehr schwierige und zeitaufwendige Angelegenheit, die gerade in der Weiterbildungszeit einen erheblichen Verantwortungsdruck auslöst.

Daher ist der junge Mitarbeiter (auch innerlich) überwiegend mit der Patientenversorgung auf Station, Ambulanz und im OP beschäftigt, er hat eine Fülle von administrativen Aufgaben zu erledigen, er erhält erste Lehraufgaben, er ist mit Nachtdiensten belastet, er vernachlässigt seine Familie und sieht als wissenschaftlich Interessierter nicht so sehr die „Flucht in die Patientenversorgung", sondern den „Fluch der Patientenversorgung".

Wenn als Maßstäbe für die Bedeutung einer Tätigkeit Zeiteinsatz, Energieaufwand und Einsatz von Ressourcen gelten, so steht die Forschung für den jungen Mitarbeiter im Klinikalltag an zweitletzter Stelle – an letzter Stelle erscheint die Lehre. Erschwerend kommt hinzu, daß die geschilderten unzulänglichen Rahmenbedingungen die an sich schon minimale Zeit für die Forschung durch zusätzlich notwendige Organisationsarbeiten oder Übernahme von Tätigkeiten des technischen Personals (nach Dienstschluß) weiter minimieren.

Der Forscher ohne Patientenversorgung – ein Ausweg?

Ist die Lösung dieses Dilemmas der Naturwissenschaftler oder der naturwissenschaftlich orientierten Mediziner, der in einer Klinik/Institution als „reiner Forscher" tätig ist?

Es soll hier nicht über diejenigen Mitarbeiter gesprochen werden, die im Rahmen der experimentellen Chirurgie, der theoretischen Chirurgie oder in selbständigen Forschungssektionen angestellt sind.

Ganz sicher haben wir in der Unfallchirurgie einen Bedarf für solche Forscher. Denn: es gibt nur wenige eingenständige Institutionen der chirurgischen Forschung. Und die Kooperation mit Instituten der Grundlagenforschung oder der Experimentellen Chirurgie ist nicht so einfach, wie sie auf dem Papier steht [3, 4]. Unterschiedliche Forschungsziele, Methoden, Arbeitsabläufe, Ressourcen und Finanzierungen erfordern ein hohes Maß an Interesse für gemeinsame Projekte, an Flexibilität und Koordination. Dem stehen häufig der geschilderte Klinikalltag entgegen. Wir benötigen daher m.E. abteilungsgebunden Mitarbeiter, die die notwendige theoretische Ausbildung einbringen, ihr Grundlagenwissen erweitern, Kontinuität einbringen, über die notwendige Zeit verfügen und Geld einwerben. Außerdem sind nur solche Mitarbeiter geeignete Bindeglieder für die angesprochene Kooperation mit reinen Forschungsinstituten, da nur sie die Voraussetzung erfüllen, überhaupt das für die Kooperation notwendige Verständigungsniveau zu bieten.

Aber: dieser Forschertypus ist arm dran, weil er eine für ihn schwierige Zwitterrolle einzunehmen hat. Er arbeitet auch viel, hat aber wenig Anerkennung von seinen klinisch tätigen Kollegen (weil er keine Patienten rund um die Uhr versorgt) und von den „reinen" Naturwissenschaftlern (weil er „nur" der angwandten Forschung verpflichtet ist). Er wird gerne – vor allem für Habilitationsarbeiten – als „nützlicher Bauer eingesetzt, der sät, aber nicht erntet". Er verdient weniger Geld. Er ist direkt von der Hierarchie und deren Forschungsinteresse abhängig. Er hat keine Ausweichmöglichkeiten in eine andere klinische oder Praxistätigkeit. Für ihn gibt es in Deutschland keinen Stellenmarkt und damit keine echte Aufstiegsmöglichkeit.

Wenn wir dennoch Kollegen finden, die diesen beruflichen Weg einschlagen, nennen sie als Vorteil die Möglichkeit des eigenständigen, selbstverantwortlichen Arbeitens und die spannende wissenschaftliche Fragestellung.

Es handelt sich hier also um hochmotivierte Mitarbeiter, die nach meiner Auffassung in unseren jetzigen Strukturen „mißbraucht" werden und nur dank ihrer Frustrationstoleranz überleben.

Anspruch und Qualität der unfallchirurgischen Forschung aus der Sicht des jungen Forschers

Mit Moore [6] ist uns (Unfall)Chirurgen wohl bewußt, daß wir auf Grund unseres Berufsalltages wenig Wesentliches zum allgemeinen wissenschaftlichen Fortschritt beisteuern:

„Chirurgische Forschung hat oft eine Fehlen von Meisterschaft gezeigt – nur gelegentlich hat sie neue Methoden beigetragen, die für den Rest der biologischen Wissenschaften nützlich waren."

Unter den skizzierten Forschungsbedingungen kann der junge Forscher mit guter wissenschaftlicher Qualität über Fallbeobachtungen oder Schilderungen von Operationsmethoden zum Fortschritt der Unfallchirurgie beitragen.

Auch die retrospektive vergleichende klinische Studie kann er vom Anspruch und dem Zeitaufwand für Datenerhebung und Publikation her noch mit gutem Standard durchführen.

Schon bei der prospektiven klinischen Studie gerät er an die Grenzen seiner Möglichkeiten.

Fragestellungen, die des Tierexperimentes bedürfen, sind nur durch Freistellung, Kooperation mit anderen Institutionen und in der Regel als zeitlich befristete Forschung (z.B. 1–2 Jahre für Experimente, 1–2 Jahre für Auswertungen und Publikationen) zu bearbeiten. Sie werden daher selten angegangen.

Entsprechend zeigt die überschlägige Analyse des „Unfallchirurg" aus dem Jahre 1994, daß über 80% der Beiträge von Universitätskliniken stammen und es sich dabei in rund 20% um Übersichten und in mehr als 60% um Fallbeobachtungen, OP-Techniken und retrospektive Studien handelt. Nur 5% der Beiträge wurden als prospektive Studie angelegt. Etwa 15% sind im weitesten Sinne experimenteller Arbeit zuzuordnen.

Dabei ist die methodenaufwendige angewandte Grundlagenforschung eine Rarität in der unfallchirurgischen Forschungslandschaft. So finden wir z.B. keine Beiträge zu den zukunftsweisenden Techniken der Molekularbiologie in unseren Zeitschriften. Im Gegensatz zur Inneren Medizin haben wir es bisher noch nicht vermocht, entsprechende Ergebnisse und Impulse aus der Naturwissenschaft in diagnostische und therapeutische Fragestellungen unseres Faches umzusetzen. Die von Claes (s.o) vorgelegte Analyse zu DFG- und BMFT-Mittel geförderten Projekten der Unfallchirurgie in Deutschland 1994 weist auf, daß nur an wenigen Orten die geforderten Forschungskriterien peer reviewed Publikationen, extern begutachtete Projekte, gute Infrastruktur, konsequentes wissenschaftliches Konzept und adäquate Methodenpalette erfüllt werden.

Es stünde daher der Deutschen Gesellschaft für Unfallchirurgie als wissenschaftlicher Gesellschaft gut an, im nationalen Rahmen ungelöste und drängende Fragen der Unfallchirurgie zu formulieren, zur langfristigen Bearbeitung dieser Fragen zu animieren und den europäischen und internationalen Standard vergleichend heranzuziehen.

Anderswo ist es auch nicht besser ?!

Die Anmerkungen zu den Rahmenbedingungen für die Forschung, zu den Strukturbedingungen der Chirurgischen Abteilungen, zu dem Berufsalltag des jungen chirurgischen Forschers und zur (Minder)Qualität der chirurgischen Forschung sind nicht national, sondern international diskutierte Probleme.

Selbst in dem derzeitigen Mekka der Forschungen, den USA, wo ohne Zweifel die Forschung innerhalb der chirurgischen Institutionen eine bedeutendere Rolle einnimmt, häufen sich die Klagen über Probleme der Geldbeschaffung und über Schwierigkeiten, geeigneten wissenschaftlichen Nachwuchs heranzubilden, ihm adäquate Berufsaussichten zu bieten und so eine kontinuierliche Forschung auf hohem Niveau durchzuführen [7, 15].

Fazit

1. Wir betreiben problem-orientierte, nicht methoden-orientierte Forschung als klinisch angewandte Forschung mit zeitgemäßen Methoden aus der Grundlagenfor-

schung. Träger dieser Forschung müssen junge, innovative und kreative Menschen sein.
2. Jung bedeutet, daß wir den begabten Forschwer bereits im Studium, spätestens im AiP entdecken und fördern müssen und ihn frühzeitig in existierende wissenschaftliche Gruppen der jeweiligen Institution einschleusen.
3. Die Medizinischen Fakultäten sollten eine weiterbildungsbegleitende wissenschaftliche Ausbildung anbieten, in der grundlegende Kenntnisse zur Wissenschaftsmethodik vermittelt werden.
4. Wir müssen ein Klima schaffen, das forschungsfreundlich ist. Innerhalb einer Institution bedeutet dies organisatorisch zunächst eine Verbesserung der vorhandenen Ressourcen, z.B. durch dienstplangeregelte Freistellung zur Forschung, durch tatsächlichen Einsatz der für die Forschung zur Verfügung gestellten Gelder und Stellen in der Forschung, durch ein klares und offen gelegtes Entwicklungskonzept für den einzelnen Mitarbeiter mit einer klaren beruflichen Zielvorstellung für ihn und durch eine klar konzipierte und regelmäßig besprochene Forschungsaktivität der Abteilung.
Außerhalb der Institution müssen wir dafür sorgen, daß der wissenschaftlich orientierte Unfallchirurg nicht als Chirurg disqualifiziert wird, „der forscht, weil er nicht operieren kann".
5. Längerfristig muß die Forschung einer unfallchirurgischen Institution so gestalten sein, daß den Forschungsperspektiven: Europäisierung, Komplexität, Spezialisierung, Kooperations- und Konzentrationszwang und Qualifizierung Rechnung getragen wird. Dies kann nur durch die Installation einer Laufbahnrichtung Unfallchirurgie mit Schwerpunkt Forschung und Karrieremöglichkeit analog der Leitung einer klinischen Sektion gewährleistet werden. Nur eine solche Einheit mit Stellen, Gerätschaften, Geld, Kompetenz, Eigenverantwortung und Langfristigkeit wird genügend Kreativität entwickeln und genügend Qualifikation zur Verfügung stellen, um dem Forschungsstandard zu genügen und die notwenigen Kooperationsmodelle zu entwickeln. Dabei kann man sich an einigen bestehenden und gut funktionierenden Einrichtungen orientieren.
6. Das gängige Modell: 1–2 Jahre Grundlagenforschung, in dieser Zeit Entwicklung eines eigenen Projekts, Betreiben dieses Projekts bis zur Habilitation und dann der Absprung auf die Chefarztstelle ist ein für die Karriere durchaus erfolgreiches Konzept, aus dem auch die Mehrzahl unserer besseren Forschungsergebnisse hervorgeht. Wir dürfen aber nicht übersehen, daß dieses Modell oben aufgezeigte gravierende Schwächen hat.
7. Der junge unfallchirurgische Forscher hat nach wie vor eine Berufsperspektive und muß sich nicht in die Patientenversorgung flüchten. Für 1/3 der Mitarbeiter an forschenden Institutionen besteht Aussicht auf Karriere. Wahrscheinlich hat dies weniger mit der Qualität der Forschung, sondern eher etwas mit der Persönlichkeitsstruktur der Forscher zu tun. Diese Mitarbeiter verkörpern in hohem Maße Interesse, Begabung sowie Leistungs- und Opferbereitschaft. Sie repräsentieren damit die Chirurgenpersönlichkeit, wie sie von Schwartz [11] beschrieben wurde und wie sie sich wohl im Lauf der Chirurgengenerationen in ihren Top-Positionen reproduziert.
Für die unfallchirurgische Forschung mag dies die notwendige Bedingung sein, hinreichend ist sie nicht.

Literatur

1. Ärztliche Versorgung der Bundesrepublik Deutschland (1995) Deutsches Ärzteblatt 92, Supplement zu Heft 20
2. Anforderungsprofil in der Position des leitenden Krankenhauschirurgen (1994) Chirurg BDC 33 Nr. 2
3. Heberer G, Brendel W, Schildberg F, Feifel G (1974) Aufgabe und Organisation chirurgisch-klinischer Forschung. Chirurg 45:490
4. Meßmer K (1990) Perspektiven experimenteller Chirurgie. Chirurg 61:248
5. Medizinische Forschung in Deutschland – Finanzielle Förderung als Gemeinschaftsaufgabe (1995) Deutsches Ärzteblatt 92(B):1211
6. Moore GT (1960) Surgeons, age and creativity. Surg gynecol obstet 110:115
7. Orthopaedic surgeons and basic research (Editorial) (1992) JBJS 74A:959
8. Quo vadis chirurgia (1989) Chirurg BDC 28, Supplement 1
9. Quo vadis chirurgia (1992) Chirurg BDC 31, Supplement 1
10. Schildberg F, Jauch K (1990) Chirurgische Forschung aus der Erfahrung des Klinikers. Chirurg 61:249
11. Schwartz R, Barclay J, Harrell P, Murphy A, Jarecky R, Donnelly M (1994) Defining the surgical personality: a preliminary study. Surgery 115:62
12. Trede M, Jentschura D (1991) Der Weg zum Chirurgen an der Universitätsklinik. Langenbecks Arch Chir Suppl II (Kongreßbericht 1990):1275
13. Wissenschaftsrat (1995) Grunddaten zum Personalbestand der Hochschulen und zur Lage des wissenschaftlichen Nachwuchses. Köln
14. Wolner E (1990) Die Integration der chirurgischen Forschung in die Aus- und Weiterbildung zum Chirurgen. Chirurg 61:236
15. Zinner M (1995) Surgical research in a capitated system. Arch Surg 130:937

Klinische Forschung im nicht-universitären Krankenhaus: Eine Aufgabe der Qualitätssicherung

K. Neumann

Abteilung für Unfall- und Wiederherstellungschirurgie, Kreiskrankenhaus Garmisch-Partenkirchen, Akademisches Lehrkrankenhaus, TU München, Auenstraße 6, D-82467 Garmisch-Partenkirchen

Die verwendeten Methoden bei der Qualitätssicherung sind immer noch unbefriedigend. Dies gilt für die Definition der Qualitätskriterien, die zu wählenden Parameter, sowie Studien zur Evaluierung von Qualitätssicherungsmaßnahmen.

Bei der vewirrenden Begriffsvielfalt ist ein Punkt von wesentlicher Bedeutung: Nicht die Qualitätskontrolle, sondern die Qualitätsplanung mit prospektiven Maßnahmen ist gefragt.

Die externe Qualitätssicherung ist zwar Verpflichtung der Krankenhäuser, aber noch nicht in den meisten Bundesländern etabliert. Sie krankt an der Effizienz von Analysen und dem Nachweis des Nutzens von Qualitätssicherungsmaßnahmen. Hier bestehen Chancen, neuere Konzepte und Erkenntnisse durch gezielte Einflußnahme auf die aufgedeckten Mängel umzusetzen. Einen wesentlichen Beitrag können die über 200 unfallchirurgischen Abteilungen an nicht-universitären Krankenhäusern mit einem immensen Potential an Unfallverletzten leisten.

Was aber erschwert scheinbar die Umsetzung von ohnehin verordneten Datensammlungen mit fraglicher Effizienz in klinische Studien?

Die nicht-universitären Krankenhäuser befinden sich in einer Grauzone zwischen Forschung und Anwendung. Innovationen werden daher in den meisten Fällen lediglich aufgrund von Studien an Universitätskliniken übernommen, doch dies birgt Probleme.

Der Versorgungsablauf an nicht-universitären Krankenhäusern ist eine schnelle Diagnose, eine zügige Versorgung sowie einen kurzen Aufenthalt gebunden. Eine ambulante Verlaufskontrolle durch die Klinik ist nicht mehr möglich, da nahzu allen Chefärzten die Ermächtigung entzogen wurde. Somit ist in der Regel eine Überprüfung von Erfolgen oder Mißerfolgen nicht möglich. Dies hat negative Konsequenzen für die Qualitätssicherung wie auch für die nicht-universitäre Forschungsstruktur. Unverändert besteht aber der Versorgungsauftrag und die ärztliche Verpflichtung, Ergebnisse mitzuteilen.

Allerdings negieren die Krankenkassen diese Maßnahme. Zudem ist die Qualitätssicherung aufwendig und teuer geworden. Wie ist die chirurgische Ergebnisqualität unter diesen Bedingungen zu verbessern?

Der Generalsekretär der Deutschen Gesellschaft für Chirurgie wiederholt die Forderungen Billroth's vor 119 Jahren nach wissenschaftlichen Arbeiten mit Analyse des Krankengutes.

Die meisten Chefärzte an nicht-universitären Krankenhäusern kommen mittlerweile von einer unfallchirurgischen Universitätsklinik, sind also mit Studienkonzepten vertraut. Hier kann Impetus und Verpflichtung gegenüber der eigenen Fakultät vorausgesetzt werden, klinische Forschung zu erfüllen. Dabei geht es nicht um „esoterische" Beiträge, sondern die Sicherung klinischer Daten!

Eine Sichtung der Publikation im „Unfallchirurgen" 1992 bis Oktober 1995 zeigt, daß immerhin 1/5 Beiträge nicht-universitärer Krankenhäuser sind – fast ausschließlich – klinische Studien! Diese sind aber das Ergebnis von nur 10% aller selbständigen unfallchirurgischen Abteilungen.

Wir sinnvoll qualitätssichernde Maßnahmen durch Studien umgesetzt werden können, zeigt eine Arbeit aus Dänemark, welche durch ein verbessertes Traumaprogramm die vorbestehende Letalität reduzierte. Hier wurden loco-regionale Gegebenheiten einer nicht-universitären Klinik konsequent genutzt.

Deshalb sind gerade die nicht-universitären Krankenhäuser aufgefordert, im Qualitätsmanagement Strukturen mit besseren Analysen bei der klinischen Versorgung einzuführen. Welche Möglichkeiten bieten sich an?

1. Nutzung regionaler Schwerpunkte an Verletzungsarten zur Erarbeitung von Standards für Krankenhäuser mit anderen Leistungsstärken.
2. Prospektiv angelegte, klinische Forschung im Sinne der Qualitätsplanung. Auch sind Multizenter-Studien bei sorgfältiger Anlage geeignete Mittel.
3. Verwendung dieser Daten zur Prüfung und Steigerung von Struktur- und Prozeßqualität.
4. Kooperationsmodelle mit den Universitäten zur Projektfinanzierung.

Wie lassen sich diese Forderungen an unseren Krankenhäusern umsetzen?

Trotz des festgelegten Rahmens in einem Dienstleistungsbetrieb ist es möglich, Mitarbeiter für diese Ziele zu interessieren und motivieren. Anreize mögen auch die, von der Landesärztekammer in Bayern ausgestellte Vergütung sein. Die finanzielle Mitverantwortung der Krankenversicherung im Bereich der Qualitätssicherung beinhaltet auch die Voraussetzung, Patienten zur erforderlichen Kontrolluntersuchung einschließlich aller damit verbundenen Maßnahmen wieder dem Krankenhaus zuzuführen. Dies ist eine bisher versäumte Aufgabe unserer Standesvertreter und Organisationen. Bis dahin ist eine enge Information und Kooperation mit den niedergelassenen Kollegen unabdingbar.

Klinische Forschung muß finanziert werden. Dies wird in den meisten Fällen nur durch industrielle Drittmittel möglich sein. Andere Ressourcen liegen weitgehend brach oder sind hinsichtlich ihrer Verfügbarkeit unbekannt. So werden 80% der Drittmittel der DFG für die medizinische Forschung von nur 10% der medizinischen Institute und Kliniken eingeworben. Universitätskliniken und nicht-universitäre Krankenhäuser könnten diese Quelle gemeinsam nutzen, wenn auch durch komplizierte Verfahren der DFG unangenehme bis unüberwindbare Hürden bestehen.

Nach einem Vorschlag des Kollegen Huber, Vorstand der Bundesärztekammer, muß die Forschung für die Gesundheitsversorgung mit finanziert werden. So würde nur 1% des gesamten Finanzvolumens der gesetzlichen Krankenversicherung die klinische Forschung zur Qualitätssicherung gewährleisten können.

Die nicht-universitären Krankenhäuser dürfen nicht in Stagnation in Erwartung weiterer Vorgaben durch den Gesetzgeber verharren, sondern müssen vielmehr aktiver ihre Qualitätsstandards mit dem vorhandenen Potential nutzen. Die Gestaltung kann vielfältig sein, wie sich auch aus dem Beispiel der Kooperation der Unfallchirurgie in Garmisch-Partenkirchen mit der eigenen Universität, Gastfakultäten sowie eigenen Studien mit Finanzierung über Drittmittel nachvollziehen läßt.

Die Transparenz dieser Leistungen führt zu einem klinikeigenen Profil, woraus Handlungsempfehlungen sowie Verbesserung der Krankenversorgung resultieren. Die klinische Forschung ist nicht nur Aufgabe der Qualitätssicherung, sondern auch Chance durch vollständigere sowie qualitätskontrollierte Daten regelnd in Therapiekonzepte einzugreifen und somit diese Aufgaben selbst zu übernehmen.

Die nicht-universitären Krankenhäuser bieten in ihren Abteilungen unfallchirurgische Qualität. Es liegt an Ihnen, die Qualitätssicherung mit einem unfallchirurgischen Gütesiegel an klinischer Forschung zu versehen.

Literatur

Deutscher Ärztetag (1995) Wortprotokoll. Stuttgart
Eigler FW (1995) Qualitätssicherung aus Sicht des Chirurgen. Chirurg 66:655–669
Hartel W (1995) Stellungnahme der Deutschen Gesellschaft für Chirurgie zur Qualitätssicherung. Mitt Deutsch Ges Chir, Heft 4
Karsteadt LL, Larsen CL, Farmer PD (1994) Analysis of a rural trauma program using the TRISS methodology: a three year retrospective study. J Trauma 36:395
Ohmann C (1995) Qualitätssicherung aus theoretischer Sicht. Chirurg 7:657–664
Ottmann K (1995) Qualitätssicherung kommt voran. Bayer Ärztebl 11:474–475
Selbmann HK (1995) Was ist „Qualitätsmanagement"? Chirurg 66:647–651
Strehl R (1995) Auswirkungen des Gesundheitsstrukturgesetzes auf Forschung und Lehre. Zentralbl Chir 120:507–512

Wie kommunikationsfähig muß Wissenschaft sein – oder wächst das Große nur im Stillen?

W. Donsbach

Institut für Kommunikationswissenschaft, Technische Universität, Weberplatz 5, D-01062 Dresden

Beziehungsprobleme

Kommunikationsfähigkeit ist eine Frage der Partner, die miteinander kommunizieren wollen. Natürlich hat jeder seine Partner, mit denen er kommunizieren will oder muß – die Frage ist nur, mit wem kann man, mit wem muß man? Dabei kommt einem der gerne zitierte Satz von Loriot in den Sinn: „Männer und Frauen können sich einfach nicht verstehen". Die beiden Gruppen wollen und müssen miteinander kommunizieren. In der Wirklichkeit können sie es aber in der Tat oft nicht. Da hat jeder so seine eigenen Erfahrungen. Das gehört aber eher auf einen Psychologenkongress (oder von Eheberatern) und nicht auf den von Unfallchirurgen.

Was kann man Unfallchirurgen dazu erzählen? Zunächst: Ich bin kein Therapeut der Zweierbeziehung und beschäftige mich nicht einmal mit personaler Kommunikation. Vielleicht hat man mich ja aus Unkenntnis eingeladen, weil man – nicht ganz zu unrecht – denkt, ein Kommunikationswissenschaftler kann sich ganz allgemein zu Fragen der Kommunikationsfähigkeit äußern. Das ist aber – so muß ich eingestehen – ein Problem meines Faches. Wenige Disziplinen haben das Glück der Unfallchirurgen, daß man aus ihrer Bezeichnung ganz präzise und plastisch ableiten kann, womit sie sich eigentlich beschäftigen.

Bei uns ist das leider ganz anders: der Kommunikationswissenschaftler wird heute um eine Äußerung zum Thema „Small talk bei Parties" gebeten, morgen um Ratschläge für die beste Werbestrategie für den schleppenden Abverkauf der Mercedes S-Klasse in den neuen Bundesländern und übermorgen zu den technischen Details der Funktion von digitalem Fernsehen (dies alles geschehen in der Woche vor diesem Kongreß). Da haben wir es noch nicht ganz geschafft, für eine corporate identity des Faches zu sorgen. Aber die gibt es eigentlich auch gar nicht, weil Kommunikationswissenschaft dadurch definiert wird, wer sie wo betreibt.

Nun stehe ich also heute hier und soll über die Kommunikationsfähigkeit der Wissenschaft sprechen – und das vor Unfallchirurgen. Da meine persönliche Interpretation von Kommunikationswissenschaft die Phänomene der öffentlichen, das heißt ganz überwiegend die durch Massenmedien vermittelte Kommunikation betrifft, werde ich mein Thema auch unter diesem Aspekt behandeln. Alles andere wäre Scharlatanerie – ein Begriff, auf den vor allem Ärzte – zu recht – sehr sensibel reagieren.

Zurück zu Loriot: Meine Generalthese lautet: Wissenschaft und Medien können sich einfach nicht verstehen. Wie alle Generalthesen ist auch diese natürlich falsch, weil viel zu pauschal, weil als ein Gesetz ohne Randbedingungen definiert, unter denen es gilt. Eine Präzisierung erhöht zwar nicht die Glaubwürdigkeit dessen, was ich sage, aber verdeutlicht vielleicht meinen Standpunkt: Wissenschaft und Medien können sich einfach nicht verstehen, weil sie verschiedenen Rationalitätsprinzipien folgen. Mit anderen Worten: Das, worauf es in der Wissenschaft ankommt, ist nicht das gleiche, worauf es im Journalismus ankommt und umgekehrt.

Erfolg im Journalismus hat zwei – zum Teil sehr miteinander konkurrierende Kriterien, die sich beide mit demselben Begriff bezeichnen lassen: Erfolg beim Publikum. Dieser Erfolg beim Publikum besteht erstens in Reichweiten und zweitens in Wirkung.

Reichweiten durch Nachrichtenfaktoren

Reichweite wird gemessen in Form von Auflagen und Einschaltquoten und ist eine Konsquenz des Eingehens auf die Publikumswünsche. Diese Art des Erfolgs ist überwiegend das Geschäft der privatwirtschaftlichen Medien, insbesondere derer, die in einer harten Konkurrenz am Markt stehen. Von diesem Erfolg hat das Publikum in der Regel recht viel. Sie folgt dem Prinzip 'give the people what they want'.

Das sehen viele Bildungsexperten natürlich anders, weil sie in dieser Art der Marktorientierung den Untergang des Abendlandes sehen. Sie übersehen aber, daß das Abendland schon vorher untergegangen sein muß, wenn das gemeine Volk den Geschmack und die Auswahlkriterien an den Tag legt, die zum Publikumserfolg von Hans Meiser und Grünem Blatt beitragen. Ich behaupte, daß es zu allen Zeiten Kommunikationsinhalte gegeben hat, die die jeweilige Elite für verwerflich hielt – seien es die blutrünstigen Bänkelgesänge des Mittelalters oder die Hedwig Courts-Mahler Romane der neueren Zeit.

Journalisten haben ein Gespür für das, was beim Publikum ankommt. Wir nennen das seit Walter Lippmann (1922) die „Nachrichtenwerte". Sensationalismus – also alles Überraschende, Negativismus, also Bedrohliches, Personalisierung, also Menschliches haben seit jeher die Nachrichten dominiert. Dafür gibt es Belege und Begründungen. Die Belege sind Inhaltsanalysen der Nachrichten.

Zum Beispiel Überraschung: Unvorhergesehene Ereignisse haben eine viel höhere Chance, an prominenter Stelle berichtet zu werden, als Erwartetes. Das gilt für die Politik wie für die Wissenschaft. Dazu braucht man nicht den abgedroschenen Spruch vom „Mann, der den Hund beißt" zu bemühen. Die Wahl Lafontaines zum SPD-Vorsitzenden hat ein Vielfaches an Zeilen und Überschriftengrößen produziert, als es eine Wiederwahl Scharpings je vermocht hätte. Der eine ärztliche Kunstfehler setzt Armaden von kritischen Reportern in Bewegung, während der hohe Qualitätsstandard der alltäglichen medizinischen Versorgung niemandem eine Meldung Wert ist. Die Begründung liegt in unserem Wahrnehmungssystem. Jede Wahrnehmung beginnt mit einer Hypothese. Solange unsere Hypothesen über das was ist, bestätigt werden, gehen wir zur Tagesordnung über. Werden sie widerlegt, merken wir auf, hören zu und sehen zweimal hin.

Auch der Negativismus der Nachrichten läßt sich empirisch nachweisen und ist menschlich. Er ist sogar in den letzten Jahren noch angestiegen. Eine schwedische Studie (Westerstahl & Johanssen 1986) zeigte, daß in der Mitte der sechziger Jahre der Anteil der Meldungen mit negativem Ereignishintergrund oder Kritik dramatisch angestiegen ist. In den amerikanischen Präsidentschaftswahlkämpfen gibt es heute fast dreimal soviele negative Meldungen über die Kandidaten als in den sechziger Jahren (Patterson 1993). Die Daten des Medien Tenor, einer kontinuierlichen quantitativen Inhaltsanalyse der wichtigsten deutschen Nachrichtenmedien belegen dies eindrücklich auch für Deutschland. Im Bundestagwahlkampf 1994 überstieg die Anzahl der negativen deutlich die Anzahl der positiven Aussagen über Parteien und Politiker (Ausnahme: Schröder, Abb. 1).

Auch Negativismus ist aus der Sicht der Rezipienten durchaus menschlich. Die Psychologen sprechen hier von der „automatic vigilance", einem Reiz-Reaktions-Schema,

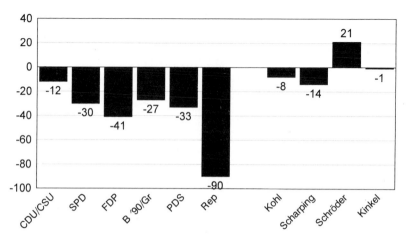

Abb. 1. Negativismus der Parteien- und Kandidatenvorstellung. Differenz zwischen den Anteilen positiv und negativ werthaltigen Aussagen zu Parteien und Kandidaten

das in unseren biologischen Informationen vorhanden ist und uns dazu bringt, auf Bedrohliches mit erhöhter Aufmerksamkeit zu reagieren. Das hat etwas mit der 'surveillance' oder Überwachungsfunktion unserer Mediennutzung zu tun. Wir wollen wissen, daß in unserer Umgebung alles in Ordnung ist, daß keine Gefahr droht. Bei unseren Vorfahren vor Millionen Jahren war es der Verlust einer Beute oder die Gefahr selbst zur Beute zu werden, die uns aufmerken ließ. In der heutigen Zeit stellen die Angst um die Rente, den Lebensstandard oder die Annehmlichkeiten der Freizeitgesellschaft die Bedrohung dar.

Die Personalisierung schließlich zeigt sich unter anderem in der Politikberichterstattung: Je näher der Wahlkampf, desto wichtiger die Personen und desto unwichtiger das

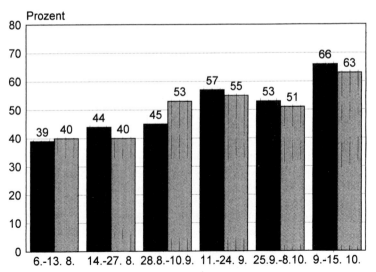

Abb. 2. Image oder Issue? Anteil von werthaltigen Aussagen über persönliche Eigenschaften an allen werthaltigen Aussagen über der Kandidaten [■ Kohl (n = 2948); ▨ Scharping (n = 2145)]

Programm. Auch dies demonstrieren die Daten des Medien Tenor-Projekts (Abb. 2, vgl. Donsbach 1995).

Die Begründung hierfür liegt auch in unseren menschlichen Unzulänglichkeiten. Die meisten von uns sind ohnehin überfordert, sich zu den vielen und wechselnden Themen der Politik eine unabhängige Meinung bilden zu können. Der rationale Bürger, zumal der rationale Wähler ist eine Schimäre. Trotzdem sollen wir uns alle ständig Meinungen bilden und für Parteien wählen. Was tun in dieser Situation? Wir ersetzen die quasi-wissenschaftliche Rationalität durch eine soziale und entscheiden nach dem, was wir am besten beherrschen: nämlich uns Urteile über Menschen zu bilden. Entscheidend ist, wer uns sympathisch ist oder besser: wer so wirkt, weil er sich so darstellen kann.

Das alles – Sensationalismus, Negativismus und Personalisierung – entspricht nicht der Rationalität des wissenschaftlichen Systems – wenn diese funktionieren soll. Das Überraschende in der Forschung kann oft ein Irrtum sein, sei es aus mangelnder Kompetenz, wegen unglücklicher experimenteller Umstände oder weil es sich um statistische Ausreißer handelt. Wissenschaft geht in der Regel in kleinen Schritten voran, und – seit Popper wissen wir es – vielmehr durch die Aussonderung falscher Hypothesen als durch die Bestätigung großer Entwürfe.

Das bedeutet für den Nachrichtenwert Negativismus: Eine Überbetonung des Negativen kann es in der Wissenschaft schon deshalb nicht geben, weil Wissenschaft wertfrei zu sein hat und ihre Welt nicht nach sozial Wünschbaren oder Unwünschbaren Ergebnissen einteilen kann.

Das bedeutet für den Nachrichtenwert Personalisierung, daß er in der Wissenschaft eigentlich nichts zu suchen hat. Die Güte der wissenschaftlichen Erkenntnis sollte für sich sprechen, nicht wer sie erhoben hat. Gerade deshalb kennen wir die sogenannte anonyme peer review, das Begutachten wissenschaftlicher Arbeiten, ohne daß die Gutachter die Autoren kennen. Mit anderen Worten: Die Erfolgskriterien der Wissenschaft stehen den Erfolgskriterien des Journalismus diametral entgegen.

Wirkung durch Instrumentalisierung

Der zweite Maßstab für Erfolg ist die Wirkung beim Publikum. Sie wird gemessen in Meinungen und Einstellungen und ist eine Konsequenz möglichst einseitiger Berichterstattung. Es wäre übertrieben, diese Funktion überwiegend oder gar ausschließlich einer bestimmten Mediengattung zuzuschreiben. Im Grunde wollen dies alle und tun es alle, mehr oder weniger. Journalisten wollen nicht nur Quote oder Auflage machen, sondern auch spezifische Inhalte in die Köpfe ihrer Rezipienten transportieren. Sie sehen sich in einer Art missionarischer Rolle.

Dies ist ein besonderes Spezifikum des deutschen Journalismus. In einer international vergleichenden Studie stellten wir fest, daß deutsche Nachrichtenjournalisten signifikant häufiger Nachrichten danach auswählten, ob sie ihren eigenen Ansichten entsprechen als ihre Kollegen in den USA, Großbritannien, Italien und Schweden. Dies führt dazu, daß in Deutschland der für die demokratische Meinungs- und Willensbildung so lebensnotwendige Pluralismus extern hergestellt wird – also durch die Unterschiedlichkeit der vielen Medien, weniger dagegen durch die Vielfalt im einzelnen Medium (Donsbach 1993).

Die Berichterstattung vor der Bundestagswahl 1994 ist wiederum ein Beispiel. Kohl und Scharping wurden ganz unterschiedlich in den wichtigsten deutschen Nachrichtenmedien porträtiert – je nachdem, ob das entsprechende Medium eher dem konserva-

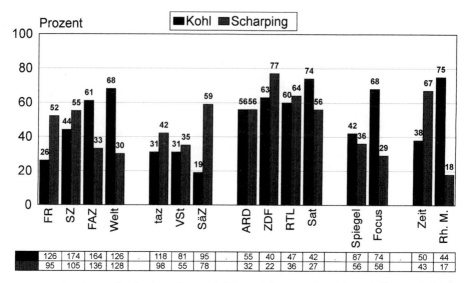

Abb. 3. Politische Tendez der deutschen Nachrichtenmedien. Anteil positiver an allen werthaltigen Aussagen zu Kohl und Scharping

tiv-liberalen oder dem linken Lager zuneigte (Abb. 3). Mit anderen Worten: Der Leser des jeweiligen Blattes fand in diesem ein vorselektiertes Bild von positiven und negativen Aussagen über die Kandidaten vor. Seine individuelle Meinungsbildung war erheblich eingeschränkt. Pluralismus findet damit überwiegend auf der Systemebene statt und nicht auf der Individualebene, dort wo sie für den Bürger wichtig wäre, statt. Ich bezeichne dieses Phänomen daher auch als virtuellen Pluralismus (Donsbach 1995).

Diese sich sehr vor allem vom angelsächsischen Journalismus unterscheidende Berufs- und Medienkultur hat viele Ursachen, auf die hier einzugehen nicht der Raum ist. Als Stichworte seien genannt: eine unterschiedliche historische Entwicklung (lange Einbindung der Presse in ideologische oder politische Ziele in Deutschland), ein daher auch heute noch missionarischeres Rollenverständnis der Journalisten, ein weniger straffes System an Berufsnormen und an Berufsausbildung sowie vor allem eine geringeres Maß an redaktioneller Kontrolle.

Auch dieses Erfolgskriterium, die Wirkungsabsicht hinsichtlich der Einstellungen des Publikums liegt quer zur Wissenschaft und zum Ziel einer angemessenen Vermittlung von Wissenschaft. Die Behandlung der Gentechnologie in Deutschland ist ein Beispiel.

Gentechnologie in den deutschen Medien

Dieser Forschungsbereich erfüllte – wie auch die Kernenergie – fünf Voraussetzungen, um eine Schlacht um öffentliche Akzeptanz zu verlieren: Gentechnologie ist erstens schwer zu verstehen, es ist zweitens leicht, sie unzulässig zu simplifizieren, sie geschieht drittens außerhalb der Erfahrungen des Alltagsmenschen (Gene sieht man ebensowenig wie Atomkerne), sie eignet sich daher viertens hervorragend, basale Ängste der Menschen zu schüren, und sie ist fünftens auch noch wirtschaftlich nutzbar zu machen

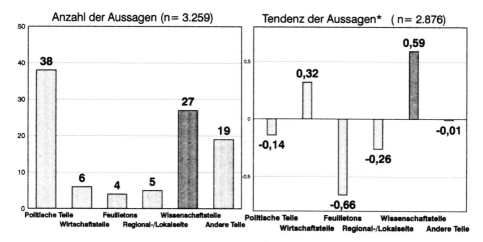

Abb. 4. Aussagen über Gentechnik in verschiedenen redaktionellen Teilen der Zeitungen und Zeitschriften (6 überregionale Tageszeitungen, 4 regionale Tageszeitungen, 2 Wochenzeitungen, 2 Publikumszeitschriften) *Mittelwerte (± 3); ohne Aussage über politische, wirtschaftliche oder rechtliche Rahmenbedingungen von Gentechnik. Quellen: Kepplinger/Ehmig/Ahlheim 1991, Kepplinger/Ehmig 1995

durch Konzerne (noch besser: Multis) und somit aus ideologischer Sicht 'systemrelevant'.

Was unter diesen Voraussetzungen passiert, beschreibt Hans Mathias Kepplinger in seiner Studie über die 'Gentechnik im Widerstreit' (1991). Kepplinger führt eine Inhaltsanalyse der Berichterstattung von 18 Zeitungen und Zeitschriften zwischen 1987 und 1989 durch. Die wichtigsten Ergebnisse: Die Kernenergie verläßt, sobald sie zu einem kontroversen Thema wird, die Wissenschaftsressorts und wird von den politischen Redaktionen usurpiert (Abb. 4, linke Hälfte). Dort wird sie von Journalisten behandelt, die einen schwachen Kenntnisstand, aber starke Meinungen haben und zwar negative (Abb. 4, rechte Hälfte). Diese Journalisten wählen die Informationen über das Thema so aus, daß sie die in den Kommentaren eingenommene Haltung zu begründen scheinen ('Synchronisation von Nachricht und Meinung') und sie zitieren mit Vorliebe solche Experten und andere Quellen, die auch dagegen sind ('opportune Zeugen', vgl. Hagen 1992).

Wissenschaftsredakteure, so zeigte eine gleichzeitig durchgeführte Befragung, nehmen eine durchaus vermittelnde Position zwischen Wissenschaftlern und Redakteuren der politischen Ressorts ein: Sie sind zwar kritischer gegenüber Gentechnologie als die Wissenschaftler selbst, aber deutlich weniger mißtrauisch als ihre Kollegen in den politischen Ressorts (Abb. 5). Wie gezeigt, geht ihr Einfluß auf die Veröffentlichungen aber in dem Maße zurück, in dem das Thema 'heiß' wird. Mit anderen Worten: Je weiter die Befragten von der Forschung entfernt waren, desto größer war ihr Mißtrauen.

Kombiniert man diese Ergebnisse mit Befunden aus der Leserschaftsforschung, wird das Dilemma der Wissenschaftler gegenüber den Medien erst richtig deutlich. Bei den Wissenschaftsjournalisten werden sie einigermaßen fair und kompetent behandelt, bleiben dort aber fast unter Ausschluß der Öffentlichkeit: Nur rund jeder fünfte Zeitungsleser liest in seinem Blatt regelmäßig die Wissenschaftsseiten. Aufmerksamkeit außerhalb dieses Ghettos bekommt man erst, wenn etwas schief gelaufen ist, oder man

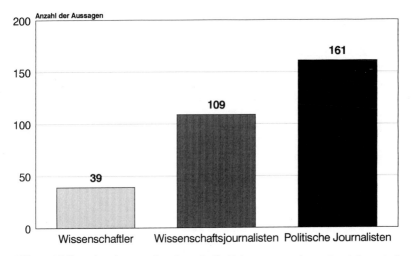

Abb. 5. Risikowahrnehmung der Gentechnik (Sehr ernstzunehmende Risiken sind z.B. militärische Einsatz gentechnisch veränderter Organismen, unkontrollierte Ausbreitung manipulierter Organismen, systematische Menschenzüchtung und Verseuchung der Umwelt durch neukombinierte Organismen bei Unfällen) Quelle: Kepplinger/Ehmig/Ahlheim 1991, Ahlheim 1991

in den berüchtigten Gefilden der sensiblen Themen wie Gentechnologie oder Kernenergie arbeitet (die seltenen Anlässe einer Nobel-Preis-Verleihung können wir hier vernachlässigen – sie werden zumindest in Deutschland aus beschriebenem Grunde ohnehin immer seltener).

Hier zeigt sich also der zweite Aspekt der unterschiedlichen Rationalitätskriterien im Journalismus: Meinungen und Ideologien, gesellschaftliche Zielvorstellungen prägen sehr stark das Arbeitsprodukt von Journalisten mit. Wirkungsabsichten bestimmen über die Inhalte – und die meisten Journalisten halten dies nicht einmal für verwerflich, sondern für eine Frage der Ehre – auch dies zeigen Befragungen (Kepplinger 1989, Donsbach 1993).

In der Wissenschaft wäre dies das Ende. (In Klammern sei angefügt: Es geschieht dennoch auch dort immer wieder, zumal in den Sozialwissenschaften, und zwar noch mehr dann, wenn sie sich als Geisteswissenschaften verstehen und keinen Beweis für ihre Wirklichkeitsanalysen mehr antreten müssen). Aber: In der Naturwissenschaft mit ihren eindeutig stärker definierten wissenschaftstheoretischen Strukturen ist es die Ausnahme.

Fazit

Die Kommunikation zwischen Wissenschaft und Medien hat das strukturelle Problem, daß beide Bereich unterschiedliche Rationalitäts- und Erfolgskriterien folgen. Journalisten wollen Reichweiten und Wirkungen erzielen, Wissenschaftler definieren sich über die Originalität ihrer Hypothesen und die Validität ihrer Forschung. Beides verhält sich in der Regel umgekehrt proportional zu Reichweite und Wirkung in der Öffentlichkeit: Je populärer Forschung in der Öffentlichkeit dargestellt wird, desto mehr Argwohn gegenüber ihrer Seriösität ist angesagt. Mein Thema 'Wie kommunikationsfähig muß

Wissenschaft sein – oder wächst das Große nur im Stillen?', habe ich damit nicht beantwortet.

Kann man es sich als Wissenschaftler erlauben, nicht zu kommunizieren? Wohl kaum! Das Große mag zwar nur im Stillen wachsen, sprich im Labor. Aber wenn man es gefunden hat, will man es anderen mitteilen, nicht nur den Fachkollegen. Wissenschaftler sind mindestens genauso eitel wie Angehörige anderer Berufe.

Und sie wollen und brauchen Geld für die Forschung. Auch das gibt es bei der Öffentlichkeit oder zumindest mit Hilfe der Öffentlichkeit. Manchmal hilft es da bereits, wenn Wissenschaftler die Mechanismen der öffentlichen Auseinandersetzungen und die Arbeitsweise der Medien kennen und sich darauf einstellen. In einer Mediokratie, in der die publizistische Macht über alles entscheidet, ist irgendwann jeder für seine öffentliche Selbstdarstellung verantwortlich und muß sich zum eigenen Öffentlichkeitsarbeiter umschulen lassen.

In der Medizin ist ohnehin alles nur halb so schlimm. Diese wollen auch die hartgesottensten Wissenschaftsfeinde nicht ganz verhindern, sondern schlimmstenfalls ein wenig verändern. Aber selbst die öffentlichen Debatten über 'Schul- und Naturmedizin' werden heute schon meistens in den Ressorts behandelt, in denen die Kenntnisse gering und die Meinungen fest sind.

Literatur

Donsbach W (1993) Journalismus versus journalism – ein Vergleich zum Verhältnis von Medien und Politik in Deutschland und in den USA. In: Beziehungsspiele – Medien und Politik in der öffentlichen Diskussion. Fallstudien und Analysen von Wolfgang Donsbach, Otfried Jarren, Hans Mathias Kepplinger, Barbara Pfetsch. Verlag Bertelsmann Stiftung, Gütersloh, S 283-315

Donsbach W (1994) The German Elections: What part did the media play? In: The public perspective vol 6, 9:21-23

Donsbach W (1995) Der Medientenor im Wahlkampf. In: Die Politische Meinung 40, 303:91-95

Hagen L (1992) Die opportunen Zeugen. Konstruktionsmechanismen von Bias in der Zeitungsberichterstattung über die Volkszählungsdiskussion. Publizistik 37:444-460

Kepplinger HM (1989) Voluntaristische Grundlagen der Politikberichterstattung. In: Böckelmann FE (Hrsg) Medienmacht und Politik. Berlin, S 59-83

Kepplinger HM, Ehmig SC, Ahlheim Ch (1992) Gentechnik im Widerstreit. Zum Verhältnis von Wissenschaft und Journalismus. Frankfurt am Main, New York

Patterson TE (1993) Out Of Order. Knopf New York

Westerstahl J, Johansson F (1991) Chernobyl and the Nuclear Power Issue in Sweden. Experts, Media and Public Opinion. International Journal of Public Opinion Research 3:115-131

Sonderforum: Industrie-Innovationen

Vorsitz: B. Friedrich, Bremen; R. Ketterl, Traunstein; U. Heitemeyer, Hamburg-Harburg

Die Metall-Metall-Artikulation bei Endoprothesen: Erneuerung eines alten Konzeptes

R. Streicher

Sulzer Medica, Postfach 8404, CH-8404 Winterthur

(Manuskript nicht eingegangen)

Vacusiel – Die Technik der Vakuum-Versiegelung

Ch. Wunn

Pace Medical, Merzhauserstraße 112, D-79100 Freiburg

(Manuskript nicht eingegangen)

Resorbierbare Implantatmaterialien für Osteosynthesen

W. Blömer und W. Abele

Aesculap AG, Am Aesculap-Platz, D-78532 Tuttlingen

Resorbierbare Materialien, eingesetzt als Nähfäden, sind in der Medizin im täglichen Gebrauch. Diese synthetischen Polymere empfehlen sich ebenfalls als Implantatmaterialien für Osteosynthesen.

Problem

Aus Metallimplantaten werden Ionen ausgelöst, die zu allergischen Reaktionen führen können. Mit dem Einsatz von resorbierbaren Implantaten ist diese Problematik ausgeschlossen. Zudem entfällt die Notwendigkeit eines Zweiteingriffes zur Implantatentfernung. Bei bildgebenden Verfahren zeigen resorbierbare Implantate keine Artefakte und durch die dem Knochen angepaßten mechanischen Eigenschaften kann der Heilungsprozeß günstiger beeinflußt werden als bei Metallprodukten.

Material und Methodik

Die Milchsäure (Laktat), die als verträgliches Material bekannt ist, wurde als Grundbaustein für die resorbierbaren Polymere eingesetzt. Andere resorbierbare Polymere besitzen entweder nicht die erforderlichen mechanischen Eigenschaften oder sie verursachen Gewebereizungen.

Eine Aufnahme von Milchsäure geschieht sowohl oral durch Lebensmittel als auch parenteral durch Infusionslösungen (3g/l). Die maximale Milchsäurekonzentration, die endogen nach Belastung gebildet wird, beträgt ca. 17 mmol/l im Blut.

Dies entspricht ca. 7 g Laktat beim erwachsenen Menschen, die innerhalb von 45 Minuten verstoffwechselt werden. Trotz dieser hohen Toleranz des Körpers gegenüber Milchsäure muß das resorbierbare Implantat hinsichtlich der Milchsäurefreisetzung so optimiert werden, daß keine lokale Übersäuerung des Gewebes auftritt. Andererseits soll das Implantat innerhalb einer überschaubaren Zeit vollständig resorbiert sein.

Dies erfordert eine Optimierung des Abbauverhaltens der Polymilchsäure unter besonderer Berücksichtigung der mechanischen Eigenschaften.

Polymilchsäure der reinen L-Form (PLLA) ist bekannt als ein Polymer, das relativ lange Abbauzeiten besitzt. Deshalb wurden aus den zwei enantiomeren Formen des Laktids (D- und L-Form) Copolymere, Mischungen und Copolymermischungen hergestellt, da durch den Einbau der D-Form eine Beschleunigung erreicht wird.

Aus einer Vielzahl von untersuchten Polymeren wurde dasjenige ausgewählt, welches bezüglich des Abbauverhaltens als auch der mechanischen Eigenschaften die besten Resultate erzielte. Es handelt sich um eine Copolymermischung, die die Vorteile der Copolymeren und der Mischungen (Blends) vereinigt.

Durch die Verwendung eines Copolymers wird die Fähigkeit Kristallinität während der Verarbeitung und der Degradation auszubilden verringert.

Kristallinität in resorbierbaren Implantaten kann zu unerwünscht langen Abbauzeiten führen und dann Entzündungen hervorrufen.

Das Copolymer wird aus den Grundbausteinen (Monomere) L,L- und D,L-Laktid synthetisiert, wobei in unserem Materialfavoriten das L,L-Laktid überwiegt. Dieses Copolymer wird dann mit einem anderen Polymer mechanisch vermischt. Hier handelt es sich um ein reines Poly D,L-Laktid. Durch dieses Zusatzpolymer kann die Abbaugeschwindigkeit und darausfolgend die Abbauzeit eingestellt werden.

Untersuchungsergebnisse

Sowohl das Material als auch die Implantate wurden umfassenden Untersuchungen unterworfen. Eine vollständige Resorption vollzieht sich innerhalb von 2 bis 3 Jahren.

In der Abb. 1 wird der Abbau der Masse und des Molekulargewichts im Auslagerungsversuch bei 37 °C dargestellt. Ein Masseabbau findet erst nach der Degradation des Molekulargewichts statt. Bei den Polymeren, die nur aus Laktiden aufgebaut sind, beträgt dieses Molekulargewicht gemessen durch die inherente Viskosität 0,2 bis 0,35 dl/g.

Die mechanischen Eigenschaften wurden sowohl statisch als auch jeweils dynamisch bei 37 °C untersucht.

Konkrete Indikationsstellungen wurden biomechanisch nachgestellt [1]. Nach Auslagerung in Phosphatpuffer konnte kein wesentlicher Festigkeitsverlust innerhalb der ersten 12 bis 15 Wochen festgestellt werden.

Implantate

Stifte, Schrauben und Platten wurden aus dieser Copolymermischung hergestellt um verschiedene Indikationsbereiche abdecken zu können. Der Einsatz von resorbierbaren Implantaten ist vielfältig. Diese können z.Zt. sowohl bei schwach belasteten Osteosyn-

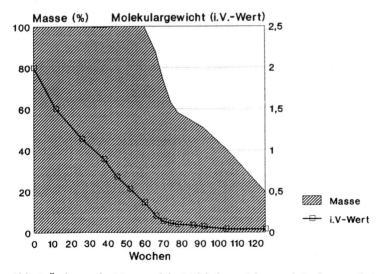

Abb. 1. Änderung der Masse und des Molekulargewichtes nach Auslagerung bei 37 °C

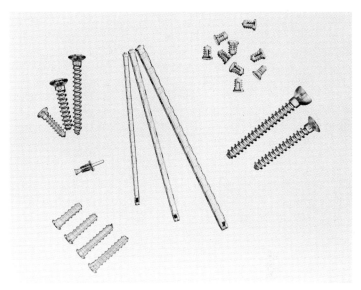

Abb. 2. Resorbierbare Stifte und Schrauben für die Chirurgie

these im Kopf, Unterarm und Handbereich eingesetzt werden, als auch zur Fixierung von osteochondralen Kleinfragmenten (Abb. 2 und 3).

Degradation

Die Biokompatibilität wurde durch verschiedene Tierversuche – subcutan, im Muskel [2], intraossär [3] – bestätigt. Histologisch konnte eine gute Verträglichkeit dieses neu entwickelten Materiales gegenüber dem Gewebe nachgewiesen werden.

Bei in-vivo und in-vitro Versuchen (37 °C, Phosphatpuffer) wurde gefunden, daß bei allen Polymeren auf Polylaktidbasis (spritzgegossen) sich der Abbau über Mikrolöcher vollzieht (Abb. 4). Nach weiterem Abbau resultiert eine schwammartige, spongiöse Struktur des Polymers.

Der Abbau der Polylaktide findet über eine Spaltung durch Wasser (Hydrolyse) statt. Deshalb sind die beobachteten Degradationszeiten in-vitro und in-vivo ähnlich, so daß eine Analogie hergestellt werden kann. Es wird aber angenommen, daß in der letzten Phase der Degradation auch ein enzymatischer Abbau stattfindet.

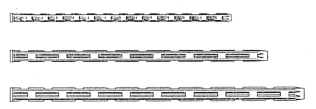

Abb. 3. Resorbierbare Stifte in verschiedenen Größen mit Längsnasen zur festen Verankerung im Knochen und zur Rotationssicherung mit einem kleinen Kopf und einem Röntgenmarker in der Spitze

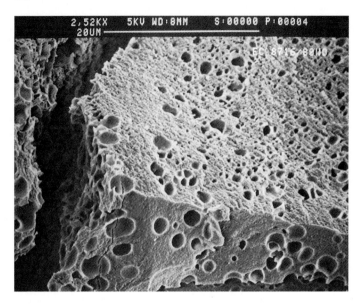

Abb. 4. Rasterelektronenaufnahme (2500fache Vergrößerung) von Mikrolöcher, die nach 80 Wochen durch in-vivo Degradation bei 37 °C entstanden sind

Schlußfolgerung

Es ist festzustellen, daß resorbierbare Implantate aus dem richtigen Polymer mit einem optimierten Abbauverhalten und guten mechanischen Eigenschaften vor allem im Bereich der gering belasteten Osteosynthesen eine gut funktionierende und kostengünstige Alternative zu Metallosteosynthesen darstellen.

Literatur

1. Pistner H, Reuther JF, Priessnitz B, Bill J, Thull R, Voges I (1995) Festigkeiten verschiedener „Osteosynthese"-Methoden im Kieferwinkel nach sagittaler Spaltung des Unterkiefers – Ein biomechanisches Modell am Schweinekiefer. Biomedizinische Technik Band 40 Ergänzungsband 1
2. Pistner H, Hoppert T, Gutwald R, Mühling J, Reuther J (1994) Biodegradation von Polylactid-Osteosynthesematerialien im Lanzeitversuch. Dtsch Z Mund Kiefer GesichtsChir 18:50–53
3. Gutwald R, Pistner H, Schwartz G, Mühling J (1995) Biodegradation von Polylactid-Osteosyntheseschrauben im Meerschweinchenfemur. Biomedizinische Technik Band 40 Ergänzungsband 1

Defektauffüllung in der Unfallchirurgie durch ENDOBON – erste Ergebnisse

A. Herfurth, W. Otto, H. D. Wöllenweber und A. Mahlfeld

BG-Kliniken der Stadt Halle „Bergmannstrost", Akademisches Lehrkrankenhaus,
Klinik für Unfallchirurgie, Merseburger Straße 165, D-06112 Halle/S.

In der Unfallchirurgie stellt sich bei der Rekonstruktion von Knochendefekten immer wieder die Frage nach Knochenersatzwerkstoffen. Wir verwendeten im Verlauf der letzten drei Jahre 71mal das aus bovinem Knochen gewonnene Endobon.

Unbestritten sind die Vorteile der autogenen Spongiosa, hinlänglich bekannt aber auch die vielfachen Komplikationsmöglichkeiten ihrer Gewinnung. Hinzu kommt, daß die Menge an autogener Spongiosa begrenzt ist oder man aus Gründen der Zeitersparnis bei einem polytraumatisierten Patienten auf einen weiteren Eingriff verzichten möchte.

Als Indikationen für die Verwendung von Endobon sahen wir die Kompressionsdefekte im metaphysären Bereich oder im spongiösen Knochen an. Außerdem verwendeten wir es zum Auffüllen iatrogener Defekte sowie zum Auffüllen von benignen Tumorhöhlen und Cysten.

Kontraindikationen waren Frakturen mit schwerem Weichteilschaden, mit starker Verschmutzung und/oder vorbestehender gestörter Durchblutung. Außerdem sollte es nicht verwendet werden, wenn der Wiederaufbau einer Fraktur nicht ausreichend sicher und stabil gelingt. Die allgemeinen Rahmenbedingungen einer Operation wurden wegen der Endobon-Verwendung nicht verändert: OP-Technik, die Fragen nach einem Antibiotikaeinsatz sowie des postoperativen Managements wurden gehandhabt wie bei gleichgelagerten Eingriffen ohne Endobon-Einsatz.

Endobon ist in Deutschland z.Zt. nur als Würfel oder Zylinder in jeweils unterschiedlichen Größen lieferbar. Wir verwendeten diese Formkörper als Ganzes oder bearbeiteten sie mit einer kräftigen Schere, dem Lüer oder der Diamantfeile und brachten sie dann – möglichst 'press-fit' – in den spongiösen Defektbereich ein. Wenn dies aufgrund der unregelmäßigen Wandstruktur der Defekthöhle nicht möglich war, bemühten wir uns, den Defekt mit mehreren Teilstücken möglichst vollständig auszufüllen und die Endobon-Defekthöhlenwand-Kontaktfläche möglichst groß zu gestalten. Gerade im Fall der relativ starken Zerkleinerung des Endobons erscheint uns das Mischen mit autogener Spongiosa notwendig, um optimale Voraussetzungen für eine knöcherne Integration des Knochenersatzwerkstoffes zu schaffen.

Soll Endobon verwendet werden, so empfiehlt es sich, das Imprimat anzuheben und durch eine subkortikale Schrauben- oder K-Drahtabstützung oder eine Plattenosteosynthese zu sichern. Nach Möglichkeit wurde das angehobenen Imprimat durch eine lokale Verlagerung von ortsständiger Spongiosa unterfüttert. Der dann frakturfern entstandene Spongiosadefekt wurde mit Endobon-Formkörpern, ggf. zerkleinert, aufgefüllt. Die Kortikalis wurde wieder mit dem zu Beginn der Operation mit möglichst intaktem Periost oder Muskelbezug abgehobenem Kortikalisdeckel verschlossen.

In der Klinik für Unfall- und Wiederherstellungschirurgie der MLU Halle wurde bei frakturbedingten Kompressionsdefekten im metaphysären Bereich Endobon bei Tibiakopffrakturen 21mal, beim Pilon tibiale 4mal, bei distalen Radiusfrakturen 9mal und bei Humeruskopffrakturen 4mal verwendet.

Im spongiösen Bereich wurde Endobon 12mal bei Calcaneusfrakturen, 5mal bei BWK- oder LWK-Frakturen im Gemisch mit Spongiosa, 3mal bei Azetabulumfrakturen sowie 2mal bei Ellenbogenluxationsfrakturen verwendet.

Bei iatrogenen Defekten verwendeten wir es 1mal zum Auffüllen eines Bohrkanales, 1mal nach Entfernung einer Winkelplatte im Bereich des Klingenlagers, 2mal im Bereich des Beckenkammes nach Entnahme trikortikaler Späne sowie nach Spongiosaentnahmen an der distalen Tibia bzw. dem distalen Radius: Hier sehen Sie die Verwendung von Endobon im Rahmen einer Arthrodese radialer Handwurzelknochen, wo das Endobon nach 3 Monaten ohne Lysesaum nach radiologischen Kriterien fest in den Knochen integriert erscheint.

Als relative, z.T. schlechte Indikation sahen wir bisher die Defektauffüllung bei Schaftfrakturen wegen der geringen Biege- und Scherfestigkeit im diaphysären Bereich an. Wir konnten jedoch bei einer – in einem auswärtigen Haus erfolgten – Verwendung des bovinen Knochenersatzwerkstoffes im Bereich der Humerusdiaphyse bei Verlaufskontrollen eine zunehmende knöcherne Integration des Endobons beobachten: Der Übergang zum Knochen ist nach nunmehr 18 Monaten schön fließend, die Binnenstruktur des Knochenersatzmaterials ist – als radiologisches Kriterium des knöchernen Einbaus – verwaschen.

2mal verwendeten wir das Endobon bei Defektfrakturen in der Handchirurgie, 2mal zum Auffüllen juveniler Knochenzysten und 2mal zum Auffüllen von Enchondrom-Höhlen, wie bei einer 44jährigen Frau, bei der nach einem Bagatelltrauma ein Enchondrom im Os naviculare pedis symptomatisch wurde. Hier können sie in der Vergrößerungsaufnahme den fließenden Übergang vom Endobon zum Knochen und die sehr verwaschene Struktur des Knochenersatzwerkstoffes als radiologische Kriterien einer knöchernen Integration sehen.

Wir konnten in unserem Krankengut keine Komplikationen beobachten, die wir auf das Endobon zurückführen mußten. Im Falle einer Infektion ist die Einheilung des Endobons fraglich und eine Exstirpation wohl nicht zu umgehen.

Zusammenfassend können wir feststellen: Bei komplikationslosem Verlauf zeigte sich in den Röntgenaufnahmen ein lückenloser Einbau ohne sekundären Korrekturverlust – auch nicht nach Materialentfernung, die Zeichnung des Endobons wurde immer verwaschener. Klinisch war immer eine zeitgerechte Wund- und Frakturheilung und ein unverzögerter Funktions- und Belastungsaufbau zu verzeichnen. Eindeutig läßt sich eine knöcherne Integration allerdings nur durch histologische Untersuchungen beweisen, wie wir es im Rahmen einer Materialentfernung vom Calcaneus über eine PE hier veranlassen konnten. Die histologischen Bilder zeigten einen weitgehend knöchern integrierten Knochenersatzwerkstoff ohne bindegewebige Zwischenschichten.

Bei geeigneter Indikationsstellung, d.h. bei vitalem Wirtslager und stabiler Implantation, erwies sich das Endobon als eine gute Alternative bzw. eine gute Ergänzung zu autogener Spongiosa.

Statische und dynamische Festigkeit neuer niedrigvisköser Knochenzemente – verbesserbar durch Evakuierung

E. Fritsch, N. Kaltenkirchen, S. Rupp und P. Kraus

Orthopädische Universitäts- und Poliklinik, D-66421 Homburg/Saar

Einleitung

Das mechanische Versagen des Zementköchers ist neben der Entwicklung von Abriebsgranulomen (Polyethylenabrieb) der häufigste Grund für eine aseptische Auslockerung konventioneller zementierter Hüftendoprothesen, wobei Ermüdungsbrüche des PMMA Knochenzementes einen bedeutsamen Faktor für das mechanische Versagen des Zementmantels darstellen. Unter der Vorstellung, daß eine Reduzierung der Zementporosität zu einer Verbesserung der mechanischen Eigenschaften des Knochenzementes führt, wurden die Zentrifugierung des Zementes und die Evakuierung als technische Modifikationen entwickelt.

Eine Verbesserung der statischen Festigkeit des Knochenzementes nach Anrühren unter Vakuum oder Zentrifugierung ist für etliche Zementsorten nachgewiesen, wohingegen eine Verbesserung der Dauerschwingfestigkeit insbesondere bei hochviskösem Knochenzement (Palacos) nicht eindeutig nachweisbar war.

Neben der mechanischen Festigkeit des Zementköchers stellt die Intrusion des Zementes in den spongiösen Knochen einen wichtigen Faktor für die Zugfestigkeit der Knochen-Zementgrenzschicht dar, wobei niedrig viscöser Zement ein besseres Intrusionsverhalten als hochviscöser Zement aufweist.

Als entscheidender Nachteil des niedrigviscösen Knochenzementes Sulfix-6 galt seine niedrige Dauerfestigkeit im Vergleich zu hochviscösem Zement (Palacos).

Unter der Zielsetzung einer verminderten Toxizität im Vergleich zu den bisherigen Knochenzementen auf Polymethylacrylatbasis und einer Verbesserung der mechanischen Eigenschaften wurde ein neuer Knochenzement entwickelt (Sulfix-60).

Der wesentliche Unterschied besteht in der Verwendung eines neuen Katalysators [(4-Dimethylamino)-phenthylalkohol; DMAPE], der eine höhere Biokompatibilität als das zuvor verwendete N,N-Dimethyl-p-Toluidin und eine höheren Polymerisationsgrad aufweist, so daß ein geringerer Prozentsatz an Restmonomer verbleibt. Ein neuer Gentamycin-haltiger low-viscosity Zement (Allofix-G) wurde ebenfalls entwickelt, bei dem jedoch der neue Katalysator nicht verwendet wurde.

Da bisher keine Untersuchungen bezüglich einer Verbesserung der Dauerfestigkeit von Sulfix-60 und Allofix-G gegenüber dem Vorläuferzement Sulfix-6 vorlagen, wurde die Dauerfestigkeit dieser Zemente getestet um zu überprüfen, ob im Falle von Sulfix-60 eine erhöhte Polymerisationsrate zu einer Verbesserung der Ermüdungsfestigkeit führt. In weiteren Versuchsreihen sollte der Einfluß der Vakuumanrührung auf die statische Biegefestigkeit und die Dauerfestigkeit der neuentwickelten Knochenzemenete im Vergleich mit dem alten Zement untersucht werden.

Material und Methode

Zur Untersuchung des Dauerfestigkeit der neuen niedrigviscösen Knochenzemente (Sulfix-60, Allofix-G; Sulzer AG Baar/Schweiz; AlloPro Gelsenkirchen) wurden Flachproben entsprechend der DIN-Norm 53442 für die Prüfung von Kunststoffen im Dauerschwingversuch hergestellt, wobei die beiden Zemente auf drei unterschiedliche Arten hergestellt wurden.

In der ersten Serie wurden handgerührte Proben angefertigt.

Die zweite Versuchsserie wurde unter Vakuumbedingungen mit dem Draenert-System unter genauer Einhaltung der entsprechenden Anweisungen angefertigt.

Für die dritte Versuchsreihe wurde der vakuum-gemischte Zement zusätzlich in einer Zementpistole für 2 min komprimiert.

Nach Trockenlagerung von 3 Wochen (um den kompletten Abschluß der Polymerisation zu gewährleisten) wurden die Proben in Wechselbiegemaschinen Typ PWO (Fa. Schenker/Darmstadt), entsprechend den Anforderungen der DIN-Norm, im 4-Punkt Dauerschwingtest untersucht.

Die Proben wurden dann bei einer Schwingfrequenz von 25 Hertz bis zum Probenbruch oder einer maximalen Lastspielzahl von 20 Millionen getestet, wobei jedoch der Wert von 20 Mill. Lastwechseln nur einen Näherungswert zur absoluten Dauerfestigkeit darstellt, entsprechend einer Prothesenstandzeit von 10 Jahren.

Zur Ermittlung der statischen Biegefestigkeit wurden Zementproben mit einer Stützweite von 60 mm, einer Dicke von 3 mm, einer Breite von 10 und einem Abstand zwischen den inneren Auflagepunkten von 20 mm im Standard 4-Punkt Biegeversuch (ISO 5833-1) bis zum Bruch belastet (Universal-Materialprüfmaschine der Fa. Zwick, Ulm). Der Test erfolgte an jeweils 10 Proben der beiden neuen Knochenzemente die mit den beschriebenen technischen Modifikationen hergestellt wurden.

Ergebnisse

Die Dauerfestigkeit des Knochenzementes Sulfix-60 lag nach Probenherstellung in der konventionellen Technik bei 6,3 MPa, bei Vakuumanrührung bei 9,1 MPa und bei

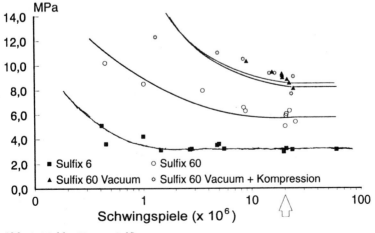

Abb. 1. Wöhler-Kurven Sulfix

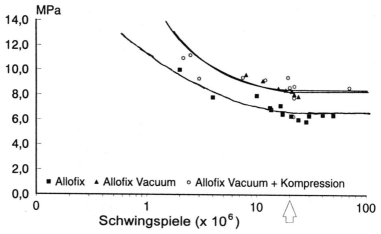

Abb. 2. Wöhler-Kurven Allofix

Vakuummischtechnik mit zusätzlicher Kompression bei 9,3 MPa. Die entsprechenden Werte für den Knochenzement Allofix-G lagen bei 6,3 MPa, 8,2 MPa und bei 8,3 MPa.

Diese Werte belegen eine Verbesserung der Dauerfestigkeit von 48% beim Sulfix-60 Zement und von 32% beim Allofix-G Zement durch Anwendung des Anmischens im Vakuum gegenüber der konventionellen Anrührung (Abb. 1, Abb. 2).

Im Vergleich zum alten Knochenzement Sulfix-6, dessen Dauerfestigkeit bei 2,7 MPa lag, ist somit eine um 133% höhere Dauerfestigkeit und unter Verwendung des Vakuumsystems sogar eine um 244% höhere Dauerfestigkeit zu verzeichnen.

Tabelle 1. Statische Biegefestigkeit

4-Punkt Biegefestigkeit	MPa	p	4-Punkt Biegefestigkeit	MPa	p
Sulfix-6	63,9 ± 7	n.s.	Allofix-G	75,3 ± 9	
Sulfix-6 Vakuum	68,3 ± 5		Allofix-G Vakuum	85,4 ± 10	< 0,05
Sulfix-60	76,9 ± 9	< 0,05	Allofix-G Vakuum + Kompression	89,5 ± 15	< 0,05 n.s.
Sulfix-60 Vakuum	94,7 ± 11	< 0,05			
Sulfix-60 Vakuum + Kompression	87,3 ± 10	n.s.			

Für den antibiotikumhaltigen Knochenzement Allofix-G zeigen sich dementsprechend ähnlich gute Werte bei einer Steigerung von 133% bzw. 201% im Vergleich zum Sulfix-6 (Abb. 1, Abb. 2).

Was die statische Biegefestigkeit betrifft konnten korrespondierende Ergebnisse ermittelt werden (Tabelle 1). Die statische Biegefestigkeit der neuen Knochenzemente Sulfix-60 und Allofix-G ließen sich im Gegensatz zur statischen Festigkeit des alten Sulfix-6 Zementes durch Evakuieren signifikant ($p < 0,05$) steigern.

Diskussion

In den standardisierten Tests zur statischen Festigkeit (ISO 5833-1) entsprach der ältere Sulfix-6 Zement in seinen Eigenschaften denen der hochviscösen Knochenzemente. Die niedrigere Dauerschwingfestigkeit war der wesentliche Nachteil dieses niedrigviscösen Knochenzementes.

Der getestete neue niedrigviscöse Zement Sulfix-60 entspricht mit Ausnahme des neuen Katalysators in seiner Zusammensetzung dem alten Sulfix-6. Neben einer geringen Toxizität bedingt der neue Katalysator DMAPE auch einen höheren Polymerisationsgrad.

Die statische Festigkeit und die niedrige Dauerfestigkeit von Sulfix-6 konnte bei dem neuen Sulfix-60 Zement deutlich verbessert werden. Da sich die Zusammensetzung beider Zementmischungen nur hinsichtlich des DMAPE mit seiner höheren Polymerisationsrate unterscheidet ist anzunehmen, daß hierin die Verbesserung der mechanischen Eigenschaften zu begründen ist. Unter Verwendung des Vakuumsystems nach Draenert zeigte Sulfix-60 sogar eine größere Dauerfestigkeit als Palacos-R. Der Zuwachs der Dauerfestigkeit des vakuum-gemischten Sulfix-60 Zementes ist jedoch vor allem der verminderten Zementporosität zuzuschreiben, da eine ähnliche Steigerung der Dauerfestigkeit bei vakuum-gemischten Allofix-G-Zement zu beobachten war, bei dem der neue Katalysator nicht enthalten ist.

Die Dauerfestigkeit des Allofix-G Knochenzementes mit Gentamycinzusatz liegt für handgerührten Zement mit 6,3 MPa im Bereich der Dauerschwingfestigkeit von Refobacin-Palacos (6,8 MPa), bei vakuum gemischtem Zement resultiert eine höher Dauerfestigkeit als bei Refobacin-Palacos, bei dem Evakuierung ohne wesentlichen Effekt war.

Da die Ergebnisse der statischen Biegeprüfung entsprechende Verhältnisse zeigten, kann zusammenfassend festgestellt werden, daß die hier getesteten neuen niedrigviscösen Knochenzemente eine deutliche Verbesserung in ihrer statischen und dynamischen Festigkeit gegenüber dem Vorläufer Sulfix-6 aufweisen. Neben den Vorteilen eines niedrigviscösen Knochenzementes entspricht ihre Ermüdungsfestigkeit nun der hochviscösen Zemente und ist unter Anwendung der Evakuierungstechnik diesen sogar noch überlegen. Daher kann die technische Modifikation der Vakuumanmischung für die genannten niedrigviscösen Zementen empfohlen werden.

Literatur

1. Brauer GM, Steinberger DR, Stansbury JW (1986) Dependence of curing time, peak temperature and mechanical properties on the composition of the bone cement. J Biomed Mater Res 20:839–852
2. Burke DW, Gates EI, Harris WH (1984) Centrifugation as a method of improving tensile and fatigue properties of acrylic bone cement. J Bone Joint Surg 66-A:1265–1273

3. Davies JP, Jasty M, O'Connor DO, Burke DW, Harrigan TP, Harris WH (1989) The effect of centrifuging bone cement. J Bone Joint Surg 71-B:39-42
4. DeWijn JR, van Kersteren PJ (1985) Activity of tertiary accelerators for the polymerization of methyl methacrylat. Abstract 154, European Society of Biomaterials Meetings, Paris
5. Draenert K (1989) Modern Cementing Techniques. An experimental study of vacuum insertion of bone cement. Acta Orthop Bel 55:273-293
6. Fritsch E, Rupp S, Kaltenkirchen N (1995) Does vacuum-mixing improve the fatigue-properties of high-viscosity-PMMA-bone-cement? - a comparison between two different evacuation methods. Arch Orthop Trauma Surg (in press)
7. Hansen D, Jensen JS (1992) Mixing does not improve mechanical properties of all bone cements. Manual and centrifugation-vacuum mixing comparted for 10 cement brands. Acta Orthorp Scand 63:13-18
8. Hopf T, Brill W (1984) Scanning Electron-Microscopic Examinations of Fatigue Fractures of PMMA-Bone Cement. Beitr Elektronenmikrosk Direktabb Oberfl 17:181-184
9. Hopf T, Zell J, Hanser U (1985) Methods of fatigue testing of PMMA bone cement. Med orthop tech 105:20-25
10. Hopf T, Fritsch E (1992) Technische Modifikation zur Steigerung der Ermüdungsfähigkeit von PMMA Knochenzementen. Orthop Praxis 7:465-469
11. James SP, Jasty M, Davies J, Pieler H, Harris WH (1992) A fractographic investigation of PMMA bone cement focusing on the relationship between porosity reduction and increased fatigue life. J Biomed Mater Res 26:651-662
12. Lidgren L, Drar H, Moller J (1984) Strength of polymethylmethacrylate increased by vacuum mixing. Acta Orthop Scand 55:536-541
13. McDonald W, Aust MIE, Swarts E, Biewer R (1993) Penetration and shear strength of cement-bone interfaces in vivo. Clin Orthop Rel Res 286:283-288
14. Wixon RL, Lautenschlager EP, Novak MA (1987) Vacuum mixing of acrylic bone cement. J of Arthroplasty 2:141-149

Die Bedeutung der Unfallschwere für die Entwicklung von Rückhaltesystemen

L. Brambilla

Mercedes Benz AG, Werk Sindelfingen, D-71059 Sindelfingen

Einleitung

Die Bilanz kann sich sehen lassen: Das Risiko im Straßenverkehr ums Leben zu kommen hat sich in den vergangenen 25 Jahren in etwa halbiert. Und das bei einer Verkehrsdichte die um weit mehr als das Doppelte zugenommen hat (Abb. 1).

Die Entwicklung der Fahrzeugstruktur und der Rückhaltesysteme unter Zuhilfenahme der Analyse von Straßenverkehrsunfällen hat wesentlich zu diesem positiven Ergebnis beigetragen.

An der Optimierung des Insassenschutzes wird noch intensiv weitergearbeitet.

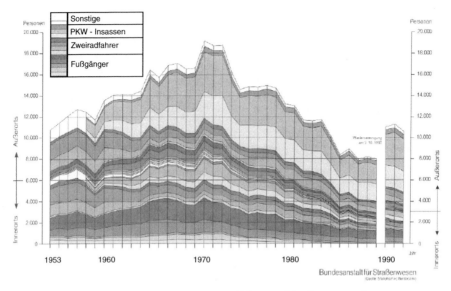

Abb. 1. Getötete im Straßenverkehr (Bundesrepublik Deutschland 1953-1992)

Optimierter Insassenschutz durch gezielte Unfallforschung

Optimierter Insassenschutz bedeutet, daß sehr komplexe Unfallgeschehen in die Entwicklung eines Fahrzeuges konkret miteinzubeziehen, zu bewerten und anhand von Prioritäten Maßnahmen abzuleiten.

Gesetzliche Vorschriften erfüllen diese Aufgabe nur zum Teil, da sie Lastfälle zugrunde legen, die sich nicht immer an realen Unfallgeschehen orientieren und bedauerlicherweise auf den wesentlichen Absatzmärkten der Welt noch stark unterscheiden (Abb. 2 und 3).

Um diese Defizite zu kompensieren führt Mercedes-Benz seit 26 Jahren eine systematische Erfassung und Analyse von Straßenverkehrsunfällen durch. Pro Jahr werden ca. 100-120 Unfälle mit Beteiligung eines Mercedes PKW's mit verletzten Insassen oder erheblichem Sachschaden untersucht, so daß bis heute ein Datenbestand von etwa 2800 Fällen vorliegt.

Daraus entstehen Vorschläge für realistische Prüfverfahren, mit deren Hilfe Sicherheitsmaßnahmen wie z.B. auf dem Gebiet der Rückhaltesysteme optimiert werden können. Das nennen wir Regelkreis der Unfallforschung (Abb. 4).

Die Unfallschwere hat einen bedeutenden Einfluß auf die Auslegung der Insassen-Rückhaltesysteme.

Testprozedur	Land	Kriterien
0°- Wandaufprall 30 mph (48,3 km/h) 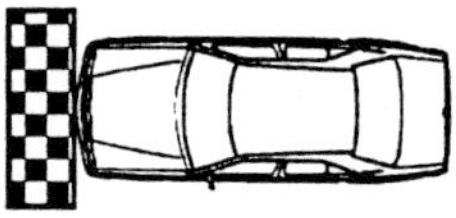	USA	• Verschiebung der Lenkanlage • Insassenbelastung • Dichtheit der Kraftstoffanlage
	Japan	• Dichtheit der Kraftstoffanlage
	EU/ECE	• Verschiebung der Lenkanlage
30° schräg gegen starre Barriere 48,3 km/h (links + rechts) 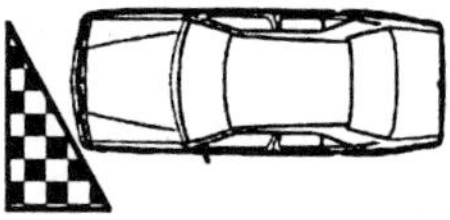	USA	• Insassenbelastung • Dichtheit der Kraftstoffanlage
30° schräg gegen starre Barriere mit Anti-Abgleitvorrichtung 50 km/h 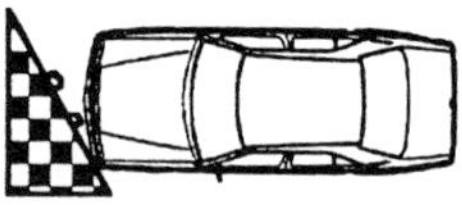	EU/ECE Stufe 1 (1.10.1995)	• Insassenbelastung • Dichtheit der Kraftstoffanlage
40% OffsetTest, deformierbare Barriere, 55 km/h 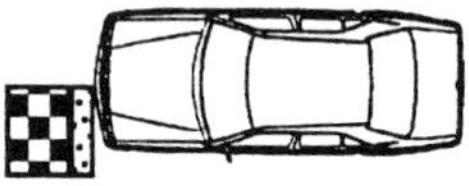	EU/ECE Stufe 2 (in Diskussion, 1.10.98)	• Verschiebung der Lenkanlage • Insassenbelastung • Dichtheit der Kraftstoffanlage

Abb. 2. Frontalaufprall. Geltende und geplante Vorschriften

Testprozedur	Land	Kriterien
Aufprallrichtung 90°, 50 km/h 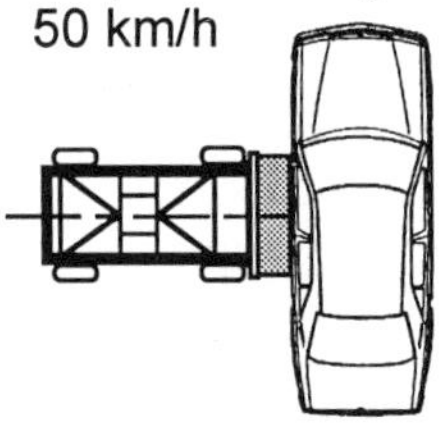	EU/ECE voraussichtlich ab 10/95	• Seitenwand-/Türstruktur • Insassensicherheit • Insassenbergung
Aufprallrichtung 27°, 54 km/h 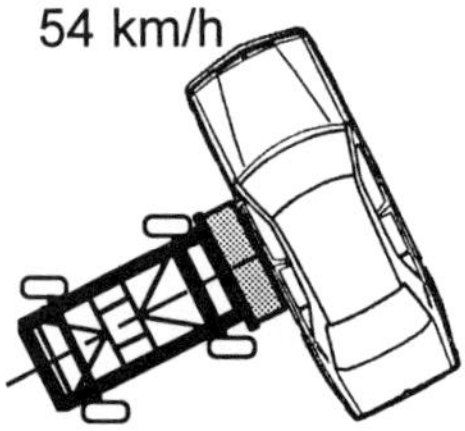	USA FMVSS 214 Einführung stufenweise bis 9/96	• Seitenwand-/Türstruktur • Insassensicherheit • Insassenbergung

Abb. 3. Seitenaufprall. Geltende und geplante Vorschriften

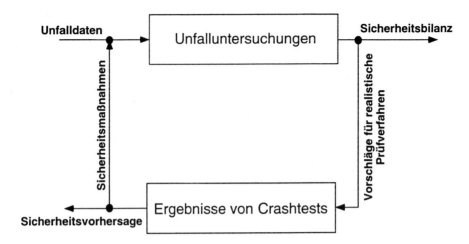

Abb. 4. Regelkreis der Unfallforschung

Die Unfallschwere – Eine zentrale Bewertungsgröße

Die Unfallschwere wird bei der Mercedes-Benz-Unfallforschung auf der Basis von Vergleichen mit Crashtests abgestimmt. Das Ergebnis ist eine als Geschwindigkeitskenngröße formulierte Angabe der Energie: Energy Equivalent Speed EES. Vergleicht man die Summenhäufigkeit der EES-Werte für Frontalunfälle und Seitenkollisionen (Abb. 5 und 6), dann läßt sich folgendes feststellen:

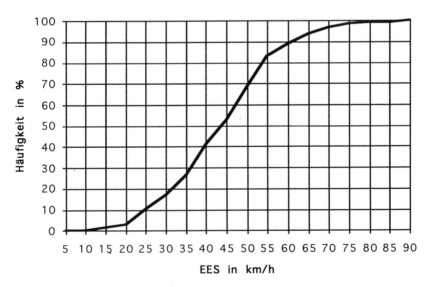

Abb. 5. Verteilung der EES in Frontalkollisionen. Angegurtete verletzte Fahrer (AIS2+); 202 Fälle der Baureihen 201, 202, 124, 126, 140, 129

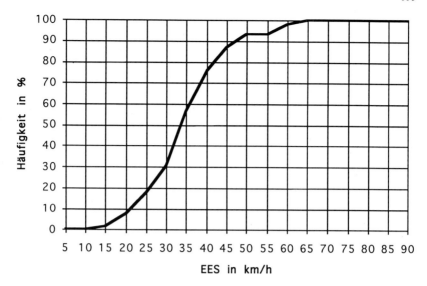

Abb. 6. Verteilung der EES im Seitenkollisionen. Stoßzugewandte verletzte Insassen (AIS2+); 62 Fälle der Baureihen 201, 202, 124, 126, 140, 129

- Beide Kurven zeigen im Vergleich signifikante Unterschiede, was darauf schließen läßt, daß eine identische Systemauslegung, z.B. Auslöseschwellen für Airbags für unterschiedliche Unfallarten nicht sinnvoll ist.
- Eine Haltesystemoptimierung für den Unfallschwerebereich über 60–65 km/h beim Frontalaufprall und über 50–55 km/h bei seitlichen Kollisionen wäre wenig effektiv, da abgesehen von einigen wenigen Katastrophenfällen die Lastfälle bei höheren EES quasi keine Bedeutung haben.

Aus diesen Erkenntnissen stellt sich trotzdem die Frage, wie das noch immer weite Spektrum unterschiedlicher Unfallschwere durch ein einziges Rückhaltesystem abgedeckt werden kann.

Angepaßte Rückhaltesysteme

Ein erster Schritt in diese Richtung ist eine optimierte Abstimmung zwischen Gurt, Gurtstraffer und Airbag. Um die häufigen Brustkorbverletzungen, die bei Frontalkollisionen über einen relativ weiten Bereich der Unfallschwere auftreten, zu vermeiden, könnte eine Gurtkraftauslegung gewählt werden, die den Airbag und natürlich die Unfallschwere besser berücksichtigt.

Stichwort: Gurtkraftbegrenzer in Verbindung mit Leistungsstraffern.

Durch den serienmäßigen Einsatz dieses Systems in der neuen E-Klasse von Mercedes-Benz werden durch das Zusammenspiel von Gurtkraftbegrenzern und Airbag die Brustbelastungen deutlich reduziert (Abb. 7).

Verfolgt man den Gedanken weiter, könnte ein neues Konzept sein, die persönlichen, den Menschen beschreibenden Merkmale mitzuerfassen und im Ernstfall zu berück-

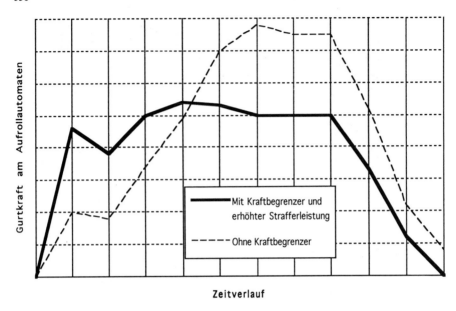

Abb. 7. Systemvergleich verschiedener Gurtsysteme. Kennlinienvergleich der Schultergurtkraft

sichtigen. Größe, Gewicht und Geschlecht zählen dazu genauso wie Alter und Körperkonstitution.

Darauf abgestimmte Haltesystemkräfte könnten die Unfallfolgen individuell weiter abmildern.

Weiterhin könnten über geeignete Sensorsysteme Unfallschwere und -art ermittelt werden. Gedacht wird auch an eine vorausschauende Sensorik, die eine unvermeidbare Kollision noch kurz vor dem Aufprall erkennt.

Die zusätzliche Information über die Insassen und ihre Sitzposition beim Unfall würde dann zu einer dem Unfall und dem Menschen angepaßten Ansteuerung und Aktivierung geeigneter Rückhaltesysteme führen.

Mercedes-Benz hat in einer Studie, unter Berücksichtigung dieser weitergehenden Sicherheitsgedanken, bis zu 17 verschiedene Airbag-Systeme in einem Fahrzeugmodell vorgestellt (Abb. 8).

Als einen Schritt in diese Richtung weist die neue E-Klasse mit einem neuartigen Seitenairbag, kurz Sidebag, in den vorderen Türen (Abb. 9).

Dank Sidebag nehmen nicht nur die Brustverletzungen des stoßzugewandten Insassen deutlich ab, das seitliche Luftkissen begrenzt auch die Bewegung des Oberkörpers und dadurch auch das Herauspendeln des Kopfes, wodurch Kopfverletzungen hinsichtlich der Verletzungsschwere reduziert werden können.

Fazit

Die genannten Rückhalteeinrichtungen können ihr Schutzpotential nur in Verbindung mit energieaufnehmenden Strukturkonzepten und einer relativ steifen Fahrgastzelle entfalten. Die Energieabsorption wird aber mit immer kleiner werdenden Fahrzeugen

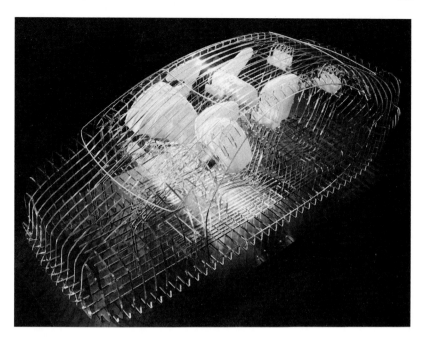

Abb. 8. X-Bag Studie

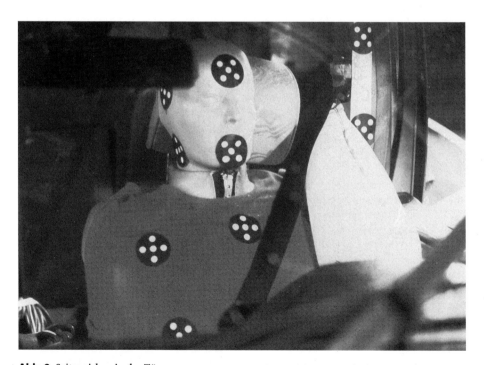

Abb. 9. Seitenairbag in der Tür

schwieriger, d.h. der Anspruch an die Güte der Haltesysteme steigt weiter mit der Reduktion von Fahrzeuggröße und Fahrzeuggewicht. D.h. wiederum, daß charakteristische Unfallkenngrößen und in Zukunft Insassendaten in die Entwicklung und in die Auslösephilosophie miteinbezogen werden müssen, damit das Schutzpotential der Haltesysteme auch dem Insassen bei jedem Lastausfall möglichst optimal nützt und die Verletzungsschwere in einem für die jeweilige Unfallschwere akzeptablen Bereich hält.

Literatur

1. Zeidler (1994) Erfahrungen aus 25 Jahren Unfallforschung bei Mercedes-Benz. Methodik – Maßnahmen – Effizienz. Bag & Belt , Köln
2. Zeidler (1986) Möglichkeiten und Grenzen der Ermittlung der Schutzwirkung von Rückhaltesystemen in PKW anhand von Untersuchungen realer Straßenverkehrsunfälle. Symposium der Bundesanstalt für Straßenwesen
3. Zeidler, Brambilla, Scheunert (1992) Moderne Sicherheitskomponenten, deren Schutzwirkung und ihr Einfluß auf die Verletzungsschwere von Pkw-Insassen bei Straßenverkehrsunfällen. Unfallchirurgienkongress in Berlin, November 1992
4. Abbreviated Injury Scale der AAAM, Association for the Advancement of Automotive Medicine, Des Plaines, II Rev. 1990

Der neue AO-Femur-Marknagel mit modularem Verriegelungssystem – Ein universelles Implantat?

N. Haas, M. Schütz und M. Raschke

Unfall- und Wiederherstellungschirurgie, Virchow Klinikum, Humboldt Universität Berlin, Augustenburger Platz 1, D-13353 Berlin

Zusammenfassung

Der neue Femurnagel der Arbeitsgemeinschaft für Osteosynthesefragen zeichnet sich insbesondere durch ein modulares System der proximalen Verriegelung aus, welches die Marknagelindikation auf alle Schaftfrakturen des Femurs ausweitet. Neben der vom AO Universalnagel bekannten statischen und dynamischen Verriegelung für diaphysäre Frakturen stehen für proximale Femurschaftfrakturen weitere Verriegelungsoptionen zur Verfügung. Neben einer antegraden Verriegelung für bis in die subtrochantäre Region reichende Frakturen bietet die Verriegelung mit einer Spiralklinge die Möglichkeit, speziell hohe sub- bis pertrochantäre Frakturen mit dem neuem Femurmarknagel stabil zu versorgen. Bei ipsilateralen Doppelfrakturen des Femurs können die Schrauben zur Versorgung der coxalen Fraktur mittels der Zielvorrichtung „Miss-A-Nail" sicher am Nagel vorbei in den Schenkelhals plaziert werden. Alle Verriegelungsmöglichkeiten werden ebenfalls mit einem modularem Insertions- und Zielbügel appliziert, wobei unabhängig der zu operierenden Seite der gleiche Nagel und Verriegelungen angewandt werden.

Die klinische Notwendigkeit der Frühstabilisierung von Femurfrakturen gilt heute als unumstrittenes Therapiekonzept. Während in den achtziger Jahren fast ausschließlich die aufgebohrte Femurmarknagelung hierbei zur Anwendung kam, wurde dieses Vorgehen durch die Erkenntnis eines erhöhten Risikos pulmonaler Komplikationen durch den Aufbohrgang weitgehend verlassen. So zeigten Studien an polytraumatisierten Patienten eine erhöhte Rate pulmonaler Komplikationen nach frühzeitig erfolgter aufgebohrter Femurmarknagelung [1]. Als mitentscheidender Faktor für diese Beobachtung wird der Aufbohrvorgang mit Einschwemmung von Markraumpartikeln in das venöse System diskutiert [2]. Trotzdem ist die aufgebohrte Marknagelung nicht vollständig verlassen, bleibt aber speziellen Indikationen wie Revisionseingriffen, Korrekturosteotomien und ausgewählten pathologischen Frakturen vorbehalten.

Vor dem Hintergrund des negativen Effektes des Bohrvorganges entwickelte die Arbeitsgemeinschaft für Osteosynthesefragen, einen neuen Femurmarknagel, welcher bei geringen Nageldurchmessern auch ohne vorhergehendes Aufbohren in den medullären Kanal eingeführt werden kann. Mit der Entwicklung dieses Nagels wurde zudem ein neues Konzept modularer proximaler Verriegelungsmöglichkeiten realisiert, welches die Marknagelindikationen am Femur deutlich ausdehnt. Speziell bei hohen, proximalen Frakturen erweitern sich die Indikationen gegenüber früheren Nagelsystemen [3, 4].

Für die bereits erwähnten speziellen Indikationen sind aber auch größere Nageldurchmesser im Sortiment verfügbar. Diese Nageldimensionen sind kanüliert, da sie zumeist in aufgebohrter Technik verwandt und dann über einen Führungsdraht positioniert werden können.

Implantat

Der Nagel weist einen runden Querschnitt auf und ist der Femuranatomie mit einem Krümmungsradius von 1500 mm angepaßt. Der in einer biologisch hoch inerten Titanlegierung (Ti_6-Al_7-Nb) hergestellte Nagel hat in den Durchmessern 9, 10, 11 und 12 mm ein Vollprofil und wird ohne Führungsdraht eingeführt. Für spezielle Indikationen sind zudem kanülierte Nägel mit Durchmessern bis 16 mm verfügbar. Die Nagellängen reichen in 20 mm Schritten von 300 mm bis 480 mm. Zur leichteren Insertion in den Markraum und in das distale Hauptfragment ist die Nagelspitze abgeflacht.

Im distalen Nagelanteil finden sich zwei latero-mediale Verriegelungslöcher mit 5,1 mm Durchmesser. Im proximalen Anteil befinden sich ebenfalls 2 Verriegelungslöcher, wobei das 20 mm Langloch sowohl der dynamischen Verriegelung mit Dynamisierungsweg von 8 mm als auch der Aufnahme der Spezialverriegelung dient.

Die feste Verbindung des Nagels zum Insertions- bzw. Zielbügels erfolgt über eine doppelgelenkige Verbindungsschraube, die durch den Handgriff in ein longitudinal angeordnetes Innengewinde am proximalen Nagelende eingedreht wird. Nut und Feder sichern die Rotationsstabilität dieser Verbindung. Der Insertionshandgriff ist um 20° abgewinkelt, so daß der Nagel auch in Seitenlage bei adipösen Patienten unter Schonung der Weichteile eingeführt werden kann.

Das Nagelset entspricht einem Baukastenprinzip mit einem Standard- und einem Spezialverriegelungsset. Das Standardset enthält alle Instrumente und Implantate für eine Standardmarknagelung am Femur. Dies umfaßt das Eröffnungs- und Insertionsinstrumentarium, sowie die Zielvorrichtung für die dynamische und statische proximale Verriegelung. Das Verriegelungsset wiederum enthält alle Komponenten für die Spezialverriegelungen. Dies beinhaltet zusätzliche Zielinstrumente, als auch die modularen

Hülsen zur Adaptation des Nagels an die spezielle Verriegelung, sowie die Verriegelungsimplantate selber. Um eine rasche Zuordnung der Einzelkomponenten der Verriegelung zu erleichtern, wurden diese sinnvoll farbcodiert.

Operationstechnik

Das System bietet insgesamt 4 Optionen verschiedener proximaler Verriegelungen. Die Auswahl des Verfahren ist abhängig des Frakturtyps bzw. -verlaufs und muß präoperativ festgelegt werden, da das proximale Nagelende vor Implantation durch Aufsetzen einer entsprechenden Hülse modular für das Verriegelungsverfahren adaptiert wird (Abb. 1).

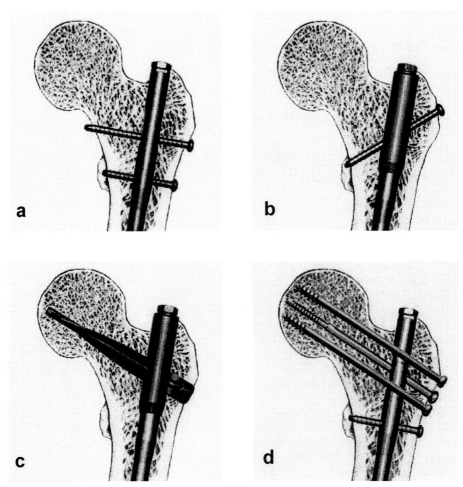

Abb. 1. Der AO Femurnagel bietet 4 Verriegelungsoptionen: **a** Standardverriegelung (dynamisch/statisch), **b** Antegrade Verriegelung, **c** Spiralklingenverriegelung und **d** die Miss-A-Nail Verriegelung

Der Patient kann entweder in Seit- oder Rückenlage gelagert werden. Auf Grund eines hohen Anteils polytraumatisierter Patienten wird im eigenen Vorgehen die Rückenlage auf dem Extensiontisch als Lagerung zur Oberschenkelmarknagelung bevorzugt. Die Marknagelung erfolgt geschlossen unter Röntgenbildverstärkerkontrolle (BV). Präoperativ wird der zu verwendene Nageldurchmesser und die voraussichtliche Nagellänge anhand der Röntgenbilder bestimmt. Insbesondere bei Frakturen mit ausgedehnter Trümmerzone können die Maße der unverletzten Seite nicht nur hilfreich, sondern notwendig sein.

Die Markraumeröffnung und Nagelinsertion ist für alle Verriegelungen prinzipiell gleich. Mit einem Führungsdraht wird zunächst der Markraum eröffnet. Der Eintrittspunkt liegt etwas dorsal der Fossa piriformis in direkter Verlängerung der zentralen Femurschaftachse. Über den plazierten Führungsdraht wird dann der Eintrittspunkt mittels Pfriem oder kanüliertem Bohrer erweitert.

Falls eine Reposition der Fraktur durch die Extension noch ungenügend ist, kann die Feinreposition mit dem Insertionshandgriff und dem Nagel über das proximale Hauptfragment vorgenommen werden. Unter BV Kontrolle wird das distale Hauptfragment in der unaufgebohrten Technik „aufgefädelt" und der Nagel kann weiter vorgetrieben werden. Hierbei muß besonders bei Trümmerfrakturen oder sehr weit distal gelegenen Frakturen auf die korrekte Rotation, Achsausrichtung und die Femurgesamtlänge geachtet werden. Im eigenem Vorgehen erfolgt nach komplettem Einbringen des Nagels immer zuerst die distale Verriegelung. Dies hat den Vorteil eine mögliche Manipulation zur guten Fragmentadaptation bei fixiertem distalen Hauptfragment vornehmen zu können.

Standardverriegelung (statisch oder dynamisch)

Indikationen

Die Indikation der Standardverriegelung umfaßt alle Frakturtypen der Diaphyse. Bei distalen Schaftfrakturen muß die Operation so geplant werden, daß aus Stabilitätsgründen beide distalen Verriegelungsschrauben sicher im distalen Hauptfragment plaziert werden können (Abb. 2).

Eine primär dynamische Verriegelung bietet sich bei Quer- oder kurzen Schrägfrakturen im mittleren Schaftdrittel an, die eine sichere gute knöcherne Abstützung aufweisen. Ansonsten sollte die Verriegelung statisch erfolgen mit Besetzen des Rund- und des Langlochs mit der Möglichkeit einer rotationsstabilen sekundären Dynamisierung.

Verriegelungstechnik

Die Leitfarbe des Systems für die Standardverriegelung ist grün. Eine spezielle Hülse für das proximale Femur ist bei dieser Verriegelungsart in aller Regel nicht erforderlich. Die für dieses Verfahren notwendigen Instrumente und die 4,9 mm Verriegelungsbolzen befinden sich alle auf dem Standardset. Nach Einführen des Nagels entsprechend der bereits dargestellten Technik wird an den Insertionshandgriffen das röntgendurchlässige Zielgerät für die Standardverriegelung angeschraubt.

Über Stichinzisionen wird die Gewebeschutzhülse mit Bohrhülse und Trokar durch den Zielbügel hindurch plaziert. Mit einem 4,0 mm kalibrierten Spiralbohrer wird durch

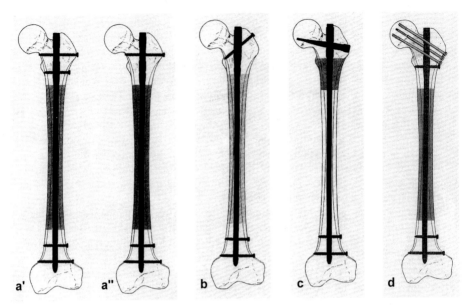

Abb. 2. Indikationen: **a₁** Die dynamische Standardverriegelung umfaßt alle Indikationen im Schaftbereich mit guter knöcherner Abstützung ohne dem Risiko einer sekundären Verkürzung. **a₂** Die statische Standardverriegelung mit der Möglichkeit einer sekundären Dynamisierung kann bei allen Schaftfrakturen, auch ohne knöcherne Abstützung, angewandt werden. **b** Alternativ steht für den Schaftbereich, aber auch bei tiefen subtrochantären oder „reverse" Frakturen, die antegrade Verriegelung zur Verfügung. **c** Speziell für hohe sub- bis pertrochantäre Frakturen wurde die Spiralklingenverriegelung entwickelt. **d** Mit der Miss-A-Nail Verriegelung können ipsilaterale Doppelfrakturen des Schaftes und des coxalen Femurendes stabilisiert werden

die Bohrhülse vorgebohrt. Dieser dient zur direkten Längenmessung oder alternativ ist hierfür das Längenmeßgerät anzuwenden. Die selbstschneidenden Bolzen stehen in 2,0 mm Längeninkrementen zur Verfügung und werden durch die Gewebeschutzhülse eingeschraubt.

130° Antegrade Verriegelung

Indikationen

Dieses Verriegelungsverfahren ist eine Alternative zur statischen Verriegelung ohne das eine spätere sekundäre rotationsstabile Dynamisierung notwendig erscheint, zudem können aber auch bestimmte subtrochantäre Frakturen hiermit sicher verriegelt werden. Ein Vorteil der antegraden Verriegelung ist die einfache Plazierung des Verriegelungsbolzen durch den Insertionshandgriff über den gleichen Hautschnitt wie für die Nagelimplantation selbst.

Verriegelungstechnik

Die Leitfarbe dieses Verriegelungsverfahrens ist rosé. Um eine Winkelstabilität der 130° antegraden Verriegelung zu gewährleisten, muß der UFN zunächst mit einer roséfarbenen Hülse besetzt werden. Hierbei ist auf die korrekte Ausrichtung der Hülse (medial-lateral) zu achten, da die Hülse symmetrisch für rechts und links konzipiert ist. Grundsätzlich ist der Nageleintrittspunkt bei der Verwendung von Hülsen auf 15 mm zu erweitern statt der sonst standardmäßigen 13 mm. Dies erfolgt mit Hilfe eines speziellen Erweiterungsinstrumentes, welches sich wie alle Instrumente und Implantate für diese Verriegelung auf dem speziellen Verriegelungsset befindet. Nach korrektem Einschlagen des Nagels erfolgt die antegrade Verriegelung durch den Insertionshandgriff ohne das eine weitere Zieleinrichtung notwendig ist. Zumeist über den gleichen Hautschnitt wie für die Nagelung kann der 4,9 mm Verriegelungsbolzen über ein Hülsensystem (Gewebe-, Bohrhülse und Trokar) in Standardtechnik eingebracht werden. Anschließend wird mit einer roséfarbenen Verschlußkappe die Verriegelungshülse verblockt.

Spiralklingenverriegelung

Indikationen

Die in sich um 90° torquierte Spiralklinge bietet eine besonders gute Verriegelungsmöglichkeit durch den Nagel hindurch in den Schenkelhals. Sie wurde speziell für hohe sub- bis pertrochantäre Frakturen entwickelt und bietet bei geringen Dimensionen eine hohe Stabilität. Sie windet sich entsprechend ihrer Form derart, daß ihr im biomechanisch belasteten Schenkelhals liegender Anteil senkrecht zur Femurschaftachse steht.

Verriegelungstechnik

Auch bei der Spiralklingenverriegelung muß vor Implantation des Nagels die entsprechende Hülse über das proximale Nagelende geführt werden. Es stehen drei Hülsen zur Verfügung, die eine Implantation der Klinge durch das proximale Langloch in einem Winkel von 100°, 110° oder 120° erlauben. Die Wahl des Winkels muß präoperativ festgelegt werden, so daß eine exakte Planungsskizze unbedingt zu empfehlen ist. Bei der Plazierung der Hülsen ist darauf zu achten, daß die Lateralseite besonders gekennzeichnet ist.

Die Leitfarbe dieser Verriegelungsart ist blau und alle hierzu notwendigen Instrumente, sowie Implantate befinden sich auf dem Spezialverriegelungsset. Beim Einschlagen des Nagels muß auf die exakte Höhenpositionierung des Klingenlagers unter BV-Kontrolle geachtet werden. Die Position der Klinge sollte im unteren zentralen Bereich des Schenkelhalses liegen und mittig bzw. leicht dorsal im Hüftkopf plaziert sein. Hierzu wird über eine Stichinzision ein Trokarsystem durch das an den Insertionshandgriff geschraubte Zielinstrument im gewählten Winkel (100°, 110°, 120°) bis an die laterale Femurkorticalis geführt. Plazieren des 3,2 mm kalibrierten Führungsdrahtes unter BV-Kontrolle, welcher gleichzeitig zur Längenbestimmung der Spiralklinge (70–120 mm) dient. Diese sollte 5–10 mm subchondral zu liegen kommen. Im nächsten Schritt wird das Zielgerät entfernt und die laterale Femurkorticalis über den Führungsdraht mit einem 15,0 mm kanülierten Bohrer aufgefräst. Die gewählte Spiralklinge wird mit einem flexiblen T-Handgriff verbunden und mit leichten Hammerschlägen über den Führungsdraht vorgetrieben. Hierbei dreht sich die Spiralklinge durch den Nagel in den Schenkelhals, was sich auch am T-Handgriff verfolgen läßt. Die vollständig eingeschlagene Spiralklinge wird nach Abnahme des Insertionshandgriffes durch eine blaue Verschlußschraube mit Polyäthylenspitze geblockt und ein Herausgleiten wird verhindert. Bei Bedarf kann zusätzlich die proximale statische Verriegelungsschraube besetzt werden.

Miss-A-Nail-Verriegelung

Indikationen

Das Miss-A-Nail Zielgerät erlaubt eine kontrollierte Plazierung von Schrauben am Nagel vorbei in den Schenkelhals. Die Indikation sind ipsilaterale Femurdoppelfrakturen des Schaftes und des coxalen Femurendes. Falls zuerst die Versorgung der proximalen Fraktur erfolgen soll, kann zu diesem Zweck ein kurzer Probenagel den proximalen Anteil des später einzuführenden Marknagels simulieren. Der Insertionshandgriff, sowie Zielgerät können in gleicher Weise an den Probenagel angeschraubt werden.

Verriegelungstechnik

Die für dieses Verriegelungsverfahren notwendigen Instrumente und Schrauben finden sich auf dem speziellen Verriegelungsset und sind golden gekennzeichnet. Ein Hülsensystem wird nicht benötigt. Ein Einführen des UFN bzw. des Probenagels wird zunächst das Spiralklingenzielgerät mit dem Insertionshandgriff verbunden, auf welches dann das Miss-A-Nail Zielgerät ventral aufgeschraubt wird. Beim Plazieren des Nagels ist wie bei der Spiralklingenverriegelung auf die richtige Antetorsion zu achten (BV-Kontrolle). Die Schraubenimplantationswinkel sind mit Winkelgraden von 100°, 110°, 120° oder 130° vorgegeben. Mit dem Zielgerät können aber Feinjustierungen in kranialer bzw. kaudaler Richtung erfolgen, welches ermöglicht den bestmöglichen Schraubenabstand zueinander sicher einzustellen. Grundsätzlich können 2 7,3 mm kanülierte Schrauben oder 6,5 mm Spongiosaschrauben am Nagel vorbei und eine weitere parallel hierzu eingebrachte 5,0 mm Schaftschraube durch das Langloch des Nagels hindurch verwandt werden.

Diskussion

Die Marknagelung von Femurfrakturen ist heute ein standardisiertes Verfahren. Mit der Entwicklung von Verriegelungstechniken hat sich heute die Indikationsbreite auf alle Schaftfrakturen ausgeweitet. Während in den achtziger Jahren die Markraumaufbohrung noch routinemäßig durchgeführt wurde, um die Stabilität des Verfahrens zu erhöhen, wurde zu Beginn der neunziger Jahre immer mehr auf eine excessive Aufbohrung verzichtet und neue solider Marknägel entwickelt, die in unaufgebohrter Technik implantiert werden können. Die wesentlichen Gründe hierfür waren die negativen Effekte des Aufbohrungsvorganges hinsichtlich lokaler Vaskularitätsschädigungen und generalisierter, insbesondere pulmonaler Komplikationen bei Femurmarknagelungen.

Im Rahmen dieser neuen Erkenntnisse wurde von der Arbeitsgemeinschaft für Osteosynthesefragen ein neuer Femurmarknagel entwickelt, der durch konzeptionelle Vorteile nicht nur alle bisher bekannten Indikationen der Femurmarknagelung umfaßt, sondern diese auch noch erweitert. In seiner soliden Vollprofilversion kann der Femurnagel für nahezu alle Indikationen der Marknagelung verwandt werden. Die Operationstechnik erfolgt hierbei in gedeckter, unaufgebohrter Technik, wodurch das Aufbohrtrauma entfällt, was zu einer Reduzierung des pulmonalen Risikos und des operationsbedingten Blutverlustes führt. Nur bei wenigen speziellen Indikationen der Revisionseingriffe, Korrekturosteotomien oder bestimmten pathologischen Frakturen sollte auf die aufgebohrte Marknageltechnik zurückgegriffen werden. Hierzu steht dann die kanülierte Nagelversion in Durchmessern bis 16 mm zur Verfügung, wobei der Nagel nur in diesen Fällen über einen Führungsdraht eingeführt werden kann.

Unabhängig der unaufgebohrten oder aufgebohrten Operationstechnik ist das modulare, hochentwickelte proximale Verriegelungssystem des neuen biologisch inerten Femurmarknagels aus Titan eine wesentliche Bereicherung. Er erlaubt gängige Standard-, aber auch Spezialverriegelungen durchzuführen, die eine Erweiterung der Marknagelindikationsstellung insbesondere bei proximalen Femurfrakturen bringen. Mit der Spiralklingenverriegelung wurde ein bereits von Küntscher bekanntes Konzept des Y-Nagels aufgegriffen, technisch weiterentwickelt und durch die Zielgeräte praktikabel gemacht. Mit dieser Verriegelungsmethode können auch subtrochantäre, bis in die Trochanterregion reichende Frakturen stabilisiert werden.

Femurschaftfrakturen sind in bis zu 5% der Fälle mit einer ipsilateralen proximalen Femurfraktur kombiniert [5]. Für die Frakturkonstellation bietet das System mit dem Miss-A-Nail Zielgerät eine gute Versorgungslösung, mit der die proximale Fraktur sicher mit Schrauben am proximalen Marknagelende vorbei stabilisiert werden kann.

Trotz dem logisch klar durchdachtem System ist der neue AO Femurnagel kein einfaches Implantat. Seine Verwendung setzt eine gute Beherrschung gängiger Marknageltechniken voraus, da beispielsweise der rigidere Nagel eine Abweichung vom exakten Eintrittspunkte weniger verzeiht und dies zu Fehllagen führen kann. Für die korrekte Verwendung der proximalen Verriegelungsmöglichkeiten auf eine sorgfältige präoperative Planung und eine klare Operationstechnik unverzichtbar.

Literatur

1. Pape HC, Regel G, Dewenger A et al. (1993) Inlfluences of different methods of intramedullary femoral nailing on lung function in patients with multiple trauma. J Trauma 35:709–716
2. Wenda K, Ritter G, Degreif J, Rudigier J (1988) Zur Genese pulmonaler Komplikationen nach Marknagelosteosynthese. Unfallchirurg 91:432–435
3. Hoffmann R, Südkamp NP, Müller CA, Schütz M, Haas N (1994) Osteosynthese proximaler Femurfrakturen mit dem modularen Verriegelungssystem des unaufgebohrten AO Femurmarknagels (UFN). Unfallchirurg 97:568–574
4. Krettek C, Schulte-Eistrup S, Schandelmaier P, Rudolf J, Tscherne H (1994) Osteosynthese von Femurschaftfrakturen mit dem unaufgebohrten AO Femurnagel (UFN). Operationstechnik und erste klinische Ergebnisse mit Standardverriegelung. Unfallchirurg 97:549–567
5. Käch K (1992) Kombinierte Frakturen des Schenkelhalses mit Femurschaftfrakturen. Helv Chir Acta:985–992

Intramedullärer Druck bei verschiedenen Formen der Femurmarknagelung

K. Wenda

Klinik für Unfallchirurgie, Universitätsklinikum Mainz, D-55101 Mainz

Die Marknagelung hat sich weltweit als Verfahren der Wahl bei Schaftfrakturen durchgesetzt. Durch die Verriegelung wurde die Ausdehnung der Indikation auch auf metaphysäre Frakturen und die Rückkehr zur ungebohrten Technik möglich, die wiederum die Nagelung bei offenen Frakturen und Frakturen mit Weichteilschaden ermöglicht. Die Verriegelungsnagelung ist ein ausgefeiltes etabliertes Verfahren, das sich im Moment im Stadium der Perfektionierung befindet. Gesichtspunkte in Bezug auf die Perfektionierung sind die Minimierung der kortikalen Nekrose und die Vermeidung der Embolisation. Die kortikale Nekrose, die auch nach ungebohrter Nagelung wenn auch in deutlich vermindertem Ausmaß wie nach dem Aufbohren stattfindet, ist einerseits durch die unvermeidliche Zerstörung von Teilen des intramedullären Gefäßsystems bedingt. Andererseits kann ein Teil der kortikalen Nekrose auf die lokale Embolisation von kortikalen Gefäßen infolge der intramedullären Druckerhöhung zurückgeführt werden. Deshalb ist die Minimierung intramedullärer Druckerhöhungen nicht nur zur Vermeidung systemischer Embolisation wünschenswert. Aktuell ist die Frage, ob die intramedulläre Druckerhöhung auch bei der ungebohrten Nagelung klinisch relevant ist. Weiterhin wurde der Verlauf des intramedullären Druckes während der Insertion von Marknägeln mit einem luftgetriebenen Einschlaginstrument (Air Pulse) untersucht, das den Vortrieb des Nagels mit einer Frequenz von 15 Hz in viele Einzelschritte teilt.

Bereits veröffentlichte Druckmessungen beim Einschlagen von Oberschenkelmarknägeln (n = 10) ohne vorheriges Aufbohren ergaben nur geringe Druckanstiege und echokardiographisch minimale Einschwemmungen. Allerdings wurden diese Nagelungen in Fällen mit sicher ausreichend weiter Markhöhle und mit vorsichtiger Manipulation in der Markhöhle und langsamem Vorantreiben des Nagels durchgeführt. Mündliche Mitteilungen über pulmonale Komplikationen auch nach ungebohrter Nagelung waren Anlaß, Nagelungen mit unterschiedlicher Vehemenz am Präparat durchzuführen und den intramedullären Druck zu messen. Hierbei zeigte sich, daß der Vortrieb des Nagels pro Zeiteinheit direkt mit dem intramedullären Druck korreliert. Für die ungebohrte Nagelung gelten somit die gleichen Empfehlungen wie für das Aufbohren, rasches Vorantreiben führt zu erheblichen Druckerhöhungen und zur Embolisation; vorsichtiges Vorantreiben minimiert die Embolisation. Ein weiterer wesentlicher Faktor ist die Spaltbreite zwischen Nagel und Kortikalis an der Eintrittstelle ins distale Fragment, dessen Bedeutung bereits von Stürmer dargelegt wurde. Nach Möglichkeit sollte einem dünneren Nagel der Vorzug gegeben werden, weil dann Markrauminhalt im verbleibenden Spalt zurückströmen kann. Für die Stabilität ist ohnehin die korrekte Länge und die Plazierung der Nagelspitze im Kondylenmassiv von größerer Bedeutung. Echokardiographisch konnten wir zeigen, daß die ungebohrte Nagelung am Oberschenkel bei vorsichtiger Insertion lediglich zu minimalen Einschwemmungen führt, wie sie auch bei Bewegungen in Extension und bei der Reposition auftreten.

Deshalb halten wir die Nagelung bei Patienten, deren Allgemeinzustand eine Operation von Ausmaß und der Dauer einer Nagelung zuläßt, bei vorsichtiger Operationstechnik auch am Unfalltag für vertretbar, um die erforderliche Primärstabilisierung zu

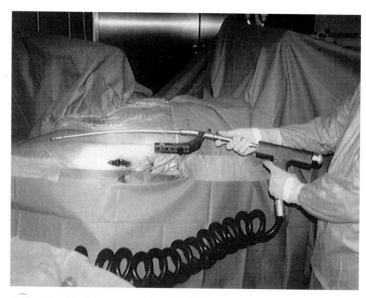

Abb. 1. Das pneumatische Einschlaginstrument Air-Pulse bei einer Oberschenkelnagelung mit dem UFN

erzielen, die zweifellos mit der biomechanisch überlegenen und definitiven Stabilisierung mit einem Nagel am besten erfolgt. Eine pulmonale Beeinträchtigung durch die nicht zu vermeidende Embolisation bei vorsichtiger Nagelinsertion erscheint nur bei polytraumatisierten Patienten mit hohem Verletzungsscore möglich, für die schon das Ausmaß des Eingriffs an sich eine Gefahr bedeutet, so daß sie besser mit einem Fixateur externe primär stabilisiert werden sollten. Am Unterschenkel ist die systemische Embolisation wegen des geringer ausgebildeten Drainagesystems weitaus geringer, so daß sie keine Rolle bei der Verfahrenswahl spielt.

Mit dem luftgetriebenen Einschlaginstrument Air-Pulse wurde der intramedulläre Druck bisher bei sechs Nagelungen gemessen (3 x UFN, 2 x UTN, 1 x Universalnagel in ungebohrter Technik). Dabei traten keine wesentlichen Druckmaxima auf, die Spitzenwerte lagen zwischen 45 und 180 mmHg. Allerdings war der intramedulläre Druck bei zwei Nagelungen während des gesamten Einschlagvorganges um 20–30 mmHg erhöht und kehrte erst nach Abschluß der Nagelung zum Ausgangswert zurück. Wir haben immer betont, daß nicht einzelne kurzzeitige Druckspitzen wie sie zum Beispiel auch beim Einführen des Bohrdornes beobachtet werden können, als alleiniges Kriterium zur Einschätzung der Gefahr der Embolisation betrachtet werden sollten, sondern das die Dauer des Druckgefälles zwischen Markraum und venösem Drainagesystem mitbetrachtet werden muß. Beim Aufbohren besteht während aller Aufbohrvorgänge – also über einen längeren Zeitraum ein erhebliches Druckgefälle. Ob die Embolisationsgefahr bei Verwendung luftgetriebener Einschlaginstrumente völlig vernachlässigt werden kann, müssen weitere Untersuchungen einschließlich der Echokardiographie zeigen.

Das pneumatische Einschlaginstrument Air-Pulse erwies sich im klinischen Gebrauch als außerordentlich komfortabel für den Operateur. Es verfügt über einen Überlastungsschutz, der keine höheren Kräfte als 150 Newton also maximal 15 kp erlaubt. Damit werden die bei vehementer Nagelung weitaus größeren Krafteinwirkungen, die letzt-

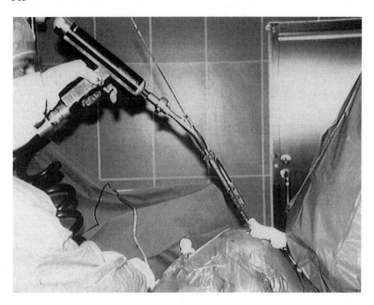

Abb. 2. Das Air-Pulse Instrument bei einer Unterschenkelnagelung

endlich auf den Knorpel der angrenzenden Gelenke übertragen werden, vermieden. Das Einschlaginstrument bietet die Möglichkeit, den Einschlagvorgang hinsichtlich der applizierten Kraft zu standardisieren. Auf Grund der ersten Druckmessungen und pathophysiologischen Überlegungen ergibt sich dadurch eine geringere Embolisation und eine Schonung des Knorpels. Mögliche Vorteile hinsichtlich einer Minimierung der kortikalen Nekrose nachzuweisen, erscheint angesichts der nur mit großem experimentellen Aufwand zu beobachtenden Unterschiede zwischen gebohrter und ungebohrter Nagelung im Akutversuch und bei der Knochenheilung im standardisierten Tierexperiment – nur schwer möglich. Im Sinne der eingangs erwähnten Perfektionierung der Marknagelung ergibt sich jedoch hinsichtlich der Standardisierung des Einschlagvorganges, der Schonung des Knorpels und des Komforts eine deutliche Verbesserung durch das pneumatische Einschlaginstrumentarium. Eine weitere Anwendungsmöglichkeit für pneumatische Instrumente ist die Vorbereitung der Markhöhle mit Raspeln in der Endoprothetik.

Ein neues ungebohrtes Femur- und Tibia-System

H. E. Harder und A. Speitling

Entwicklungsabteilung, Howmedica GmbH, Werftstraße 193, D-24143 Kiel

(Manuskript nicht eingegangen)

Sonderforum: Unfallchirurigie 2000

Vorsitz: H. Tscherne, Hannover, A. Ekkernkamp, Bochum

Zum Selbstverständnis eines chirurgischen Schwerpunktes

H. J. Oestern

Unfallchirurgische Klinik, Allgemeines Krankenhaus, Siemensplatz 4, D-29223 Celle

Das Selbstverständnis des unfallchirurgischen Schwerpunktes gründet sich auf die historische Bedeutung dieser Disziplin, die nicht nur die Wurzel der Chirurgie ist und sich in der Zwischenzeit zu einem wohlgewachsenen Baum entwickelt hat, sondern auch auf die gegenwärtigen Anforderungen, die über 4 Millionen Verletzte jährlich an die fachgerechte Versorgung stellen. 20% der Chirurgen sind unfallchirurgisch ausgebildet, das sind 2.596 Unfallchirurgen bei einer Gesamtzahl von 12.861 Chirurgen (31.12.1994).

Definitionsgemäß umfaßt die Unfallchirurgie die gesamte Behandlung des unfallchirurgischen Patienten von der Erstbehandlung bis zur vollständigen Rehabilitation.

Ausgehend von dieser Definition sollen die wesentlichen Gebiete im Selbstverständnis des chirurgischen Schwerpunktes dargestellt werden. Diese umfassen die Prävention von Unfallverletzungen, das Management der präklinischen Versorgung, die stat. klinische Tätigkeit, die Rehabilitation, die Begutachtung, die Forschung und die Lehre.

Prävention

Drei Gebiete seien stellvertretend für die Prävention genannt: Verkehrsunfallforschung, Sportverletzungen und Kinderunfälle.

Die Verkehrsunfallforschung umfaßt nicht nur Maßnahmen der Unfallverhütung, z.B. im Sinne des social marketing der Verkehrssicherheit und die detaillierte Unfallanalyse, sondern auch eine enge technische Kooperation in Maßnahmen zur Verbesserung und Entwicklung von Sicherheitssystemen und Sicherheitsvorkehrungen. Beispiele für gute medizinisch technische Zusammenarbeit finden wir in verschiedenen Verkehrssicherheitsprogrammen an denen Unfallchirurgen aktiv beteiligt sind. Exemplarisch für die Effektivität von Präventionsmaßnahmen stehen die Zahlen zur Einführung einer allgemeinen Helmpflicht für Radfahrer. Die Letalitätszahlen könnten allein dadurch um 11–12% gesenkt werden.

Die Prävention umfaßt ebenso die Sportverletzungen. Bei über 25 Millionen organsierten Sportlern stellt diese Verletzungsgruppe einen großen unfallchirurgischen Schwerpunkt dar. Die Verbesserung von Rehabilitationsmethoden bildet nur einen Teil der Maßnahmen zur Unfallverhütung. Durch Kenntnis sportspezifischer Funktionsabläufe und analog verletzter Strukturen kann der Unfallchirurg besonders kompetent zur verbesserten Sicherheitsprävention im Sportbereich beitragen und operative Techniken fortentwickeln. Sportunfälle sind fester Bestandteil des Schwerpunktes Unfallchirurgie von der Prävention bis zur vollen Rehabilitation. Die Globalbetreuung und -versorgung ist gerade auf diesem Gebiet besonders essentiell und muß bereits in den Vereinen beginnen.

Auch in der Prävention von Kinderunfällen ist der Unfallchirurg auf Grund der Kenntnis der kindlichen Verletzungen und den direkten Vergleichsmöglichkeiten zur Erwachsenentraumatologie der geeignete Therapeut und wissenschaftliche Ansprechpartner für Präventionsmaßnahmen. Die Kindertraumatologie ist naturgemäß ein fester Bestandteil des Schwerpunktes Unfallchirurgie.

Präklinische Behandlung

Die Ergebnisse in der Polytraumaversorgung oder auch bei multiplen Einzelverletzungen zeigen die enorme Bedeutung der Erstbehandlung für den Verletzten. Als weitere Beispiele seien nur die Behandlungsmaßnahmen bei Wirbelsäulenverletzungen oder bei offenen Frakturen genannt, deren Gesamtprognose wesentlich von der Erstbehandlung bestimmt wird. Dieses erste Glied der Rettungskette muß geprägt sein von unfallchirurgischer Erfahrung und sachlicher Kompetenz. Nur derjenige kann die Bedeutung des Primärschadens werten, der später auch die weitere Behandlung gestaltet, nur derjenige kann aus schwierigen Verläufen und Komplikationen Rückschlüsse ziehen, der den Primärbefund kennt und die Erstbehandlung durchgeführt hat.

Der Unfallchirurg muß also in jedem Fall in die präklinische Behandlung aktiv als Organisator, zumindest als maßgeblicher Mitgestalter, eingebunden sein und somit die Leitlinien in der präklinischen Behandlung Verletzter prägen.

Dies kann sehr wohl auch interdisziplinär, z.B. gemeinsam mit Internisten und Anästhesisten erfolgen. In unserer Klinik sind nur die Kollegen in das Notarztsystem eingebunden, die die Zusatzbezeichnung „Arzt für Rettungsmedizin" besitzen. Diese Gruppe wird interdisziplinär aus Unfallchirurgen, Chirurgen, Anästhesisten und Internisten gebildet. Die Organisation des Dienstes, der Aus- und Weiterbildung liegt in den Händen der Klinik für Unfall- und Wiederherstellungschirurgie.

Klinische Behandlung

Aufgrund des hohen unfallchirurgischen Patientenanteils an jeder Notfallambulanz sollte die organisatorische Verantwortung dem Unfallchirurgen in enger Kooperation mit allen anderen Fachdisziplinen obliegen. Notfallmäßige diagnostische und therapeutische Maßnahmen gehören in das Ausbildungsrepertoire des Unfallchirurgen und jedes anderen Schwerpunktchirurgen.

Ein besonders gutes Beispiel für eine enge interdisziplinäre Zusammenarbeit ergibt sich bei den Körperhöhlenverletzungen. Komplizierte abdominelle, thorakale und Schädel-Hirn-Verletzungen werden in enger Zusammenarbeit mit dem jeweiligen Schwerpunktchirurgen versorgt. Das Gesamtmanagement und der reibungslose Ablauf in der Organisation obliegt einem Unfallchirurgen mit seinem meist interdisziplinären Team. Genaue Kenntnisse in der Diagnostik und Behandlung von Körperhöhlenverletzungen sind deshalb für jeden Unfallchirurgen unverzichtbar.

Es soll hier nicht das gesamte klinische Behandlungsgebiet der traumatischen und posttraumatischen Verletzungen und Erkrankungen in der Unfall- und Wiederherstellungschirurgie dargestellt werden. Diese sind bekannt, sie lassen sich subsummieren in die akute Unfallchirurgie aller Verletzungen und die rekonstruktiv ausgerichtete Wiederherstellungschirurgie.

Besonders wichtig ist die Einbindung des Unfallchirurgen wie auch jedes anderen Schwerpunktchirurgen in die Intensivbehandlung. Hier entscheidet jedoch häufig das Interesse, die Kompetenz und das Engagement des einzelnen Unfallchirurgen vor Ort auch über den fachlichen Einfluß. Die Indikation zur Operation, die Festsetzung des Operationszeitpunktes sowie die fachspezifische Weiterbehandlung sind aber in jedem Fall unverzichtbare Aufgaben des Schwerpunktchirurgen.

Poststationäre Behandlung

Ganz besonders wichtig ist die poststationäre Behandlung, die bislang nur im berufsgenossenschaftlichen Behandlungsverfahren eine kontinuierliche Behandlung ermöglicht. Die durch die neuen Bestimmungen nur 14 Tage umfassende poststationäre Behandlung ist gerade für die unfallchirurgische Qualitätssicherung nicht ausreichend. Der Behandlungserfolg zeigt sich gerade in der Unfallchirurgie nicht mit der Beendigung der Wundheilung, Kontrollmöglichkeiten, gerade durch den Operator nach bestimmten Zeitabständen sind für den Behandlungserfolg mitentscheidend.

Die ambulante Behandlung umfaßt auch die Rehabilitation. Die von den Berufsgenossenschaften und Krankenkassen initiierten Verfahren der EAP (erweiterte ambulante Physiotherapie) und ambulante Rehabilitation sind gute Schritte, solange ein bestimmtes Qualitätsniveau aufrechterhalten wird und diese Einrichtungen nicht vorzugsweise gewinnwirtschaftlichen Gesichtspunkten gehorchen. Die ärztliche Weiterbetreuung in dieser Phase gehört entscheidend zum Selbstverständnis eines unfallchirurgischen Schwerpunktes. Begutachtungsfragen erlangen eine immer größere Bedeutung und erfordern naturgemäß unfallchirurgische Kenntnisse, basierend auf wissenschaftlichen und praktischen Erfahrungen.

Forschung

Nur die intensive Beschäftigung mit einem definierten Gebiet schafft den Rahmen für wissenschaftliche Fragestellungen. Die Forschung ist das Fundament unserer Tätigkeit. Innovative Ideen gedeihen über die tägliche Konfrontation mit Problemkreisen und relevanten Fragestellungen. Nur etwa 30% der Forschungsmittel der Deutschen Forschungsgemeinschaft, die für chirurgische Forschung 1994 verwandt wurden, betrafen unfallchirurgische Fragestellungen. Hier sind sicherlich in der Zukunft noch Verbesserungsmöglichkeiten zu finden. Die Komplexität der Grundlagenforschung, die Erhaltung einer Kontinuität in der Forschungsrichtung, der Zeitaufwand für eine weiterführende originäre Forschung zwingen aber über Strukturverbesserungen nachzudenken, die auch dem unfallchirurgisch Forschenden befriedigende Berufschancen ermöglichen und somit zur Optimierung der Unfallchirurgischen Forschung beitragen können.

Ausbildungsprobleme

Die Probleme werden ausbildungsmäßig wachsen, da mit Sonderentgelten und Fallpauschalen Ausbildungsvoraussetzungen erschwert werden. Auch das neue Arbeitszeitgesetz wird wahrscheinlich die Weiterbildungszeiten verlängern.

Weitere Einflüsse, die in den nächsten Jahren die Weiterbildung beeinflussen werden, sind die sinkenden Fluktuationsraten in den Kliniken aufgrund der verschlechteren Niederlassungsmöglichkeiten und eine eventuelle Stellenreduktion in den nächsten Jahren. Aber auch die ambulante Chirurgie mit definierten OP-Zeiten innerhalb, vor allem aber auch außerhalb des Krankenhauses bedeutet eine Verminderung der Ausbildungsmöglichkeiten für kleinere und mittlere Eingriffe. Der Gesamtanteil der für die Ausbildung möglichen Operationen wird sich auch unter diesem Druck reduzieren.

Unsere gemeinsame Aufgabe ist daher neben der kompetenten chirurgischen Versorgung auch die klare Definition unseres Fachgebietes, die selbstverständlich immer den Patienten in den Mittelpunkt unserer Bemühungen stellt. Wichtig für einen Schwerpunkt ist es, nicht nur Leitlinien zu definieren, sondern sich stetig zu bemühen, diese zu verbessern. Nur so wird es für unseren Schwerpunkt Unfallchirurgie auch in der Zukunft möglich sein, die deutschsprachige Unfallchirurgie als eine weltweit führende Disziplin zu verteidigen. Dieser Weg ist entbehrungsreich, wie eine Untersuchung von den Leitern der Traumazentren Level I in den USA zeigt. Die drei am meisten belastenden Charakteristika für einen Trauma Surgeon sind nach dieser Analyse Nacht- und Wochenarbeit, gestörtes Familienleben und ein nicht vorhersehbarer und kalkulierbarer Zeitablauf. Entsprechend einer Untersuchung der Tufts-Universität stehen im Gegensatz dazu die drei wesentlichen lebensverlängernden Einflüsse: Geregelter Arbeitsrhythmus, familiäre Geborgenheit und regelmäßige sportliche Aktivität.

Aufgaben und Ziele der Deutschen Gesellschaft für Unfallchirurgie

J. Probst

Asamallee 10, D-82418 Murnau

Aufgaben und Ziele der Deutschen Gesellschaft für Unfallchirurgie zu beschreiben bedarf der Rückbesinnung auf ihre Wurzeln, die sich im Schutz vor dem Unfall, der Unfallverhütung, in der Wundversorgung in weitesten Sinne und in der Wiederherstellung, den Begriff der Rehabilitation eingeschlossen, und in der Ursachen- und Unfallfolgenforschung, hervortretend sowohl in Forschung und Lehre als auch in der Begutachtung, darstellen.

Die schützende Rüstung des Kriegsmannes im Altertum und die Konstruktion des Stahlhelms (1915) durch den deutschen Chirurgen August Bier gemeinsam mit dem Techniker Schwerd dokumentieren eine folgerichtige Entwicklung in einem Schwerpunkt der Chirurgie, der stets gekennzeichnet war durch eine besondere Beziehung zu den äußeren Lebensbedingungen, deren Wandlung er mitzuvollziehen und neben dem Krankheitsbegriff das Phänomen des Traumas in der unendlichen Vielfalt seiner Erscheinungsformen beantwortet hatte.

Die Sonderstellung der Unfallchirurgie und die Eigenschaft eines Schwerpunktes sui generis resultiert nicht aus willkürlichem Anspruch, sondern aus dem grundsätzlichen pathobiologischen Unterschied von Krankheit und Verletzung, der dem Trauma eigentümlichen Mitwirkung des Faktors Zeit, der Individualität der äußeren Einwirkung, die wir in Verletzungsmustern zu ordnen versuchen, und der besonderen Charakteristik (Proprietät) des doppelten Traumas von Verletzung und chirurgischem Eingriff in einer mehr oder weniger katabolen Phase.

Die Rangstellung von Lebenserhaltung, Heilung, Wiederherstellung und Rehabilitation ist aus natürlichen, leicht einzusehenden Größen nicht grundsätzlich identisch mit derjenigen in der Chirurgie der Krankheiten.

Im Gründungsmotiv der Deutschen Gesellschaft für Unfallchirurgie sind „Sammlung, Bearbeitung und Nutzbarmachung der Erfahrungen nach gemeingültigen Richtlinien für die Beurteilung und Behandlung Unfallverletzter"[1] enthalten. Diese vorausschauende Betrachtung hat von ihrer Bedeutung und Richtigkeit nichts eingebüßt, obwohl sie ursprünglich nicht von der eigentlichen Verletzung, sondern von ihren Folgen ausgegangen ist. Das ist erklärbar durch die Geschichte der wissenschaftlichen Gesellschaften. Als deren Beginn darf das Treffen Stromeyers mit Dieffenbach auf der Versammlung Deutscher Naturforscher und Ärzte 1830 in Hamburg [2] angesehen werden. Bis zur Gründung der Deutschen Gesellschaft für Chirurgie vergingen noch 41 Jahre und einstweilen verblieb es bei dem mehr oder weniger persönlichen Austausch der Erfahrungen.

Erst 1894 wurde die „Abteilung für Unfallheilkunde" in der Gesellschaft Deutscher Naturforscher und Ärzte gegründet [3] und im selben Jahr von Blasius, Schütz und Thiem die noch heute blühende „Monatsschrift für Unfallheilkunde" [4] ins Leben gerufen. Daß die Deutsche Gesellschaft für Unfallchirurgie dann erst mehr als ein Vierteljahrhundert später gegründet worden ist, muß auch den Zeitläufen zugeschrieben werden und bedarf hier keiner weiteren Untersuchung.

Die Entwicklung der Unfallchirurgie zu dem heutigen, in der Weiterbildungsordnung definierten Schwerpunkt der Chirurgie ist von der Deutschen Gesellschaft für Unfallchirurgie unter strenger Beachtung der Grundsätze der Objektivität betrieben worden. Die daran mitwirkenden Faktoren können hier nicht alle aufgezählt werden; alle lassen sich jedoch auf die vorher genannten Wurzeln der Unfallchirurgie – Unfallverhütung, Unfallchirurgische Behandlung, Unfallforschung – zurückführen und die darauf aufbauende, schlußfolgernde Motive seien in folgenden Stichworten zusammengefaßt.

Grundlage der speziellen unfallchirurgischen Therapie sind die Lehren der Allgemeinen Chirurgie, die als das Gemeingut aller Chirurgen der Pflege von seiten aller Schwerpunkte, chirurgischen Nachbargebieten, Zusatzbereiche etc. bedarf. Die Allgemeine Chirurgie ist unteilbar und sie ist auch kein Reservat.

Die ätiologische Sonderstellung des Verletzten, seine ätiologiegemäße Behandlung, der Wandel der Verletzungsarten, das Ziel der Wiederherstellung sind über der Plattform der Allgemeinen Chirurgie die vier tragenden Pfeiler dieses Schwerpunktes, die ihn von anderen Schwerpunkten unterscheiden. Es wäre nicht folgerichtig, einzelne Aufgaben oder Verletzungsarten herauszunehmen oder vorzuenthalten. Dies gilt auch für das Polytrauma, das zuerst ein Trauma ist; man muß es als spezielle Einheit pathobiologischer Erscheinungsformen verstehen und entsprechend behandeln. Ebenso muß man erkennen, daß Notlagenchirurgie nicht Elektivchirurgie ist.

Die Einwände, die hiergegen erhoben werden, sind bekannt; sie sollen auch nicht übergangen werden. Sicher ist es aber nicht richtig, sich bei der Lösung dieses Problems nur auf die operative Technik – deren Bedeutung umstritten ist – zu berufen; die Operation ist immer nur ein Teilaspekt, der den Überblick über das Ganze nicht verstellen darf. Eine funktionell zugeordnete taktische Aufgabe, die mit den vorhandenen Mitteln nicht gelöst werden kann, für deren Lösung aber ein anderer über die erforderlichen Instrumente verfügt, bleibt grundsätzlich und im Blick auf das Ziel eine Aufgabe des Erstgenannten.

Die Aufgaben des Schwerpunktes sind vielfach beschrieben und 1987 in noch immer gültiger Form [5] dargestellt worden; sie haben in der Weiterbildungsordnung von 1992 ihre normative Bestätigung erfahren.

Wo steht die Deutsche Gesellschaft für Unfallchirurgie in diesem Prozeß?

Wissenschaftliche Gesellschaften, früher nannte man sie gelehrte Gesellschaften, sind traditionell das Kommunikationsorgan der in einer Wissenschaft Tätigen. Sie sind, das kommt im Programm der Jahrestagung zum Ausdruck, die einzigartige Stätte des Dialoges, die auf der Präsentation einer Vielzahl von nachprüfbaren Einzelerfahrungen aufbaut.

Es besteht kein Zweifel daran, daß die immer breitere Entwicklung des Schwerpunktes eines solchen Forums bedarf und daß nur die Diskussion auf hoher Anspruchsebene den Aufwand eines Kongresses rechtfertigt. Die Disputation kann aus Gründen der Fachspezifität des Wissens und seiner Anwendung nicht mehr im größeren Rahmen der gesamten Chirurgie geführt werden; denn dort ist nicht der Platz der speziellen Chirurgie. Auf der Jahrestagung der Deutschen Gesellschaft für Unfallchirurgie, dem unfallchirurgischen Schmelztiegel der Erkenntnisse und Erfahrungen, werden Aktiva und Passiva diskutiert, das als richtig Erachtete formuliert, die solchermaßen gewonnenen Erkenntnisse dokumentiert und weitergegeben. Und gelegentlich werden Ideen hier nicht nur erörtert, sondern auch geboren, wie uns am Beispiel der diesjährigen Dieffenbach-Ehrung demonstriert worden ist.

Kongresse sind aber auch Orte und Zeiten des interdisziplinären Gesprächs und gemeinsamer chirurgischer Entscheidungen. Im Falle einer schwerpunktorientierten wissenschaftlichen Gesellschaft sind benachbarte Schwerpunkte und Fachgebiete hierfür die natürlichen Partner. Es gibt darüber hinaus gemeinsame Grundlagen, wie wir sie für uns in der Allgemeinen Chirurgie verkörpert sehen. Es stünde der Deutschen Gesellschaft für Chirurgie zu, diese Grundlagen zu pflegen und zu vermitteln und somit das wissenschaftliche Gewissen aller Chirurgen zu repräsentieren.

Ist die Jahrestagung der alljährliche Glanzpunkt, erschöpfen sich Arbeit und Aufgaben der wissenschaftlichen Gesellschaft keineswegs in diesem. Die Wirksamkeit des in der Gesellschaft zusammenfließenden, durch Forschung und Praxis gebildeten Fachwissens ist nicht etwa nur auf die methodische Patientenanwendung beschränkt. Sie erstreckt sich vielmehr auch auf das öffentliche Leben, und zwar weit über das Gesundheitswesen hinaus und tief in ordnungspolitische Bereiche hinein. Ob flächendeckende Krankenversorgung, Krankenhausplanung oder Hygiene, Aus- oder Weiterbildung, Rettungswesen oder Unfallverhütung, Verkehrsfragen oder Sozialrecht, Industrienormen oder schadenstiftende Ursachen anstehen: Zu diesen und vielen anderen öffentlichen oder fachlichen Interessen und Entscheidungen vermag die Unfallchirurgie Sachkunde zur Verfügung zu stellen, die auf anderem Wege nicht zu erlangen ist. Davon wird in unterschiedlichem Maße, wenn nach unserer Meinung auch noch viel zu wenig und viel zu selten und oft auch zu spät, Gebrauch gemacht.

Die Deutsche Gesellschaft für Unfallchirurgie ist zweimal in ihrer jüngsten Geschichte mit Memoranden zur Unfallchirurgie hervorgetreten, um die Öffentlichkeit auf die Notwendigkeit des Ausbaues der unfallchirurgischen Versorgung hinzuweisen. Wir haben damit im kommunalen Bereich ein erfreuliches Echo erzeugt, vor allem aber in den neuen Bundesländern auch auf der universitären Ebene entscheidende Anstöße geben können.

Die Argumentationskraft der wissenschaftlichen Gesellschaft beinhaltet des weiteren einen ungemein wichtigen Faktor, den der einzelne kaum darstellen und den die Öffentlichkeit ohne sachkundige Erläuterungen nicht wahrnehmen kann: die Halbwertszeit. In der Unfallchirurgie ist sie die Frucht aus Forschung und Anwendungsergebnissen, also klinischer Forschung; hinzu kommen die in der Begutachtung und an konkreten sozialversicherungsrechtlichen Folgen gewonnenen Erfahrungen. Halbwertszeit spielt u.a. eine bestimmende Rolle in der Aus- und Weiterbildung, in der Medizin-Technik und im Innovationsgeschehen. Ihre Feststellung kann sich nur auf die Analyse einer sehr großen Zahl gleichgelagerter Fälle gründen, um nicht Meinungen und Fehlinterpretationen zu erliegen.

Die Mittel und Wege, mit deren Hilfe die Aufarbeitung von Erkenntnissen und Informationen erfolgt, sind durch die innere Struktur der Deutschen Gesellschaft für Unfallchirurgie gegeben: In 4 Ausschüssen, 3 Sektionen und 11 Arbeitsgemeinschaften, die das Präsidium und damit die Gesellschaft unterstützen, werden Wissenschaftsergebnisse fortlaufend bearbeitet, so daß eine ergebnisnahe Reaktionsbereitschaft entsteht.

Die fast 75jährige Geschichte der Deutschen Gesellschaft für Unfallchirurgie hat die Aufgaben und Ziele ihrer Inauguratoren – „Sammlung, Bearbeitung und Nutzbarmachung der Erfahrungen nach gemeingültigen Richtlinien für die Beurteilung und Behandlung Unfallverletzter" [1] – bestätigt. Sie bleiben, den Anforderungen der Zeit folgend, bestehen.

Literatur

1. Kühne W (1922) Mschr f Unfallheilkunde und Versich.-Medizin 29
2. Valentin B (Hrsg) (1934) Dieffenbach an Strohmeyer. Briefe aus den Jahren 1836–1846. Johann Ambrosius Barth, Leipzig
3. Mschr f Unfallheilkunde 1 (1894)
4. Mschr f Unfallheilkunde 1 (1894)
5. Hierholzer G (1988) Unfallchirurgie – Aufgabenstellung in der Chirurgie. Springer, Berlin Heidelberg New York London Paris Tokyo

Die Deutsche Gesellschaft für Chirurgie: Universeller Dachverband oder nur starke Schwerpunktvertretung?

W. Hartel

Deutsche Gesellschaft für Chirurgie, Elektrastraße 5, D-81925 München

(Manuskript nicht eingegangen)

Was bewirkt der BDC für die Unfallchirurgen?

K. Hempel

Wendemuthstraße 5, D-22041 Hamburg

Anfang der 70er Jahre wurden Teilgebiete der Chirurgie kreiert. Die Unfallchirurgie als wesentlicher Bestandteil der Chirurgie wurde als Teilgebiet herausgehoben. Ganz maßgeblich hat dies mein Vorgänger im Amt, Herr Prof. Müller-Osten mitbewirkt.

Von da ab nahm die Unfallchirurgie in Deutschland ihre atemberaubende Entwicklung in Wissenschaft und Praxis.

Der Berufsverband der Deutschen Chirurgen reagierte hierauf mit der Bildung von Sektionen für die neugeschaffenen Teilgebiete.

Im erweiterten Präsidium des BDC war fortan die Unfallchirurgie mit Sitz und Stimme vertreten.

Wie etwa unfallchirurgische Operationen die Hälfte aller operativen Eingriffe ausmachen in noch nicht geteilten chirurgischen Abteilungen, so macht auch in der Geschäftsstelle des BDC der zu bearbeitende Umfang hinsichtlich Unfallchirurgie etwa 40% aus. Dies bezieht sich auf Chefärzte, Oberärzte und Assistenzärzte.

Kurz zur Geschäftsstelle
Ständig anwesend sind der Präsident sowie 7 Sekretärinnen. Die Sekretärinnen sind für verschiedene Geschäftsbereiche zuständig.

2 Sekretärinnen beschäftigen sich ausschließlich mit der Organisation von Seminaren.

Im Jahre 1994 wurden 22 Seminare durchgeführt, die auch für Unfallchirurgen wichtig sind wie Klinikmanagement, Qualitätssicherung, Weiterbildung und Seminare für niedergelassene Chirurgen.

Insgesamt wurden auf diesen 22 Seminaren 1.272 Mitglieder des BDC betreut.

Herausheben möchte ich die Weiterbildungsseminare mit Schwerpunkt Unfallchirurgie in Augsburg und Braunschweig. Diese werden gemeinsam veranstaltet mit der Deutschen Gesellschaft für Unfallchirurgie.

Ablauf und Inhalt dieser Seminare sind hervorragend – ich möchte sogar sagen einzigartig!

Eine wichtige Serviceleistung auch für Unfallchirurgie ist unser Versicherungsberatungsdienst, der gemeinsam mit der Versicherungsmaklerfirma Funk & Söhne betrieben wird.

In den letzten Monaten ist es wiederholt vorgekommen – und dies wird noch zunehmen – daß Berufshaftpflichtversicherer die Verträge kündigen.

Es ist uns in jedem Falle gelungen, die betreffenden Chirurgen schnellstmöglich wieder Berufshaftpflicht zu versichern.

Die neue Weiterbildungsordnung hat bedingt, daß der BDC sich eine neue Satzung gab. Schwerpunkte und eigenständige Fächer sind jetzt stimmberechtigt auch im geschäftsführenden Präsidium vertreten, somit also auch die Unfallchirurgie.

Bei der Entwicklung der neuen Weiterbildungsordnung hat der BDC entscheidend mitgewirkt.

Der Präsident und auch andere Vertreter des geschäftsführenden Präsidiums, ich nenne hier ganz speziell Herrn Kollegen Bauch, haben stets und ständig die Interessen der Unfallchirurgie vertreten.

Viele führende Unfallchirurgen in diesem Saal werden dies bestätigen können.

In aller Bescheidenheit möchte ich noch betonen, daß ich stets die Sache der Unfallchirurgie auch im Präsidium der Deutschen Gesellschaft mit Nachdruck vertreten habe.

Desweiteren ist in Gebührenfragen besonders bei der Erstellung der Gebührenordnung EBM und GOÄ der BDC in vorderster Front tätig gewesen – und noch tätig, häufig gemeinsam mit Vertretern der Gesellschaft für Unfallchirurgie.

Erwähnt werden soll noch, daß der BDC – meist in Gestalt seines Präsidenten – in den vergangenen Jahren des öfteren bei Schlichtungsverhandlungen in Krankenhäusern anwesend war, wenn es Streit zwischen Allgemeinchirurgie und Unfallchirurgie gab.

Selbstverständlich waren auch kompetente Vertreter der Unfallchirurgie und der sog. Allgemeinchirurgie bei diesen Schlichtungen anwesend.

Ein Beispiel von Aktivitäten des BDC für die Unfallchirurgie aus letzter Zeit
Viele erinnern sich an die dunklen Prognosen für die Unfallchirurgie, als es darum ging, europäische Gremien im Rahmen der Europäischen Union für die Chirurgie zu schaffen.

Eine weit verbreitete Meinung war, daß Unfallchirurgie in der Orthopädie aufgehen würde als Orthopedic Surgery – wie im englischen Sprachraum üblich. Man lese die Publikationen zu diesem Thema.

Mehrere Publikationen in den Informationen des Berufsverbandes haben energisch darauf hingewiesen, daß Unfallchirurgie Chirurgie ist und auch bei der Chirurgie bleiben muß.

Auf Betreiben der Vertreter des BDC (Prof. Witte, Prof. Hempel) ist es gelungen, die Traumatologie in der UEMS und auch im European Board of Surgery zu etablieren.

Im Sinne der Harmonisierung der Chirurgie in Europa konnte also erreicht werden, daß die Unfallchirurgie in der UEMS fest etabliert ist. Voraussetzung hierfür ist, daß in 3 Ländern der EU die Unfallchirurgie als Fach oder Schwerpunkt vorhanden sein muß. Dies ist in Belgien, Österreich und Deutschland der Fall.

Lassen Sie mich an dieser Stelte auch ausdrücklich und mit Dankbarkeit erwähnen, daß – wie kaum in anderen Fächern und Schwerpunkten – Vertreter der Unfallchirurgie stets bereit waren und sind, dem BDC mit Rat und Tat zur Seite zu stehen. (Meeting Sylt).

Ich habe nie Schwierigkeiten, auf schnellstem Wege Rat einzuholen, wenn ich zu unfallchirurgischen Problemen Stellung nehmen muß. (Havemann, Tscherne).

Was haben wir vor in der nahen Zukunft?

Der Justitiar des BDC, Herr Prof. Weißauer und ich diskutieren und sind auch schon in der Verwirklichung vorangeschritten, eine Stabstelle zusammen mit der Versicherungsmaklerfirma Funk & Söhne in Hamburg einzurichten zur Bearbeitung und Beantwortung von Fragen aus dem Arbeits-, Sozial- und Verwaltungsrecht, die letzlich für alle operativen Fächer relevant sind.

Hierdurch könnten Justitiare der Verbände entlastet werden; sie könnten sich mehr den Grundsatzproblemen der chirurgischen Fächer und ihrer Schwerpunkte widmen sowie auch vermehrt publizieren und Vorträge halten.

Auf der letzten Sitzung des erweiterten Präsidiums des Berufsverbandes der Deutschen Chirurgen, bei der die Unfallchirurgie durch die Herren Rehm, Friedrich und Wentzensen vertreten war, wenn auch in verschiedenen Funktionen, wurde zur besonderen Herausstellung der Schwerpunkte und chirurgischen Fächer folgender Beschluß gefaßt:

„Die Gebiete und Schwerpunkte der Chirurgie sollen innerhalb des BDC durch Wort und Schrift in folgender Weise gekennzeichnet werden:

Gebiete: Herzchirurgie im BDC
Kinderchirurgie im BDC
Plastische Chirurgie im BDC

Schwerpunkte: Gefäßchirurgie im BDC
Thoraxchirurgie im BDC
Unfallchirurgie im BDC
Visceralchirurgie im BDC

Die Vertreter der einzelnen zuständigen wissenschaftlichen Gesellschaften werden aufgefordert, in ihren offiziellen Organen eine regelmäßig erscheinende Kolumne gleichlautenden Titels einzurichten. „Der Chirurg BDC" wird Beiträge der Gebiete und Schwerpunkte ebenfalls publizieren. Dieses dient der Intensivierung und Koordinierung der gemeinsamen berufspolitischen Arbeit."

Ein kleiner Ausblick zum Thema: „Was bedeutet BDC für die Unfallchirurgie?"

Verband leitender Unfallchirurgen: Avantgarde oder Splittergruppe?

T. Mischkowsky

Unfallchirurgische Abteilung, Stadtkrankenhaus, Robert-Weixler-Straße 50, D-87439 Kempten

Als sich vor fast 9 Jahren im südwestdeutschen Raum 7 unfallchirurgische Chefärzte zu einem Arbeitskreis Unfallchirurgie Südwest trafen, war ihnen vieles gemeinsam:
 Sie waren Chefärzte großer kommunaler und neu eingerichteter unfallchirurgischer Abteilungen, sie waren lange Oberärzte, meistens 1. Oberarzt und Chefarztvertreter großer Universitätskliniken gewesen und sahen sich mit neuen Aufgaben konfrontiert, für die sie nicht trainiert waren.
 Sie waren auf Grund ihrer beruflichen Vorgeschichte natürlich ausgewiesene Unfallchirurgen und hatten weder chirurgisch-technisch noch wissenschaftlich erkennbare Defizite.
 Dagegen erwies sich schnell nach Beginn der Chefarzttätigkeit, daß sehr wesentliche Elemente der neuen Tätigkeit völlig neu waren und dort ein erheblicher Informations- und Lernbedarf bestand. Ich zitiere wörtlich aus der Tagesordnung der ersten Sitzung des Arbeitskreis Unfallchirurgie Süd-West:

1. Berufs- und Standespolitik
a) Verhältnis des unfallchirurgischen Chefarztes zum Krankenhausträger
b) Verhältnis zu den übrigen Chefarztkollegen, insbes. dem Visceralchirurgen
c) Auseinandersetzungen mit der KV und den niedergelassenen Kollegen
d) Verhältnis zu den Berufsgenossenschaften

2. Computereinführung und Nutzung
a) Für das gesamte Abrechnungswesen
b) Für den hausinternen Leistungsnachweis.

Es gab also eine große Anzahl von Problemen, welche die Gruppe gemeinsam betraf und deren Lösung von den bestehenden Institutionen wie DGU, Chefarztverband, BDC, KV oder Ärztekammer nicht ausreichend unterstützt werden konnte. Dieser Mangel an Unterstützung lag nicht am mangelnden Willen, sondern an der mangelnden Spezifität dieser Institutionen für die speziellen Sorgen des unfallchirurgischen Chefarztes.
 Dieser Kreis von Unfallchirurgen, damals noch „Arbeitskreis Unfallchirurgie Südwest" genannt, traf sich mindestens 2mal im Jahr zu einem berufspolitischen Meeting. Es wurde – trotz des Interesses weiterer Chirurgen, diesem Kreis beizutreten,- zunächst beschlossen, im kleinen Kreis zu bleiben, um den vertrauten Rahmen nicht zu sprengen und um die Arbeit um so intensiver gestalten zu können.
 Zu diesem Zeitpunkt gab es einen regen gegenseitigen Schriftwechsel zu anstehenden Problemen und bestehenden Sorgen, wobei naturgemäß rasch erkennbar war, daß ein nicht institutionalisierter „Arbeitskreis Südwest" beim Kontakt zu offiziellen Stellen relativ wenig Gewicht haben würde. Es wurde daher beschlossen, einen eingetragenen Verein zu gründen, der in der Präambel seiner Satzung als Wichtigstes den Satz enthält: „Ziel ist die Förderung einer leistungsfähigen Unfallchirurgie".

Das erste große anvisierte Ziel des 1989 eingetragenen Vereins, (der „Vereinigung leitender Unfallchirurgen, VLU"), wurde die Erfassung des Ist-Zustandes deutscher unfallchirurgischer Kliniken. Gerade bei der Auseinandersetzung mit benachbarten chirurgischen Fächern aber auch mit der Orthopädie, wurde bemerkt, daß es an einer aktuellen Bestandsaufnahme unfallchirurgischer Tätigkeiten in Deutschland fehlte.

Die Gruppe übernahm die Aufgabe, in einer groß angelegten Umfrage an alle unfallchirurgische Abteilungen, den Ist-Zustand der Unfallchirurgie zu erheben. Es antworteten damals 153 unfallchirurgische Abteilungen auf außerordentlich detaillierte Fragen, die sich zur Struktur der Abteilung, zur Struktur des Krankengutes, zum Vergleich mit der visceralchirurgischen Abteilung, aber auch zu so spezifischen Dingen, wie zu dem wissenschaftlichen Werdegang des Chefarztes erstreckten. Die Ergebnisse wurden 1991 im Selbstverlag herausgegeben und allen beteiligten unfallchirurgischen Kliniken zur Verfügung gestellt. Sie ist auch heute noch die umfassenste Information zur Struktur der Unfallchirurgie in Deutschland und die Basis für die Beurteilung der Entwicklung seit dieser Zeit. Eine Neuauflage dieser Umfrage mit der DGU wird für das kommende Jahr vorbereitet und wird ganz gewiß wichtige Veränderungen in dieser kurzen Zeit erkennbar machen.

Die darauf folgenden Aktivitäten, die hier – zeitbedingt – nur unvollständig geschildert werden können, hatten zum Teil – nach der Aufgabenstellung auch vernünftig – weiter den Charakter von Hilfestellungen für die Chefarzttätigkeit. Es wurden vergleichend Daten erhoben zu den ambulanten und stationären Chefarztabgaben, zur Haftpflichtversicherung des Chefarztes, zur Honorarverteilung mit dem Radiologen, zur Frage der Institutsleistungen im berufsgenossenschaftlichen Heilverfahren und z.B. zum Unfallheilverfahren und zur KV-Ermächtigung. Daneben hatte der VLU auf eine Unzahl von Einzelanfragen zu reagieren.

Es zeigte sich bei den Fragestellungen, daß gerade in dieser Hinsicht ein riesiger Informationsbedarf bestand, der offensichtlich von keiner der anderen Institutionen ausreichend befriedigt wurde. Zu diesem Zeitpunkt war die VLU für beitrittswillige Unfallchirurgen im Südwesten Deutschlands geöffnet worden, der Kreis umfaßte rasch über 30 unfallchirurgische Chefärzte im Südwesten, dann folgten später etwa ebenfalls 30 Unfallchirurgen in Bayern.

Es hatte sich zu diesem Zeitpunkt als außerordentlich nützlich erwiesen, daß einige Unfallchirurgen diesem Kreis beigetreten waren, die durch ihre Aktivitäten z.B. in den Ärztekammern, im Chefarztverband, im Marburger Bund, im Bundesverband der für Berufsgenossenschaften tätigen Ärzte und in den anderen Institutionen über zusätzliche Informationen verfügten, die sie den anderen Mitgliedern zugänglich machten.

Damals zeigte sich rasch, daß neben der notwendigen und selbstverständlichen Hilfestellung für den unfallchirurgischen Chefarzt auch strategisch wichtige Felder untersetzt waren.

Das neue Gesundheitsstrukturgesetz warf damals schon seine langen und düsteren Schatten voraus. Weder aus dem Gesetzestext noch aus der Sekundärliteratur waren die tatsächlichen Folgen für die Tätigkeit des unfallchirurgischen Chefarztes im Detail zu erkennen. Die VLU unternahm es daher (noch rechtzeitig vor Beginn der Wirksamkeit des Gesetzes) in einem Seminar die Kenntnisse der Unfallchirurgen auf diesem wichtigen Feld zu vertiefen. Das Seminar zeichnete sich durch exzellente Referenten aus den Bereichen Politik, Kostenträger, Betriebswirtschaft und Recht aus.

Die große Beteiligung von Unfallchirurgen an dieser Veranstaltung bewies, wie groß das Bedürfnis nach Information in diesem Bereich ist. Das als Ergebnis dieser Veranstaltung im Eigenverlag herausgegebene Scriptum war auch in einer zweiten Auflage rasch vergriffen.

Durch die aktive Mitarbeit vieler VLU-Mitglieder gelang es in den nächsten Jahren zahlreiche weitere Hilfsinstrumente für Unfallchirurgen zu entwickeln. So wurde eine Software zur tatsächlichen betriebswirtschaftlichen Kostenerhebung bei Fallpauschalen und Sonderentgelten entwickelt und vertrieben, daneben ein EDV-Programm zur Gutachtenverwaltung. Rasch entstanden daneben EDV-Programme zur Personalkosten – bzw. zur Personalbedarfsberechnung und eine Datei zum Liquidationsverhalten bei Standardeingriffen bei privatversicherten Patienten. Ein Jurist wurde gewonnen, der die Mitglieder im Liquidationsstreit berät, wenn generelle VLU-Interessen berührt sind. Eine 3mal jährlich erscheinenden Informationsschrift sorgt für die Verbreitung der Informationen.

Bedingt durch diese Aktivitäten wuchs die Zahl der Mitglieder der VLU rasch an, so daß die Bedürfnisse der einzelnen Mitglieder durch den Vorstand nicht mehr hinreichend befriedigt werden konnten. Es wurde daher beschlossen, einen Dachverband (den VLU-Bundesverband) zu gründen, in dem 5 Regionalverbände (wie der Bundesverband ebenfalls eingetragene Vereine) Mitglieder sind. Diese Strukturveränderung machte einerseits eine bessere Betreuung der Mitglieder in den Regionalverbänden möglich, andererseits wurde dadurch die Wirksamkeit des Bundesverbandes gestärkt. Die Zahl der Gesamtmitglieder beträgt derzeit 123 unfallchirurgische Chefärzte, wobei die Größe des erreichbaren Kollektivs zur Zeit nur geschätzt werden kann; sie liegt bei etwa 180 Chefärzten unfallchirurgischer selbständiger Abteilungen.

Nicht nur durch die Veränderung durch das Gesundheitsstrukturgesetz bzw. die neue Bundespflegesatzverordnung wurden die Aktivitäten des VLU hinsichtlich der Qualitätssicherung intensiviert. Unter der Federführung der Herren Helbing – Ludwigsburg und Kleinfeld-Fürth wurde ein in einzelnen Pilotkliniken erprobtes Konzept der EDV-gestützten Qualitätssicherung aller Eingriffe perfektioniert und allen anderen VLU-Kliniken kostenlos zur Verfügung gestellt. Diese Aktivitäten der Qualitätssicherung in ärztlicher Hand haben zu intensiven Kontakten mit den Landesärztekammern besonders in Baden-Württemberg und Bayern geführt und sind nach meiner Überzeugung eines der wesentlichen Argumente, mit denen wir die Bestrebungen der Kostenträger, die Qualitätssicherung in ihre Hand zu nehmen, abwehren können.

Zahlreiche Veranstaltungen der älteren Regionalverbänden Süd-West und Bayern mit Beteiligung von Politik und Medien haben neben der Information der Mitglieder die Darstellung der Unfallchirurgie auch in der Öffentlichkeit zum Ziel gehabt. Sie haben ein zum Teil erhebliches und erfreuliches Echo gehabt.

Das neue Arbeitszeitgesetz wird in bisher kaum richtig einzuschätzendem Ausmaß die Arbeit in den Unfallchirurgische Fachabteilungen beeinflussen und sowohl die Qualität der Versorgung, die Kosten aber auch wichtige Aspekte der Weiterbildung beeinflussen. Hier sehe ich eine wichtiges und originäre Betätigungsfeld für den VLU.

Das wichtigste Thema des VLU in den letzten 2 Jahren jedoch waren die Probleme um die Weiterbildungsordnung. Da die Weiterbildung nahezu ausschließlich von unfallchirurgischen Chefärzten durchgeführt wird, sind sie in allererster Linie von den Veränderungen der Weiterbildungsordnung betroffen. Es erwies sich – wie ihnen allen bekannt ist,- daß die Beschlüsse des Ärztetages ihren Ausdruck in der Weiterbildungsordnung fanden, daß jedoch die Verabredung der wissenschaftlichen Gesellschaften zur Organisation der Weiterbildungszeiten im Gebiert Chirurgie äußerst umstritten waren und sehr kontrovers diskutiert wurden. Es entstand für viele Unfallchirurgen – besonders die Leiter unfallchirurgischer Abteilungen – der Eindruck, daß die Zustände vor

Einrichtung der gleichberechtigten Schwerpunkte sozusagen durch die Hintertür über die Verabredungen zu den Weiterbildungszeiten im Gebiet wiedereingeführt werden sollten. Besonders bei den weiteren Überlegung zur Fortschreibung der Weiterbildungsordnung, auch unter dem Aspekt der europäischen Entwicklung, wird der VLU für die DGU wie für die Landesärztekammern ein wichtiger Gesprächspartner bleiben. Der VLU jedenfalls wird ganz sicher die Interessen seiner Mitglieder, die ja die Weiterbildungsbefugnis haben, auch bei den weiteren Entwicklungen zu vertreten haben.

Dieses gilt naturgemäß auch für den neu entflammten Streit um das Röntgenhonorar bei berufsgenossenschaftlich versicherten Patienten. Der VLU hat durch die Weitergabe der Ergebnisse einer flächendeckenden Befragung zu diesem Thema den – letztlich verlorenen – Prozeß des OLG Hamm zu unterstützen versucht.

Es ist zu hoffen, daß die derzeit erkennbaren Bemühungen, die besonders vom Verband der für Berufsgenossenschaften tätigen Ärzte betrieben werden, zu einem erträglichen Verfahren hinsichtlich der Honorarteilung führen werden. Sollte dies nicht so sein, wird der VLU in einem neuen Musterprozeß versuchen, die berechtigten Forderungen der Unfallchirurgen auch gerichtlich durchzusetzen. Dieses wurde auf der gestrigen Mitgliederversammlung des Bundesvorstandes beschlossen.

Der Bundesvorsitzende des VLU ist Mitglied des Fachbeirates im Präsidium der DGU und in dieser Funktion beauftragt, berufspolitische Fragestellungen innerhalb der DGU zu bearbeiten. Gerade diese Verbindung halte ich für besonders glücklich und denke, daß sie ein Vorteil für die DGU und für den VLU sein werden.

Neben dieser weiterhin bestehenden Aufgabe des VLU in berufsständischer Hinsicht erkenne ich für die nächste Zeit folgende Ziele der Aktivitäten auch des VLU

1. Flächendeckende spezialisierte unfallchirurgische Versorgung, d.h. Einrichtung selbständiger unfallchirurgischer Abteilungen an allen größeren Kliniken
2. Einbeziehung der Universitätskliniken in dieses Konzept, d.h. selbstverständlich auch: C4-Lehrstühle für Unfallchirurgie an allen deutschen Universitäten
3. Sicherung der Qualität der Weiterbildung durch Intensivierung der Zusammenarbeit mit den Ärztekammern
4. Erarbeitung von Strategien zur Entwicklung der Unfallchirurgie und ihres Verhältnisses zu den benachbarten Gebieten und Schwerpunkten unter Einbeziehung der Erfahrungen und Entwicklungen in den europäischen Nachbarländern.
5. Darstellung der enormen Bedeutung einer qualifizierten unfallchirurgische Versorgung auch unter dem Aspekt der volkswirtschaftlichen Folgen von Unfallverletzungen.

Die im Titel meines Vortrages formulierte Frage „Splittergruppe oder Avantgarde?" vermag ich nicht mit der geforderten chirurgischer Präzision zu beantworten. Ganz sicher war die VLU schon am Anfang, als sie nur 7 Mitglieder, hatte keine wirkliche Splittergruppe sondern eher eine Avantgarde, die gewillt war, die offensichtlichen Probleme in die eigene Hand zu nehmen. Heute, da über 2/3 aller unfallchirurgischen Chefärzte Deutschlands Mitglieder des VLU sind, ist der VLU ganz sicher keine Avantgarde mehr, aber ganz sicher auch keine Splittergruppe. Ich verstehe ihn als den – möglicherweise auch schon gelungenen – Versuch, aus der Erfahrung der täglichen unfallchirurgischen Arbeit in verantwortlicher Stellung die Entwicklung der Unfallchirurgie maßgeblich mit zu strukturieren.

Position der Unfallchirurgie in der Europäischen Union aus der Sicht der Bundesärztekammer

P. Knuth und J. D. Hoppe

Herbert-Lewin-Straße 1, D-50931 Köln

Werte Vorsitzende,
meine sehr geehrten Damen und Herren,

sie haben das Sonderforum 3 ihrer Unfallchirurgischen Tagung unter das Motto gestellt: Unfallchirurgie 2000.

Daß, bei dieser nach vorne gewandten Betrachtung der Unfallchirurgie die Frage nach der Rolle der Unfallchirurgie im europäischen Rahmen gestellt werden muß, ist sehr naheliegend.

Ob sich die Erwartungen, die sie möglicherweise an die Rolle der Unfallchirurgen im Europäischen Kontext richten, derzeit und in naher Zukunft, nämlich bis zum Jahr 2000, erfüllen werden, wird vielleicht nach meiner Darstellung der Situation deutlicher geworden sein.

Meine Ausführungen beziehen sich auf das europäische Recht und nicht auf die Arbeiten der UEMS als europäischer Facharztverband (Tabelle 1).

Ein Arztrecht im Europäischen Sinne gibt es seit dem 16. Juni 1975, also seit mehr als zwanzig Jahren. Mit der Richtlinie des Rates 75/362 EWG über die gegenseitige Anerkennung der Diplome, Prüfungszeugnisse und sonstigen Befähigungsnachweisen des Arztes und für Maßnahmen zur Erleichterung der tatsächlichen Ausübung des Niederlassungsrechtes und des Rechtes auf Dienstleistungsverkehr, wurde es etabliert. Diese EG-Richtlinie wurde wegen des Beitrittes weiterer Länder zur Europäischen Wirtschaftsgemeinschaft am 30. 10.1989 durch die Richtlinie 89/594 EWG und, wegen der mehrfachen Änderungen, im Interesse der Rechtssicherheit und Klarheit zuletzt am 05.04.1993 durch die Richtlinie 93/16 EWG modifiziert.

Trotz dieser Fortschreibungen sind die Grundsätze der Richtlinie unverändert geblieben. Diese lauten, soweit es den hier und heute in Rede stehenden Diskussionsgegenstand, nämlich die Anerkennungsfähigkeit einer deutschen Weiterbildung als Unfallchirurg in Europa angeht, in Leitsätzen formuliert wie folgt:

1. Die EG-Richtlinie stellt auf die gegenseitige Anerkennung von Diplomen Prüfungszeugnissen und sonstigen Befähigungsnachweisen des Arztes ab.
2. Die Richtlinie stellt auf die Nostrifizierung von nach nationalem Recht erteilten

Tabelle 1. Position der Unfallchirurgie in der EU aus der Sicht der Bundesärztekammer

- ■ Europäisches Arztrecht
- ▲ Richtlinie des Rates 75/362 EWG über die gegenseitige Anerkennung der Diplome...
- ▲ Fortschreibungen durch
   Richtlinie 89/594 EWG
   Richtlinie 93/16 EWG

Facharztbescheinigung ab, ohne die sachliche Gleichwertigkeit der Ausbildungsgänge zu prüfen. Es genügt der Nachweis der Mindestdauer eines Bildungsganges und des Diploms zur Nostrifizierung einer Facharztbezeichnung.
3. Es ist jedem Mitgliedstaat freigestellt, nach nationalem Recht die nach der EG-Richtlinie ausreichende Mindestzeit der Weiterbildung zu verlängern.
4. Die EG-Richtlinie kennt zwei Gruppen der gegenseitigen Anerkennung
   – Facharztbezeichnungen die in allen Mitgliedsstaaten eingeführt sind
   – Facharztbezeichnungen, die in mindestens zwei der Mitgliedsstaaten eingeführt sind. Eine gegenseitige Anerkennungsfähigkeit ist immer nur gegeben, in den (mindestens zwei) Staaten, in denen die Bezeichnung eingeführt ist.
5. Die Richtlinie legt fest, welche für eine jeweils genannte fachärztliche Weiterbildung in den Mitgliedsstaaten geltende Bezeichnung zur gegenseitigen Anerkennung zugelassen ist (Tabelle 2-4).

Wendet man dieses Wissen auf die Frage an, wo in Europa eine Bezeichnung Unfallchirurgie anrechnungsfähig ist, wird man, aus der Sicht des Unfallchirurgen sicherlich enttäuscht feststellen, daß in der Auflistung der in allen Staaten anerkennungsfähigen Facharztbezeichnungen zwar die Chirurgie aufgeführt ist, die Unfallchirurgie hingegen fehlt.

Als in allen Mitgliedsstaaten anerkennungsfähige Bezeichnung taucht die Orthopädie auf. Und hier spiegelt sich eine deutsche Besonderheit der Unfallchirurgie wieder, die bei uns im Gegensatz zum europäischen Ausland der Chirurgie zugeordnet ist und nicht der Orthopädie. Die in Spanien und Frankreich gebräuchliche Facharztbezeichnungen weisen schon in der Titulatur auf den Zusammenhang Orthopädie und Traumatologie

Tabelle 2. Position der Unfallchirurgie in der EU aus der Sicht der Bundesärztekammer

■ Leitsätze 1

▲ gegenseitige Anerkennung von Diplomen...

▲ Nostrifizierung von Bezeichnungen, nicht von Inhalten

Tabelle 3. Position der Unfallchirurgie in der EU aus der Sicht der Bundesärztekammer

■ Leitsätze 2

▲ 2 Gruppen der Anerkennungsfähigkeit

○ Facharztbezeichnungen, die in allen Mitgliedsstaaten eingeführt sind

○ Facharztbezeichnungen, die in mindestens 2 Mitgliedsstaaten eingeführt sind

Tabelle 4. Position der Unfallchirurgie in der EU aus der Sicht der Bundesärztekammer

■ Leitsätze 3

○ die EG-Richtlinie legt fest, welche mitgliedsstaatsspezifischen Bezeichnungen zur gegenseitigen Anerkennung zugelassen sind

hin und spiegeln so die Zuordnung der Unfallchirurgie zur Orthopädie schon in der Facharztbezeichnung wider.

Auch in der Auflistung der in mindestens zwei Mitgliedsstaaten der Europäischen Union anrechnungsfähigen Bezeichnungen fehlt – und dies ist im Ductus des Vorhergesagten eigentlich logisch – gleichfalls eine Bezeichnung Unfallchirurgie. Aufgeführt sind hingegen andere Bezeichnungen, die nach unserer Weiterbildungsordnung Schwerpunktbezeichnungen des Gebietes Chirurgie darstellen, wie Thoraxchirurgie, Gefäßchirurgie oder auch gastroenterologische Chirurgie im Sinne unserer Viszeralchirurgie.

Diese Feststellung wird, wie noch darzulegen sein wird, Bedeutung erlangen.

Das deutsche Weiterbildungssystem ist anerkanntermaßen das in Europa am fortschrittlichsten entwickelte Bildungssystem für den ärztlichen Nachwuchs. Die (Muster-)Weiterbildungsordnung in der Fassung des 95. Deutschen Ärztetages 1992 wird zunehmend zur „Europäischen (Muster-)Weiterbildungsvorlage", an der sich strukturell und inhaltlich andere Länder orientieren.

Ein Spezifikum dieses hohen Entwicklungsgrades des deutschen Systems ist, daß neben der Gebietsbezeichnung weitere Spezialisierungsbezeichnungen als Schwerpunkte, fakultative Weiterbildung, Bereiche und Zusatzbereiche existieren.

Die Unfallchirurgie ist, aus wohl erwogenen Gründen, als Schwerpunkt der Chirurgie angesiedelt, da Überlegungen zu einem eigenen Gebiet Unfallchirurgie bei den letzten Beratungen zur Novelle der (Muster-)Weiterbildungsordnung zurückgestellt wurden. In gleicher Weise haben sich Spezialisierungen wie die Gefäßchirurgie und die Thoraxchirurgie verhalten. Eine neue Schwerpunktbezeichnung kam 1992 mit der Viszeralchirurgie hinzu.

Das fachärztliche Bildungssystem in den Europäischen Staaten kennt diese Spezifizierungen nicht. Hier sind nur Gebietsbezeichnungen gebräuchlich. Um nun eine, von der Sache her völlig berechtigte, europäische Anerkennungsfähigkeit von Schwerpunktbezeichnungen zu erreichen, wäre es denkbar, zusätzlich zur bei uns der Schwerpunktbezeichnung vorgängigen Anerkennung der Gebietsbezeichnung, eine Bescheinigung auszustellen, die klarstellt, daß ein fachärztlicher Bildungsstand vorliegt, der zeitlich und inhaltlich den Anforderungen entspricht, wie sie im Ausland an die als Gebietsbezeichnung angeführte ärztliche Spezialisierung angelegt werden.

Diese Überlegungen, um Mißverständnissen vorzubeugen, sind kein Beschlußgut, könnten aber in die Überlegungen miteingebracht werden.

Mit dieser Verfahrensweise könnte für die Thoraxchirurgie, die Gefäßchirurgie und die Viszeralchirurgie möglicherweise die europäische Migrationsfreiheit sichergestellt werden.

Leider ist dieser Weg für die Schwerpunktbezeichnung Unfallchirurgie nicht gangbar, da diese ärztliche Spezialisierung als Teil der Chirurgie in keinem anderen Mitgliedsland der Europäischen Union existiert, sondern regelhaft Teil der Orthopädie ist. Diese Frage ist ein Strukturproblem der Unfallchirurgie, historisch gewachsen, das sich über das Europäische Weiterbildungsrecht nicht lösen läßt.

Für diese schwierige Situation kann ich ihnen hier und heute kein Lösungsmodell anbieten, da auch mir, der ich mich mit diesen Fragen intensiv beschäftige, bislang keines eingefallen ist. Wir werden wohl alle miteinander nachdenken müssen, auf welchen Wegen eine sachgerechte Lösung gefunden werden kann. Ich bin sicher, daß die Bundesärztekammer, in Erfüllung ihrer Koordinierungsfunktion in Weiterbildungsfragen für die Landesärztekammer, hierbei mithelfen wird.

Der klarste Weg wird sein, das deutsche Weiterbildungssystem in die EU-Richtlinie einzuführen. Dieser Weg wird aber nicht kurzfristig realisierbar sein.

Eines jedoch ist sicher: Die Vertreter ihrer Spezialisierung, die mit den Weiterbildungsgremien der Bundesärztekammer die inhaltlichen Beratungen darüber geführt haben, ob die Unfallchirurgie zu einem eigenen Gebiet werden soll, haben im Interesse der Unfallchirurgen hervorragendes geleistet. Wäre die Unfallchirurgie zu einem eigenen Gebiet geworden, wäre diese Gebietsbezeichnung unter europäischen Gesichtspunkten eine europäische Insellösung geblieben. Unter den jetzigen Bedingungen des Schwerpunktes Unfallchirurgie kann jeder Unfallchirurg da er gleichzeitig auch Chirurg ist, in alle Mitgliedsstaaten der Europäischen Union und die assoziierten Ländern, für die das europäische Arztrecht gilt, ungehindert migrieren. Dies ist angesichts der derzeitigen strukturellen Problematik der Unfallchirurgie in Deutschland ein großer Erfolg.

Meine Feststellungen sind kein Aufruf zum Dissenz zwischen den Gebieten, sondern zum Dialog über gemeinsame Lösungen.

Was erwartet den jungen Unfallchirurgen: Eine Berufsbildprognose

H. U. Montgomery

Marburger Bund, Riehler Straße 6, D-50668 Köln

(Manuskript nicht eingegangen)

Schlußveranstaltung

Präsident: Prof. Dr. G. Muhr

Meine Damen und Herren,

die 59. Tagung der Deutschen Gesellschaft für Unfallchirurgie geht zu Ende. Ich denke, wir haben interessante, lebhafte und auch fröhliche Tage verlebt, ich hoffe, Sie haben dies ebenso empfunden wie ich.

„Keine Schuldigkeit ist dringlicher als die, Dank zu erstatten. Dankbar müssen wir uns da erweisen, wo Hilfe erfolgt ist". Mit diesem Cicero-Zitat möchte ich mich bei all jenen bedanken, die so selbstlos und intensiv mitgewirkt haben, um diese Tagung erfolgreich zu gestalten.

An erster Stelle darf ich meine Oberärzte, die Kongreßsekretäre, Herrn PD Dr. Ekkernkamp und Herrn PD Dr. Josten nennen. Als siamesische Zwillinge haben sie das wissenschaftliche Programm und den gesamten Ablauf inklusive der gesellschaftlichen Veranstaltungen organisiert. Ich bin der Meinung, daß sie ihre Aufgaben hervorragend gelöst haben und möchte ihnen an dieser Stelle ausdrücklich und herzlich danken.

Danken muß ich ebenso den anderen Ärzten der Klinik, da sie klaglos und selbstverständlich die Aufgaben der beiden Kongreßsekretäre übernommen haben, um diesen Zeit für ihre Tätigkeit zu geben.

Eine weitere Hilfe aus dem Bergmannsheil waren die beiden Sekretärinnen, Frau Hadamczyk und Frau Suchland, die klaglos den gesamten Schriftwechsel bewältigt und den Briefverkehr und die Fernkommunikation aufrecht erhalten haben. Ruhig meine Launen ertragend, haben sie dafür gesorgt, daß der gesamte schriftliche Ablauf in geregelten Bahnen lief.

Als optimalen Partner für die Kongreßorganisation darf ich die Firma Interkongreß nennen. Mit Geschick, Zuverlässigkeit und Organisationstalent haben sie die Kontakte zur Industrie hergestellt und gehalten, haben die Verbindungen zu den Abendveranstaltungen geknüpft, die Mitarbeiter für den Saaldienst, das Anmeldungsbüro sowie die vielen helfenden Hände organisiert. Sie haben auch an die Kleinigkeiten gedacht und ständig Checklisten vorgelegt, mit denen der Ablauf einfach zu bewältigen war. Hier gilt mein Dank Frau Kraus und Herrn Berndt, die jederzeit ansprechbar, alle Fragen kurz beantworten und Probleme lösen helfen konnten.

Selbstverständlich danke ich auch Ihnen, meine Damen und Herren, die Sie trotz mancher räumlichen Enge das Programm mit großem Interesse verfolgt haben und so geduldig bis zum Schluß ausharrten.

Ich danke allen Referenten, vor allem den Gastrednern, die von weit her gekommen sind, um uns an ihrer Erfahrung Teil haben zu lassen.

Ich danke dem Generalsekretär unserer Gesellschaft für seine stete Unterstützung und freundliche Beratung, ich danke Frau von Voigt von unserem Berliner Büro für ihre Hilfe und Beratung, vor allem in gesellschaftlichen Dingen und ich danke ganz herzlich meinem lieben Freund Axel Rüter für das hilfreiche Mitteilen seiner Erfahrungen vom Kongreß des letzten Jahres.

Hefte zu „Der Unfallchirug", Heft 257
Zusammengestellt von K. E. Rehm
© Springer-Verlag Berlin Heidelberg 1996

Dank sagen muß ich an die Damen des Organisationskomitees des ICC, die stets bereitwillig unseren Wünschen, so weit es ihnen möglich war, entgegengekommen sind, um den Kongreß möglichst reibungslos abzuwickeln.

Ihnen allen noch einmal herzlichen Dank für Ihre Hilfe und Unterstützung am Gelingen dieser 59. Tagung. Ich bin sicher, daß der Präsident der 60. Tagung, Eberhardt Markgraf, gerne auf die erfahrene Hilfe und die freundschaftliche Unterstützung der eben genannten zurückkommen wird.

Ich bin sicher, daß nicht nur deswegen auch die 60. Jahrestagung unserer Gesellschaft ein voller Erfolg wird.

Meine Damen und Herren, hiermit schließe ich die 59. Jahrestagung der Deutschen Gesellschaft für Unfallchirurgie.

XIII. Fortbildungskurse

Amputationstaktiken I

Vorsitz: E. Brug, Münster; W. Mutschler, Homburg/Saar

1. Funktioneller Wert einzelner Extremitätenabschnitte

R. Schnettler

Unfallchirurgische Klinik, Justus-Liebig-Universität, Klinikstraße 29, D-35385 Gießen

*Amputation is the beginning
and not the end of treatment*
                                                                Sir R. Watson-Jones

Die Amputation einer Extremität ist ein erheblicher Eingriff in die körperliche Unversehrtheit eines Menschen. Der körperliche und seelische Zustand des Patienten beeinflußt sämtliche Maßnahmen, beginnend mit der präoperativen Aufklärung bis hin zur Rehabilitation.

Ziel jeder Amputation ist es, die „Verstümmelung" so gering wie möglich zu halten! Der Arzt bestimmt aufgrund des Befundes die Amputationshöhe, die so weit distal wie möglich liegen sollte. Je länger der Amputationsstumpf ist, desto größer ist sein Hebelarm und um so besser ist auch die muskuläre Führung des Stumpfes beim Gebrauch der Prothese.

Hierfür können als Beispiele die Knie-Exartikulation oder auch die Amputation im Kniebereich gelten, deren Stellenwert auch in der neueren Literatur unbestritten ist.

Voraussetzung muß also sein, einen gut belastbaren Stumpf zu bilden, welcher eine ausreichende plastische Deckung und damit auch eine Schmerzfreiheit für den Patienten gewährleisten kann. Die Kniegelenks-Exartikulation bietet für Patienten, bei denen auch die Amputation mit einem sehr kurzen Unterschenkelstumpf keine Aussicht auf Erfolg mehr hat, eine nicht unerhebliche Anzahl von Vorteilen gegenüber der Oberschenkelamputation.

Hier ist insbesondere die volle Endbelastbarkeit dieses Amputationsstumpfes hervorzuheben, bei physiologischer Belastungsfläche dieser Stümpfe und rotationsstabiler Aufhängung der Prothese bedingt durch die besondere Form der Kondylen.

Der funktionelle Wert der Extremitätenabschnitte wird in der Unfallchirurgie nicht *immer* durch die Zuordnung zu klassischen Amputationsschemata gegeben, sondern wird häufig bestimmt durch das Diktat der vorgegebenen und definitiven Unfallschäden (Abb. 1 und 2).

Mit der Wahl der Amputationshöhe werden die wichtigsten Weichen für die weitere prothetische Versorgung gestellt. Das Prinzip muß also sein, so peripher wie möglich zu amputieren bei in der Regel niedrigen Wundheilungsstörungsraten mit optimaler Belastbarkeit, guter Funktion der Restgliedmaße sowie der unproblematischen prothetischen Versorgung.

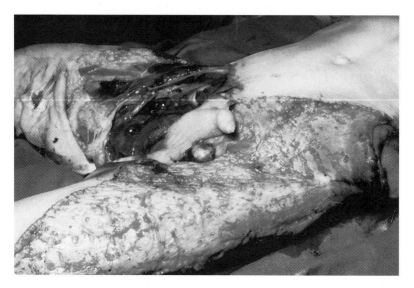

Abb. 1. Traumatische Amputation rechter Oberschenkel

Bei Patienten mit arterieller Durchblutungsstörung läßt sich indirekt das weitere Schicksal beeinflussen. Je peripherer die Amputation, um so höher die Lebenserwartung, um letztendlich die Rehabilitationschancen und die frühe und nahtlose Prothesenversorgung einschließlich der Frühmobilisation durchführen zu können.

Je peripherer die Amputation, um so höher stellen sich die Anforderungen an eine gute und gewebeschonende operative Technik und auch Nachbehandlung. Dabei muß man das steigende Risiko einer eventuell erforderlich werdenden Nachamputation mit einkalkulieren, um letztendlich dem Patienten die Möglichkeit nicht vorzuenthalten, das

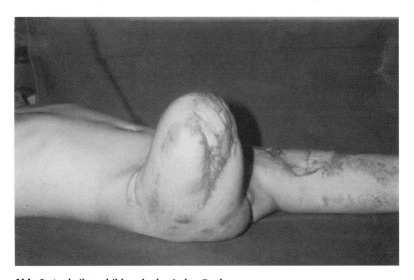

Abb. 2. Ausheilungsbild nach plastischer Deckung

Kniegelenk oder auch einen Teil des Fußes erhalten zu können (Greiteman B., Baumgartner R., Akt. Chir. 29 (1994), 195–199).

In allen Fällen ist eine Entscheidung über nachfolgende, den Endzustand bestimmende Faktoren zu treffen:

1. Herstellung ungestörter Durchblutungsverhältnisse
2. Hautplastische Maßnahmen mit Erhaltung der Sensibilität

Es ist durchaus denkbar, bei der Verfahrensentscheidung im Team zusammen mit den Gefäßchirurgen und den plastischen Chirurgen zu planen.

Beim älteren, behinderten Menschen sollte man durchaus auch eine sogenannte Fußstumpferhaltung diskutieren, denn nicht selten haben gerade diese Patienten Schwierigkeiten mit dem Gebrauch von Prothesen.

Der funktionelle Wert der Amputation an den oberen Gliedmaßen nimmt einen besonderen Stellenwert ein und ist geprägt von dem Bemühen, die menschliche Hand kosmetisch und funktionell zu ersetzen. Hier stehen zwei Fragen im Vordergrund:

1. Ist die Erhaltung einer Greiffunktion möglich?
2. Wenn dies nicht möglich ist, so muß man die Voraussetzungen für eine funktionelle Hand-Arm-Prothese (Myoprothese) schaffen.

In den letzten Jahren werden moderne Technologien mit neuen Materialien in der prothetischen Versorgung nach Amputation an den oberen Extremitäten verwendet, um letztendlich die Armprothese zu optimieren.

Der interdisziplinären Zusammenarbeit kommt bei der Versorgung des Armamputierten eine hohe Bedeutung zu, da letztendlich von der korrekten Indikationsstellung und auch der optimalen Betreuung die Akzeptanz der amputierten Patienten abhängt.

Trotz allen Fortschritts kann auch die aufwendigste prothetische Handkonstruktion als Ersatz der komplexen Funktionen der menschlichen Hand lediglich ein geringer Ersatz darstellen.

Bei Handgelenksexartikulationen kann die myoelektrisch gesteuerte Prothese in vielen Fällen angewandt werden. Voraussetzung hierfür ist jedoch, daß ein ausreichendes Muskelaktionspotential zur Ansteuerung der System-Elektrohand vorhanden ist. Dieses System stößt jedoch gerade beim alten Menschen sehr schnell an seine Grenzen.

Bei einer Unterarmlänge bis ca. 10 cm unterhalb des Ellenbogengelenkes läßt sich mit einer sicheren Prothesenbefestigung eine unbehinderte Pro- und Supinationsbewegung durchführen.

Bei nicht mehr vorhandenem Ellenbogengelenk ist es von größter Wichtigkeit, daß Knochen und Weichteile möglichst wenig gekürzt werden, da jeder erhaltene Abschnitt für die Prothesenversorgung von unschätzbarem Vorteil ist. Die Stumpflänge ist gerade hier entscheidend für die Prothesenhaftung und beeinflußt als Hebelarm die Prothese.

Die in früheren Zeiten durchgeführte und auf völlig anderen Grundsätzen beruhende Amputation nach „Krukenberg" für den Unterarm – bei der aus Radius und Ulna, die voneinander getrennt werden, und sich bedingt durch eine spezielle Operationsmethode gegeneinander bewegen – sieht man heute nur noch sehr selten.

Durch diese spezielle und heute nicht mehr gebräuchliche Amputationstechnik lassen sich durchaus Gegenstände greifen und auch bewegen (Abb. 3 und 4).

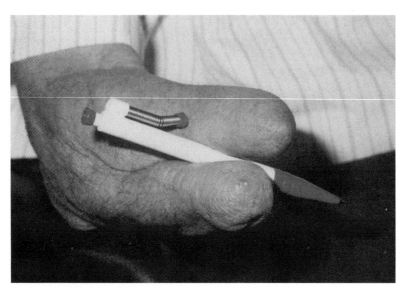

Abb. 3. „Krukenberg-Hand" – Klinisches Bild

Insgesamt ist also zu sagen, daß bei jeder Amputation Armbereich, Knochen und Weichteile möglichst wenig gekürzt werden sollten, da jeder erhaltene Abschnitt von großer funktioneller Bedeutung und von großem Vorteil für die spätere Prothesenversorgung ist. Die Stumpflänge beeinflußt als Hebelarm die Prothesenführung und ist für das Ausmaß der Pro- und Supinationsbewegung entscheidend. Denn für das Versor-

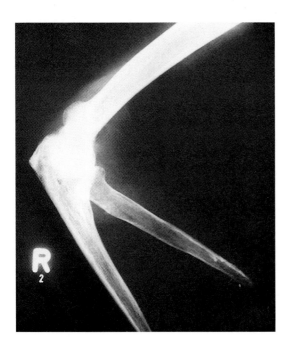

Abb. 4. „Krukenberg-Hand" – Röntgenbild

gungsresultat ist nicht nur die technische Funktion der anzufertigenden Armprothese maßgebend, sondern die Tatsache, inwieweit es dem Armamputierten gelingt, die Prothese in sein Körperschema zu integrieren.

Sinn von Amputations-Scores

M. Nerlich

Unfallchirurgische Abteilung, Chirurgische Universitätsklinik, Franz-Josef-Strauß-Allee 11, D-93053 Regensburg

(Manuskript nicht eingegangen)

Die traumatische Amputation: Voll-, Teil- oder keine Replantation

W. Knopp

Klinik für Unfallchirurgie, Plastische- und Wiederherstellungschirurgie, Georg-August-Universität, Robert-Koch-Straße 40, D-37075 Göttingen

Amputation oder Erhalt

Die Sicherheit dieser Amputations-Scores, die eine Aussage zur Erhaltungswahrscheinlichkeit der verletzten Extremität abgeben sollen, wird kontrovers beurteilt [1, 6]. Scores bleiben aber wichtige Richtlinien, die eine bessere Einschätzung der Verletzungsschwere ermöglichen [4, 5]. Ausschlaggebend bleibt die persönliche Erfahrung des Chirurgen bei der Entscheidung zur Amputation oder zum Erhalt.

Die erste Amputation wurde von Gerssdorff [3] ausgeführt. Mikrochirurgische Techniken, rekonstruktive Verfahren und Intensivmedizin schaffen heute die Voraussetzungen, einen primären Erhaltungsversuch immer erfolgreicher durchzuführen. Durch einen fragwürdigen Erhaltungskriterien kann der Patient aber erheblich gefährdet oder und ein langwieriger Krankheitsverlauf ausgelöst werden.

In der Zukunft sind deshalb Kriterien zu definieren, die nach einem Erhaltungsversuch verläßliche Indikationsstellungen zur frühzeitigen Amputation geben. Zu erwartende funktionelle, psychosoziale und auch ökonomische Folgen müssen in diesen Entscheidungsprozeß einfließen.

Indikation zur Amputation

Bei Amputationsverletzungen der oberen und unteren Extremitäten bestehen unterschiedliche Kriterien zur Amputation oder zum Erhalt. Amputationsverletzungen der oberen Extremität sind häufiger durch scharfe Unfallmechanismen verursacht, so daß eine geringere Weichteiltraumatisierung vorliegt. Bei Amputationsverletzungen der unteren Extremität sind es häufig erhebliche Gewalteinwirkungen, die zu einer schweren Weichteilschädigung und ausgedehnteren Verletzungszone führen. Eine schlechte Funktion der erhaltenen Extremität ist sicherlich bei der unteren Extremität folgenschwerer. Ein erhaltener Unterschenkel ohne Funktion oder Sensibilität (Schutzsensibilität) oder mit nicht belastungsstabiler Weichteildecke ist nicht gebrauchsfähig, wohingegen eine funktionell beeinträchtigte obere Extremität sicherlich noch Vorteile gegenüber einer Prothese besitzt.

Die komplette Durchtrennung der neurovaskulären Strukturen in Kombination mit einer erheblichen Crushverletzung ist eine Indikation zur Amputation. Eine ausgedehnte Haut-Muskel-Knochenverletzung kann selbst bei erhaltener neuraler Struktur die Indikation zur Amputation stellen. Eine Kontraindikation zur Makroreplantation ergibt sich in der Regel nach einer warmen Ischämiezeit von über 6 Stunden. Individuelle Faktoren stellen den Zustand des Patienten nach dem Trauma, des Transplantates oder chronische Erkrankungen, wie bspw. periphere Gefäßerkrankungen und Diabetes mellitus, dar.

Frühsekundäre Amputationen können nach fortschreitender Gewebenekrose oder vaskulären Komplikationen notwendig werden. Nach Abschluß des seriellen Débridements wird der funktionelle Erhalt der Extremität in manchen Fällen fragwürdig. Sepsis und postischämisches Syndrom stellen lebenserhaltende Indikationen zur Amputation dar.

Operationstechnik, Amputation

Bei erheblicher Weichteilverschmutzung oder Weichteilkontamination wird allerdings als erste operative Maßnahme eine Guillotine-Amputation im gesunden Bereich durchgeführt und anschließend erst der Amputationsstumpf versorgt. Die operative Taktik ist die gleiche wie bei offenen Frakturen. Débridement, Redébridement bei unsicherer Weichteilperfusion und Erhalt funktioneller Muskulatur sind entscheidend. Bei der Hautinzision ist bereits eine Lappenbildung zu planen. Am Unterschenkel wird der anteriore Lappen länger gewählt, damit die Narbe nicht im belasteten Stumpfende liegt, am Unterarm kommen gleich große Lappenbildungen zur Anwendung. Die Lappen müssen ausreichend dick sein und unnötige Dissektion zwischen Faszien- und Subkutanschichten sind zu vermeiden. Am Knochen darf das Periost nur bis zur Amputationshöhe abgelöst werden. Das knöcherne Stumpfende wird gerundet. An der Tibia ist das Stumpfende zusätzlich ventral abzuschrägen, damit die kritische Belastungszone vergrößert wird. Distal abgelöste Muskeln behalten nach gegenseitiger Reinsertion oder am Stumpf ihre Funktion. Eine Retraktion der Muskelbäuche wird verhindert. Vorteilhaft ist die Muskellappenplastik zur sicheren Weichteildeckung des knöchernen Stumpfes.

Aufgrund des Weichteilschadens ist ein primärer Wundverschluß nicht indiziert. Nach Abschluß eines seriellen Débridements ist der sekundäre Wundverschluß durch direkte Naht am vorteilhaftesten. Spalthauttransplantationen sind auch möglich, können aber bei der späteren prothetischen Versorgung aufbruchgefährdet sein. Prothetische Versorgungen mit Silikoneinlagen, die Scherkraftbelastung des Stumpfendes herabsetzen, reduzieren in diesen Fällen diese Problematik. Vollhauttransplantationen sind belastungsstabiler. Alternativ kann mit einem Banding durch Weichteiltraktion eine kontinuierliche Annäherung der Wundränder mit direktem Wundverschluß erzielt werden. Die Muskellappenplastik über dem Stumpfende darf nicht zu auftragend sein, mit dem vermeintlichen Ziel einer besseren Weichteildeckung. Eine schlaffe, bewegliche Muskelmasse über dem Stumpfende verschlechtert eher die Prothesefähigkeit. Zur Neuromvermeidung sind unterschiedliche Methoden von der Ligatur, perineuralen Einscheidung bis zur Kautherisation beschrieben. Die beste Methode ist, den Nerv zu retrahieren, glatt zu durchtrennen und bei begleitenden Gefäßen zu ligieren, so daß er sich weit in die Weichteile retrahieren kann und später keinen Druckbelastungen ausgesetzt ist.

Die Replantation wird nach dem funktionellen Ergebnis und nicht ausschließlich nach der Länge der erhaltenen Extremität beurteilt. Bei der oberen Extremität ist eine Verkürzung bei guter Funktion weniger bedeutend. Bei der unteren Extremität ist der Extremitätenerhalt auch unter Verkürzung durch neue Techniken der Kallusdistraktion wieder sinnvoll. Auch die Erhaltung der Fußsohle oder zumindest eines Anteils, selbst unter erheblicher Einbuße der Extremitätenlänge ist wichtig, da ein funktionell endbelastbarer Amputationsstumpf bestehen bleibt. Die Verlagerung der Amputationshöhe nach distal ist bei der unteren Extremität von besonderer Bedeutung. Eine kürzere Amputationslänge erhöht den Energieverbrauch beim Gehen, die Prothesenanpassung ist erschwert und das Gangbild problematischer [10]. Eine Möglichkeit der Teilreplantation zum Erhalt der Amputationslänge stellt, bei erhaltener Fußsohle, die Transplantation eines Fußsohlen-Filet-Lappens dar [8].

17% aller Patienten mit Amputationsverletzungen haben lebensbedrohende Begleitverletzungen, die trotz der augenscheinlichen Verletzung natürlich Priorität besitzen. Die Diagnostik beinhaltet natürlich die Beurteilung der Durchblutungssituation und, sofern möglich, eine neurologische Untersuchung. Bei der oberen Extremität stellen Plexusausrisse und bei der unteren Extremität eine asensible Fußsohle Kontraindikationen zum Erhalt dar.

Operationstaktik: Replantation

Ist die Entscheidung zum Extremitätenerhalt gegeben, erhält der Patient wie bei der offenen Fraktur bereits im Schockraum ein Antibiotikum. Eine Angiographie ist auch bei der subtotalen Amputation aufgrund des Zeitaufwandes nicht indiziert, und kann notfalls intraoperativ erfolgen. Im Operationssaal wird auch eine weitere Extremität abgedeckt, um ein Veneninterponat entnehmen zu können. Nach provisorischem Débridement wird die Gefäßverletzung operativ freigelegt. Am Unterschenkel bietet der Fixateur externe als Klammerfixateur immer noch Vorteile. Eine primäre Verkürzung führt zu einer Weichteilentspannung und kann bei kurzstreckigen Defekten Veneninterponate ersetzen. Nach Darstellung werden die Gefäße mit einer Heparinlösung durchgespült, eine Thrombektomie der Arterien ist obligat. Die Venenrekonstruktion erfolgt vorrangig. Bei stumpfen Gefäßverletzungen muß die Intima beurteilt werden und das Débridement muß auch in diesem Bereich über die Verletzungszone hinausgehen. Bei einer Defektstrecke von über einem Zentimeter überbrückt ein Transplantat den Defekt, da eine weitere Mobilisation der Gefäßstümpfe in der Regel nicht möglich ist.

Eine Gefäßnaht darf nicht unter Spannung erfolgen. Nach Möglichkeit sollten 2 Gefäße rekonstruiert werden [1].

Bei Extremitätenabschnitten mit gut ausgestattetem Weichteilmantel wird der Bruch definitiv mit einer Plattenosteosynthese stabilisiert.

Nach der Gefäßrekonstruktion kann das Weichteil- und Knochen-Débridement abgeschlossen werden. Bei primärer Verkürzung kann auch die Weichteildeckung erheblich erleichtert werden. Ein serielles Débridement erfolgt bis die verbliebenen Weichteile sicher vital sind, der Weichteildefekt ist nach jedem Débridement erneut zu beurteilen [7]. Freiliegende funktionelle Strukturen stellen die Indikation zur Weichteilabdeckung, wobei der Latissimus dorsi bevorzugt eingesetzt werden kann [9]. Nach abgeschlossener Weichteilheilung beginnt der knöcherne Wiederaufbau mit Spongiosatransplantaten oder durch Kortikotomie.

Postischämie Syndrom

Es gibt aber auch Zustände, die eine Amputation zum Erhalt des Lebens erfordern. Nach erfolgreicher Replantation kommt es zu einem mehr oder weniger ausgeprägten Postischämie- oder Reperfusions-Syndrom. Reaktive Hyperämie, vollständige Vasodilatation, Zusammenbruch der energiereichen Phosphate und Gewebeschädigung, vor allem bei begleitenden Crushverletzungen, führen zur Volumenverschiebung, metabolischer Azidose, Hyperkaliämie und Myoglobinurie. Drohende renale Komplikationen können eine frühzeitige Amputation erfordern.

Die Entscheidung zum Extremitätenerhalt oder zur Amputation ist in den wenigsten Fällen ein eindeutige Entscheidung, wie beispielsweide beim polytraumatisierten Patienten, bei dem gerade noch eine notfallmäßige Amputation möglich ist oder beim Patienten mit isolierter, glatter Abtrennungsverletzung der Hand. Die Mehrzahl der Fälle ist undefiniert und mit den bisherigen Scoresystemen nicht mit Sicherheit beurteilbar. Andererseits ermöglichen chirurgische Techniken auch den Erhalt massiv verletzter Extremitäten, einerseits mit gutem funktionellen Erfolg, aber andererseits auch mit langdauernder Morbidität. Wenn eine Amputation notwendig ist, sollte durch rekonstruktive Weichteil- und Knochenchirurgie die Grenzzone nach peripher gedrängt und ein guter Extremitätenersatz geschaffen werden.

Aus diesem Grund sind Scoresysteme zu entwickeln, die nach primärem Erhaltungsversuch eine Beurteilung ermöglichen, wann eine frühsekundäre Amputation sinnvoller als ein Erhalt der Extremität ist.

Literatur

1. Bonanni F, Rhodes M, Lucke JF (1993) The Futility of Predictive Scoring of Mangeled Lower Extremities. J Trauma 34:99
2. Buchholz J, Knopp W, Neumann K, Muhr G (1993) Arterielle Gefäßverletzungen bei Frakturen oder Luxationen der unteren Extremität. Chirurg 64:174
3. Gerssdorff H von (1517) Feldtbuch der Wundtartzney.
4. Hansen ST (1987) Editorial. The Type IIIC Tibial Fracture. J Bone Joint Surg 69-A:799
5. Lange RH, Bach AW, Hansen ST (1985) Open Tibial Fractures with Associated Vascular Injuries: Prognosis for Limb Salvage. J Trauma 25:203
6. Mc Namara MG, Heckmann JD, Corley FG (1994) Severe Open Fractures of Lower Extremity: A Retrospective Evaluation of the Mangled Extremity Severity Score (MESS). J Orthop Trauma 8:81

7. Muhr G, Knopp W (1989) Die postoperative Einteilung traumatischer Weichteilschäden als Versorgungshilfe – ein simples Schema am Beispiel des Unterschenkels. Unfallchirurg 92:424
8. Sanders WS (1989) Amputation after Tibial Fracture: Preservation of Length by Use of a Neurovascular Island (Fillet) Flap of the Foot
9. Steinau HU (1986) Der mikrovaskuläre Latissimus dorsi Transfer. Klinische Anwendung einschließlich Versorgung des Hebedefektes. Chirurg 57:126
10. Waters RL, Perry JP, Antonelli EE, Hislop H (1976) Energy Cost of Walking of Amputes: The Influence of Level of Amputation. J Bone J Surg 58-A:42

Der richtige Zeitpunkt für Amputation

R. Neugebauer

Unfallchirurgische Abteilung, Krankenhaus der Barmherzigen Brüder, Prüfeninger Straße 86, D-93049 Regensburg

(Manuskript nicht eingegangen)

Amputationstaktiken II

Vorsitz: R. Dederich, Bonn; V. Bühren, Murnau

Grundsätze der operativen Strategie

R. Dederich

St.-Petrus-Krankenhaus, Bonner Talweg 4–6, D-53113 Bonn

„Der Krieg ist der Vater aller Dinge", sagte Heraklit vor 2500 Jahren.

Dies gilt in besonderem Maße für die Amputations-Chirurgie, die in und nach großen Kriegen eine große Blütezeit erlebt. In ähnlichem Umfang vermehren sich die wissenschaftlichen Arbeiten zu diesem Thema in jenen Zeiten.

Vergessen wir nicht, daß es Jean Dominique Larrey war, der Leibarzt Napoleons, der die primäre Amputation auf dem Schlachtfeld erstmals zur Herstellung von Transportfähigkeit ausübte und die Verwundeten mit Schußbrüchen der Extremitäten vor dem zwangsläufig letalen Verlauf der Osteomyelitis zum Teil bewahren konnte. Es wird glaubhaft berichtet, daß er am 07. September 1812 in der blutigsten aller Schlachten seit der Erfindung des Schießpulvers, der Schlacht bei Borodino, – auf russischer Erde 200 Amputationen in 24 Stunden selbst durchführte. Er operierte ohne Narkose und Sterilität und setzte die Frischamputierten auf Pferde, um sie vor den Russen zu retten. Er soll 20 bis 30% Überlebende gesehen haben.

Der zweite Weltkrieg, der 66 Millionen Menschen das Leben kostete, hinterließ bei allen am Krieg beteiligten Nationen etwa 1 Million Amputierte, von denen etwa eine halbe Million in beiden Teilen Deutschlands registriert wurden.

Nach Mitteilung des Arbeitsministeriums aus 1969 wurden zu jener Zeit 446.843 Beschädigte in der Bundesrepublik orthopädisch versorgt.

Nach Mitteilung von Herrn Ministrialrat Dr. Franzen vom Bundesministerium für Arbeit, wurden 1993 insgesamt noch 289.000 Kriegsopfer orthopädisch versorgt, darunter noch 71.786 Amputierte.

Das Ziel einer jeden Amputation ist die Herstellung eines schmerzfreien, muskelkräftigen und gut durchbluteten Stumpfes von möglichst gleichmäßiger Form und glatter Oberfläche, der Endbelastung erlaubt und mit modernen Kontaktprothesen versorgt werden kann.

H. H. Hirsch, ein Schüler von August Bier schrieb in seiner Dissertation von 1893:

„Alle Exartikulations- und Amputationsstümpfe, welche tragfähig sind, haben eine primär geschlossene Markhöhle. Überall, wo ein Knochenstumpf primär mit einem zweiten Knochenstück verschlossen und mit einer narbenfreien Haut bedeckt wird, erhält man einen tragfähigen Stumpf. Die Muskeln eines Amputationsstumpfes haben eine gewisse Bedeutung, die zu wenig beachtet wird. Bei tragfähigen Stümpfen werden die Muskeln beim Auftreten als Polster benutzt".

In einer anderen Arbeit von Steiner aus dem Jahr 1913 steht:

„Das distale Ende des durchsägten Knochens soll die Eigenschaft einer Epyphyse besitzen, um die einwirkenden Kräfte weiterzuleiten".

Man hatte also schon vor mehr als 100 Jahren erkannt, daß die langen Stümpfe die besseren sind, und daß die Amputation nach Gritti mit dem Markhöhlenverschluß durch die Kniescheibe und die Exartikulation im Kniegelenk die besten Oberschenkelstümpfe und der lange Symestumpf der beste Unterschenkelstumpf ist.

In der Traumatologie wie auch in der Gefäßchirurgie soll man jedoch die Amputation nicht als den verzweifelten Abschluß einer erfolglosen Behandlung, sondern als den Beginn der Rehabilitation betrachten. Ein guter Amputationsstumpf mit guter Prothese ermöglicht in vielen Fällen eine schnelle Wiedereingliederung in ein normales Leben.

Ziel einer guten Amputation ist der schmerzfreie, muskelkräftige und gut durchblutete Stumpf von möglichst gleichmäßiger Form und glatter Oberfläche, der Endbelastung erlaubt und mit modernen Kontaktprothesen versorgt werden kann.

Ich habe in den Jahren 1950 bis 1980 etwa 3000 Amputierte operiert. Es waren überwiegend Kriegsbeschädigte, die zum Großteil aus russischer Gefangenschaft kamen. Wir konnten die schlechten Stümpfe durch muskelplastische und knochenplastische Stumpfkorrekturen sanieren und in vielen Fällen die Stumpf- und Phantomschmerzen beseitigen.

Unter einer Myoplastik versteht man die Herstellung antagonistischer Muskelschlingen an einem Amputationsstumpf, die sowohl die arterielle Versorgung des Stumpfspitzengebietes, wie auch den venösen Rückfluß durch die Muskelpumpe sicherstellen.

Die Muskeln stellen die Hauptmasse eines Amputationsstumpfes dar. Die Herstellung antagonistischer Muskelschlingen gibt den durchtrennten Stumpfmuskeln eine gewisse Aktionsstrecke. Hierdurch wird arterielles Blut für die aktive Bewegung angefordert und das venöse Blut zurückgepumpt. Die Enden von Nerven und Gefäßen liegen dann in ihren normalen Logen und werden durch die Muskelplastik vor mechanischem Druck von außen geschützt. Bei allen Amputationen soll man versuchen die Markhöhle zu verschließen, damit sich innerhalb der Markhöhle jener Druck entwickeln kann, der für den Rückfluß des venösen Blutes aus der Markhöhle erforderlich ist.

Am Unterschenkel soll man unbedingt die beiden Knochenstumpfenden durch eine Knochenplastik miteinander verbinden. Ich habe früher vielfach das Verfahren von Ertel und Mondry durchgeführt, bei dem durch ein Periostschlauch an dem Knochenchips verblieben waren, eine schlauchförmige Verbindung zwischen Schienbein und Wadenbein hergestellt wurde.

Einfacher und besser ist aber die Verwendung einer kleinen Knochenschraube, die vom Wadenbein her eingedreht wird und nur eine Kortikalis des Schienbeins faßt. Dann muß man etwas Spongiosa vom Beckenkamm anlagern. Man sieht dann innerhalb weniger Wochen die Ausbildung einer stabilen Knochenbrücke. Hierüber lassen sich die Muskeln eines Unterschenkelstumpfes gut zu funktionellen Gruppen miteinander vereinigen.

Damit die Muskelnaht nicht von der Schienbeinkante abrutscht, soll man sie am Periost oder durch ein 2 mm Bohrloch fixieren.

Die so gebildeten Knochenstümpfen sind muskelkräftig, gut durchblutet und warm. Sie vertragen Endbelastung und sind mit konventionellen, aber auch den modernen Prothesen optimal zu versorgen.

Bei Armstümpfen haben sich ältere und neuere Operationsverfahren zur Herstellung einer gewissen Greiffähigkeit bewährt.

Amputationstaktiken – obere Extremität

W. Mutschler

Abteilung für Unfallchirurgie der Chirurgischen Universitätsklinik, D-66424 Homburg

1. Amputationen im Bereich zwischen Handgelenk und Schultergürtel sind selten. Anders als am Bein stehen dabei Unfallfolgen an erster Stelle der Ursachen.
2. Die Indikation zur Amputation ergibt sich,
    a) wenn nach einer traumatischen Amputation eine Replantation nicht sinnvoll ist,
    b) wenn gravierende Weichteil- und knöcherne Komplikationen nach Trauma auftreten,
    c) wenn ein nicht beherrschbarer Weichteilinfekt wie die nekrotisierende Fasciitis besteht oder
    d) wenn maligne Knochen- und Weichteiltumoren als ausgedehnte Rezidivtumoren mit Einbruch in Nervenplexus und Gefäße vorliegen.
3. Für die Entscheidungshilfe zur Amputation nach Trauma kann der Mangled Extremity Severity Score dienen, der das Ausmaß des Knochen- und Weichteiltraumas, die Durchblutung der Extremität, die allgemeine Schocksituation und das Alter punktet und bei über 7 Punkte die Amputation empfiehlt.
4. Ziel der Amputation ist es, eine möglichst peripheren, schmerzfreien funktionsfähigen Stumpf zu schaffen, der sich mit einer modernen Prothese mit Vollkontaktschaft versorgen läßt.
5. Folgende Grundsätze sind zu berücksichtigen:
    a) Die Amputationshöhe wird bestimmt durch das Grundleiden, durch die Vitalität des Gewebes und durch anatomische Gegebenheiten.
    b) An der oberen Extremität muß „um jeden Zentimeter gekämpft werden".
    c) Es ist eine konsequente Nachbehandlung mit frühzeitiger Prothesenversorgung durchzuführen.
    d) Daraus ergibt sich auch die Notwendigkeit, frühzeitig Korrekturoperation zu erwägen.
    e) Ob eine kosmetische, eine zugbetätigte, eine myoelektrische oder eine Hybrid-Prothese an der oberen Extremität angepaßt wird, ist Sache der Zusammenarbeit des verantwortlichen Operateurs, des Handwerkers, des Krankengymnasten und des Ergotherapeuten.

Spezielle Amputationsverfahren

1. Exartikulation im Handgelenk
    Vorteil dieser Amputationsform ist die Erhaltung von Pronation und Supination und die gute Prothesenhaftung. Empfohlen wird ein großer palmarer Lappen, die sorgfältige Schonung des radio-ulnaren Gelenkes und die Erhaltung der „Birnenform" des Stumpfes.
2. Unterarmamputation
    Die Stumpflänge entscheidet über das Ausmaß der Pronation/Supination und beeinflußt als Hebelarm die Prothesenführung. Ein ultrakurzer Stumpf von 4–5 cm Länge ist besser als eine Exartikulation im Ellenbogen.

Spezielle Technik: Abstimmung der Länge von Radius und Ulna aufeinander, Stumpfdeckung mit palmarem Muskelhautlappen oder gleichlangem palmarem und dorsalem Lappen im Sinne eines myoplastischen Stumpfes, proximal mit Muskelausdünnung, distal als Tenoplastik oder Tenodese.
3. Die Exartikulation im Ellenbogen ermöglicht eine rotationsstabile gute Verankerung der Prothese ohne Übergreifen auf die Schulter.
4. Oberarmamputation
Auch hier ist die Stumpflänge entscheidend für die Prothesenhaftung und beeinflußt als Hebelarm die Führung der Prothese.

Spezielle Technik: Muskelstumpfbildung myoplastisch mit Triceps und Brachialis/Biceps. Bei langen Oberarmstümpfen kann durch die Winkelosteotomie nach Marquart die Prothesenverankerung verbessert werden. Im Wachstumsalter kommt es zu einem überschießenden Wachstum des Humerus, weshalb Marquart die Stumpfkappenplastik empfiehlt. Beim Kurzstumpf kann die Verlängerung durch Osteotomie und Kallusdistraktion nach Ilisarov erwogen werden.
5. Bei der Exartikulation im Schultergelenk versuchen wir, mit dem verbliebenen Material möglichst eine mehrschichtige Muskelplastik zum Verschluß und zur Konturgebung der Schulterhöhe durchzuführen. Die Prothesenversorgung besteht in der Regel aus einem Schmuckarm.
6. Die interthorako-scapuläre Amputation wird bei malignen Tumoren notwendig. Nach Entfernen von Schulterblatt und Arm erfolgt der Verschluß mit großen Hautlappen.

Mehr als an der unteren Extremität sind an der oberen Extremität Amputationen nicht nach Schema durchzuführen, sondern der individuellen Ausgangslage anzupassen. Die Rate der Nachamputationen bzw. operativen Korrekturen liegt daher bei 20–25% und wir zugunsten der Stumpfdistalisierung bewußt in Kauf genommen, da sich die Aussichten auf eine Rehabilitation mit zunehmender Stumpfkürze deutlich verschlechtern.

Literatur

1. Crenshaw AH (ed) (1992) Campbell's operative orthopaedics, 8. Aufl. Mosby Year Book St Louis
2, Jäger M, Wirth C (Hrsg) (1992) Praxis der Orthopädie, 2. Aufl. Thieme Verlag Stuttgart
3. Näder M (Hrsg) (1990) Otto Bock Prothesenkompendium. Schiele u. Schön Berlin
4. Sugarbaker PH, Malawer MM (ed) (1992) Musculoskeletal surgery for cancer. Thieme Verlag New York Stuttgart
5. Slocum D (1949) An atlas of amputations. Mosby Company St Louis
6. Witt AN, Rettig H, Schlegel K, Hackenbroch M, Hupfauer W (Hrsg) (1981) Orthopädie in Praxis und Klinik. Thieme Verlag Stuttgart

Amputationen an der unteren Extremität

K. E. Rehm und D. Stippel

Klinik und Poliklinik für Unfall-, Hand- und Wiederherstellungschirurgie, Universität Köln, Joseph-Stelzmann-Straße 9, D-50924 Köln

Amputationen an der unteren Extremität beeinträchtigen nicht nur die körperliche Integrität und Funktion, sondern ganz besonders die Mobilität des Verletzten.
Nur ca. 5% aller Amputationen entfallen auf Unfallursachen oder Folgen, dagegen 87% auf arterielle Verschlußkrankheiten. Je nach Ursache sind unterschiedliche Strategien und Techniken angezeigt.

Allgemeines zu Amputationen der unteren Gliedmaßen

Ziel der Behandlung muß sein,

1. die Amputation zunächst zu vermeiden,
2. wenn schon erforderlich, den Schaden auf ein Minimum zu begrenzen.

„Die beste Amputation ist keine Amputation" (Baumgartner 1995)

Der Chirurg befindet sich ein einem therapeutischen Widerspruch, einerseits Länge, andererseits Vitalität und Sensibilität erhalten zu wollen. Dies kann nur ein Kompromiß sein. Am Ende steht das Ziel eines funktionsfähigen Stumpfes, (nach Kocher) belastungsfähig, bewegungsfähig und schmerzfrei.

Tabelle 1

Autor Jahr	Anzahl	Fuß-amputationen	Unterschenkel-amputationen	Oberschenkel-amputationen	Hüftex-artikulationen
L. Ebskov 1994	912	14%	39%	46%	1%
C. Walker et al. 1994	80	7	47	24	2
R. Pierce et al. 1993	61	4	43	13	1

Tabelle 1 zeigt die Höhe der Amputationen bei verschiedenen Autoren.

Strategie Stufe 1
Die Stufe 1 der Strategie ist also die Erörterung der Frage: Sind die Möglichkeiten des Gliedmaßenerhalts anwendbar und/oder bereits voll genutzt (Tabelle 2):

Tabelle 2. Maßnahmen zur Vermeidung der Amputation

Replantation, Mikrochirurgie
„Biologische Osteosynthese"
Ilizarov-Techniken
Knochentransplantation
Plastischer Weichteilersatz
„innere Amputation"
Arthrodesetechniken
Endoprothetik

Daraus leiten sich die Indikationen ab.

1. Primäre Indikation
Notfallsituation: „Life before limb", selten, Fotodokumentation obligatorisch. Traumatische Amputation bei Polytrauma, Nachamputation statt Replantation.

2. Sekundäre Indikationen
Irreversible Ischämie, zirkuläre Nekrosen, Funktionslosigkeit mit Sensibilitätsverlust, trophische Störungen, chronischer tiefer Infekt. Wenn langwierige Maßnahmen nicht toleriert werden z.B. bei Schizophrenen und anderen psychisch Kranken, bei nicht kooperationsfähigen Patienten, kann ein einzeitiges Verfahren von Vorteil sein.

Zusätzliche Entscheidungshilfe: Scores

Behandlungskosten sollten kein Indikationsargument sein. Sie sind beim Gliedmaßenerhalt weit höher, werden aber bei der Amputation durch Folgekosten wieder überholt.

Strategie Stufe 2
Wahl der Amputationshöhe und der Technik. Die Karte wertvoller und nicht wertvoller Abschnitte hat weitgehend ihre Gültigkeit verloren. Die weißen Flecken sind zu schmalen Streifen geworden: Die proximale Tibia oberhalb des Patellarsehnenansatzes und die Mittelfußdiaphysen eignen sich nicht zur Stumpfbildung. Rücksprache mit dem Prothesenbauer vor der Amputation ist hilfreich.

„When selecting the level of amputation following trauma one should attempt to save all tissue possible" (Ebskov 1995).

Technik. Debridement, offene Wundbehandlung, sekundäre Stumpfbildung bei fraglichen Vitalitätsverhältnissen.

Interessanterweise ist die Rate von Stumpfproblemen bei Autoren [4, 7], die eine primäre mit der verzögerten Amputation vergleichen, geringer bei den Patienten mit fehlgeschlagenen Erhaltungsversuchen und verzögerter Amputation. Unter diesen Gesichtspunkten erscheint bei Fehlen von Kontraindikationen ein Erhaltungsversuch immer gerechtfertigt.

- Je größer die knöcherne Querschnittsfläche, um so besser die Druckverteilung.
- Spongiöse Flächen sind endbelastbar.
- Schnittführung außerhalb der Belastungszone.
- Vorhandene Narben berücksichtigen.
- Bildung fasziokutaner Lappen, wenn überhaupt eine Trennung der Schichten nötig ist.
- Glatte Schnittfläche, bipolare Koagulation,

- oszillierende Säge, Spülung, Kanten runden, Periost belassen. Markraum nicht auslöffeln.
- Kein Zug an den Nerven. Nervenligatur nur bei zentralem Gefäß.
- Keine scharfen Haken am Stumpf,
- sparsamste resorbierbar Naht, keine Naht an bradytrophem Gewebe.

Spezielle Techniken an den unteren Gliedmaßen

Hierzu muß auf die Operationslehren verwiesen werden.

1. Zehenamputation
Einzelne Zehen können unter Mitnahme des Köpfchen des Metatarsale reseziert werden. Außer einer eventuellen Platzhaltereinlage zur Vermeidung einer Abduktionsdeformität der Nachbarzehen ist keine weitere Rehabilitation nötig. Bei der Amputation des Großzehens muß das Köpfchen des Metatarsus I als Stütze bei der Abrollbewegung zum normalen Gangbild belassen werden. Die Hauptnaht bei Zehenamputationen kommt durch entsprechende Wahl der Hautlappen jeweils auf dem Fußrücken zu liegen.

2. Vorfußamputation
Besondere Bedeutung bei der Vorfußamputation hat der Ansatz des M. tibialis anterior, der ein Gegengewicht zum M. trizeps darstellt. Falls dessen Ansatz am Os cuneiforme und der Basis Metatarsus V nicht erhalten wird droht eine Fehlstellung des Stumpfes in Plantarflexion. Bei Erhalt ist eine einfache prothetische Versorgung mittels einer Sohlenversteifung, einer Unterstützung des Fußgewölbes und einem Platzhalter möglich.

3. Mittelfußamputationen
Innere Amputationen einzelner Metatarsalia können ein besseres funktionelles Ergebnis als Vorfußamputationen ergeben, auch Teilamputationen mit mindestens 2 verbleibenden Strahlen sind besser.

Mittel- und Rückfußamputationen nach Lisfranc, Bona-Jäger oder Chopart benötigen dagegen eine Rekonstruktion der Dorsalextensoren durch Naht an die Plantaraponeurose oder transossäre Refixation. Während Lisfranc's Amputationen im Regelfall funktionell gute Stümpfe ergeben, die mit angepaßten Schuhen ausreichend versorgt sind, tritt bei Chopart'schen Amputationen häufig eine Extensionsfehlstellung ein. Daraus resultierende Probleme mit Schmerzen in den verbliebenen Fußwurzelgelenken und Druckstellen machen häufig Nachfolgeeingriffe wie eine Arthrodese oder Nachamputation nötig.

4. Rückfußamputationen
Der entscheidende Vorteil ist der Erhalt belastbarer Sohlenhaut, auch wenn die Beinverkürzungen hingenommen werden müssen. Bei der calcaneotibialen Arthrodese nach Pirogow/Spitzy ist mit einer Verkürzung von ca. 4 cm, bei Syme bis 7 cm zu rechnen.

5. Symes Amputation
Als distalste Form der Unterschenkelamputation erfolgt diese durch das obere Sprunggelenk und wird in den letzten Jahren zunehmend häufiger ausgeführt [3]. Hierbei erfolgt die knöcherne Absetzung durch das obere Sprunggelenk unter Abtragen der Malleoli mit der Säge. Da es sich hierbei um einen Amputationsstumpf handelt, bei dem das komplette Gewicht vom Ende des Stumpfes getragen wird, ist der Hauptlappen von größter Bedeutung für eine gute Funktionalität. Die Auslösung des Kalkaneus hat scharf

über dem Knochen zu erfolgen zum Erhalt eines möglichst dicken Hautlappen. Amputationsformen wie die Syme Amputation und die Kniegelenksexarticulation ermöglichen, da sie das Gewicht am Stumpfende übertragen, eine bessere Propioception. Dies ist insbesondere bei älteren Patienten von Bedeutung denen das Erlernen des Gehens mit Prothese leichter fällt [8].

Eine besondere Bedeutung haben transartikuläre Amputationen im Wachstumsalter. Es können so beide Epiphysen erhalten bleiben und das ansonsten oft beobachtete Auswachsen des diaphysären Knochenstumpfes mit Bildung revisionspflichtiger Knochenzacken kann verhindert werden.

6. Diaphysäre Unterschenkelamputation

Im Gegensatz zur Syme Amputation wird hier das Gewicht nur zum Teil vom Stumpfende aufgenommen, das konische Tibiaplateau und die Patella nehmen ca. 60% der Kraft auf. Moderne Schaftsysteme ermöglichen eine Fixation der Prothese ohne Halter am Oberschenkel, die die Quadrizepsfunktion stören [10]. Jede Länge ist wegen des Hebelarms nützlich [1], früher betrug die optimale Länge ab Kniegelenk ein Drittel der Tibialänge oder circa 12 cm. Falls erforderlich ist eine Verlängerung des Stumpfes nach Abheilen der Weichteile durch Kallusdistraktion möglich.

Die Tiabiavorderkante nimmt beim Gehen, insbesondere beim Abdrücken des Prothesenfußes einen großen Teil der Kraft auf. Ein Anschrägen der Knochenkante sowie eine ausreichende Deckung mittels Muskulatur ist notwendig. Bei relativ kurzen Stümpfen kann eine Abduktionsstellung der Fibula eine nachträgliche Resektion derselben nötig machen. Postoperativ sollte eine sofortige straffe Wicklung des Stumpfes erfolgen zur frühzeitigen Formung des Stumpfes und Vermeidung eines Ödems, das die Wundheilung stört und die prothetische Versorgung verhindert. Krankengymnastik zur Aufrechterhaltung der Kniegelenksbeweglichkeit ist von besonderer Bedeutung.

7. Borggreve-Rotationsplastik

Bei knienahen Tumoren, aber auch unfallbedingten Defekten des Kniegelenks mit Weichteilen ist ein umgedrehtes Sprunggelenk als Ersatzknie besser als ein Oberschenkelstumpf, insbesondere bei jungen Patienten.

8. Kniegelenksamputation

Ähnlich der Syme Amputation ist die Amputation auf Kniegelenkshöhe möglich. Die Vorteile gegenüber einer diaphysären Oberschenkelamputation liegen im geringeren operativen Trauma und der schnelleren Wundheilung. Frühere Nachteile des Platzbedarfs eines Kunstknies kann die moderne Prothesentechnik bewältigen. Im Regelfall ist die Anpassung einer Prothese möglich ohne Abstützung am Os ischium. Die Narbe des Hautlappens kommt vor oder hinter den Femurkondylen zu liegen und sollte auch bei Beugung außerhalb der Belastungszone bleiben. Wenn die Patella erhalten werden soll, kann sie mit Vorteil hoch und unfixiert bleiben.

9. Diaphysäre Oberschenkelamputation

Ein Problem der Oberschenkelamputation ist mit abnehmender Länge des Stumpfes das zunehmende Übergewicht des M. iliopsoas als Hüftflexor. Ein Lagern des Stumpfes auf einem Kissen im Bett oder das Ablegen des Stumpfes auf dem Handgriff der Unterarmgehstütze fördern weiter die Beugekontraktur im Hüftgelenk. Die optimale Stumpflänge beträgt 2/3 der Femurlänge. Der Hautmuskellappen wird im Gegensatz zum Unterschenkel fischmaulartig angelegt. Auf ein Nachkürzen des N. ischiadicus ist zu achten sowie ein möglicher Druck der Prothese auf die Nerven in jedem Fall zu verhindern.

Eine sofortige Stumpfpflege inclusive Wicklung ist wie bei der Unterschenkelamputation wichtig zur Vermeidung von Frühkomplikationen.

10. Hüftexartikulationen

Hüftexartikulationen sind nur in seltensten Ausnahmefällen posttraumatisch notwendig. Der Erhalt des Schenkelhalses sowie des Trochantermassivs bietet dem Patienten die Vorteile einer erhaltenen Gesäßkontur und besserer Gleichgewichtskontrolle im Sitzen.

11. Hemipelvektomie

Hohe Ausriß- und Quetschungsverletzungen machen selten eine primäre oder aufgeschobene Hemipelvektomie als lebenserhaltende Maßnahme erforderlich.

Prothesenversorgung und Rehabilitation

Eine sofortige Einbeziehung des Prothesenbauers, insbesondere bei Amputation ab Höhe des Sprunggelenkes ist für eine erfolgreiche Rehabilitation von entscheidender Bedeutung. Bei der Konstruktion der Prothese bestimmt die Relation des Lot des Körperschwerpunktes zur Kniegelenksachse die Stabilität und das mögliche Gangbild der Prothese [8]. Soweit von den Begleitverletzungen her möglich, ist ein sofortiger Beginn der Krankengymnastik zur Stärkung der Armmuskulatur nötig. Eine Rollstuhlmobilisation ist oft hinderlich. Stumpfübungen, die auch vom Patienten alleine durchzuführen sind, können direkt postoperativ erlernt werden. Der Patient muß die Verantwortung für die Pflege des Stumpfes übernehmen lernen. Ebenfalls direkt postoperativ ist in den meisten Fällen eine psychotherapeutische Betreuung indiziert. Neben der Trauerarbeit treten eine Minderung des Selbstwertgefühls sowie Ängste vor der Bewältigung zu erwartender beruflicher und familiärer Schwierigkeiten auf. Von vielen erfolgreich rehabilitierten Amputierten wird hier auf die positive Rolle des Sportes zur Festigung des Selbstwertgefühles verwiesen.

Literatur

1. Baumgartner R, Botta P (1995) Amputationen und Prothesenversorgung der unteren Extremität, 2. Auflage. Encke-Verlag, Stuttgart
2. Ebskov LB (19839 Choice of level in lower extremity amputation – nationwide survey. Prost Orth int 7:58–60
3. Ebskov LB (1994) Trauma-related major lower limb amputations: an epidemiologic study. J Trauma 36(6):778–783
4. Pierce RO Jr, Kernek CB, Ambrose TA (1993) The plight of the traumatic amputee. Orthopedics 16(7):793–797
5. Robertson PA (1991) Prediction of amputation after severe lower limb trauma. J Bone Joint Surg 73(5):816–818
6. Pozo JL, Powell B, Andrews BG, Hutton PA, Clarke J (1990) The timing of amputation for lower limb trauma. J Bone Joint Surg (Br) 72(2):288–292
7. Walker CR, Ingram RR, Hullin MG, McCreath SW (1994) Lower limb amputation following injury: a survey of long-term functional outcome. Injury 25(6):387–392
8. Pinzur MS (1990) New concepts in lower limb amputation and prosthetic mangement. Instr Course Lect 39:361–366

9. Dudley H, Carter D, Russel R (eds) (1989) Trauma Surgery Part 2, 4th Edition. Butterworths London Boston Sydney Wellington Singapore
10. Gerhardt J, Reiner E, Schwaiger B, King P (Hrsg) (1987) Interdisciplinary Rehabilitation in Trauma. Williams and Wilkins, Baltimore London Los Angeles Sydney

Amputationen an Hand und Fuß

E. Brug

Unfallchirurgische Klinik, Chirurgische Universitätsklinik, Jungeblodtplatz 1, D-48149 Münster

Jeder auch noch so geringfügige Verlust an einem Gliedmaßenabschnitt bedeutet für den Patienten einen irreversiblen Verlust eines differenzierten Körperteils und damit auch Verlust seiner körperlichen Integrität.

An der unteren Extremität – und damit am lokomotorischen System – bedeutet eine traumatische oder krankheitsbedingte Verstümmelung je nach Amputationshöhe eine mehr oder weniger starke Beeinträchtigung seines Geh- und Stehvermögens.

An der Hand trifft ein quantitativ vergleichbarer Verlust ein Greifwerkzeug und Präzisionsinstrument aber auch gleichzeitig Sinnesorgan, was nicht nur für Berufsleben und damit Erwerbsfähigkeit des Betroffenen eine beträchtliche Zäsur darstellt. Eine Verstümmelung des Kommunikationsorganes Hand stellt darüber hinaus ein erhebliches soziales Handicap dar.

Am krassesten kommt die diametrale funktionelle Verschiedenheit von Fuß und Hand in der verschiedenen Wertigkeit der Zehen- bzw. Fingeramputation zum Ausdruck. Der Verlust sämtlicher Zehen wird am beschuhten Fuß weder als Verstümmelung von den Mitmenschen erkannt, noch stellt er im Beruf oder für viele Sportarten eine nennenswerte Beeinträchtigung dar. Der Verlust sämtlicher Finger macht schlagartig wirtschaftlich abhängig, sozial hilfsbedürftig. Die Differenzierung der Chirurgie hat dementsprechend zwar schon vor 4 Jahrzehnten eine Disziplin Handchirurgie gezeitigt, während sich nur zögerlich eine Interessengruppe Fußchirurgie formiert.

Auch die Amputationsursachen unterscheiden sich diametral voneinander:

Im Fußbereich sind in den Industrieländern 90% der Amputationen Folge arterieller Durchblutungsstörungen, nur 5% sind Traumafolgen.

An der Hand rühren 90% aller Verstümmelungen von Unfällen her.

Dementsprechend wird die Amputationshöhe an der Hand durch das Trauma vorbestimmt, das entweder primär oder sekundär zur Amputation führt.

Am Fuß sind es bei den nicht traumatogenen Indikationen die Durchblutungsverhältnisse, die Vitalität des Gewebes, die Erfahrung und das Können des Operators, der die strategisch und empirisch definitive Amputationshöhe wählt.

Oberstes Gebot an der Hand ist die Erhaltung oder Erzielung einer Greiffunktion bei soviel Ästhetik wie möglich, am Fuß muß der Operator danach trachten, soviel Fußsohle und damit Sohlenhaut zu erhalten wie möglich.

Die Fußsohle macht den Fußstumpf *endbelastbar*.

Die *propriozeptiven* Eigenschaften der Fußsohle geben dem Amputierten wichtige Informationen für die Fortbewegung. Jeder cm mehr Fußsohle bedeutet ein Mehr an *Standfläche* und *Gehfähigkeit*.

Der Fußstumpf, nicht der Rückfußstumpf, erfordert keinen prothetischen *Längenausgleich*, was für den Patienten von enormer psychologischer Bedeutung ist, ohne Prothese auf *eigenen* Füßen zu stehen.

An der Hand gibt es keine strategischen Amputationshöhen. Jeder cm ist Funktionsgewinn. Am Fuß sollten *Zehen* im Grundgelenk abgesetzt werden. Ausnahme ist die Großzehe. Zehenstümpfe z.B. in Mittelgelenkshöhe neigen zu lästigen Dorsalflexionen.

*Mittelfuß*amputationen sollten durch die Metatarsalbasen gehen, da Diaphysenstümpfe zu bleistiftspitzenförmigen Dystrophien neigen. In vielen Fällen kann/können nach Metatarsektomie die Zehe(n) belassen werden.

Amputationen in der Lisfranc'schen Gelenkhöhe dürfen keine reinen Exartikulationen sein, da die Gelenklinie nicht harmonisch verläuft. Wird die Exartikulation zur begradigenden Amputation erweitert, ergibt dies hervorragende Stümpfe. Bei der proximal davon gelegenen *Bona-Jäger*-Gelenklinie sollte das Navikulare arthrodetisch an den Talus fixiert werden.

Von den zahlreichen Rückfußamputationen gibt es im wesentlichen 3 Formen mit zahlreichen Modifikationen.

Der *Chopart*-Stumpf erfordert keinen prothetischen Längenausgleich, neigt jedoch ohne Arthrodese zur Supinationsfehlstellung. Bei den Amputationen nach *Spitzy* und *Pirogoff* wird der Talus reseziert und eine Arthrodese zwischen Kalkaneus und Tibia erzeugt.

Der Spitzy-Stumpf ist kürzer als der Pirogoff-Stumpf, benötigt eine Prothese, bereitet jedoch keine Probleme der hinderlichen Prothesenlänge. Der Amputierte mit Pirogoff-Stumpf geht nicht auf der plantaren, sondern der weniger belastungsgeeigneten dorsalen Fersenhaut.

Der Syme-Stumpf besteht in der kompletten Amputation des Fußskelettes unter Erhalt der Sohlenhaut. Er führt zu einer prothetisch auszugleichenden Beinverkürzung von 4–7 cm.

Die verschiedenen Amputationstaktiken werden durch Bildmaterial veranschaulicht.

Amputationstaktiken III

Vorsitz: E. Markgraf, Jena; M. Nerlich, Regensburg

Die Wiederherstellungschirurgie von Amputationsstümpfen

H. U. Steinau

Klinik für Plastische Chirurgie und Schwerbrandverletzte,
Berufsgenossenschaftliche Universitätsklinik Bergmannsheil, Bürkle-de-la-Camp-Platz 1
D-44789 Bochum

Es werden die Wiederherstellungsmöglichkeiten bei der primären, postprimären und sekundären Stumpfversorgung im Unter- und Oberschenkelbereich skizziert. Neben der Verwertung von Amputatanteilen, die auch in mikrochirurgischer Technik replantiert werden sollten, stellen sekundäre Rekonstruktionsverfahren eine wichtige Indikation bei kurzen und/oder unzureichend gepolsterten Stümpfen im Unter- und Oberschenkelbereich dar. Die Palette reicht dabei von konventionellen Hautlappenplastiken über die Hautexpansion bis zur mikrochirurgischen Gewebetransplantation. Durch inderdisziplinäres Management läßt sich in allen drei Behandlungsphasen die Rehabilitation des Patienten verbessern.

Reconstructive Surgery in Stump Preservation and Distalisation at the Knee Joint Level

Reconstructive plastic procedures in primary care and in postprimary/secondary treatment following below knee and above knee amputations are discussed. Short amputation stumps and stumps suffering from insufficient soft tissue coverage should be primarily avoided employing salvage replantation techniques. Secondarily conventional flaps and grafts, tissue expansion and/or microsurgical free tissue transfer all serve for achieving stable skin conditions and preserve adequate stump lengths. Interdisciplinary treatment racionale will lead to improvement of functional and social rehabilitation.

Die Einführung mikrovaskulärer Rekonstruktionsmethoden, verbesserte interne und externe Stabilitätstechniken, und Knochenrekonstruktionsverfahren haben die Indikation zur Ampuation bei schwergradig offenen Verletzungen der unteren Extremitäten deutlich reduziert [14, 15, 21, 24]. Gleichwohl zwingen in der Akutphase nicht selten lebensbedrohliche Begleitverletzungen zur kunstlosen Ablatio, und postprimär läßt ein septisch-toxischer Verlauf mit drohendem Organversagen kaum eine Gliedmaßenerhaltung zu.

Eine identische Entwicklung zeigt die tumortragende Extremität. Während früher die Amputation in der proximalen Etage als Behandlung der Wahl galt, bieten heute multimodale Behandlungsprotokolle unter Einsatz von Rekonstruktionsverfahren analog zur posttraumatischen Defektdeckung gleiche Überlebensraten und deutlich bessere funktionelle Ergebnisse. Auch bei dieser Patientengruppe bleibt jedoch keine Alternative, wenn ein Tumoreinbruch in die Gelenke, ein Durchwachsen der Membranae interosseae und/oder langstreckige Ummauerung des Gefäß-Nerven-Bündels vorliegt. Darüber hinaus lassen große verjauchende Malignome aus palliativer Sicht gelegentlich eine Amputation sinnvoll erscheinen [1, 22].

Beide Behandlungsgruppen profitieren heute von bedeutenden Fortschritten in der Prothesenversorgung der Ober- und Unterschenkelstümpfe [1, 3, 7, 9]. Die Werbung für neue Kunstglieder läßt dabei sogar den Eindruck „problemloser Ersatzfunktionen" unter Hochleistungsbedingungen entstehen. Sorgfältige Nachuntersuchungen zeichnen jedoch ein differenziertes Bild: Chronische Schmerzsymptomatik, Kälteintoleranz, Hautirritationen und Ulzerationen, Schwellneigung, wiederholte Erysipele, Wirbelsäulenbeschwerden, Gangunsicherheit, Reduktion in der Leistungsfähigkeit und verminderte Akzeptanz durch die Behinderung lassen die psychische und soziale Rehabilitation des Patienten nicht selten zum Problem werden [1, 6, 7, 9].

Da die funktionellen Schwierigkeiten um so größer sind, je kürzer der Stumpf an der unteren Extremität werden mußte, sollen Taktik und Techniken zur Stumpferhaltung und -verlängerung skizziert werden. Bedenken wir, daß das Durchschnittsalter der Patienten in der zweiten und dritten Lebensdekade liegt, erscheint auch der Einsatz diffiziler und langwieriger Methoden, insbesondere bei bilateralem Extremitätenverlust, gerechtfertigt.

Fall 1

Der 21jährige Patient erlitt im Rahmen eines Motorradunfalles eine segmentale Quetschverletzung des linken Unterschenkels, die ein mehrmaliges radikales Débridement der Weichteile nach Stabilisation durch einen ventralen Rohrfixateur notwendig machte. Die Durchblutungsstörungen der Weichteile erwiesen sich als so ausgeprägt, daß die Nekrosenzonen bis in beide Gastroknemiusknöpfe hineinreichten, der resultierende knöcherne Defekt war 18 cm lang. Wegen der progressiven Muskelneurose und dem nicht aufzuhaltenden Infekt wurde der Entschluß zur Amputation gefaßt. Die Weichteilverhältnisse im Unterschenkelbereich hätten allenfalls eine Kniegelenksexartikulation unter Einsatz von Lappenplastiken ermöglicht. Zur Erhaltung eines funktionsgerechten Unterschenkels bei intaktem Kniegelenk wurde daher ein osteomyokutanes Kalkaneusfilet, gestielt am Nervus tibialis, präpariert und nach Quereosteotomie durch zwei Drahtcerclagen am angefrischten Tibiastumpf fixiert. Die herauspräparierte Arteria tibialis posterior sowie zwei Begleitvenen konnten End-zu-Seit an den Arteria-poplitea-Stumpf sowie an den Venae saphena magna und parva in End-zu-End-Technik anastomosiert werden (Einzelknopfnähte 8 x 0 Nylon). Der Nervus tibialis wurde aufgerollt, hoch in die Kniekehle verlagert, um durch den Prothesenrand nicht irritiert zu werden.

Der postoperative Verlauf gestaltete sich komplikationslos, der in den Schienbeinkopf eingebrachte Steinmann-Nagel konnte für drei Wochen zur Elevation und Flexionskontrakturprophylaxe verwendet werden.

Zehn Wochen später wurde eine definitive Versorgung des endbelastbaren sensiblen Stumpfes mit einer Kondylarprothese möglich. Der Patient gibt dabei das Gefühl an, auf seiner Ferse wie mit einer Stelze zu laufen.

Fall 2

Dieser 17jährige Patient erlitt im Kindesalter durch ein Überrolltrauma eine Kniegelenksexartikulation rechts und kurze Unterschenkelamputation links. Wegen ausgedehnter Narbenflächen bildete sich in den folgenden Jahren ein ausgeprägter Pseudotürkensäbelfemur aus. Durch die instabilen Narbenflächen und die hauchdünne Weichteilbedeckung war hier keine Korrekturosteotomie möglich. Im rechten Unterschenkelstumpf bestanden ausgedehnte Narbenflächen, die eine dauerhafte Prothesenversorgung nicht zuließen. Auswärts war daraufhin eine bilaterale Oberschenkelamputation empfohlen worden. Wir führten zunächst eine Exzision der Stumpfulzera durch und bedeckten die instabilen Narbenareale mit einem 39 x (bis zu) 16 cm langen, partiell myokutanen Latissimus-dorsi-Lappen, der End-zu-Seit und die Arteria und Vena femoralis angeschlossen wurde (Einzelknopfnähte 8 x 0 Nylon). Nach Einheilung konnte dann sekundär durch Zwei-Etagen-Osteotomie und intramedullärer Stabilisation eine prothesenfähige Begradigung durch die Kollegen der Unfallchirurgie erfolgen. Parallel dazu wurde auf der kontralateralen Seite durch Einlegen von zwei Hautexpandern die sensible Umgebung aufgedehnt und im Sinne von zwei Verschiebeschwenklappen zur Stumpfdeckung verwendet. Es resultierten daraus ein prothesenfähiger Exartikulationsstumpf rechts und ein kurzer Unterschenkelstumpf links.

Diskussion

Auch unter Einsatz moderner Rekonstruktionsverfahren bleibt die Amputation als wesentlicher Wiederherstellungseingriff im chirurgischen Spektrum bestehen.

Erlauben das Ausmaß von Kontusion und Infektion bei der posttraumatischen Indikation und onkologischen Prinzipien bei Tumorbefall die Formung eines langen, gut gepolsterten Unterschenkelstumpfes, werden die funktionelle Rehabilitation und soziale Wiedereingliederung im Regelfall erfolgreich abgeschlossen [1, 7, 9].

Lassen die klinischen Bedingungen jedoch die Amputationsebene nach proximal wandern und liegen unzureichende Weichteilverhältnisse vor, so wächst die Wahrscheinlichkeit lebenslanger funtioneller Probleme [7]. Neben den eingangs erwähnten Schwierigkeiten sind instabile Narbenareale, verminderte Trittsicherheit, Schmerzsyndrome und der erhöhte Energieaufwand zur Fortbewegung zu nennen. Mit zunehmendem Alter führen darüber hinaus kardiorespiratorische Funktionseinbußen zu unerreichbarem Energiebedarf beim Laufen mit der Prothese; der Patient wird gezwungen, den Rollstuhl einzusetzen [6, 7, 9].

Als grundsätzliche Richtlinie gilt daher, bei mobilem Kniegelenk die Erhaltung eines Unterschenkelstumpfes mit ausreichender Länge anzustreben. Zwingt die klinische Kondition zur Preisgabe des Kniegelenkes, sollt geprüft werden, ob eine transgenikuläre oder transkondyläre Amputation mit Erhalt originärer Muskelkräfte möglich ist. Bei Oberschenkelstümpfen muß das gesamte Spektrum wiederherstellungschirurgischer Maßnahmen ausgeschöpft werden, um Stumpflänge zu erhalten. Hier muß die Stumpfform nicht immer konventionellen Vorstellungen genügen: Selbst nach Verlust der Quadrizepsfunktion oder der langen Kniebeuger, ferner bei hoher Läsion des Nervus ischiadicus sollte bei suffizientem Weichteilmantel ein langer atypischer Oberschenkelstumpf bevorzugt werden [20, 23]. Das Innervationsgebiet des Nervus saphenus kann dabei in Kniegelenkebene eine sensible Stumpfkuppe garantieren.

Unter den vorhandenen technischen Möglichkeiten gilt in der Akutphase die Verwertung von Amputatteilen als wesentliches Prinzip [4, 10–12, 17]. Erlaubt der klinische Zustand des Patienten einen länger dauernden Eingriff, können bereits während der Primärversorgung die Präparation des Amputates mit Darstellung der Gefäß- und Nervenstümpfe, die Osteotomie und die Vorbereitung des distalen Stumpfendes erfolgen. Die eindeutige Entscheidung zur Replantation von Amputatanteilen bleibt weiterhin durch Begleitverletzungen und vitale Parameter bestimmt.

Auch in der postprimären Phase ist bei langstreckingen segmentalen Knochen- und Weichteilverlusten an die Verwertung des Fußes zu denken [8, 12]. Der Nervus tibialis kann dabei entweder im Sinne einer modifizierten Borggreve-Plastik aufgerollt werden oder bei Durchtrennung nach Neurorhapie zumindest eine Schutzsensibilität garantieren. Selbst nach zusätzlichen Fußverletzungen sollte geprüft werden, ob neurovaskuläre

Lappeneinheiten des Fußrückens oder des belastungsstabilen Hohlfußes zu verwerten sind. Mit der Einhaltung der Einheit aus Kalkaneus und Fersenweichteilen als neuem Stumpfende gelingt einerseits die Verlängerung um etwa 10 cm, darüber hinaus berichten die Patienten „auf ihrem Fuß im Prothesenköcher zu laufen".

Liegen langstreckige Segmentdefekte im Oberschenkel- oder Kniebereich nach Trauma oder Tumorresektion vor, kommen eingeführte Methoden zur Anwendung. Neben der Umkipp-Plastik mit gefäßgestielter Verlagerung der Tibia als Femurersatz bietet insbesondere die Rotationsplastik nach Borggreve deutliche funktionelle Vorteile [1, 2, 18]. Bei exakter Längeneinstellung des Unterschenkels am Oberschenkelstumpf dient das Sprunggelenk als Kniegelenkersatz. In Modifikation dazu können Fußteile oder Unterschenkelsegmente unter Bildung eines Chopart-Stumpfes zumindest eine Kniegelenkexartikulationsebene erreichen [21, 22]. Neben der Verwendung von Amputatanteilen stellen postprimär und sekundär konventionelle Hautlappenplastiken den Hauptanteil rekonstruktiver Verfahren dar [1, 3, 9]. Durch Anbringung von zirkulär geführten Traktionsnähten lassen sich dabei deutliche Längengewinne zum spannungsfreien Wundverschluß erzielen. Eine postprimär oder sekundär durchgeführte Hautexpansion erlaubt die Indikationsbreite noch auszudehnen [16]. Grundlage für jegliche Planung ist dabei, die interdisziplinäre Analyse der Belastungszonen im Prothesenkörper, die möglichst mit sensiblen, gut gepolsterten und dünnen Lappen abgedeckt werden sollte. Läßt die Umgebung diese Verfahren nicht zu, erscheint der Einsatz von mikrovaskulären Techniken vor Stumpfkürzungen gerechtfertigt [13, 19]. Insbesondere bei bilateralen Amputationen oder bei notwendigen ossären Korrektureingriffen besteht eine eindeutige Indikation. Die gekreuzte Beinlappenplastik, wie sie bereits von Esser 1917 [5] in Serie verwendet wurde, stellt heute nur noch eine Ausnahme dar.

Tabelle 1 skizziert die differentialtherapeutischen Möglichkeiten bei der Akutversorgung und der postprimären bzw. sekundären Rekonstruktion. Für Patienten mit kurzen Unter- oder Oberschenkelstümpfen bietet sich heute mit der Transportkortikotomie eine weitere Möglichkeit, sekundär eine adäquate Stumpflänge zu erhalten.

Tabelle 1. Differentialtherapeutische Möglichkeiten zur Stumpferhaltung oder Stumpfverlängerung in Höhe des Kniegelenkes

1. Akutversorgung
- Replantation von Amputationsanteilen (cave: Allgemeinzustand!)
- Konventionelle Hautlappen- oder Muskellappenplastiken
- Hauttraktionsverfahren, Hauttransplantationen

2. Postprimäre oder sekundäre Rekonstruktion
- Hauttransplantation in unbelastete Areale
- Konventionelle Hauttraktionsverfahren
- Lokale Lappenplastiken, auch mit Hautexpansion (gekreuzte Beinlappenplastik)
- Transportkortikotomie für Unterschenkel- oder
  Oberschenkelstumpfverlängerung
- Neurovaskuläre gestielte Lappen: Musculus dorsalis pedis, Hohlfuß
- Gestieltes myoossäres Tibiainterponat mit Kniegelenkexartikulation
- Umkipp-Plastik (Sauerbruch), auch mit Endoprothese
- Rotations-Plastik (Borggreve)
- Mikrochirurgischer Fußfilettransfer auf Unterschenkel- oder Oberschenkelstumpf
- Osteomyokutaner Kalkaneusfiletlappen
- Unterschenkelsegmentreplantation mit Chopart-Stumpf
- Mikrochirurgische Gewebetransplantation, auch von kontralateral

Moderen Wiederherstellungstechniken sind heute in der Lage, das Schicksal der Patienten, bei denen der Erhalt der unteren Extremität nicht mehr möglich ist, entscheidend zu beeinflussen. Zwar gilt die Amputation allgemein als Versagen der Therapie, um so mehr müssen jedoch alle Möglichkeiten interdisziplinär ausgeschöpft werden, die funktionelle und soziale Rehabilitation dieser Gruppe zu verbessern. Für die primären, postprimären und sekundären Verfahren gilt jedoch dabei, daß operativer Aufwand und Zeitdauer dem zu erwartenden funktionellen Vorteil entsprechen.

Literatur

1. Baumgartner R, Botta P (1989) Amputation und Prothesenvesorgung der unteren Extremität. Enke, Stuttgart
2. Borggreve J (1930) Kniegelenkersatz durch das in der Beinlängsachse um 180° gedrehte Fußgelenk, Arch orthop Unfall-Chir 28:175–178
3. Dederich R (1982) Wiederherstellungschirurgische Maßnahmen – Plastisch-chirurgische Maßnahmen an Oberschenkel- und Unterschenkelstümpfen. Z Orthop 120:613–614
4. Dubert T, Oberlin C, Alnot Y (1993) Partial replantation after traumatic proximal lower limp amputation: a one-stage reconstruction with free osteocutenous transfer from the amputated limb. Plast reconstr Surg 91:537–540
5. Esser JFS (1917) Gestielte Plastiken bei typischen Erfrierungen und bei schlecht geheilten Amputationsstümpfen der unteren Extremität. Bruns Beitr klin Chir 198:514–522
6. Fisher V, Gullickson G (1978) Energy cost of ambulation in health and disability: a literature review. Arch phys Med Rehabil 59:124–133
7. Florin I, Gerhards F, Knapps TW, Fuhrmann J, Stürmer R (1981) Psychologie, medizinische, demographische und rehabilitative Variablen in ihrer Beziehung zum Rehabilitationserfolg bei einseitig beinamputierten Männern. Research report FL 117/1. Deutsche Forschungsgesellschaft, Marburg
8. Forster RJ, Barry RJ, Holloway A, Burney DW (1983) A 50-cm-fillet-flap for preservation of maximal lower extremly residual limb length. Clin Orthop 178:216–219
9. Friedmann LW (1978) The surgical rehabilitation of the amputee. Ch C Thomas, Springfield
10. Frykman GK, Christopher MJ (1987) Amputation salvage with microvascular free flap from the amputated extremity. J Trauma 27:326–329
11. Gumley GJ, MacLeod AM, Thistlethwaite S, Ryan AR (1987) Case report: Total cutaneous harvesting from an amputated foot – two free flaps used for acute reconstruction. Brit J Surg 40:313–318
12. Jupiter JB, Tsai, Tsu-Min, Kleinert HE (1982) Salvage replantation of lower limb amputations. Plast reconstr Surg 69:1–8
13. Kasabian AK, Colen SR, Shaw WW, Pachter HL (1991) The role of microvascular free flaps in salvaging below-knee amputation stumps: A review of 22 cases. J Trauma 31:495–502
14. Keblish PA (1986) Amputation alternatives in the lower limb, stressing combined management of the traumatized extremity. Clin plast Surg 13:4
15. Ketterl RL, Steinau HU, Feller AM, Stübinger B, Claudi B (1990) Aggressives Débridement und frühzeitige Weichteildefektdeckung bei drittgradig offenen Tibiafrakturen. Zbl Chir 115:209–218
16. Manders EK, Oaks TE, AU VK, Wong RKM, Furrey JA, Davis TS, Graham WP III (1988) Soft tissue expansion in the lower extremities. Plast reconstr Surg 81:208–216
17. Russel RC, Vitale V, Zook EC (1986) Extremity reconstruction using the „fillet of sole" flap. Ann plast Surg 17:65–72
18. Sauerbruch F (1922) Die Exstirpation des Femur mit Umkipp-Plastik des Unterschenkels. Dtsch Z Chir 169:1–12
19. Shenaq SM, Krouskop T, Stal S, Spira M (1987) Salvage of amputation stumps by secondary reconstruction utilizing microsurgical free-tissue transfer. Plast reconstr Surg 79:861–869
20. Steinau HU, Biemer E (1985) Plastisch-chirurgische Rekonstruktionsmöglichkeiten bei gliedmaßenerhaltender Resektion maligner Weichgewebstumoren der Extremitäten. Chirurg 56:741–745

21. Steinau HU, Germann G (1991) Plastisch-rekonstruktive Mikrochirurgie zur posttraumatischen Infektionsprophylaxe und -therapie. Chirurg 62:562–659
22. Steinau HU, Gradinger R, Claudi C, Biemer E (1990) Soft tissue sarcomas of the extremities. Limb-sparing resection and reconstruction. In: Russel C: Plastic surgery educational foundation. Instructional courses. Mosby Year Book 3:116–138
23. Stener B (1971) Amputation through the lower thigh with removal of the adductor and hamstring muscles. Clin Orthop rel Res 80:133–138
24. Walton RL, Rothkopf DM (1991) Judgement and approach for management of severe lower extremity injuries. Clin plast Surg 18:525–543

Verlängerung von Amputationsstümpfen

F. Neudeck

Abteilung für Unfallchirurgie, Universitätsklinikum, Hufelandstraße 55, D-45122 Essen

(Manuskript nicht eingegangen)

Standard der Prothesenversorgung

V. Bühren und R. Beisse

Berufsgenossenschaftliche Unfallklinik, Prof.-Küntscher-Straße 8, D-82418 Murnau

Einleitung

Die Amputation stellt nicht das Ende, sondern den Beginn einer Behandlung dar, an deren Ende der funktionell und kosmetisch bestmögliche Ersatz der Gliedmaße steht. Hierzu bedarf es der korrekten Indikationsstellung und detaillierten Verordnungen einer Prothese.

In die Indikationsstellung zur Prothese sind nach Baumgartner/Botta folgende Faktoren einzubeziehen:

- Psyche und Physis des Patienten
- Stumpfverhältnisse
- Technik und Ausführung.

Einer besonders strengen Indikationsstellung zur Prothese bedarf es beim Alkohol- oder Drogenabhängigen, bei der fortgeschrittenen Arterio- und Zerebralsklerose oder Patienten mit endogener Depression. Fatalistische oder depressiv verstimmte Persönlichkeitsstrukturen vermögen das Ergebnis der Versorgung gleichfalls ungünstig zu beeinflussen. Andererseits stellt ein Verlust mehrerer Gliedmaßen beim psychisch stabilen und körperlich leistungsfähigen Patienten keine Kontraindikation zur prothetischen Versorgung dar.

Einen weiteren möglicherweise limitierenden Faktor stellen die Stumpfverhältnisse dar. Nicht immer findet der Orthopädietechniker an den unteren Gliedmaßen eine auf der ganzen Fläche belastbaren und sensiblen Stumpf vor. Jede Verlagerung der Kraftübertragung auf proximale Gliedmaßenabschnitte fördert hingegen Stumpfödeme mit der Neigung zum Schwitzen und der Ekzembildung.

Über die Art der Ausführung der Prothese, ob beispielsweise myelektrische oder Zugprothese an der oberen Extremität, entscheidet nicht das technische Machbare, sondern Motivation, Auffassungsgabe und berufliche Anforderungen des Versehrten. Die heute zur Anwendung kommenden Materialien sowie mechanischen und elektronischen Teile, ermöglichen in den meisten Fällen die Herstellung einer Prothese, die der Erwartung des Amputierten an eine künstliche Gliedmaße in hohem Maße entgegenkommt. Zu den Erwartungen zählt nicht nur die Wiederherstellung der Funktion, sondern auch ein äußeres Erscheinungsbild hinsichtlich Form, Farbe und Beschaffenheit und Bewegungsablauf, das den Naturgegebenheiten weitgehend ähnlich ist und die das Tragen von normaler Kleidung ermöglicht. Als störend und gesellschaftlich isolierend werden dabei Geräusche, wie sie beispielsweise durch Pumpbewegungen im Schaft entstehen, Gerüche durch vermehrte Schweißabsonderung oder der schlechte und lockere Sitz einer Prothese empfunden. Vom Orthopädietechniker dürfen wir dank der meist möglichen modularen Fertigungsweise eine rasche Erstellung des Prothesenrohbaus erwarten, der die Aushändigung der fertigen Prothese innerhalb einer Woche an den Versehrten ermöglicht.

Standard der Prothesenversorgung an der oberen Extremität

Die Besonderheit der Versorgung Amputierter an der oberen Extremität liegt in den Anforderungen an die Zugfestigkeit der Prothese, bedingt durch die natürlichen Funktionen des Arms in Form von Heben und Tragen und den zu ersetzenden Funktionen des Greif- und Halteorgans Hand. Verständlicherweise können nicht alle Greif- und Bewegungsarten der Hand nachempfungen werden. So beschränken sich fast alle Hand-Konstruktionen auf den Spitz- und Faustgriff. Von Bedeutung ist die aktive und passive Drehbeweglichkeit zwischen Unterarm und Hand. Bei entsprechender Amputationshöhe sind Ellbogen- und Schultergelenk als Scharnier- bzw. Kugelgelenk ausgelegt.

Zu unterscheiden sind aktive und passive Armprothesen. Zu den letztgenannten gehören die Schmuckprothese und der Arbeitsarm mit feststehendem Werkzeug, z.B. einem Haken. Bei den aktiven, also durch die Eigenaktivität des Amputierten zu steuernden Prothesen werden Eigenkraft- und Fremdkraftprothesen unterschieden. Beispiele hierfür sind die Armprothese mit Kraftzug (Eigenkraft) und die myelektrische Prothese (Fremdkraft). Bei der Armprothese mit Kraftzug wird unter indirekter Ausnutzung der Bewegung von Körperteilen, meist der gleichseitigen Schulter und des Nackens über Kraft- oder Bowdenzüge die Bewegung auf die Kunsthand oder das Ellbogengelenk fortgeleitet. So dient bei der Dreizug-Bandage nach Hepp das Nachvornebringen der Schulter als Kraftquelle für den Greifvorgang, während die Unterarmbeugung durch ein Vorwärtsheben des Oberarmstumpfes eingeleitet wird. Vorteile dieser Prothese sind die feindosierbare Bewegungskontrolle, das geringe Gewicht und die Stabilität der Prothese bei groben Arbeiten. Zu den Nachteilen gehört die unbefriedigende Kosmetik, der störende und oftmals einengende Sitz der Bandage und die hohe Anforderung an das Konzentrations- und Koordinationsvermögen des Patienten. Profitiert hat davon die Entwicklung und Verbreitung der myelektrischen Prothese, einer Fremdkraft-Prothese. Hierbei werden Muskelaktionspotentiale über verschiedenen Muskeln, z.B. Bizeps und Trizeps, mittels Elektroden abgenommen, verstärkt und zur Steuerung des Prothesen-Antriebs, meist einem Elektromotor mit Getriebe, verwendet. Eine Kombination aus Kraftzug und myelektrischer Prothese wird als Hybridprothese bezeichnet, mit Myelektrik für die Hand und einer mechanischen Steuerung für das Ellbogengelenk. Der Vollständigkeit halber sei die Technik nach Sauerbruch erwähnt, bei der durch direkten alternierenden Zug von muskulärem Agonist und Antagonist der Öffnungs- und Schließmechanismus der Kunsthand betätigt werden kann.

Spezielle Prothetik an den oberen Gliedmaßen

Verschiedene Amputationshöhen bedingen unterschiedliche Versorgungsstrategien. Für die Versorgung Amputierter kommen hierfür in der Regel stumpfumfassende und stumpf- und gelenkumfassende Schäfte zur Anwendung. Die Verbindung zwischen Prothese und Stumpf wird über Selbsthaftungskräfte hergestellt.

Der *Teilhandverlust* bedarf der Verordnung eines Teilhandersatzes mit kosmetischem Handschuh der auch die Verbindung zum Stumpf herstellt.

Für die Versorgung der *Handgelenksexartikulation* mit erhaltener Pro- und Supination genügt in der Regel eine Unterarm-umfassende Stumpfbettung ohne Beteiligung des Ellbogengelenks.

Der *lange und insbesondere der kurze Unterarmstumpf* wird mit einem Schaft versorgt, der sowohl den Unterarm als auch Ellbogengelenk umfaßt, um einer Lockerung des Prothesensitzes durch Druck- und Zugkräfte vorzubeugen.

Eine *Ellbogenexartikulation* und ein *langer Oberarmstumpf* verlangt nach einer Oberarmstumpf-umfassenden Schaftform. Durch die Drehfähigkeit des Oberarms wird die verlorengegangene Pro- und Supination des Unterarms weitgehend ersetzt.

Der *kurze Oberarmstumpf* und die *Schulterexartikulation* fordern das ganze Können des Orthopädietechnikers hinsichtlich der Stumpfbettung. Diese hat das Schulterrelief in den Randzonen zu fassen ohne die Beweglichkeit des Schultergürtels zu behindern. Insbesondere bei der myelektrischen Versorgung stellt ein ausreichender Kontakt zwischen Schaft und Stumpf eine störungsfreie Funktion sicher.

Bei der *Interthorako-Skapularen-Amputation* bedarf es zur sicheren Befestigung der Prothese der Abstützung am Becken oder der Befestigung an der gegenüberliegenden Schulter. In der Regel erfolgt die Versorgung mit einer Schmuckprothese, die zumindest das statische Ungleichgewicht des Oberkörpers auszugleichen vermag.

Standard der Prothesenversorgung an der unteren Extremität

Zu den Grundsätzen der Prothetik an den unteren Gliedmaßen gehört die Herstellung des *Vollkontakts* zwischen Schaft und Stumpf. Eine Freilagerung des Stumpfendes mit Abstützung der Prothese an körpernahen Strukturen, wie zum Beispiel einer Oberschenkelprothese mit Tubersitz, stellt heute die Ausnahmeversorgung bei nicht belastbaren Stumpfverhältnissen dar. Vollkontakt beinhaltet eine feste Verbindung zwischen Stumpf und Schaft, die Fähigkeit zur Endbelastung mit den wichtigen Funktionen der

Tiefensensibilität. Er beugt der Entkalkung des Knochens infolge Entlastung vor, hilft Stumpfödem, Schweißneigung und Ekzembildung zu vermeiden. Dieses Ziel wird durch eine Schaftform erreicht, die in ihrem Querschnitt von distal nach proximal größer wird. Der frische zunächst meist distal ausladende Amputationsstumpf bedarf deshalb der formgebenden elastischen Wicklung. Nachanpassungen des Schaftes in den ersten Monaten sind meist erforderlich.

Die Veränderung des Stumpfes in den ersten Tagen, Wochen und Monaten nach einer Amputation sind erheblich und so stellt sich die Frage nach dem richtigen Zeitpunkt der Erstversorgung. Das Spektrum reicht von der *Sofortversorgung* noch auf dem Operationstisch über die *Frühversorgung* nach Abschluß der Wundheilung bis zur *Spätversorgung* nach mehreren Wochen und Monaten. Einigkeit besteht in der Ablehnung der Spätversorgung mit den negativen Folgen der langen und belastenden Wartezeit für den Patienten, der Knochen- und Muskelatrophie. Der Sofortversorgung wird ein positiver Einfluß auf die Wundheilung und die Psyche des Amputierten zugetegehalten. Ein hoher logistischer Aufwand läßt dieses Verfahen jedoch nur für spezialisierte Zentren geeignet erscheinen.

Allgemein eingeführt ist die Frühversorgung. In der BG-Unfallklinik Murnau können wir hierbei auf gute Erfahrungen mit Schäften in Transparentbauweise verweisen, die sowohl eine Kontrolle des Vollkontakts zwischen Schaft und Stumpf, als auch die frühe Erkennung von Druckstellen ermöglichen. Alternativen der Frühversorgung stellen aufblasbare Prothesen oder Schäfte aus Gips- und Gipsersatzstoffen dar.

Bei der endgültigen Prothese lassen sich zwei grundlegend verschiedene Bauweisen unterscheiden. Die *Schalenbauweise* stellt die herkömmliche Art des Prothesenbaus dar. Dabei bildet die Außenwand ähnlich dem Aufbau der Krustentiere das tragende Element. Prothesen in Schalenbauweise sind leicht und robust, jedoch kosmetisch und „fühlbar" unnatürlich. Die Alternative ist die *Modular- oder Rohrskelettbauweise*. Das tragende Rohr liegt zentral innen, ähnlich dem menschlichen Bein und bedarf der Verkleidung mit Schaumstoffen ähnlich dem natürlichen Weichteilmantel. Sinn und Vorteil der Modulartechnik besteht in der Möglichkeit der freien Kombination verschiedener bereits vorhandener Prothesenelemente, wie Kniegelenke mit pneumatischer oder hydraulischer Schwung- und Standardphasensteuerung sowie verschiedenen Füßen, je nach körperlicher und geistiger Leistungsfähigkeit des Versehrten.

Spezielle Prothetik an den unteren Gliedmaßen

Amputation einzelner Zehen- und Mittelfußstrahlen können durch eine orthopädische Schuhzurichtung am Konfektionsschuh versorgt werden. Doppelseitige Amputationen der Füße erfordern ebenso wie Fehlstellungen ein orthopädisches Maßschuhwerk.

Bei einer Amputation auf Höhe der *Lisfranc'schen Gelenklinie* und proximal davon besteht die Indikation zur prothetischen Versorgung. Die Stumpfbettung hat in Dorsalflexion und Pronation der Sprunggelenke zu erfolgen, um der Tendenz zur Varusstellung und Spitzfußstellung mit der Folge der funktionellen Beinverlängerung vorzubeugen.

Die *Rückfußstümpfe* (Chopart, Pirogoff und Syme) sind dank der weitgehenden Erhaltung der Fußsohlenhaut gut belastbar. Die Unterschiede bestehen in der Funktion des oberen Sprunggelenks (Chopart) und der unterschiedlichen Beinverkürzung. Die Versorgung erfolgt mittels prothetischen Ersatz des Vorfußes und einer den ganzen Unterschenkel umfassenden Stumpfbettung.

Beim endbelastbaren *Unterschenkelstumpf* (lang, mittel, kurz) ist die Kurzprothese anzustreben, die Tragekomfort, Funktion und ein gutes kosmetisches Ergebnis erwarten läßt. Der nicht endbelastbare Stumpf erfordert eine Unterschenkelprothese mit Oberschenkelschaft oder eine Unterschenkel-Kurzprothese mit abnehmbaren Oberschaft.

Dem Vorteil der hohen Endbelastbarkeit des *Knieexartikulationsstumpfes* wird durch die Anfertigung einer Oberschenkel-umfassenden Vollkontaktprothese mit innerem Weichwandschaft und äußerem harten Gießharzschaft Rechnung getragen. Die Prothese kann dann ausgestattet mit entsprechenden Gelenkteilen für das Knie- und Sprunggelenk in Schalen- oder Modularbauweise angefertigt werden.

Beim *Oberschenkelstumpf* werden einer endbelastenden Form der prothetischen Versorgung enge Grenzen durch den kleinen Querschnitt des Femurknochens gesetzt. Mit zunehmender Verkürzung kommt es zudem zu einem Übergewicht der Abduktoren- und Flexoren des Hüftgelenks. Für die Bettung des Stumpfes ist nicht allein dessen Form von Bedeutung. Rotationsstabilität und Druckverteilung erfordern eine Einbeziehung von Sitzbeinhöcker und aufsteigendem Sitzbeinast. Die frühere übliche querovale Schaftform wurde in zunehmendem Maße von der längsovalen Schaftform (CAT–CAM, contoured adducted trochanteric controlled alignment method) abgelöst, die den Vorteil einer achsengerechten Einstellung des Femurs, einer physiologischen Lage und Funktion der verbliebenen Muskulatur und die Entlastung der ventral gelegenen Gefäß-Nervenscheide hat. Die Befestigung des starren Vollkontaktschaft am Körper erfolgt durch Unterdruck mittels eines Ventils im lateralen Schaftbereich. Die Prothese kann in Schalen- oder Modularbauweise mit Knie- und Fußgelenk ausgeführt werden.

Ultrakurzer Oberschenkelstumpf, Hüftexartikulation und Hemipelvektomie bedürfen der Versorgung mit einer Beckenkorbprothese. Die Modularbauweise unter Verwendung von stabilen und leichten Materialien wie z.B. Karbonfasern und Titan ermöglichen dabei die Verwendung eines möglichst klein zu haltenden Beckenkorbes mit niedrigem Gewicht.

Zusammenfassung

Der Standard der Prothesenversorgung an der oberen und unteren Extremität hat die heute dargestellten operativen Techniken und die Entwicklungen auf material-technischem Gebiet zu berücksichtigen. In gleichem Maße fließen in die Indikationsstellung und Auswahl der Prothese die individuellen Gegebenheiten des Patienten ein, wie Stumpfverhältnisse, körperlicher und seelischer Zustand sowie berufliche Anforderungen. Die heute übliche Versorgung den einzelnen Amputationshöhen entsprechend wurde dargestellt.

Zur umfassenden Behandlung nach einem Gliedmaßenverlust gehört neben der Prothesenversorgung auch die Versorgung mit Hilfsmitteln wie Gehhilfen (Handstock, Unterarmgehstützen u.ä.), Rollstuhl oder Sitzhilfen, die Verordnung physikalischer Therapie mit Gangschulung und eine möglicherweise erforderliche orthopädische Schuhzurichtung am gesunden Bein. Auf die wichtige Rolle der Ergotherapie gerade für den richtigen und alltäglichen Gebrauch von Prothesen nach einem Gliedmaßenverlust im Bereich der oberen Extremitäten sei abschließend hingewiesen.

Der Phantomschmerz: Prophylaxe statt Therapie

M. Hansis

Chirurgische Universitätsklinik, Unfallchirurgische Klinik, Sigmund-Freud-Straße 25, D-53127 Bonn

Phantomschmerzen nach Amputation können als ein „Memory des Präamputationsschmerzes" angesehen werden. Sie sind charakterisiert durch eine Steigerung der neuronalen Erregbarkeit, eine Sensitivierung und eine Chronifizierung. Vom Stumpfschmerz unterscheiden sie sich durch ein Gefühl von Bewegungen oder Temperatur, durch ein Teleskopphänomen sowie ihren gelegentlich brennenden oder ischämieartigen Charakter (Tabelle 1).

Die Therapie (Tabelle 2) von Phantomschmerzen ist schwierig und häufig unbefriedigend. Chirurgisch eher radikale Maßnahmen (Chordotomie, Rhitzotomie, Thalamatomie) sind insgesamt wenig aussichtsreich. Medikamentös sind leichtere Phantomschmerzen durch orale Analgetika oder trizyklische Antidepressiva beeinflußbar, stärkere durch epidurale Opioidapplikationen.

Transcutane elektrische Nervenstimulationen (TENS) sollen lediglich auf der contralateralen (gesunden) Seite angewandt werden; ihre Anwendung auf der amputierten Seite soll die Phantomschmerzen eher steigern; dasselbe gilt für die Akupunktur und Sympatikusblockaden. Lokale Maßnahmen am Stumpf können wohl örtliche Beschwerden reduzieren, haben jedoch keinen nachhaltigen Einfluß auf die Phantomschmerzen.

Entscheidend ist die Prophylaxe des Phantomschmerzes (Tabelle 3).

Prospektive vergleichende Studien konnten zeigen, daß eine Epiduralanästhesie (beginnend 3 Tage vor der Amputation) über eine Löschung des Memory's signifikant Häufigkeit und Schwere von Phantomschmerzen reduzieren konnte. Ersatzweise bietet sich perioperativ (und bis in die postoperative Phase hinein fortgeführt) eine kontinuierliche epidurale Blockade an.

Tabelle 1. Phantomschmerz – Pathophysiologie

Steigerung der neuronalen Erregbarkeit
Sensitivierung
→   Chronifizierung

Phantomschmerz – DD. Stumpfschmerz:
Bewegungen
Temperaturgefühl
Teleskopphänomen
brennend oder ischämieartig

Tabelle 2. Phantomschmerz – Therapie

medikamentös
    trizyklische Antidepressiva (Saroten, beginnend 25/25/25 mg, bis ca. 25/50/50 mg)
    Antikonvulsiva (Tegretal, nach Spiegel)
    Opioide und/oder Clonidin (auch epidural)

chirurgisch (insgesamt wenig aussichtsreich)
    Chordotomie
    Rhizotomie
    Thalamotomie

andere
    TENS Gegenseite
    Hinterstrangstimulation

i.d.R. vermeiden:
    TENS betroffene Seite
    Akupunktur
    Sympathikusblockaden

Tabelle 3. Phantomschmerz – Prophylaxe

Epiduralanästhesie – 3 Tage vor Amputation
(Löschung des Memory –„Prä-Amputationsschmerz")

kontinuierliche perioperative Blockade (bis 3. postop. Tag oder länger)

Literatur

Bach S, Noreng MF, Tjellden NU (1988) Phantom limb pain in amputees during the first 12 months following limb amputation after preoperative lumbar epidural blockade. Pain 33:297–301

Tryba M (1995) Prävention von Phantomschmerzen, sympathischer Reflexdystrophie und postzosterischer Neurologie. Abstracts Schmerzkongreß Heidelberg

Weslowski MS (1993) Phantom limb pain. Regional Anaesthesia 18:121–127

Wiemann K (1993) MSD-Manual. Urban und Schwarzenberg München

Arthrodesetechniken I

Vorsitz: M. Börner, Frankfurt/Main, A. David, Bochum

Funktioneller Wert von Gelenken und deren Kompensationsmechanismen

W. Otto

Klinik für Unfall- und Wiederherstellungschirurgie, Martin Luther Universität Halle-Wittenberg, Ernst-Grube-Straße 40, D-06097 Halle

Kurzfassung. Gelenke sind die Bewegungselemente im Stützapparat höher entwickelter Organismen und stellen, jedes für sich, funktionelle Einheiten dar. Sie bestehen aus den knöchernen Gelenkpartnern mit deren knorpeligen Gelenkflächenbezügen, dem Kapsel-Band-Apparat und den gelenküberspannenden Muskeln. Neben der stabilen Verbindung zweier Skelettanteile ermöglichen sie eine solide Kraftübertragung und die Stellungsänderung der artikulierten Knochen gegeneinander. Art und Ausmaß der Gelenkbeweglichkeit hängen ab von der anatomischen Gestaltung der artikulierenden Flächen, vom Einfluß der Kapsel-Band-Strukturen, von den Druckverhältnissen im Gelenkinneren und von der Interaktion der zugehörigen Muskelgruppen.

Als Grundbautypen von Gelenken kann man den sphärischen, das Kugelgelenk (Schulter- und Hüftgelenk), den trochleären oder kondylären, das Scharniergelenk (Finger- und Zehengelenke, Humeroulnargelenk), und den sellären, das Sattelgelenk (CMCG I), nennen. Die flachen, nahezu planen Gelenke (kleine Wirbelgelenke, Intertarsalgelenke) und die radförmigen, trochoiden (Atlantoaxialgelenk) sind letztlich kleine Oberflächensegmente von großen virtuellen Kugelgelenken. Eiförmige oder elypsoide Artikulationen (Radiocarpalgelenk) weisen in den senkrecht zueinander stehenden Achsen unterschiedliche Durchmesser auf, was zu differenten Bewegungsausschlägen führt.

Echte Kugelgelenke haben 3 Freiheitsgrade der Bewegung. Nur sie gestatten die Rotation der Gelenkanteile gegeneinander auch um deren Längsachse! Gelenke vom Scharniertyp bewegen sich nur um eine Achse und sind ligamentär oder durch spezielle Formgebung der Gelenkkörper geführt. Sattelgelenke gestatten pendelartige Bewegungen in 2 Ebenen und als deren Resultate das Umfahren eines kegelförmigen Kugelsegmentes ohne rotatorische Stellungsänderung der Gelenkkörper gegeneinander, vergleichbar einem Kardangelenk. Besondere mehrachsige Bewegungsmuster und Stabilitätsvarianten werden durch die Natur gelöst in Form zusammengesetzter Gelenke (Artt. compositae), wie z.B. im Ellenbogengelenk, oder komplexer Gelenkanordnungen auf engem Raum (Handwurzel, Fußwurzel).

Ungenügende anatomische Kongruenz der knöchernen Gelenkkörper kann in geringem Umfang durch belastungsabhängige Deformation des Gelenkknorpelüberzuges ausgeglichen werden. In stärker ausgeprägten Fällen sorgen knorpelige Füllkörper, die Disci oder Menisci articulares, für den nötigen Form- und Kraftschluß. Knorpel- und Bandhaften (Synchondrosen und Syndesmosen) haben die Gestalt flacher Gelenke und nur geringe Bewegungsumfänge in allen Richtungen des Raumes. Ihnen fehlen die knorpeligen Gelenkflächen und mit Synovialmembran ausgekleidete Gelenkhöhlen. Sie sind demnach keine echten Gelenke, erfüllen aber ähnliche Funktionen.

Knöchern-knorpelige Gelenkflächen, Füllkörper, Kapselbandstrukturen und die zur Bewegungseinheit gehörende Muskulatur entwickeln als anatomische Bauelemente gemeinsam mit dem atmosphärischen Druck ein funktionelles Zusammenspiel, dessen Ergebnis die freie und schmerzlose Beweglichkeit bei voller Stabilität und Belastbarkeit in all ihren Phasen ist. Die physiologische Interaktion ist partiell übergreifend und ermöglicht so bei begrenzten strukturellen Schäden einzelner Bauelemente auch den funktionellen Ersatz. So können z.B. knorpelige Gelenkflächendefekte von intakten Disci oder Menisci articulares ausgeglichen, Bandlockerungen oder -defekte durch Muskelkraft abgefangen und muskuläre Defizite durch stabile knöchern-ligamentäre Gelenkführung und Bewegungsbegrenzung kompensiert werden. Bewegungs- oder Belastungsschmerz, in Umfang und Richtung eingeengte oder übermäßige Mobilität, womöglich bei veränderter Mittellage, und/oder verminderte Stabilität zeigen die Grenzen der spontanen Kompensationsmöglichkeiten an und verlangen nach therapeutischem Eingreifen im Sinne gezielten funktionellen Trainings oder anatomisch-rekonstruktiv. Wiederherstellung oder Ersatz einzelner oder komplex geschädigter Strukturen, rechtzeitig ausgeführt, können gestörte funktionelle Regelkreise wieder aktivieren, die Bewegungseinheit leistungsfähig erhalten und die anderen Strukturen vor Sekundärschäden bewahren.

Gelenkflächen-, Band-, Zwischenscheiben oder Muskelplastiken und -ansatztransfers sind in diesem Sinn geeignete Maßnahmen. Nur wenn auf diese Weise schmerzfreie Stabilität und Funktion nicht zu erreichen sind, sollte oder muß an eine Gelenkversteifung, die Arthrodese, gedacht werden. Sie verbindet den Verlust ohnehin gestörter Bewegungsfunktion mit der Befreiung von Schmerz und dem Gewinn an Stabilität in mittlerer Funktionsstellung. Benachbarte Gelenke können in Abhängigkeit von ihrem spezifischen Bewegungsmuster und -umfang verlorengegangene Beweglichkeit teilweise oder vollständig kompensieren.

Behandlungsprinzip posttraumatischer Arthrosen (exklusive Arthroplastik, Endoprothese, Korrektur)

M. Hansis

Unfallchirurgische Klinik, Chirurgische Universitätsklinik, Sigmund-Freud-Straße 25, D-53127 Bonn

Drei Phänomene können Anlaß geben, bei einer Arthrose eine konservative Behandlung einzuleiten – der Schmerz, ein akuter Reizzustand sowie die Funktionseinschränkung. – Bei der Verfahrenswahl (sowohl hinsichtlich operativer als auch konservativer Therapie) ist jeweils zu überlegen, welches der Phänomene momentan in der Symptomatik führt; dementsprechend sind die Einzelmaßnahmen zu kombinieren (Tabelle 1).

Tabelle 1. Therapie in Abhängigkeit vom aktuell vorherrschenden Problem

Schmerz	Entlastung	Gewichtsreduktion Gehstock Berufswechsel?
	Ausgleich Fehlstatik	Bandagen, Einlagen, Absatzerhöhung, Pufferabsätze
	partielle Immobilisierung	Spontan Intermittierende Extension
	Wärme	Vermeidung von Nässe, Kälte Heiße Rolle, Fango Teilbäder/ Ganzbäder Kurzwelle Mikrowelle, Dezimeterwelle Iontophorese Ultraschall Hyperämisierende Salben
	Bewegung	Regelmäßig, eigentätig Bewegen unter Entlastung
	Muskelkräftigung	
	Massage	Tonuslockerung Durchblutungsförderung
	Psychische Betreuung	Kur/Urlaub
Reizzustand	Immobilisierung	Ruhigstellende Orthese
	Kälte	Feucht-kalte Wickel Alkoholdunstumschläge
	NSA	
	i.a. Injektionen	Corticoide
Funktions- einschränkungen	KG	Bis zur Schmerzgrenze, nicht mobilisierend Bewegung erhalten

Der arthrosebedingte Schmerz verlangt vorrangig Entlastung, eine partielle Immobilisierung sowie die Zufuhr von Wärme. – Die Entlastung wird am konsequentesten (allerdings auch am unwahrscheinlichsten und mit erheblicher zeitlicher Latenz) durch eine Gewichtsreduktion bzw. auch eine Änderung der beruflichen Tätigkeit oder den operativen Ausgleich einer Fehlstatik oder einer Fehlbelastung erreicht. Eine kurzfristige und rasche Entlastung, vor allem der unteren Extremität, bringt die Benutzung eines Gehstocks, welcher zu einer Lastreduktion um 1/3 führt. – Zur partiellen Immobilisierung und damit Eingrenzung des Schmerzes trägt die der Arthrose eigene Funktionseinschränkung bei. Sie soll unter dem Aspekt der Schmerzreduktion nicht gezielt durchbrochen werden; ausdrücklich unerwünscht sind mobilisierende Maßnahmen, da diese in der Regel mit einer Schmerzzunahme erkauft werden. Zusätzlich schmerzlindernd kann zum Beispiel eine intermittierende Extension sein. Der Wärmezufuhr kommt in der symptomatischen Behandlung des Schmerzes eine ganz entscheidende Rolle zu: Zur

Tabelle 2. Nicht empfohlene Arthrosemittel

Ademetionin-bisulfat (Gumbaral Tabl., i.v.): Wirksamkeitsnachweis fehlt
D-Glukosaminsulfat (Dona 2000 S) Zulassung für parenterale Zubereitungen ruht
Knorpel-Knochenmarkextrakte (Arumalon – i.m.) Zulassung ruht
Mucopolysaccharidpolyschwefelsäureester (Arteparon) schwere Nebenw. bei intraarticulärer/i.m. Anwendung zu befürchten
Orgotein (Peroxinorm – intraarticulär, i.m.) Fraglicher Nutzen, erhebliche Nebenwirkungen

---

Quelle: Arzneimittelkursbuch 1992/93.

Verfügung stehen zahlreiche physiotherapeutische Maßnahmen, wie heiße Rolle, Fango, Kurzwelle, warme Bänder u.ä.

Unterstützend wirken zur Schmerzlinderung eine Anleitung zur koordinierten Bewegung, Muskelkräftigungsübungen, Massagen zur Tonuslockerung und Durchblutungsförderung. Im chronischen bzw. subakuten Stadium wären systemische Pharmaka nur dann indiziert, wenn sie anhaltend einen Beitrag zum Knorpelschutz bzw. zur Progressionsvermeidung leisten könnten; diesbezüglich stehen jedoch im Augenblick offenbar keine potenten Medikamente zur Verfügung (vergleiche Tabelle 2).

Im Stadium des akuten Reizzustandes empfiehlt sich die äußere Zuführung von Kälte (z.B. feuchtkalte Wickel, Alkoholdunstumschläge), eine vorübergehende Immobilisierung z.B. durch eine Ruhigstellung in einer Orthese oder der Verzicht auf eine angeleitete aktive Bewegungsbehandlung. Hier sind vorübergehend (über Tage oder Wochen) systemisch nicht-steroidale Antiphlogistika empfehlenswert (vergleiche Tabelle 3), zusätzlich können ausnahmsweise intraartikuläre Injektionen (z.B. Corticoide) Verwendung finden, wobei dies immer nur eine akute Nothilfemaßnahme sein darf und keinesfalls Gewohnheitstherapie werden soll. Es gilt, den akuten Reizzustand alsbald in den chronischen Zustand zu überführen.

Tabelle 3. Nicht-steroidale Antiphlogistica (NSA)-systemisch

Indikation	Hier v.a. akuter Reizzustand bei Arthrose,
Kontraind.:	Magen-Darm-Ulcera, Blutbildungsstörungen, Gravidität/Stillzeit, Leber-, Nieren-, Herzinsuffizienz, Porphyrie, Vorsicht bei Kindern und älteren Patienten
Wechselw.:	Corticoide, Methotrexat, Betablocker, orale Antidiabetika, orale Antikoagulantien
Nebenw.:	allerg. Reaktionen, Leberfunktionsstörungen, Thrombopathien Magen-Darm-Ulcera, Bronchospasmen, Ödeme
Pr/Dos:	Diclofenac (Voltaren) Drg. TMD 150 mg (= 3Drg. à 50 mg) Indometacin (Amuno) Drg. TMD 200 mg (= 4 Drg. à 50 mg) Ibuprophen (Imbun) Tbl. TMD 2400 mg (= 6 Tabl. à 400 mg)
	Nicht-steroidale Antiphlogistika – Externa
Ind:	Frische, schwere stumpfe Verletzung Mögliche, jedoch ungesicherte Wirkung
Präp:	z.B. Voltaren Emulgel oder Ibutop Creme

Die Funktionseinschränkung, welche im Rahmen der Arthrose beobachtet wird, ist zunächst als Teil des Selbstheilungsprozesses anzusehen; sie führt u.a. zur physiologischen Schmerzeingrenzung. Sie ist nur insoweit therapeutisch anzugehen, als es die Entstehung von Kontrakturen zu vermeiden gilt. Die entsprechende Krankengymnastik darf deswegen nur bis zur Schmerzgrenze gehen, sie soll nicht mobilisierend sein; ihr Ziel ist vorrangig, die Beweglichkeit zu erhalten und nicht, sie zu verbessern.

Entscheidend in der Behandlung von Arthrosen ist, daß die konservativen und operativen Maßnahmen vernünftig miteinander koordiniert werden. Innerhalb der konservativen Behandlungsmöglichkeiten ist eine blinde Polypragmasie zu vermeiden; statt dessen muß die Verfahrenswahl dem jeweiligen aktuellen klinischen Zustand angepaßt sein. Am schwierigsten hierbei ist es sicherlich, den Patienten langfristig an einen Therapeuten zu binden und mit ihm immer wieder einen neuen Konsens über die Möglichkeiten und Grenzen der therapeutischen Bemühungen zu finden.

Literatur

Arzneimittelbuch 1992/93 (1992) A.V.I. Verlag Berlin
Böhm B, Lück B (1979) Krankengymnastische Übungspläne. Thieme Stuttgart
Cotta H (1980) Orthopädie. Thieme Stuttgart
Gillmann H (1972) Physikalische Therapie. Thieme Stuttgart
Jäger M, Wirth C (1992) Praxis der Orthophädie. Thieme Stuttgart
NN (1992) Arzneiverordnung – Ratschläge für Ärzte und Studenten, herausgegeben von der Arzneimittelkommission der deutschen Ärzteschaft. Deutscher Ärzte-Verlag Köln
Wiemann K (1993) MSD-Manual. Urban und Schwarzenberg München

Indikation zur Arthrodese

N. M. Meenen

Abteilung für Unfall- und Wiederherstellungschirurgie Universitätskrankenhaus
Hamburg-Eppendorf, Martinistraße 52, D-20246 Hamburg

Seit Albert 1877 in der Wiener Medizinischen Presse erstmalig über einen Fall von operativer Knieresektion mit vollständiger Naht und primärer Vereinigung[1] berichtete und damit die Arthrodese als attraktive Alternative zu Amputationen oder teuren Orthesen einführte, ist die Indikation zu diesem Eingriff einem starken Wandel unterworfen. So wurden zunächst intakte Gelenke an gelähmten Gliedern versteift und wenig später auch angeborene Fußmißbildungen. Durch tuberkulöse Arthritis zerstörte Gelenke erweiterten das Indikationsspektrum des Eingriffs. Erst nach der Jahrhundertwende kamen im angloamerikanischen Sprachraum die degenerativen Gelenkerkrankungen und posttraumatischen Fehlstellungen und Arthrosen als Anwendungsbereiche hinzu, die bald

---

[1] E. Albert (1877) Wien. med. Presse 18:1129–1130.

an Knie und Sprunggelenk, vor allem bei der Coxarthrose des alten Menschen die anderen Indikationen von ihrer führenden Stellung verdrängten.

Die Entwicklung der Alloarthroplastik und das Verschwinden der Poliomyelitis-Folgen hat dazu geführt, daß Arthrodesen heute seltene Operationen mit einem stark eingeschränkten Indikationsgebiet sind. Das Ziel ist klar: Der Eingriff soll für den Preis des Funktionsverlustes eines Gelenkes Schmerzfreiheit, Gelenkstabilität und Belastbarkeit einer Extremität erreichen und damit Mobilität und Selbständigkeit sichern. Als lokale Voraussetzung müssen die angrenzenden Gelenke frei beweglich sein, als persönliches Moment ist die individuelle Akzeptanz unverzichtbar. Hierbei tritt der negative Aspekt der definitiven Umwandlung eines noch beweglichen Gelenkes zur Versteifung in den Hintergrund, wenn ohnehin nur noch geringe und schmerzhafte Funktionen des Gelenkes über längere Zeit bestanden haben (Holz).

Alternativen zur Arthrodese können neben dem Gelenkersatz selten Gelenkresektionen (Girdlestone), Korrekturosteotomien, andere Arthroplastiken (z.B. Coriumplastik) und Sehnentransfer, oder extern Orthesen, im schlechtesten Fall aber auch die Amputation sein.

Bei *schwersten Gelenkverletzungen* treten selbst nach sorgfältigster Rekonstruktionstechnik posttraumatische Schäden auf, die einen Gelenkerhalt nicht gestatten und bei denen der Gelenkersatz nicht möglich oder kontraindiziert ist. Besonders aber bei tiefen bakteriellen *Gelenkinfekten* mit knöchernem Substanzdefekt, postoperativ oder anderer Ätiologie, kann die Gelenkversteifung den Krankheitsstop bedeuten und darüber hinaus einen Teil der Funktionsfähigkeit der Extremität wiederherstellen.

Mit dem vermehrten Einsatz der *Alloarthroplastik* kommt es auch zur Zunahme von *Fehlschlägen* vor allem in Form von Infekten mit knöchernen Substanzverlusten, die als Rückzugsoperation eine Arthrodese erfordern können. Selbst unter Einsatz des Konzeptes des primären Wechsels bleibt in einer gewissen Zahl von Fällen die Notwendigkeit einer Gelenkversteifung, um eine schmerzfreie belastbare und stabile Extremität zu erreichen. Aber auch als primäre Alternative zum Gelenkersatz sollte die Arthrodese bei jungen Patienten wegen der überschaubaren Haltbarkeit alloplastischer Konzepte in Erwägung gezogen werden.

Einen wichtigen Indikationssektor für Arthrodesen stellen *rheumatische Gelenkzerstörungen* dar, bei denen die Hauptziele stabile Skelettverhältnisse und Beseitigung von Fehlstellungen, damit ein Funktionsgewinn, sind.

Spezielle Operationsverfahren zur radikalen Resektion von gelenknahen primären oder sekundären *Knochentumoren* bedienen sich der Arthrodese beim belastungsstabilen Extremitätenerhalt.

Schulter

Die selten indizierte Arthrodese des Humeroscapulargelenkes nimmt nur einen Teil der gesamten Schulterbeweglichkeit, ein befriedigender Rest wird von einem freien Thoraco-Scapulargelenk geleistet. Eine funktionsfähige spinoscapuläre Muskulatur (m. serratus und m. trapezius) bekommt damit eine entscheidende Bedeutung. Eine weitere Voraussetzung für den Eingriff ist neben der freien Beweglichkeit von Ellenbogen- und Handgelenk die Intaktheit des AC- und des SC-Gelenkes.

Als Indikationen haben die *Plexusläsionen* der Motorradfahrer die Lähmungen nach Poliomyelitis abgelöst. Die schmerzhafte Ankylose in ungünstiger Position beim jüngeren, körperlich arbeitenden Menschen kann nach Hax e.a. eine Indikation darstellen.

Allerdings bleiben dafür durch die Fortschritte der rekonstruktiven Schulterchirurgie und Endoprothetik nur Gelenke mit Weichteilveränderungen und mehrfache Voroperationen (auch Prothesenimplantation) komplizierte Gelenkdestruktionen, bei denen rekonstruktive Eingriffe chancenlos sind (Huber).

Die Ziele der Funktionalität sind mit der Schulterarthrodese nicht zuverlässig zu erreichen: Mit der Hand sollen Mund, Gesicht und die Vorderseite des Körpers, die Hosentaschen erreicht werden, der Ellenbogen soll an der Flanke angelegt werden können, wünschenswert wäre der Nackengriff und der Schürzenbindegriff. Bei einer Analyse von 29 Schulterversteifungen findet Vastatamäki nur bei den paralytischen Schultern eine Funktionsverbesserung, die Indikation zur Schulterarthrodese bei arthrotischer Gelenkzerstörung ins unter diesem Aspekt streng zu stellen.

Hohes Alter und eine ausgeprägte Osteoporose sind Kontraindikationen, eine stabile Versteifung kann wegen des großen Hebelarms problematisch sein.

Ellenbogengelenk

Die Versteifung des Ellenbogengelenks wird sehr selten durchgeführt, so wurde 1967 von der Mayo-Klinik über 17 Fälle aus mehr als 40 Jahren berichtet, 1992 sichteten McAuliffe e.a. 15 weitere Fälle. Bei kritischer Prüfung bleibt als Indikator der Zustand nach infizierter offener Gelenkfraktur mit Knochendefekt, Instabilität und schlechten Weichteilverhältnissen, so daß die Alloarthroplastik chancenlos ist.

Handgelenk

Die *Alloarthroplastik* am Handgelenk (auch mit Silastic-spacer nach Swanson) kann bisher nicht befriedigen, auch wenn der Bedarf durch die Tatsache unterstrichen wird, daß im Laufe einer rheumatischen Erkrankung die radiocarpalen Gelenke in einem sehr hohen Prozentsatz massiv verändert werden. Die distale gelenkbeteiligende Radiusfraktur mit Fehlstellungen und Gelenkstufen nach konservativer oder operativer Behandlung stellt eine der häufigsten Gelenkfrakturen dar.

Als Alternativen zur Arthrodese sind zunächst Korrekturosteotomien, die Wilhelm'sche Handgelenksdenervierung und die Synovektomie zu prüfen.

Das Ziel der Funktionswiederherstellung und der Schmerzfreiheit am Handgelenk wird aber dauerhaft und zuverlässig am ehesten durch die Arthrodese des Handgelenkes erreicht, zumal die Einschränkung der Beweglichkeit bei weiterhin freier Unterarmrotation und Fingerfunktion erträglich ist. Die Aktualität und Bedeutung dieser Versteifung wird durch das Angebot einer modernen speziellen LC-Arthrodeseplatte durch die AO beleuchtet.

Schmerzhafte radiocarpale und intercarpale *Arthrosen* mit Funktionseinbuße nach intraartikulären Radiusfrakturen, Skaphoid-Frakturen und Lunatummalazie, postarthritischen Defekten (Abb. 1) stellen eine Indikation zur Handgelenksarthrodese dar. Es sind auch Modifikation durch alleinige oder zusätzliche intercarpale Teilarthrodesen sinnvoll (Inoue e.a.). Voraussetzung für deren Erfolg ist die präzise lokalisatorische Zuordnung der individuellen pathologischen Veränderungen.

Metaphysäre *Knochentumoren*, die die radiale subchondrale Lamelle nicht respektieren, machen zu ihrer radikalen Resektion ebenfalls eine Gelenkversteifung notwendig. Die *rheumatische Arthritis* der Hand, die durch sie verursachte schwere Ulnadeviation

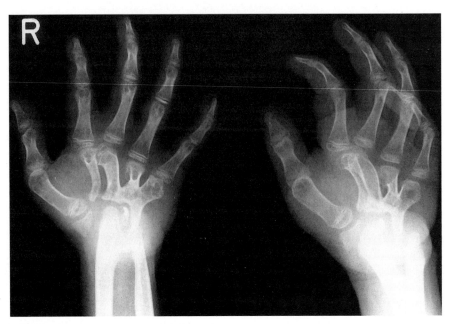

Abb. 1. ca. 14jähriger männlicher Patient aus Afganistan mit Z.n. polytoper hämatogener Osteitis mit völliger Destruktion der Handwurzel mit ausgedehnter Defektbildung. Carpale Instabilität mit fast vollständigem Funktionsverlust von Hand und Fingern. Indikation zur Arthrodese mit corticospongiöser Defektüberbrückung

und der carpale Kollaps erfordern trotz des Befalls weiterer Gelenke einer Extremität ggf. auch beidseitig die Arthrodese. Hierbei steht der Funktionsgewinn, nicht die Schmerzausschaltung im Vordergrund. Letztere kann durch Synovektomie erreicht werden. Entscheidend ist die Beschwerdesymptomatik des Patienten und die Wahl des richtigen Zeitpunktes für den Eingriff; prophylaktisch sollte ein rheumatisches Handgelenk nicht versteift werden. Entsprechendes gilt für Fingergelenksarthrodesen des Rheumatikers.

Hüftgelenk

Die Hüftarthrodese wird sehr selten durchgeführt. Da sie die größten Körperteilmassen gegeneinander fixiert, hat sie ausgeprägte Auswirkungen auf den menschlichen Bewegungsapparat (Labitzke e.a.). Mit der Alloarthroplastik werden heute fast alle der früheren Indikationen abgedeckt. Deren Versagen und relative Kontraindikationen stellen die Indikation zur Gelenkversteifung dar. So muß ein junger Patient mit *traumatisch oder entzündlich zerstörtem Hüftgelenk* bei Versorgung mit endoprothetischem Gelenkersatz mit mehrfachen Komponentenwechseln rechnen, die Arthrodese sichert hingegen dauerhaft Belastbarkeit, Stabilität und weitgehende Schmerzlosigkeit. Als interessante Perspektive gilt die Remobilisierung solch versteifter Hüften im höheren Lebensalter (M. Wagner; Lubahn).

Bei der *septischen Coxitis* mit Gelenkzerstörung und schlechten Weichteilen ist ein prothetischer Hüftgelenksersatz trotz lokaler und systemischer Antibiose oft mit einem hohen Risiko der Reaktivierung des Infektes verbunden. Tiefe Infekte nach operativer Versorgung von Acetabulumfrakturen und nach fehlgeschlagener Alloarthroplastik können ebenfalls zu solchen aussichtslosen Situationen führen.

Als Kontraindikation der Arthrodese gelten (Nötzli e.a.) Mehrgelenkserkrankungen, vor allem der Befall beider Hüften und unfallunabhängige Femurkopfnekrosen. Auch degenerative Veränderungen des gleichseitigen Knies verbieten den Eingriff, präexistente LWS-Beschwerden können sich verstärken, da die aufgehobene Hüftbewegung durch wechselnde Beckeninklination kompensiert werden muß.

Kniegelenk

Fehlgeschlagener Gelenkersatz, d.h. rezivierende aseptische Lockerungen und septische Verläufe mit großem Substanzverlust stellen heute die wichtigste Indikation zur Kniegelenksversteifung dar. In einer Metaanalyse berichten Müller e.a. über 6033 Knieendoprothesen. Bei 69 tiefen Infekten wurde 35mal das Fremdmaterial ausgebaut, 26mal das Bein mit Arthrodese stabilisiert. Die Ergebnisse bei Arthrodese wg. infizierter und gelockerter Knieprothese sind nicht durchweg befriedigend, da aber als Alternative die Amputation erwogen werden muß, sind sie doch unter Berücksichtigung des Alters, der Infektvorgeschichte, der ungünstigen Fusionsbedingungen und trotz der erheblichen Beinverkürzung zu akzeptieren.

Möglicherweise sollte man vor der Entscheidung zu einem erneuten Prothesenwechsel beim jüngeren Patienten eine Arthrodese bei relativ guter Ausgangssituation erwägen, statt dem Verfahren ausschließlich eine Rolle beim Rückzug zu geben.

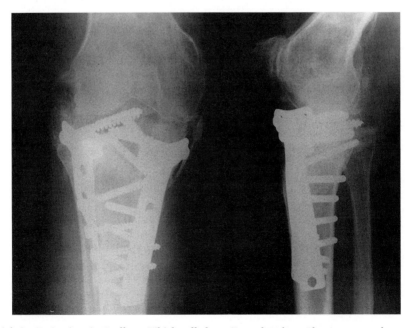

Abb. 2. 32jährige Patientin mit 3° offener Tibiakopffraktur. Z.n. sekundärer Plattenosteosynthese und tiefem Infekt mit knöchernem Substanzverlust, Gefäßarrosion. Aufgrund des Infektes und des Alters der Patientin Indikation zur Kniegelenksversteifung

Weitere Indikationen zur Kniegelenksarthrodese sind die massiven und schmerzhaften idiopathischen oder posttraumatischen *Arthrosen*, postarthritische Gelenkzerstörung (Abb. 2), therapierefraktäre bakterielle Kniegelenksinfekte mit Knochensubstanddefekten, Knieinstabilitäten bei Lähmung (Lähmungs-*Schlotterknie* (Hierholzer) oder fehlender Muskel- und Bandführung. Die radikale Resektion und der Extremitätenerhalt bei gelenkflächigen Neoplasien, meist Riesenzell-Tumoren, wird oft nur unter Opferung der Kniegelenksfunktion möglich.

Als Kontraindikation gelten: Gleichseitige Hüft- oder Sprunggelenkserkrankung, gegenseitige Hüftversteifung, gegenseitige Knieerkrankung.

Sprunggelenke

Wie am Handgelenk trägt auch am oberen Sprunggelenk die Endoprothetik bisher wenig zur Behandlung schwerer Gelenkzerstörungen bei. Die Ergebnisse zeigen, daß bei hoher Komplikationsrate nur eine geringe Haltbarkeit des Gelenkersatzes und nur unzureichende Schmerzminderung erreicht wird. Auch andere Alternativen zur Arthrodese wie z.B. Synovektomien oder Interpositionsplastiken mit Corium spielen nur eine limitierte Rolle bei geeigneten Fällen.

Die Indikation zur Arthrodese des OSG ist *bei schmerzhaften destruierten Gelenken* gegeben (Abb. 3). Hierbei handelt es sich fast ausnahmslos um posttraumatische Situationen nach Sprunggelenksfrakturen oder Pilonbrüchen mit Wackelsteife oder um rheumatisch veränderte Gelenke. Damit die übrigen Artikulationen des Fußes, vor allem

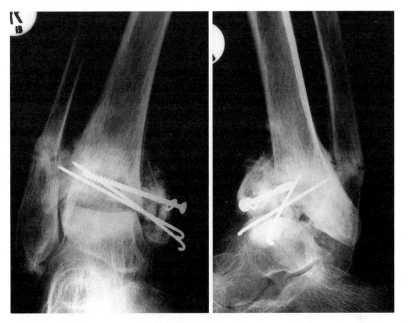

Abb. 3. 70jährige Patientin mit dislozierter Innenknöchelfraktur, hochgradige Leberfunktionsstörung, schlechte Weichteile. Aufgrund unkontrollierbarer Vollbelastung nach der Operation kam es sekundär zur Dislokation und Fraktur der Fibula. Die Gelenkzerstörung stellt eine Indikation zur Sprunggelenksarthrodese dar

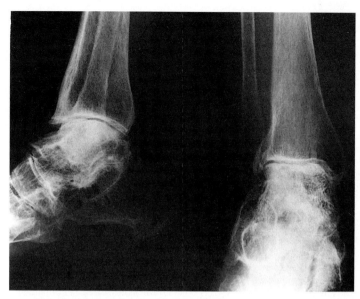

Abb. 4. 60jährige Frau, Z.n. Talusluxation, Teilnekrose des Talus, schmerzhafte posttraumatische Arthrose des oberen und unteren Sprunggelenkes. Indikation zur Double-Arthrodese von OSG und USG

das Chopart-Gelenk einen wesentlichen Teil der Funktionalität des versteiften Gelenkes beim Gehakt durch Ausweitung ihrer Beweglichkeit übernehmen können, muß der Eingriff zu einem Zeitpunkt erfolgen, an dem der Fuß noch „geschmeidig" ist (Wagner).

Bei der Indikation *zur Versteifung des unteren Sprunggelenkes* stehen posttraumatische Arthrosen nach dislozierten Talus- und intraartikulären Calcaneusfrakturen im Vordergrund. Nach Zwipp werden bei mehr als 30% konservativ behandelter intraartikulärer Calcaneusfrakturen Versteifungen notwendig. Bei schweren Gelenkveränderungen des oberen und unteren Sprunggelenkes sind sog. Double-Arthrodesen des OSG und des Subtalargelenkes angezeigt (Abb. 4). Bei Trümmerluxationsfraktur des Talus kann eine Talektomie und tibiocalcaneare Versteifung indiziert sein. Die alleinige Arthrodese des OSG führt hier nicht zum Erfolg, da auch eine subtalare Inkongurenzarthrose entsteht (Szyszkowitz e.a.). Die Erweiterung der Double-Arthrodese um eine Versteifung der Chopart-Gelenkreihe ist bei Anschlußarthrosen dieser Gelenke sinnvoll. Indikationen für Arthrodesen einzelner Gelenkbereiche der Fußwurzel und des Metatarsus ergeben sich bei schmerzhaften Arthrosen und rheumatischen Gelenkerkrankungen.

Fehlstellungen am Fuß z.B. beim Spastiker, Kinderlähmungsfolgen, Cerebralparesen, Klumpfüße und Plattfüße stellen in orthopädischen Kliniken weiterhin eine wichtige Indikation zu einer Vielzahl von Arthrodesen am Fuß dar (H. Wagner e.a.; Manolikakis e.a.).

Zusammenfassung

Arthrodesen leisten bei strenger Indikationsstellung einen unverzichtbaren Beitrag zur Behandlung arthrotisch posttraumatisch oder rheumatisch bedingter Gelenkzerstörung.

Der Eingriff sollte nach Ausschöpfung aller konservativer Möglichkeiten und der operativen Alternativen, z.B. der Endoprothetik erwogen werden. Der Erfolg der Gelenkversteifung ist im Gegensatz zur Alloarthroplastik dauerhaft. Bei der indikatorischen Überlegung müssen das Alter des Patienten, berufliche und soziale Aspekte, vor allem aber das individuelle Beschwerdebild die Entscheidung steuern. Nur bei ausführlicher Darlegung des persönlichen Gewinns und der Einschränkungen durch eine Arthrodese kann heute eine Akzeptanz erreicht werden.

Literatur

1. Aaron AD (1990) Ankle fusion: a retrospective review. Orthopedics 13:1249–54
2. Decker S, Scheuer I (1982) Indikation und Technik der Kniegelenksarthrodese. Unfallheilkunde 85:272–279
3. Haferkamp H (1994) Die handgelenknahe radioulnare Arthrodese mit distaler Ellenteilresektion nach Kapandji. Handchirurgie, Mikrochirurgie, Plastische Chirurgie 26:313–8
4. Hastings H, Weiss AP, Strickland JW (1993) Die Arthrodese des Handgelenks. Indikation, Technik und funktionelle Konsequenzen für Hand und Handgelenk. Orthopädie 22:86–91
5. Hax PM, Hörster G (1980) Alloarthroplastik, Resektionsarthroplastik und Arthrodese des Schultergelenkes – Indikation und Technik. Unfallchirurgie 6:245–9
6. Hierholzer G, Hörster G, Gras U (1983) Die Kniearthrodese. Unfallheilkde 86:122–130
7. Hörster G (1982) Die Arthrodese des Handgelenkes nach Verletzungen im Bereich von Handgelenk und Handwurzel. Unfallheilkunde 85:301–309
8. Holz U (1976) Indikation und Technik der Kniegelenksarthrodese. Hefte zur Unfallheilkunde 128:221–34
9. Huber HM (1994) Die Arthrodese der schmerzhaften Schulter – Eine Funktionsanalyse. In: Stuhler T (Hrsg) Arthrodesen. Thieme Verlag Stuttgart New York S 24–34
10. Inoue G, Tamura Y (1992) Radiolunate and radioscapholunate arthrodesis. Archives of orthopaedic and trauma surgery 111:333–5
11. Johnson KA (1990) Hindfoot arthrodeses. Instructional Course Lectures 39:65–9
12. Kinzl L (1983) Sekundärarthrose des oberen Sprunggelenkes. Unfallheilkunde 86:295–303
13. Koneczny O (1994) Die Ellenbogen- und Fußgelenksrekonstruktion durch Korium-Interpositionsplastik. In: Stuhler T (Hrsg) Arthrodesen. Thieme Verlag Stuttgart New York S 57–68
14. Labitzke R, Schmit-Neuerburg KP (1982) Die Arthrodese des Hüftgelenks. Unfallheilkunde 85:263–271
15. Lubahn JD, Evarts CM, Feltner JB (1980) Conversion of ankylosed hips to total hip arthroplasty. Clinical Orthopaedics and related research 153:146–52
16. Manolikakis G, Zeiler G, Thom H (1994) Arthrodesen zur Behandlung spastischer Fußdeformitäten bei infantiler Zerebralparese. In: Stuhler T (Hrsg) Arthrodesen. Thieme Verlag Stuttgart New York S 339–348
17. McAuliffe JA, Burkhalter WE, Ouellette EA, Carneiro RS (1992) Compression plate arthrodesis of the elbow. Journal of Bone and Joint Surgery. Br74:300–4
18. Meuli HC (1994) Indikation zur Arthrodese und zur Arthroplastik des Handgelenkes. In: Stuhler T (Hrsg) Arthrodesen. Thieme Verlag Stuttgart New York S 70–72
19. Müller KH, Müller-Färber J (1983) Die infizierte Knietotalendoprothese. Unfallheilkunde 86:96–109
20. Narr H (1982) Indikationsbereiche, Technik und Ergebnisse der Handgelenksarthrodese. Unfallheilkunde 85:171–7
21. Nötzli HP, Klaue K, Ganz R (1994) Verbleibende Indikation und Resultate der Hüftarthrodese. In: Stuhler T (Hrsg) Arthrodesen. Thieme Verlag Stuttgart New York S 146–154
22. Rettig H (1982) Die differenzierte Indikation zur Arthrolyse, Arthrodese, Arthroplastik. Unfallchirurgie 8:271–8
23. Rüedi T (1983) Die Frakturen des Pilon tibial. Unfallheilkunde 86:259–261
24. Scharf W, Vécsei V, Scherbichler R (1981) Indikation, Methodik und Ergebnisse der posttraumatischen Sprunggelenksarthrodese. Aktuelle Traumatologie 11:99–102

25. Skuginna A, Ludolph E (1984) Primäre und sekundäre Arthrodesen nach Talusfrakturen. Unfallchirurgie 10(4):200–6
26. Soldner E, Börmer M (1994) Die Arthrodese im unteren Sprunggelenk nach Fersenbeinfraktur. In: Stuhler T (Hrsg) Arthrodesen. Thieme Verlag Stuttgart New York S 296–303
27. Stahl C, Maaz B (Hrsg) (1990) Die Arthrodese an der unteren Extremität. Fortschritte in Orthopädie und Traumatologie, Ecomed-Verlag, Landsberg
28. Szyszkowitz R, Reschauer R, Seggl W (1983) Talusfrakturen. Unfallheilkunde 86:262–274
29. Taleisnik J (1989) Rheumatoid arthritis of the wrist. Hand Clinics 5:257–78
30. Thomann K-D (1994) Die künstliche Gelenkversteifung – Zur Geschichte eines therapeutischen Verfahrens. In: Stuhler T (Hrsg) Arthrodesen. Thieme Verlag Stuttgart New York S 2–22
31. Tillmann K (1977) Der rheumatische Fuß und seine Behandlung. Encke Verlag Stuttgart
32. Towfigh H (1986) Rekonstruktion oder Arthrodese nach Verletzungen im Handgelenk. Handchirurgie, Mikrochirurgie, Plastische Chirurgie 18:61–6
33. Vastamaeki M (1987) Shoulder arthrodesis for paralysis and arthrosis. Acta Orthopaedica Scandinavica 58:549–53
34. Vogler HW (1985) Ankle arthrodesis. Clinical and conceptual applications. Clinics in Podiatry 2:59–80
35. Wagner H, Pock H-G (1982) Die Verschraubungsarthrodese der Sprunggelenke. Unfallheilkunde 85:280–300
36. Wagner M (1994) Die Remobilisation des Hüftgelenkes nach Arthrodese-Indikation, Technik, Ergebnisse. In: Stuhler T (Hrsg) Arthrodesen. Thieme Verlag Stuttgart New York S 173–182
37. Zwipp H (1994) Chirurgie des Fußes. Springer-Verlag, Wien New York

Alternativen zur Arthrodese

U. Holz

Abteilung für Unfall- und Wiederherstellungschirurgie, Kriegbergstraße 60, D-70174 Stuttgart

Als Alternative zur Arthrodese kommen die funktionserhaltenden operativen Maßnahmen der Korrekturosteotomie, der Arthroplastik und der Endoprothetik in Betracht. Zwischen der konservativ-medikamentösen und physikalischen Therapie und der operativen Alternative sind die Möglichkeiten der Orthetik einzuordnen.

Korrekturen

Korrekturoperationen bei posttraumatischen Gelenkinkongruenzen, bei Gelenkdysplasien und bereits manifesten Arthrosen sind dann sinnvoll, wenn mit hinreichender Wahrscheinlichkeit eine Schmerzlinderung und ein belastbares Gelenk erzielt werden kann. Die gleichzeitige Funktionsverbesserung ist wünschenswert, aber nicht immer erreichbar.

Wichtige Voraussetzungen zur Korrekturoperation sind
    Noch gute Gelenkfunktion
    Compliance des Patienten
    Keine Zeichen der Dystrophie

Nachweis einer Kongruenzverbesserung durch Einstellungsaufnahmen Stabilität.

Die wichtigsten Ziele sind:
Schmerzlinderung
Normalisierung der Tragachsen
Kongruenzverbesserung
Funktionsverbesserung oder Verbesserung des Funktionsradius (z.B. Ellenbogengelenk).

In der Technik der Korrekturosteotomie werden folgende Verfahren unterschieden:
extraartikulär
intraartikulär
additiv
subtraktiv.

Der Zeitpunkt der Korrekturoperation ost bei der posttraumatischen Gelenkinkongruenz so früh wie möglich zu wählen. Bei der Indikationsstellung ist zu berücksichtigen, daß Gelenkverwerfungen und Achsenfehler an den belasteten unteren Gliedmaßen weniger toleriert werden, als an den oberen.

Bei Arthrosen auf dem Boden einer Gelenkdysplasie sind die Chancen einer längerfristigen Schmerzlinderung und Funktionserhaltung in den frühen Stadien der Arthrose chancenreicher als im Spätstadium.

Klassische Indikationen zur Korrekturosteotomie sind:
Unilaterale Arthrose bei Genu valgum und -varum
Varus-, Valgus- und Rotationsosteotomie am Hüftgelenk.

Wird bei der Korrekturosteotomie von vornherein nur eine temporäre Verbesserung erwartet, so ist sehr kritisch und unter Beachtung der individuellen Bedürfnisse zu prüfen, ob nicht doch gleich eine Endoprothesenoperation indiziert wäre. Bei der Planung der Korrekturoperation ist in Betracht zu ziehen, daß eventuell später eine Endoprothese verankert werden muß.

Arthroplastik

Die Gewebeinterposition zwischen die Oberflächen zerstörter Gelenke geht auf Payr und Lexer zurück. Bei entzündlicher, degenerativer oder posttraumatischer Gelenkdestruktion werden die Oberflächen modellierend reseziert. Der so geschaffene Gelenkraum wird durch Interposition meist autogenen Gewebes offen gehalten, bis durch eine funktionelle Nachbehandlung eine neue Kontakt- und Gleitfläche entstanden ist. Durch diese Methode können allenfalls fibrös abgedeckte Gelenkoberflächen erzielt werden. Tragfähiger Knorpel entsteht nie, gleich welches Interponat gewählt wird.

Gewebe, die zur Arthroplastik verwendet werden:
Cutis
Faszie
Lyophilisierte Dura

Fettgewebe
Sehne
Gelenkkapsel
Muskel
Corium.

Nachteile dieser arthroplastischen Verfahren sind die Einbuße an Stabilität durch unterschiedlich ausgeprägte Gelenkresektion, eine limitierte Funktion und Belastbarkeit sowie sekundäre Fehlstellungen.

Durchaus noch geschätzte Indikationsbereiche der Arthroplastik sind:
  Grund- und Mittelgelenk der Langfinger bei primär chronischer Polyarthritis
  Sattelgelenksarthrose (Sehneninterponat)
  Zehengelenke (Keller-Brandes, Hohmann, Lelièvre)
  Sartoriusplastik bei Girdlestone-Situation (Ausbau infizierter Totalendoprothesen)
  Distraktions-Interpositions-Arthroplastik am Ellenbogen
  Hüftkopfresektion und Angulationsosteotomie beim Tetraspastiker.

Orthesen

Orthesen sind orthopädische Hilfsmittel, die bei der Arthrosebehandlung der Entlastung, Führung, Stabilisierung und Immobilisation des betroffenen Gelenkes dienen. Darüber hinaus eignen sie sich zum Längenausgleich der Gliedmaßen.

Merke: „Wirksame Orthesen sind unbequem, bequeme Orthesen sind unwirksam".

Vorteile der Orthesenbehandlung:
  Schmerzlinderung
  Vermeidung einer Operation und daher auch bei inoperablen Patienten anwendbar
  Vermeidung von Fehlstatik und Fehlhaltung
  Verbesserung der Belastbarkeit instabiler Gelenke
  Ausschaltung schmerzhafter Bewegungen
  Verzögerung der Zunahme einer Deformität (z.B. Bouchard-Arthrose durch bewegliche DIP-Führungsschiene).

Nachteile der Orthesenbehandlung:
  Gewicht
  Unbequemer Apparat, oft schwierig anzulegen und abzulegen
  Funktionelle Einschränkung von Nachbargelenken
  Druckstellen und Weichteilschäden
  Muskelatrophie
  Wahrscheinlich keine Beeinflussung der weiteren Entwicklung der Arthrose
  Diskrepanz zwischen der Gelenkbewegung des Apparates und der Gelenkbeweglichkeit des Patienten verursacht unerwünschte Scherung (Kniegelenk).

Beispiele für Orthesenanwendungsbereiche:
  Handgelenksfixationshülse
  Daumenabduktionsorthese (Rhizarthrose)

PIP und DIP-Schienen
Hohmann'sche Hüftrotationsbandage
Schienenhülsenapparat (Knie)
Unterschenkelschienenschellenapparat
Knöchelschienen
Peronaeusfeder.

Endoprothesen

Die Implantation einer Endoprothese ist wohl die beste Alternative zur Arthrodese. Endoprothesen haben sich an Hüft-, Knie- und Schultergelenk bewährt, auch wenn die Probleme der dauerhaften Verankerung dieser Implantate noch nicht endgültig gelöst sind. Unsicher – weil bereits kurz- und mittelfristige Verlaufskontrollen höhere Komplikationsraten ausweisen – sind Endoprothesen am Ellenbogen- und Handgelenk, an den Finger- und Zehengelenken sowie am Sprunggelenk.

Die Vorteile der Endoprothese sind vor allem in der rasch eintretenden Schmerzlinderung bzw. Schmerzfreiheit, einer meist erreichbaren Funktionsverbesserung und einer guten Gelenkstabilität zu sehen.

Allmähliche Auslockerung, erschwerte Rückzugswege beim Scheitern der Endoprothetik und Materialverschleiß gelten als wesentliche Nachteile dieses Verfahrens.

Arthrodesetechniken II

Vorsitz: R. Ganz, Bern; U. Pfister, Karlsruhe

Arthrodesen an Schulter und Ellenbogen

M. Börner und M. Kappus

Berufsgenossenschaftliche Unfallklinik, Friedberger Landstraße 430, D-60389 Frankfurt

Nur unter Verlust der Beweglichkeit kann mit einer operativen Versteifung eines geschädigten Gelenkes Schmerzfreiheit und Stabilitätsgewinn erzielt werden. Die damit angestrebte Funktionsverbesserung der gesamten Bewegungseinheit setzt Kompensationsmöglichkeiten vor allem in den benachbarten Gelenken voraus. Grundsätzlich gilt aber auch für die Arthrodese noch immer die schon vor 75 Jahren von Vulpius getroffene Feststellung, daß „... die Arthrodese einen pathologischen Zustand, eben eine Versteifung schafft, die wir dann in Kauf nehmen, wenn der funktionelle Nutzen größer ist als der Nachteil; – einen patholoischen Zustand, dessen absichtliche Herbeiführung verwerflich wird, sobald wir ein gleiches oder besseres mit anderen, das Gelenk intakt lassenden Behandlungsmethoden erzielen können".

Der Funktionswert der oberen Extremität ist weniger von der Belastungsstabilität des einzelnen Gelenkes als vielmehr vom synchronen und kompensatorischen Bewegungsablauf in allen Gelenken abhängig. Eine ausreichende Hebelfunktion des Armes ist aber nur gewährleistet, wenn das proximale Humerusende ein Widerlager im Schultergelenk findet und hier ausreichend stabil geführt wird.

1. Arthrodese Schultergelenk

Die großen Fortschritte in der rekonstruktiven Schulterchirurgie haben zu einem grundlegenden Wandel bezüglich der Indikationsstellung geführt. Nach Ausschöpfen aller anderen Möglichkeiten wird die Indikation gestellt, mit dem Ziel, Schmerzfreiheit, Stabilität bzw. Infektberuhigung zu erreichen.

Indikation zur Arthrodese des Schultergelenkes
- Neurogene Störung der Schultergelenksbeweglichkeit. (z.B. obere Plexuslähmung).
- Substanzverlust mit ausgeprägter Instabilität. (Nach Trauma oder Infekt).
- Massive Schmerzzustände mit daraus resultierendem Funktionsverlust des Armes durch Nichtgebrauch.

Voraussetzung für den funktionellen Zugewinn durch Arthrodese sind die Funktionstüchtigkeit der Schultergürtelmuskulatur, insbesondere des M. trapezius, des M. levator scapulae und der M. rhomboidei, sowie die Funktionstüchtigkeit der Nachbargelenke. Außerdem bedarf es eines beweglichen Ellen- und Handgelenkes.

Funktionelles Ziel für die Arthrodese im Schultergelenk sollen sein:

- Günstige Stellung für Verrichtung des täglichen Lebens.
- Günstige Stellung für Arbeit mit dem Arm.
- In Ruhe bequem hängender Arm.

Entscheidend für den operativen Eingriff ist die exakte Positionierung des Humerus in der Gelenkpfanne in der Abduktion, Elevation und insbesondere der Rotation.

Die günstigste Position der Arthrodese Schultergelenk:

- Abduktion von 30–40°.
- Elevation von 30°
- Innenrotation von 40–45°.

Zur operativen Stabilisierung hat sich die Plattenosteosynthese über einen dorsalen und kranialen Zugang durchgesetzt. Eine vorgebogene Platte verbindet Humerus mit Scapula, zusätzliche Stabilität kann noch durch eine zweite, dorsal angelegte Platte erzielt werden und durch Zugschrauben zwischen Humeruskopf und Glenoid. Die Anlage eines Fixateur externe bleibt Ausnahmen vorbehalten, zumal die Pseudarthrosenrate noch über der der Plattenosteosynthese liegt.

OP-Techniken der Arthrodese an der Schulter
- Plattenosteosynthese.
- Zugschraubenosteosynthese.
- Zuggurtung.
- Fixateur externe.

In der Literatur werden als Komplikationen 10–25% Pseudarthrosen, 10% Infektionen und 5–10% Frakturen des proximalen Humerus angegeben.

Als funktionelle Folgen OP-technischer Fehler werden angesehen:

- Abduktion mehr als 40°:
  Deutlich sichtbar seitlich abstehender Arm.
  Schmerz und Schwierigkeit beim Liegen.
- Elevation über 30°:
  In Ruhestellung Abstehen des Angulus inf. scapulae
  Erreichen der gegenseitigen Axilla nicht möglich.
- Rotation über 60° Innenrotation:
  Erreichen des Kopfes nicht möglich.
  Aufheben von Gegenständen erschwert.
- Rotation unter 30° Innenrotation oder Außenrotation:
  Unterkörper nicht mehr erreichbar.
- Oberkörper und gegenseitige Axilla nur teilweise erreichbar.

2. Arthrodese Ellenbogengelenk

Führt zu einer schweren funktionellen Beeinträchtigung der Armfunktion, da eine ausreichende Kompensation durch Nachbargelenke nicht besteht. Im Gegensatz zur Schultergelenks-Arthrodese gibt es am Ellenbogen keine ideale Position.
Die Arthrodese ist somit als Ultima ratio der Ellenbogenchirurgie anzusehen.

Als *Indikation* kann angesehen werden:

- Hochgradige Instabilität durch Verlust von:
    - Condylen.
    - Kollateralbandansätzen.
    - In der Folge von fehlgeschlagener Alloarthroplastik, Trauma und Infekt.

Therapeutisches Ziel

Sind funktionell angepaßte Stellung, Schmerzfreiheit, Stabilität und beim Vorliegen eines Infektes Infektberuhigung.

Unter Berücksichtigung der Funktion (*funktionelles Ziel*) sind Versteifungswinkel nach individuellen Bedürfnissen unter Berücksichtigung der Funktion der Gegenseite sowie Erhalt der Funktion des proximalen Radioulnargelenkes zu berücksichtigen.

Durch Schonung des proximalen Radioulnargelenkes ggf. durch Radiusköpfchenresektion kann die funktionelle bedeutsame Umwendbeweglichkeit des Vorderarmes erhalten bleiben.

Als Verfahren haben sich zum einen der Fixateur externe mit zusätzlicher Zugschrauben-Osteosynthese bewährt, zum anderen die Plattenfixation mit vorgebogener DC-Platte von dorsal her. Zur Neutralisation von Hebelkräften empfiehlt sich oft für mehrere Wochen die zusätzliche Gipsruhigstellung.

OP-Technik

1. Plattenosteosynthese

Vorteil
- Exakte Winkeleinstellung durch vorgebogene Platte.
- Frühzeitiger Verzicht auf zusätzliche Gipsruhigstellung durch hohe Stabilität der Osteosynthese.
- Guter Tragekomfort.

Nachteil
- Gefahr der Nervenläsion durch ausgedehnte Exposition.
- Ungeeignet bei Infekt.

2. Fixateur externe

Vorteil
- Geringere Gefahr der Nervenschädigung durch geringere Exposition.
- Technik der Wahl bei Infektion.

Nachteil
- Exakte Winkeleinstellung durch Wahl der Fixationspunkte schwierig.
- Zusätzliche Gipsfixation zum Ausgleich von Hebelkräften.
- Ungünstiger Tragekomfort.
- Pintrak-Infektion.

Als operationstechnische Probleme sind funktionell ungünstige Stellung, Nervenschädigung und Versteifung des proximalen Radioulnargelenkes anzusehen.

Hand- und Fingergelenksfusionen

H. Siebert

Unfallchirurgische Klinik, Diakonie-Krankenhaus, Diakoniestraße 10, D-74523 Schwäbisch Hall

Ziel jeder Arthrodese an den Gelenken der Hand ist die Schmerzausschaltung und Stabilisierung des Gelenkes zum Funktionsgewinn.

Die Indikation zur Arthrodese stellt sich bei teilweise oder völlig zerstörten Gelenkflächen, veralteten Luxationen, Luxationsfrakturen, veralteten Bandverletzungen mit Instabilitäten. In einer geringeren Anzahl zur Funktionsverbesserung bei motorischem Ausfall oder Lähmungen im Sinne einer Gelenkstabilisierung (z.B. Arthrodese des Endgelenkes der Langfinger bei veralteter Profundus-Sehnen-Ruptur, MP-Arthrodese des Daumens bei N. medianus-/-ulnaris Läsion). Eine dritte Indikationsgruppe sind die Replantationen, bei denen eine Arthrodese aufgrund der Kürzung zum Weichteilgewinn vorgenommen wird. Arthrodesen bei Erkrankungen der Gelenke (CP, Infekt, Weichteilkontrakturen) stellen eine große Gruppe innerhalb der Indikation zur Arthrodese dar, sollten jedoch hier nicht näher besprochen werden. Der endoprothetische Gelenkersatz bei posttraumatischen Folgezuständen ist auf Einzelfälle im Bereich der MP-Gelenke oder der Handwurzel limitiert.

Technik

Gelenkposition bei Arthrodese. Grundsätzlich gilt, daß die Tätigkeit des Verletzten im Beruf und Privatleben berücksichtigt werden muß. *Merke*: Je kürzer ein Finger, desto *geringer* die *Beugestellung* des Gelenkes. Je *weiter ulnar* der Finger, desto *stärker* die *Beugestellung* des PIP-Gelenkes.

Tabelle 1. Anzustrebende Gelenkstellung Arthrodesen Finger-/Handgelenk

	MP	PIP	DIP
D 2	10–20°	30–40°	0–20°
D 3/D 4	10–20°	30–40°	10–20°
D 5	20–30°	30–50°	10–20°
	Sattelgelenk	MP	IP
D 1	30–40° palm. Abd.	10–20°	0–20°
	10–20° rad. Abd.	10° IR (Pronation)	
Handgelenk:	10–20° DF + Mittelstellung (radial/ulnarabd.)		

Bei jeder Arthrodese der Langfinger und des Daumens kommt es zu einer *Kürzung*, die insbesondere beim *Zeigefinger* und *Daumen so gering* wie möglich gehalten werden soll (Tabelle 1).

Als *Implantate* werden an den *Langfingergelenken* vorwiegend Einzel-Zugschrauben (Corticalis, Spongiosa, 2,7, 2,0 mm), 2 parallele Kirschnerdrähte oder Kirschnerdraht mit Drahtzuggurtung verwendet. Alternativ kann die intraossäre Drahtnaht mit zusätzlichem schräg oder parallel verlaufendem Kirschnerdraht Anwendung im Bereich des End- und Mittelgelenkes der Langfinger finden. Die Kleinfragment- bzw. Mini-Platten-Osteosynthese verwenden wir in Einzelfällen bei der Arthrodese des Mittelgelenkes der Langfinger.

Für den *Daumen* wird am *Sattelgelenk* zur Arthrodese die Kleinfragment T-Platte 2,7 mm zusammen mit autologer Spongiosa als Implantat der Wahl verwendet. Alternativ ist die Spanbolzung mit Kirschnerdraht und Drahtzuggurtung anzusehen. *Das MP-Gelenk des Daumens* kann gut durch eine Kompressionsschraube, die intraossär an der proximalen Phalange einzubetten ist, arthrodisiert werden. Technisch einfacher ist die Kompressionsarthrodese mit Platte (2,7/2,0) durchzuführen.

Im *Handwurzelbereich* für intercarpale Arthrodesen findet neben der Verwendung von corticospongiösen Spänen mit autologer Spongiosa in der Regel auch die Kirschnerdraht-Fixation oder Zugschrauben-Osteosynthese 2,7/2,0 mm auch in Kombination Anwendung.

Für die Arthrodese des *carporadialen Gelenkes* steht die 3,5 LC/DC-Kleinfragment-Platte 7 bis 8 Loch als Implantat zur Verfügung. Daneben kann autologe Spongiosa bzw. ein corticospongiöser Span als zusätzliche stabilisierende Maßnahme eingesetzt werden. Die Platte wird von der Basis des Mittelhandknochens III zum Radius bei 20° Dorsalflektion im Handgelenk passgerecht angelegt und fixiert. *Zusätzlich* kann eine Zugschraubenosteosynthese zur Fixation des Carpus in Mittelstellung zwischen Proc. styloideus radii und Scaphoid bzw. Lunatum eingebracht werden.

Die Konsolidierungszeit der Arthrodesen beträgt in aller Regel zwischen 8 und 12 Wochen. Eine frühzeitige aktive und funktionelle Weiterbehandlung ist anzustreben, wobei das arthrodisierte Gelenk durch eine Kunststoff-Steck-Schiene der Langfingergelenke eine zusätzliche Fixation erhalten kann. Der Mini Fixateur externe hat nur in Einzelfällen einen Platz als dauerhaftes Implantat zur Arthrodese.

Bei jeder Arthrodese der Langfinger und des Daumens ist auf die korrekte Rotationsstellung ebenso zu achten wie auf die Notwendigkeit, gegebenenfalls bestehende Defekte mit autologer Spongiosa aufzufüllen. Bei Verwendung der Kompressionsschrauben-Osteosynthese-Technik muß eine sorgfältige Planung der dorsalen Hautincision durchgeführt werden, um postoperativ auftretende Weichteilnekrosen und dadurch einen möglichen Infekt zu vermeiden. Gekreuzte Kirschnerdrahtführung hat bei der Arthrodesetechnik keinen Platz, da die dadurch geschaffene Stabilität für eine Ausheilung in aller Regel unzureichend ist.

Die Arthrodese des MP-Gelenkes der Langfinger sollte, wenn immer möglich, vermieden werden. Anstelle einer Arthrodese bei posttraumatischen Defektzuständen sollte eine Arthroplastik durchgeführt werden.

Die Hüftarthrodese

R. Ganz

Klinik für Orthopädische Chirurgie, Universität Bern, Inselspital, CH-3010 Bern

(Manuskript nicht eingegangen)

Knieversteifungen

E. Markgraf

Abteilung Unfallchirurgie, Chirurgische Klink, Klinikum, Friedrich-Schiller-Universität, D-07740 Jena

1. Historischer Überblick

Albert (1877):	erste Kniegelenksarthrodese mit Silberdrähten bei einem Kind mit chronischen Gelenkinstabilitäten infolge Polyomyelitis
Hibbs (1911):	Kniegelenksarthrodese mit Elfenbeinstiften zur Tbc-Sanierung
Osgood (1913):	Kniegelenksarthrodese mit Metallplatten
Key (1932):	erste Metallrahmenkonstruktion
Key (1937):	intramedulläre Einbolzung
Chapchal (1948):	intramedulläre Nagelung
Charnley:	Klammerarthrodesen

2. Indikationen

Voraussetzung für Arthrodesen: kontralaterale Seite gesund, angrenzende ipsilaterale Gelenke kompensationsfähig für den zu erwartenden Funktionsverlust
Ziel der Arthrodese: Schmerzfreiheit, Stabilität, Krankheitsstop

- neuromuskuläre Erkrankungen/irreparable Nervenläsionen
- avaskuläre Nekrosen
- Extremitätenerhalt bei Tumoren (Riesenzelltumor)
- Stumpfverlängerung bei Femurdysplasie
- Arthrosen (posttraumatisch, postinfektiös, postarthritisch)
- multipel voroperierte Instabilität
- Versagen der Endoprothese

Innerhalb des letzten Jahrzehntes ist in der Literatur eine rasante Abnahme der Fallzahlen aufgrund der Endoprothetik zu verzeichnen, in großen Kliniken Deutschlands werden pro Jahr ein bis zwei Kniegelenksarthrodesen durchgeführt. Bei den meisten Patienten handelt es sich dabei um Endoprothesenversager.

3. Technik der Kniegelenksarthrodese

Die femoralen und tibialen Gelenkflächen werden so reseziert, daß eine Beugestellung von 10°, eine Valgusstellung von 7° sowie eine Außenrotationsstellung von 5–10° resultiert. Voraussetzung für eine suffiziente Fusion ist das Vorhandensein ausreichend großer knöcherner Kontaktflächen für die interfragmentäre Kompression. Nach mehrfachen Prothesenwechseln resultiert zwangsläufig eine Reduktion sowohl der spongiösen als auch kortikalen Strukturen, welche den Erfolg der knöchernen Fusion limitieren. Aus diesem Grund sollte die Indikation für eine Kniegelenksarthrodese rechtzeitig gestellt werden. Bei einer Knieprotheseninfektion steht an erster Stelle die Fokussanierung vor der geplanten Arthrodese.

Für die interfragmentäre Kompression stehen der Fixateur externe, die Doppelplattenarthrodese sowie die intramedulläre Nagelung oder der Arthrodesenstab zur Verfügung. Der Vorteil der Doppelplattenarthrodese besteht im bestmöglichen Kompressionseffekt, allerdings ist für die methodische Durchführung ein großer Weichteilplatzbedarf erforderlich. Der Fixateur externe kommt in üblicher Weise als Doppelrahmenkonstruktion mit jeweils einem ventralen und dorsalen Steinmann-Nagel im Femur und der Tibia zur Anwendung. Bei nicht ausreichender Stabilität wird eine dreidimensionale Rahmenkonstruktion über einen zusätzlich sagittal eingebrachten Steinmann-Nagel ausgeführt.

In einer Literaturmetaanalyse der letzten 10 Jahre bei 403 Patienten liegt die Fusionsrate durchschnittlich bei 74% sowie die Durchbauzeit bei 4 ½ Monaten (3–6 Monate). Der Längenverlust des arthrodetisierten Beines ist mit 2,5–4,5 cm zu beziffern.

Literatur

Bengtson S, Knutson S (1991) The infected knee arthroplasty. A 6-year follow-up of 357 cases. Acta Orthop Scand 62(4):301–311

Damron TA, McBeath AA (1995) Arthrodesis following failed knee arthroplasty: comprehensive review and meta-analysis of recent literature. Orthopedics 18(4):361–368

Deldycke J, Rommens P, Reynders P, Claes P, Broos P (1994) Primary arthrodesis of the injured knee: still a solution in 1994? – case report. J Trauma 37(5):862–866

Ellingsen DE, Rand JA (1994) Intramedullary arthrodesis of the knee after failed total knee arthroplasty. J Bone Joint Surg 76(6):870–877

Figgie HE, Brody GA, Inglis AE, Sculco TP, Goldberg VM, Figgie MP (1987) Knee arthrodesis following total knee arthroplasty in rheumatoid arthritis. Clin Orthop 224:237–243

Knutson K, Lewold S, Robertsson O, Lindgren L (1994) The swedish knee arthroplasty register. A nation-wide study of 30.003 knees 1976–1992. Acta Orthop Scand 65(4):375–386

Morrey BF, Westholm F, Schoifet S, Rand JA, Ryan RS (1989) Long-term results of various treatment options for infected total knee arthroplasty. Clin Orthop 248:120–128

Rand JA, Bryan RS, Chao EY (1987) Failed total knee arthroplasty treated by arthrodesis of the knee using the Ace-Fisher apparatus. J Bone Joint Surg 69(1):39–45

Rand JA, Bryan RS (1986) The outcome of failed knee arthrodesis following total knee arthroplasty. Clin Orthop 205:86–92

Rasmussen MR, Bishop AT, Wood MP (1995) Arthrodesis of the knee with vascularized rotatory graft. J Bone Joint Surg 77(5):751–759

Arthrodesetechniken III

Vorsitz: E. H. Kuner, Freiburg; R. Brutscher, Darmstadt

Fusionseingriffe am oberen und unteren Sprunggelenk

H. Seiler

Klinik Reinkenheide, Postbrookstraße, D-27574 Bremerhaven

Die Rückfußarthrodesen sind unverzichtbare und segensreiche Eingriffe. Die Schwierigkeiten beginnen bei der *Definition* der einzelnen Fusionen. Zu unterscheiden sind neben der tibiotalaren und der talocalcanearen als Einzelfusionen deren Kombination (Double-Arthrodese), die tibiocalcaneare Arthrodese (nach Talusexstirpation) und die Triple-Arthrodesen. Im europäischen Sprachraum entspricht dem überwiegend die Fusion von oberem, unterem und Chopart-Gelenk, im anglo-amerikanischen die des unteren Sprunggelenkes sowie des talonavicularen und calcaneocuboidalen Gelenkes.

Die *Indikation* besteht bei schmerzhafter Gelenkdestruktion, Fehlstellung, Instabilität oder Lähmung aus endogener, posttraumatischer, infektiöser, neurogener Ursache. Als *Kontraindikationen* gelten die mögliche Rekonstruktion, z.B. bei einer in Valgussubluxation verheilten hohen Fibulafraktur, schlechte Knochenqualität, der eitrige Infekt und die vorbestehende Anschlußarthrose. Die letzteren Kriterien sind *relativ*. Es kann jedoch kein Zweifel darüber bestehen, daß die Fusion im Rückfuß unweigerlich die Anschlußarthrose verstärkt. Zu überprüfende *Alternativen* sind am unteren Sprunggelenk die Denervationsoperation des Sinus tarsi, die peroneale oder tarsale Logendekompression, am oberen Sprunggelenk das häufig effektive arthroskopische Debridement, seltener Tenodesen.

Den Versteifungsoperationen am oberen Sprunggelenk ist gemeinsam eine gewisse Gelenkresektion. Interne oder externe Fixationsverfahren kommen zur Anwendung. Die Resektion/Osteotomie der Fibula wird individuell gehandhabt. Knochentransplantate sind selten zusätzlich notwendig, anfallendes Resektionsmaterial soll jedoch interponiert werden. Entscheidend für das Ergebnis der Rückfußarthrodese ist die Stellung: Prinzipiell sollen 10° Pronation und 10° Dorsalextension erreichbar sein, Spitzfuß ist in der Regel schädlich. Zu beachten ist die physiologische Ausdehnung der Fußwurzel, ein übergeordneter Varus/Valgus des Beines. Die talocrurale Retroposition um etwa ein Drittel Taluslänge schließt die Zuggurtungsfunktion der sonst erhaltenen dorsalen Weichteile aus. Wenn von arthroskopischen Techniken, die aufwendig sind, jedoch eine extrem schnelle Fusion ermöglichen nach endoskopischer Gelenkresektion abgesehen wird, werden neben dem Fixateur externe (Charnley/Müller) heute zunehmend interne Fixationsmethoden (Wagner, Zimmermann) verwendet. Vergleichende Untersuchungen beweisen Vorteile der internen Fixation bzgl. Konsolidationszeit, Pseudarthrosenbildung und Restbeschwerden, wobei allerdings bereits ein selektiertes Krankengut vorliegt (Breitfuß, Muhr). So ist der Fixateur externe, wobei die Gewindespindeltechnik eher limitierend ist, weiter für Infektionen, schlechte Knochenqualität und komplexe Korrekturen unverzichtbar. Dies gilt auch für die selten indizierten primären Arthrodesen, z.B. nach Pilon- oder Talushalsfraktur. Bei Knochendefekt/Infekt muß das Spektrum um mikrovasculäre Techniken zur Weichteildeckung alternativ und heute zunehmend durch Ilizarov-Distraktionsosteogenese ergänzt werden.

Empfehlenswert ist der Zugang aus zwei kleinen ventralen Inzisionen unter sparsamer Resektion und Muldung des tibiotalaren und -fibularen Gelenkes. Im typischen Falle erfolgt die Stabilisierung durch zwei gekreuzt eingebrachte Spongiosazugschrauben (Wagner). Die von ihm zusätzlich angegebene ventrolaterale Schraube aus dem Prozessus lateralis tali wird vorteilhaft durch eine kleine Zuggurtungsplatte ventral (Zimmermann) ersetzt, wobei auch ein Feintuning der definitiven Gelenkstellung möglich ist. Die Nachbehandlung ist funktionell mit frühzeitiger Teilbelastung. Die Versorgung mit orthopädischem Schuh ist nicht durchgehend erforderlich. Pseudarthrosen, USG-Irritationen durch Schraubenspitzen sind wesentliche *Komplikationen*. Bei Pseudarthrosen nach jedweder Fixation kann vorteilhaft ein ventraler Verschiebespan mit Minischraubenfixation (Gallie) verwendet werden.

Die talocalcaneare Arthrodese betrifft das eigentlich „wertvollere Gelenk", Heilungsstörungen sind hier auch ohne Osteosynthese nach alleiniger Resektion und Spaninterposition seltener, dafür sind zusätzliche Formkorrekturen des Rückfußes in diesem Bereich häufiger erforderlich (Calcaneusfrakturen). Die Entknorpelung des subtalaren Gelenkes mit Auffüllung auch des Sinus tarsi erfolgt aus üblichem Zugang. Insbesondere bei Lähmungen, kann die einfache Spaninterposition (Green/Grice) vollständig ausreichend sein. Die Zugschraubenosteosynthese, bevorzugt von plantar eingebracht im Sinne der Technik nach Huggler und Allgöwer, ergibt optimale Fixation. Durch Verwendung von Stellschrauben kann das Längsgewölbe zusätzlich aufgerichtet werden. Eingriffe unter größerer talocalcanearer Knochenresektion z.B. beim Lähmungsequinovarus (Lambrinudi) sind heute größtenteils durch andere Methoden ersetzt.

Die Komplikationen. betreffen mögliche Weichteilprobleme über dem Sinus tarsi, der Zugang zum Knochen sollte ähnlich der Calcaneusfraktur (Benirschke) immer en bloc erfolgen. Die fehlende Schraubenspreizung erzeugt eventuell eine Rotationsinstabilität, zu lange Schrabuen irritieren das obere Sprunggelenk, orthograde Röntgenkontrollen sind erforderlich.

Für die Arthrodese des oberen und unteren Sprunggelenkes *(Double-Arthrodese)* empfiehlt sich die Anwendung von Schrauben von der Fußsohle her, deren Gewinde unbedingt in der distalen Tibiakortikalis verankert sein muß. Eine ventrale weitere Zuggurtung durch je eine talocalcaneare bzw. talotibiale Schraube ist zusätzlich zu empfehlen. Die entsprechende *Arthrodese nach Talusexstirpation* muß den Verhältnissen angepaßt werden, auch hier sind axiale calcaneotibiale Schrauben typisch. Die typische Osteosynthese für die *subtalare und Chopartarthrodese* („amerikanische Triple-Arthrodese") besteht in isolierten Zugschrauben. Die Technik bei der gleichzeitigen Fusion aller Rückfußgelenke unter Einschluß des Chopart-Gelenkes („europäische Triple-Arthrodese") muß individuell auch unter Verwendung von Kleinfragmentplatten erfolgen. Kritisch ist dabei nicht selten die Vitalität verbliebener Talusanteile, wenn Pseudarthrosen vermieden werden sollen. Deutliche Gangstörungen sind danach praktisch unvermeidbar.

Arthrodesen und Korrektureingriffe an Rück- und Mittelfuß

A. Dávid und M. P. Hahn

Chirurgische Klinik und Poliklinik, Berufsgenossenschaftliche Kliniken, Bergmannsheil, Universitätsklinik, Bürkle-de-la-Camp-Platz 1, D-44789 Bochum

Einleitung

Arthrosen und Deformationen der Fußgelenke können heute noch nicht befriedigend durch Endoprothesen versorgt werden. Therapie der Wahl bleibt daher bei schmerzhaften Arthrosen die Versteifungsoperation.

Indikationen

- Schmerzhafte, konservativ nicht beherrschbare Arthrosen der Fußgelenke,
- Fehlstellungen der Fußwurzel und Metatarsalregion,
- chronische Instabilität.

Kontraindikationen

- Erhebliche Durchblutungsstörungen und chronisch venöse Stauungsinsuffizienz,
- Algodystrophie,
- nicht korrekt eingestellter Diabetes mellitus,
- hoch dosierte Steroid- oder immunsuppressive Therapie,
- Zytostatikatherapie.

Patientenaufklärung

- Mögliche Restbeschwerden, insbesondere bei
- unvollständigem knöchernen Durchbau der Arthrodese (Pseudarthrose).
- Postoperative Entlastung bis zu 12–16 Wochen,
- Rezidiv der Fehlstellung,
- Nerven- und Gefäßverletzungen,
- Entwicklung einer Algodystrophie,
- postoperative möglicherweise individuell angepaßter Schuh erforderlich,
- allgemeine Operationsrisiken wie Thrombosen, Embolien, Infektionen,
- Kompartmentsyndrom.

Diagnostik

Die klinische Untersuchung umfaßt eine Ganganalyse, die Suche nach Druckstellen sowie die Erhebung des Nerven- und Gefäßstatus des Fußes. Eine podometrische Analyse empfiehlt sich nur bei komplexen Fehlstellungen.

Streng seitliche, schräge und antero-posteriore Röntgenaufnahmen des Fußes, gegebenenfalls Zielaufnahmen der betroffenen Gelenke.

Dreidimensionale Darstellung des Fußes mit Hilfe des Computertomogramms wird nur bei komplexen Fehlstellungen erforderlich [1]. Dies gilt auch für die präoperative Anfertigung von Fußmodellen an hand des Computertomogramms. Eine szintigraphische Untersuchung wird ebenfalls selten notwendig, da arthrotische Veränderungen in den konventionellen Röntgenaufnahmen deutlich dargestellt werden können.

Da sich die Korrektur und ihr Ausmaß an der gesunden Seite orientiert, sind vergleichende Aufnahmen notwendig.

Operationstechnik

Chopart-Gelenk

Rückenlage des Patienten, Freilassen des Kniegelenkes beim Abdecken, um eine korrekte Positionierung des Fußes in Relation zur Unterschenkelachse vornehmen zu können.

Kurzer lateraler Zugang nach Ollier oder dorsomedialer Zugang. Ein ventraler anteriorer Zugang mit querer Inzision empfiehlt sich nicht, da Lymphbahnen durchtrennt werden und die Verletzungsgefahr von dorsalen Nerven und Gefäßen erhöht ist. Dorsal des M. abductor hallucis werden de Fußwurzelknochen erreicht. Darstellen des Chopart-Gelenkes unter stumpfem Abschieben vor allem der dorsalen Weichteile. Es ist nicht notwendig die plantaren Weichteile abzulösen. Resektion der medialen und dorsalen Gelenkkapsel, anschließend sparsame Resektion des Knorpels und der subchrondralen Sklerosezone. Bei Korrektureingriffen wird entsprechend der präoperativen Planung eine Keilosteotomie unter Einschluß des Chopart-Gelenkes vorgenommen. Bei der häufigen Hohlfuß- und Adduktionsfehlstellung, wie sie beispielsweise nach einem Kompartmentsyndrom des Fußes auftritt, kann auch ein Keil mit lateraler und dorsaler Basis entnommen werden. Anschließend erfolgt die passagere Fixation mit 2 Bohrdrähten, mit klinischer Kontrolle der Stellung gegebenenfalls durch Röntgenaufnahmen.

Bei der Osteosynthese nach Osteotomie bevorzugen wir AO-Schrauben 4,0 mm, die als Zugschrauben von distal dorsomedial und dorsolateral vom Os cuboideum bzw. Os naviculare in den Talus und den Calaneus plaziert werden. Alternativ können auch Spongiosaschrauben mit langem Gewinde (6,5 mm) verwendet werden. Ob Unterlegscheiben notwendig werden, entscheided die Konsistenz der Kortikalis, in denen sich die Schraubenköpfe abstützen. Alternativ können Kleinfragmentschrauben verwendet werden, allerdings ist dann eine Fixation mit 4 Zugschrauben zu empfehlen.

Die postoperative Behandlung kann in der Regel gipsfrei erfolgen. Nur bei unsicherer Schraubenlage und erheblicher Fehlstellungskorrektur kann bis zur knöchernen Konsolidierung ein Unterschenkelgipsverband oder ein Unterschenkelkunststoffverband angelegt werden. Ein Fixateur externe zur ergänzenden Fixation des Gelenkes ist allenfalls bei erheblichen Weichteilschäden erforderlich.

Lisfranc-Gelenk

Als Zugang wird ein dorsomedialer Schnitt über dem ersten Fußstrahl sowie eine weitere dorsale Längsinzision etwa in Höhe des 3. und 4. Strahles gewählt. Nur bei sehr unübersichtlichen Verhältnissen und ausgedehnten Vernarbungen werden drei Zugänge empfohlen [3]. Sehnen- und Nerven-Gefäßstränge werden präpariert und nach lateral bzw. medial mit stumpfen Weichteilretraktoren gehalten [3]. Die beiden medial gelegenen Gelenkabschnitte werden durch den medialen Zugang, die lateralen 3 Gelenkanteile durch die laterale Inzision dargestellt. Alle Gelenkabschnitte des Lisfranc-Gelenkes werden einzeln mit Meißel sparsam reseziert, wobei wiederum die subchondralen sklerotischen Anteile entfernt werden müssen. Zu beachten ist, daß das Gelenk zwischen Os cuneiforme II und Os metatarsale II etwas weiter proximal liegt als die übrigen Teilgelenke.

Nach Gelenkresektion kann eine passagere Fixation mit Bohrdrähten durchgeführt werden, um eine intraoperative radiologische Kontrolle zu ermöglichen. Die Osteosynthese nach Osteotomie wird bevorzugt durch Zugschrauben vorgenommen, die von medial-dorsal-distal und für die beiden lateralen Gelenkanteile von lateral-dorsal-distal in die distale Fußwurzelreihe eingebracht werden. Es werden Kleinfragmentschrauben verwendet. Zur Stabilisierung der Osteotomie zwischen Mittelfußknochen I und Os cuneiforme I können auch 2 Schrauben verwendet werden. Unterlagsscheiben werden nur dann angewandt, wenn die distale Kortikalis, in der die Schraubenköpfe verankert werden, nur geringen Widerstand bietet.

Eine alternative Technik ist die Kompressionsarthrodese mit Hilfe eines Fixateur externe. Hierbei werden 2 Steinmann-Nägel jeweils durch die Basis der Mittelfußköpfchen und durch die distale Fußwurzelreihe eingebracht und durch ein Schraubengewinde miteinander zu einem Rahmenfixateur verbunden. Diese Technik führt aber zu einer wenig komfortablen Fixation und sollte daher vermieden werden.

Bei erheblicher Inkongruenz in Höhe des Lisfranc-Gelenkes kann auch eine Spongiosaplastik erforderlich werden.

Die postoperative Behandlung erfolgt ebenfalls möglichst ohne äußere Ruhigstellung.

Eine Belastung ist nur nach vollständigem knöchernen Durchbau möglich. Allerdings sollte der Patient unabhängig von der Osteosynthesetechnik postoperativ eine Abrollbelastung mit Bodenkontakt durchführen können.

Arthrodese des Großzehengrundgelenkes

Dorsomedialer Zugang über dem Großzehengrundgelenk, die Sehne des M. extensor hallucis longus wird nach lateral gehalten. Das Gelenk wird unter Resektion der Gelenkkapsel von dorsomedial eröffnet. Die Gelenkflächen werden einschließlich der subchondralen Skleroseschicht reseziert. Es ist darauf zu achten, daß die Adaptation der Osteotomieflächen in 20° Dorsalextension und 10° Valgus erfolgt.

Die Osteosynthese wird entweder durch eine von medial-distal eingebrachte Kleinfragmentzugschraube oder mit Hilfe einer dorsal angelegte 2,7 mm 4-Loch-Platte durchgeführt.

Postoperativ muß das versteifte Gelenk entlastet werden, sofern keine Spezialeinlage aus Stahl angefertigt wird, die Salis-Soglio [2] angegeben hat. Nach knöcherner Konsolidierung ist ein Übergang auf Vollbelastung möglich.

Postoperative Kontrollen

Die röntgenologische Kontrolle aller Arthrodesen erfolgt in der Regel nach 6 Wochen und 12 Wochen. Nach diesem Zeitraum wird eine knöcherne Konsolidierung erreicht sein. Droht eine Pseudarthrose, so muß möglichst frühzeitig eine Rearthrodese mit ergänzender Spongiosaplastik angestrebt werden. Die postoperative Schuhversorgung richtet sich nach der Schwellneigung, der erreichten Fußstellung und begleitenden Arthrosen.

Fehler und Gefahren sowie intra- und postoperative Komplikationen

Verletzung der A. dorsalis pedis und größerer Nervenäste, Kompartmentsyndrom des Fußes.

Eine Pseudarthrose droht, wenn das Gelenkdebridement ungenügend ist und keine vollständige Resektion des subchrondralen Sklerose vorgenommen wurde. Bei allzu großzügiger Resektion kann eine Verkürzung des Fußes auftreten. Bei Fehlstellungen ist auf großzügige Keilresektionen zu achten.

Schlußfolgerung

Die Arthrodese und Korrekturarthrodese der Fußgelenke führen bei schmerzhaften Arthrosen und Fehlstellungen zu guten subjektiven und funktionellen Ergebnissen. Postoperativ müssen nur selten orthopädische Schuhe angefertigt werden. Zumeist sind ein weiches Fußbett sowie Abrollsohlen ausreichend, um eine schmerzfreie Belastung und einen plantigraden Auftritt zu ermöglichen. Derzeit sind diese Eingriffe der endoprothetischen Versorgung deutlich überlegen.

Literatur

1. Dávid A, Ekkernkamp A, Muhr G (1994) Korrektureingriffe am Fuß nach posttraumatischen ischämischen Kontrakturen. Operat Orthop Traumatol 6:196–207
2. Von Salis-Soglio G (1991) Die Arthrodese des Großzehengrundgelenks mit Kleinfragmentplatte. Operat Orthop Traumatol 3:107–116
3. Zollinger H, Huber M, Fisig JP (1994) Die Arthrodese im Lisfranc-Gelenk. Operat Orthop Traumatol 6:208–217

Folgen von Fußarthrodesen

G. Lob

Abteilung für Unfallchirurgie, chirurgische Klinik und Poliklinik, Universität München, Klinikum Großhadern, Marchioninistraße 15, D-81377 München

(Manuskript nicht eingegangen)

Hefte zu „Der Unfallchirurg", Heft 257
Zusammengestellt von K. E. Rehm
© Springer-Verlag Berlin Heidelberg 1996

Remobilisierung nach Arthrodese: Indikation und Techniken

U. Pfister

Unfallchirurgische Abteilung, Städtische Klinikum, Moltkestraße 14, D-76133 Karlsruhe

Die Aufhebung einer Arthrodese nach spontan im Gefolge einer Erkrankung entstandenen oder nach operativ herbeigeführter Versteifung ist ein seltener Eingriff. Nur wenige Autoren verfügen über eine größere Anzahl solcher Operationen, wobei fast ausschließlich über Remobilisierung des Hüftgelenkes berichtet wird. Soviel ich recherchieren konnte, gehen nur zwei Arbeiten auf die Remobilisierung versteifter Kniegelenke ein, sie basieren auf der Erfahrung mit jeweils zwei Fällen. Keine Publikationen gibt es über die Remobilisierung voher arthrodesierter anderer großer Gelenke, wobei ich auf die Schilderung der früher wohl öfters angewendeten Arthroplastik ohne Gelenkersatz bewußt verzichten möchte, da diese Operationen entweder nur an ankylosierten Gelenken durchgeführt oder bei wirklich arthrodesierten Gelenken bis auf Ausnahmen am Ellenbogengelenk nicht akezeptable Ergebnisse brachten.

Im wesentlichen soll also auf die Indikation und Technik bei der Remobilisierung des arthrodisierten Hüftgelenkes und nur kurz auf die Remobilisierung arthrodesierter Kniegelenke eingegangen werden.

Indikation (Hüftgelenk)

1. Zunehmende Beschwerden untere LWS
2. Zunehmende Beschwerden ankylosierte Hüfte
3. Zunehmender Funktionsverlust
4. Beschwerden/Instabilität am gleichseitigen Knie, seltener beider Kniegelenke.

1. Die Hauptindikation zur Remobilisierung stellen Beschwerden am LWS-Kreuzbeinübergang dar. Diese langsam auftretenden und *nicht radiculären* Beschwerden nehmen bei Belastung zu. Meist handelt es sich um Patienten, deren Arthrodese länger als 15 Jahre zurückliegt.
2. Bei einer überraschend großen Anzahl an Patienten treten zunehmende Beschwerden im versteiften Hüftgelenk auf. Der Mechanismus ist nicht klar, vermutlich aber mit dem anormalen Gangbild und resultierenden Veränderungen der Muskulatur in Zusammenhang zu bringen. *Selten* sind Beschwerden im kontralateralen Hüftgelenk, wenn dort keine Coxarthrose-fördernden Voraussetzungen gegeben sind.
3. In einer Anzahl der Fälle klagen die Patienten über einen zunehmenden allgemeinen Funktionsverlust nach Arthrodese. Dieser äußert sich darin, daß sie gegenüber früher zunehmend schlechter sitzen können, daß Funktionen wie das Anziehen der Kleider und der Schuhe, schwieriger werden. Fast immer läßt sich als Ursache eine Fehlstellung des arthrodesierten Gelenkes feststellen.
Unter Annahme einer Normalstellung von 20–40° Flexion, 0–5° Adduktion, 0–5° Außenrotation konnten Kilgus u.a. nur bei 4 von 41 Patienten eine adäquate Stellung des Hüftgelenkes finden. 7 Hüften waren exzessiv abduziert, 2 exzessiv adduziert, 12

exzessiv außenrotiert, 4 exzessiv innenrotiert, 10mal betrug die Beugung mehr als 55°.
4. Nach den Rückenbeschwerden am häufigsten beklagt werden zunehmende Schmerzen im gleichseitigen Kniegelenk, meist bedingt durch eine Bandinstabilität. Beschwerden im kontralateralen Kniegelenk sind relativ selten.

Für die Indikationsstellung zur Auflösung der Arthrodese von Bedeutung erscheint die Beurteilung des Risikos einer Remobilisierung.

Wenn man sich die Voraussetzungen ansieht, die zur Arthrodese führten, so sind als häufigste Ursachen

Posttraumatische Zustände
Haematogene oder postoperative Infektion
Tuberkulose
Rheumatische Erkrankung (v.a. Morbus Bechterew, Morbus Still)

zu nennen.

Der Anteil von Patienten mit Infektionen und mit mehreren Eingriffen in der Vorgeschichte ist somit naturgemäß hoch. Damit stellt sich die Frage nach dem *Infektionsrisiko bei der Konversion*.

Das Risiko einer Infektion wird unterschiedlich angegeben, ist aber sicherlich erhöht.

Brewster u.a. 1975 6%
Amstutz u.a. 1975 12%
Fiek 1985 2%
Strathy u.a. 1988 11,3%
Arlaud u.a. 1990 3%
Kilgus u.a. 1990 6%

Bemerkenswert ist, daß bei Strathy u.a. 50% der Infektionen in der Gruppe der Patienten auftraten, deren Arthrodese weniger als fünf Jahre zurücklag. Bei Kilgus bestand in 20 seiner 50 remobilisierten Hüftgelenke eine Infektion in der Vorgeschichte, in dieser Gruppe kann es aber nur 1 Mal zur postoperativen Infektion.
Die zweite wesentliche Frage ist die nach der zu erwartenden *Funktion des Gelenkes*.
Entscheidend für das spätere Resultat scheint die Qualität und Funktion der Abduktoren zu sein. Breitenfelder sowie Baumann und Behr konnten durch EMG-Untersuchungen nachweisen, daß meist auch Jahre nach der Arthrodese eine praktisch normale Innervation der Abduktoren, des Gluteus medius und des Iliopsoas besteht. Dies sagt aber nach übereinstimmender Meinung der Autoren nichts über die postoperative Funktionsfähigkeit der Abduktormuskulatur aus. Auch bei einer korrekten Herstellung des Hebelarms weisen viele Patienten postoperativ ein positives Trendelenburg'sches Zeichen auf.

Operationstaktik

Die Operation muß sorgfältig anhand des vorgegebenen klinischen und röntgenologischen Zustandes geplant werden. Planungsskizzen sind unerläßlich. Die Operation zielt auf eine möglichst anatomiegetreue Wiederherstellung der Achsen und Längenverhältnisse hin. Das arthrodesierte Hüftgelenk wird über einen ausgiebig lateralen Zugang freigelegt. Wenn der Trochanter major vorhanden ist, wird er osteotomiert und später zur Rekonstruktion des Abduktormechanismus so refixiert, daß seine Spitze in Höhe des Kopfmittelpunktes steht. Eine zu große Spannung sollte vermieden werden.

Das Pfannenbett wird in üblicher Weise präpariert, dabei sollte aber möglichst auf eine zu starke Eröffnung des spongiösen Knochens verzichtet werden. Eine Medialisierung der Pfanne dient ebenso wie die Implantation einer Schaftprothese mit langem Hals der Verbesserung des Abduktorenhebelarms. Bei der Implantation der Schaftprothese muß auch beachtet werden, daß häufig und vor allem auch abhängig von früheren Osteotomien bzw. der Rotationsstellung der Arthrodese eine verstärkte Ante- oder Retroversion gewählt werden muß. Nach vorausgegangener Osteotomie im intratrochantären Bereich muß evtl. eine speziell gestaltete Schaftprothese verwendet werden.

Wenn kein Trochanter major vorhanden ist, ist die Fixation der Glutaen schwierig oder unmöglich. Zwar geben manche Autoren eine Refixation mit Drähten oder Schrauben an, die Ergebnisse sind aber nicht gut.

In einem solchen Fall kann die Fascia lata oder der Tensor fasciae latae im Bereich des ehemaligen Trochanters fixiert werden. Trotz dieser Maßnahme ist die Luxationstendenz offenbar in vielen Fällen erhöht.

Am Ende eines Eingriffs muß geprüft werden, ob eine Adduktorentenotomie notwendig wird.

Was kann man von der Konversion erwarten?

1. Übereinstimmend wird in allen Arbeiten über den Rückgang der Wirbelsäulenbeschwerden als wesentliche Verbesserung berichtet.
2. Die Beschwerden im gleichseitigen Kniegelenk gehen bei etwa 2/3 der Patienten zurück.
3. Die Beweglichkeit wird natürlich besser, erreicht aber bei allen Untersuchungen nicht die Werte wie bei anderen Hüftgelenksprothesen.
4. Die Beinlängenkorrektur läßt sich meist nicht exakt erreichen. Es werden aber durchaus Verlängerungen von 4 bis 6 cm ohne Nervenschädigung toleriert.
5. Die Mehrzahl der Patienten weist bei Nachuntersuchungen ein Trendelenburg'sches Zeichen auf. Viele Patienten müssen weiterhin Gehhilfen benutzen oder sogar erstmals zu Gehhilfe greifen.

Trotz dieser Einschränkung ist die Mehrzahl der Patienten mit dem Ergebnis sehr zufrieden, da der Rückgang der Schmerzen in Wirbelsäule und Kniegelenk, verbunden mit einer Verbesserung der Funktion und besserer Sitzqualität offenbar doch zu erheblichen Vorteile gegenüber dem Vorzustand führt. Dabei ist noch zu betonen, daß die Rehabilitation oft sehr lange (bis zu drei Jahre) dauert.

Zuletzt soll noch kurz auf die Remobilisierung nach Kniegelenksarthrodesen eingegangen werden. Sie ist nur in Einzelfällen beschrieben. Wesentliche Voraussetzungen sind:

1. Möglichst geringe primäre Resektion, da dann damit zu rechnen ist, daß die Bänder noch erhalten sind.
2. Ein ausreichender Weichteilmantel. Dies ist wohl häufig nicht der Fall. Es wird deshalb von einem Autor vorgeschlagen, präoperativ durch Weichteilexpander eine Mobilisierung der Haut durchzuführen.

Als Folgerung aus diesen beiden Voraussetzungen wird der Schluß gezogen, daß schon bei der Durchführung einer Kniearthrodese auf die spätere Möglichkeit der Remobilisierung geachtet und entsprechend verfahren werden sollte. D.h. die Bänder sollten auf jeden Fall erhalten und die Patella belassen werden. Die Remobilisierung eines arthrodesierten Kniegelenkes wird aber wegen der sehr komplexen Mechanik dieses Gelenkes extremen Ausnahmefällen vorbehalten sein müssen.

Literatur

Amstutz HC, Sakai DN (1975) Total Joint Replacement for Ankylosed Hips. IBIS 57-A:619–625
Arlaud IY, Lagré G, Aubaniac IM (1990) Arthroplastic de hanche après fusion asseure. Rev Chir Orth 76:411–419
Baumann F, Behr O (1969) Elektromyographische Untersuchungen der Hüftmuskulatur nach Arthrodese. Arch orthop Unf-Chir 66:1–17
Basser MI (1982) Muscle Transfer to Replace absent abductors in the Conversion of a Fused Hip to a Total Hip Arthroplasty. Clin Orthop 162:173–174
Breitenfelder J (1975) Elektromyographische Untersuchungen der Gluteal- und Adduktorenmuskulatur nach Hüftarthrodese. Arch orthop Unfall-Chir 83:279–287
Holden DL, Jackson DW (1988) Considerations in Total Knee Arthroplasty Following Previous Knee Fusion. Clin orthop 227:223–228
Kilgus DJ, Amstutz HC, Wolgin MA, Dorey FJ (1990) Joint Replacement for Ankylosed Hips. IBIS 72-A:45–54
Lubahn JD, McCollister Evarts C, Feltner IB (1980) Conversion of Ankylosed Hips to Total Hip Arthroplasty. Clin orhtop 153:146–152
Magyar A, Gschwend N (1989) Totalprothesenimplantation bei der arthrodesierten Hüfte. Orthopädie 18:493–497
Mahomed N, McKnee N, Solomen P, Lahoda F, Gross AE (1994) Soft-Tissue Expansion Before Total Knee Arthroplasty in Arthrodesed Joints. IBIS 76-B:88–90
Rüter A, Ganz R (1973) Totalprothese nach Hüftarthrodese. In: Cotta H, Schulitz UP Der totale Hüftgelenksersatz. Georg Thieme-Verlag Stuttgart
Strathy GM, Fitzgerald RH (1988) Total Hip Arthroplasty in the Ankylosed Hip. IBIS 70-A:963–966
Weinzweig N, Dowden R, Stulberg BN (1987) The Use of Tissue Expansion to Allow Reconstruction of the Knee. IBIS 69-A:1238–1240
Zinck M (1987) Ergebnisse nach Remobilisierung versteifter Hüftgelenke. In: Endoklinik Hamburg, Primär- und revisionsalloarthroplastik. Springer-Verlag Berlin Heidelberg

Marknagelung

Vorsitz: L. Kinzl, Ulm, F. Thielemann, Stuttgart

Prinzip der ungebohrten Marknagelung

B. Claudi

Unfallchirurgische Abteilung, Kreiskrankenhaus Dachau, Krankenhausstraße 15, D-85221 Dachau

(Manuskript nicht eingegangen)

Marknagelung am Oberarm

P. M. Rommens, H. Janzing und P. L. Broos

Abteilung für Unfall- und Notfallchirurgie, Kliniken der Katholischen Universität Leuven, Herstraat 49, B-3000 Leuven

Einleitung

Bei korrekter Indikation und sorgfältiger Technik können Humerusschaftfrakturen gut konservativ behandelt werden. Der Humerusschaft ist überall von einem festen Muskulmantel umgeben, seine Durchblutung ist durch diese Muskulatur gesichert. Die Oberarmschaftfraktur weist deshalb eine ausgezeichnete Heilungstendenz auf [6]. Bei bestimmten Frakturtypen ergeben sich bei der konservativ-funktionellen Behandlung aber Schwierigkeiten. Querfrakturen und kurze Schrägfrakturen haben manchmal eine zu geringe Kontaktfläche und neigen zur Distraktion bei Hanging-Cast Behandlung. Bei langen Spiralfrakturen kommt es nicht zur Ausheilung, wenn Muskelfasern sich zwischen den Frakturfragmenten einklemmen. Bei fettleibigen Patienten gestaltet sich die Reposition und Retention schwierig, da die Thoraxwand und die voluminösen Mammae zu unakzeptabler Achsenfehlstellung führen. Älteren Patienten ist eine länger dauernde konservative Therapie manchmal kaum zuzumuten, bei Alkoholikern oder nicht kooperativen Patienten führen Unruhe und mangelndes Vertrauen zu einer hohen Rate an Behandlungsschwierigkeiten und Fehlschlägen [12].

Klare Operationsindikationen sind: das Polytrauma, die offene Fraktur, die Fraktur mit Gefäßschäden, die Pseudarthrose [1]. Als relative Indikationen werden akzeptiert: bilaterale Frakturen, ipsilaterale Unterarmfrakturen, Humerusfrakturen bei Thoraxtrauma, N. radialis-Parese, nicht akzeptabler Stand der Frakturfragmente nach geschlossener Reposition [13].

Behandlungsalternativen

Für die Stabilisierung der Humerusschaftfrakturen besteht bis jetzt keine klare Übereinstimmung über das bestgeeignete Implantat. Das Hauptproblem bei der Plattenosteosynthese ist das Freilegen des N. radialis. Implantatprobleme oder Knochenheilungsprobleme werden wenig gefunden [2, 15]. In einer eigenen retrospektiven Studie bei 71 Plattenosteosynthesen haben wir eine Rate von N. radialis-Paresen von über 10% gefunden [10]. In einer prospektiven AO-Studie, geführt in 12 deutschen Kliniken, lag diese Rate zwischen 3 und 29% [7].

Der äußere Fixateur wird am Oberarm nur gelegentlich eingesetzt. Er wird von den Patienten schlecht akzeptiert, die Schanzschen Schrauben beschränken die freie Funktion von Ellbogen- und Schultergelenk. Die Indikation ist u.E. nur bei Oberarmfrakturen mit schwerstem offenen Weichteilschaden zu stellen [5]. Intramedulläre Implantate sind am Oberarm bereits lange bekannt. Keines der Implantate der ersten Generation konnte sich bis jetzt als das ideale durchsetzen. Die wichtigsten Probleme der nicht verriegelten Implantate sind die Wanderungstendenz und die mangelnde Rotationsstabilität [3, 4, 8]. Der Seidelnagel war der erste Nagel mit proximaler und distaler Verriegelung. Er hat einen Durchmesser von mindestens 10 mm, muß immer anterograd durch die Rotatorenmanschette und nach Aufbohrung eingebracht werden. Schmerz- und Bewegungseinschränkung am Schultergelenk sind eine relativ häufige Komplikation dieses Nagels. Darüberhinaus besteht eine Rotationsinstabilität bei fehlender Einklemmung der distalen Spreizschraube [9, 14].

Das Problem der Rotationsinstabilität tritt bei einem mit konventionellen schraubenverriegelten Humerusnagel nicht auf. Der ideale Nagel hat einen Durchmesser von 7, 8 oder 9 mm, klemmt sich im medullären Kanal nicht ein und kann sowohl anterograd als auch retrograd implantiert werden. Der Nagel gewährleistet als innere verriegelnde Schiene eine korrekte Länge und eine gute Rotationsstabilität. Die anterograde Insertion hat den Vorteil, mit wenigen Stichinzisionen durchgeführt werden zu können, den Nachteil der Längsspaltung der Rotatorenmanschette. Bei dem retrograden, extraartikulären Zugang sind nur wenig und zeitlich beschränkte Probleme am Schulter- bzw. Ellbogengelenk zu erwarten. Das Extensiondefizit der ersten Wochen ist durch eine Muskelschwäche des längsgespaltenen M. triceps zu erklären und kann rasch durch gezielte Übungen beseitigt werden [11].

Technik der Marknagelung

Für den retrograden Zugang muß die Fraktur mindestens 2 cm distal des Collum chirurgicum und 5 cm proximal der Fossa olecrani gelegen sein. Der Patient kommt in Bauchlagerung auf den OP-Tisch. Der verletzte Oberarm wird mit herabhängendem Unterarm auf einem Seitentisch gelagert. Ein medianer dorsaler Hautschnitt wird gewählt. Der M. triceps wird in seinem distalen Drittel längsgespalten. Das Ellbogengelenk wird nicht eröffnet. Das dorsale Dreieck zwischen Crista supracondylaris medialis und lateralis wird dargestellt. In der Mitte dieses Dreiecks wird ein sehr schräger Zugang zu dem medullären Kanal geschaffen. Wir bohren dafür zuerst zwei Löcher mit dem 3,2-mm-Bohrer. Diese Löcher werden mit dem 4,5-mm-Bohrer vergrößert. Dieser Zugang wird anschließend durch einen Zapfenfräser langsam bis auf 10 mm Durchmesser und 20 mm Länge erweitert (Abb. 1a–d) [12]. Der Zugang wird sehr schräg angelegt, um ohne Schwierigkeiten mit dem handgeführten, nicht flexiblen Reamer einen geraden

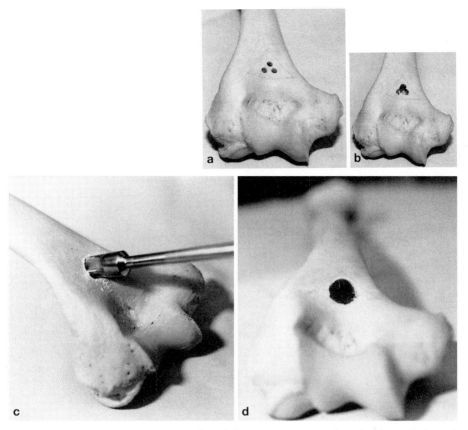

Abb. 1a–d. Retrograder Zugang zum endomedullären Humerus. **a** In der Mitte des Dreiecks zwischen Crista supracondylaris medialis und lateralis werden mit dem 3,2-mm-Bohrer 3 Löcher im dorsalen Kortex gebohrt. **b** Die 3 Bohrlöcher werden mit dem 4,5-mm-Bohrer vergrößert bis ein zentrales kleeblattförmiges Loch zustandekommt. **c** Mit einem Großfragmentschraubenkopffräser oder Zapfenfräser wird dieses Loch vorsichtig bis auf 10 mm vergrößert. **d** Schlußendlich kommt ein ovales und schräges Loch zustande, das direkt Zugang bietet zum endomedullären Kanal

Eintritt zum Kanal zu ermöglichen. Dieser Teil der Operation wird sehr vorsichtig durchgeführt, damit keine Fissuren oder Frakturen in der Nähe der Eingangsstelle entstehen.

Nur das distale Schaftfragment wird manuell aufgebohrt. Der Kanal wird mit Handriemen von zunehmenden Durchmesser bis auf 8 oder 9 mm erweitert. Für die meisten Patienten wird der Humerusnagel mit dem schmalsten Durchmesser gewählt. Nur bei Patienten mit osteoporotischen Knochen, mit Metastasen und mit einem sehr breiten Kanal wird ein dickerer Nagel benützt. Der Nagel wird anschließend mit Schrauben verriegelt. Die distalen Schrauben können über einen Richtapparat von dorsal nach ventral, die proximale Schrauben von lateral nach medial oder von dorsal nach ventral eingebracht werden. Das Einbringen der proximalen Verriegelungsschrauben sollte unter sorgfältiger Berücksichtigung der Weichteile durchgeführt werden. N. axillaris-Schaden und M. deltoideus-Schaden führen zu wesentlichen Funktionseinschränkungen des Schultergelenkes.

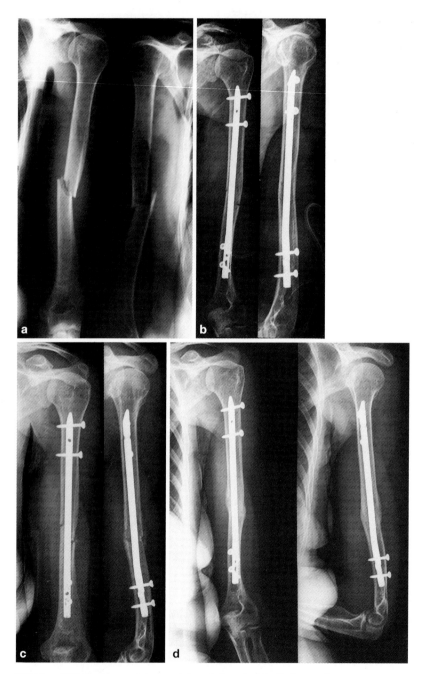

Abb. 2. a 63jährige Frau mit kurzer Schrägfraktur in Schaftmitte nach Sturz zu Hause. **b** Retrograde Verriegelungsnagelung. Zustand nach 2 Tagen. **c** Zustand 4 Wochen nach Nagelung. Es besteht bereits eine angedeutete Kallusbildung. **d** Zustand nach 16 Wochen. Knöcherne Heilung der Fraktur. Einwandfreie Schulter- und Ellbogenfunktion

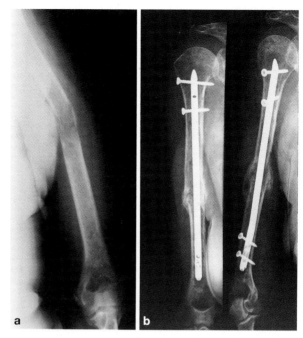

Abb. 3. a 77jährige Patientin mit Mammakarzinon und pathologischer Fraktur des Oberarmschaftes. **b** Zustand 17 Wochen nach retrograder Nagelung. Knöcherne Überbrückung der Frakturzone. Schmerzfreie und akzeptabele Funktion des operierten Armes

Für den anterograden Zugang liegt der Patient in Rückenlagerung mit dem Tisch kopfseitig um 15° aufgeklappt. Der Oberarm verläuft lateral und der Unterarm wird im Bereich des Abdomens fixiert. Der Insertionspunkt liegt auf der Längsachse des medullären Kanals in der Mitte zwischen dem Rand des Gelenkknorpels und der medialen Seite des Tuberculum majus. Für die Eröffnung wird ein Pfriem oder ein spezielles Instrument verwendet. Das Ausräumen des proximalen Frakturfragmentes ist nicht notwendig. Die proximale Verriegelung wird über einem Zielgerät, die distale Verriegelung mit Freihandtechnik durchgeführt.

Nachbehandlung

Nach der Stabilisierung erhält der Patient einen Gilchristverband bis zur Wundheilung. Nach einer Woche wird mit aktiven und aktiv-assistierten Übungen der Schulter- und Oberarmmuskulatur angefangen. Aktive Rotationsübungen gegen Widerstand werden unterlassen, bis auf dem Röntgenbild eine Kallusbrücke über dem Frakturspalt sichtbar wird.

Schlußfolgerung

Die Verriegelungsnagelung stellt ein neues und reizvolles Verfahren zur Behandlung von frischen und pathologischen Humerusschaftfrakturen dar. Wir glauben, daß die Implantate bereits so weit ausgereift sind, daß sie allgemein zur Verfügung gestellt werden können. Auch die Technik kann als ausgereift und sicher gelten, Implantatprobleme ergeben sich sehr selten und die Zahl der N. radialis-Paresen kann im Vergleich zu den Plattenosteosynthese auf ein Minimum gesenkt werden. Die erste Ergebnisse ermutigen uns, den neuen Weg weiterzuverfolgen.

Literatur

1. Bandi W (1964) Indikation und Technik der Osteosynthese am Humerus. Helv Chir Acta 31:89–94
2. Bell MJ, Beauchamp CG, Kellam JK, McMurthy RY (1985) The results of plating shaft fractures in patients with multiple injuries. J Bone Joint Surg 67(Br):293–298
3. Hackethal KH (1961) Die Bündelnagelung. Springer Berlin, Heidelberg
4. Henning F, Link W, Wölfl R (1988) Bündelnagelung – eine Bilanz nach 27 Jahren. Aktuel Traumatol 18:117–119
5. Kamhin M, Michaelson M, Waisbord H (1977) The use of external skeletal fixation in the treatment of fractures of the humeral shaft. Injury 9:245–249
6. Kayser M, Muhr G, op den Winkel R, Ekkernkamp (1986) Funktionelle Behandlung der Humerusschaftfraktur nach Sarmiento. Ergebnisse nach 3jähriger Erfahrung. Unfallchirurg 89:253–258
7. Nast-Kolb D, Knoefel WT, Schweiberer L (1991) Die Behandlung der Oberarmschaftfraktur. Ergebnisse einer prospektiven AO-Sammelstudie. Unfallchirurg 94:447–454
8. Nichols L, Simard J, Russell TA, Taylor JC, La Velle DG (1991) Treatment of humeral shaft fractures with the Russell-Taylor interlocking IM nail. Presented at the Orthopaedic Trauma Assoc
9. Robinson CM, Bell KM, Court-Brown CM, Mc Queen MM (1992) Locked nailing of humeral shaft fractures. Experience in Edinburgh over a two-year period. J Bone Joint Surg 72(Br):558–562
10. Rommens PM, Vansteenkiste F, Stappaerts KH, Broos PL (1989) Indikationen, Gefahren und Ergebnisse der operativen Behandlung von Oberarmfrakturen. Unfallchirurg 92:565–570
11. Rommens PM, Verbruggen J, Broos PL (1995) Retrograde locked nailing of humeral shaft fractures. A review of 39 patients. J Bone Joint Surg 77B:84–89
12. Rommens PM, Verbruggen J, Broos PL (1995) Retrograde Verriegelungsnagelung der Humerusfraktur. Eine klinische Studie. Unfallchirurg 98:133–138
13. Schatzker J (1987) Fractures of the humerus. In: Schatzker J, Tile M (eds) The rationale of operative fracture care. Springer Berlin pp 61–70
14. Seidel H (1989) Humeral locking nail: a preliminary report. Orthopedics 12:219–226
15. Vander Griend RA, Tomasin J, Ward EF (1986) Open reduction and interal fixation of humeral shaft fractures. J Bone Joint Surg 68(Am):430–434

Unterarmmarknagelung

H. Hertz und A. Schwarz

Unfallkrankenhaus, Dr.-Franz-Rehrl-Platz 5, A-5010 Salzburg

Zur Erzielung einer stabilen Osteosynthese am Unterarmschaft des Erwachsenen ist bislang die offene Reposition und Plattenosteosynthese Mittel der Wahl.

Im Unfallkrankenhaus Salzburg wenden wir seit November 1992 ein minimalinvasives Verfahren mit ungebohrten Marknägeln und einseitig axialer Verriegelung zur Osteosynthese von Unterarmschaftbrüchen des Erwachsenen an.

Zwischen November 1992 und Mai 1995 wurden im UKH Salzburg 39 Patienten mit einem Radius- bzw. Ulnamarknagel stabilisiert, 32 Patienten konnten im Rahmen einer prospektiven Studie bis zum Therapieende kontrolliert werden.

14mal lagen isolierte Ellen-, Radiusschaftbrüche vor, 18mal waren Ellen- und Speichenschaft kombiniert frakturiert. 6 Frakturen waren erst- bis drittgradig offen.

Ein Patient wies zusätzlich eine Läsion des Nervus radialis und ulnaris auf, bei 2 Patienten lag eine Ausrißverletzung am Plexus brachialis vor, 7 Patienten waren polytraumatisiert.

Die durchschnittliche Konsolidierungszeit betrug bei isoliertem Ellen- oder Speichenbruch 15 Wochen, beim kombinierten Unterarmschaftbruch 21 Wochen.

Anhaltende Bewegungseinschränkungen fanden sich postoperativ am Handgelenk nach Radiusmarknagelung, weiters traten Behinderungen der Rotation nach Radiusmarknagelung bis 13 Wochen postoperativ auf. In 5 Fällen kam es zur Entwicklung einer Pseudarthrose, 1mal mit Bruch des Implantates, 2mal rupturierten Strecksehnen durch Implantatirritation am Handgelenk.

Seit August 1995 verwenden wir zur gedeckten Stabilisierung von Ellenschaftfrakturen einen im UKH Salzburg entwickelten, ungebohrten Marknagel aus Titan mit transversaler, proximaler und distaler Verriegelung. Der Nagel wird proximal mit einer Verriegelungsschraube konventionell verriegelt, distal erfolgt die Verriegelung mit 2 Schrauben an gegenseitig am Nagel angelegten Halblöchern.

Das Implantat soll neben den Vorteilen des Erstmodelles auch die Möglichkeit zur Kompression und damit einer optimierten Frakturheilung bieten. Die transversale Verriegelung soll weiters auch eine bessere Stabilisierung gegen Rotation gewährleisten.

UFN mit Spiralplatte

F. Baumgaertel

Klinik für Unfallchirurgie, Philipps-Universität, Baldingerstraße, D-35033 Marburg

(Manuskript nicht eingegangen)

Der GSH-Nagel

P. A. W. Ostermann

Chirurgische Universitätsklinik und Poliklinik, Berufsgenossenschaftliche Kliniken Bergmannsheil, Universitätsklinik, Bürkle-de-la-Camp-Platz 1, D-44789 Bochum

„GSH" beduetet eine Abkürzung für die Erfinder dieses Nagels: Stuart Green aus Sacramento/Kalifornien, David Seligson aus Louisville/Kentucky USA und Steven Louis Henry Louisville/Kentucky USA.

Weitere gängige Namen für dieses Implantat sind IMSC-Nagel (intramedullärer suprakondylärer Nagel) oder auch Genucephalic Nail.

Indikationen für den GSH-Nagel

Supra- und diakondyläre Frakturen der Typen A I bis A III und C I bis C III (AO-Klassifikation), Frakturen unterhalb von Hüftgelenksendoprothesen sowie Frakturen oberhalb von Kniegelenksendoprothesen.

Implantatbeschreibung

Der GSH-Nagel ist ein kanülierter Verriegelungsnagel, welcher in den Durchmessern 11, 12 und 13 mm vorhanden ist. Die Wandstärke beträgt 2 mm. Der Nagel wird in den Längen 15, 20 und 25 mm gefertigt. Das Implantat besitzt eine anatomische Angulation von 8°, welche 38 mm vom distalen Ende des Nagels lokalisiert ist. Neben der Kanülierung weist der Nagel multiple Verriegelungslöcher auf ganzer Länge auf. Die beiden ersten Löcher sind 15 bzw. 30 mm vom distalen Ende entfernt, die übrigen sind in Intervallen von 20 mm Abstand angeordnet. Über ein Zielgerät, welches am Nageleinschlagsinstrumentarium fixiert wird, kann die perkutane Verriegelung mit 5,0 mm starken, selbstschneidenden Verriegelungsbolzen vorgenommen werden.

Technik

Die Patienten werden auf einem durchleuchtbaren Operationstisch in Rückenlage gelagert. Das Kniegelenk der betroffenen Extremität wird in 40° bis 60° Beugung gebracht, wozu eine Lagerung auf einem zusammengefalteten OP-Kittel vollkommen ausreichend ist. Der Nagel wird retrograd über das Kniegelenk in den Femurschaft eingebracht. Der operative Zugangsweg richtet sich nach der Art der Fraktur. Prinzipiell sind zwei Möglichkeiten vorhanden:

1. eine perkutane Stichincision durch das Ligamentum patellae
2. eine mediane Hautincision über dem Kniegelenk mit medialer parapatellärer Arthrotomie.

Der erste Zugang eignet sich insbesondere für die rein suprakondylären Frakturen ohne Gelenkbeteiligung (Typen A I bis A III AO-Klassifikation). Bei den intraartikulären Frakturen vom Typ C I bis C III (AO-Klassifikation) hängt die Größe des Zuganges vom Ausmaß der Kondylenfrakturierung ab. Die Operationsstrategie ist hier zuerst auf eine Verschraubung der Kondylen gerichtet, um diesen Kondylenblock dann mittels Nagel am Schaft zu fixieren. Gelingt eine perkutane Kondylenverschraubung, kann der minimal invasive transligamentäre Zugang zur Nagelinsertion gewählt werden. Lassen sich die Kondylen perkutan nicht anatomiegerecht verschrauben, empfiehlt sich die mediane Hautincision mit medialer parapatellärer Arthrotomie. Während der Kondylenverschraubung ist darauf zu achten, daß die plazierten Schrauben 13 mm in anteriorer-posteriorer Richtung auseinanderliegen, um genügend Raum für den Nageldurchtritt zu gewährleisten. Einschlagstelle des Nagels, welche unter der Durchleuchtung kontrolliert wird, ist die Interkondylarregion knapp ventral des Ursprunges des hinteren Kreuzbandes. Hier wird der Markraum mit einem Pfriem eröffnet. Dabei ist streng auf eine zentrale Eintrittstelle zu achten, um Achsfehlstellungen zu vermeiden. Nach Eröffnen des Markraumes wird ein Führungsdraht vom distalen Fragment her in das proximale Fragment geschoben. Die Nageleintrittstelle wird 0,5 mm stärker aufgebohrt als der Nageldurchmesser. Dann wird der Nagel mit montiertem Zielgerät für die Verriegelung in den Markraum ohne weiteres Aufbohren eingeführt. Die Führung des Nagels über den Führungsspieß erleichtert das indirekte Repositionsmanöver. Nach Einbringen des Nagels sollte das Nagelende ca. 1 bis 2 mm unterhalb der Knorpelebene versenkt sein, um Irritationen des Kniegelenkes zu vermeiden. Es erfolgt zunächst die distale Verriegelung. Dabei ist darauf zu achten, daß mindestens zwei Verriegelungsschrauben fest im distalen Fragment verankert werden können. Dann wird die Beinachse, Beinlänge und Rotation auf korrekte Stellung kontrolliert, bevor die proximale Verriegelung über das Zielgerät erfolgt. Trümmerzonen des Schaftes bleiben unberührt, auf eine exakte anatomische Reposition kleiner Fragmente wird verzichtet.

Postoperativ erfolgt eine Redon-Drainagen-Einlage in das Kniegelenk sowie ein schichtweiser Wundverschluß. Am Ende der Operation wird die freie Streckung und Beugung des Kniegelenkes kontrolliert. Wir bevorzugen eine doppelrechtwinklige Lagerung in 90° Beugung im Knie- und Hüftgelenk für die ersten 24 Stunden.

Rehabilitation

Am ersten postoperativen Tag nach dem Verbandswechsel wird mit kontinuierlich passiver Bewegungstherapie auf der Elektroschiene in 0–90° Extension/Flexion sowie mit aktiven isometrischen Übungen begonnen. Die Patienten werden am zweiten postoperativen Tag mit Abrollbelastung mobilisiert. Die Steigerung der Belastung auf halbes Körpergewicht richtet sich je nach Ausmaß der Frakturkonsolidierung und wird gewöhnlich ab der 6. bis 8. Woche erreicht. Nach 10–12 Wochen wird nach radiologischer Kontrolle und regelrechtem Verlauf die Extremität zur Vollbelastung freigegeben.

Vorteile des GSH-Nagels

1. minimal invasive Technik,
2. Respektierung der Weichteile, keine Deperiostierung kleinerer Fragmente und damit Erhalt der Blutversorgung,
3. biologische, unaufgebohrte Technik,
4. indirekte Reposition,
5. Reduktion notwendiger Spongiosaplastiken,
6. minimaler Blutverlust.

Planung und Technik von Korrektureingriffen I

Vorsitz: A. Rüter, Augsburg; W. Braun, Augsburg

Korrekte Diagnostik von Fehlstellungen

Ph. Lobenhoffer

Unfallchirurgische Klinik, Medizinische Hochschule Hannover, Konstanty-Gutschow-Straße 8, D-30623 Hannover

Definition einer Fehlstellung

Abweichung der Anatomie des Knochens bzw. des Gelenks vom Normalzustand. Fehlstellungen werden beschrieben hinsichtlich des Ausmaßes, der Richtung und der Ebene der Deviation. Die knöcherne Anatomie kann hinsichtlich der Länge, der Rotation, der Translation und der Angulation verändert sein.

Diagnostik an der unteren Extremität

Fehlstellungen in der Frontalebene

Gesamtaufnahme beider Beine im Stehen (4 m. FFA, ap.-Projektion, Abbildung von Hüftgelenken und Sprunggelenken). Beachte: korrekte Einstellung der Rotation extrem wichtig! Patellae müssen nach vorn weisen, alternativ kann die Beugeachse des Kniegelenks approximiert werden, diese muß parallel zur Filmebene ausgerichtet sein [6] (Abb. 1).

Analyse der Ganzbeinaufnahme

Einzeichnen: Zentrum des Hüftkopfes (Ischiometer), Mitte der Femurkondylen über Kniegelenksspalt, Mitte Tibeaplateau unter Kniegelenksspalt, Mitte des Talus in Sprunggelenksgabel, anatomische Achse von Femur und Tibia, mechanische Achse (Hüftkopfzentrum – Mitte Talus).

Normalverhältnisse: Die mechanische Achse verläuft durch Hüftkopfzentrum, Kniegelenksmitte und Sprunggelenksmitte. Die Horizontale durch Hüftkopfzentrum und Trochanterspitze bildet mit der mechanischen Achse einen Winkel von 90°. Die anatomische Achse des Femurs bildet eine Valguswinkel von 6° zur mechanischen Beinachse. Das Femurkondylenmassiv selbst weist eine Valgusstellung von 3° zur mechanischen Achse auf, d.h. die Kondylenlinie bildet physiologisch mit der Femurschaftachse einen Winkel von 81° und mit der mechanischen Beinachse von 87°. Die anatomische Achse der Tibia fällt normalerweise mit der mechanischen Achse zusammen. Das Tibiaplateau weist einen Varus von 3° gegen den Schaft auf, so daß die Tibiaplateaulinie mit der mechanischen Achse einen Winkel von 87° einschließt [4, 7].

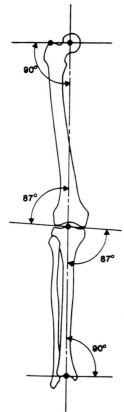

Abb. 1

Analyse einer Fehlstellung [7]

0) Einzeichnen der o.g. Meßpunkte und der mechanischen Achse. Liegt Varus- oder Valgusfehlstellung vor?
1) Einzeichnen der Kniekondylenlinie: Winkel zur mechanischen Achse muß 87° betragen. Bei Abweichungen über 2° liegt eine Pathologie im Bereich des Femurs vor.
2) Einzeichnen der Tibiaplateaulinie: der Winkel medialseits zur Schaftachse sollte 87° betragen. Bei Abweichungen über 2° liegt ein pathologischer Zustand im Bereich der Tibia vor.
3) Vergleich Tibiaplateaulinie – Femurkondylenlinie: diese Linien sollten parallel verlaufen. Bei Abweichungen über 2° liegt ein ligamentäres Problem im Kniegelenksbereich vor.

Fehlstellungen in der Sagitalebene

Bildgebung: lange Röntgenaufnahmen im Stehen im Seitenvergleich

Beurteilungskriterien: Die Verlängerung der vorderen Kortikalislinie des Femurs entspricht der vorderer Kortikalislinie der Tibia. Die Retroversion des Tibiaplateaus beträgt

0–10°. Die Mitte des Sagitaldurchmessers der Femurkondylen entspricht der Mitte des Sagitaldurchmessers des Tibiakopfes, Abweichungen entstehen durch Subluxation des Kniegelenks.

Definition der wahren Fehlstellung eines langen Röhrenknochens (Abb. 2)

Problem: zwei angulierende Anteile eines langen Röhrenknochens schließen stets eine Ebene des Raumes (obl) ein, d.h. einfache Fehlstellungen bestehen prinzipiell immer nur in einer Ebene. Diese Ebene entspricht in vielen Fällen aber nicht unseren Röntgen-Standardprojektionen (ap, lat.). Die Standard-Röntgenbilder werden dann jeweils Achsenfehler abbilden, diese sind aber geringer als die wahre Fehlstellung (obl). Eine korrekte Diagnostik und Indikationsstellung erfordert aber zunächst die Kenntnis der „wahren" Fehlstellung (aus [7]).
Lösung: die wahre Fehlstellung kann mit verschiedenen Techniken bestimmt werden: durch Schätzung, durch Röntgenspezialprojektionen, durch trigonometrische Konstruktion und durch Berechnung aus den Werten der Standard-Röntgenbilder.
Schätzung: zur groben Orientierung kann Tabelle 1 dienen.

Röntgen-Spezialprojektionen
Das Prinzip dieser Technik fußt auf der Tatsache, daß bei Fehlstellungen in einer Ebene des Raumes eine Röntgenprojektion exakt 90° zu dieser Ebene keine Fehlstellung mehr zeigt. Der Knochen erscheint hier gerade. Durch Bildwandleruntersuchung oder gestaffelte Röntgenaufnahmen in verschiedenen Rotationsstellungen wird diese Ebene defi-

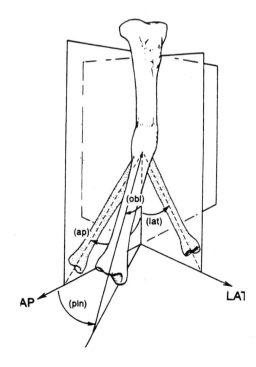

Abb. 2

Tabelle 1

gemessene Winkel im ap./ seitlichen Rö.-Bild	Rotation der Ebene der wahren Fehlstellung gegen ap. Projektion	wahre Fehlstellung
1:1	45°	40% größer
2:3	33°	20% größer
1:2	25°	10% größer
1:3	17°	3% größer
1:4	12°	1,5% größer

niert. Ein weiteres Röntgenbild 90° zu dieser Ebene wird die wahre Fehlstellung darstellen, die nun direkt abgemessen werden kann.

Mathematische Berechnung
Basierend auf die geometrischen Zusammenhänge kann die Ebene der wahren Fehlstellung der der wahre Fehlwinkel mit nachfolgenden Gleichungen berechnet werden [2, 5].

X (Winkel der wahren Fehlstellung) = $\arctan \cdot \sqrt{\tan^2 ap + \tan^2 lat}$

Y (Ebene der Abbildung der max. Fehlstellung) = $\arctan \cdot \dfrac{\arctan lat}{\tan ap}$

Bär und Breitfuß haben ein Diagramm bzw. eine Tabelle (s.u.) angegeben, aus der die Werte abgelesen werden können [1].

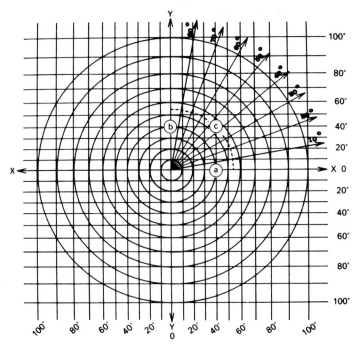

Abb. 3. Nomogramm und Tabelle aus [1] zur Bestimmung der wahren Fehlstellung

Tabelle 2. The amount of the true angle of deformity (upper table) and the plane of its true orientation (lower)

	Sagittal angle									
Coronal angle	2.0	4.0	6.0	8.0[a]	10.0	12.0	14.0	16.0	18.0	20.0
2.0	2.8	4.5	6.3	8.3	10.2	12.2	14.2	16.2	18.3	20.3
4.0	4.5	5.7	7.2	9.0	10.8	12.7	14.6	16.6	18.6	20.6
6.0[a]	6.3	7.2	8.5	10.0[a]	11.7	13.5	15.3	17.2	19.1	21.1
8.0	8.3	9.0	10.0	11.3	12.8	14.5	16.2	18.0	19.8	21.7
10.0	10.2	10.8	11.7	12.8	14.2	15.7	17.3	19.0	20.7	22.6
12.0	12.2	12.7	13.5	14.5	15.7	17.0	18.5	20.1	21.8	23.5
14.0	14.2	14.6	15.3	16.2	17.3	18.5	19.9	21.4	23.0	24.6
16.0	16.2	16.6	17.2	18.0	19.0.	20.1	21.4	22.8	24.3	25.8
18.0	18.3	18.6	19.1	19.8	20.7	21.8	23.0	24.3	25.7	27.2
20.0	20.3	20.6	21.7	21.7	22.6	23.5	24.6	25.8	27.2	28.6
	Sagittal angle									
Coronal angle	2.0	4.0	6.0	8.0[a]	10.0	12.0	14.0	16.0	18.0	20.0
2.0	45.0	26.6	18.4	14.0	11.3	9.4	8.1	7.1	6.3	5.7
4.0	63.4	45.0	33.7	26.5	21.8	18.4	15.9	14.0	12.4	11.2
6.0[a]	71.6	56.3	45.0	36.9[a]	30.9	26.5	23.1	20.5	18.3	16.6
8.0	76.0	63.5	53.1	45.0	38.6	33.6	29.7	26.5	23.8	21.6
10.0	78.7	68.2	59.1	51.4	45.0	39.8	35.5	31.9	28.9	26.4
12.0	80.6	71.6	63.5	56.4	50.2	45.0	40.6	36.8	33.6	30.8
14.0	81.9	74.1	66.9	60.3	54.5	49.4	45.0	41.1	37.8	34.9
16.0	82.9	76.0	69.5	63.5	58.1	53.2	48.9	45.0	41.6	38.6
18.0	83.7	77.6	71.7	66.2	61.1	56.4	52.2	48.4	45.0	41.9
20.0	84.3	78.8	73.4	68.4	63.6	59.2	55.1	51.4	48.1	45.0

[a] If the angle in the sagittal plane is (for example) 8° and the coronal angle is 6° then the true angle of deformity is 10°; the orientation of the true angle of deformity is 36.9° from the sagittal plane.

Geometrische Konstruktion
Graphische Konstruktion der wahren Fehlstellung bei einer Schaftfraktur. Die in den ap.- und seitlichen Aufnahmen bestimmten Fehlstellungswinkel α und α' (lat, AP) werden auf die korrespondierende Achse eines Koordinatensystems übertragen. Die Senkrechten auf den Schnittpunkt der gemessenen Fehlwinkel mit den ant./posterior und medial/lateral-Achsen schneiden sich in einem Punkt, der mit dem Nullpunkt des Koordinatensystems und dem definierten Scheitelpunkt ein Dreieck bildet. X stellt dann den Winkel der wahren Fehlstellung dar [5] (Abb. 4).

Rotationsfehlstellungen

Problematik. Beurteilung von Ausmaß und Relevanz. Stets sollte zunächst klinisch die Extremität und das Gangbild geprüft werden. Durch hohe inter- und intraindividuelle Streuung müssen Befunde mit Vorsicht interpretiert werden.

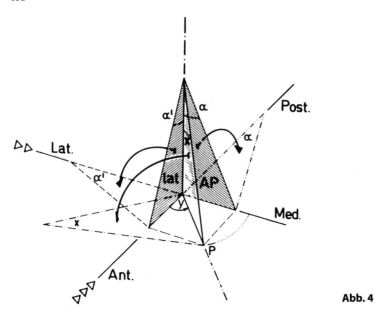

Abb. 4

Diagnostik
Am Unterschenkel kann die bildwandlergestützte Methode benutzt werden, bei der im Seitenvergleich die exakt seitlichen Projektionen der Femurkondylen mit der ap.-Projektion der Sprunggelenke korreliert werden. Der notwendige Drehwinkel des BV-Bogens zur Erreichung dieser Projektionen wird beidseits registriert und in Beziehung gebracht. Seitendifferenzen entsprechen dann der Torsionsdifferenz [3]. Am Ober- und Unterschenkel kann heute elegant und genau eine Rotationsbestimmung mittels Computertomographie erfolgen, die wenn möglich zu bevorzugen ist.

Normalwerte
Strecker et. al. [8] bestimmten an 293 Femora und 263 Tibiae die Torsion mittels CT-Messung. Die mittlere Antetorsion des Femurs betrug 23 ± 9° (1–45°) ohne wesentliche Rechts/Links-Differenzen. Die mittlere Außentorsion des Unterschenkels betrug 34 ± 9° (12–68°, wobei rechte Tibiae eine signifikant größere Torsion als linke aufwiesen. Die Torsionen der Ober- und Unterschenkel waren normalverteilt.

Für die klinische Anwendung wesentlich ist der intraindividuelle Vergleich rechter und linker Röhrenknochen: für das Femur fand Strecker eine intraindividuelle Rechts/Links-Differenz von 0–16° mit einem Median von 4°. Nur 55% der Probanden wiesen Seitendifferenzen unter 5° auf! Bei der Tibia fanden sich Seitendifferenzen von 0–18° mit einem Median von 4°. Nur 57% der Probanden wiesen Seitendifferenzen der Tibiatorsion von weniger als 5° auf.

Aus diesen Untersuchungen folgert, daß Torsionsdifferenzen bis 15° an der unteren Extremität noch im 99% Perzentil des Gesamtkollektivs liegen und daher zunächst nicht als pathologisch angesehen werden dürfen. Die Korrelation mit dem klinischen Befund und der Morphologie des Knochens ist daher entscheidend.

Literatur

1. Bär HF, Breitfuss H (1989) Analysis of angular deformities on radiographs. J Bone Joint Surg [Br] 71:710–711
2. Breitfuss H, Schneider H, Roschel O (1986) Die Berechnung des wahren Winkels bei Fehlstellungen des Skelettsystems mit elektronischer Datenverarbeitung. Retrospektive Studie von 53 mit Achsenfehlstellungen geheilten kindlichen Oberschenkelschaftbrüchen. Unfallchirurgie 12:305–311
3. Clementz BG (1989) Assesment of tibial torsion and rotational deformity with a new fluoroscopic technique. Clin Orthop Rel Res 245:199–209
4. Frank W, Oest O, Rettig H (1974) Die Röntgenganzaufnahmen in der Operationsplanung von Korrekturosteotomien der Beine. Z Orthop Ihre Grenzgeb 112:344–347
5. Mast J, Jakob R, Ganz R (1989) Planning and Reduction Technique in Fracture Surgery. Springer-Verlag, Berlin Heidelberg New York
6. Oest O (1984) Korrekturosteotomien nach Traumen der unteren Extremität. Springer-Verlag, Berlin Heidelberg New York
7. Paley D, Tetsworth KD (1993) Deformity Correction by the Ilizoriv Technique. In: Chapman M (ed) Operative Orthopaedics. 2:61. J.B. Lippincott Company, Philadelphia
8. Strecker W, Franzreb M, Pfeiffer T, Pokar S, Wikström M, Kinzl L (1994) Computertomographische Torsionswinkelbestimmung der unteren Extremitäten. Unfallchirurg 97:609–614

Müssen Achsenfehler korrigiert werden: Die Grenzen physiologischer Belastung als Indikation zur Korrekturosteotomie

W. Braun und M. Markmiller

Klinik für Unfall- und Wiederherstellungschirurgie, Zentralklinikum Augsburg, Stenglinstraße 2, D-86156 Augsburg

Nicolas Andry (1658–1741) [1], der Begründer der modernen Orthopädie, hat mit der Benützung des griechischen Wortes „orthos" - wahrscheinlich ungewollt - präjudiziert, daß entsprechend der eigentlichen Bedeutung des Begriffes „orthos" was ja synonym „richtig" und „gerade" heißt, alles das am menschlichen Bewegungsapparat, was gerade ist, auch richtig sein muß. Im Umkehrschluß würde das allerdings bedeuten, daß alles „Krumme" eben nicht richtig ist.

Daß dies nicht den natürlichen Gegebenheiten entsprechen kann, ist allein schon aus der Tatsache zu ersehen, daß 60% aller Männer ein genu varum, 12% ein genu valgum, dagegen 30% der Frauen ein genu varum und 22% ein genu valgum aufweisen [9]. Würde man obigen Syllogismus anwenden, hätte das zur Folge, daß immerhin mehr als 50% der Bevölkerung mit einer Fehlstellung der Unterschenkelachse behaftet wären, wobei sich dann allerdings die grundsätzliche Frage nach dem „Normalen" und „Unnormalen" stellen würde.

Für die Achsenverhältnisse des Skeletts und die Indikation zur Korrektur des „kampylon", des „Krummen", muß also ein weiteres Kriterium zur Abweichung von der definierten Normalität hinzukommen, nämlich die Überschreitung der biologischen

Belastbarkeit durch Versagen der Kompensationsmechanismen und damit das Auftreten einer behandlungsbedürftigen Morbidität [3].

Vor der Indikationsstellung zur Korrektur einer Fehlstellung – auch wenn das Kriterium der Morbidität erfüllt ist – müssen einige Dinge ins Kalkül gezogen werden:

I. Korrekturmechanismen im Kindesalter durch die Wachstumspotenz der Epiphysenfugen

Die Achsenänderung- und Korrektur kann sich in Abhängigkeit von Art (Rotation anders als Fonatlebene) und Ausmaß der Fehlstellung auf zwei Arten vollziehen:

1. Durch die Tendenz der Epiphysenfuge, sich senkrecht zur Belastungsachse einzurichten – dabei gilt, daß sich die Korrektur um so leichter vollzieht, je epiphysennaher die Fehlstellung gelegen ist.
2. Durch die Achsenkorrektur mittels Apposition und Resorption von Knochen.

Das bedeutet, daß sich Überlegungen zu einer eventuell erforderlichen operativen Achsenkorrektur zunächst daran orientieren müssen, ob die Epiphysenfugen offen sind oder nicht. Außerdem muß die Korrekturpotenz des wachsenden Skeletts abhängig von der Art der Fehlstellung und dem Alter des Kindes berücksichtigt werden.

II. Es müssen dringend „echte" Fehlstellungen von „funktionellen" bzw. „virtuellen" Fehlstellungen unterschieden werden:

Funktionelle Fehlstellungen liegen vor allem bei Beugekontrakturen an Hüfte und Kniegelenk vor und können zusätzliche Varus- oder Valgus-Fehlstellungen vortäuschen.

Virtuelle (scheinbare) Fehlstellungen werden oft durch unkorrekte Röntgenaufnahmen erzeugt (Schenkelhalsvalgus durch Auswärtsdrehen des Beines, genu varum durch z.B. schmerzbedingte Kniebeugehaltung).

III. Die Kenntnis der physiologischen Achsenverhältnisse ist eine unabdingbare Voraussetzung zur Indikationsstellung bei Korrekturosteotomien. Dabei sollte berücksichtigt werden, daß diese physiologischen Achsenverhältnisse natürlich nicht nur statisch, sondern dynamisch im dreidimensionalen Raum betrachtet werden müssen, und es durch diese erforderliche dynamische Betrachtungsweise zu gravierenden Abweichungen von statisch ermittelten Korrekturerfordernissen kommen kann. Ein Beispiel ist die von Mikulicz 1879 [12] beschriebene und 1932 von Bragard in die Orthopädie eingeführte „Tragachse" (TL) des Beines. Sie stellt einen für die Planung von Korrekturosteotomien der unteren Extremität hilfreichen, aber nur beim beidseitigen Stehen gültigen Zustand für die Beinbelastung dar; nur dann entspricht die Tragachse gleichzeitig der Belastungsachse (Abb. 1). Die Tragachse durch das Femurkopfzentrum und die Mitte des Talus hat deswegen ausschließlich für die Statik des Stehens ihre Gültigkeit. Theoretisch würde in diesem statischen Zustand eine Abweichung der physiologischen Schaftachsen von nur 3° genügen, um am Kniegelenk bei Varusabweichung eine völlige Entlastung des lateralen, bei Valgusabweichung des medialen Kompartments zu erreichen. Dies steht jedoch im völligen Widerspruch zu Tatsache der lebenslangen Beanspruchbarkeit der Gelenke [9].

Beim Einbeinstand verschieben sich die Verhältnisse ganz erheblich durch Veränderung des zu tragenden Körpergewichtes und die Verlagerung des Schwerpunktes. Allerdings ist dies nur der seltenste Zustand. Völlig andere Verhältnisse ergeben sich im dynamischen Gangablauf, z.B. in der Phase 16 (Einbeinstand, Beckengeradstand, beide Beine auf gleicher Höhe) des Gangzyklus (Abb. 2): Jetzt findet sich die Belastungachse BA – vom Teilschwerpunkt S5 zur Fußmitte verlaufend – nicht in Kniegelenksmitte,

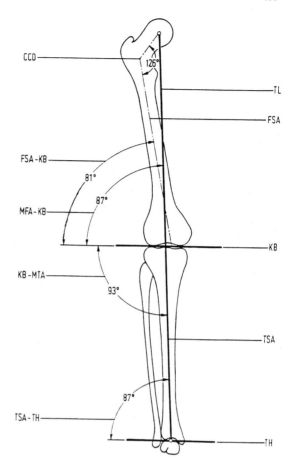

Abb. 1. Physiologische Achsen- und Winkelverhältnisse der unteren Extremität (aus [12])

sondern etwa 4 cm medial davon. Stellt man nun diese Belastungsachse senkrecht, daß sie als Lot auf die Unterstützungsfläche fällt, so läuft die Tragachse in einem Winkel von 5° von oben lateral nach unten medial; Kniebasislinie (KB) und Talushorizontallinie (TH) bilden in dieser Phase einen Winkel von jeweils 5° mit der Belastungsachse (Abb. 3). Diese varische Exzentrität der BA kann ein Grund für die im Alter sich verstärkende Varusfehlstellung im Kniegelenk (begünstigt u.a. durch eine altersbedingte Osteoporose) sein.

Aber selbst diese Situation beschreibt noch nicht auch nur angenähert den physiologischen Zustand, da neben der reinen Gewichtsbelastung aus dem Körperschwerpunkt auch Kompensationsmechanismen der Muskulatur einsetzen, die das Absinken der unbelasteten Körperhilfe abfangen. Die beiden dafür verantwortlichen Muskelsysteme an der unteren Extremität sind die pelvitrochantere (abduzierende) und ischiocrurale Muskelgruppe. Zusammen mit dem auf der Belastungsachse verlaufenden Vektor des Partialkörpergewichts (K) und der kompensierenden Muskulatur (M) ergibt sich die Resultierende Gesamtbelastung (RG) des Gelenks (Abb. 4a). Nur beim Vorliegen physiologischer Verhältnisse stimmt also die Resultierende R quantitativ und qualitativ mit der Traglinie zusammen. Bei pathologischen Verhältnissen ergibt die Traglinie eher nur einen qualitativen Hinweis auf die Belastungsänderung, darf aber aufgrund der exzentri-

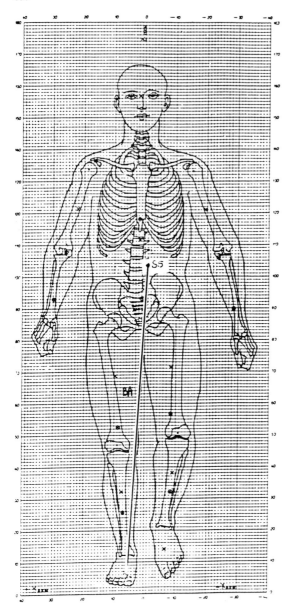

Abb. 2. Belastungsachse der rechten unteren Extremität in Phase 16 des Gangzyklus. (Nach Fischer)

schen Lage des Kniegelenkes zur Belastungsachse nicht als Maß für quantitative Änderungen gewertet werden, da sich natürlich mit der Änderung der Traglinie im Varus oder Valgussinn auch eine Änderung der Muskulaturspannung ergibt (Abb. 4b,c).

Am Sprunggelenk kommt es bei zunehmender Varusstellung innerhalb des Unterschenkels zu einer Verstärkung des schon normalerweise bestehenden Varus von 5°

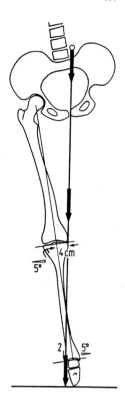

Abb. 3. Belastung des Sprunggelenkes in der Standphase des Gangzyklus (aus [5])

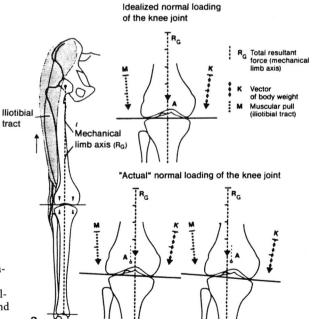

Abb. 4 a–c. Statische und dynamische Belastungsverhältnisse des Kniegelenkes unter Normalbelastung (a), in Valgus- (b) und Varusstellung (c) (aus [10])

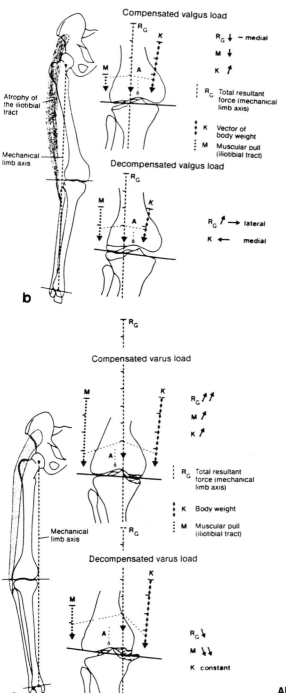

Abb. 4b–c

(Abb. 3) so daß der Fuß nicht mehr plantigrad gestellt werden kann: die Folge ist eine erhebliche Druckerhöhung im lateralen OSG-Kompartment.

VI. Weitere Überlegungen müssen die Berücksichtigung individueller Eigenheiten – wie dies ja bei der Frakturbehandlung selbstverständlich ist, beeinhalten, sowie die unterschiedliche Belastung der unteren (v.a. mechanische Probleme) und der oberen (v.a. funktionelle Probleme) Extremität.

Indikationen

Die Indikationsstellung zur korrigierenden Osteotomie ergibt sich entsprechend dem oben Dargestellten aus der Synopse klinischer Befunde und theoretischer Überlegungen.

Bei der

I. Allgemeinen Indikationsstellung ist neben dem Alter des Patienten und dem sozialen Umfeld auch die Lokalisation der Fehlstellung, die Knochenqualität, der Zustand der angrenzenden Gelenke sowie die vorliegende Weichteilsituation zu berücksichtigen.

II. Für die spezielle Indikationsstellung ergeben sich folgende zu berücksichtigende Gesichtspunkte:

1. Mechanische Fehlbelastung
2. Funktionelle Auswirkungen der Fehlstellung
3. Beeinträchtigung benachbarter Gelenke
4. Traumafolgen für den morphologischen Zustand von Knorpel und Knochen
5. Subjektive Beschwerden
6. Kosmetische Gesichtspunkte.

Häufig sind für die Indikationsstellung mehrere dieser Faktoren überlappend verantwortlich.

1. An der unteren Extremität spielt die mechanische Fehlbelastung durch die Einwirkung des Körpergewichts eine hervorragende Rolle. Während z.B. bei normalem CCD-Winkel an der Hüfte in der Gangphase auf das Hüftgelenk der Druck des modifizierten Körpergewichts K wirkt, erhöht sich die Belastung bei der Coxa valga auf etwa das 7fache (Abb. 6), genau umgekehrt verhält es sich mit der auf den Schenkelhals wirkenden Scherkraft. Dieser Effekt wird bei der valgisierenden intertrochanteren Osteotomie zur Behandlung der Schenkelhalspseudarthrose mit intakter Kopfdurchblutung benutzt und damit die im Pseudarthrosenspalt wirkenden Scherkräfte in Druckkräfte umgewandelt. Umgekehrt führt die varisierende intertrochantere Osteotomie bei durch unphysiologische Valgusstellung des Schenkelhalses entstandene partielle Kopfnekrose zu einer Druckreduzierung in den beanspruchten Kopfbezirken.

Ähnliche mechanische Fehlbelastungen für Knie und Sprunggelenk ergeben sich aus Fehlstellungen der Unterschenkelschenkelachse. Die am Unterschenkel erfahrungsgemäß noch tolerablen Grenzwerte liegen bei 5° Varus, 10° Valgus und 10–15° Ante- und Retrokurvation (weitere Toleranzwerte siehe Abb. 5).

2. Die funktionelle Auswirkung einer posttraumatischen Fehlstellung findet sich sowohl an oberer als auch an unterer Extremität. Sie ist fast immer die den Patienten störendste Folge der pathologisch veränderten Skelettachse.

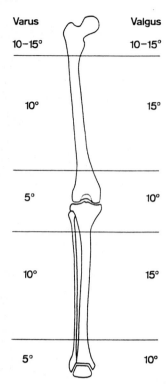

Abb. 5. Toleranzgrenzen von Achsabweichungen in der Frontalebene der unteren Extremität (nach [15])

Häufige, funktionell sehr bedeutsame Fehlstellungen ergeben sich an der oberen Extremität nach fehlverheilten distalen Radiusfrakturen mit gravierender Beeinträchtigung des Greifvorganges der Hand. Die korrigierende Osteotomie der häufigen Verkürzung und Dorsalstellung des distalen Fragmentes ist relativ einfach durch eine einfache, nach palmar aufklappende Osteotomie mit frappierenden postoperativen Ergebnissen zu lösen.

An der unteren Extremität finden sich seit der steigenden Verbreitung der Marknagelung zunehmend häufiger Rotationsfehlstellungen des Femur, die nach Versagen der derotierenden Kompensationsmechanismen im Hüftgelenk neben unangenehmen funktionellen Folgen beim Gehen („Über-das-eigene-Bein-Stolpern" bei Innenrotationsfehlstellungen) auch eine einseitige mechanische Überlastung des Kniegelenks zur Folge haben können. Dabei führt Innenrotation zur Varusgonarthrose, Außenrotation zur Belastung des lateralen Kniekompartments. Interessanterweise finden sich innerhalb der 99%-Perzentile der Normalbevölkerung Drehunterschiede der Oberschenkel bis 14°, bis 15° an der Tibia [14]. Die allgemein als gerade noch tolerierbaren Grenzwerte anerkannten Rotationswinkel liegen entsprechend bei 15° Innenrotations- und 20° Außenrotationsfehlstellung [14, 19].

Eine ähnliche schwere Beeinträchtigung zieht die Flexionsfehlstellung an Hüfte und Knie durch funktionelle Beinverkürzung und konsekutivem Hinken nach sich.

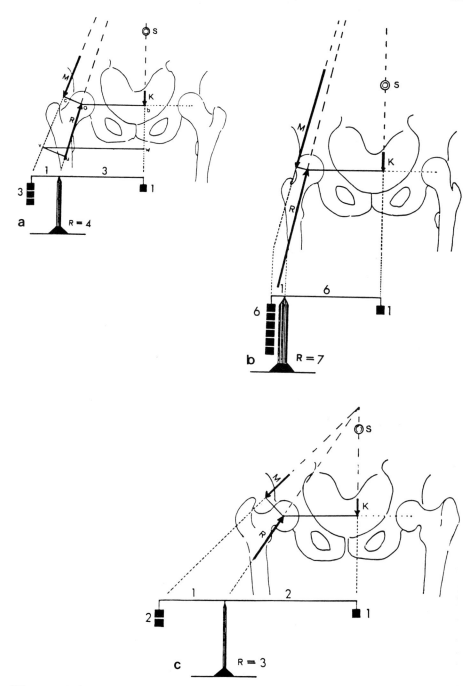

Abb. 6. Statische und dynamische Belastungsverhältnisse des Hüftgelenkes unter Normalbelastung (a), in Valgus- (b) und Varusstellung (c) (nach [11])

3. Die Beeinträchtigung benachbarter Gelenke resultiert sowohl aus fehlstellungsbedingten Schädigungen des Bandapparates als auch aus kompensatorischem gegenläufigem subtraktivem Fehlwachstum der benachbarten Epiphyse im Kindesalter, wie es häufig nach einseitigem Epiphysenschluß bei entsprechender Fugenverletzung eintritt. Wichtig ist dabei, in die Indikation und Planung die Korrektur der primären und sekundären Fehlstellungen zu berücksichtigen. Auch Längendifferenzen der unteren Extremität – v.a. nach konservativer und intramedullärer Frakturbehandlung finden ihre Auswirkung auf die benachbarten Gelenke in Form eines Beckenschiefstandes und sich daraus ergebender Skolioschaltung der Wirbelsäule [2].

Zu berücksichtigen ist bei der Indikationsstellung allerdings, daß immerhin 2/3 der erwachsenen Bevölkerung Beinlängendifferenzen von 1 cm aufweisen, die nicht korrekturpflichtig sind. Bei störender Auswirkung der Beinlängendifferenz werden bis 2 cm durch Schuherhöhung, bis 3 cm durch Verkürzungsosteotomie und größere Beinlängendifferenzen durch Verlängerungsosteotomien, alternativ kombinierte Verfahren behandelt [6, 16].

4. Neben indirekten Folgen des Traumas finden sich auch direkte Schäden an Knochen und Knorpel, die ein Anlaß zur korrigierenden Osteotomie sein können. Eine häufige Lokalisation sind Knochennekrosen und Knorpelschädigungen nach Tibiakopffrakturen, die durch entsprechende protegierende Umstellungsosteotomien aus der Belastungszone gebracht und somit zumindest temporär wieder in die Gelenkfunktion einbezogen werden können. Ähnliches gilt für sekundäre Schäden des Knorpels durch erhöhte mechanische Knorpelbelastung bei Achsenfehlstellung.

5. Die Bewertung subjektiver Beschwerden bei der Indikationsstellung zur korrigierenden Osteotomie ist mit hoher Verantwortlichkeit für die Gesamtstatik, den Gesamtorganismus und unter Einbeziehung der Überlegung zu erwartender zukünftiger Schäden durchzuführen.

Während gerade beim alten Menschen trotz subjektiver Beeinträchtigung unter Berücksichtigung der Belastung für den Gesamtorganismus häufig von einem aufwendigen Korrektureingriff abgesehen werden muß, sollte im Kindesalter trotz bestehender subjektiver Beschwerdefreiheit unter Kalkulation sich später einstellender und schwierig korrigierbarer funktioneller Folgen in bestimmten Fällen die Korrekturosteotomie durchgeführt werden, vor allem wenn abzusehen ist, daß sich eine wachstumsbedingte Spontankorrektur nicht (mehr) einstellen wird.

6. Ein schwierig zu bewertendes, aber nicht so seltenes Indikationskriterium stellen kosmetische Aspekte dar. Besonders betroffen sind Hoch- und Minderwuchs, bei denen die Abweichung von der Norm und damit das stigmatisierende Moment außerordentlich subjektiv gesehen wird.

Allerdings können vor allem glaubhafte psychische Probleme bei Langwüchsigen und Schwierigkeiten in der alltäglichen Lebensführung bei Minderwüchsigen derart gravierend werden, daß die gewünschte Verkürzung bzw. Verlängerung der Beine durchgeführt werden sollte. Neben einer genauen Überlegung zur Lokalisation des Eingriffs muß präoperativ eine umfassende Aufklärung über Art und Dauer der Behandlung unter Einbeziehung des Hinweises auf kosmetisch störende Narbenbildung durchgeführt werden.

Resumé
Indikation und Strategie bei Korrekturosteotomien dürfen nicht schematisch erfolgen, sondern müssen sich am individuell vorliegenden Fall orientieren.

Für die erfolgreiche Planung und Durchführung ist die abwägende Synopse von klinischen Befunden, biomechanischen Überlegungen, subjektiven Beschwerden und Kooperationsfähigkeit des Patienten erforderlich.

Literatur

1. Andry N (1744) Orthopädie oder die Kunst, bei den Kindern die Ungestaltheit des Leibes zu verhüten und zu verbessern. Johann Andreas Rüdiger Verlag Berlin
2. Grill F, Chochole M, Schultz A (1990) Beckenschiefstand und Beinlängendifferenz. Orthopäde 19:244–262
3. Hierholzer G, Hax PM (1984) Indikation zur Korrekturosteotomie bei Fehlstellungen nach Frakturen. In: Hierholzer G, Müller KH (Hrsg) Korrekturosteotomien nach Traumen an der unteren Extremität. Springer-Verlag Berlin Heidelberg New York Tokyo
5. Hörster G (1984) Korrekturosteotomien am Tibiaschaft. In: Hierholzer G, Müller KH (Hrsg) Korrekturosteotomien nach Traumen an der unteren Extremität. Springer-Verlag Berlin Heidelberg New York Tokyo
6. Kreusch-Brinker R, Schwetlick G (1990) Korrekturosteotomien an Femur- und Tibiaschaft mit dem Verriegelungsnagel. Unfallchirurgie 16:236–243
7. Krödel A (1985) Korrektur posttraumatischer Fehlstellungen am Femur. Unfallchirurg 88:432–436
8. Meyer HH (1989) Die Bestimmung von Rotationsfehlstellungen am Unterschenkel mit Hilfe zweier Standardröntgenaufnahmen. Unfallchirurg 92:381–393
9. Morscher E (1984) Pathophysiologie posttraumatischer Fehlstellungen. In: Hierholzer G, Müller KH (Hrsg) Korrekturosteotomien nach Traumen an der unteren Extremität. Springer-Verlag Berlin Heidelberg New York Tokyo
10. Müller KH, Müller-Färber J (1984) Indikation, Lokalisation und Planung kniegelenknaher Osteotomien nach Traumen. In: Hierholzer G, Müller KH (Hrsg) Korrekturosteotomien nach Traumen an der unteren Extremität. Springer-Verlag Berlin Heidelberg New York Tokyo
11. Müller ME (1971) Die hüftnahen Femurosteotomien. 2. Auflage Thieme Verlag Stuttgart
12. Oest O (1984) Spezielle Diagnostik, Planung und Wahl der Korrekturlokalisation. In: Hierholzer G, Müller KH (Hrsg) Korrekturosteotomien nach Traumen an der unteren Extremität. Springer-Verlag Berlin Heidelberg New York Tokyo
13. Pauwels F (1973) Atlas zur Biomechanik der gesunden und kranken Hüfte. Springer-Verlag Berlin Heidelberg New York
14. Strecker W, Franzreb M, Pfeiffer T, Pokar S, Wikström M, Kinzl L (1994) Computertomographische Torsionswinkelbestimmung der unteren Extremitäten. Unfallchirurg 97:609–613
15. Tscherne H, Gotzen L (1978) Posttraumatische Fehlstellungen. In: Zenker R, Deucher F, Schink W (Hrsg) Chirurgie der Gegenwart. Unfallchirurgie 4a:52, Urban und Schwarzenberg München Wien Baltimore
16. Uhlig R (1992) Orthopädietechnischer Beinlängenausgleich. Orthopäde 21:184–196
17. Wagner H (1976) Indikation und Technik der Korrekturosteotomien bei der posttraumatischen Kniegelenksarthrose. Hefte Unfallheilkd 128:155–174
18. Waugh W (1990) John Charnley – The Man and the Hip. Springer-Verlag London Berlin Heidelberg New York Paris Tokyo Hong Kong
19. Wissing H, Spira G (1993) Rotationsfehlerbestimmung am Femur durch axiale Computertomographie im Vergleich zu klinischer und konventioneller radiologischer Bestimmung. Unfallchirurgie 19:145–157
20. Wolf H, Schauwecker F, Tittel K (1984) Rotationsfehler nach Marknagelung des Oberschenkels. Unfallchirurgie 10:133–136
21. Würfel AM, Voigt A, Linke F, Hofmann von Kapherr S (1995) Neue Gesichtspunkte zur Behandlung der kompletten und isolierten diaphysären Unterarmfrakturen im Kindesalter. Unfallchirurgie 21:70–76

Spontankorrekturen beim Kind

H.-G. Dietz

Kinderchirurgische Universitätsklinik, von Hauner'sches Kinderspital, D-80337 München

Das wachsende Skelett ist prinzipiell in der Lage, Fehstellungen nach Frakturen spontan, d.h. ohne zusätzliche iatrogene Maßnahmen zu korrigieren. Allerdings darf und sollte diese Fähigkeit nicht überstrapaziert werden, sie kann aber anhand der umfangreichen Literatur heute kalkuliert werden.

An der unteren Extremität sollte aber die Spontankorrektur nicht als „therapeutische" Maßnahme eingesetzt werden. Grundsätzlich gilt, daß Spontankorrekturen nicht immer stattfinden und daß auch Spontankorrekturen nicht regelmäßig zu guten Ergebnissen führen. Spontankorrekturen sind abhängig von dem Ausmaß der Fehlstellung, von der Lokalisation (hierbei entscheidend die Distanz zur Wachstumsfuge) und selbstverständlich von dem Alter des Patienten. Als allgemein akzeptierte Regel hat sich herauskristallisiert, daß ein sog. „Remodeling" nur dann stattfinden kann, wenn der Patient noch mindestens 2 Jahre vom Wachstumsabschluß entfernt ist, wenn die Fehlstellungen nach Frakturen nahe den Wachstumsfugen liegen und wenn die Fehlstellungen in den Hauptbewegungsebenen des benachbarten Gelenkes liegen. Als Korrekturmechanismen stehen peri- und endostale Korrekturen zur Verfügung, hier wird das Prinzip des „Materialsparens" wirksam. Es kommt somit zu enchondraler und periostaler Knochenneubildung und entsprechender Knochenresorption. Auch Rotationsfehler können sich, wie erst in den letzten Jahren nachgewiesen worden ist, durch sich ändernde Winkelverhältnisse während des Wachstums ausgleichen. Ein weiterer wichtiger Faktor für Spontankorrekturen sind die stimulierenden und modulierenden Aktionen der Wachstumsfuge. Entsprechend den genannten Mechanismen wird klar, daß das Endergebnis eines „Korrektur-Remodelings" nur abgeschätzt werden kann.

Intraartikuläre Frakturen, Frakturen durch die Wachstumsfuge und Schaftschaftfrakturen mit Fehlstellungen im Winkel gegen die Bewegungsachse sind nur unzureichend von der Korrekturpotenz des wachsenden Skeletts betroffen.

Die „ad latum"-Korrekturen finden über einen periostalen Mechanismus statt. Die ad axim-Korrekturen werden periostal, endostal und durch die Fuge gesteuert. Fehlstellungen ad longitudinem sind nur unsicher in der Korrektur und so überhaupt, wird hier die Wachstumsfuge aktiv. Die Fehlstellungen ad peripheriam, nachgewiesen vornehmlich am Oberschenkel, verlaufen über Winkelveränderungen im Rahmen des Wachstums.

Im folgenden sollen nun bei den zahlenmäßig bedeutendsten Extremitätenfrakturen die Fähigkeit zu Spontankorrekturen erörtert werden.

Am Humerus zeigt die supkapitale Fraktur die umfassendste Korrekturpotenz des wachsenden Skeletts. Die hochaktive proximale Wachstumsfuge (ca. 80% des Längenwachstumsumfangs) gestattet Seit-zu-Seit- und Achsenfehler, die die Schaftbreite und bis zu 80° Abkippung umfassen können. Auch Humerusschaftfrakturen werden sehr gut nach Fehlstellungen spontan korrigiert. Diese Voraussetzungen führen dann zu der weitgehenden ausschließlich konservativen Behandlung der o.g. Frakturen. Distale Humerusfrakturen im Ellenbogengelenksbereich sind als extra- und intraartikuläre Frakturen von Spontankorrekturen nahezu ausgeschlossen, zudem kann es hier nach inadäquater Behandlung (z.B. Condylus radialis-Abrisse) zu weiterem Fehlwachstum kommen. Während geringe Antekurvationen nach supracondylären Humerusfrakturen zwar korrigiert werden, sollten Ellenbogengelenksfrakturen anatomisch reponiert und ggf. mit Implantaten retiniert werden.

Am Unterarm werden die distalen Frakturen nahe der hochaktiven Fuge bis zu dem 10. Lebensjahr auch in Fehlstellung bis zu 30° in der Hauptbewegungsebene gut korrigiert. Die Korrektur setzt allerdings eine intakte Wachstumsfuge voraus. Unterarmschaftfrakturen zeigen nach Dislokationen nur geringe Spontankorrekturen und in Fehlstellung verheilte Unterarmschaftfrakturen bieten zu einem späteren Zeitpunkt größte Probleme bei der Pro- und Supination und spontane Korrekturen sind hier nicht mehr zu erwarten. Am proximalen Radius kann eine sehr gute Aufrichtung des Radiusköpfchens nach Abkippung bis zu 60° beobachtet werden. Seit-zu-Seit-Fehlstellungen werden nach Angaben in der Literatur nur zögerlich, wenn überhaupt, korrigiert. Problematisch vor allem dann die Monteggia-Läsion, wobei hier nach Fehlheilung der Ulna und Fehlstellung des Radiusköpfchens keine Änderung im weiteren Wachstum zu erwarten ist. Hier ist immer die Indikation zunächst zur anatomischen Reposition bzw. später zur frühzeitigen korrigierenden Osteotomie gegeben.

Am Handskelett sind Seit-zu-Seit- und Sagittalkorrekturen in geringem Ausmaß dokumentiert, grobe Fehlstellungen sollten aber auch hier nicht belassen werden.

An der unteren Extremität konnte am Femur die spontane Korrektur im weiteren Wachstum in allen 3 Ebenen nachgewiesen werden. Allerdings sind auch hier das Alter des Patienten und das Ausmaß der Fehlstellung zu bedenken und nicht als primäres therapeutisches Vorgehen einzusetzen. Am proximalen Femur sind abgesehen von den Typ IV-Frakturen ausnahmslos die operativen Verfahren angezeigt. Am Femurschaft, speziell bei Kindern bis zum 5./6. Lebensjahr, im Alter der „Extension" werden Achsenfehler gut korrigiert, allerdings muß hier dann durch die reparativen Vorgänge mit einem zusätzlichen zu dem bereits primär zu kalkulierenden Längenwachstum gerechnet werden. Distale Femurfrakturen werden vor allem bei Einbezug dann der Wachstumsfuge nur zögerlich bis schlecht spontan korrigiert.

Am Unterschenkelschaft sind zwar Achskorrekturen im entsprechenden Alter möglich, dennoch sollte hier diese Korrekturpotenz primär nicht kalkuliert werden. Eine Achsabweichung über 10° sollte in jedem Falle primär reponiert werden, darunter kann mit konservativen Maßnahmen wie Gipskeilung eine Stellungsverbesserung versucht werden. Eine besondere Problematik stellen die isolierten Tibiafrakturen und die proximale metaphysäre Fraktur dar, die zu Varus- bzw. Valgusfehlstellungen neigen. Im Bereich des distalen Unterschenkels und hier bei den metaphysären Frakturen werden bis 2 Jahre vor Wachstumsabschluß sowohl Seit-zu-Seit Fehlstellungen wie auch Achsenfehler in Frontal- und Sagittalebene gut korrigiert.

Im Bereich des Fußskelettes und hier vor allem bei den Metatarsalia und Phalangen sind massive Fehlstellungen die Ausnahme. Wenn auch hier Fehlstellungskorrekturen möglich sind, sollten gröbere Dislokationen nicht der spontanen Korrektur überlassen bleiben. Hier ist eine weitgehend anatomische Reposition anzustreben.

Spontankorrekturen nach Fehlstellungen nach Frakturen im Wachstumsalter sind möglich und für die einzelnen Altersstufen und Skelettregionen gut definiert. Die Kenntnis der Spontankorrekturen ermöglicht ein einigen Fällen von einer operativen Korrektur und ggf. blutigen Reposition abzusehen und die „Remodellierung" und Potenz der Wachstumsfuge auszunützen. Dennoch muß im Einzelfall speziell an der unteren Extremität die akzeptierte Fehlstellung kritisch überdacht werden, da sonst die biologischen Korrekturmöglichkeiten überfordert werden könnten.

Zeitpunkt von Korrektureingriffen

N. P. Südkamp

Unfallchirurgische Klinik, Universitätsklinikum Rudolf Virchow, Augustenburger Platz 1, D-13353 Berlin

1. Einleitung

Die Wahl des richtigen Zeitpunktes für notwendige Korrektureingriffe ist von vielen Faktoren abhängig, die sich in der Art der Fehlstellung begründen. Man kann folgende Fehlstellungen unterscheiden:

- akute Fehlstellungen,
- chronische Fehlstellungen,
- idiopathische Fehlstellungen.

2. Akute Fehlstellungen

Hierbei handelt es sich um Achsenfehler nach Osteosynthesen oder um fehlerhafte Osteosynthesen bei Gelenkfrakturen mit ungenügender oder fehlerhafter Reposition. Diese Fehlstellungen sollten möglichst zum Zeitpunkt der Diagnosestellung, also zu dem Zeitpunkt, wenn der Repositionsverlust oder die fehlerhafte Repositon erkannt wird, korrigiert werden.

3. Chronische Fehlstellungen

Für ausgeheilte bzw. chronische Fehlstellungen besteht zunächst kein akuter Handlungsbedarf, vielmehr ist es notwendig systematisch vorzugehen und eine

- exakten Analyse der Fehlstellung,
- eine präzise Planung und
- eine optimale Vorbereitung

durchzuführen.

Die exakte Analyse umfaßt

- Anamnese und klinische Befunderhebung,
- Röntgendiagnostik,
- ggf. Achsaufnahmen im Seitenvergleich,
- Winkel- und Längenbestimmungen,
- ggf. ein Drehfehler-CT, 2D- und/oder 3D Rekonstruktionen,
- ggf. eine Modellerstellung und
- ggf. die Berücksichtigung des Wachstumsalters des Patienten.

Zur präzisen Planung der notwendigen bzw. durchzuführenden Korrektur gehören

- die Berücksichtigung von Beschwerden und Wünschen des Patienten,
- die Bewertung von Fehlwinkeln und Längendifferenzen und
- eine Planungsskizze.

Die optimale Vorbereitung des Korrektureingriffes umfaßt

- die evtl. präoperativ durchzuführende Behandlung von Muskel- und Funktionsdefiziten,
- die Behandlung von Inaktivitätsatrophien des Knochens,
- ggf. die Durchführung einer Eigenblutspende und
- die Planung eines evtl. Spongiosa- oder Knochenspanbedarfs.

4. Idiopathische Fehlstellungen

Hierunter fallen angeborene oder erworbene, nicht traumatische Fehlstellungen, wie z.B. Coxa valga, Genu varum etc.

Für die Korrektur dieser Grupe von Fehlstellungen sind für den Zeitpunkt bzw. die Durchführung von Korrektureingriffen folgende Gesichtspunkte zu berücksichtigen:

- Berücksichtigung der Beschwerden des Patienten,
- Berücksichtigung des weiteren voraussichtlichen Verlaufes ohne Korrektur,
- die Analyse und Bewertung von Fehlwinkeln und Längendifferenzen und
- die Anfertigung einer Planungsskizze.

5. Zusammenfassung

Zur Vermeidung von Sekundär- und/oder Folgeschäden ist eine möglichst frühzeitige Korrektur von Fehlstellungen unter Berücksichtigung der o.g. Gesichtspunkte anzustreben. Hierdurch kann die Anzahl von Operationen auf ein Minimum begrenzt und Operationen für Spätschäden (wie z.B. Arthrodesen) vermieden werden.

Erfolg des Korrektureingriffes und das Auftreten von Sekundärschäden sind gegenläufige Größen, wie die Abbildung zeigt. Je größer der Erfolg des Korrektureingriffes um so geringer die Wahrscheinlichkeit von auftretenden Sekundärschäden (Abb. 1).

Das richtige Timing bewirkt erhöhte Erfolgsaussichten durch ausbleibende Spätschäden, und die Anzahl der Operationen beschränkt sich auf die notwendigen Korrektureingriffe.

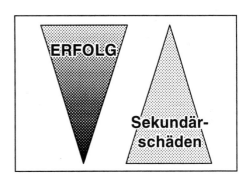

Abb. 1

Grundsätzlich gilt, daß der Zeitpunkt eines Korrektureingriffes so früh wie möglich unter Berücksichtigung aller Begleitumstände durchgeführt werden sollte.

Literatur

1. Hierholzer G, Müller KH (1984) Corrective Osteotomies of the Lower Extremity after Trauma. Springer-Verlag, Berlin Heidelberg New York Tokyo

Planung und Technik von Korrektureingriffen II

Vorsitz: H. Zwipp, Dresden; A. Meissner, Berlin

Grundsätze der Planung

A. Rüter

Klinik für Unfall- und Wiederherstellungschirurgie, Zentralklinikum, Stenglinstraße 2, D-86156 Augsburg

Grundlagen der Planung eines Korrektureingriffes am Bewegungsapparat sind:
- Anamnese
- Subjektive Klagen des Patienten
- Objektiver klinischer Befund, speziell der Gelenke der betroffenen Extremität und der Längen im Seitenvergleich
- Ausreichende Bildgebung
- Persönliche Erfahrungen und technische Möglichkeiten des Operateurs
- Aufklärung und Zustimmung des Patienten.

Auf sorgfältiger Beachtung all dieser Parameter basiert nicht nur die Planung, sondern bereits die Indikationsstellung und später die technische Durchführung des Korrektureingriffes.

„Es gibt keinen Zustand, der durch einen fehlgeschlagenen Korrektureingriff nicht verschlimmert werden kann."

(M. E. Müller)

Indikationsstellung

Anamnese

Hier interessieren die Fragen:

- Auf was ist der Schaden zurückzuführen?
- Sind früher bereits operative Eingriffe zur Behandlung der primären Verletzung oder des Folgeschadens durchgeführt worden?
- Wenn ja, welche, wann und mit welchem Implantat?
- Ist das Wachstum abgeschlossen?
- Sind in der Vorgeschichte Infektionen aufgetreten und wie lange liegt ggf. der letzte Infektionsschub zurück?
- Sind konservative Maßnahmen (Krankengymnastik, Muskelaufbau, Schuheinlagen, Pufferabsätze etc.) „ausgereizt"?

Subjektive Klagen

Hierbei ist wichtig:

- Ist der Patient mehr durch Schmerz oder durch Bewegungseinschränkungen gestört?
- Liegt eine Kombination von beidem vor?
- Welcher Stellenwert kommt der rein kosmetischen Beeinträchtigung zu?

Objektive Befunde

Zur objektiven Befunderhebung gehört:

- Beobachtung des Patienten beim Gehen und beim Entkleiden
- Lage, Größe und Beschaffenheit von Narben
- Beweglichkeit und Stabilität aller Gelenke der betroffenen sowie der gegenseitigen Extremität
- Kraftentwicklung einzelner Muskelgruppen
- Neurologische Ausfälle
- Trophische Störungen
- Arterielle und venöse Durchblutung.

Ausreichende bildgebende Verfahren

- Meßaufnahmen im Seitenvergleich, an der unteren Extremität im Stehen
- Zielaufnahmen fraglich veränderter Gelenke
- Evtl. Funktionsaufnahmen
- Evtl. computertomographische Bestimmung der Rotation im Seitenvergleich. Unter Berücksichtigung der bekannten großen inter- aber auch intraindividuellen Schwankungsbreite der Rotation basiert die Indikation zur Rotationskorrektur – abgesehen von großen Winkelfehlern – vorwiegend auf dem klinischen Bild.
- Evtl. Sonographie oder NMR zur Beurteilung von Muskeln und Sehnen
- NMR bei der Frage nach verborgenen Knorpelschäden oder Knochennekrosen.

Persönliche Erfahrungen und technische Möglichkeiten des Operateurs

Vor der hohen Erwartung eines Patienen mit meist längerer Leidensgeschichte an einen Korrektureingriff und der kritischen forensischen Beurteilung solcher Wahleingriffe kann die selbstkritische Beurteilung seiner persönlichen Erfahrung mit dem geplanten Eingriff und seiner aktuellen technischen Möglichkeiten dem Operateur nicht intensiv genug empfohlen werden.

Aufklärung und Zustimmung des Patienten

- Allgemeine Risiken
- Spezielle Risiken
- Evtl. Zusatzeingriffe

- Lage und Größe neuer Narben
- Zu erwartende Funktion
- Langzeitprognose
- Therapeutische Alternativen.

Planung

Zu Beginn der eigentlichen Planung muß klar sein, ob die Korrektur zum „Normalen" oder in „unanatomische Verhältnisse" erfolgen soll.

Als „normal" werden, wenn irgendmöglich, die Verhältnisse an der unverletzten Gegenextremität gewertet.

Korrekturen in unanatomische Verhältnisse (z.B. partieller Gelenkverschleiß, Schenkelhalspseudarthrosen) machen eine sehr sorgfältige Evaluierung der anzustrebenden Winkel und Achsen notwendig.

Bei der Frage des Längenausgleichs ist zu bedenken, daß allein schon die Gradstellung eines verkrümmten Knochens einen funktionellen Längengewinn ergibt.

Der vorgesehene Eingriff muß zeichnerisch exakt vorgeplant werden. Hierzu dienen Röntgenpausen der verletzten und unverletzten Extremität sowie Schablonen des vorgesehenen Implantates.

Aus der abschließenden Korrekturzeichnung muß hervorgehen:

- Aufklappende Osteotomie (Längengewinn)?
  zuklappende Osteotomie (Längenverlust)?
  oder Pendelosteotomie (Längenneutralität)?
- Lage der Osteotomie
- Keilwinkel und Keilhöhen
- Art und Lage des Implantates.

Ferner ist zu klären, ob gleichzeitig zur Skelettkorrektur zusätzliche Weichteileingriffe sinnvoll sind (Neurolysen, Tenolysen, offene Mobilisationen, Sehnenverlängerungen, Narbenkorrekturen).

Technische Durchführung

Vor Beginn des eigentlichen Eingriffes müssen vorhanden sein:
- Röntgenbilder
- Korrekturskizze
- Vorgesehenes Implantat
- Kirschnerdrähte
- Metallwinkel
- Säge und/oder Meißel
- Ggf. Spongiosalager.

Während des Eingriffes sind die Kirschnerdrähte zur Markierung der angestrebten Korrektur mit Vorteil so einzubringen, daß sie am Ende und nicht am Anfang der Korrektur parallel sind. Hierdurch kann der Erfolg mit dem bloßen Auge fortlaufend kontrolliert werden.

Bei allen Osteotomien, die nicht rechtwinklig zur Schaftachse verlaufen und angestrebter Veränderungen der Rotation ist zu bedenken, daß hierbei als „Nebenprodukt" Winkelveränderungen in anderen Ebenen eintreten. Diese müssen in Rechnung gestellt oder abgefangen werden.

Es ist ein ernstgemeinter Rat an weniger Erfahrene, die geplante Osteotomie zuvor an einer Banane zu imitieren.

Proximales Femur und Oberschenkelschaft

D. Höntzsch

BG-Unfallklinik, Schnarrenbergstraße 95, D-72076 Tübingen

Einleitung

Posttraumatische Fehlstellungen des Femurschaftes und des proximalen Femurs sind prädisponierende Frakturen einer Arthrose des Hüft- und Kniegelenkes. Achsfehlstellungen können auch das Gangbild, Beweglichkeit und das „Wohlbefinden" stören. In Einzelfällen können auch kosmetische Aspekte eine Rolle spielen.

Das Ausmaß der Fehlstellung stellt in Abhängigkeit der Lokalisation die Indikation zur prophylaktischen oder therapeutischen Korrekturosteotomie. Am proximalen Femur besteht dann eine absolute Indikation zur Korrekturosteotomie, wenn die Tragachse außerhalb des Schienbeinkopfes verläuft. Eine relative Indikation ist bei Verlagerungen der Beinachse außerhalb der zentralen Hälfte des Schienbeinkopfes gegeben. Varusfehlstellungen sind aufgrund verringerter Kompensationsmöglichkeiten eher als Valgusfehlstellungen zu korrigieren.

Beinlängendifferenzen von mehr als 2 cm sollten bei jüngeren Patienten ausgeglichen werden, da Beinlängendifferenzen degenerative Wirbelsäulenleiden verstärken können. Durch die Verlagerung der Muskelzugrichtungen entstehen zusätzlich veränderte funktionelle Beanspruchungen des Antagonisten.

Neben Fehlstellungen können Pseudarthrosen, insbesondere im Bereich des Schenkelhalses eine Indikation zur Korrekturosteotomie sein. In diesem Fall wird durch, im Regelfall eine Valgisation, eine ungünstige in eine günstige Belastungsposition gebracht.

Indikationsstellung

Bei der Indikation zur Umstellungsosteotomie und Korrekturosteotomie am Femurschaft und proximalen Femur ist in folgenden Therapieansätzen zu trennen:

a) prophylaktisch
b) therapeutisch.

Das Ausmaß des Achsen- und Längenfehlers ist die Grundlage der Indikationsstellung. Absolute Längen- und Winkelmaße sind aber nur ein Aspekt. Es bedarf in jedem Fall der funktionellen/individuellen Überprüfung.

Eine leichte Form der Fehlstellung liegt vor, solange die Tragachse innerhalb der zentralen Schienbeinkopfhälfte verläuft. Bei schwereren Formen verläuft die Tragachse außerhalb des Schienbeinkopfes. Eine idiopathische Varus- oder Valgusfehlstellung des Kniegelenkes oder hüftgelenksnah kann die posttraumatische Achsabweichung verstärken oder aber auch gegenseitig aufheben.

Eine absolute Indikationsstellung zur Korrekturosteotomie ist zu empfehlen bei:

- Achsabweichungen in der Frontalebene, wenn die Traglinie außerhalb des Schienbeinkopfes verläuft.
- Längendifferenzen von mehr als 2–3 cm.
- Rotationsfehler von 20° Innen- und 30° Außenrotation.
- Nichtheilende Pseudarthrosen im Bereich des Schenkelhalses mit steilem Verlauf (Pauwels II–III).

Die absolute Indikation muß das subjektive Beschwerdebild des Patienten, das Alter und auch die berufliche Belastung berücksichtigen, d.h. je stärker das subjektive Beschwerdebild, je jünger und je höher die Belastung desto eher ist die Indikation zu stellen.

Relative Indikationen zur Umstellungsosteotomie sind bei Werten unterhalb jener, die die absolute Indikation kennzeichnen, zu sehen.

Diagnostik

Zentrale Bedeutung kommt der klinischen Untersuchung zu. Diese sollte mehrmals und ggf. auch von verschiedenen Ärzten durchgeführt werden. Nach der ersten klinischen Untersuchung sollten die weiteren diagnostischen Maßnahmen festgelegt werden. In komplexen Fällen ist eine Kaskade der diagnostischen Maßnahmen notwendig, wobei sich die nächste Untersuchung aus der vorangegangenen ergibt. Nach den apparativen und radiologischen Untersuchungen ist eine abschließende Untersuchung durch den Operateur vorzunehmen.

Als radiologische Untersuchungen sind folgende Techniken zu empfehlen (sinnvolle Reihenfolge):

- Beckenübersichtsaufnahme,
- LWS in 2 Ebenen im Stehen, ggf. mit und ohne Längenausgleich
- konventionelle Röntgenaufnahmen des Hüftgelenkes, Schaftes und Kniegelenkes mit möglichst langen Aufnahmen zur Achsbestimmung.
- Einstellaufnahmen bzw. Simulationsaufnahmen (besonders am Hüftgelenk).
- Ganzbeinaufnahmen im Stehen.
- Bei Pseudarthrosen exakte Diagnosestellung durch Zielaufnahmen, ggf. Tomogramm.
- CT-Topogramm der unteren Extremität mit Becken (im Liegen).
- Rotationsbestimmung im CT.

Planung

Die Planung sollte zeichnerisch vom Operateur durchgeführt werden. Sie muß den prä- und postoperativen Zustand sowie die vorzunehmende Korrektur und die zu wählenden Implantate darstellen.

Es ist sinnvoll, daß die vorgesehene Korrekturplanung so rechtzeitig erstellt wird, daß sie im Kollegenkreis diskutiert und ggf. die Planung variiert werden kann.

Zur Korrekturplanung sollten technische Hilfsmittel wie Transparentpapier, Folien mit den Implantaten usw. genutzt werden.

Die Planskizze ist ein Dokument und muß mit dem Namen des Patienten, Operationstag und Operateur versehen sein. Sie sollte dem Krankenblatt beigefügt werden. Sinnvollerweise macht sich der Operateur eine Kopie für seine eigenen Unterlagen.

Die exakte Durchführung der Planung, die Diskussion darüber und die Bereitschaft zum Üben und Lernen ist Voraussetzung, daß Ärzte in Ausbildung aber auch erfahrene Kollegen Korrekturosteotomien erfolgreich durchführen.

Als Einzelaspekt der korrekten postoperativen Zeichnung soll herausgestellt werden, daß das postoperativ gezeichnete Femur und Hüftgelenk wieder so eingestellt werden muß, als ob der Patient steht. D.h. nach einer gezeichneten Valgisation muß das Anspreizen des Beines und die neue Stellung des Hüftkopfes im Hüftgelenk dargestellt werden.

Technik

Inter- und subtrochantäre Varisation und Valgisation
Hüftgelenksnahe Varisation und Valgisationen sind inter- bzw. knapp subtrochantär durchzuführen. Hier sind die besten Voraussetzungen für eine rasche Heilung. Im Regelfall wird die Osteotomie subtraktiv durchgeführt. Stabilisiert wird mit den entsprechenden Winkel-, Kondylen- und Osteotomieplatten.

Das Klingenlager sollte bei noch stabilen Verhältnissen, d.h. vor der Osteotomie vorbereitet werden. Eine eingebrachte Platte stört im Regelfall den Sägevorgang. Zur Erhöhung der Stabilität und sicheren knöchernen Heilung hat sich der Aufbau eines interfragmentären Druck im Osteomiespalt mittels Plattenspanner bewährt.

In gleicher Weise wird bei Fehlstellungen in der Frontalebene verfahren. Kombinierte Fehlstellungen müssen in Planung und Durchführung berücksichtigt werden.

Pseudarthrosen im Bereich des Schenkelhalses sollten mit einer Valgisationsosteotomie behandelt werden. Das Ausmaß der Valgisation hängt vom Winkel des Pseudarthrosenspaltes und von der übrigen biomechanischen/geometrischen Situation ab. Dies zeigt die Notwendigkeit der operativen Planung. Es ist der beste Kompromiß zwischen möglichst flachem Pseudarthrosenspalt, dadurch bedingter Steilstellung des valgisierten Hüftkopfes, der Medialisierung der Tragachse und der biomechanischen Annäherung zwischen Kalkar/Trochanter minor und Sitzbein zu wählen.

Achsfehlstellungen am Oberschenkelschaft sollten hüft- oder kniegelenksnah nach der Technik der inter/subtrochantären oder der subracondylären Osteotomie korrigiert werden. Nur sehr starke Achsfehler müssen im Einzelfall im Bereich der Fehlstellung angegangen werden. In diesem Fall kann zwischen der Stabilisierung mit Plattenosteosynthese oder intramedulärem Kraftträger gewählt werden.

Rotationsfehler im Bereich des Oberschenkelschaftes werden durch eine inter/subtrochantäre Osteotomie ausgeglichen und mit Kondylenplatten stabilisiert.

Verlängerungsosteotomien können wie folgt durchgeführt werden.
Additiven Osteotomien sollten mit autologem Beckenkammblock aufgefüllt werden.
Einzeitig additiv, quer oder Z-förmig.
Zweizeitig quer oder Z-förmig ohne Kallusdistraktion aber mit rascher kontinuierlicher Distraktion. Im 2. rasch folgenden Eingriff folgt dann die Interposition der Knochenblöcke und Stabilisierung mit Kondylenplatte. Die Distraktionen werden mit Fixateur externe Systemen durchgeführt.

Die Kallusdistraktion kann auch für Fehlstellungen der Achsen oder bei Kombinationsfehlstellungen herangezogen werden.

Grundsätzliches zur Operationstechnik

Der zu osteotomierende Knochenabschnitt ist nur soweit wie möglich zu exponieren.

Indirekte Korrekturmanöver sind vorteilhaft. Hier hilft die präoperative Planung und gibt die sicheren intraoperativen Schritte vor, ohne daß diese am freigelegten Knochen dargestellt und kontrolliert werden müssen.

Die Osteotomien können mit der Säge durchgeführt werden, dies muß aber mit folgenden Vorsichtsmaßnahmen geschehen: Scharfes Sägeblatt, langsames Sägen, Pausen einlegen und vor allem ständiges Spülen und Kühlen.

Umstellung „rund ums Knie"

Ch. Josten

Chirurgische Klinik und Poliklinik, Berufsgenossenschaftliche Kliniken Bergmannsheil Bochum, Universitätsklinik, Bürkle-de-la-Camp-Platz 1, D-44789 Bochum

Einleitung

Trotz Fortschritte in der Kniegelenkprothetik haben die Implantate eine begrenzte Lebenserwartung und bedeuten eine erhebliche Beeinträchtigung der Aktivität von jungen aktiven Patienten. Eine Osteotomie vermag Schmerzen zu reduzieren, die Aktivität und Arbeitsfähigkeit eines Patienen zu erhalten und die Implantation einer Prothese um bis zu 10 bis 15 Jahre hinauszögern.

Biomechanik

Im Tibio-Femoralgelenk können Belastungen des Zwei- bis Vierfachen des Körpergewichtes auftreten. Diese Belastungsachse verläuft zu 60% durch das mediale Kompartiment. Idiopathische und posttraumatische Fehlstellungen führen zu Lastverschiebungen.

Hefte zu „Der Unfallchirurg", Heft 257
Zusammengestellt von K. E. Rehm
© Springer-Verlag Berlin Heidelberg 1996

Mechanische Achse

Die mechanische Achse verläuft von der Mitte des Femurkopfes durch das Tibiaplateau zur Mitte des Talus (Mitte Femurkopf bis Mitte Eminentia intercondylaris) (Abb. 1).

Die anatomische Achse verläuft durch die Mitte des Markraumkanales des Femurs. Die Differenz zwischen mechanischer und anatomischer Achse beträgt etwa 5° bei Männern und 7° bei Frauen.

Indikation zur Korrekturosteotomie
1. Unikompartimentale Arthrose bei Genu valgum – Genu varum
2. Achsenfehlstellungen (Varus > 10°, Valgus > 15°)
3. Fehlstellungen in der Sagittalebene (> 10–15°)
4. Posttraumatische Fehlstellungen.

Planung und präoperative Diagnostik
- Nativröntgenaufnahmen a.p. und seitlich
- Patella axial (wichtig bei subtraktiver Valgisation)

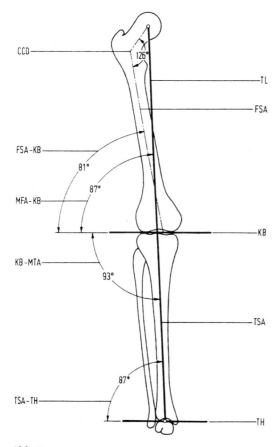

Abb. 1

- Beinganzaufnahmen zur Bestimmung der biomechanischen Achse (Wichtig: 20° Innendrehung des Fußes zur korrekten Achsbestimmung)
- Gehaltene Aufnahmen des Kniegelenkes (zum Ausschluß einer Arthrose des kontralateralen Gelenkabschnittes, nicht obligat)

Anhand der Röntgenaufnahmen sowie der Bestimmung des CORA (Center of angulation and rotation) erfolgt die präoperative Planung.

Grundsätzlich soll die Achsenkorrektur im Scheitelpunkt der Deformität vorgenommen werden, möglichst kniegelenknah, da hier im metaphysären Bereich aufgrund der großen spongiösen Substanz die besten Heilungsvoraussetzungen vorliegen.

Bei der Planung ist auf den röntgenologischen Vergrößerungseffekt von etwa 10% zu achten.

Ort der Umstellung (Femur oder Tibia) (Abb. 2)

Varus: die Umstellung erfolgt dort, wo zwischen Tragachse und Kniegelenksachse *lateral* der *größere* Winkel vorliegt.

Valgus: die Umstellung erfolgt dort, wo zwischen Tragachse und Kniegelenk *medial* der *größere* Winkel vorliegt.

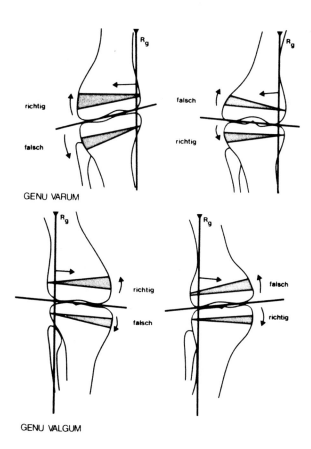

Abb. 2

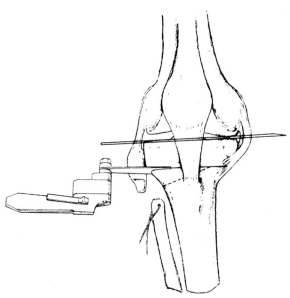

Abb. 3

Möglichkeiten der kniegelenksnahen Umstellungsosteotomien
a) valgisierende Tibiakopfumstellung
Die hohe Tibiakopfosteotomie ist geeignet für Patienten unter 60 Jahren, die im medialen Kompartiment lokalisierte Symptome haben. Kontraindikationen sind ein Streckdefizit von mehr als 15°, eine Flexion unter 90° sowie ein mehrkompartimentaler Befall. Weitere Kontraindikationen sind entzündliche Arthritiden sowie ligamentäre Instabilitäten mit einer erheblichen Subluxation.

Subtraktiv oder additiv?
Eine subtraktive Osteotomie erfolgt vorwiegend bei älteren, die additive bei jüngeren Patienten. Durch die additive Umstellung kann ein Beinlängengewinn erzielt werden sowie eine mediale Bandinstabilität ausgeglichen werden. Dabei ist auf eine intraligamentäre Aufrichtung zu achten.
Osteotomie: Die Osteotomie wird zu 2/3 der Zirkumferenz durchgeführt, der Rest erfolgt durch eine Osteoklasie. Wichtig ist der Erhalt des kontralateralen Periostschlauches (Abb. 3).

Fixation
Fixation mittels einer T-Platte oder einer speziellen Osteotomieplatte. Bei letzterer sollte die Osteotomie oberhalb der Tuberositas tibiae erfolgen. Wird die Osteotomie unterhalb der Tuberositas tibiae durchgeführt, ist auf jeden Fall eine stabile Plattenosteosynthese angezeigt.
  Staplers können ebenfalls nur bei Osteotomien im metaphysären Bereich angesetzt werden.
  Die Fixateur externe Applikation ermöglicht auch die schrittweise Korrektur durch Distraktion im Osteotomiebereich.

Komplikationen
Frakturen, intraartikuläre Frakturen, Nekrose des Resttibiaplateaus, Patella alta, Veränderungen der Patellagleitlager.

Dome-(Pendel-)Osteotomie
Zwei Möglichkeiten: distal-konkav (Maquet) und distal-konvex (Paley).
   Pendelosteotomien erlauben eine sehr genaue Korrektur und bieten eine große Stabilität und Kontaktfläche.

Vorteile der Pendelosteotomie:
- Keine Überkorrektur, keine Translation.

Komplikationen

Inadäquate Korrektur 20%
Pseudarthrosen 1-3%
Nervenverletzungen 1-10%
Infektion 1-8%
Kompartment-Syndrom?

Langzeitergebnisse
Langzeituntersuchungen der Tibiakopfumstellung belegen noch gute Resultate bei über 60% der Patienten nach 10 Jahren. Die Ergebnisse sind umso besser, je frühzeitiger eine Korrektur vorgenommen wurde.

b) Varisierende Umstellung
Osteoarthritische Valgusdeformitäten des Knies sind weitaus seltener als varische Deformitäten. Das Genu valgum ist meist verbunden mit einem Trauma, rheumatoider Arthritis oder angeborenen Fehlstellungen. Eine Varisierungsoperation im Bereich des Tibiakopfes ist selten. Meist ist eine distale Varusosteotomie des Femurs erforderlich.

Additiv oder subtraktiv?
Der mediale Zugang des Femur in Kombination mit der subtraktiven Osteotomie ist die technisch einfachere. Der laterale Zugang mit der additiven Osteotomie ist bei jüngeren

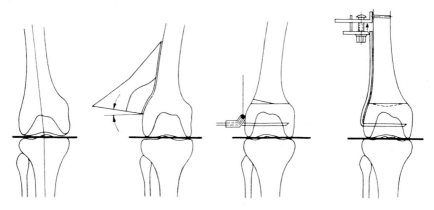

Abb. 4. Suprakondyläre Valgisationsosteotomie

Patienten und bei Beinverkürzungen angezeigt. Im Gegensatz zur Tibiaosteotomie kommen ausschließlich interne Osteosyntheseverfahren zur Anwendung (Abb. 4).

Literatur

1. Berman AT, Bosacco SJ, Kirshner S et. al. (1991) Factors influencing long-term-results in high tibial osteotomy. Clin Orthop 272:192-198
2. Blauth W (1984) Zur Technik der valgisierenden, kniegelenknahen Tibiakopfosteotomie. Unfallheilkunde 87:397-404
3. Coventry MB (1984) Upper tibial osteotomy. Clin Orthop 182:46-52
4. Hierholzer G, Müller KH (1984) Korrekturosteotomien nach Traumen an der unteren Extremität. Springer-Verlag, Berlin Heidelberg
5. Jenny K, Jenny H, Morscher E (1985) Indikation, Operationstechnik und Resultate der transkondylären Tibiaosteotomie bei Gonarthrose. Orthopäde 14:161-171
6. McDermott AG, Finklestein JA, Farine I et. al. (1988) Distal femoral varus osteotomy for valgus deformity of the knee. J Bone Joint Surg 70[A]:110-116
7. Ritter MA, Fechtmann RA (1988) Proximal tibial osteotomy: A survivorship analysis. Arthroplasty 3:309-311

Tibia und Sprunggelenk

A. Wentzensen

Berufsgenossenschaftliche Unfallklinik, Ludwig-Guttmann-Straße 13, D-67071 Ludwigshafen

Einleitung

Die Indikation zur korrigierenden Osteotomie nach in Fehlstellung verheilten Frakturen an der unteren Extremität ergibt sich aus klinischem Befund und theoretischen Aspekten.

Folgende Faktoren bestimmen vorrangig die Indikation [1]:

1. Die gelenkmechanische Fehlbelastung
2. der funktionelle Gesichtspunkt
3. Auswirkungen auf den Kapselbandapparat angrenzender Gelenke
4. Morphologischer Zustand von Knochen, Knorpel und Weichteilen
5. Subjektive Beschwerden
6. Kosmetische Auswirkungen.

Am Fuß kann dank der vermehrten Supinationsmöglichkeiten im unteren Sprunggelenk eine Valgusfehlstellung im Unterschenkel besser korrigiert werden als eine Varusfehlstellung, die wegen der geringeren Pronationsmöglichkeit viel weniger kompensiert werden kann und rascher zu Überlastungen führt.

Der Ausgleich der Längendifferenzen ist heute mit Hilfe der Kallusdistraktion und Segmenttransportes elegant zu lösen, der Zeitbedarf der für die Kallusreifung erforderlich ist, muß erwähnt werden. Bis zu drei Zentimetern Beinlängendifferenz ist ein orthopädietechnischer Ausgleich möglich.

Diagnostische Kriterien

Zur Bestimmung des Ausmaßes der Fehlstellung am Tibiaschaft und zur exakten Planung des Korrektureingriffes ist die Durchführung einer Röntgenganzbeinaufnahme der verletzten und unverletzten Seite erforderlich.

Die Aufnahme sollte unter Belastung, d.h. im Stehen erfolgen [3, 4]. Bei Fehlstellung im distalen Unterschenkeldrittel kann u.U. auf die Ganzbeinaufnahme verzichtet werden, da die gegenüber dem Verlauf der Traglinie indikatorisch wichtige Neigung der Talusbasislinie im Vergleich mit der Kniebasislinie erkennbar ist.

Drehfehler des Unterschenkels sind klinisch sicherer zu erfassen als am Oberschenkel, die in Außendrehstellung verheilte Unterschenkelfraktur kann klinisch eine vermehrte Valgusfehlstellung und die in Innendrehung verheilte Fraktur eine verstärkte Varusstellung vortäuschen.

Diese Kenntnisse sind wichtig, um z.B. nicht eine Außendrehstellung durch eine varisierende Umstellung anzugehen.

Welche Achsfehler sollten (müssen?) korrigiert werden

Verbliebende Fehlstellungen am Unterschenkelschaft sollten ab 10° im Varussinne und ab 15° im Valgussinne korrigiert werden [1, 2]. Vermeidung einer Schrägstellung der Kniebasislinie von über 10°. Die Varusfehlstellung am Unterschenkel hat eine höhere Morbidität als eine entsprechende Valgusfehlstellung.

Supramalleoläre Fehlstellungen von mehr als 10° der Tibiaschaftachse zur oberen Sprunggelenksebene [5].

Eine Varusfehlstellung ist ab 5°, eine Valgusfehlstellung ab 10° korrekturbedürftig.

Dabei handelt es sich um Durchschnittswerte, die als Anhaltspunkte für die Indikationsstellung hilfreich sein können.

Rotationsfehler am Unterschenkel sollten ab 10–15° nach innen oder außen korrigiert werden.

Zeitpunkt

So früh wie möglich. Je später der Eingriff erfolgt, je älter der Patient und je komplexer die zu korrigierende Fehlstellung ist, desto unsicherer ist der Erfolg.

Der Korrektureingriff sollte früh, d.h. vor Eintritt einer Dystrophie und bei Spätkorrekturen mindestens vor Manifestwerden einer Arthrose durchgeführt werden.

Planung: Dia- und Metaphysäre Tibia

Zeichnerische Übertragung der Rö-Bilder beider Extremitäten auf Papier mit Darstellung der verschiedenen Achsen, Achsenschnittpunkte und Gelenkbasislinien.

Ideale Wiederherstellung durch Übereinanderlegen der Röntgenpausen erkennbar.

Die Korrektur einfacher diaphysärer Fehlstellungen erfolgen idealerweise am Ort der Fehlstellung durch additive oder subtraktive Osteotomie in Höhe des Schnittpunktes der Schienbeinteilachsen.

Dabei bezeichnet der Achsenschnittpunkt die Höhe der Fehlstellung.

Notwendig für die Planung sind:

1. Bestimmung der Höhe der Fehlstellung (Osteotomiehöhe)
2. Bestimmung des proximalen Traglinienanteils von der Hüftkopfmitte über die Kniegelenkmitte hinaus bis zur Osteotomie (einzeichnen)
3. Verbinden der Sprunggelenkmitte mit dem Schnittpunkt von Osteotomie und proximalem Traglinienanteil.

Der von den Teilachsen eingeschlossene Winkel ergibt den Korrekturwinkel. Er ist bei exakter Durchführung mit dem Fehlstellungswinkel identisch.

Eine kombinierte Fehlstellung liegt vor, wenn der Achsenschnittpunkt deutlich von der röntgenologisch sichtbaren Frakturhöhe abweicht, meist ist die Fraktur dann unter Seitverschiebung verheilt, dabei überwiegt optisch und funktionell meist die Varuskomponente.

Eine Diskrepanz von Fehlstellung und Achsenschnittpunkt (in Bezug auf die Lokalisation) hat den am Unterschenkel häufig wichtigen Vorteil einer Osteotomie am Ort besserer Knochen- und Weichteilverhältnisse.

Wird die Lokalisation des Achsenschnittpunktes nicht berücksichtigt und in Höhe der Fehlstellung osteotomiert, so muß neben der Angulation auch die Seitverschiebung korrigiert werden, um Abweichungen der Traglinie zu vermeiden.

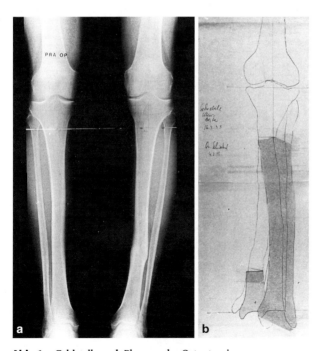

Abb. 1. a Fehlstellung. **b** Planung der Osteotomie

Aus lokalen Gründen besteht bei in Fehlstellung verheilten Unterschenkelschaftfrakturen häufig die Notwendigkeit, im metaphysären Bereich zu osteotomieren.

Je weiter jedoch die Osteotomie vom Achsenschnittpunkt der Fehlstellung entfernt durchgeführt wird, umso schwieriger ist es, eine genaue Zentrierung der Traglinie bei gleichzeitiger physiologischer Lage der Gelenkbasislinien zu erreichen.

Wird die Osteotomiehöhe vom Achsenschnittpunkt nach proximal verlegt, so wird der Korrekturwinkel kleiner, die Schrägstellung der Talusbasislinie nimmt gleichzeitig zu.

Wird bei der metaphysären Osteotomie der Korrekturwinkel gleich dem Fehlstellungswinkel gewählt, erreicht man einen parallelen Verlauf von Kniebasislinie und Talusbasislinie (Abb. 1a,b).

Die dann resultierende Traglinienverschiebung im Kniegelenk muß durch Verschiebung der Osteotomieflächen gegeneinander so gut wie möglich ausgeglichen werden.

Techniken: Tibiaschaft

Bei posttraumatischen diaphysären Fehlstellungen wird in der Regel eine subtraktive Keilosteotomie durchgeführt, additive Verfahren sind wesentlich ungünstiger, Querosteotomien sind im Schaftbereich mit der Gefahr einer verzögerten Heilung belastet, schräge oder treppenförmige Osteotomien vermindern dieses Risiko.

Durch die Verwendung einer Zugschraube, die die Osteotomie quert, wird die interfragmentäre Stabilität erhöht.

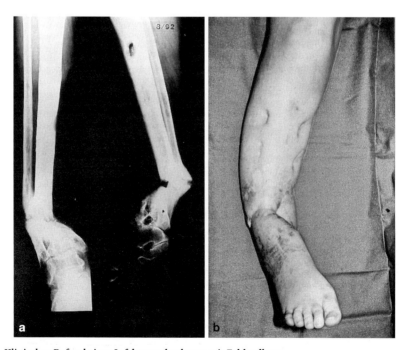

Abb. 2.a,b. Klinischer Befund einer Infektpseudarthrose mit Fehlstellung

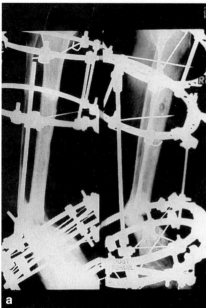 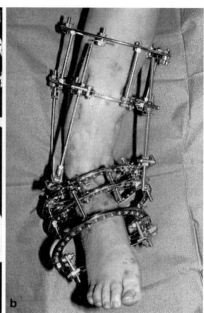

Abb. 3a,b. Montage eines Ringfixateurs

Dabei muß auch an die Möglichkeit gedacht werden, daß durch Verschiebung der Osteotomieflächen gegeneinander neben einer Normalisierung des Traglinienverlaufes auch die Beinlänge ausgeglichen wird.

Bei metaphysärer Osteotomie kommen im Gegensatz zur Korrektur im diaphysären Bereich auch additive Verfahren in Frage, dabei kann Einfluß auf die Beinlänge genommen werden.

Merke: Je geringer der Drehpunktabstand der Osteotomie vom Achsenschnittpunkt ist, umso genauer ist die postoperative Traglinienzentrierung im Kniegelenk.

Zur Stabilisierung an der Tibiadiaphyse kommt die Platte, seltener auch der Marknagel zur Anwendung. Das Prinzip der Kallusdistraktion ist für Achsenfehlstellungen und in der Kombination mit Defekten geeignet (Abb. 2, 3, 4).

Der Einsatz des Fixateurs ist ebenfalls möglich, wenn die Weichteile kritisch sind.

Planung: oberes Sprunggelenk

Klärung der Ursache von Fehlstellung.

Nach Weller lassen sich 5 Hauptgruppen unterscheiden:
1. Zu lange Fibula mit Varuskippen des Talus
2. Zu kurze Fibula mit Valguskippen des Talus
3. Supramalleoläre Fehlstellungen (auch Pilonfrakturen)
4. Gelenkstufenbildungen und ungenügende Reposition von Kantenfragmenten ventral und dorsal
5. Verknöcherungen der tibio-fibularen Syndesmose und paraartikuläre Ossifikationen im Kapsel-Band-Apparat.

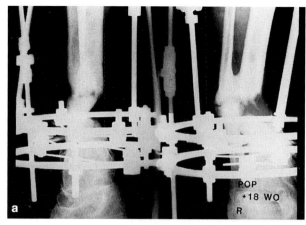

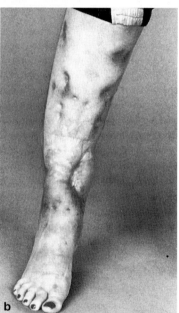

Abb. 4. a Nach Ausgleich der Fehlstellung. **b** Befund nach Entfernung des Ringfixateurs

Die gelenkmechanische Sonderstellung der distalen Fibula unterstreicht die Notwendigkeit einer Korrektur von Fehlstellungen in diesem Bereich (dazu gehören auch die Pseudarthrosen).

Bei Korrektureingriffen am OSG mit Gabelerweiterung nehmen die ligamentären Verbindungen eine Sonderstellung ein. Bei einer Syndesmosenplastik, die nur dann erforderlich ist, wenn die hintere Syndesmose nicht erhalten ist, sollte die Belastung erst nach sicherer Ausheilung erfolgen, gegebenenfalls muß eine Stellschraube länger als sechs Wochen liegen bleiben.

Techniken: Fibula und OSG

Bei den häufigen Verkürzungen der Fibula wird bei intaktem Innenknöchel eine Verlängerungsosteotomie der Fibula unter Zuhilfenahme eines autogenen Knochenblocks durchgeführt.

Ist der Innenknöchel mit verletzt oder zusätzlich in Fehlstellung, so empfiehlt sich zunächst eine Revision am medialen Gelenkspalt mit Reposition und Stabilisierung.

Danach
- Darstellen der Fibula, Bestimmen der Osteotomiehöhe, Montieren des Plattendistraktors und präliminäre Montage einer 3,5 mm DC-Platte distal der Osteotomie mit mindestens drei Schrauben. Montage des Distraktors und Osteotomie.
- Vorsichtiges Distrahieren der Fibula.
- BV-Kontrolle, Weiterdrehen bis die Landmarken stimmen.
- Prüfen der Stabilität in der Gabel.

In der Regel steht die Fibula unter großer Spannung, Einbringen des Knochenblockes und Demontage des Distraktors.

Bei intakter hinterer Syndesmose stellt sich die Fibula unter Distraktion in der Inzisur ein.
- Bildwandlerkontrolle und Durchbewegen des oberen Sprunggelenkes.
- Postoperativ Hochlagerung und Lagerungsschiene zur Spitzfußprophylaxe.
- Belastung mit 20 kg möglich.

Zusammenfassung

Die Indikation zur Korrekturosteotomie an der Tibia und am oberen Sprunggelenk sollte nach den angegebenen Kriterien gestellt werden. Alter des Patienten, Zeitabstand zum Unfall und Ausmaß der posttraumatischen Arthrose, aber auch das Auftreten einer Knochendystrophie können Kontraindikationen für eine Korrektur darstellen. Eine sorgfältige Planung und ein ausführliches Gespräch mit dem Patienten, in dem das Erreichbare realistisch aufgezeigt, aber auch die Mitarbeit eingefordert wird, sind unerläßlich.

Literatur

1. Hierholzer G, Hax PM (1984) Indikation zur Korrekturosteotomie bei Fehlstellungen nach Frakturen. In: Hierholzer G, Müller KM (Hrsg) Korrekturosteotomien nach Traumen an der unteren Extremität. Springer, Berlin Heidelberg
2. Hoerster G (1984) Korrekturosteotomien am Tibiaschaft. In: Hierholzer G, Müller KM (Hrsg) Korrekturosteotomien nach Traumen an der unteren Extremität. Springer, Berlin Heidelberg
3. Oest O (1973) Röntgenologische Beinachsbestimmung. Z Orthop 111:497f
4. Oest O (1984) Spezielle Diagnostik, Planung und Wahl der Korrekturlokalisation. In: Hierholzer G, Müller KM (Hrsg) Korrekturosteotomien nach Traumen an der unteren Extremität. Springer, Berlin Heidelberg
5. Weller S (1984) Indikation und Technik der Korrekturosteotomie an der distalen Tibia und der Knöchelgabel. In: Hierholzer G, Müller KM (Hrsg) Korrekturosteotomien nach Traumen an der unteren Extremität. Springer, Berlin Heidelberg

Planung und Technik von Korrekureingriffen III

Vorsitz: K. P. Schmit-Neuerburg, Essen; Ch. Josten, Bochum

Planung und Technik von Korrekureingriffen am Fuß

H. Zwipp

Unfallchirurgische Klinik, Chirurgische Universitätsklinik, Technische Universität, Fetscherstraße 74, D-01307 Dresden

Prinzipielles

Alle Korrekureingriffe am Fuß, die nach posttraumatischer Fehlstellung, Fehlverheilung, fehlerhafter Osteosynthese notwendig werden, sollten so früh wie möglich, d.h. unmittelbar nach Erkennung derselben, durchgeführt werden. Eine Ausnahme hierfür ist neben den allgemeinen und lokalen Kontraindikationen die schwere, schmerzbedingte Inaktivitätsosteoporose. Sind die Fußwurzelknochen so osteoporotisch, daß keine Schraube zur geplanten Korrektur sicheren Halt finden würde, sollte vorerst im Gipsverband unter Vollbelastung eine Remineralisierung in sechs bis acht Wochen erzielt werden.

Präoperative Planung

Neben den Standard-Röntgen-Aufnahmen sind Belastungsaufnahmen des Fußes beidseits in zwei Ebenen, eine Tomographie in zwei Ebenen, ein CT axial und coronar, oder ein MTR zur Beantwortung der Knochendurchblutung empfehlenswert. Sinnvoll ist immer die beidseitige Darstellung, um Achsenverhältnisse, relative Fehlstellungen und individuelle Normvarianten berechnen zu können. Alle rekonstruktiven Eingriffe am Fuß müssen Anatomie und Biomechanik exakt in der präoperativen Zeichnung respektieren, damit möglichst nicht nur die Gelenkkongruenz, sondern auch bei Fusionen die mediale und laterale Fußsäulenlänge, die korrekten Rückfußhöhen sowie Fußachsen exakt rekonstruiert werden.

1. Talus

a) *Taluspseudarthrose.* Während pseudarthrotische Fehlverheilungen des Processus fibularis und des Processus posterior tali relativ häufig sind und am ehesten einer Resektion zugeführt werden, sind Pseudarthrosen des Corpus extreme Seltenheiten. Zur Korrektur ist ein bilaterales Vorgehen evtl. mit Innenknöchelosteotomie vorteilhaft. Der Pseudarthrosenspalt muß bei Gelenkstufenbildung ausgeräumt werden, um eine anatomische Reposition zu ermöglichen. Sklerosezonen müssen abgefräst und zumindest durchbrochen und Defekte mit autologer Spongiosa aufgefüllt werden. Mit zwei kleinen Zugschrauben ist in der Regel die notwendige Kompression erzielbar.

b) Talus-Fehlverheilung. Fehlverheilungen des Sprungbeines mit Verwerfung des oberen und/oder unteren Subtalargelenkes sind sehr schwierig operativ zu korrigieren. Durch einen bilateralen Zugang einschließlich Innenknöchelosteotomie wird die Fraktur vollständig gelöst und die OSG/USG-Kongruenz anatomisch rekonstruiert, der Talus mit drei bis vier kleinen Spongiosaschrauben unter Kompression gesetzt.

c) Talus-Pseudarthrose und Osteonekrose. Diese Kombination mit zwangsläufig assoziierter Fehlstellung des Talus stellt die schwerwiegendste Kombination nach Talusfraktur dar. Eine Rekonstruktion sollte mittels bilateralem Vorgehen durch autologe Spongiosaplastik mit Verschraubung und meist zusätzlich notwendiger subtalarer Arthrodese angestrebt werden.

2. Calcaneus

a) Calcaneus-Fehlverheilung. Anatomische rekonstruktive Maßnahmen, die allein diesen tarsalen Knochen betreffen, erscheinen bis heute nur dann sinnvoll, so lange keine Gelenkbeteiligung vorliegt. Bei zusätzlicher Gelenkverwerfung kommen Rekonstruktionen des Rückfußes mit subtalarer Fusion eher in Betracht (Abb. 1).

b) Calcaneus-Pseudarthrose. Pseudarthrosen des Calcaneus sind nach primärer Plättchenosteosynthese selten (1,3%), in der Regel schmerzhaft und nur durch einen korrigierenden operativen Eingriff zur Ausheilung zu bringen [2]. Da sie am ehesten bei operativ versorgten Trümmerbrüchen des Calcaneus im Sinne von partiellen Osteonekrosen verständlich werden, muß auf operativem Wege das minderdurchblutete Knochenareal angefrischt, mit autologer Spongiosa osteogenetisch induziert und biomechanisch stabil, möglichst mit 6.5er Spongiosaschrauben, unter Kompression gesetzt werden.

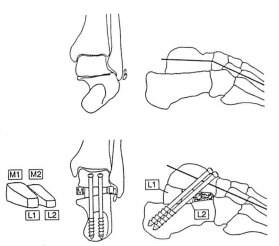

Abb. 1. Prinzip der subtalaren Arthrodese mit Rückfußkorrektur. Mit Hilfe eines Arthrodesenspreizers können die 3dimensional geschnittenen corticospongiösen Späne so plaziert werden, daß sie einerseits den Rückfuß von hinten nach vorn aufrichten und die Achse von medial (M) nach lateral (L) korrigieren

Gelenknahe Pseudarthrosen sollten eher mit gleichzeitiger Fusion des betroffenen Gelenkabschnittes saniert werden.

3. Talus/Calcaneus (subtalare Arthrodese)

Während in der Literatur hierzu zahlreiche Methoden beschrieben sind, hat sich im eigenen Vorgehen der großzügige Ollier-Zugang, die einfache Schraubenarthrodese mit 6.5er Spongiosaschrauben und eventuell gleichzeitiger Aufrichtung des Calcaneus mit Varus- oder Valguskorrektur (Abb. 1, 2) bewährt.

a) Einfache Fusion. Bei normalem Rückfuß und isolierter Gelenkzerstörung nach Infektion, intraartikulärer Talus- oder Calcaneusfraktur ist die einfache Fusion der posterioren Facette ausreichend. Wird keine Spongiosa interponiert, sollte grundsätzlich auch die mediale Facette ausgeräumt werden, um einem arthrodese-bedingten Rückfußvalgus entgegenzuwirken. Der Zugang erfolgt vorzugsweise über einen Ollier-Zugang. Der Sinus tarsi wird dabei soweit ausgeräumt, um die posteriore Facette gut einsehen zu können. Diese wird schrittweise entknorpelt und unter Einsetzen eines Arthrodesenspreizers besser dargestellt. Dadurch kann der Gelenkknorpel und die subchondrale Sklerose sowohl am Talus als auch am Calcaneus mit Kürrette, Meißel oder kleinen Fräsen sicher entfernt werden. Auch die mediale Facette ist über diesen Zugang gut darstellbar und leicht zu entknorpeln. Unter Schonung des N. cutaneus dorsalis intermedius (Ast des N. peroneus superficialis) kann der laterale Talushals gut dargestellt werden. Hier wird nach vollständiger Entknorpelung der Facetten exakt am Übergang der Knorpelzone des Corpus tali zum Talushals die erste 6.5er Spongiosaschraube (evtl. kanüliert) perpendicular zum Subtalargelenk in das lateralseitige Fersenbein eingebracht. Dazu wird über eine Stichinzision die zweite Schraube medialseitig vom Talushals in den medialseitigen Fersenbeinkörper parallel zur ersten plaziert. Damit ergibt

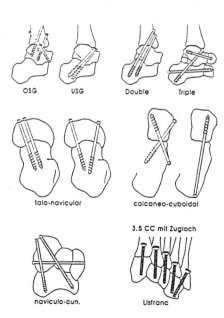

Abb. 2. Schemata der diversen Schraubenarthrodesen im OSG- und Fußbereich

sich eine extrem stabile subtalare Fusion, die in einem flexiblen Arthrodesenstiefel (Variostabil-Schuh) nach Wundheilung voll belastbar ist.

b) Fusion mit Rückfußachsenkorrektur. Das Vorgehen ist analog zur einfachen Fusion über einen Ollier-Zugang möglich, nach Hansen [1] besser über einen posterolateralen Zugang. Durch das Einsetzen von einem Arthrodesenspreizer können beispielsweise bei Deklination und Varusfehlstellung des Fersenbeines entsprechende corticospongiöse Blöcke, die aus dem ipsilateralen Beckenkamm gewonnen werden, in korrigierender Weise interponiert werden. Die Stabilisation ist in der Regel mit zwei großen 6.5er Spongiosaschrauben ausreichend (Abb. 1). Eine frühfunktionelle Nachbehandlung ist anzustreben, die Vollbelastung je nach Ausmaß der Spongiosainterposition erst nach 8 bis 12 Wochen möglich.

c) Fusion mit Calcaneusrekonstruktion. Bei komplexen Fehlstellungen ist neben der oben erwähnten Diagnostik zusätzlich die Anfertigung eines 3dimensionalen Modelles sehr hilfreich. Meist ist zum lateralen Ollier-Zugang ein zusätzlicher medialer Zugang, modifiziert nach McReynolds, für die Fersenbeinosteotomie notwendig. Bei veralteten Calcaneusluxationsfrakturen mit Luxation des Talus aus der Sprunggelenksgabel ist ein dritter anteriorer, medianer Zugang zum OSG notwendig.

4. Talus/Calcaneus (Double-Arthrodese)

Die Indikation zur Double-Arthrodese besteht bei Verwerfungen des oberen und hinteren unteren Sprunggelenkes, z.B. bei fehlverheilten Talusluxationsfrakturen, Calcaneusluxationsfrakturen mit Subluxation des Talus aus der Gabel, bei posttraumatischer Arthrose des OSG und bereits eingetretener Anschlußarthrose im hinteren USG, bei entzündlichen Prozessen und/oder posttraumatischen Infektionen des OSG und USG.

Dabei wird das obere Sprunggelenk wie bei der OSG Arthrodese über einen anterioren Zugang dargestellt, das Subtalargelenk über einen kleinen zusätzliche Ollierschnitt ausgeräumt und beide Gelenkebenen mit zwei großen 6.5er Spongiosaschrauben von der distalen Tibia durch den Talus in den Calcaneus hinein stabilisiert. Das Einbringen dieser Schrauben ist in der Regel einfacher als bei isolierter OSG-Arthrodese, da diese nicht so tangential gebohrt werden müssen (Abb. 2).

Die Nachbehandlung erfolgt vorzugsweise funktionell (Variostabil-Schuh).

5. Naviculare/Cuboid (Chopart-Gelenk)

Direkte rekonstruktive Verfahren bei fehlverheilten Naviculare oder Cuboid sind aus der Literatur nicht bekannt. In der Regel ist bei entsprechender Gelenkverwerfung die Arthrodese das Mittel der Wahl.

a) Talo-Naviculare-Arthrodese. Eine isolierte Arthrodese von Talus und Naviculare kommt bei isolierter Arthrose in Betracht, z.B. nach Taluskopffraktur oder Naviculare-Bruch, ohne radiologischer Veränderungen im Calcaneo-Cuboid-Gelenk. Wichtig ist die Längenwiederherstellung der medialen Fußsäule. Der Zugang entspricht der Versorgung von Naviculare-Frakturen. Das Gelenk wird nach Entknorpelung bei korrekten Achsen-

und Längenverhältnissen mit zwei Zugschrauben vom Naviculare zum Talus hin fusioniert (Abb. 2).

b) Calcaneo-Cuboid-Arthrodese. Die isolierte Fusion dieses Gelenkabschnittes kommt in Betracht nach Frakturen des Processus anterior calcanei mit Gelenkzerstörung oder nach Verwerfung des Gelenkes aufgrund einer Cuboid-Fraktur. Gelegentlich kann eine chronische Instabilität im vorderen unteren Sprunggelenk mit bereits erkennbarer posttraumatischer Arthrose die Indikation zur Fusion dieses Gelenkabschnittes darstellen. Der Zugang ist der gleiche wie zu den Cuboid-Frakturen. Nach Entknorpelung des Gelenkes erfolgt die Fusion entweder mit kleinen Zugschrauben, die am günstigsten vom Calcaneus in das Cuboid zu plazieren sind.

c) Chopart-Arthrodese. Bei erheblicher Verkürzung der medialen Fußsäule, z.B. nach Naviculare-Trümmerfraktur kommt es aufgrund der gestörten Biomechanik rasch zu einer Anschlußarthrose im Calcaneo-Cuboidgelenk, so daß in diesen Fällen unter korrekten Fußsäulen-Längenausgleich die Fusion beider Gelenkabschnitte indiziert ist (Abb. 2).

6. Calcaneus/Talus/Naviculare/Cuboid (Triple-Arthrodese)

Die Arthrodese aller unterer Sprunggelenke erfordert in der Regel einen großen medialseitigen retromalleolären, bumerangförmigen Zugang, von dem aus die meist notwendigen Weichteileingriffe an den Sehnen und die Entknorpelung des Subtalar- und Talo-Navicular-Gelenkes erfolgen. Vom lateralseitigen Ollier-Zugang kann anschließend das Subtalargelenk und die Calcaneo-Cuboid-Artikulation entknorpelt, ausgeräumt und mobilisiert werden. Bei komplexen Fehlstellungen ist es ganz entscheidend, die gesamte Chopart-Linie vollständig auszuräumen und den Fuß in die korrekte plantigrade Position zu überführen.

Eine passager Spickdrahtfixation mit intraoperativer Röntgenkontrolle des Fußes seitlich und dorsalplantar (Abb. 3) wird vor der definitiven Schraubenosteosynthese durchgeführt, um die Achsenverhältnisse und die notwendige Größe der corticospongiösen Blöcke zu überprüfen. Bei Verwendung von perforierten 6.5er Spongiosaschrauben und idealem Sitz der Spickdrähte zwischen Naviculare und Talus, Cuboid und Calcaneus sowie Talus und Calcaneus können die Hohlschrauben über diese Spickdrähte in situ eingebracht werden.

7. Lisfranc-Arthrodese

Die Indikation zur Fusion der gesamten Lisfranc-Gelenkreihe besteht bei veralteten Lisfranc-Luxationsfrakturen, die zu posttraumatischer Inkongruenz-Arthrose und/oder erheblicher Vorfuß-Abduktion mit posttraumatischem Pes valgo planus geführt haben und erhebliche Schmerzen verursachen können. Präparationstechnik und operatives Vorgehen erfolgen wie bei frischer Lisfranc-Luxationsfraktur nur mit dem Unterschied, daß bei veralteten Verletzungen mindestens zwei dorsale Inzisionen zu verwenden sind: Längsinzisionen zwischen dem 1. und 2. Strahl sowie zwischen dem 3. und 4. Strahl. Meist ist eine dritte Inzision über dem 4. und 5. Strahl zur Fusion der randständigen Metatarsalia zum Cuboid hin notwendig (Abb. 1, 3).

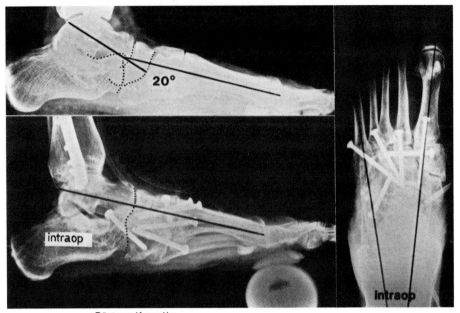

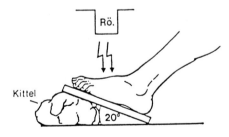

Abb. 3. Das intraoperative Röntgen (*unteres Bild*) ist zur Beurteilung des Fußgewölbes ebenfalls unter imitierter Körperlast notwendig, indem mit einem Hammer die metatarsale Reihe belastet wird. Entscheidende Röntgenkriterien intraoperativ sind die Wiederherstellung der sogenannten Cyma-Linie (gepunktet) und die korrekte Achse des Fußes seitlich, wobei die mittlere Talusachse mit der Achse des 1. Strahles eine durchgehende Linie ergeben soll. In der dorsoplantaren Aufnahme ist auf die symmetrische V-Form des Fußes zu achten. Die Verwerfung der Cyma-Linie vor Korrektur mit nach unten offenem Winkel von 20° der Talusachse ist präoperativ (*linkes oberes Bild*) gut zu erkennen. Die korrigierte Talusachse und harmonische Cyma-Linie (*linkes Bild unten*) sowie die physiologische V-Form (*oberes Bild rechts*) nach korrigierender Lisfranc-Fusion wird deutlich

Literatur

1. Hansen ST, McReynolds IS, Sanders R (1991) Fractures of the calcaneus. In: Jahss (ed) Disorders of the foot and ankle, Vol III, 2nd Ed. Saunders, p 2326
2. Zwipp H (1994) Chirurgie des Fußes. Springer-Verlag, Wien New York

Korrektureingriffe an der oberen Extremität

L. Gotzen

Klinik für Unfallchirurgie, Philipps-Universität, Baldingerstraße, D-35043 Marburg

(Manuskript nicht eingegangen)

Wirbelsäulenkorrekturen

L. Kinzl

Abteilung für Unfallchirurgie, Hand- und Wiederherstellungschirurgie,
Chirurgische Universitätsklinik, Universität Ulm, Steinhövelstraße 9, D-89070 Ulm

Die vielfältigen Probleme und Komplikationen während eines Behandlungsablaufes nach Wirbelsäulenverletzungen lassen sich ihren Ursachen nach zwei Gruppen zuordnen, nämlich

a) den durch iatrogene Manipulation entstandenen Zusatzverletzungen an Wirbelsäule und Nachbarorganen einschließlich der Wundinfekte sowie
b) den Fällen mit nicht erreichtem Therapieziel.

Treten in Gruppe A die Störungen meist unmittelbar postoperativ in Erscheinung, so sind die Verläufe der Gruppe B gekennzeichnet durch sich langsam progredient entwickelnde Funktionsstörungen. Leitsymptom ist zumeist der Schmerz infolge von Instabilität und Deformation mit daraus resultierender radikulärer Symptomatik bzw. posttraumatischer Myelopathie.

Unter den früh einsetzenden Komplikationen als unmittelbare Operationsfolgen sind im Zusammenhang dieser Ausführungen zu nennen

- die Verletzung von Rückenmark und Nervenwurzeln sowie
- die insuffizient eingebrachten, nur vermeintlich stabilisierenden Implantate.

Gute anatomische Orientiertheit, exakte Röntgentechnik sowie eine überlegte präoperative Planung vermeiden Implantatfehllagen bzw. Überdimensionierung von Verankerungsschrauben und verhindern dadurch manipulationsbedingte Rückenmark- und Nervenwurzelläsionen.

Entsprechend der unterschiedlichen Verletzungsmechanismen durch Kompression, Flexion-Distraktion oder Torsion ergeben sich ventrale, dorsale oder kombinierte Interventionsnotwendigkeiten mit dem Ziel, das geschädigte instabile Bewegungssegment kurzstreckig zu fusionieren (Tabelle 1).

Implantatwahl sowie Implantationstechnik haben korrekt zu erfolgen und sind im Falle gravierender Fehlleistungen unverzüglich auszuwechseln. Andernfalls entwickeln

Tabelle 1. Tabellarische Übersicht des op-taktischen dorsoventralen Vorgehens

Operatives Vorgehen		
Ausgeprägte Achsabweichung (veraltet)		
dorsaler release	⇔	ventrale Aufrichtung
Narben		BS-Ausräumung
Lamineketomenie		Aufrichtung
Adhäsiolyse		CS-Span
Distraktion		Stabilisation
Stabilisation		
		WK-Hinterkante
		Spondyletomie

sich auf dem Boden von Instabilität und Fehlstellung Funktionsstörungen mit chronisch-therapieresistenten Schmerzen.

Morphologisch imponiert bei einer posttraumatischen, ausgeprägten Kyphose im thorakolumbalen Übergangsbereich

- eine Steilstellung der Brustwirbelsäule,
- eine Retrolisthesis unterhalb des traumatisch veränderten Segmentes sowie
- eine durch Hyperlordosierung der Lendenwirbelsäule hervorgerufene Sklerosierung der cranialen und caudalen Begrenzungen der Dornfortsätze.

Eine Winkelangabe, bei welcher einem Patienen mit chronischen Beschwerden zur Operation geraten werden soll, ist anhand der dargestellten Literatur kaum möglich, da die individuelle Kompensationsfähigkeit der Fehlstellung patientenabhängig zu unterschiedlich ist.

Dies gilt in gleichem Maße auch für Achsabweichungen in der Frontalebene, wobei diese zumeist kombiniert sind mit einer pathologischen Wirbelsäulenverdrehung (Spiral-CT).

An präoperativer Diagnostik sind zu fordern

- ein ausführlicher neurologischer Status,
- zentrierte Röntgenaufnahmen in zwei Ebenen, aus denen die Achsabweichungen zu konstruieren sind,
- ein Computertomogramm zur Beurteilung des Spinalkanals sowie
- ein NMR zur Abklärung der angrenzenden Bandscheiben bzw. möglicher morphologischer Veränderungen des Rückenmarks im Fehlstellungsbereich. Bestehende Duraadhäsionen müssen aufgedeckt und in das therapeutische Konzept mit einbezogen werden, da sie vor dem eigentlichen Aufrichtevorgang operativ zu lösen sind. Dies bedeutet für die operative Strategie in der Regel ein zweiseitiges, (dorsoventrales), nach Möglichkeit einzeitiges Vorgehen.

Es beginnt mit einem dorsalseitigen Release, sichert die Länge am Interventionssegment durch transpedikulär verankerte Instrumentation ab und kommt dann erst zur Wirbelsäulenaufrichtung von ventral über einen gesonderten zweiten Zugang (Abb. 1).

Die Aufrichtung sollte in einer Bandscheibe nach deren kompletter Ausräumung erfolgen, wobei der entstandene Defekt durch einen trikortikalen Span aufgefüllt und der

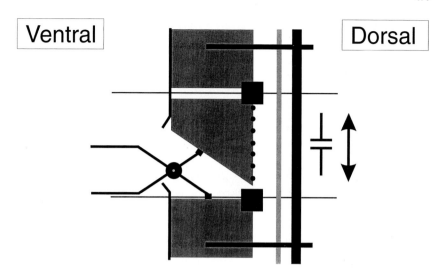

Abb. 1. Schematische Darstellung der Vorgehensweise mit dorsalem Release und nachfolgender ventralseitiger Aufrichtung im Bereich einer ausgeräumten Bandscheibe

Höhenerhalt bis zum Zeitpunkt der Assimilation des autogenen Transplantates über ein Platten- bzw. Stabimplantat garantiert wird.

Die abschließende Darstellung klinischer Fallbeispiele demonstriert die Notwendigkeit dieses schrittweisen Vorgehens, wobei anhand eigener Komplikationen auf die Schwierigkeit dieser Eingriffe hingewiesen wird.

Korrekturoperationen bei Kindern und Jugendlichen

P. Hertel und H. Hornung

Unfallchirurgische Abteilung, Martin-Luther-Krankenhaus, Caspar-Theyß-Straße 27, D-14193 Berlin

Skelettdeformitäten der Extremitäten im Wachstumsalter sind anlagebedingt oder erworben. Unter den erworbenen Deformitäten sind verletzungsbedingte Fehlstellungen am häufigsten. Korrekturbedürftige Verletzungen sind bei Schaftfrakturen sowie Epiphysen- und Metaphysenverletzungen zu finden (Tabelle 1).

Die Indikation zur Umstellungsosteotomie im Wachstumsalter ist eine Summe von Einzelüberlegungen. Fehlstellungen, die durch die spontane Korrektur erwartungsgemäß nicht ausgeglichen werden können, sollten operativ korrigiert werden. Dies trifft besonders dann zu, wenn durch die Fehlstellung ein Fehlwachstum der gesunden Nachbarepiphysen provoziert wird. In seltenen Fällen ist auch eine ungünstige Bewegungs-

Tabelle 1

I Schaftfrakturen
   Femur
   Tibia
   Unterarm

II Epiphysenverletzungen/Metaphysenverletzungen
    Supracondyläre Ellenbogenfraktur
    Condylus-radialis-Frakturen
    Monteggia-Frakturen
    Distale Radiusfrakturen
    Mediale Schenkelhalsfrakturen
    Proximaler knöcherner Innenbandausriß
    Aitken I/II/III Verletzung Sprunggelenk

einschränkung (z.B. Beugehemmung im Ellenbogengelenk, Streckhemmung im Kniegelenk) die Indikation für eine Korrekturosteotomie.

Die Indikation zur Umstellung ist abhängig von verschiedenen Faktoren:

1. Alter des Kindes
   Die jährliche Wachstumsrate an Oberschenkel und Unterschenkel beträgt im Alter von 2 Jahren 4 cm, im Alter von 6 Jahren 2 cm und im Alter von 10 Jahren 1,5 cm. Sie steigt im Alter von 14 Jahren durch den pubertären Wachstumsschub noch einmal auf 2 cm an und fällt dann steil gegen 0 ab (Reynolds, 1981).

2. Lokalisation der Verletzung
   Achsfehler werden im Diaphysenbereich schlechter ausgeglichen als in der Nähe der Wachstumsfugen. Die Wachstumsgeschwindigkeit der Epiphysenfugen ist unterschiedliche (siehe Tabelle 2).

Frakturen an den oberen Extremitäten sind generell weniger korrekturbedürftig, da Fehlstellungen nicht axial belastet werden und weniger Auswirkungen auf die benachbarten Epiphysenfugen haben.

Keine spontane Korrekturmöglichkeit besteht bei Verletzungen im Bereich der Epiphysenfugen selbst. Hier besteht eine Tendenz zur Verschlechterung.

3. Richtung und Ausdehnung der Fehlstellung
   An der unteren Extremität werden Achsfehler in der Bewegungsebene relativ gut spontan korrigiert, während Achsfehler in der Frontalebene (besonders Valgusfehlstellungen) schlechter korrigiert werden. Rotationsfehler gleichen sich im Ablauf der verschiedenen Detorsionsschübe während des Wachstums teilweise spontan aus. Mit

Tabelle 2. Wachstumsgeschwindigkeit

Proximaler/distaler Arm	80%
Ellenbogen	20%
Proximaler Oberschenkel	30%
Distaler Oberschenkel	70%
Proximaler Unterschenkel	55%
Distaler Unterschenkel	45%

Tabelle 3

Toleranzgrenzen für Achsenfehler und Längendifferenzen am Femur

Fehlstellung	1–5 Jahre	5–10 Jahre	10–15 Jahre
Varus Valgus	20°	15°	10°
Antekurvation Rekurvation	20°	15°	10°
Außenrotation Innenrotation	15° 10°	10°	10°
Längendifferenz	15 mm	10 mm	5 mm

Toleranzgrenzen für Achsfehler und Längendifferenzen an der Tibia

Fehlstellung	1–5 Jahre	5–10 Jahre	10–15 Jahre
Varus Valgus	20° 10°	10°	5°
Antekurvation Rekurvation	10°	10°	5°
Torsion ±	10°	10°	10°
Längendifferenz	15 mm	10 mm	5 m

gewisser Vorsicht können Toleranzgrenzen für Achsfehler und Längendifferenzen angegeben werden (Tabelle 3 nach Schmit-Neuerburg, 1984). Die dort angegebenen Werte stellen die Werte dar, die bei der primären Kallusfixation toleriert werden dürfen. Sollte sich nach 2 Jahren keine Änderung eingestellt haben, ist zumindest für die Varus- bzw. Valgusfehlstellung eine Korrekturoperation zu empfehlen. Bei stärkeren Fehlstellungen ist in jedem Falle eine Korrektur notwendig, ohne daß eine längere Konsolidierungsphase abgewartet werden muß.

4. Dokumentation der Fehlstellung

   Die Dokumentation der Fehlstellung und des Wachstumsverhaltens muß so strahlensparend wie möglich erfolgen. Eine genaue körperliche Untersuchung mit gutachterlicher Befunddokumentation ist notwendig. Als Röntgenverfahren dient lediglich die Übersichtsaufnahme in 2 Ebenen mit der Möglichkeit der Achsbestimmung

Tabelle 4. Begleitende Maßnahmen röntgensparend

Gesamtkörperlänge
Beckenhöhe im Knien
Unterschenkelhöhe im Sitzen
Rotation Hüfte
Rotation Unterschenkel
Knieabstand (Varus)
Knöchelabstand (Valgus)
MRT (Rotationsfehler) (Epiphysenverletzung)

Tabelle 5. Osteosynthesemittel

K-Drähte
Schrauben
Fixateur externe
Platten (gerade)
Winkelplatte
Ilizarov
Blount-Klammern

(Zentralstrahl im Verletzungsgebiet). Mögliche Meßmethoden sind in Tabelle 4 aufgeführt.

Einzig notwendige Röntgenaufnahmen:
- Übersichtsaufnahmen in 2 Ebenen.

Osteosynthesematerialien für die Umstellungsosteotomien sollten so klein dimensioniert wie möglich gewählt werden. Je jünger das Kind, desto eher kann eine begleitende Gipsruhigstellung empfohlen werden (Tabelle 5).

Technik der Korrekturosteotomie

Die Korrekturosteotomie wird weichteilschonend mit minimalen, gezielten Inzisionen durchgeführt. Bildverstärkerkontrollen intraoperativ werden auf das Mindestmaß reduziert. Das Periost verbleibt am Knochen. Die Gegenkortikalis wird nicht komplett durchtrennt. Bohrvorgänge müssen mit langsamer Drehzahl unter Kühlung der Bohrnadeln durchgeführt werden. Kirschner-Drähte sollten ebenfalls mit langsamer Drehzahl und oszillierender Drehrichtung eingebracht werden, um Knochennekrosen zu vermeiden.

Es gibt verschiedene bewährte Operationstechniken, die gängigsten sind die additive oder subtraktive Osteotomie (Tabelle 6).

Bei der additiven Korrekturosteotomie wird in der Regel autologer Knochen interponiert, der von dem zentral gelegenen Anteil der Beckenschaufel in voller Schicht unter Schonung der Beckenkammepiphysenfuge entnommen wird. Ob eine verlängernde oder verkürzende Osteotomie gewählt wird, hängt wiederum von der bestehenden Verkürzung und dem erwarteten Mehrwachstum ab. Dabei ist zu berücksichtigen, daß jedes länger verbleibende Osteosynthesematerial einen Wachstumsreiz von bis zu 3 cm auslösen kann. Die Metallentfernung sollte bei Minimalosteosynthesen (Kirschner-Drähte,

Tabelle 6. Operative Verfahren

Additive Osteotomie
Subtraktive Osteotomie
Verlängerungsosteotomie (Ilizarov)
Derotationsosteotomie
Desepiphyseodese (MRT)
Epiphyseodese
Asymmetrische Distraktion

Schrauben) recht bald nach der Frakturheilung erfolgen, während bei Plattenosteosynthesen ein sicherer knöcherner Durchbau abgewartet werden sollte (ca. ½ Jahr).

Beispiel einer additiven Korrekturosteotomie (Abb. 1)

Suprakondyläre Femurfraktur eines 9jährigen Jungen, die nach einem Jahr eine Fehlstellung von 15° im Varussinne aufweist. Die distale Femurepiphysenfuge ist im Kernspin medial verkümmert. Geplant ist eine additive Osteotomie in leichter Überkorrektur. Geplanter Korrekturwinkel 18°.
- Knochenquerschnitt im Osteotomie-Bereich 4 cm.
- Errechnung der medialen Keilhöhe als Kreissegment nach der Formel Durchmesser x Pi.
- In diesem Falle 8 cm x 3,14 cm = 30,8 cm = 308 mm.
- 308 mm = 360°.
- 18 Grad = 15,4 mm Kantenhöhe des Keiles.

Entnahme eines entsprechenden Keiles von der Beckenschaufel bicortical unter Schonung der Epiphysenfuge. Quere suprakondyläre Osteotomie unter Erhaltung des Periostes und unter dem Schutz von Hohmann-Haken.

Manuelle Aufbiegung des Osteotomiespaltes, der lateral nicht völlig durchtrennt ist. Impaktion des Knochenkeiles, der nicht die volle Länge der Osteotomie erreichen muß. Eventuell kann ein 2. Keil eingefügt werden. Stabilisierung durch 2 gekreuzte Kirschner-Drähte 2 mm, die die Epiphysenfuge kreuzen dürfen und sich nicht in Höhe des Osteotomiespaltes treffen sollten, um sichere Rotationsstabilität zu erreichen. Subkutanes Versenken der Drahtenden, Ruhigstellung durch Oberschenkelgipsverband für 6 Wochen, dann Metallentfernung.

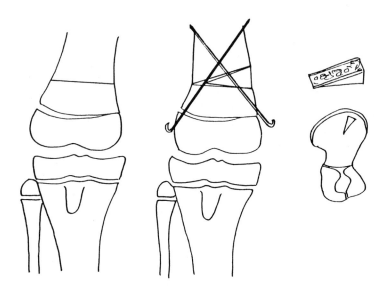

Abb.1

Elastisch-stabile Markraumschienung bei kindlichen Frakturen

Vorsitz: W. Linhart, Graz; P. Hertel, Berlin

Prinzip und Indikationsalter

W. E. Linhart

Klinische Abeilung für Kinderorthopädie, Universitätsklinik für Kinderchirurgie, Heinrichstraße 31, A-810 Graz

Kurzfassung

Die optimale Behandlung kindlicher Schaftfrakturen, insbesonders des Ober- und Unterschenkels, ist auch heute umstritten. Die Behandlungsvielfalt reicht von der primären Behandlung mit funktionellen Gipsen [1], über eine mehrwöchige Extensions- und anschließende Gipsbehandlung bis hin zur primär operativen Versorgung mit DC-Platte, Fixateur extern oder intramedullären Schienung. Es gibt eine Reihe von Publikationen, welche über gute Ergebnisse nach intramedullärer Schienung von Schaftfrakturen im Kindesalter berichten [2, 3, 4, 5, 6]. Aufgrund der Berichte über die geringe Komplikationsrate und die ausgezeichneten Ergebnisse verwenden auch wir seit 1986 diese Art der Frakturbehandlung im Kindesalter [7].

Biomechanik

Das Prinzip beruht im wesentlichen auf dem scheinbaren Widerspruch einer „elastisch stabilen Fixation". Einerseits werden Schub- und Scherkräfte, welche die Brückenbildung zwischen den Bruchfragmenten negativ beeinflussen und so die Heilung verzögern, weitgehend ausgeschaltet. Auf der anderen Seite kommt es durch den Muskelzug und die frühzeitige Belastung zu einer Vermehrung axialer Kräfte im Frakturbereich, die eine mächtige Kallusüberbrückung und Heilung bewirken. Dies wurde durch einige experimentelle Arbeiten beeindruckend belegt [8, 9, 10]. Rotationsinstabilität soll die Kallusbildung und damit die Bruchheilung negativ beeinflussen [11]. Die frühzeitige und ausgedehnte Kallusbildung bei der ESMS, die eine gewisse Rotationsinstabilität aufweist, läßt vermuten, daß Rotationsinstabilität in gewissen Grenzen die Kallusbildung nicht behindert, sondern wahrscheinlich sogar fördert. Die ESMS führt durch Polarisierung und daher Optimierung der an den Bruchenden wirkenden Kräfte über massive Kallusbildung zur Bruchheilung.

Instrumentarium

Ausgehend vom Enderinstrumentarium für Erwachsene wurde eine Modifizierung der Endernägel in der Art durchgeführt, daß Nageldurchmesser in den Stärken von 2 mm,

2,5 mm, 3 mm und 3,5 mm entwickelt wurden. Entsprechend dem Durchmesser wurden die Längen in Zentimeterschritten von 13 cm bis 35 cm abgestuft und so den kindlichen Gegebenheiten angepaßt. Das Instrumentarium besteht, wie schon bekannt, aus einem Einschlag und einem Extraktionsgerät sowie einem Hautschutz, einem Pfriem und einem Hammer.

Indikation

Anfangs haben wir diese Methode nur bei mehrfach verletzten Kindern verwendet. Wegen der ausgezeichneten Ergebnisse haben wir die Indikation ständig erweitert und sie stellt heute an unserer Klinik die operative Behandlungsmethode der Wahl bei Ober- und Unterschenkelbrüchen vom Kleinkindes- bis zum Adoleszentenalter dar.

Operationstechnik

Nach Lagerung auf dem Extensionstisch und mäßiger Extension der betroffenen Extremität kommt es meist spontan zur Einstellung der Fraktur. Von einer Stichincision aus wird die Metaphyse an der Innen- und Außenseite etwa 2 cm über der knienahen Wachstumsfuge eröffnet und je nach Frakturform und Lokalisation vorgebogene Nägel eingebracht und unter Bildwanderkontrolle über die Fraktur vorgeschoben. Im Idealfall wird die Fraktur über die beiden vorgebogenen Nägel in der Art und Weise ausgespannt, daß sie vom Markraum aus mit der Muskulatur ein stabil-elastisches System bildet.

Patienten

Bei 1993 wurden insgesamt 239 Kinder durch ESMS behandelt. Es handelte sich um 121 Oberschenkelfrakturen, 36 Unterschenkelfrakturen, 25 Oberarmfrakturen und 49 Unterarmfrakturen. Als Sonderindikationen wurden 12 Monteggia- und 6 Radiushalsfrakturen behandelt.

Bei insgesamt 11 Patienten kam es zu sekundärer Achsenverschiebung oder Verkürzung, die einen Nagelwechsel oder eine Verriegelung notwendig machten. Hautirritationen oder Perforation des Nagels wurden bei 9 Patienten beobachtet. 2 Kinder zeigten einen geringen Kniegelenkserguß, der sich spontan zurückbildete. Jeweils bei einem Kind wurde eine vorübergehende Peroneus- bzw. Radialisschwäche bemerkt, die sich nach einigen Wochen zurückbildete. Bei einem Kind trat schließlich ein Jahr nach der Metallentfernung ein Spätinfekt auf, der nach einer operativen Revision folgenlos ausheilte. 15mal wurde wegen Weichteilinterposition von einem kleinen Schnitt aus offen reponiert.

Nachbehandlung

Postoperativ wird die betroffenen Extremität (Ober- und Unterschenkel) für 3–4 Tage auf der Bewegungsschiene gelagert. Dies bewirkt einerseits Schmerzbekämpfung, Durchblutungsförderung sowie eine Thromboseprophylaxe. Die Kinder dürfen aufstehen und das Bein belasten, wenn sie glauben dazu in der Lage zu sein (2-5 Tage). Die Entfernung der Nägel erfolgt nach 12 Wochen.

Konklusion

Nachteile der Methode sind: Der relativ hohe apparative Aufwand, die Strahlenbelastung sowie die zweimalige Narkose.

Die Vorteile sehen wir in der Einfachheit, der geringen Komplikationsrate, der Kinderfreundlichkeit sowie der Frühmobilisierung und der damit verbundenen Verkürzung des Spitalaufenthaltes und der Senkung der Behandlungskosten.

Literatur

1. Gross RH, Davidson R, Sullivan JE, Peeples RE, Hufft R (1983) Cast brace management of the femoral shaft fractures in children. J Pediatr Orthop 3:375-382
2. Sim E, Schaden W (1990) Indikation und Technik der operativen Behandlung von Schienbeinschaftbrüchen bei offenen Epiphysenfugen. Unfallchir 93:262-269
3. Erikson E, Hovelius L (1979) Ender nailing in fractures of the diaphysis of the femur. J Bone Joint Surg 61A:1178-1181
4. Mayer L, Werbie T, Schwab JP, Johnson PJ (1985) The use of ender nails in fractures of the tibial shaft. J Bone Joint Surg 67A:446-455
5. Pankovich AM, Goldflies ML, Pearson RL (1979) Closed ender nailing of femoral shaft fractures. J Bone Joint Surg 61A:222-232
6. Ligier JN, Metaizeau A, Prevot J, Lascombes P (1985) Elastic stable intramedullary pinning of long bone shaft fractures in children. Z Kinderchir 10:209-212
7. Linhart WE, Spendel H, Schwendenwein E (1992) Die elastisch stabile intramedulläre Schienung kindlicher Schaftfrakturen. Z Kinderchir 1:215-220
8. Firica A, Popescu R, Scarlet M (1981) L'ostéosynthese stable elastique, nouveau concept biomechanique: étude experimentelle. Rev Chir Orthop [supp] 67:82-91
9. Goodship AE, Kenwright J (1995) The influence of induced micromovement upon the healing of experimental tibial fractures. J Bone Joint Surg 67B:650-655
10. Kriby EM, Winquist RA, Hansen ST (1991) Femoral shaft fractures in adolescents: a comparison between traction plus cast treatment and closed intramedullary nailing. J Pediatr Orthop 1:193-197
11. Edmund YS, Chao and Hanu TA (1991) Biomechanics and biology of external fixation. Journal of Biomechanics 11:67-95

Versorgung von Ober- und Unterschenkelfrakturen

P. P. Schmittenbecher und H.-G. Dietz

Kinderchirurgische Universitätsklinik, von Hauner'sches Kinderspital, D-80337 München

Die Oberschenkelschaftfraktur stellte die erste allgemein akzeptierte Indikation zur intramedullären Schienung im Kindesalter dar. Das Femur hatte schon der rumänischen Arbeitsgruppe um Firica sowie den französischen Kollegen Metaizeau und Mitarbeitern als Modell bei der Entwicklung dieses Osteosyntheseverfahrens gedient. Zudem war das konservative Vorgehen mit Beckengips oder Extension dieser Frakturen schon zuvor aufgrund der langen Hospitalisation zumindest im Schulalter teilweise von Osteosynthesen Maßnahmen (Platte, Fixateur externe) abgelöst worden.

Wir versorgen heute jede Femurschaftfraktur auch mit Biegungs- oder Drehkeil (AO-Klassifikation A und B) jenseits des 5. Lebensjahres primär mittels elastisch-stabiler intramedullärer Schienung. Jüngere Patienten werden dann geschient, wenn sie überdurchschnittlich groß oder schwer und der Overheadextension nicht mehr zugängig sind oder ein schweres Schädel-Hirn-Trauma erlitten haben.

Die Lagerung zur Operation erfolgt etwa ab dem 8. Lebensjahr vorteilhaft am Extensionstisch, jüngere Patienten werden ohne Extensionstisch operiert. Initial sollte unsteril eine weitgehende Reposition durchgeführt werden. Die Frakturversorgung erfolgt routinemäßig aszendierend über einen beidseitigen suprakondylären Zugang. Nach Durchleuchtungsorientierung über die Position der Wachstumsfuge wird die gewünschte ossäre Eintrittsstelle etwa 2 cm proximal der Fuge markiert. Von dieser Position aus erfolgt medial und lateral eine ca. 2–3 cm lange Hautinzision nach distal, damit bei der späteren schräg aufsteigenden Schienung der Weichteilmantel nicht gequetscht wird. Nach subkutaner Spaltung der Faszie über einige Zentimeter stumpfes Eingehen auf den Knochen und Perforation des Knochens mit dem Pfriem oder dem Bohrer. Dabei muß ein Winkel < 45° zur Femurachse erreicht werden, die Perforation muß im Durchmesser etwas größer als die Schiene sein. Wenn beide kortikale Eintrittsstellen symmetrisch angelegt sind, werden die Schienen eingeführt, der Durchmesser der Implantate entspricht jeweils ca. einem Drittel des diaphysären Markraumdurchmessers. Die Schienen treffen auf die gegenseitige Kortikalis und gleiten nach kranial, die abgewinkelten Spitzen müssen dabei zum Markraum schauen. Ein Vorbiegen der Implantate ist fakultativ. Das Vortreiben der Markraumschienen kann dabei mit dem kurz eingespannten T-Handgriff unter leichten Drehbewegungen „von Hand" oder durch Hammerschläge auf das Schienenende erfolgen. Nach Erreichen der Frakturregion ist die Feinreposition erforderlich. Dies ist manuell von außen oder durch die abgewinkelten Schienenspitzen möglich. Soll die Reposition mit Hilfe der Implantate erfolgen, muß zunächst die Schiene auf der Seite des besseren Fragmentkontaktes – ggf. unter subtiler Ausrichtung der Schienenspitze – in das proximale Fragment eingeführt werden, dort kann die Schienenspitze unter weiteren Drehmanövern die Reposition perfektionieren und das Einbringen der zweiten Schiene in das Gegenfragment ermöglichen. Sind beide Spitzen wieder zum Markraum ausgerichtet (zurückdrehen, nicht umeinander winden!!), werden die Schienen bis in die proximale Metaphyse vorgeschoben und dort in der kräftigen Spongiosa verankert. Es muß sich nun in der Frontalansicht ein Oval zwischen den Schienen darstellen, dessen breiteste Stelle in Frakturhöhe liegen sollte. So ist eine optimale Verspannung und damit die elastisch-stabile Osteosynthese erzielt. Die Schienen werden an der

Eintrittsstelle gekürzt und mit Schutzkappen versehen, anschließend Hautverschluß. Es ist eine in allen Bewegungsebenen übungsstabile Osteosynthese erreicht, eine ergänzende Ruhigstellung ist nicht erforderlich, das Bein wird postoperativ auf einem Kissen oder einer Schiene gelagert.

Alternativ ist für Frakturen des distalen Schaft- und Metaphysenabschnittes die absteigende Schienung möglich. Der Zugang liegt unterhalb des Trochanter major, über eine größere Hautinzision werden zwei getrennte Kortikalisperforationen angelegt, die kraniale Schiene wird nach Erreichen des Markraumes um 180° gedreht, um eine Verspannung und Verspreizung der Implantate zu erzielen.

Am Unterschenkel werden vornehmlich Frakturen von Tibia und Fibula, besonders wenn diese auf gleicher Höhe liegen, intramedullär geschient. Auch Frakturen mit Biegungs- und Drehkeil sind der sog. Nancy-Nagelung zugängig, ebenso erstgradig offene Verletzungen. Die Schienung erfolgt deszendierend, der Zugang wird rechts und links der Tuberositas tibiae gewählt. Dabei soll nicht zu weit kranial eingegangen und die Kortikalis nicht zu schräg perforiert werden, da dann die Schienen im trapezförmigen Tibiakopf nach distal laufen, ohne an der Gegenkortikalis Spannung aufzunehmen. Nach paralleler Hautinzision werden die leicht schräg deszendierenden Kortikalisperforationen mit dem Pfriem oder dem Bohrer angebracht und anschließend können die Schienen eingeführt und bis zur Fraktur vorgeschoben werden. Dabei gilt wieder, daß jedes Implantat im Durchmesser etwa einem Drittel des Markraumdurchmessers in Schaftmitte entsprechen sollte. Nach der exakten Reposition werden die Implantate, wie bereits beschrieben, in das distale Fragment eingebracht und in der Spongiosa der Metaphyse verankert. Es ist wichtig, zuvor beide Schienenspitzen nach dorsal zu drehen, um die physiologische Antekurvation der Tibia nachvollziehen zu können. Die Fibula bleibt unversorgt. Postoperativ wird das Bein auf einem Kissen oder einer Schiene gelagert.

Elastische stabile Markraumschienung ESM an den oberen Extremitäten

K. Parsch und T. Abel

Olgahospital Orthopädie, Bismarckstraße 8, D-70176 Stuttgart

Indikation

Wir sehen die Indikation bei Unterarmschaftfrakturen in Schaftmitte und proximalem Unterarmteil mit Dislokation der Fragmente und Unterbrechung des Periostmantels, bei isolierten Radius- und Ulnafrakturen, bei sekundär dislozierten Frakturen, beim Monteggia-Schaden, bei Radiusköpfchen- und -halsfrakturen (Metaizeau), bei der Osteogenesis imperfecta.

Humerusfrakturen werden in der Regel konservativ behandelt mit Ausnahme von pathologischen Frakturen bei Knochenzysten in Schaftmitte.

Kontraindikation

- Nicht bzw. wenig dislozierte Unterarmfrakturen in Schaftmitte oder proximalem Anteil mit erhaltenem Periostmantel.
- Distale Unterarmfrakturen.
- Kinder unter 4 Jahren stellen keine klassische Indikation dar (Ausnahme: Dislozierte Querfrakturen).

Bei uns wird die Technik der ESM seit 1984 angewendet.

Veröffentlicht wurde diese Technik 1977 von einer spanischen Autorengruppe und wurde uns von dem Mitautor Jose Luis Morote aus Sevilla nähergebracht.

In den Jahren 1984 bis 1992 wurden an unserem Hause 142 Unterarmfrakturen bei Kindern zwischen 4 und 16 Jahren durch diese intramedulläre Markraumdrahtung nach Morote (aus Sevilla) operativ versorgt.

Prinzip der Morotedrahtung. Das stumpfe Ende eines vorgebogenen Kirschnerdrahtes wird von der Metaphyse aus intramedullär über die Fraktur geführt, wodurch diese reponiert und geschient wird.

Osteosynthesematerial. Kirschnerdrähte der Stärke 1,4 bis 2,0 mm mit stumpfem, abgerundeten Ende. Der Draht wird leicht gebogen, am Ende abgewinkelt und über eine Stichincision an der Ulna von proximal, am Radius von distal unter Schonung der Epiphyse eingebracht.

Durch die Vorspannung des gebogenen Kirschnerdrahtes kommt es zu einer stabilen 3-Punkte-Verankerung im Knochen, welche eine anschließende Ruhigstellung von höchstens 2 Wochen Gipsschale erfordert.

Außer intraoperativer Röntgenkontrolle ist 6 Wochen postoperativ eine Kontrolle notwendig.

Rang stellte an Kadaverstudium fest, daß

- 10° Malrotation die Rotation um 10° limitieren,
- 10° Angulation die Rotation um 20° limitieren.

Er fordert deshalb exakte Reposition zur Sicherung der anatomischen Funktion.

Ogden berichtet bei 60% der Patienten über Rotationsdefizite von 20–60%.

Vorteile geschlossener Reposition durch ESM
- Wenig Malrotation
- Geringe Schädigung von Periost und Muskulatur
- Keine Nachreposition
- Kein wiederholtes Röntgen
- Keine Schädigung des Nervus radialis
- Kurze Ruhigstellung
- Leichte Metallentfernung

Nachteile
- Invasives Vorgehen, ME notwendig

Komplikationen
- 8mal zeitweise Irritationen durch den unter der Haut liegenden Draht
- In 2 Fällen leichte Einschränkung der Pro-/Supination (Refrakturen)
- Keine Bohrlochinfektion
- Keine Osteomyelitis
- Keine Pseudarthrose
- Kein Drahtbruch

Probleme
- Bei stark verkürzten Frakturen und bei undurchgängigem Markraum – wie bei Refrakturen oder Osteogenesis – ist die offene Reposition teilweise notwendig
- Kirschnerdraht perforiert die Epiphyse
- Kirschnerdraht geht via valsa oder ist ungenügend vorgebogen.

Morotedrahtung im Vergleich zu
1. Rushpin:
    – mehr Elastizität
    – keine Rotation des Drahtes
    – leichte Manipulation
2. Platte:
    – keine Eröffnung der Fraktur und des Frakturhämatoms
    – keine Verletzung des Periosts und der Muskulatur
    – keine Risiko für Nervus radialis
    – leichte Metallentfernung
    – keine Verletzung der Membrana interossea

Komplikationen, Nachbehandlung und Metallentfernung

P. P. Schmittenbecher und H.-G. Dietz

Kinderchirurgische Universitätklinik, von Hauner'sches Kinderspital, D-80337 München

Komplikationen bei der elastisch-stabilen Markraumschienung können zum einen durch technische Fehler, zum anderen durch Besonderheiten der einzelnen versorgten Fraktur bedingt sein. Entscheidende Voraussetzung für eine komplikationsarme Anwendung ist die richtige Indikationsstellung.

1. Wird die Kortikalisperforation nicht ausreichend schräg eingelegt, stößt die Schiene mit der Spitze direkt auf die gegenseitige Kortikalis und gleitet nicht zur Diaphyse hin. Die Perforation muß dann schräger angelegt werden, alternativ ist eine stärkere Biegung der Schiene an der Spitze hilfreich.
2. Ist die Schiene zu dünn gewählt, kann sie weder die notwendige Stabilität noch die gewünschte Elastizität gewährleisten. Wereden überdimensionierte Implantate verwendet, nähert sich das Verfahren der Bündelnagelung und verliert ebenfalls an Elastizität. In beiden Fällen ist ein Tausch des Implantates erforderlich.

3. Sind die Inzisionen nicht auf gleicher Höhe, kommt es zu eine asymmetrischen Verspannung und ggf. zur Fixation eines Achsenfehlers, die Neuimplantation einer der Schienen ist dann erforderlich.
4. Die Schienen dürfen nicht durch mehrfache Drehmanöver umeinander gewunden sein, da sonst keine dynamische Verspannung möglich ist und lediglich eine axiale Schienung ohne Übungsstabilität erzielt wird. Hier ist ein Austausch der zirkulierenden Schiene unerläßlich.
5. Liegt die Fraktur zu nahe an der Eintrittsstelle der Schienen, gleiten diese in das entfernte Fragment, ohne an der Gegenkortikalis des ersten Segmentes Spannung aufgenommen zu haben. Das Eintrittsfragment kann dann weder ausreichend fixiert noch in der Achse adäquat geführt werden, so daß eine nicht akzeptable Achsenfehlstellung verbleibt. In diesen Fällen muß der Zugang von der Gegenmetaphyse gewählt werden.
6. Werden die scharf abgeschnittenen Schienenenden nicht durch Kunststoffkappen geschützt, kann es zur Ausbildung eines Seroms, zur Perforation der Schiene und/oder zur lokalen Infektion kommen. Osteomyelitiden bzw. Osteitiden wurden dagegen bisher nicht beobachtet.

Eine besondere Komplikation am *Unterarm* ist die Irritation des oberflächlichen Radialisastes an der distal-radialen Inzision. Es empfiehlt sich deshalb, die Inzision am distalen Radius etwas länger zu wählen und den N. radialis superficialis darzustellen. Wegen der geringen Weichteildecke am distalen Radius und der proximalen Ulna können die Schienenspitzen am Unterarm besonders leicht perforieren. Deshalb kann nur bei flach dem Knochen anliegenden Schienenenden auf die Schutzklappen verzichtet werden.

Am *Oberarm* besteht bei der aufsteigenden Schienung von zwei gegenseitigen suprakondylären Zugängen das Risiko einer N. ulnaris-Schädigung. Alternativ können beide Schienen von radial über zwei getrennte Knochenperforationen eingebracht werden oder die Schienung erfolgt deszendierend, der Zugang liegt lateral subdeltoidal für beide Implantate. Bei aufsteigender Implantation ist auf eine Schonung der Gelenkkapsel zu achten.

Bei der aufsteigenden *Oberschenkel*schienung ist auf eine ausreichende subkutane Spaltung der Faszie zu achten, da sonst die postoperative Mobilisation stark eingeschränkt ist. Erfolgt die Frakturversorgung am Extensionstisch, muß vor der kranialen Verankerung der Nägel der Extensionszug reduziert werden, damit die Fraktur nicht in Distraktion fixiert wird. Bei der Verankerung ist die Perforation des Knochens mit der Schienenspitze vor allem am Schenkelhals zu vermeiden.

Am *Unterschenkel* steht die Vermeidung einer Rekurvation im Vordergrund, deshalb müssen die Schienenspitzen am OP-Ende nach dorsal gedreht werden. Eine Peroneus-Irritation sollte vermeidbar sein.

In der Nachbehandlung intramedullär geschienter Frakturen ist grundsätzlich keine Ruhigstellung erforderlich. Nach der intra- oder postoperativen Röntgendokumentation der korrekten Osteosynthese kann die obere Extremität bei Schmerzfreiheit bewegt und zunehmend eingesetzt werden, eine krankengymnastische Anleitung erübrigt sich meist. Die Entlassung aus der Klinik ist nach wenigen Tagen möglich. Eine Röntgenkontrolle erfolgt nach vier Wochen, bei entsprechender Kallusüberbrückung wird jetzt auch die Belastung erlaubt. In der Regel liegt zu diesem Zeitpunkt bereits wieder die volle Beweglichkeit des Armes in allen Freiheitsgraden vor. Nach drei Monaten wird noch einmal geröntgt, bei vollständiger Durchbauung kann dann die Metallentfernung ambulant/tageschirurgisch terminiert werden. Nach der Versorgung pathologischer Frakturen bei den am Oberarm häufigen juvenilen Knochenzysten verbleiben die Schienen bis zur Ausheilung des Zyste.

An der unteren Extremität wird bei den größeren Kindern direkt postoperativ vorteilhaft die Bewegungsschiene eingesetzt. Gleichzeitig erfolgt die Mobilisation an Unterarmgehstützen. Die Entlassung ist möglich, wenn die Fortbewegung in Entlastung zuverlässig erlernt ist. Bei Quer- und kurzen Schrägfrakturen erlauben wir altersabhängig nach 10–14 Tagen die Teilbelastung, es wird dann in zwei weiteren Wochen die volle Belastung erreicht. Bei Schräg-, Torsionsfrakturen und Frakturen mit Biegungs- oder Drehkeilen erfolgt die Entlastung 3–4 Wochen. Röntgenaufnahmen sind postoperativ (Dokumentation der elastisch-stabilen Verspannung), nach vier Wochen (suffiziente Kallusüberbrückung?) sowie vor der Metallentfernung nach vier bis sechs Monaten sinnvoll.

Zur Metallentfernung werden alle Patienten ambulant/tageschirurgisch einbestellt. Die Implantate werden mit der Flachzange oder mit einer speziellen spitzen und arretierbaren Extraktionszange entfernt. Aufgrund der kleinen Wunden ist anschließend sofort wieder die volle Funktion gegeben. Obwohl die beobachteten posttraumatischen Längendifferenzen bei der intramedullären Schienung deutlich geringer sind als bei der Plattenosteosynthese, werden Patienten nach Verletzungen der unteren Extremität bis zur Pubertät in halbjährlichen bis jährliche Abständen kontrolliert. Röntgenkontrollen sind hier nicht notwendig, wichtig ist die klinische Überprüfung eines Beckenschiefstandes.

Neurotraumatologie für Unfallchirurgen

Vorsitz: L. Schweiberer, München; H.-J. Oestern, Celle

Präklinische Diagnostik und Versorgung beim SHT

L. Schweiberer, A. Parzhuber und J. Erhard

Chirurgische Klinik und Poliklinik, Klinikum Innenstadt, Ludwig-Maximilians-Universität München, Nußbaumstraße 20, D-80336 München

Das Schädel-Hirn-Trauma (SHT) ist die häufigste Todesursache bzw. Grund für körperliche und geistige Behinderung vor dem 45. Lebensjahr. Die Inzidenz für schwere SHT, also Traumen mit einem GCS ≤ 8 Punkte beträgt ca. 160 pro 100.000 Einwohner in einem Jahr. 50% dieser schweren SHT-Patienten sind polytraumatisiert, während sogar 80% der Polytraumen ein mittel bis schweres SHT aufweisen. Häufigste Ursache ist mit ca. 50% der PKW-Unfall [1, 10]. Während die Rate der schweren SHT bei Motorradunfällen abnimmt, steigt sie hingegen bei Fahrradunfällen rapide. Hier unterstreicht die Zunahme schwerer Verletzungen die Bedeutung eines Schutzhelmes.

Wenn auch die Mortalität beim SHT dank der verbesserten Unfallrettung und der klinischen Versorgung in den letzten 25 Jahren deutlich gesunken ist, verdeutlichen die genannten Zahlen die große sozialmedizinische Bedeutung des SHT.

Experimentelle und klinische Studien zeigen, daß der Verlauf nicht nur von der irreversiblen Primärschädigung des Gehirns durch das Unfallereignis, sondern wesentlich von den nachfolgenden zerebralen Sekundärschäden bestimmt wird [5, 6]. Die Bedeutung des Sekundärschadens wird besonders durch das Beispiel der sog. „Talk and die"-Verläufe herausgestellt. Ein Indiz für die intakte Funktion vieler Hirnkomponenten ist die Sprache. Daher beweisen gerade Patienten, die nach dem Unfall sprechen können, später aber versterben, daß die Primärschädigung begrenzt gewesen sein muß [3]. Die Morbidität und Mortalität des schweren SHT kann somit entscheidend durch die rechtzeitige Therapie der zum Sekundärschaden führenden Komplikationen verringert werden.

Ein für den Verlauf entscheidender pathophysiologischer Vorgang ist die Entwicklung der zerebralen Ischämie. Bei über 90% der am SHT verstorbenen Patienten werden neuropathologische Merkmale einer sekundär ischämischen Schädigung des Gehirns gefunden [8].

Intrakranielle Prozesse wie Hämatome, Hirnödem mit Anstieg des ICP, Vasospasmus, Krämpfe und Infektion sowie extrakranielle Prozesse wie Schock und Hypoxämie tragen zur Entwicklung eines Sekundärschadens maßgeblich bei. Pathophysiologisch werden hier vermehrt neurotoxische Substanzen wie z.B. Glutamat, Asparat, Arachidonsäure, freie Radikale und Bradykinin freigesetzt. Gegenstand intensiver Forschung ist es daher, eine sekundäre Hirnschädigung zu verhindern, indem diese Mediatoren antagonisiert werden [1, 8].

Notfalldiagnostik

Die adäquate präklinische Diagnostik und Therapie durch den Notarzt bestimmt den späteren Verlauf des Patienten. Deswegen sollte bei der präklinischen Notfalluntersuchung nach einem klaren Algorithmus vorgegangen werden.

1. Vitalfunktion. Störungen von Atmung und Kreislauf haben entscheidenen Einfluß auf die Entwicklung der sekundären Hirnschädigung. Es gilt daher primär die klinischen Basisparameter der Vitalfunktionen zu erheben und gegebenenfalls gezielte therapeutische Maßnahmen einzuleiten.

2. Bewußtseinslage. Kardinalsymptom des SHT ist die Bewußtseinsstörung. In der Praxis hat sich die Beurteilung nach dem Glasgow-Coma-Scale bewährt. Mit Hilfe dieses Scores läßt sich eine standardisierte Verlaufsbeobachtung durchführen.

3. Pupillen. Die Untersuchung der Pupillen auf Weite, Seitendifferenz, Form und Lichtreaktion ist beim Bewußtlosen obligat. Für die einseitig weite Pupille gibt es drei Differentialdiagnosen. Zum einen kann der N. oculomotorius bei raumfordernder intrakranieller Blutung peripher geschädigt werden. Zum anderen können die Okulomotorius-Kerngebiete im Mittelhirn verletzt, oder direkt ein Bulbustrauma verursacht werden. Ferner ist immer zu berücksichtigen, daß hohe Dosen von Katecholaminen oder Morphinen die Pupillenweite verändern.

4. Motorik. Die Beobachtung von Spontanbewegungen, die Prüfung von Bewegungen auf Aufforderung und Schmerzreize sowie Muskeltonus und Pyramidenbahnzeichen geben wertvolle topische Hinweise.

5. Äußere Verletzungszeichen und Begleitverletzungen. Äußere sichtbare Verletzungszeichen wie Brillenhämatom, Prellmarken, Blutungen und Liquorfluß geben Aufschluß auf Ursache und Mechanismus der Verletzung. Extrakranielle Verletzungen wie beispielsweise des Thorax und des Abdomens müssen erkannt werden, da diese in der chirurgischen Versorgung meist Priorität haben.

Präklinische Notfalltherapie

Wie bereits erwähnt, ist die Stabilisierung der Vitalparameter eine Voraussetzung dafür, daß sekundäre Hirnschäden vermieden werden und somit der outcome des Patienten entscheidend verbessert wird.

Bereits in der präklinischen Versorgung soll dem Hirnödem durch ein genügend hohes Sauerstoffangebot und einem ausreichenden Perfusionsdruck entgegengewirkt werden. Nur so sind negative Auswirkungen wie die Verlängerung der Sauerstoffdiffusionsstrecke, abnehmende Ischämietoleranz, steigender ICP und gestörte Blut-Hirn-Schranke zu vermeiden.

Durch die frühzeitige Intubation und kontrollierte Beatmung ist somit eine ausreichende Oxigenierung sicherzustellen. Die Indikation zur moderaten Hyperventilation wird unverändert kontrovers diskutiert, erscheint jedoch, wenn überhaupt, nur in der Frühphase sinnvoll [7].

Nach der Sicherung der Atmung hat die rasche Schockbekämpfung zur Wiederherstellung eines normalen cerebralen Blutflußes oberste Priorität. Der cerebrale Perfusionsdruck und der Hirndruck (ICP) stehen in direkter Beziehung zum mittleren art. Blutdruck (MAD). Hier gilt die bekannte Formel: CBP = MAD – ICP. Wird der art. Blutdruck stabilisiert, senkt sich der Hirndruck und optimiert sich der Perfusionsdruck [1, 4, 6].

Die Art des geeigneten Volumenersatzes beim Schock ist unverändert Mittelpunkt intensiver Forschung. Von positiver Erfahrung mit der Gabe von hypertonen-hyperonkotischen Lösungen im Sinne einer „small volume resuscitation" wird berichtet. Diese steigern das Herz-Minuten-Volumen und führen zu einem Wasserentzug aus gesundem Hirngewebe, wodurch Platz zur Ausdehnung für geschädigte Hirnareale geschaffen wird [9, 11].

Es sollte keine Glukose appliziert werden, da sich eine Hyperglykämie für die Prognose ungünstig auswirkt.

Kritisch ist hingegen die forcierte Volumentherapie bei instabilem Schock zu beurteilen. In diesem Fall erscheint das „scoop and run"-Prinzip und eine schnelle operative Versorgung von Vorteil, da durch die forcierte Volumensubstitution die Gefahr einer Verstärkung der intrakraniellen Blutung mit erhöhtem Hb-Verlust besteht.

Speziell beim isolierten SHT tritt teilweise ein arterieller Hypertonus mit Tachykardie auf. Ursache dafür ist eine hyperdyname Herzkreislaufreaktion durch die Aktivierung des Sympatikus. Ein derartiger Anstieg des systemischen Blutdrucks kann jedoch eine intrakranielle Blutung bzw. ein Hirnödem verstärken. Auf der anderen Seite verbessert der erhöhte Blutdruck den zerebralen Perfusionsdruck und kann so von Nutzen sein. Es wird daher empfohlen den Blutdruck nicht oder nur minimal zu senken [1, 6].

Eine häufig vergessene therapeutische Maßnahme ist die adäquate Lagerung der Schädel-Hirn-traumatisierten Patienten. Durch eine Oberkörperhochlagerung in ca. 30° wird der venöse Abfluß gefördert, das intrakranielle Blutvolumen reduziert und der intrakranielle Druck gesenkt.

Die Gabe von Steroiden erscheint eigentlich als ausdiskutiert. Mehrere Studien zeigten, daß die Gabe von Dexamethason keinen Einfluß auf die Folgen der schweren Hirnverletzung hat [1, 6].

Jedoch berichten Grumme und Baethmann in einer erst kürzlich veröffentlichten Multicenter-Studie über positive Erfahrungen bei der Anwendung von Triamcinolone (Volon A® soluble). Besonders Patienten mit fokaler Läsion und einem GCS < 8 Punkten, zeigten einen deutlich besseren outcome als die ohne Kortison behandelte Placebo-Gruppe [2]. Die Ergebnisse weiterer Untersuchungen werden daher mit Spannung erwartet.

Sowohl die präklinische als auch klinische Versorgung von SHT-Patienten hat sich in den letzten Jahrzehnten deutlich verbessert. Es bestehen größere Erkenntnisse darüber, wie der sekundäre Hirnschaden durch Ischämie und Hypoxie entsteht und verhindert werden kann. Dennoch sind wir weit davon entfernt die Manifestation eines sekundären Hirnschadens vollständig verhindern zu können.

Es muß unser Ziel sein, eine optimale Versorgung von SHT-Patienten zu gewährleisten. Dies kann nur erreicht werden, indem wir unsere Anstrengungen im Bereich der Notfallrettung, des Monitorings und der Therapie (wie z.B. durch Antagonisten der neurotoxischen Mediatoren) verstärken.

Literatur

1. Cunitz G (1995) Die Erstversorgung des Schädel-Hirn-Traum-Patienten. Anaesthesist 44:369–391
2. Grume T, Baethmann A, Kolodzierjczyk D (1995) Treatment of patient with severe head injury by triamcinolone: a prospective, controlled multicenter clinical trial of 396 cases. Res Exp Med 195:217–229
3. Lobato RD, Rivas JJ, Gromez PA (1991) Head-injured patients who talk and deteriorate into coma. J Neurosurg 75:256–261
4. Marmarou A, Anderson RL, Ward JD (1991) Impact of ICP instability and hypotension on outcome in patients with severe head trauma. J Neurosurg 75:59–66
5. Marshall LF, Gautille T, Klauber MR (1991) The outcome of severe closed head injury. J Neurosurg 75:28–36
6. Miller JD (1993) Head injury. J Neurol Neurosurg Psychiat 56:440–447
7. Muizelaar JP, Marmarou A, Ward JD (1991) Adverse effects of prolonged hyperventilation in patients with severe head injury: a randomized clinical trial. J Neurosurg 75:731–739
8. Murr R, Schürer L, Baethmann A (1992) Acute management of severe head injury. Cur OP Anesthesiol 5:285–291
9. Prough DS, Whitley JM, Taylor CL (1991) Regional cerebral blood flow following resuscitation from hemorrhagic shock with hypertonic saline. Influence of subdural mass. Anesthesiol 75:319–327
10. Statistisches Bundesamt Wiesbaden: Gesundheitswesen, (1993) Fachserie 12, Reihe 4, S 2. Todesursachen in Deutschland 1991. Metzler-Poeschel Stuttgart
11. Walsh JC, Zhuang J, Shackford SR (1991) A comparison of hypertonic to isotonic fluid in the resuscitation of brain injury and hemorrhagic shock. J Surg Res 50:284–292

Indikationsstellung zu konservativ-operativen Vorgehen

H.-J. Oestern[1] und W.-P. Sollmann[2]

[1] Klinik für Unfall- und Wiederherstellungschirurgie, Allgemeines Krankenhaus, Siemensplatz 4, D-29223 Celle
[2] Neurochirugische Klinik, Medizinische Hochschule Hannover, Konstanty-Gutschow-Straße 8, D-30623 Hannover

In der Bundesrepublik erleiden pro 100.000 Einwohner pro Jahr etwa 800 Patienten eine Schädel-Hirn-Verletzung. 1/3 dieser Patienten sind schwer schädelhirnverletzt und benötigen Intensivpflege, 5% sterben an den Folgen der Verletzung.

Unter den Invaliditätsursachen rangiert das Schädel-Hirn-Trauma an erster Stelle bei Schwerverletzten. Die Wiederherstellung oder Besserung der Hirnfunktionen hängt neben dem Ausmaß der primären Hirnsubstanzschädigung vor allem vom frühstmöglichen Beginn und der bestmöglichen Durchführung diagnostischer, indikatorischer und therapeutischer Maßnahmen in der erstbehandelnden Klinik ab.

Klassifikationen der Schädel-Hirn-Verletzungen

Entsprechend der Glasgow-coma-scale wird unterschieden:

1. Schweres SHT – GCS unter 9
2. Mittelschweres SHT – GCS 9 bis 12
3. Leichtes SHT – GCS 13 bis 15

Es gibt jedoch keine zuverlässige Korrelation zwischen der GCS, der Schwere der morphologischen Hirnsubstanzverletzungen und dem Outcome der Patienten. Die GCS gilt nicht für den narkotisierten Patienten!

Als Hinweise auf schwere Schädel-Hirn-Verletzungen müssen folgende klinische Befunde eingeordnet werden:

1. Tastbare Impressionsfraktur
2. Liquorrhoe
3. Offene Hirnverletzung
4. Hemisymptomatik
5. Sekundäre Pupillendifferenz
6. Verschlechterung des neurologischen Status
7. Brillenhämatom

Die anatomische Klassifikation der Schädel-Hirn-Verletzung unterscheidet:

1. Verletzungen der Kopfschwarte
2. Frakturen des Schädels
    a) Kalottenfrakturen (geschlossen/offen)
    b) Basisfrakturen (geschlossen/offen)
3. Hirnverletzungen
    a) geschlossene Hirnverletzungen
    b) diffuse Hirnverletzungen
        b1. Commotio cerebri
        b2. diffuse axionale Verletzungen (shearing injury)
    c) fokale Hirnverletzungen
        c1. Contusio cerebri/Lazeratio cerebri
        c2. intracranielle Hämatome
        c3. Epiduralhämatom (akut, subakut, chronisch)
        c4. Subduralhämatom (akut, subakut, chronisch)
        c5. Intracerebrales Hämatom (akut, subakut)
        c6. Raumfordernde Contusion
    d) Offene/perforierende Schädel-Hirn-Verletzungen
        d1. offene Impressionsfraktur mit Zerreißung der Dura
        d2. Pfählungsverletzung
        d3. Schußverletzung

Verletzungen der Kopfschwarte

Schockrelevante Blutungen entstammen aus der
1. Arteria occipitalis
2. Arteria temporalis superficialis

Versorgungszeitpunkt. Sofort parallel zur weiteren Notfalldiagnostik.

Therapie. Klemme, Ligatur, durchgreifende Naht.

Epiduralhämatome

Ätiologie Verletzung der Arteria meningea media oder der entsprechenden Vene, Einriß der Diploevenen oder Abrisse der Pacchionischen Granulationen, Frakturhämatom.

Inzidenz. 1–4% aller Schädel-Hirn-Verletzungen, bei 2–4% aller epiduralen Hämatome werden doppelseitig Hämatome gefunden.

Lokalisation. In 70% stimmen Fraktur und Hämatomlokalisation überein, in 15% der Fälle findet sich keine Fraktur oder das Hämatom liegt kontralateral. 70% aller Epiduralhämatome finden sich auf der lateralen Konvexität des Temporallappens, 5–10% über dem Frontal- und Occipitallappen. Diese Blutungen sind gefährlich, da sie spät zu Pupillenstörungen führen und rasch zur medullären und bulbären Einklemmung tendieren.

Klinischer Befund. Den klassischen Verlauf mit sekundärer Bewußtlosigkeit nach freiem Intervall, homolateraler Occulomotoriusparese, kontralateraler Lähmung, Decerebrationszeichen und kardiorespirativer und zentraler Dysregulation finden wir nur in 22% der Fälle. Bei 8% ist keine Bewußtlosigkeit nachweisbar, 20% sind primär bewußtlos und bleiben es als Folge der zusätzlichen intrakraniellen Komplikation. Einseitige homolaterale Occulomotoriusschädigung mit weiter Pupille finden wir in 50% der Fälle. Die Mortalität beträgt 15%.

Epidurale Hämatome bei *Säuglingen und Kleinkindern* lassen häufig die intrakranielle Drucksteigerung vermissen, da durch das Nachgeben der Schädelknochen und -nähte erhebliche Blutungen aufgenommen werden können ohne klinisch neurologische Hinweise auf eine intrakranielle Drucksteigerung. Der Schockzustand kann im Vordergrund stehen, die initiale Bewußtseinsstörung fehlen.

Die *Therapie* bei einer Hämatomdicke über 1 cm ist die Ausräumung des Hämatoms durch eine Craniotomie über dem computertomographisch nachgewiesenen Hämatom (Abb. 1 a–f).

Operationsschritte

Gerade verlaufender Hautschnitt vor dem Ohr, der zumeist in einem Stück bis unter die Fascie geführt wird. Größere Gefäße werden mit der Klemme, Koagulation oder Ligatur versorgt. Nach erfolgter Blutstillung wird der Galea-Periostlappen mit Rasparatorium und Tupfern abgeschoben.

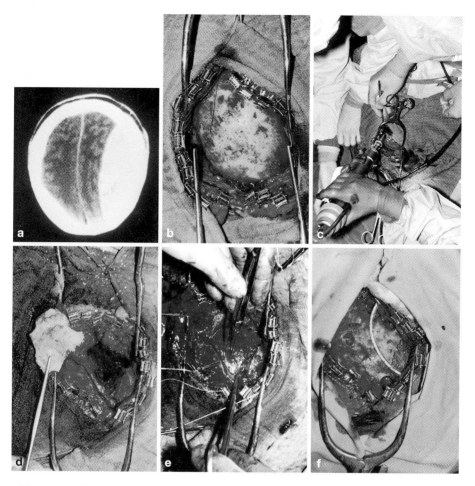

Abb. 1. a 4 cm breites epidurales Hämatom mit typischer bikonvexer Linsenform. **b** Evakuierung des epiduralen Hämatoms: Hufeisenförmiger Hautschnitt, Versorgung der Galea mit Dandy-Klemmen, **c** Anlegen der Bohrlöcher, **d** Aussägen eines Knochendeckels und Absaugen eines Hämatoms, **e** Anlegen der Hochnähte und **f** Redon-Drainage

Die Größe des auszusägenden Knochendeckels bestimmt Lage und Anzahl der notwenigen Bohrlöcher. Meist werden 4 Bohrlöcher in 5–6 cm Abstand voneinander eingebracht. Vor dem Ansetzen des Kugeltrepans kann durch meißelartige Instrumente eine Knochengrube geschaffen werden.

Vor dem Aussägen des Knochendeckels muß für eine sichere Trennung von Dura und Knocheninnenfläche gesorgt werden, welches mit stumpfen Sonden gelingt. Nach Untertunnelung des Epiduralraumes zwischen den Bohrlöchern erfolgt über eine Uhrfedersonde das Einbringen der Gigli-Säge. Anschließend wird der Deckel gehoben.

Nach Ausräumen des Hämatoms werden Hochnähte angebracht, die durch das feste Anpressen der Dura an die Knocheninnenfläche eine weitere Blutung verhindern sollen. Die Hochnähte werden in einem Abstand von 1,5 cm gegen Wundrand und Muskel gelegt.

Steht kein CT zur Verfügung, sollte bei dringendem Verdacht auf ein epidurales Hämatom eine notfallmäßige Bohrlochtrepanation temporal auf der Seite der Fraktur, der einseitig weiten Pupille oder kontralateral zu einer vorhandenen Parese durchgeführt werden. Nach der Ausräumung des Hämatoms mit Sauger und Dissektor verhindern zirkuläre Durahochnähte am Knochenrand und eine Redon-Drainage eine epidurale Nachblutung.

Patienten mit akuten epiduralen Blutungen gehören nicht auf den Transport- sondern auf den Operationstisch, insbesondere bei akuter Verschlechterung des neurologischen Befundes.

Subdurale Hämatome

Ätiologie. Sie entstehen durch Zerreißen der Blutgefäße der Pia mater bei gleichzeitigem Einriß der Arachnoidea. Wir unterscheiden perakute, arterielle und subaktute (venöse) Hämatome. Eine Sinusverletzung, der Abriß von Brückenvenen oder Einriß der Pacchionischen Granulationen kann auch bei minderschweren Hirnverletzungen zu atypischen Verläufen ähnlich den epiduralen Hämatomen führen.

Lokalisation. Da der kapilläre Spalt zwischen Dura und Arachnoidea der Hämatomausbreitung keinerlei Widerstand entgegensetzt, kann die gesamte Hemisphäre betroffen sein. Die von schweren Hirnkontusionen ausgehenden subduralen Blutungen sind entsprechend der Vorzugslokalisation der Kontusionsherde mehr als Temporal- und Frontalpol, aber auch über dem Occipitallappen gelegen.

Prognose. Die Mortalität des akuten Subduralhämatoms ist immer noch sehr hoch, sie wird zwishen 60 und 90% als Folge der akuten mesencephalen Einklemmung angegeben.

Diagnostische Schwierigkeiten. Die erste CT-Untersuchung darf nicht Grundlage aller folgenden Entscheidungen bleiben, wenn hirnorganisches Psychosyndrom, Paresen, fokale Krampfanfälle nach einem Trauma bestehen bleiben oder sich entwickeln. Schädel-Hirn-Verletzungen mit primär unauffälligen CT-Bildern müssen bei Progredienz der neurologischen Symptomatik oder bei ausbleibender und verzögerter Rückbildung psychischer und neurologischer Veränderungen erneut einer CT-Kontrolle zugeführt werden. Der Übergang von den subakuten zu den chronischen Hämatomen ist etwa nach der 3. Woche posttraumatisch fließend. Die regelmäßige neurologische Befundkontrolle und CT-Untersuchung deckt so innerhalb der ersten 10 Tage ca. 70% aller akuten und subakuten traumatischen Hämatome und Hygrome auf. Schwierigkeiten können bei der akuten CT-Untersuchung gelegentlich Kontusionsblutungen machen, da sie sich zunächst noch hinter der Ödemnekrose verbergen können. Sie demaskieren sich in der Regel innerhalb von 24 Stunden.

Das frische Subduralhämatom stellt sich im CT als homogener, hyperdenser Bezirk mit konkaver Abgrenzung gegenüber der Hirnoberfläche dar. Bei mehrzeitigen Blutungen kann es auch zu unterschiedlichen Dichtebereichen (Schichtung) innerhalb des Hämatoms kommen. Bei chronischen Subduralhämatomen, die im CT zwar Zeichen der Massenverlagerung aber kein Hämatom erkennen lassen, kann nach Kontrastmittelgabe in der Regel das isodense Hämatom dargestellt werden.

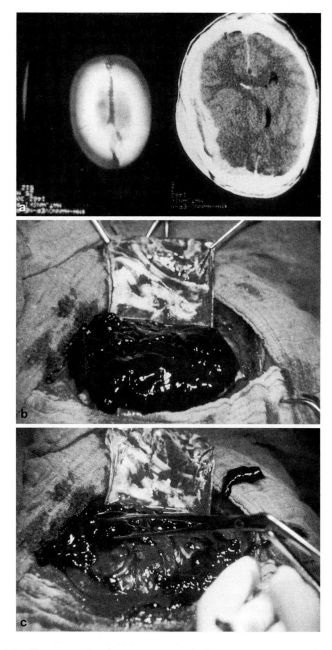

Abb. 2. a Bis 2 cm dickes Subduralhämatom über der gesamten Hemisphäre, ausgeprägte Mittellinienverschiebung, frontale Berstungsfraktur und Sagittalsnahtsprengung. **b** Zustand nach osteoplastischer Craniotomie von 6 cm Durchmesser, Knochendeckel entnommen. Hufeisenförmige Inzision der Dura und Hervorquellen des subdoralen Hämatoms. **c** Ausräumen des Hämatoms mit Sauger und Faßzange. Begleitende traumatische Subarachnoidalblutung entlang der Hirngefäße

Therapie. Ausreichend große Craniotomie (6–7 cm im Durchmesser), Absaugung des Hämatoms nach Eröffnung der Dura, blutende kortikale Gefäße werden bipolar koaguliert. Bei ausgeprägter Hirnschwellung wird der Knochendeckel nicht wieder eingesetzt, sondern es erfolgt die plastische Erweiterung der Dura mit gestielten Faszien- oder Periostlappen. Keine subdurale Redon-Drainage! (Abb. 2 a–c).

Die Prognose eines Patienten mit akutem SDH hängt mehr von der Schwere der substanziellen Hirnverletzung als von einer optimal frühzeitigen operativen Dekompression ab. Wegen der Größe und oft irregulären Ausdehnung der Hämatome kann eine ohne Kenntnis des CT-Befundes unter nicht optimalen Bedingungen ausgeführte Trepanation zu schweren intraoperativen Komplikationen führen (unkontrollierbare Blutung, Hirnprolaps, Hirnverletzung). Das akute SDH sollte daher am besten in einer Klinik mit CT und Neurochirurgie behandelt werden. Auch unter optimalen Bedingungen (Erstversorgung durch Neurochirurgen innerhalb von 3 Stunden) beträgt die Mortalität des akuten SDH 60%!

Traumatische Subarachnoidalblutung

Ätiologie. Verletzung der Gefäße der weichen Häute und der äußersten Rindenschichten, häufig kombiniert mit subduralen Hämatomen und Kontusionen.

Therapie. Im allgemeinen keine Operationsindiktion, es kann sich jedoch im Verlaufe einer traumatischen Subarachnoidalblutung durch Zysternentamponade oder Störung der Liquorresorption ein Hydrocephalus entwickeln, der behandlungsbedürftig ist (externe Drainage oder Shunt).

Traumatische intracerebrale Hämatome

Inzidenz. Etwa 3%.

Lokalisation. Einseitig, doppelseitig oder polytop.

Behandlungsziel eines operativen Eingriffes. Senkung des intrakraniellen Druckes, Blutstillung, Wiederherstellung der arteriellen Versorgung, der venösen Drainage und der Liquorzirkulation.

Operationsindikation. Diese ergibt sich aus der Größe der Blutung und dem klinischen Befund. Patienten mit intracerebralen Blutungen, die nur geringe klinische Symptome und keine nennenswerte Hirndrucksymptomatik haben, oder sich in Grad I des Komas (Bewußtlosigkeit ohne neurologische Ausfallerscheinungen) befinden, können beobachtet und kontrolliert werden. Patienten im Koma Grad IV mit weiten, lichtstarren Pupillen sollten nicht operiert werden.

Große Blutungen (> 4 cm), von denen man annehmen muß, daß sie sehr lange zur Resorption brauchen, können nach Stabilisierung der Herz- und Kreislaufverhältnisse und Beherrschung des Schockes eine Indikation zur Operation darstellen. Sie werden meist gleichzeitig mit einem akuten subduralen Hämatom abgesaug. Isolierte ICH können besser am 2. oder 3. Tage nach der Verletzung von einer Rindenspaltung ausgespült werden (Clot), als diese Blutungen am Unfalltag unmittelbar mit dem Sauger anzugehen.

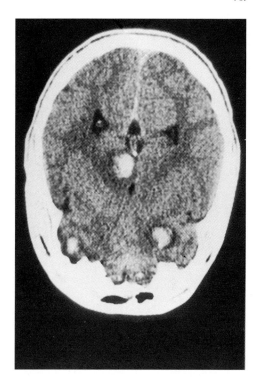

Abb. 3. Multiple Kontusionen im Thalamus und bifrontal. Indikation zur konservativen Therapie und Hirndruckmessung

Primäres Angehen eines isolierten ICH mit dem Sauger kann zu einer stärkeren Nachblutung und Traumatisierung des ödematösen umliegenden Hirngewebes führen. Die überwiegende Anzahl der Kontusionen wird konservativ behandelt (Abb. 3).

Impressionsfrakturen

Bei den Impressionsfrakturen sollte eine operative Intervention immer dann erfolgen, wenn die Impression Kortikalisdicke erreicht. Die Impressionsfrakturen sind selten von einer raumfordernden Blutung begleitet. Es findet sich jedoch aufgrund der imprimierten Fragmente häufig ein fokaler Hirnschaden. Die Therapie der Wahl ist die Anhebung des Impimates, die Versorgung der Hirnwunde und schließlich die plastische Duradeckung (Abb. 4a, b).

Stich- oder Pfählungsverletzungen

Perforierende Stich- oder Pfählungsverletzungen erfordern vor einer operativen Therapie häufig eine Angiographie, damit bei der Versorgung eine intrakranielle Gefäßverletzung nichts übersehen wird und es bei der Entfernung des Fremdkörpers nicht zu einer unkontrollierbaren Blutung kommt (Abb. 5 a, b).

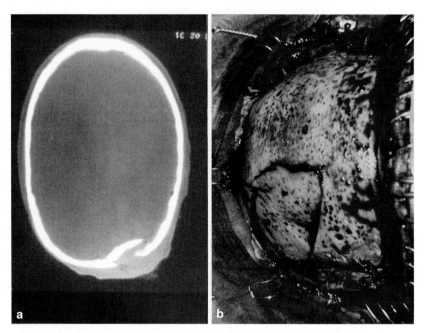

Abb. 4. a Impressionsfraktur mit Verschiebung über Knochenbreite: OP-Indikation. CT in Knochenfenstereinstellung. **b** OP-Situs der Impressionsfraktur. Hebung des Imprimates und Versorgung der darunterliegenden Dura- und Hirnverletzung indiziert

Schußverletzungen

Bei Schußverletzungen ergibt sich eine breite Bandbreite zwischen Nihilismus und aggresivem chirurgischen Vorgehen. Die Erfahrungen basieren im Wesentlichen auf Kriegsverletzungen aus Korea und Jugoslawien. Als Therapie der Wahl hat sich heute herausgestellt: Die Entfernung oberflächlicher Gewebstrümmer, die Rekonstruktion der Dura und primärer Hautverschluß und Antibiose.

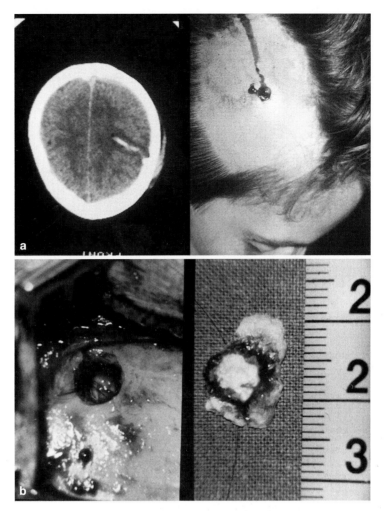

Abb. 5. a Perforierende Hirnverletzung mit 6 mm Stahlstift: Austritt von Hirn und Liquor aus der Wunde. Im CT kleine Einblutung mit Umgebungsödem entlang des Stichkanals. **b** OP-Situs mit 6 mm Stanzloch in der Kalotte, Kontamination der Hirnwunde mit Haaren. Das Fragment ist im Bereich der Tabula interna deutlich größer als im Bereich der Tabula externa – Indikation zur Versorgung der offenen Schädel-Hirn-Verletzung bei scheinbar geringfügigem Trauma!

Monitoring beim schweren Schädel-Hirn-Trauma

W. Buchinger

Unfallabteilung des A. ö. Krankenhauses, Spitalgasse 10, A-3580 Horn

Als Standardmethoden im klinischen Routinebetrieb werden eingesetzt:

Hirndruckmessung

- Messung der zerebralen O_2-Extraktion sowie Laktatdifferenz (Bulbus-Jugularis-Katheter).
- Elektrophysiologisches Monitoring (On-line EEG, evozierte Potentiale).

Andere Meßmethoden, wie z.B. die transkranielle Dopplersonographie befinden sich bezüglich ihrer Aussagekraft beim Schädel-Hirn-Trauma noch in klinischer Erprobung.

Folgende Ausführungen sollen sich nur mit der Hirndruckmessung befassen, und gliedern sich in

I) Grundsätzliches zum Hirndruck (intrakranieller Druck, ICP)
II) Wann soll der ICP gemessen werden?
III) Wie kann man den ICP messen?
IV) Warum soll der ICP gemessen werden?

Ad I Grundsätzliches zum Hirndruck

Eine Volumenzunahme in der knöchernen Schädelkapsel kann bedingt sein durch

1. Intrakranielle Blutungen
2. Hirnschwellung
   Hirnödem
   Cerebrale Blutvolumenszunahme
3. Liquorzirkulationsstörungen.

Aufgrund der physiologischen Gegebenheiten sind die Kompensationsmöglichkeiten, eine durch Volmenvermehrung bedingte Drucksteigerung abzufangen, gering. Durch Auspressen der extra- und intracerebralen Liquorräume steigt zunächst bei einer intrakraniellen Volumenzunahme der ICP nur gering an. Sind schließlich alle Reserveräume aufgebraucht, ist jede weitere Volumenzunahme mit einem steilen Hirndruckanstieg verbunden. Die Folge ist schließlich eine sekundäre Hirnstammschädigung durch Hirnstammkompression (Störung des Bewußtseins, der Motorik, der Pupillenform und -reaktion, Bulbusstellung, Reflexe, vegetative Symptome).

Diese Störungen können auch dann auftreten, wenn durch das Trauma Läsionen im Hirnstamm hervorgerufen wurden – primäre Hirnstammschädigung –, sind also nicht zwangsweise mit ICP-Anstieg verbunden.

Gibt man kritische Werte für die Höhe des ICP an, müssen in die Beurteilung unbedingt 2 Faktoren einfließen:

1. Der Zustand des Patienten bzw. die Therapie, unter der der ICP gemessen wurde.
   So sind zum Beispiel kurzzeitige Druckspitzen bis 40, 50 mmHg bei einem Patienten in der Aufwachphase (Pressen, Husten) tolerierbar.
   Unter optimalen intensivmedizinischen Bedingungen (Sedierung, innere und äußere Oxygenierung, Lagerung, Blutchemie) befindet sich ein Patient mit kontinuierlich gemessenen ICP-Werten unter 20 mmHg im sicheren Bereich, Hirndruckwerte bis 30 mmHg sind leicht, über 30 stark erhöht.
2. Der systemische Blutdruck, der ja, um die Hirndurchblutung sicherzustellen, den Druck im Schädelinneren überwinden muß. Dieser sogenannte cerebrale Perfusionsdruck (CPP) errechnet sich aus mittlerem systemischen Blutdruck minus mittlerem Hirndruck.
   Insbesondere bei Schädel-Hirn-Traumen im Rahmen von Polytraumen mit hypovolämischen Schockzuständen ist dieser Wert von Bedeutung. Bei einem CPP von 50 mmHg und darunter droht die cerebrale Ischämie.

Ad II Wann soll der ICP gemessen werden?

Diese Frage ist relativ einfach zu beantworten:

Solange eine klinisch-neurologische Verlaufskontrolle möglich ist, und man Motorik, Reaktion, Ansprechbarkeit etc. jederzeit prüfen kann, wird man – völlig unabhängig von der im CT gefundenen Morphologie der Hirnverletzung – auf eine ICP-Messung verzichten können.

Muß aber aufgrund der Schwere des Schädel-Hirn-Traumas, oder aber auch beim Polytrauma mit primär nur geringen morphologischen Hirnverletzungen mit einer längerdauernden Intubation, Beatmung und Analgosedierung gerechnet werden, muß also sozusagen die klinische Beurteilbarkeit „wegtherapiert" werden, kann eine Verlaufskontrolle nur mehr durch kontinuierliches ICP-Monitoring erfolgen.

Ad III Wie kann man den ICP messen?

Die Messung des ICP kann prinzipiell epidural, subdural, intracerebral (Gewebedruckmessung) und intraventrikulär (Liquordruckmessung) erfolgen.

Technisch stehen für die Messungen elektronische Druckaufnehmer (z.B. Gaeltec, Epidyn), lichtoptische Systeme (z.B. Ladd, Camino) oder Flüssigkeits- und Luftsäulenmessungen (Ventrikeldrain bzw. Spiegelbergsonde) zur Verfügung. Es muß an dieser Stelle gesagt werden, daß jede Methode ihre Fehlerquellen hat.

Als „Golden Standard" gilt die Ventrikel(Liquor) Druckmessung. Enge Ventrikel (schwierige Plazierung und spätere Verstopfung des Drains) sowie Infektionsgefahr (dadurch begrenzte Liegedauer) sind aber limitierende Fraktoren dieser Meßmethode.

Epidural implantierte Systeme sind etwas ungenauer, habe aber den Vorteil einer nahezu unbegrenzten Liegedauer, bei technischen Defekten können die Sonden auch relativ leicht auf der Intensivstation gewechselt werden.

Ad IV Warum soll der ICP gemessen werden?

Folgende Konsequenzen ziehen wir aus der kontinuierlichen ICP-Messung:

1. Steuerung bzw. Kontrolle konservativ-intensivmedizinischer Maßnahmen wie Sedierungs-, Beatmungsregime, etc.
2. Planung diagnostischer und therapeutischer Maßnahmen: CT-Verlaufskontrollen sollten bei Bedarf (und nicht nach fixem, vorgegebenen Zeitplan), nichtvitale operative Eingriffe nur bei stabilen ICP-Verhältnissen durchgeführt werden.
3. Indikation zur Entlastungstrepanation
   Läßt die Morphologie der Hirnverletzung wie auch der Allgemeinzustand des Patienten die Möglichkeit eines günstigen Outcomes zu, sollte bei ICP-Werten über 30 mmHg trotz Ausschöpfung aller intensivmedizinischer Maßnahmen, bei im CT sichtbaren spaltförmigen Ventrikel und kaum differenzierbaren basalen Zisternen, an die Entlastungstrepanation gedacht werden.
4. Indikation zur Liquordrainage
   Sind im Gegensatz dazu – bei derselben Situation auf der Intensivstation, also therapierefraktärer Hirndruckanstieg über 30 mmHg – die Ventrikel erweitert oder auch nur normal weit, dann muß auf das Vorliegen einer Liquorzirkulationsstörung gedacht werden. Die Therapie besteht in diesen Fällen im Einlegen einer Ventrikeldrainage.

Neurotraumatologie für Unfallchirurgen: Welche Faktoren beeinflussen das Ergebnis?

T. Kossmann und O. Trentz

Department Chirurgie, Klinik für Unfallchirurgie, Universitätsspital, Rämistraße 100, CH-8091 Zürich

Der Patient mit Schädel-Hirn-Trauma nimmt im unfallchirurgischen Krankengut einen besonderen Platz ein [17]. So weist annähernd die Hälfte der polytraumatisierten Patienten eine mittelschwere bis schwere Schädel-Hirn-Verletzung auf. Die Haupttodesursachen dieser Patienten sind heutzutage nicht therapierbare Gehirnverletzungen (z.B. intrazerebrale Massenblutungen) oder die Folgen einer traumatischen Gehirnverletzung (z.B. unkontrollierbare Hirndruckerhöhungen) [6, 7]. Die posttraumatischen Veränderungen, die nach einem Schädel-Hirn-Trauma auftreten, sind multipler Natur und laufen parallel oder sequentiell ab. Bisher wurden nur ansatzweise die pathophysiologischen Veränderungen innerhalb des verletzten Gehirnes sowie dessen Einfluß auf andere Organsysteme untersucht [8]. Allgemein anerkannt ist jedoch, daß verschiedene Faktoren einen Einfluß auf das funktionelle Ergebnis bei der Behandlung dieser Patienten haben [12, 18], ungeachtet der üblichen chirurgischen sowie intensivmedizinischen Therapie und der durchgeführten Rehabilitationsmaßnahmen. Generell lassen sich vorbestehende, d.h. patientenspezifische Faktoren von unfallbedingten und posttraumati-

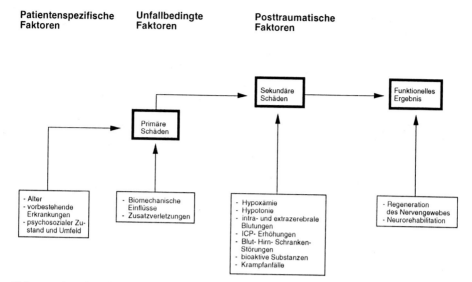

Abb. 1. Folgende Faktoren beeinflussen den klinischen Verlauf und das funktionelle Ergebnis Schädel-Hirn-verletzter Patienten

schen Faktoren unterscheiden, welche das neurologische Outcome maßgeblich beeinflussen (Abb. 1).

Patientenspezifische Faktoren

Das Alter eines Patienten gilt als wichtiger Prognosefaktor. In mehreren Untersuchungen konnte nachgewiesen werden, daß die Letalität für Patienten in höherem Alter nach einem schweren Schädel-Hirn-Trauma sprunghaft ansteigt [4, 9, 21]. So schneiden Kinder gegenüber Erwachsenen bei annähernd gleichem Verletzungsmuster erheblich besser ab [1, 3]. Die genauen Gründe, weshalb es zu geringeren Überlebensraten im höheren Alter nach Schädel-Hirn-Trauma kommt, sind bisher noch nicht bekannt. Sicherlich dürften vorbestehende Erkrankungen z.B. kardio-vaskulärer, pulmonaler, hepatischer und renaler Genese mit für die höhere Letalität verantwortlich sein. Interessanterweise ist die Unfallursache für ein Schädel-Hirn-Trauma altersabhängig. Während bei jungen Erwachsenen vornehmlich Verkehrsunfälle im Vordergrund stehen, sind es bei älteren Patienten und Kindern Stürze und Überfälle [11]. Im Hinblick auf das zerebrale Verletzungsmuster neigen ältere Patienten eher zu intrazerebralen Blutungen, vor allem subdurale Blutungen, während bei den jüngeren Patienten vermehrt extradurale Hämatome und eine diffuse Hirnschwellung gefunden werden [1]. Hierfür werden der Verletzungsmechanismus, die altersbedingte Hirnatrophie und die verstärkte Elastizität der Blutgefäße sowie die Gehirnsubstanz verantwortlich gemacht [20]. Auffällig ist, daß Patienten mit höherer Schulbildung, höherem Einkommen und gesicherter Berufsposition nach einem Schädel-Hirn-Trauma eher an ihren Arbeitsplatz zurückkehren [15]. Der vor dem Unfall bestehende psychosoziale Zustand des Patienten sowie sein Umfeld sind für das funktionelle Outcome des Patienten ebenfalls wichtige Faktoren [22].

Unfallbedingte Faktoren

Die biomechanischen Einflüsse sind von entscheidender Bedeutung für die Schwere eines Schädel-Hirn-Traumas. Die Arbeiten von Gennarelli zeigten, daß Schädel-Hirn-Traumen hauptsächlich durch Kontakt- oder Beschleunigungs-/Abbremsphänomene hervorgerufen werden [5]. Durch direkten Kontakt werden vor allem Skalpverletzungen, Schädelbrüche, epidurale Blutungen, zerebrale Kontusionen und intrazerebrale Blutungen hervorgerufen. Durch Beschleunigungs- bzw. Abbremsphämomene werden intrakranielle bzw. intrazerebrale Druckgradienten erzeugt, die zu intrazerebralen Zerreißungen führen und klinisch als subdurale Blutungen [2] und/oder diffuse axonale Schäden imponieren. Unmittelbar nach dem Trauma kann ein Patient in unterschiedlichem Maße bewußtseinsgetrübt sein. Zur klinischen Beschreibung des posttraumatischen Bewußtseinszustandes hat sich die Einteilung mit Hilfe der Glasgow Coma Scale (GCS) bewährt [19] (Tabelle 1). Anhand des GCS läßt sich die Schwere eines Schädel-Hirn-Traumas in eine milde (GCS 13-15), mäßige (GCS 9-12) und schwere Form (GCS 3-8) unterteilen. Klinisch relevant ist jedoch die Tatsache, daß der GCS auch von anderen Faktoren beeinflußt werden kann, wie hypotone und hypoxische Zustände, Krampfanfälle und durch den Genuß von Alkohol und Drogen.

Posttraumatische Faktoren

Während der posttraumatischen Phase können zum Primärschaden sogenannte sekundäre Schäden hinzukommen. Neben hypotonen und hypoxischen Kreislaufzuständen führen die Freisetzung von bioaktiven Substanzen (exzitotoxische Aminosäuren, Kalzium, freie Sauerstoffradikale, eine Reihe von Immunomediatoren) [13] sowie Vasospasmen, vor allem nach Subarachnoidalblutungen zu Sekundärschäden. Als weiterer wichtiger Faktor, der das funktionelle Ergebnis negativ beeinflußt, gelten ICP-Anstiege über

Tabelle 1. Die neurologische Beurteilung Schädel-Hirn-verletzter Patienten anhand der Glasgow Coma Scale

GCS:	Glasgow Coma Scale	
Zu bewerten	Beobachtete Reaktion	Punktzahl
Augen offen	spontan	4
	auf Aufforderung	3
	auf Schmerzreiz	2
	kein Augenöffnen	1
Verbale Antwort	spricht	5
	spricht desorientiert	4
	unverständliche Worte	3
	Laute wie Stöhnen	2
	keine Lautäußerung	1
Motorische Reaktion	befolgt Aufforderungen	6
	gezielte Abwehr	5
	ungezielte Abwehr	4
	pathologisches Beugen	3
	pathologisches Strecken	2
	keine Bewegung	1

20 mmHg über längere Zeit [10, 14, 16]. Neuroregnerative Prozesse laufen unmittelbar nach einem Schädel-Hirn-Trauma an und dürften sich neben einer frühzeitigen Neurorehabilitation positiv auf das neurologische Outcome der Patienten auswirken.

Literatur

1. Alberico AM, Ward JD, Choi SC, Marmarou A, Young HF (1987) Outcome after severe head injury. Relationship to mass lesions, diffuse injury, and ICP course in pediatric and adult patients. J Neurosurg 67:648
2. Batjer HH, Giller CA, Kpituik TA, Purdy PD (1993) Intracranial and cervival vascular injuries. In: Cooper PR (ed) Head injury. Williams & Wilins, Baltimore, pp 373
3. Berger MS, Pitts LH, Lovely M, Edwards MS, Bartkowski HM (1995) Outcome from severe head injury in children and adolescents. J Neurosurg 62:194
4. Edna TH (1983) Risk factors in traumatic head injury. Acta Neurochir 69:15
5. Graham DI, Adams JH, Gennarelli TA (1993) Pathology of brain damage in head injury. In: Cooper PR (ed) Head injury. Williams & Wilkins, Baltimore, pp 91
6. Imhof HG (1995) Schädel-Hirn-Tauma. In: Rüter A, Trentz O, Wagner M (Hrsg) Unfallchirurgie. Urban & Schwarzenberg, München, pp 255
7. Kaukinen L, Pasanen M, Kaukinen S (1984) Outcome and risk factors in severly traumatized patients. Ann Chir Gynaecol 73:261
8. Kossmann T, Hans VHJ, Imhof H-G, Stocker R, Grob P, Trentz O, Moranti-Kossmann MC (1995) Intrathecal and serum interleukin-6 and the acute phase response in patients with severe traumatic brain injuries. Shock 4:311
9. Luerssen TG, Klauber HR, Marshall LF (1988) Outcome from head injury related to patients age. J Neurosurg 68:409
10. Marmarou A, Anderson RL, Ward JD, Choi SC, Young HF, Eisenberg HM, Foulkes MA, Marshall CF, Jane JA (1991) Impact of ICP instability and hypotension on outcome in patients with severe head trauma. J Neurosurg 57:59
11. Marshall LF, Becker DP, Bowers SA, Cayard C, Eisenberg H, Gross CR, Grossman RG, Jane JA, Kunitz SC, Rimel R, Tabaddor K, Warren J (1983) The National Traumatic Coma Data Bank. Part 1: Design, purpose, goals and results. J Neurosurg 59:276
12. Miller JD, Butterworth JF, Gudemann SK, Faulkner JE, Choi SC, Selhorst JB, Harbison JW, Lutz HA, Young HF, Becker DP (1981) Further experience in the management of severe head injury. J Neurosurg 54:289
13. Morganti-Kossmann MC, Kossmann T (1995) The immunology of brain injury. In: Rothwell N (ed) The immune response in the nervous system. Bios Scientific Publishers, Oxford, pp 159
14. Narayan RK, Kishore PRS, Becker DP (1982) Intracranial pressure: to monitor or not to monitor? J Neurosurg 56:650
15. Rimel RW, Giordani B, Barth JT, Jana JA (1982) Moderate head injury: completing the clinical spectrum of brain trauma. Neurosurgery 11:344
16. Saul TG, Ducker TB (1982) Effect of intracranial pressure monitoring and aggresssive treatment on mortality in severe head injury. J Neurosurg 56:498
17. Schwartz ML (1983) Head injury in multiple trauma. Can J Surg 26:23
18. Stocker R, Bernays R, Kossmann T, Imhof H-G (1995) Monitoring and treatment of acute head injury. In: Goris RJA, Trentz O (eds) The integrated approach to trauma care. Springer Berlin, pp 197
19. Teasdale G, Jennett B (1974) Assessment of coma and impaired consciousness: a practical scale. Lancet 2:81
20. Vollmer DG (1993) Prognosis and outcome of severe head injury. In: Cooper PR (ed) Head injury. Williams & Wilkins, Baltimore, pp 553
21. Vollmer DG, Torner JC, Jane JA (1991) Age and outcome following traumatic coma: why do older patientes fare worse? J Neurosurg 75:S 37
22. Williams JM, Gomes F, Drudge OW, Kesler M (1984) Predicting outcome from closed head injury by early assessment of trauma severity. J Neurosurg 61:581

Sachverzeichnis

Abgrenzungsverordnung 6
Achsenfehler 86
Achsenverhältnisse 654
Additive Osteotomie 675
Adenoviraler Vektor 250
Adhäsionsmoleküle 263
Advanced-Trauma-Life-Support-Kurs 469
AIM Femoral Nail 349
Air-Pulse 547
Albuminquotient 423
Alginate 62
Allgemeine Chirurgie 554
Allgöwer-Gehapparat 142
Allofix-G 527
allogene Knochentransplantation 361
allogene Transplantation 307
Aluminiumoxid 271
Amputation 114, 168, 472, 571
Amputationshöhe 571, 585, 589
Amputationsindikation 567
Amputationsscore 575
Amputationsursachen 589
Amutatteileverwendung 593
Antegrade Verriegelung 542
Antibiotika-Methaphylaxe 58
Antibiotika-Prophylaxe 58
Anzugsmomente 380
Aortenwandruptur 93
Aragonit 296
Arbeitslosigkeit 26
Arbeitszeitgesetz 13
Arbeitszeitverordnung 26
Armprothese 598
Arteria radialis-Lappen 66
Arteria suralis superficialis 65
Arteria tibialis posterior 65
Arterielle Verschlußkrankheit AVK 163
Arthrodese 608, 624
Arthrodesenaufhebung 633
Arthrodesennagelung 132
Arthrodeseplatte 609
Arthrofibrose 115
Arthroplastik 616
Arthrose 105, 604
Arthrose, posttraumatische 108
arthroskopischer Kreuzbandersatz 463
arthroskopischer Debridement 627
Arthrotomie 114
Arzt für Rettungsmedizin 551
Ärztekammer 8, 14

Ärztetag 489
ASA-Scheme 173
Astrozyten 225, 427
AT III 70
ATLS-Kurs 469
Aufbohren 546
Aufhebung der Arthrodese 633
Aufklappende Osteotomie 671
Auslastung 181
autogene Spongiosa 525
automatic vigilance 513
Avaskularität 332
AVK Arterielle Verschlußkrankheit 163

bakterielle Translokation 266
BAL Bronchoalveoläre Lavage 234
BDC 557
Bead-Pouch-Technik 62
Beatmungstherapie 76
Beckengürtel, pneumatischer 386
Beckenkorbprothese 600
Beckenverletzungen 126
Beinvenenthrombose 123
Beitragsleitsatz 14
Beitragssätze 5
Beitragssatzstabilität 9, 12
Belastbarkeitsabschätzung 382
Belastbarkeitsvorhersage 382
Beratungsfacharztverfahren 204
Berufsgenossenschaftliche Stationäre
  Weiterbehandlung BGSW 193, 195, 202
Berufshaftpflicht 558
Berufskrankheiten 209
Bettenzahlen 24
Bettfahrrad 120
bFGF 401
BG-Kliniken 189
BGSW Berufsgenossenschaftliche Stationäre
  Weiterbehandlung 193, 195, 202
Bio-Oss 264
BioBase 284, 308
Biocoral® 291
Biokeramik 395
Biokompatibilität 357, 523
biologische Osteosynthese 143, 354
Biomaterialien 257, 286, 293
Blut-Hirn-Schranke 423
BMBF 493
BMP 303
Bochumer Modell 492

Bohrkanalposition 466
Bona-Jäger Gelenklinie 590
Borderline Patient 394
Borggreve-Plastik 593
Borggreve-Rotationsplastik 587
Bronchoalveoläre Lavage BAL 234
Bruttoinlandsprodukt 25
Budgetierung 16, 200
Bülaudrainage 96
Bündelnagelung 706
Bundesärztekammer 469, 566
Bundesgesundheitsministerium 3

Casemanagement 188
Caspar-Schraube 378
Cathepsin B 70
CE-Kennzeichnung 5
Charnley 107
Chemiluminiszenzanalyse 243
Chemotaxin 246
Chondromalazie-Score 316
Chondrozyten 304, 329
Chopart-Gelenk 630
Chopart-Stumpf 590, 594
Chorion Allantois Membran Experiment 401
Coldex® 161
Copolymermischung 521
CORA Center of angulation and rotation 677
Coracoid 418
CRP 70, 111
Cyma-Linie 692

Datenfernübertragung 438
DCS Dynamische Kondylenplatte 137
Debridement 50, 114
Defektaufbau 89
Defektdeckung 591
Defektfrakturen 87
Defektüberbrückung 285
Deferoxamin 257, 259
Demineralisation 269
Dermatotraktion 431
Detensor 32
Deutsche Forschungsgemeinschaft DFG 493, 500, 552
Dexamethason 711
Dezelerationstrauma 93
DFG Deutsche Forschungsgemeinschaft 493, 500, 552
DGU 553
DHS 364
Dieffenbach 555
Diltiazem 218
distale Radiusfraktur 429
Distraktionsosteogenese 288
Distraktionsverfahren 431
Distraktionszeitpunkt 391
Dockingzone 89

Dokumentationsbogen 460
Doppelschlittenprothese 107
Double-Arthrodese 627, 690
Drahtlockerung 144
Drehfehler 137
Drehpunktabstand 684
Drittmittel 493, 511
Duale Krankenhausfinanzierung 6
Durchgangsarztverfahren 192, 203

EAP Erweiterte Ambulante Physiotherapie 188, 193, 195, 202, 552
EBM-Reform 9
EES Energy Equivalent Speed 534
EG-Richtlinien 564
Einwilligung 173
EKG 178
Elastasefreisetzung 246
Elektivchirurgie 554
Elektrotrauma 407
Ellenbogenarthrodese 621
Ellenbogengelenk 609
Empyem 113
Endobon® 355, 525
Endoprothese 105, 618
Endoprothesenregister 116
Endotoxin 253
Endotoxintoleranz 254
Enquete-Kommission 187
Entzündungsphase 399
Epidemiologie 444
Epigard® 60, 64, 161, 229
Epiphysenfugen 131
Erbium:YAG-Laser 269
erektile Dysfunktion 455
Ergebnisqualität 81, 116, 195, 200, 510
Ermüdbarkeit des Chirurgen 174
Erweiterte Ambulante Physiotherapie EAP 188, 193, 195, 202, 552
ESMS Elastisch-stabile Markraumschienung 700, 703
Europäisierung 508
Exartikulation Ellenbogen 583
– Handgelenk 582
– Schultergelenk 583
Experimentelle Chirurgie 506
Extremitätenerhalt 577

Facharztbezeichnung 565
Fallpauschalen 7, 501
fasciocutaner Lappen 64
Fasciotomie 50, 412
– prophylaktisch 57
Faserknochen 274
Faxitron 272
Fehlbelegung 25
Fehlstatik 605
Fehlstellung 647

- idiopahtische 667
Fehlwachstum 662
Feierabendforschung 505
Femurschaftfraktur 703
Fibroblasten 329, 335
Fibula-pro-Tibia-Operation 159
Fibulaosteosynthese 155
Firmenabhängigkeit 58
Fixateur externe 76, 429, 627
Fixateur interne 384
Fixateurbehandlung 170
Fluoreszenzmikroskopie 276
Forschungs-Rahmenbedingungen 504
Forschungsförderung 499, 502
Forschungskultur 487
Forschungsmittel 488
Forschungsstandort 500
Fragmenteinstauchung 52
Frakturresektion 52
Frakturrisikovorhersage 382
Freiheitsgrade 603
Friabone® 308
Frühdekortikation 98
Frühmobilisation 122
funktionelle Behandlung 474
Fußrückenlappen 66

Gammanagel 364
Ganzbeinaufnahme 647
GCS 235, 461, 462, 713, 726
Gehapparat 89, 169
Gelatinelösung 256
Gelenkinfektion 113
Gelenkposition bei Arthrodese 622
Gelenkpunktion 112
Gelenkresektion 608
Gelenkversteifung 608
Genexpression 252
Gentamycinzusatz 530
Gentechnologie 516
Gesamtvergütungsmodell 7
Gesamtverletzungsschwere 462
Gesetzliche Krankenversicherung 499
gesetzliche Unfallversicherung 187
Gesundheitspolitik 198
Gesundheitsreform 5, 12
Gesundheitsstrukturgesetz 26
Gesundheitsversorgung 24
Gesundheitswesen 4
Gewebedruckmessung 723
Gewebekulturmodell 335
Gewebetransfer 53
Gewebeübertragung, xenogene 249
Gipsruhigstellung 64
Glenohumeralgelenk 415
Gluthation 258
Goretex 284
Grundlohnsummenentwicklung 13

GSG 561
GSH-Nagel 644

H-Arzt-Verfahren 192
Habilitation 494, 497, 504
Habilitationsrealität 490
Halo-Fixateur 479
Halswirbelsäule 478
Hämatothorax 96, 97, 99
Hämorrhagisches Schockmodell 214
Handgelenksdenervierung 609
Hannover Polytrauma Score PTS 451
Hautexpansion 591
Heparine 124
heparininduzierte Thrombozytopenie 124
Heparinprophylaxe 125
heterotope Ossifikation 306
heterotope Transplantation 361
Hexamethylenbiguanid 113
Hitzeschockproteine 399
HIV-Titer 436
Hochleistungsmedizin 505
Hochschulstruktur 490
hostile environment 335
Hüftarthrodese 610
Hüftexartikulation 588
Hüftkopfnekrose 107
Humeroskapulargelenk 608
Humerusschaftfraktur 637
HWS-Spondylodese 375
Hybrid-Ringfixateur 143
Hybridfixateur 52
Hydrokolloide 62
Hydrolyse 523
Hydroxyethylstärke 259
Hydroxylapatit 291, 299, 308, 355, 356
Hydroxylapatitkeramik 395
Hyperlaxität 420
hypovolämischer Schock 260, 386

ICP-Messung 723
IGF-1 290
IKDC-Bogen 465
Ilizarov 288
Ilizarov-Verfahren 87
Immunphänotypisierung 262
Impingement-Syndrom 421
Implantatmaterial 357
Implantatwahl 134
Impressionsfrakturen 719
IMSC-Nagel 544
in-situ-Hybridisierung 292, 304, 400, 402
Indikation zur Amputation 591
Indikationsverantwortung 19
Infektrate 358
inferiore Translation 420
Infrastruktur 78
Injektionsosteosynthese 430

Injury severity score ISS 234, 235
Insall-Salvati-Index 322
Integrine 228
Interferenzschraube 466
interfragmentäre Zugschraube 141
Intergrine 412
Interkondyläre Notch 339
Interleukin-1 223
Interleukin-6 221, 265
Interleukin-10 223
intermittierende pneumatische Kompression 125
Interpore® 200, 308
interthorakoskapulare Amputation 598
intraartikuläre Injektion 606
Intracerebrales Hämatom 718
intramedullärer Druck 350, 546
intraoperative Sonografie 482
Invaliditätsursachen 712
Ischämie/Reperfusionsschaden 216
ISS Injury severity score 234, 235

Journalismus 515
juvenile Knochenzyste 526

Kalkaneus-Pseudarthrose 688
Kalkaneusfilet, osteokutanes 592
Kallogenese 279
Kallusbildung 138
Kallusdistraktion 84, 389, 675
Kallusmenge 354
Kalziumkarbonat 291
Kapazitätsreduzierung 25
Karporadialgelenk 623
Kassenbeiträge 25
Kettenfrakturen 135
Kindertraumatologie 444, 551
Kinderunfälle 551
Klammerfixateur 135
KMK Kultusministerkonferenz 494
Kniebasislinie 655
Kniegelenksamputation 587
Kniegelenksarthrodese 625
Kniegelenksexartikulation 571
Kniekondylenlinie 648
Knochen-Band-Knochen-Transplantat 314, 321
Knochen-Weichteildefekt 91
Knochendefekt 85, 361, 395
Knochendefektaufbau 88
Knochenmarkaugmentation 362
Knochenmarksfettausschwemmung 350
Knochennekrosen 136
Knochenschaftdefekt 389
Knochentransplantate, allogene 269
Knochenwachstum 398
Knochenzement 527
Knochenzyste 704

Knorpelprotektion 326
Koagulationsnekrose 410
Kommunikationswissenschaftler 512
Kompartmentspaltung 57
Kompartmentsyndrom 56, 76, 157
Komplementfaktoren 423
Komplementsystem 427
Komplextraumen 455
Komplikationen 706
Kompressionssonografie 122
Kompressionsverbände 125
Kondylenplatte 137, 674
konventionell aufgebohrte Marknagelung RFN 350
Konversion 635
korallines Hydroxylapatitgranulat 307
Korrekturoperation 615
Korrekturosteotomie 672
Kortikalisschrauben 137
Kortikalistransplantation 363
kortikospongiöser Span 370
Kraniotomie 96, 714
Krankenhausbudget 7
Krankenhausfinanzierung, duale 6
– monistische 6
Krankenhausinstandhaltungsmaßnahmen 6
Krankenhausneuordnungsgesetz 14
Krankenkassen 496
Krankenversicherung 5
Kreuzbandruptur 340
Kreuzbandersatz, arthroskopischer 463
KT 1000 Arthrometer 465

Laktat 70, 591
Langwüchsige 662
Laser-Doppler-Flow-Messung 61
Laserperforation 269
Latex 244
Lavasept® 113, 114
LCDCP Low Contact Dynamic Compression Plate 159
Lebensqualität 470
Leberversagen 213
Leistungsausweitung 27
Leitlinien 15
Leukozytenadhäsion 258
Lig. glenohumerale 415
Ligamentisation 346
Ligamentum patellae 346
Ligg. glenohumerale superius 415
Liquidationsrecht 494
Liquordruckmessung 723
Living Composite 285
Lobator SD 1 435
Lohnnebenkostenentwicklung 14
Low Contact Dynamic Compression Plate LCDCP 159
Low dose Heparin 119

Low grade infection 115
Low-Friction-Arhtroplastik 107
Lungenembolie 119
Lungenkontusion 238
Lungenparenchymverletzung 95, 97, 98
Lungenversagen 462

Major Trauma Outcome Study MTOS 460
Manocor monobloc blade plate 146
Marknagelungstechnik 349
Marktorientierung 513
Massenblutungen 386
Mechanorezeptoren 475
Mediastinalverbreiterung 94
Mediatoren 709
Mediatorenfreisetzung 70
Medizinproduktebeobachtungssystem 5
Medizinproduktegesetz 5
Medizinproduktemeldesystem 5
Medizinstudium 4
Mehrfachverletzte 26
Memorandum 556
Meniskus 326
Meniskusersatz 314
Meniskusimplantat 327
Meniskusplastik 319
Meniskustransplantat 314
Metachromasie 347
Methodenorientierte Forschung 507
Migrationsparameter 246
Migrationsverhalten 248
Mikrobewegung 278
Mikroglia 225
Miktionsstörungen 448, 455
Minderwüchsige 662
Mineralsalzdichte 375
Miss-a-nail 538, 544
Miss-a-nail-Technik 132
Mittelfußampuation 586
Modulartechnik 599
Monistische Krankenhausfinanzierung 6
Morote-Drahtung 705
Motoneurone 475
MOV 265
MP-Gelenk 623
MTOS Major Trauma Outcome Study 460
multidirektionale Schulterinstabilität 415
Multiorganversagen 73, 213
Muskellappenplastik 64
Muskulus abductor Hallucis 68
Muskulus flexorum brevis 68
Muskulus gastrocnemius 65
Muskulus soleus 65
Myelektrische Prothese 597
myoelektrisch gesteuerte Prothese 573
Myoplastik 581

Nageleintrittstelle 645

Nagelung, retrograd 131
Nancy-Nagelung 704
Narkosefähigkeit 173
Neomeniskus 330, 338
Neopterin 70
Nerve Growth Factor NGF 220, 224
Neuordnung Medizinstudium 4
Neurorehabilitation 727
Neutrophile Granulozyten 243
Northern-blot 400
Notch, interkondyläre 339
Notchplastik 345
Notchweitenindex 340
Notchwinkel 340
Notfallmedizin 469
Nottingham Health Profile 473
Nozizeptoren 475
Nutzen-Risiko-Abwägung 176

Oberarmschaftfraktur 637
Oberschenkelamputation 587
Oberschenkelfrakturen 126
Oberschenkelverletzung 73
OP-Kapazität 181
Operationsfähigkeit 176
Operationsrisiko 178
Operationszeitpunkt 178
Orthese 606, 617
Osteitis 170
Osteoblastenkultur 288
Osteoblastenstimulation 288
Osteoimplantärer Verbund 286
Osteointegration 271, 286
Osteoklasie 678
Osteoklasten 301
osteokutanes Kalkaneusfilet 592
Osteoporoseschraube 378
Osteosynthesetechnik 452
Outcome 713
Outcome Becken 450, 456

Panarthritis 113
Patellarsehne 315, 324
Patellarsehnenlänge 323
Patellarsehnenplastik 321
Patellarsehnentransplantat 332
PC-Fix 353
PDS-Kordel 330, 338
PDS-Zuggurtung 429
Pendelosteotomie 671
Pericardtamponade 96
perkutane Spondylodese 369
Permeabilitätsschaden 233, 240
pertrochantäre Femurfraktur 364
Pflegepersonalregelung 13
Phantomschmerzen 601
Phospholipide 235
physikalische Prophylaxe 126

physiologische Thromboserate 120
Pininfekt 390
Pinless Fixateur 388
Plattenosteosynthese 129
PMN 263
PMN-Elastase 70, 349, 351
pneumatischer Beckengürtel 386
Pneumothorax 99
Podobarographie 167
polychrome Sequenzmarkierung 272
Polyglycolsäurestifte 429
Polylactid-Dübel 355
Polymerisationsgrad 530
Polymilchsäure 521
Polytrauma 135, 228, 261
Polytraumastudie 70, 75
Polytraumaversorgung 551
Postischämiesyndrom 578
Primärletalität 75
Priorität 174
Problemorientierte Forschung 507
Prognoseabschätzung 75
Proliferationsphase 399
Promotion 497
Proteasen 406
Prothesenversorgung 596
Prothesenwechsel 611
Prozessqualität 81, 193, 198, 200, 463, 510
PTFE 284
PTS Hannover Polytrauma Score 451
Pulmonalarteriendruck 349
Punktwerte 7

QCT-Messung 383
Qualitätskontrolle 15
Qualitätsplanung 510
Qualitätssicherung 15, 116, 509, 562
Qualitätssicherungsmaßnahmen 27

Radiusköpfchenfraktur 704
Radiusmarknagel 643
Rationalisierung 28
Redebridement 114
Rehabilitation 187, 190, 208
Rehabilitationskette 191, 200
Reintitan 271, 357, 359
Reminieralisierung 687
Remodelingphase 399
Remodelliering 129
Rentenreformgesetze 13
Reperfusion 251
Reperfusionssyndrom 256, 578
Replantation 577
Reserveantibiotikum 58
Resistenzlage 58
Resorbierbarkeit 311
Resorption 296
retrograde Nagelung 132

Rettungskette 437
Rettungsleitstelle 438
Rettungsschraube 376
Revised Trauma Score 461
Revisionsoperation 114
RFN konventionell aufgebohrte
 Marknagelung 350
Richtlinien 15
Ringfixateur 84, 87
Rippenserienfrakturen 95, 104
Rippenstabilisierung 101
Risikoabwägung 174
Rohrfixateur 88
Röntganzbeinaufnahme 681
Röntgenmarker 523
Rotationsfehler 136, 664
Rotationsfehlstellung 651
Rotationssicherung 130
Rotationsstabilität 700
Rückfußamputation 586
Rückhaltesysteme 531, 535
Rushpin 706

Saug-Spül-Drainage 114
Schädel-Hirn-Verletzte 220
Schädel-Hirn-Trauma SHT 423, 709, 725
Schadenersatzprinzip 187
Scharniergelenk 110
Schock, hypervolämischer 260
Schockmodell 214
Schockraumkosten 26
Schrauben-Knochen-Verbindung 381
Schultergelenksarthrodese 616
Schußverletzung 720
Schwerpunkt 555
Schwerpunktversorgung 79
Scoop and run-Prinzip 711
Scores 460
Segmenttransport 52, 84, 88, 388
Segmentverschiebung 86, 389
Seidelnagel 638
Sekundärletalität 75
Selbstbeteiligung 9
Selektin 262
Sequenzmarkierung 356, 373, 389
Sexualstörungen 448, 455
SHT Schädel-Hirn-Trauma 423, 709, 725
Sidebag 536
Signalproteine 304
Skapulalappen 66
Solidarausgleich 13
Solidarprinzip 499
Sonderentgelte 7, 501
Sonografie 93, 112
Sozialgesetzbuch 501
Sozialstaatsabbau 10
Spalthaut 64
Spannungspneumothorax 95

Spätinfekt 115
Spiralklingenverriegelung 543
Spitalkosten 25
Spitzy-Stumpf 590
Spongiosa 196
Spongiosadübel 355
Spongiosaplastik 91
Spontankorrektur 444, 662, 664
Sprechende Medizin 16
Sprunggelenkbewegungsschiene 120, 124
Sprunggelenksendoprothetik 612
Spül-Saug-Drainage 114
St. Vincent Deklaration 163
Standards 15, 510
Standardverriegelung 541
Staphylokokken 59
Stellschraube 685
Sternotomie 98
Stromunfall 407
Strukturqualität 81, 191, 198, 200, 463, 510
Stumpferhaltung 592
Stumpflänge 593
Stumpfverhältnisse 597
Stumpfverlängerung 592
Suarachnoidalblutung 718
Subluxation 111
subtalare Arthrodese 689
subtraktive Osteotomie 678
subtraktive Valgisation 676
Sudeck 306
Sulfix-6 529
Sulfix-60 527
Sulkuszeichen nach Warren 415
Surfactant 233, 234
Syme-Amputation 586
Syme-Stumpf 581, 590
Synovektomie 114, 609
Synovialflüssigkeit 335
systemische Embolisation 547

T-Zellen 231
Talonavikulararthrodese 690
Talusexstirpation 628
Talushorizontallinie 655
Taluspseudarthrose 687
Technetium-Szintigrafie 111
Tenascin 430
Tenascinexpression 432
Tenodese 627
TENS transkutane elektrische
  Nervenstimulation 601
TGFβ 290
thorakolumbale Wirbelsäule 479
Thoraxdrainage 96, 462
Thoraxliegendaufnahme 94
Thoraxtrauma 73, 75, 95
Thoraxwandfraktur 99
Thoraxwandinstabilität 95, 99

Thromboembolieprophylaxe 119
Thrombosegefahr 126
Thromboserate 119, 123
– physiologische 120
Thrombosescreening 122
Thrombosetests 122
Thrombozytopenie, heparininduzierte 124
Tibiakopffraktur 662
Tibiaplateaulinie 648
Tibiasegmentdefekt 395
Tibiofemoralgelenk 675
tibiofibulare Syndesmose 684
tibiokalkaneare Arthrodese 627
Tierexperiment 507
Titanoxid 271
Toleranzgrenze 697
Toleranzwerte 659
Torsionsprüfung 396
Tourniquet 260
Traglinienzentrierung 684
Transfektion 251, 252
transkutane elektrische Nervenstimulation
  TENS 601
Translation, inferiore 420
Translokation, bakterielle 266
transpedikuläre Spongiosaplastik 482
Transplantatkonditionierung 319
Transplantatumbau 362
Transplantatwahl 464
Transportgeschwindigkeit 392
Transportkortikotomie 594
Traumaregister 463
Trepanation 716
Triamcinolone 711
Triple-Arthrodese 691
Trochanterapophyse 444
Trümmerbrüche 133
Tumor Nekrose-Faktor 265
Tumor Nekrosis Factor α TNF 220, 222

UEMS 558, 564
Unlamarknagel 643
Umstellungsosteotomie 672
Unfallforschung 532
Unfallschwere-Sensorsystem 536
Unfallverhütung 207, 208, 550
Unfallversicherung, gesetzliche 187
Universitätsabteilung 79
Universitätskliniken 504
Unterarmamputation 582
Unterschenkelamputation 587
Unterschenkelthrombose 123

Vakuumverbandtechnik 62
Valgisation 674
Valgusgonarthrose 660
Varisation 674
VAS Visual-Analog-Score 100, 465, 471

VEGF 401
Venenthrombose 119
Ventrikelkatheter 423
Verfahrenswechsel 83, 85
Verkehrsdichte 531
Verklemmung 130
Verkürzung, initiale 53
Verletzungsartenkatalog 201
Verletzungsartenverfahren 192, 204
Verletzungsrisiko 24
Verriegelung 540
– dynamische 131
– rotationsstabil-dynamische 131
– statische 131
Verriegelungsnagel 32, 389
Verriegelungstechnik 541
Verschiebegeschwindigkeit 393
Versicherungsberatungsdienst 558
Versiegelungsverfahren 60
Versorgungssicherheit 7
Vicrylnetz 284
Vier-K-Regel 56
Virchow'sche Trias 121
Visual Analoque Score VAS 100, 465, 471
Volumenerstatz 257
Vorfußamputation 586

Wachstumsfaktoren 166, 289
Wachstumsrate 696
wahre Fehlstellung 649

Weichteildeckung 52, 141
Weichteildefekt 63
Weichteilrekonstruktion 50, 89
Weichteilschaden 49, 61, 135
Weichteilverschluß 61
Weiterbildung 553
Weiterbildungsordnung 562
Weiterbildungssystem 566
Weller-Tabelle 195
Western-blot 400
Wirbelsäulenkorrektur 693
Wirtschaftsstandort Deutschland 499
Wirtschaftsdenken 29
Wissenschaftsrat 487, 492
Wundgrund 63
Wundheilung 399
Wundheilungsstörungen 82
Wundrandbanding 61

xenogene Gewebeübertragung 249

Zehenamputation 586
Ziehharmonikatechnik 51
Zugschrauben, interfragmentäre 141
Zugschraubenosteosynthese 355, 628
Zuklappende Osteotomie 671
Zweiteingriff 175
Zytokine 219, 265, 399, 422
Zytokinspiegel 221

Springer-Verlag und Umwelt

Als internationaler wissenschaftlicher Verlag sind wir uns unserer besonderen Verpflichtung der Umwelt gegenüber bewußt und beziehen umweltorientierte Grundsätze in Unternehmensentscheidungen mit ein.

Von unseren Geschäftspartnern (Druckereien, Papierfabriken, Verpackungsherstellern usw.) verlangen wir, daß sie sowohl beim Herstellungsprozeß selbst als auch beim Einsatz der zur Verwendung kommenden Materialien ökologische Gesichtspunkte berücksichtigen.

Das für dieses Buch verwendete Papier ist aus chlorfrei bzw. chlorarm hergestelltem Zellstoff gefertigt und im pH-Wert neutral.

Druck u. Verarbeitung: Druckerei Triltsch, Würzburg